Vergissmeinnicht –
Psychiatriepatienten und Anstaltsleben um 1900

AF814862

Ingrid von Beyme
Sabine Hohnholz

Vergissmeinnicht – Psychiatriepatienten und Anstaltsleben um 1900

Aus Werken der Sammlung Prinzhorn

Mit 354 Abbildungen

Springer

Ingrid von Beyme, Kuratorin, stellvertretende Leitung
Museum Sammlung Prinzhorn, Universitätsklinikum Heidelberg, Heidelberg, Germany

Sabine Hohnholz, Wissenschaftliche Dokumentation und Archiv
Museum Sammlung Prinzhorn, Universitätsklinikum Heidelberg, Heidelberg, Germany

Sammlung PRINZHORN

ISBN 978-3-662-55531-6 ISBN 978-3-662-55532-3 (eBook)
https://doi.org/10.1007/978-3-662-55532-3

Die Deutsche Nationalbibliothek verzeichnet diese Publikation in der Deutschen Nationalbibliografie; detaillierte bibliografische Daten sind im Internet über http://dnb.d-nb.de abrufbar.

Springer
© Springer-Verlag GmbH Deutschland, ein Teil von Springer Nature 2018
Das Werk einschließlich aller seiner Teile ist urheberrechtlich geschützt. Jede Verwertung, die nicht ausdrücklich vom Urheberrechtsgesetz zugelassen ist, bedarf der vorherigen Zustimmung des Verlags. Das gilt insbesondere für Vervielfältigungen, Bearbeitungen, Übersetzungen, Mikroverfilmungen und die Einspeicherung und Verarbeitung in elektronischen Systemen.
Die Wiedergabe von Gebrauchsnamen, Handelsnamen, Warenbezeichnungen usw. in diesem Werk berechtigt auch ohne besondere Kennzeichnung nicht zu der Annahme, dass solche Namen im Sinne der Warenzeichen- und Markenschutz-Gesetzgebung als frei zu betrachten wären und daher von jedermann benutzt werden dürften.
Der Verlag, die Autoren und die Herausgeber gehen davon aus, dass die Angaben und Informationen in diesem Werk zum Zeitpunkt der Veröffentlichung vollständig und korrekt sind. Weder der Verlag noch die Autoren oder die Herausgeber übernehmen, ausdrücklich oder implizit, Gewähr für den Inhalt des Werkes, etwaige Fehler oder Äußerungen. Der Verlag bleibt im Hinblick auf geografische Zuordnungen und Gebietsbezeichnungen in veröffentlichten Karten und Institutionsadressen neutral.

Verantwortlich im Verlag: Dr. Christine Lerche
Umschlaggestaltung: deblik Berlin
Fotonachweis Umschlag: © Sammlung Prinzhorn, Universitätsklinikum Heidelberg
August Klett
(Pseudonym bei Prinzhorn: Klotz)
»Das Glied dem Arzt beweisen«, [Blatt 25], 20.2.1924, Detail
Bleistift, Wasserfarben, Kreide auf Zeichenpapier
Inv.Nr. 590

Gedruckt auf säurefreiem und chlorfrei gebleichtem Papier

Springer ist ein Imprint der eingetragenen Gesellschaft Springer-Verlag GmbH, DE und ist Teil von Springer Nature
Die Anschrift der Gesellschaft ist: Heidelberger Platz 3, 14197 Berlin, Germany

Geleitwort

Wie sah das tägliche Leben von Patienten in psychiatrischen Anstalten um 1900 aus? Darüber geben nicht nur Darstellungen und Berichte der Institutionen sowie persönliche Erinnerungen von Ärzten und Pflegern Auskunft, sondern auch Zeugnisse von Anstaltsinsassen selbst. Briefe und andere Schriftstücke haben sich in Krankenakten erhalten. Komplexere Dokumente sind Zeichnungen, Gemälde, Skulpturen und Stickereien, die vor der Einführung von Kunsttherapie und Malateliers in psychiatrischen Einrichtungen entstanden sind. Davon werden immerhin mehr als 6000 in der Heidelberger Sammlung Prinzhorn aufbewahrt. Welche Erkenntnisse sie für verschiedene Aspekte des Lebens in der Anstalt liefern können, wird in dieser Publikation zum ersten Mal untersucht.

Der Kunsthistoriker und Mediziner Hans Prinzhorn (1886–1933) (▶ Abb. 1) hatte sich nicht für diese Perspektive interessiert, als er zwischen 1919 und 1921 als Assistenzarzt an der Psychiatrischen Universitätsklinik Heidelberg im Auftrag des Klinikleiters Karl Wilmanns künstlerische Werke von Psychiatrie-Insassen v. a. aus Deutschland, Österreich und der Schweiz zusammentrug. In seinem Buch *Bildnerei der Geisteskranken*, das er auf der Grundlage dieses Fundus schrieb und 1922 im Springer-Verlag veröffentlichte (▶ Abb. 2), beschäftigten ihn vorrangig gestaltungspsychologische Fragen. Er meinte, verschiedene Gestaltungstriebe dafür verantwortlich machen zu können, dass aus einem urtümlichen Ausdrucksdrang eine künstlerische Schöpfung wird. Die Werke der Anstaltsinsassen schienen ihm besonders geeignete Illustrationen seiner Theorie zu sein, weil er sie für Eruptionen des Unbewussten hielt. Rationalität und Mitteilungsbedürfnis dahinter waren für ihn unwesentlich. Schriftlicher Ausdruck rangierte in seinem Kreativitätsmodell ganz unten.

Prinzhorns Buch zeigte Wirkung, wenn auch weniger bei anderen Psychiatern, die sich eher eine Anleitung zur diagnostischen Verwertung von »Irrenkunst« erhofft haben dürften. Vielen Künstlern und Kunstinteressierten jedoch, die nach den Zerstörungen des Ersten Weltkriegs einen Neuanfang der Kunst forderten, lieferte Prinzhorns Buch nachhaltige Anregungen. Expressionisten und Surrealisten ebenso wie Künstler des Bauhauses begeisterten sich für die abgebildeten Werke als »Artefakte eines inneren Afrika«. In Deutschland hatte der Enthusiasmus allerdings bald ein Ende, und Oberhand gewann die Perspektive von Ärzten, die sich um die Volksgesundheit sorgten. Ab 1938 wurden Werke der Heidelberger Sammlung als Vergleichsmaterial in der nationalsozialistischen Feme-Schau *Entartete Kunst* missbraucht, die von 1937–1941 durch Deutschland wanderte – während einige ihrer Schöpfer dem sogenannten »Euthanasie-Programm« zum Opfer fielen.

Auch die neuerliche Rezeption der Heidelberger Sammlung nach 1945 wurde lange noch von der Faszination für eine vermeintlich einzigartige ästhetische Authentizität der Werke getragen, unter den Labels *Art brut* (seit 1945) und *Outsider Art* (seit 1972). Nach der Lebenswirklichkeit hinter den Zeichnungen, Collagen, Gemälden, Skulpturen und textilen Arbeiten fragte zuerst die von Inge Jarchov (später Jádi) kuratierte, umfangreiche Wanderausstellung *Die Prinzhorn-Sammlung*, die 1980–1981 in Heidelberg, Hamburg, Stuttgart, Basel, Berlin und München zu sehen war. Ein Heidelberger Rechercheprojekt der 1990er Jahre brachte ca. 60% der Krankenakten von Frauen und Männern ans Licht, die in der Sammlung vertreten sind, und eröffnete damit weitere Einblicke in den biografischen Resonanzraum zu den Werken. Andere thematische Ausstellungen folgten dieser Perspektive, insbesondere seit Eröffnung eines eigenen

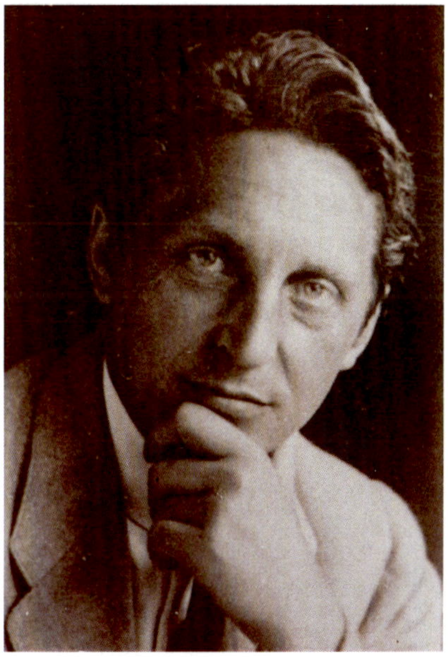

▶ **Abb. 1** Hans Prinzhorn (1886–1933), Fotografie um 1922
Archiv der Sammlung Prinzhorn
(© Sammlung Prinzhorn)

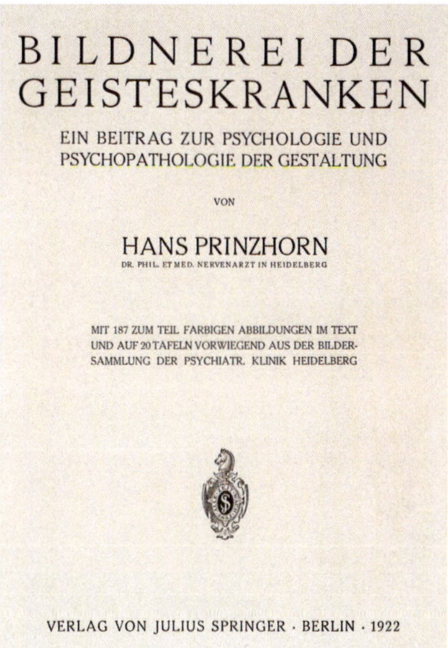

BILDNEREI DER GEISTESKRANKEN

EIN BEITRAG ZUR PSYCHOLOGIE UND PSYCHOPATHOLOGIE DER GESTALTUNG

VON

HANS PRINZHORN

DR. PHIL. ET MED. NERVENARZT IN HEIDELBERG

MIT 187 ZUM TEIL FARBIGEN ABBILDUNGEN IM TEXT UND AUF 20 TAFELN VORWIEGEND AUS DER BILDER-SAMMLUNG DER PSYCHIATR. KLINIK HEIDELBERG

VERLAG VON JULIUS SPRINGER · BERLIN · 1922

▶ Abb. 2 Hans Prinzhorn: *Bildnerei der Geisteskranken*, erschienen 1922 im Verlag von Julius Springer, Berlin

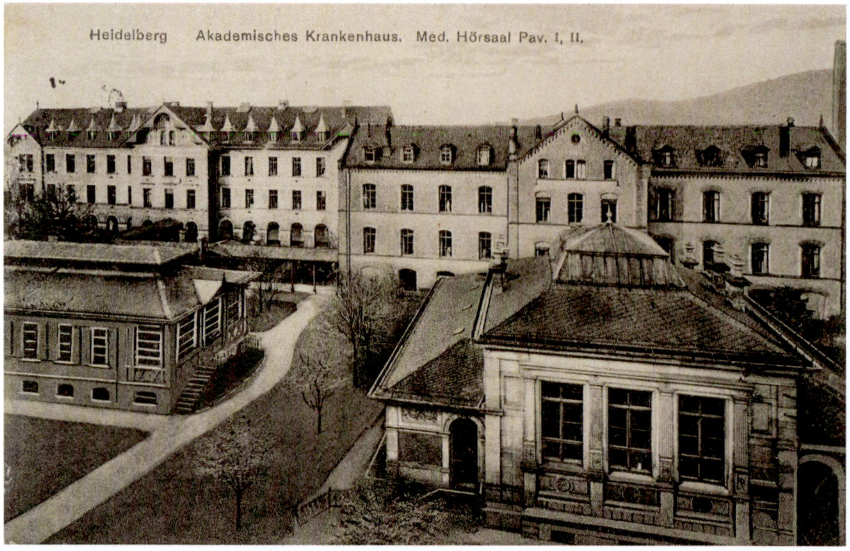

▶ **Abb. 3** Neurologischer Hörsaal der Heidelberger Universitätsklinik, um 1930, historische Postkarte (Sammlung Sabine Hohnholz)

Museumsgebäudes 2001 mit einem neuen Team von Kunsthistorikern und Kulturwissenschaftlern. Oft wurden weitere Biografien und Werkinterpretationen erarbeitet, v. a. für die Projekte *Todesursache Euthanasie* (2002/2012), *Irre ist weiblich* (2004), *Künstler in der Irre* (2008) sowie *Krieg und Wahnsinn/Uniform und Eigensinn* (2014). Doch nur die Ausstellung *Vergissmeinnicht* im Jahr 2010 konzentrierte sich bislang auf die Wahrnehmung der psychiatrischen Institution »von unten«, d. h. aus der Patientenperspektive. Das vorliegende Buch fußt auf dieser Schau, die damals ohne Katalog blieb, erweitert das Material jedoch erheblich.

Es erscheint, wie Prinzhorns Erstling, im Springer-Verlag, überschneidet sich allerdings in den Abbildungen kaum mit dem Vorgänger. Nur sechs der hier besprochenen Werke sind in *Bildnerei der Geisteskranken* zu finden. Aber auch über andere Publikationen der Sammlung geht das ausgebreitete Material oder zumindest dessen Kontextualisierung und Interpretation wesentlich hinaus. So konnte mit Wilhelm Sonntag ein weiteres Opfer der nationalsozialistischen »Euthanasie« nachgewiesen werden und mit Alfred Hammel ein weiterer professioneller Künstler als zeichnender Psychiatriepatient. Das Forschungsprojekt *Frauen in der Psychiatrie um 1900* wird durch neue Aktenfunde zu Marie Lieb und Maria Puth erweitert. Zu Julius Ahorn, Heinrich Becker, Elisabeth Faulhaber, Josef Grebing, Oskar Herzberg, Franz Kleber, Minna Köchler, Lukas, Karl Széchényi, Moritz Weil, Karl Würtenberger und Karl Zimmermann konnten die Autorinnen ebenfalls weitere Fakten ans Licht bringen und Werke neu deuten, während die Anstaltskünstler Cesare Ercoli, Berthold Fuchs, Hans Hauser, Paul Kluß und Andreas Thomé zum ersten Mal überhaupt vorgestellt werden.

Insgesamt bringt dieses Buch einen erheblichen Wissensfortschritt, nicht nur für die hier vertretenen Männer und Frauen, sondern v. a. auch für das individuelle Erleben psychiatrischer Einrichtungen durch Betroffene in einer Zeit, die psychischer Erkrankung wesentlich hilfloser gegenüberstand als heute, Erkrankte nicht ernst nahm und ihren Äußerungen kaum Beachtung schenkte. Die Bildwerke dieser weitgehend vergessenen Menschen bringen uns heute auf unerwartete Weise ihre Persönlichkeiten nahe und erlauben uns zugleich einen oftmals erschütternden Einblick in ein abseits von der offiziellen Geschichtsschreibung liegendes Gebiet am Rande der damaligen Gesellschaft.

Ich danke den beiden Autorinnen Ingrid von Beyme und Sabine Hohnholz für ihren großen Einsatz bei diesem Projekt, der ohne Herzblut nicht möglich gewesen wäre. Christine Kratzert, Helgard Usadel, Sabine Sommerfeldt und besonders Doris Noell-Rumpeltes unterstützten sie tatkräftig und ideenreich beim Transkribieren und Verstehen von Texten.

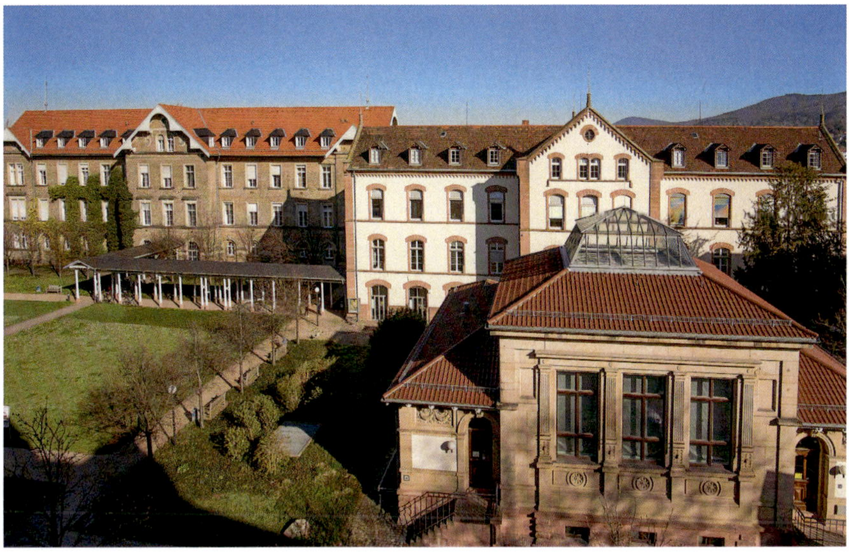

▶ **Abb. 4** Museum Sammlung Prinzhorn 2017 (Foto: Stefan Lehnert)

Für konstruktives Unterstützen der Recherchen mit Materialien und Bildvorlagen sind wir den Staatsarchiven Freiburg, Gotha, Leipzig, Ludwigsburg und Nürnberg, dem Hauptstaatsarchiv Stuttgart, dem Landeswohlfahrtsverband Hessen, dem Stadtarchiv Leipzig, der Universitätsbibliothek Heidelberg, dem Universitätsarchiv Heidelberg sowie der Psychiatrischen Universitätsklinik Zürich dankbar. Für Bildvorlagen danken wir Heidi Hofstetter vom Museum Rosenegg, Kreuzlingen, dem Sensenmuseum Achern, Frau Hildegard Kramm-Veith und Herrn Arthur Uehlinger.

Thomas Röske, Leitung Museum Sammlung Prinzhorn
Leitung Museum Sammlung Prinzhorn
Heidelberg, im Herbst 2017

Einführung

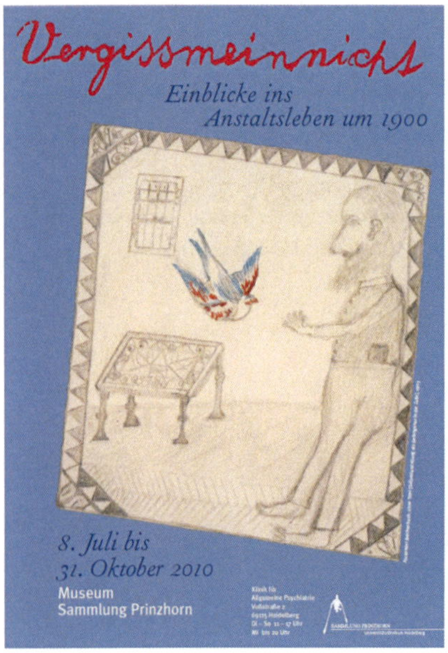

▶ **Abb. 1**

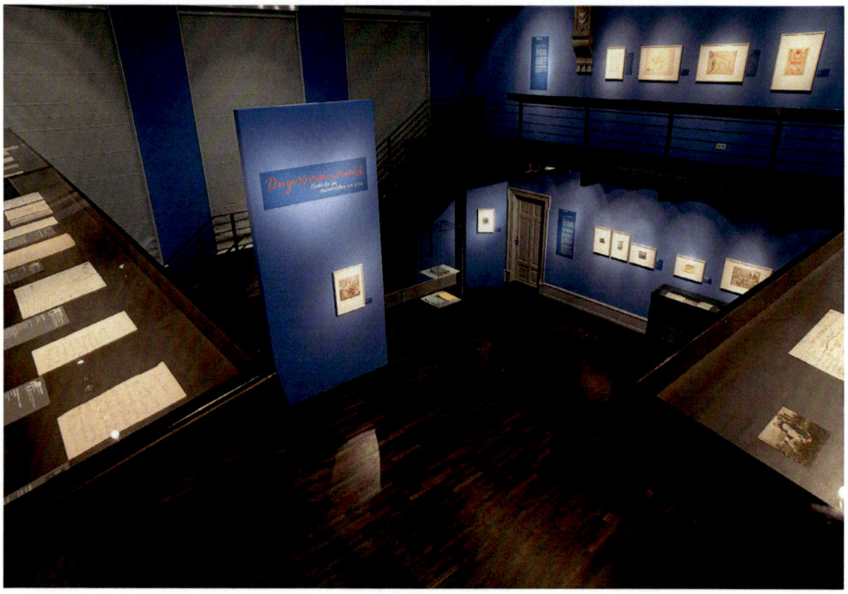

▶ **Abb. 2**

▶ **Abb. 1** Plakat zur Ausstellung *Vergissmeinnicht. Einblicke ins Anstaltsleben um 1900* vom 8. Juli bis 31. Oktober 2010 Museum Sammlung Prinzhorn, Heidelberg (© Sammlung Prinzhorn)

▶ **Abb. 2** Blick in die Ausstellung *Vergissmeinnicht. Einblicke ins Anstaltsleben um 1900*, Museum Sammlung Prinzhorn, Heidelberg, 2010 (© Sammlung Prinzhorn)

Das Konzept dieses Buches basiert auf der von den Autorinnen kuratierten Ausstellung *Vergissmeinnicht*, die 2010 im Museum Sammlung Prinzhorn gezeigt wurde (▶ Abb. 1–2). Der rote Faden, der sich durch die ausgestellten Werke zog, war die Angst der Anstaltsinsassen vor dem Vergessenwerden. Die positive Resonanz des Publikums auf biografische Hintergrundinformationen zu den Patientenkünstlern- und künstlerinnen[1], auf die ausführlichen Transkriptionen der Selbstzeugnisse und die Darstellung des Anstaltslebens aus Sicht der Patienten, gewissermaßen als Psychiatriegeschichte von innen, waren Grund für das Entstehen unserer Publikation, die diesen Fokus aufgreift und zum Ausgangspunkt der Werkanalysen macht. Das Ausstellungskonzept erweiternd und vertiefend, ist dieses Buch in 10 Kapitel gegliedert, die das Leben in der Anstalt beleuchten: reale und fantastische Architekturen, Prozeduren der Einweisung und Aufnahme, Behandlungsmethoden, Aufenthalt in Zelle und Garten, Tagesabläufe, Porträts von Patienten und Personal, Arztrezeptionen, Erklärungen seelischer Nöte und Bewältigungsstrategien der Patienten, Karikaturen und Spott, Bitten und Beschwerden. Die Auswahl dieser Themenbereiche wurde bestimmt durch Werke im Fundus der Sammlung Prinzhorn, welche die Lebensbedingungen in Anstalten um 1900 thematisieren.

Die Zuweisung eines Werks zu einem Kapitel bedeutet nicht, dass nicht auch weitere Aspekte im Bild berührt werden. Die thematische Gliederung ermöglicht einen anschaulichen Vergleich verschiedener Perspektiven zu einem inhaltlichen Aspekt. Wie wird beispielsweise die Architektur der Anstalt von den einzelnen Künstlern wiedergegeben? Wird sie möglichst realistisch abgebildet, oder werden Details verändert, betont, umgedeutet wie z. B. Fenstergitter als Grabkreuze? Inwieweit wird das Gebäude zum Symbol?

Arbeiten, die künstlerisch beeindrucken, aber außerhalb unserer Fragestellung liegen, wurden nicht berücksichtigt. So finden nur drei von zehn der von Hans Prinzhorn in *Bildnerei der Geisteskranken* (1922)[2] eingehend besprochenen schizophrenen Meister im Rahmen dieses Buches Beachtung: Franz Karl Bühler, August Klett und Josef Schneller. Von Prinzhorns 51 »Hauptfällen« (▶ Abb. 3) werden neben den bereits genannten weitere neun Patientenkünstler vorgestellt: Alois Dallmayr, Elisabeth Faulhaber, Paul Goesch, Josef Grebing, Oskar Herzberg, Hermann Mebes, Wilhelm Müller, Gustav Sievers und Konrad Zeuner. Sofern wir auf ein Werk eingehen, das bereits von Prinzhorn in seiner Studie vorgestellt wurde, geschieht dies unter Erwähnung seiner Analyse, die wir oftmals durch neue Forschungsergebnisse ergänzen. Dabei verzahnen wir Werkanalysen mit biografischen Daten unter Berücksichtigung von Anstaltspsychiatrie- und Zeitgeschichte.

Der kunsthistorische Blick und die kulturwissenschaftliche Kontextualisierung widerlegen Hans Prinzhorns Idealisierung der solipsistischen Produktionsweise von »Ungeübten Geisteskranken«[3], die angeblich ohne nachweisbare äußere Anregung arbeiteten. Sein Postulat »denn sie wissen nicht, was sie tun«[4] hält nicht stand, wenn man ihre Vorlagen und Inspirationsquellen aufdeckt, die aus der »Außenwelt« stammen. Die Patientenkünstler schöpften nicht, wie Prinzhorn meinte, nur aus sich selbst, sondern reagierten auf Informationen aus Kunst, Literatur und Politik, die sie in Zeitungen, Illustrierten und Büchern, auch in Anstaltsbibliotheken, vorfanden. Etwa die vielgelesenen Familienzeitschriften *Daheim* (▶ Abb. 4–5) oder *Die Gartenlaube, Über Land und Meer, Illustrierte Zeitung* (vgl. Vorlagen für Franz Hamminger, ▶ Kap. 7) oder *Die Kunst für Alle, Kladderadatsch* sowie *Fliegende Blätter* (vgl. Vorlage für Karl Graf Széchényi de Sárvár und Felsö-Videk ▶ Kap. 9)[5]. Schulbildung, Berufskenntnisse und Lebenserfahrungen der Frauen und Männer, z. B. Reiseerlebnisse, flossen ebenso ein wie religiöse, philosophische und künstlerische Betrachtungen. Darüber hinaus verfügten manche durchaus über eine künstlerische Vor- oder Ausbildung, wie Berufsangaben in den Krankenakten wie etwa Kunststudent, Kunstmaler, Kunstschlosser, Musterzeichner, Dekorations- und Schriftenmaler oder Bildhauer bezeugen.

Das künstlerische Schaffen wurde in der Regel vonseiten der Anstalten und Kliniken nicht gefördert – es gab keine Kunsttherapie im heutigen Sinne –, sondern eher geduldet. Patienten mussten sich ihre Malutensilien oft selbst organisieren, zuweilen auch mit Unterstützung ihrer Familien. Die Vermögensverhältnisse der Patienten

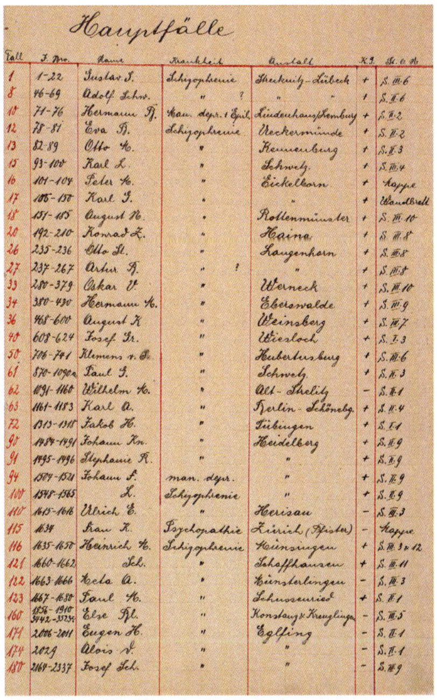
Hauptfälle

▶ **Abb. 3** Historisches Inventar der Bildersammlung der Psychiatrischen Universitätsklinik Heidelberg, »Hauptfälle«, um 1921
ohne Inv.Nr. fol. 1 recto
(© Sammlung Prinzhorn)

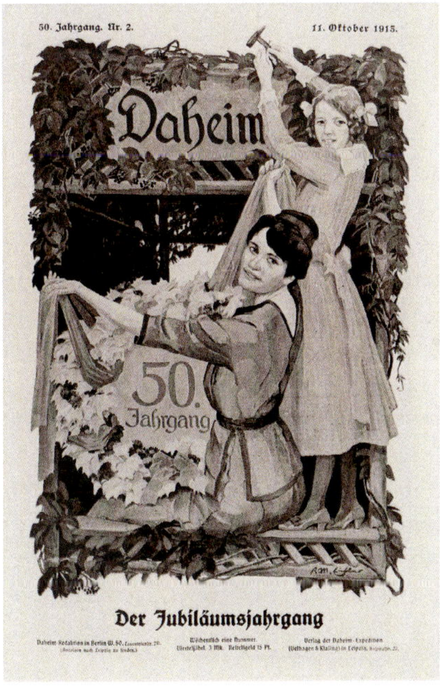

▶ **Abb. 4**

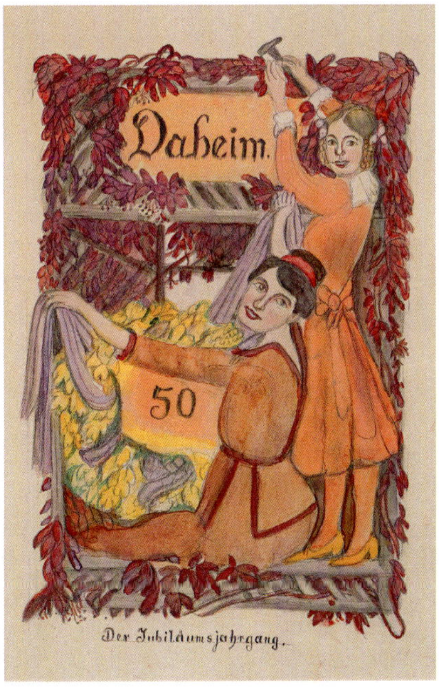

▶ **Abb. 5**

▶ **Abb. 4** Zeitschrift *Daheim. Der Jubiläumsjahrgang*, 50. Jg., 11. Oktober 1913

▶ **Abb. 5** Marie Anna Beer: **»Daheim«**, um 1913/1914
Bleistift, Farbstift, Deckfarben auf Papier
38,7 × 27,7 cm
Inv.Nr. 467/13 fol. 7 recto
(© Sammlung Prinzhorn)

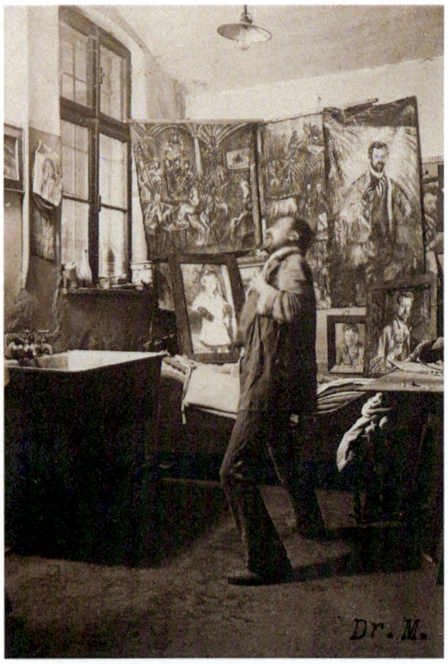

▶ **Abb. 6** Josef Forster in seinem »Atelier« Fotografie von Dr. Edwardt Mager, Sammlung Prinzhorn Inv.Nr. 4496 (© Sammlung Prinzhorn)

lassen sich häufig an den verwendeten Materialien ablesen: Während sich Patienten in Privatanstalten und in der 1. Klasse der Landesanstalten kostspielige Ölfarben und Leinwände leisten konnten, standen Patienten der 2. und 3. Klasse oft nur Bleistifte, rot-blaue Korrekturstifte oder violette Kopierstifte zur Verfügung, und auch die Bildträger waren meist nur aus minderwertigem Material wie Pappe, Abfallkarton, Einwickelmaterialien, Zeitungs- oder Toilettenpapier.

Die Produktionsbedingungen waren jedoch nicht nur von den finanziellen Mitteln der Anstaltskünstler abhängig. Bei wohlwollendem Interesse der betreuenden Ärzte wurden Patienten auch unterstützt, zum Teil sogar mit eigenen »Ateliers« (▶ Kap. 6, Würtenberger, Richter, Forster ▶ Abb. 6). Neben Hans Prinzhorn sammelten auch andere kunstinteressierte Psychiater Werke ihrer Patienten, etwa Adolf Vierzigmann in Regensburg (▶ Kap. 5, Forster), Ernst Jolowicz in Leipzig (▶ Kap. 6, Herzberg) oder auch Oskar Edwin Pfister in Rheinau (▶ Kap. 7, Wintsch). Prinzhorns Sammelprojekt hat jedoch in Anstalten und Kliniken ein größeres Interesse an Patientenarbeiten angestoßen. Er selbst besuchte einzelne Patientenkünstler wie Franz Karl Bühler, Karl Genzel oder Paul Goesch und unterstütze ihr Schaffen. Gustav Sievers sandte er z. B. Farbstifte und den von ihm so sehr gewünschten Kautabak zu, denn manche Patienten (z. B. Gustav Sievers und Helene Maisch) sahen in ihren künstlerischen Werken Tauschobjekte oder Geldersatz. Für das Selbstwertgefühl der Patienten war die ärztliche Anerkennung für ihre künstlerische Tätigkeit sehr wichtig.

Die Darstellung des Anstaltslebens in künstlerischen Werken behandelt auch Monika Ankeles Dissertation *Alltag und Aneignung in Psychiatrien um 1900. Selbstzeugnisse von Frauen aus der Sammlung Prinzhorn* (2009) unter feministischer Perspektive. Katrin Luchsinger untersucht in ihrer kulturanalytischen Studie *Die Vergessenskurve. Werke aus psychiatrischen Kliniken in der Schweiz um 1900* (2016) umfassend die Geschichte der Schweizer Psychiatrie. Unser Buch geht über diese Ansätze hinaus und berücksichtigt 147 Bilder, 43 Texte, 4 Textilien und 7 historische Fotos aus der rund 6000 Werke umfassenden historischen Sammlung, darunter auch bislang unveröffentlichtes Material. Die Datierung unserer Werkauswahl erstreckt sich über einen Zeitraum von 80 Jahren, von 1844 bis1924. Die meisten Arbeiten sind nach der Jahrhundertwende entstanden, geschaffen von 76 der über 400 Patientenkünstler aus 37 Anstalten des Deutschen Reichs und dem Ausland – 16 Frauen, 59 Männer und ein anonymer »Fall 426« (▶ Kap. 9, Einführung). Dies entspricht in etwa dem Anteil von Frauen in der Sammlung (20%). Nicht von allen Patienten sind Krankenakten oder biografische Angaben erhalten. Sofern eine Patientenfotografie vorliegt, wie sie zuweilen bei der Einweisung gemacht wurde oder aus anderen Quellen stammt, bilden wir sie ab. Darüber hinaus stellen wir jeden Patientenkünstler, soweit bekannt, mit Lebensdaten, Beruf, Anstalten, Aufenthaltsdauer und historischen Diagnosen vor. Bei den Angaben ist jeweils diejenige Anstalt fett markiert, aus der das besprochene Werk in die Sammlung Prinzhorn kam, denn die Patienten wurden sehr häufig, zumeist aus Platzgründen, zwischen verschiedenen Anstalten verlegt oder mehrmals entlassen und wiederaufgenommen.

Im Anhang befindet sich eine Liste der 97 bekannten Anstalten und 17 Privatpersonen, die Werke nach Heidelberg einsandten. Die Anstalten, aus denen Werke in diesem Buch analysiert werden, sind auch hier fett markiert. Ebenso befindet sich im Anhang eine Liste von Diagnosen, die alle in Krankenakten und sonstigen Dokumenten der Sammlung vorgefundenen historischen Diagnosen aufführt. Manche sind uns lediglich als Vermerk aus historischen Sammlungsinventarlisten bekannt. Sie ergeben einen kleinen Katalog der Begrifflichkeit der Psychiatrie um 1900, die in jener Zeit noch nicht auf einem systematischen Diagnoseschema beruhte. Bei der Vorstellung jedes Patientenkünstlers werden sämtliche Diagnosen aus unterschiedlichen Anstaltsaufenthalten aufgeführt, die sich zum Teil widersprechen und aus heutiger Sicht kaum mehr verifizierbar sind. Wir erwähnen diese Diagnosen aus biografischem und kulturgeschichtlichem Interesse und nicht, um eine Korrelation zwischen Diagnose und Werk hervorzuheben.

Die künstlerische Tätigkeit hatte eine sinnstiftende Funktion: Sie trug das eigene innere Erleben nach außen und war Selbstvergewisserung und Kommunikationsangebot. Unsere Untersuchung gibt den damaligen Patienten eine Stimme und setzt ein Gegenwicht zur Deutungshoheit der Ärzte.

Fußnoten

1 Aus Gründen der besseren Lesbarkeit wird im Text nur die männliche Form verwendet. Gemeint ist stets sowohl die weibliche als auch die männliche Form.

2 Hans Prinzhorn, *Bildnerei der Geisteskranken. Ein Beitrag zur Psychologie und Psychopathologie der Gestaltung*, Springer Verlag Berlin 1922. Im Folgenden zitiert als Prinzhorn 1922.

3 Prinzhorn 1922, S. 349.

4 Ebd., S. 343.

5 In der ehemaligen Patientenbibliothek der Landes-Heilanstalt »Phillipshospital« in Goddelau (Stadtteil von Riedstadt, bei Darmstadt) – von Philipp I. von Hessen 1535 gestiftet und eine der ältesten Anstalten der Welt – standen neben den oben genannten folgende weitere Zeitschriften zur Verfügung: *Das illustrierte Blatt*, *Das neue Blatt*, *Mode und Haus*, *Die Welt der Frauen*, *Der Weidmann*. Sie werden aufbewahrt im Spital-Museum und Archiv zur Hospital- und Krankenhausgeschichte im Zentrum für Soziale Psychiatrie Philippshospital in Riedstadt.

Inhaltsverzeichnis

Anstaltsansichten . . . 1
Johann Wilhelm Gustav Sievers . . . 4
Clara Marie Lucie Maquet . . . 10
Andreas Thomé . . . 13
Konrad Zeuner . . . 17
Heinrich Hermann Mebes . . . 20
Alois Dallmayr . . . 25
Franz Joseph Kleber . . . 29
Marie Barbara Eisele . . . 33
Thomas Jakob Astor . . . 36
Philipp Johann Scherb . . . 40

Einweisung . . . 45
Friedrich Leonhard Fent . . . 47
Johann Wilhelm Gustav Sievers . . . 52
Peter Mikolajewski . . . 55
August Johann Klose . . . 58
Alfons Frenkl . . . 62

Behandlungsmethoden . . . 65
Franz Karl Bühler . . . 71
Hans Hauser . . . 74
Andreas Thomé . . . 76
Maria Hermine Mathilde Puth . . . 79
Karl Adam Zimmermann . . . 82
Joseph Schneller . . . 85
Elisabeth Faulhaber . . . 88
Moritz Samuel Weil . . . 91
Alois Dallmayr . . . 95
Paul Fahnert . . . 99

Zelle und Anstaltsgarten – Blick nach Innen und Außen . . . 103
Alexander Reichenbach . . . 105
Albert Ernst Hammel . . . 108
Jakob Mohr . . . 111
Anna Marie Lieb (geb. Eigenmann) . . . 114
Hermann Gustav Otto Paterna . . . 117
Paul Wilhelm Kluß . . . 120
Johann Friedrich . . . 123
Heinrich Becker . . . 126
Ernst Bernhardt . . . 129
Louis Leutz . . . 132

Alltag in der Anstalt . . . 135
Josef Heinrich Grebing . . . 138
Johann Wilhelm Gustav Sievers . . . 144

Agnes Emma Richter . . . 146
Hedwig Wilms . . . 149
Barbara Suckfüll . . . 152
Elisabeth Faulhaber . . . 155
August Klett . . . 158
Karl Baumann . . . 161
Franz Karl Bühler . . . 164
August Klett . . . 169

Ärzte, Pfleger, Mitpatienten und das Selbst im Porträt . . . 173
August Richter . . . 176
Karl Maximilian Würtenberger . . . 180
Oskar Herzberg . . . 185
Heinrich Becker . . . 189
Albert Ernst Hammel . . . 192
Wilhelmine Minna Köchler (verheiratete Waentig) . . . 195
Maria Hermine Mathilde Puth . . . 198
Jakob Mohr . . . 202
Wilhelm Müller . . . 205
Josef Forster . . . 208
Paul Goesch . . . 211
Franz Karl Bühler . . . 214
Alois Dallmayr . . . 217

Arztrezeptionen zwischen Erlöser und Antichrist . . . 221
Franz Hamminger . . . 224
Johanna Wintsch . . . 229
Wilhelm Müller . . . 233
Josef Schlumbrecht . . . 236
Marie Barbara Eisele . . . 239
Miss G. . . . 242

Erklärungen seelischer Nöte und Bewältigungsstrategien . . . 247
L. Heintzen . . . 249
Hugo Rennert . . . 255
Jakob Mohr . . . 259
Louis Umgelter . . . 262
Klara von der Heyd . . . 265
Berthold Fuchs . . . 268
Johann Baptist Kuhbandner . . . 271
Friedrich Leonhard Fent . . . 274
Erwin Starré . . . 278

Aufbegehren mit Ironie, Karikatur, Spott . . . 287
Dr. phil. Karl Philipp Maria Graf Széchényi de Sárvár und Felsö-Vidék . . . 290
Adam Ginand . . . 294
Lukas . . . 297
Julius Ferdinand Ahorn . . . 300
Erwin Starré . . . 304
Paul Flegel . . . 307
Friedrich Leonhard Fent . . . 310
Max Junge . . . 313
Stürmer . . . 320
August Claus . . . 325

Bitten und Beschwerden . . . 331
Emma Hauck . . . 334
Erwin Starré . . . 338
Wilhelm Carl Sonntag . . . 342
Moritz Samuel Weil . . . 345
Anna Louise Köhler (verheiratete Kutschke) . . . 348
Cesare Ercoli . . . 353
Elise Mahler . . . 356
Alois Dallmayr . . . 359
Matthäus Lorenz Seitz . . . 362
Jakob Mohr . . . 366

Anhang . . . 369
Liste der Anstalten und Privatpersonen, die Werke in die Heidelberger Bildersammlung gaben . . . 370
Diagnoseverzeichnis . . . 373
Personenverzeichnis . . . 374

Anstaltsansichten

»Irrenhausschuppen« und »Narrenhäuser«

© Springer-Verlag GmbH Deutschland, ein Teil von Springer Nature 2018
I. von Beyme, S. Hohnholz, *Vergissmeinnicht – Psychiatriepatienten und Anstaltsleben um 1900*
https://doi.org/10.1007/978-3-662-55532-3_1

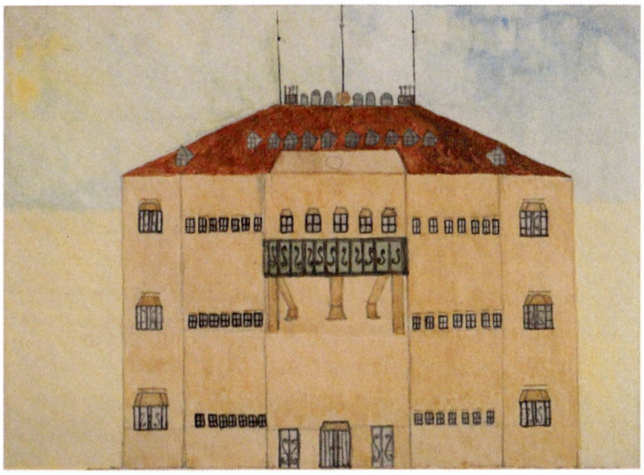

▶ **Abb. 1.1**

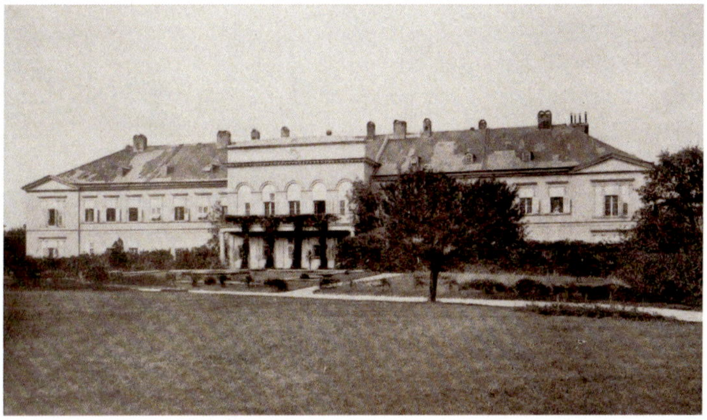

▶ **Abb. 1.2**

Als sich in der ersten Hälfte des 19. Jahrhunderts die Ärzte in den deutschen Ländern der Geisteskranken annahmen, folgten sie damit ihren Fachkollegen aus Frankreich und England, die Irre von Kriminellen und Verwahrlosten unterschieden und in ihnen hilfsbedürftige Seelengestörte sahen. Überzeugt davon, dass diese Menschen ärztlicher Behandlung bedurften, stellten sie praktische Forderungen nach einem Ausbau des Irrenanstaltswesens.[1] Dafür wurden zumeist repräsentative Gebäude ausgewählt oder neu errichtet. Die massiven Steinbauten markierten eine eindeutige und zuverlässige Grenze zwischen der Zivilgesellschaft und der befremdlichen Anstaltswelt. Sie garantierten der Gesellschaft Schutz vor den unberechenbaren Irren, ihrem bizarren Verhalten und verstörenden Handeln. Den eingewiesenen Frauen und Männern versprach die »Heilungsmaschine« (Foucault) dagegen Schutz vor Zudringlichkeit, Forderungen und Lärm von außen (▶ Abb. 1.1–1.2). Ihre Behandlung in den Anstalten erfolgte auf verschiedenen Stationen, die geschlechtsspezifisch, nach den Kategorien »heilbar« und »unheilbar« und dem Verhalten der Patienten (»ruhig«, »halbruhig«, »unruhig«) ausgerichtet waren.

▶ **Abb. 1.1** Frau A. (Fall 284)
Privatheilanstalt Oberdöbling Wien, vor 1921
Bleistift, Pinsel in Deckfarben auf Zeichenpapier
18,4 × 27,5 cm
Inv.Nr. 3391 (© Sammlung Prinzhorn)

▶ **Abb. 1.2** Privatanstalt für Nerven-, Gemüts- und Geisteskranke Oberdöbling Wien,
historische Ansichtskarte um 1920
Inv.Nr. 3391/1 (© Sammlung Prinzhorn)

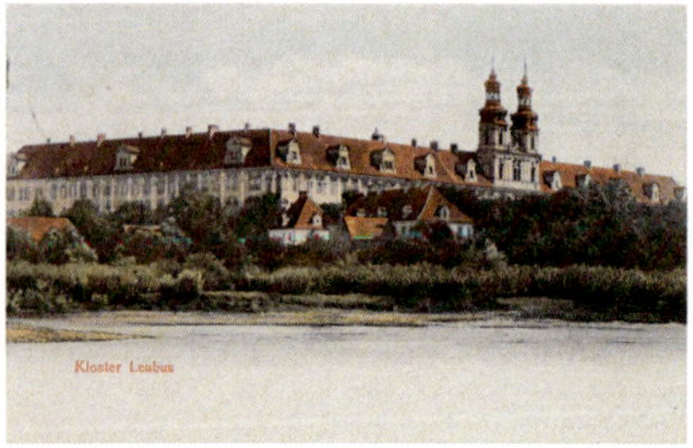

▶ **Abb. 1.3** Kloster Leubus, heute Lubiąż/Polen (seit 1823 Irrenheilanstalt), historische Ansichtskarte, um 1920 (Sammlung Sabine Hohnholz)

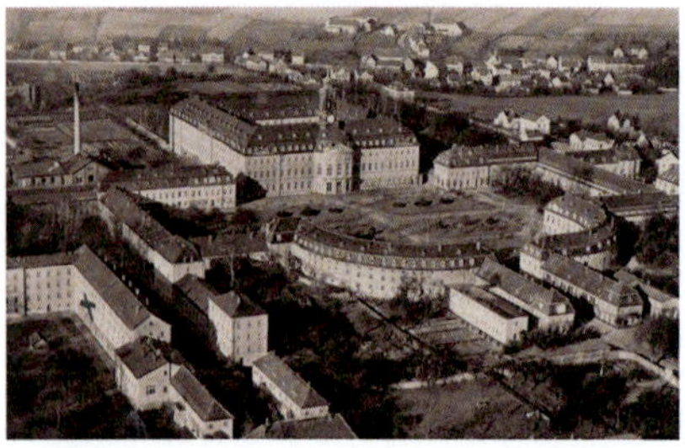

▶ **Abb. 1.4** Schloss Hubertusburg in Wermsdorf (seit 1838 Landeshospital Hubertusburg), historische Ansichtskarte, um 1927 (Sammlung Sabine Hohnholz)

Die Herauslösung der an Seele und Geist Erkrankten aus einem ungünstigen Milieu sowie klare Strukturen, angemessene geistige und körperliche Beschäftigung, Bewegung an frischer Luft und Ruhe in ländlicher Abgeschiedenheit galten als Grundbausteine der Therapie. Verlassene Schlösser und Klöster (▶ Abb. 1.3–1.4) schienen aufgrund ihrer stadtfernen Lage und ihrer Größe geeignete Objekte zu sein und wurden für die ersten Anstalten genutzt. Zu ihnen gehörte ab 1811 auch das Schloss Sonnenstein in Pirna. Die in seinen Mauern eingerichtete Königlich Sächsische Heil- und Pflegeanstalt Sonnenstein erlangte aufgrund ihrer Heilerfolge bald den Ruf einer europäisch anerkannten Musteranstalt.[2] Das Schloss, spektakulär auf einem Felsen über der Elbe gebaut, wurde als Panorama von vielen Künstlern gemalt. Die Malerin und Bildhauerin Lucie Maquet hielt in einem Skizzenbuch ein stimmungsvolles Detail dieser Schlossanlage fest (▶ Abb. 1.8, ▶ Tafel 1.4).

Große säkularisierte Klöster wie Haina in Hessen, das bereits seit 1810 als Landeshospital geführt wurde[3], und Karthaus-Prüll im bayerischen Regensburg, seit 1852 Irrenanstalt[4], nahmen schon früh Geisteskranke auf. Der Graveur Konrad Zeuner stellte das ehemalige Kloster Haina als Menschenschlachtanstalt dar (▶ Tafel 1.7), und Franz Joseph Kleber entwarf für das ehemalige Regensburger Kloster Karthaus-Prüll den fantastischen Bauplan einer Anstaltskaserne mit Wachtürmen und Gummimauern (▶ Tafel 1.12).

Der rasch wachsende Bedarf an weiteren Behandlungsstätten erforderte bald den Ausbau des Versorgungsnetzes in den deutschen Ländern. Dort, wo es an geeigneten Anstaltsgebäuden mangelte, wie z. B. in Baden, wurde der Neubau von Anstalten forciert. Zu ihnen gehörte auch 1842 die Illenau in Achern.[5] Der vorbildliche Neubau, den ihr erster Leiter Christian Friedrich Wilhelm Roller (1802–1878) selbst geplant hatte, verkörperte das Ideal einer Anstalt in der Mitte des 19. Jahrhunderts. Die Anlage war zum ersten Mal ganz dem Heilungsplan der Anstalt verpflichtet, lag idyllisch in die Landschaft eingebettet und war durch ein eigenes Versorgungssystem autark. Ebenso wie die ältere Anstalt in Pirna erwarb sich die Illenau – im Volksmund »Narrenpalast« – bald den Ruf einer vorbildlichen Institution, später von Andreas Thomé nach dem offiziellen Illenauer Briefpapier abgezeichnet und mit dem Titel »Narrenhaus« versehen (▶ Tafel 1.6). Für Heinrich Hermann Mebes, einem Uhrmacher und Alchemisten, ist die Anstalt Eberswalde ein Gefäß seelischer Metamorphose, ein gottverlassener Ort. Die von 1862 bis 1865 nach Plänen von Martin Gropius im Block-System errichtete Landes-Irren-Anstalt (▶ Abb. 1.14) gilt als wichtiger Vorläufer für das bald darauf entwickelte Pavillonsystem.[6] In einem großzügigen, parkähnlichen Gelände wurden neben zentralen Wirtschafts-und Verwaltungseinrichtungen vereinzelte ein- oder zweigeschossige Gebäude erbaut. Von der Pflege in kleineren Gruppen, nach Krankheitsbildern getrennt, und dem Leben in einem naturnahen Umfeld versprachen sich die Psychiater für ihre Patienten bessere Heilungschancen. In einem Selbstporträt verleibt sich Alois Dallmayr verschiedene Pavillons der Anstalt Eglfing ein und entwirft einen Anstalts-Corpus-Christi, als »Geist der Wahrheit« im Haus 19 für Unruhige (▶ Tafel 1.10–1.11).

Sicherten zunächst die großen Landesanstalten die psychiatrische Versorgung, so ergänzten gegen Ende des 19. Jahrhunderts kleinere Stadtasyle das Spektrum. Zu ihnen gehörten auch die neugegründeten psychiatrischen Universitätskliniken.[7] Erst verzögert begann sich die universitäre Forschung für das neue Feld der Seelenheilkunde zu interessieren. Ein entscheidender Impulsgeber war Wilhelm Griesinger (1817–1868), der mit seiner Ansicht, dass Geisteskrankheiten Störungen des Gehirns seien, den naturwissenschaftlichen Ehrgeiz der Kollegen weckte.[8] Doch mit der Einrichtung der Universitätspsychiatrie begann auch die Entwicklung der Zweiklassenpsychiatrie. Anders als in der Schweiz, wo die Psychiatrische Universitätsklinik Burghölzli in Zürich (▶ Kap. 7, Wintsch) wie ein Scharnier Universitäts- und Anstaltspsychiatrie miteinander verband[9], verloren im Deutschen Reich klinische Forschung und Langzeitversorgung immer mehr die Beziehung zueinander. Die »frischen Fälle«, die man zunächst in die Universitätskliniken einlieferte, wurden nach Beobachtungszeit, Vorstellung bei Vorlesungen, Materialsammlung für Publikationen und erster klinischer

Diagnosestellung entweder wieder entlassen oder kamen in eine Heil- und Pflegeanstalt, die dann die weitere Versorgung übernahm. Aus der Heidelberger Universitätsklinik (► Tafel 1.13–1.15) wurden »unheilbare« Fälle nach Emmendingen (► Abb. 1.5) oder Wiesloch überwiesen. Die Aufnahmekapazität dieser Anstalten betrug bis zu 1000 Patienten, die dort oft lebenslang verwahrt blieben.

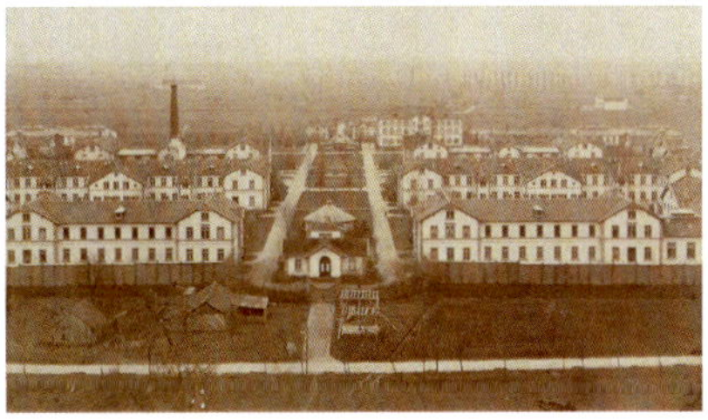

► **Abb. 1.5** Heil- und Pflegeanstalt Emmendingen (erbaut 1889), undatiert (© Sammlung Prinzhorn)

Ergänzend zu den öffentlichen Anstalten und den Universitätspsychiatrien boten private Heilanstalten und Sanatorien für Nerven- und Gemütskranke Therapie und Pflege an. Hier konnten wohlhabende und selbstzahlende Patienten individuelle ärztliche Behandlung in Anspruch nehmen. Sie genossen komfortable Einzelzimmer in exklusiv ausgestatteten Villen. Gepflegte Parkanlagen boten einen angenehmen Ausblick, Ruhezonen und heilsame, nervenberuhigende Spazierwege. Manchmal stand sogar persönliches Pflegepersonal zur Verfügung. Der Eintritt in diese Privatsanatorien geschah oft freiwillig auf Wunsch des Patienten selbst oder seiner Angehörigen. Der Kontakt zwischen Arzt und Patient galt als besonders intensiv und wurde bewusst in familienähnlichen Strukturen gelebt.[10]

Ein Sonderfall der frühen psychiatrischen Versorgung blieben die »geisteskranken Verbrecher« oder die »verbrecherischen Geisteskranken«. Sie wurden entweder in besonderen Abteilungen der Gefängnisse oder im Verwahrungshaus einer Heil- und Pflegeanstalt separiert, das eine frühe Form der Forensik darstellte, wie am Beispiel von Gustav Sievers dargestellt wird. Hier erhält das panoptische System Symbolkraft für die totale Überwachung (► Abb. 1.6–1.7). Damit erfüllte die Psychiatrie neben ihrem Heilungsauftrag auch den Auftrag der Gesellschaft an sie: Schutz vor nonkonformen Individuen.

Frau A., deren biografische Daten unbekannt sind, thematisierte diese Überwachung in ihrer Zeichnung. Die 30-Jährige gehörte offensichtlich zur vermögenden Oberschicht, denn sie war Patientin der Wiener privaten Heilanstalt für Nerven- und Gemütskranke in Oberdöbling bei Heinrich Obersteiner (1847–1922). Sie zeichnete die Hauptfassade der Anstalt, die in der »Heniksteinvilla« auf dem Hirschenberg, einst Privatvilla des Bankiers Adam Adalbert von Henikstein, untergebracht war, aus einiger Entfernung im davorliegenden Garten.[11] Zum besseren Vergleich fügte Obersteiner für Prinzhorn (1886–1933) eine Ansichtskarte mit einer Fotografie der Anstalt bei (► Abb. 1.2).[12] In ihrer symmetrisch ausgeführten Darstellung verzichtete Frau A. auf Seitengiebel und dekorative Schmuckelemente. Auf dem Dachfirst drängte sie anthropomorph wirkende Schornsteinköpfe so zusammen, dass die drei aufragenden Fahnenstangen kompositorisch an eine Kreuzigungsgruppe erinnern. Durch das Einfügen eines fiktiven Erdgeschosses verschieben sich die Proportionen des eleganten Landhauses zu einem fast quadratischen Block. Die tiefschwarze Ausmalung der Fensterkreuze verwandelt die Zeichnerin in Gefängnisgitter. Trotz der exklusiven Betreuung in der Privatanstalt fühlte sich die 30-jährige Patientin offenbar gefangen.

Im historischen Fundus der Sammlung Prinzhorn finden sich erstaunlich wenige Werke, die Sanatoriums-, Anstalts- oder Klinikarchitektur abbilden. Die hier vorgestellten Zeichnungen der Patientenkünstler entstanden zwischen 1867 und 1921 und sind die markantesten der bis jetzt identifizierten Anstalts- und Klinikansichten. Sie bilden einen repräsentativen Querschnitt der psychiatrischen Einrichtungen des Deutschen Kaiserreiches ab. Für jeden ihrer Schöpfer haben sie jedoch darüber hinaus eine vielschichtige individuelle Bedeutung.

Johann Wilhelm Gustav Sievers

(Almstedt 13.11.1865–16.6.1941 NS-Tötungsanstalt Hadamar)
Weber
Anstalten: Anstalt Lengerich 1900–1903,
Anstalt Lüneburg 1903–1909, 1934–1939,
Verwahrungshaus Göttingen 1909–1934,
Anstalt Göttingen 1934, Anstalt Herborn 1939–1941,
NS-Tötungsanstalt Hadamar 1941
Diagnosen: Paranoia, Schizophrenie, Dementia praecox

▶ **Tafel 1.1** **»Die Corrigentenanstalt b. Göttingen v. G. Sievers«**
[Ausblick aus Sievers Zelle], 11.6.1918
Bleistift, Wasserfarben, Tinte auf Papier
20,7 × 32,7 cm
Inv.Nr. 4333c recto (© Sammlung Prinzhorn)

▶ **Abb. 1.6** Verwahrungshaus für unsoziale Geisteskranke in Göttingen, in: Bresler 1912, Bd. 2, Abb. 5, S. 155

▶ **Abb. 1.7** Plan des Verwahrungshauses für unsoziale Geisteskranke in Göttingen, in: Bresler 1912, Bd. 2, Abb. 6, S. 155

Ein Sozialdemokrat im Verwahrungshaus Göttingen

Im Juli 1909 betrat Gustav Sievers als einer der ersten Insassen das neu erbaute Verwahrungshaus in Göttingen (später: Festes Haus). Der 43-Jährige war aus der Anstalt Lüneburg überführt worden, denn er gehörte als »gemeingefährlicher Verbrecher« mit einer psychiatrischen Diagnose zu der Gruppe von Unzurechnungsfähigen, für die besondere Sicherheitsvorkehrungen erforderlich waren. Für Patienten wie diesen hatte es in der Provinz Hannover zunächst keinen geeigneten Ort der Unterbringung und Behandlung gegeben. Um diesem Mangel abzuhelfen, entstand auf dem Gelände der Heil- und Pflegeanstalt Göttingen hinter hohen Steinmauern das »Verwahrungshaus für unsoziale Geisteskranke«, auch »Provinzial-Verwahrungshaus« genannt, in einem partiell panoptischen System (▶ Abb. 1.6–1.7).[13] Sievers, ein Weber aus Almstedt,

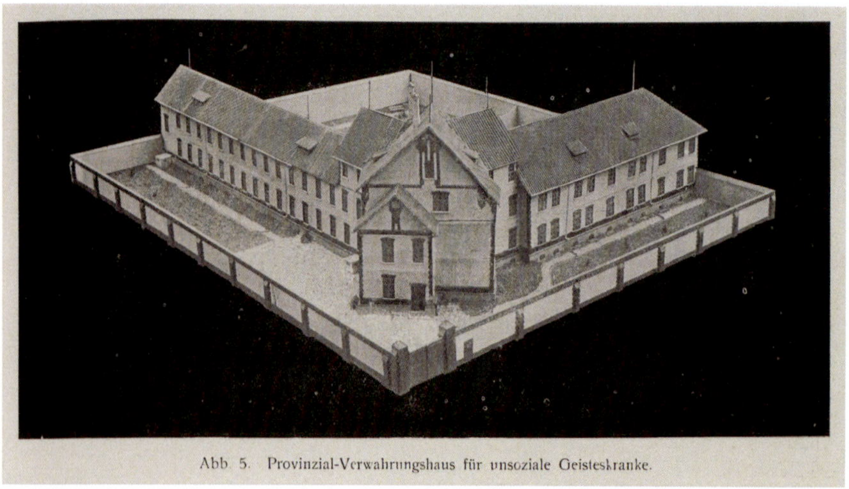
Abb. 5. Provinzial-Verwahrungshaus für unsoziale Geisteskranke.

▶ **Abb. 1.6**

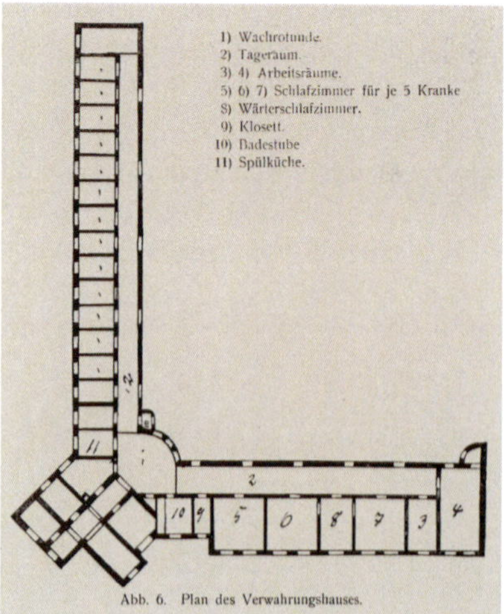

Abb. 6. Plan des Verwahrungshauses.

▶ **Abb. 1.7**

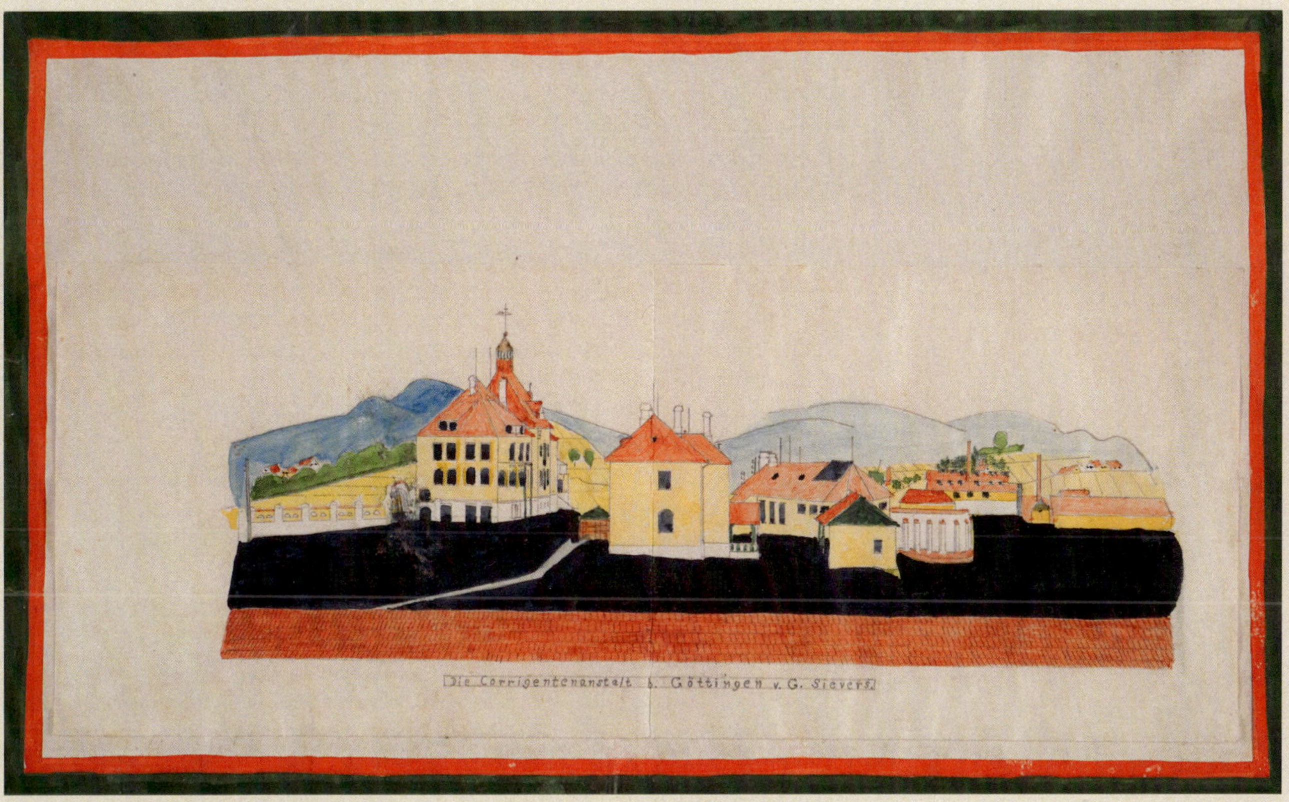

▶ Tafel 1.1

wurde 1900 wegen unsittlicher Handlungen an zwei Mädchen auffällig und kam in Haft. Ein psychiatrisches Gutachten verhinderte zwar seine Verurteilung, löste aber zugleich die Überführung in die Provinzial-Irrenanstalt Lengerich wegen Geisteskrankheit aus. Nach drei Fluchtversuchen übernahm die Heil- und Pflegeanstalt Lüneburg den stets unruhigen und rebellischen Sievers. Als er auch von dort zu fliehen versuchte und gewalttätig wurde, entschied man sich für seine Überführung in das Verwahrungshaus.[14]

Gustav Sievers hatte vor diesen 9 Anstaltsjahren ein wechselvolles Leben geführt. Nach der Volksschule schlug sich der Sohn eines armen Webers als Kantinenbursche und Tapetenjunge durch. Mit 16 Jahren trat er in die Mechanische Weberei in Hannover-Linden ein und wurde in diesem größten Industriebetrieb Hannovers von den sozialdemokratischen und antiklerikalen Ideen der Arbeiterbewegung geprägt. Revoltierend und aufsässig, verbüßte er mehrere Haftstrafen. Sievers verließ die Weberei nach 3 Jahren und ging auf Wanderschaft. Als die Heiratspläne mit seiner Jugendliebe scheiterten, siedelte er in die USA über. Er arbeitete in verschiedenen Bundesstaaten Amerikas und schloss sich auch dort der sozialdemokratischen Bewegung an. In einer Bibliothek in Chicago las er in seiner Freizeit u. a. Schriften von Kant, Darwin und Voltaire. Mit erneuten Heiratsabsichten kehrte er 7 Jahre später wieder nach Hannover zurück. Als die Verbindung trotz einer gemeinsamen Tochter nach kurzer Zeit zerbrach, unternahm Sievers einen Suizidversuch. Nach seiner Genesung erfand er 1897 in Bocholt, wo er wieder als Weber arbeitete, den reichspatentierten Fallschützenwebstuhl.[15]

Seit 1900 immer in den Anstalten des Deutschen Reichs untergebracht, versuchte man, Gustav Sievers nun im Verwahrungshaus zu disziplinieren. Der Bau war für die Unterbringung von ca. 50 Anstaltsinsassen auf zwei Stockwerken konzipiert. Ludwig Wilhelm Weber (1868–1925), dort tätiger Arzt, berichtete zufrieden, dass sich der Baugrundriss als »sehr glücklich« erwiesen habe. Die große Übersichtlichkeit erleichtere die Überwachung und erlaube dennoch, die Tagesräume so auszugestalten, dass nichts an ein Gefängnis erinnere und die Kranken sich darin wohlfühlten.[16] Um den Tagesablauf zu strukturieren, richtete die Anstalt eine Schneiderei, Schuhmacherei, Buchbinderei, Stuhl-, Korb- und Mattenflechterei, Tischlerei und Tütenkleberei ein. Einige der Männer arbeiteten tagsüber in den Werkstätten und schliefen nachts in Einzelzellen. Die als besonders gefährlich klassifizierten Insassen durften auch während der Arbeit ihre Einzelzelle nicht verlassen. Arbeitsprämien in Form von Verpflegungszulagen oder Genussmitteln, besonders Tabak, sollten zu guten Leistungen ermuntern (▶ Tafel 5.4). Für ein wenig Abwechslung sorgte die hauseigene Musikkapelle der Arretierten. Ebenso konnten sich die Insassen an kleinen musikalischen und theatralischen Aufführungen zu Festtagen beteiligen. Für die »dauernd Gefährlichen«, die wegen ihrer Ausbruchsversuche und Angriffe auf andere Insassen oder das Personal unberechenbar erschienen, sich der Arbeit verweigerten und zum »Hetzen und Komplottieren« neigten, kamen schwere Sicherheits- und Überwachungsmaßregeln zur Anwendung: Bettbehandlung und Isolierung (▶ Tafel 2.5 und ▶ Abb. 3.1). Dabei galt der häufige und unvermutete Wechsel des Aufenthalts in Schlafsälen oder in Einzelzimmern als effektives Kontrollinstrument, um Revolten zu verhindern.[17]

Aber bereits 1914 berichtete die Anstalt, dass der langdauernde Aufenthalt die Symptome einer Psychose auf zwei Weisen sogar fördere: Die Arbeitsleistung nehme ab und die Erregungszustände häuften sich bei einer beträchtliche Zunahme von Sachbeschädigungen.[18] Der Erste Weltkrieg brachte den Betrieb des Verwahrungshauses fast zum Erliegen. 1916 erwähnte Ernst Stolzenburg (1877–1927), der Leiter des Verwahrungshauses ab 1915, großen Mangel an Personal und Material. Der Betrieb in den Werkstätten verlor an Bedeutung. Einzelzimmer, die früher als Werkstätten genutzt worden waren, mussten nun mit Insassen belegt werden, um die Schlafsäle und Tagesräume von den Unruhigen zu entlasten.[19] Ein Hungeraufstand im April 1916 konnte nur mit der 6- bis 8-fachen Maximaldosis Scopolamin unter Kontrolle gebracht werden.[20]

Ob Sievers in dem Verwahrungshaus arbeitete oder sich verweigerte, ist unbekannt. Lediglich einige seiner Briefe und Zeichnungen, die sich heute in seiner Lüneburger Akte[21] und in der Sammlung Prinzhorn befinden, geben Auskunft. Ende des Ersten

Weltkriegs, im Juni 1918, entstand sein Bild der »Corrigentenanstalt b. Göttingen« (▶ Tafel 1.1) – das Haus, das er fast 10 Jahre lang sah, wenn er aus seinem Zellenfenster blickte. Hans Prinzhorn schrieb in *Bildnerei der Geisteskranken* darüber: »So hat der Kranke [...] an einem Tage die Aussicht aus seinem Fenster nicht weniger als 125 mal sauber gezeichnet und angetuscht, ohne daß man bei den letzten Nummern wesentliche Unterschiede von der ersten bemerken könnte. Er neigt von je zu Bilderfolgen und hat sich Dutzende solcher Zyklen von 12 Darstellungen mit Text, jeweils auf einem Aktenbogen, angefertigt. [...] Dabei ist er ein gefährlicher Verbrecher und ein jäh gewalttätiger Mensch, der in einem festen Haus verwahrt werden muss.«[22]

Die von Sievers korrekt nummerierten und präzise ausgeführten Bilder (▶ Tafel 1.2–1.3) folgen dem Prinzip der seriellen Druckgrafik, und dies scheint beabsichtigt zu sein. Er teilte im Juni 1921 den Mitgliedern des »Pfeifenclubs Gemütlichkeit« in Hannover-Linden mit, dass er bereits 120 Bilder fertig hätte, die er ihnen für ein Tauschgeschäft anbieten wolle. Er hätte gern für ein halbes Dutzend Zeichnungen ⅕ Pfund Rauchtabak. Stolz pries er seine Werke an und erklärte, dass er die Bilder mit Wasserfarben herstelle, und zwar so vollkommen, dass sie von keinem besser geliefert werden könnten. Er leiste dies in einer Stunde, während sich Berufskünstler damit tagelang abmühen müssten. Auch würden diese nur abmalen, während er frei entwerfe und »Hunderte solcher [mache], ohne jeh das Radiergummie nötig zu haben«.[23] Offensichtlich handelt es sich dabei auch um die Zeichnungen der »Corrigentenanstalt b. Göttingen«, der Heil- und Erziehungsanstalt für psychopathische Fürsorgezöglinge.

Da sich die Sozialdemokraten während der Sozialistengesetze (1878–1890) als »Pfeifenclub der Geselligkeit und Gemütlichkeit« tarnten[24], galt sein Tauschangebot also den Sozialdemokraten von Hannover-Linden. So enthalten die Serienzeichnungen von Sievers zwei wichtige Botschaften: Zum einen sind sie bedrückendes Zeugnis der Alltagmonotonie im Göttinger Verwahrungshaus, zum anderen erzählen sie von der kreativen Überlebensstrategie des Inhaftierten an einem fest vermauerten, hoffnungslosen Ort. Nach 25 Jahren, im April 1934, kam der nun 69-Jährige im Austausch gegen einen anderen Patienten wieder zurück in die Anstalt Lüneburg. Nachdem die psychische Verfassung von Gustav Sievers mit »Endzustand« bezeichnet worden war, verlegte man ihn 1939 in die Anstalt Herborn, was das Todesurteil durch die Nationalsozialisten bedeutete. Im Juni 1941 endete sein Leben in der Vernichtungsanstalt Hadamar.[25]

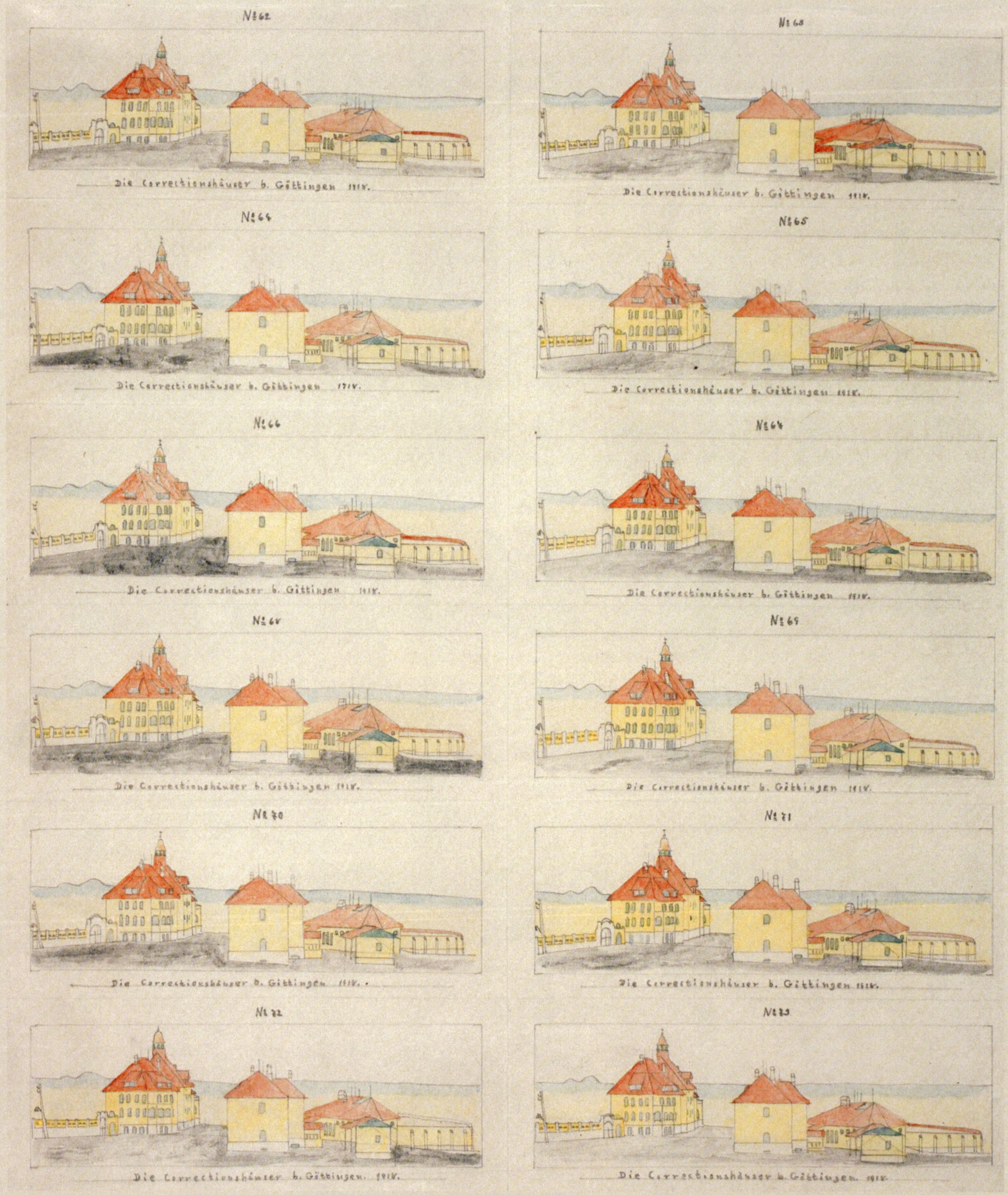

► **Tafel 1.2 »Die Correctionshäuser b. Göttingen 1918.«**, 1918
Bleistift, Wasserfarben auf Papier
31,4 × 27,2 cm
Inv.Nr. 4333b (Nr 62-73) (© Sammlung Prinzhorn)

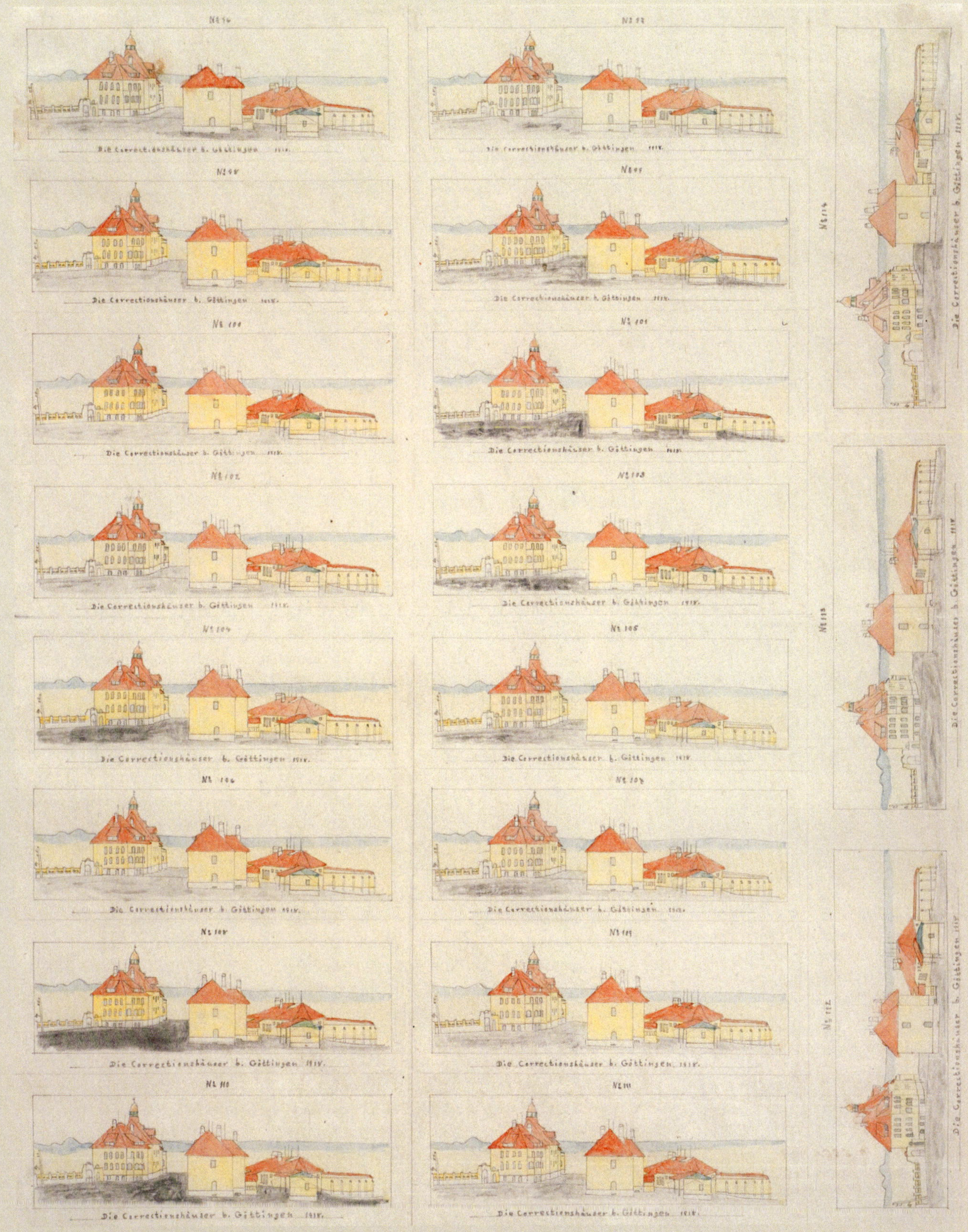

► **Tafel 1.3** **»Die Correctionshäuser b. Göttingen 1918.«**, 1918
Bleistift, Wasserfarben auf Papier
55 × 32,7 cm
Inv.Nr. 4333a (Nr. 96-114) (© Sammlung Prinzhorn)

Clara Marie Lucie Maquet

(Dresden 5.8.1869–?, bis 29.8.1936 im Bezirksheim Pirna nachweisbar)
Malerin und Bildhauerin
Anstalten: Städtische Anstalt Dresden 1909,
Anstalt Sonnenstein Pirna 1909–1936, Bezirksheim Pirna 1936
Diagnosen: Dementia paranoides, Schizophrenie

Eine Künstlerin auf dem Sonnenstein in Pirna

► **Tafel 1.4 Anstalt Pirna Sonnenstein,** 14.1.1909
Bleistift auf Papier in einem Skizzenbuch
29,5 × 22,6 cm
Inv.Nr. 3188 fol. 8 recto (© Sammlung Prinzhorn)

Lucie Maquet begann an Weihnachten 1909, ein in graues Leinen gebundenes Skizzenbuch zu füllen – so eine Notiz im Einband. Es birgt architektonische Skizzen, Porträts und Landschaften aus der Heil- und Pflegeanstalt Sonnenstein in Pirna. Die 40-jährige Malerin und Bildhauerin war kurz zuvor, am 13. Dezember des Jahres, aus der Dresdner Anstalt nach Pirna überführt worden. Die Einweisung, von ihrem Bruder veranlasst, hatte sie in Panik versetzt und einen heftigen Rede- und Schreibdrang ausgelöst. Ihre Entmündigung erfolgte noch vor Ablauf des Jahres 1909.[26]

Die Tochter eines Dresdner Fabrikanten zeigte früh künstlerische Begabung. Ihre Eltern förderten großzügig ihr Talent und finanzierten nach dem Besuch der höheren Töchterschule Mal- und Zeichenunterricht in Dresden, Berlin und München. Maquet erhielt ihre künstlerische Ausbildung bei den Akademie-Professoren Carl Bantzer (1857–1941) und Karl Gussow (1843–1907). Bereits mit 21 Jahren (1890) behauptete sie sich als unverheiratete, selbstständige Kunstmalerin in Dresden. Sie selbst gab an, dass ihre Werke im Sächsischen Kunstverein ausgestellt würden. Arbeits- und Studienreisen inspirierten ihre künstlerische Weiterentwicklung. 1902 erhielt sie einen Malauftrag auf einem Gut in Westpreußen. Eines Nachts aber verließ sie es in höchster Unruhe, weil sie fürchtete, dass Männer sie »entehren« wollten. Seit diesem Ereignis war ihr Verhalten unberechenbar, was später als krankhaft diagnostiziert wurde. Klarheit und Ruhe wechselten zu Scheu und Schroffheit. In dieser Phase arbeitete sie nicht mehr, vernachlässigte ihr Äußeres. Erregt schlug sie um sich und tobte. Überzeugt davon, dass man sie vergiften wolle, begegnete sie allen, auch vertrauten Personen, mit großem Misstrauen. Gleich nach ihrer Überführung als Patientin in die Anstalt Pirna nahm sie ihre künstlerische Tätigkeit wieder auf und zeichnete bereits im Januar 1909 ihre neue Umgebung, die Außenansicht der Anstalt (► Tafel 1.4). Die Festung Sonnenstein, die malerisch über der Elbe thront, fand nicht nur als Motiv auf Ansichtskarten weite Verbreitung, sondern war auch immer wieder künstlerisches Sujet bei Malern, wie z. B. Bernado Bellotto gen. Canaletto (1722–1780). Während er die imposante Festung in ihrer Gesamtheit abbildete (► Abb. 1.8), wählte Lucie Maquet das Detail und füllte von Dezember 1909 bis März 1910 ihr Skizzenheft mit Bleistiftzeichnungen von Anstaltsgarten und -flur, Mitpatientinnen und Landschaften. Professionell setzte sie dabei die unterschiedlichen Grauwerte des Graphits für eine weiche plastische Wirkung ein. Die hier vorgestellte Zeichnung gibt das Gebäude der »inneren Männerabteilung« wieder (► Abb. 1.9). Maquets Bruder, ein Kaufmann, unterstützte ihre künstlerische Produktion und finanzierte die Zeichenutensilien. Allerdings verlangte er als Gegen-

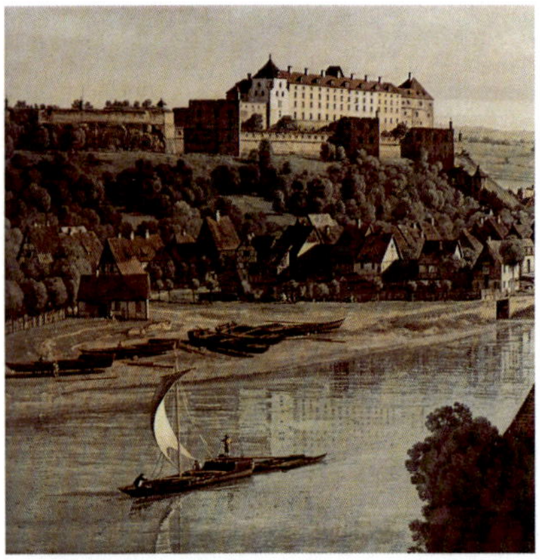

► **Abb. 1.8** Canaletto (Bernardo Bellotto) **»Pirna vom rechten Elbufer mit der Landstraße bei Posta«** (Detail), 1753/1755
© bpk Staatliche Kunstsammlungen Dresden / Hans-Peter Klut

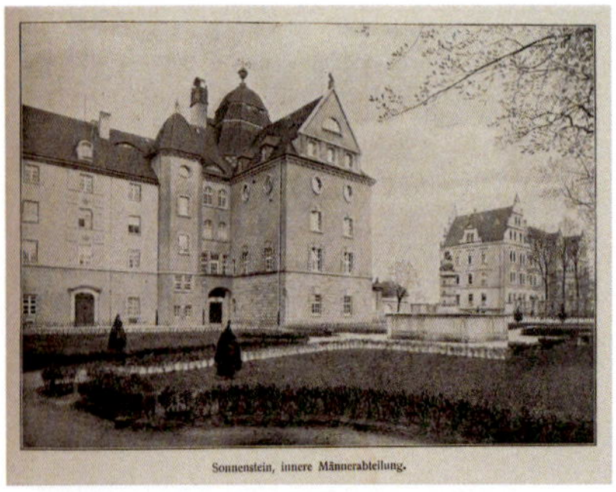

► **Abb. 1.9** Pirna, Sonnenstein, innere Männerabteilung, in: Bresler 1910, Bd. 1, S. 427

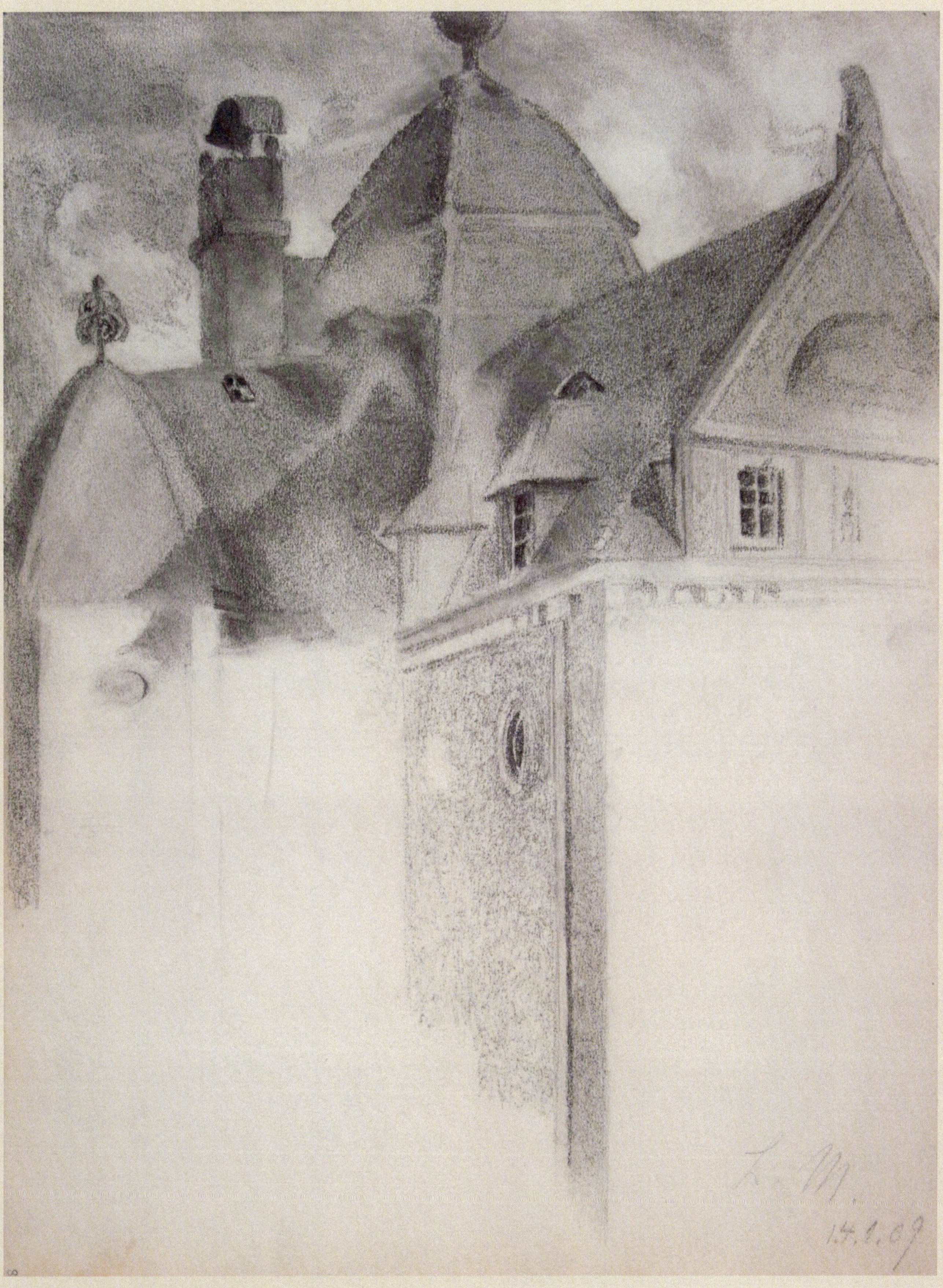

► Tafel 1.4

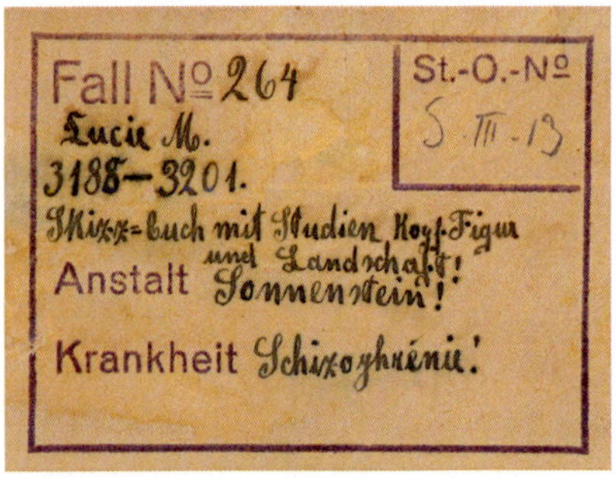

▶ **Abb. 1.10** Historischer Inventaraufkleber Fall Nr. 264, Lucie M., Inv.Nr. 3188-3201, »Skizz-Buch mit Studien, Kopf, Figur und Landschaft! Sonnenstein! Schizophrenie!« (© Sammlung Prinzhorn)

leistung die Herausgabe ihrer Zeichnungen. Gegen den Willen von Luise Maquet erfüllte ihm die Anstalt diesen Wunsch. 4 Zeichnungen und ein Skizzenbuch aus den Jahren 1909 bis 1914 erhielt die Bildersammlung der Psychiatrischen Klinik Heidelberg (▶ Abb. 1.10). Maquet zeichnete und malte weiter, bis sie 1925 den Entschluss fasste, erst in Freiheit wieder künstlerisch zu arbeiten.

Dazu kam es nicht mehr. 1928 übernahm Hermann Paul Nitsche (1876–1948) die Leitung der Anstalt und schlug damit das letzte und dunkelste Kapitel in der Anstaltsgeschichte des Sonnensteins auf. Der Gutachter und medizinsche Leiter der Aktion T4 wandelte die einstige Reformanstalt in eine der sechs NS-Tötungsanstalten der sogenannten »Euthanasie« um. Lucie Maquet blieb noch bis 1936 auf dem Sonnenstein und wurde dann in das Bezirksheim Pirna überführt. Weitere Lebensdaten sind unbekannt.

Andreas Thomé

(Lebensdaten unbekannt)
Anstalt: Anstalt Illenau Achern 1867
Diagnose: Unbekannt

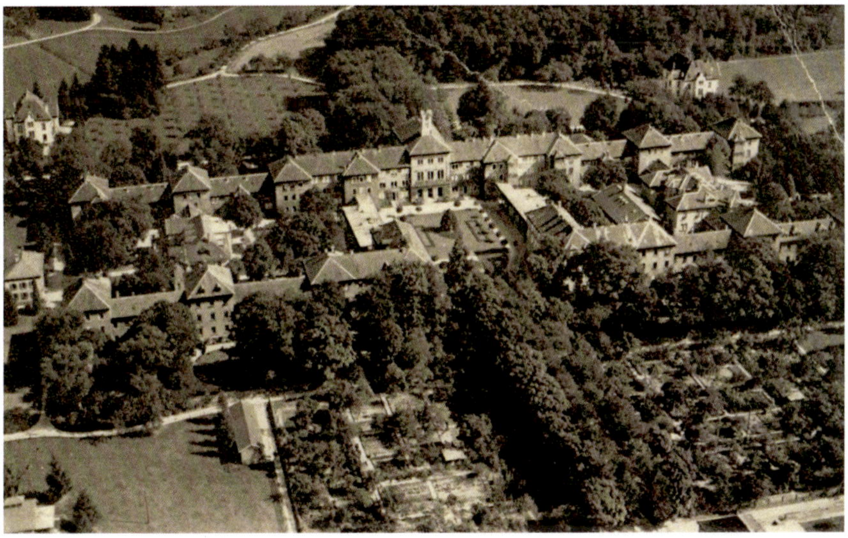

▶ **Abb. 1.11**

Die Musteranstalt Illenau als Narrenhaus

Andreas Thomé war Patient in der Illenau, die am 23. September 1842 nach den Plänen des Direktors Dr. Johann Christian Roller als Musteranstalt bei Achern in Betrieb genommen wurde (▶ Abb. 1.11). Roller, seit 1826 Assistenzarzt und seit 1835 Direktor der Heidelberger Irrenklinik, war unzufrieden mit den dortigen Zuständen. Sein Ziel war es, in einer modernen Heilanstalt neue Maßstäbe für eine humane Behandlung von Geisteskranken zu setzen. Die Illenau – der Name leitet sich von dem durch das Gelände fließenden Illenbach ab – wurde als autarke Institution geplant, das Gelände mit eigener Wasserleitung für landwirtschaftliche Nutzung und Gartenbau erschlossen. Der klassizistische Gebäudekomplex war symmetrisch angelegt für die räumliche Trennung von männlichen und weiblichen, heilbaren und unheilbaren Kranken. Letztere Patientenkategorien wurden in der Illenau als Heil- und Pflegeanstalt erstmals zusammengeführt. Unruhige erforderten größere Sicherheitsvorkehrungen, während leicht Gemütskranke keiner Einschränkung unterlagen. Patienten konnten in den Gärten spazierengehen, ihre eigenen Blumenbeete pflegen und Arbeiten verrichten. Auch die »Unheilbaren« hatten einen eigenen, allerdings ummauerten Spazierhof. In angemessenem Abstand zu den Mauern war ein Hügel angelegt, der den Kranken den

▶ **Abb. 1.11** Heil- und Pflegeanstalt Illenau, historische Ansichtskarte, um 1929 (Sammlung Sabine Hohnholz)

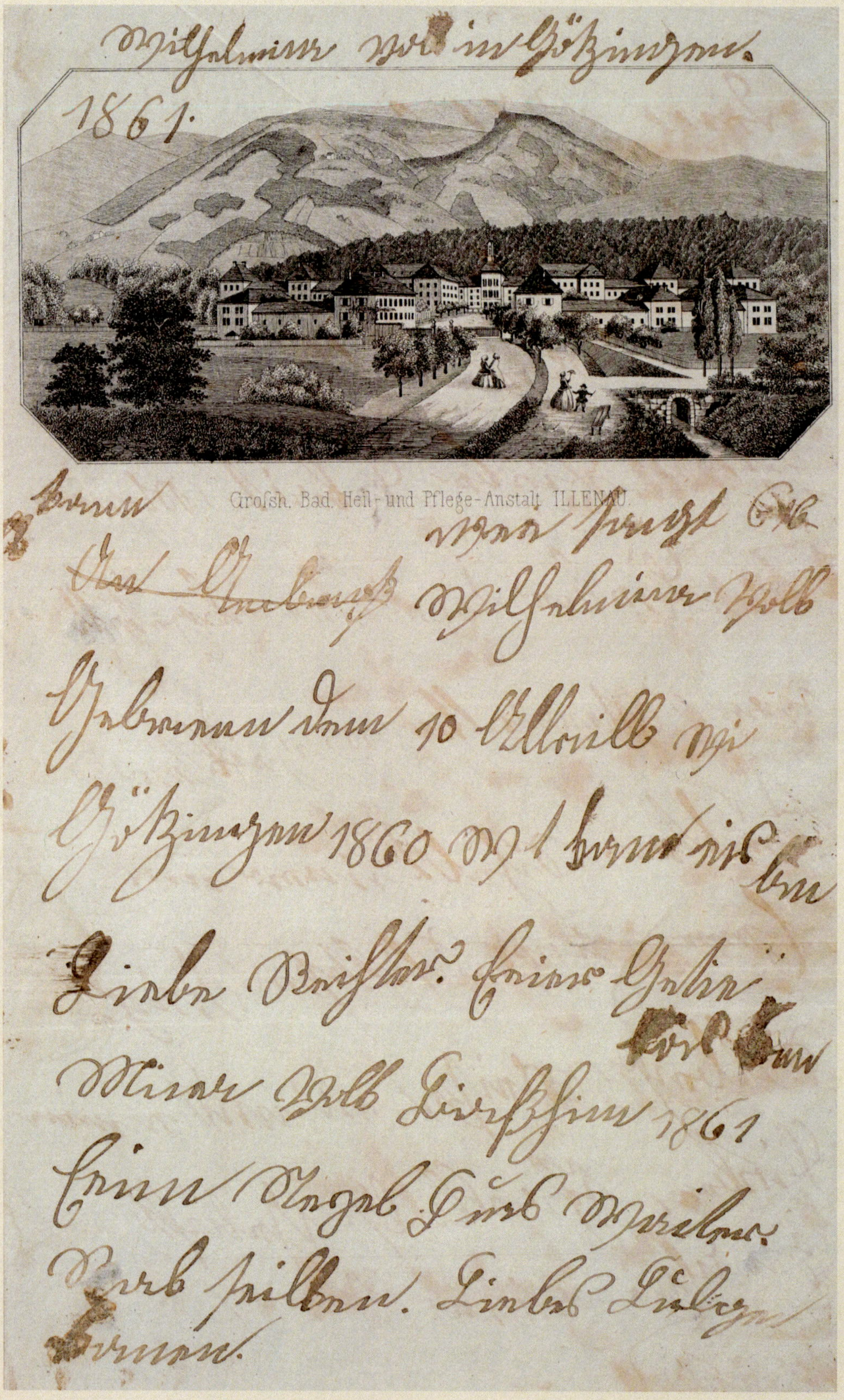

► **Tafel 1.5** Wilhelmine Voll
Brief, 1861
Feder in Tinte auf Briefpapier der »Großh. Bad. Heil- und Pflege- Anstalt Illenau«
22,4 × 14,2 cm
Inv.Nr. 6123 (1982) (© Sammlung Prinzhorn)

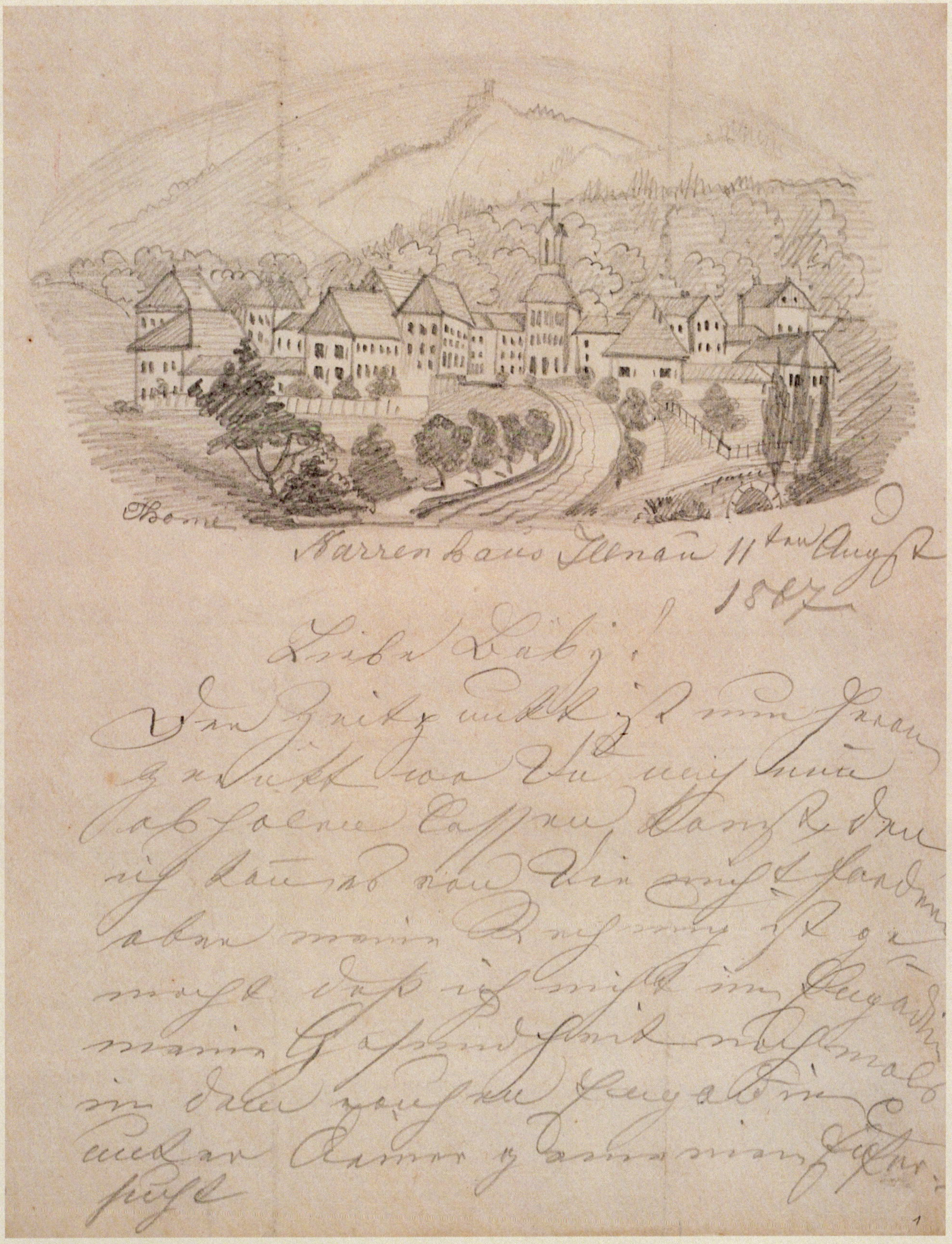

► **Tafel 1.6** **»Thome Narrenhaus Illnau 11ten August 1867**
Liebe Baby!«, 11.8.1867
Zeichnung Thomés nach dem offiziellen Briefpapier der Anstalt Illenau, Bleistift und Feder in brauner Tinte auf Papier
21,5 × 17 cm
Inv.Nr. 6115/4 (1982) (© Sammlung Prinzhorn)

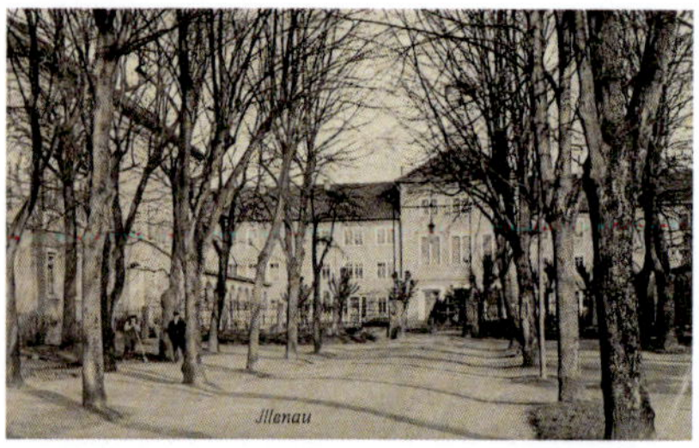

▶ **Abb. 1.12** »Seufzerallee« in der Heil- und Pflegeanstalt Illenau, historische Ansichtskarte, um 1909 (Sammlung Sabine Hohnholz)

Ausblick über die Eingrenzung hinweg in die umliegende Landschaft ermöglichte. Das geschulte Pflegepersonal war angehalten, die Kranken einfühlsam und mit Respekt zu behandeln. Architektonischer Mittelpunkt der Anlage war der »Illenauer Festsaal« mit einer darüberliegenden Kirche für beide Konfessionen. Die christlich orientierte Anstalt legte großen Wert auf ein musikalisches Tagesprogramm, veranstaltete zahlreiche Konzerte und war Herausgeber des *Illenauer Liederbuchs.* Rollers Heilungserfolge, die sich in den Entlassungszahlen niederschlugen, machten die Illenau weit über die badischen Grenzen hinaus bekannt. Ihr Einzugsgebiet nahm ständig zu. Patienten aus ganz Europa bis nach Russland folgten dem guten Ruf des »Landasyls«, darunter auch viele Adlige, die die idyllische Lage und das kulturelle Angebot zu schätzen wussten. Die Illenau, von Roller bis zu seinem Tod 1878 anders als die städtisch-universitären Kliniken in Heidelberg oder Freiburg in ländlicher Abgeschiedenheit geführt, wurde zum Vorbild vieler Heil- und Pflegeanstalten.

Über den Patienten Andreas Thomé, der vermutlich aus dem Engadin stammte, ist lediglich bekannt, dass er sich 1867 in der Illenau aufhielt (▶ Kap. 3, Thomé). Zwei Zeichnungen und ein Brief an seine Ehefrau sind auf dieses Jahr datiert. Thomé orientierte sich beim Zeichnen seines eigenen Briefpapiers am offiziellen Briefbogen der Anstalt (▶ Tafel 1.5–1.6).

Inv.Nr. 6115/4 (1982)
»Narrenhaus Illnau, 11 ten August 1867
Liebe Baby,
Der Zeitpunkt ist nun heran
gerükt wo Du mich nun
abholen lassen kanst, den
ich kann es von Dir nicht fordern
aber meine Rechnung ist gemacht
daß ich nicht im Engadin
meine Gesundheit nochmals
in dem rauhen Engadin unter Deiner gemeinen Eifersucht
[verso] *wieder ruinieren will.«*

Seine Zeichung entspricht weitgehend der Druckvorlage, jedoch rückt Thomé den Illenauer Festsaal mit einem überdimensionierten Kirchenkreuz in einer Art Bedeutungsperspektive näher an den Betrachter heran. Die auf Festsaal und Kirche zuführende »Seufzerallee« (▶ Abb. 1.12) lenkt das Auge des Betrachters somit auf die religiöse Ausrichtung der Anstalt. Statt der offiziellen Bezeichnung »Großh. Bad. Heil- und Pflege-Anstalt ILLENAU« beschriftete Thomé die Anstaltsarchitektur mit »Narrenhaus Illnau, 11. August 1867«. Mit der despektierlichen, anachronistischen Bezeichnung »Narrenhaus« scheint er dieser Musteranstalt den fortschrittlichen, respektvollen Umgang mit den Patienten abzusprechen.

Andreas Thomé thematisiert zwar seine Abholung, gleichzeitig wird aber deutlich, dass er eigentlich nicht zurück zu seiner Frau ins »rauhe Engadin« möchte, wo er seine Gesundheit von ihrer »gemeinen Eifersucht« ruiniert sieht. Wäre es für ihn das kleinere Übel, im »Narrenhaus« zu bleiben? Bezeichnet er sich deshalb selbst denunzierend als Narr, um sich der Realität nicht stellen zu müssen?

Konrad Zeuner

(Hanau 20.3.1841–31.1.1919 Anstalt Haina)
Graveur und Goldarbeiter
Anstalten: Bicêtre Le Kremlin-Bicêtre bei Paris, Frankreich 1881, Anstalt Marburg 1881–1885, **Anstalt Haina** 1885–1919
Diagnosen: Schizophrenie, Marasmus senilis

Konrad Zeuner – der Moralist im Landeshospital Haina

»In Hessen sollen die Anstalten endlich aufgeräumt und neu errichtet werden, würdig der Menschheit kommender Zeiten.«[27] Davon war Konrad Zeuner überzeugt, als er als »unheilbarer« Anstaltsinsasse im hessischen Landeshospital Kloster Haina an einem komplexen Theoriesystem arbeitete, das um die Rechte der Religionen und Völker kreist. Er nahm Richter, Kirchenälteste, Präsidenten, Irrenheilärzte und Krankenpfleger in Verantwortung und warnte vor Unzucht und Verderben der Volkssitten sowie vor dem Verfall der Kirchen und Staaten. Seine Lehren verteilte er in großer Anzahl auf handgeschriebenen Blättern, die er mit Zeichnungen illustrierte. Der Hanauer war 1881 in Paris festgenommen und ins Hessische zurückgebracht worden. 1841 geboren, hatte der Sohn eines Sattlers, Tapezierers und Lackierers nach seiner Ausbildung als Goldschmied und Graveur an der »Academie der Zeichenkunst« seine Heimatstadt Hanau mit großen Plänen verlassen. Zeuner, der eigentlich in die USA auswandern wollte, gründete in Paris im Bezirk Temple als Graveur und Goldarbeiter ein eigenes Geschäft. Er heiratete eine Französin, und ein Sohn wurde geboren. Den Anstaltsärzten erzählte er später von geheimnisvollen Zeichen, die gemacht worden seien, wenn er in Paris am Palais des Präsidenten vorbeiging. Als er 1881 mit einem Rasiermesser den damaligen französischen Staatspräsidenten Jules Grévy (1807–1891) töten wollte, weil dieser »Frankreich verkauft« habe, wurde der Goldschmied in einer Kirche festgenommen und später in die Irrenanstalt St. Anne Bicêtre bei Paris eingewiesen. Noch im selben Jahr überstellten die französischen Behörden den Deutschen an das Alexianer-Kloster in Aachen. Die Irrenheilanstalt Marburg übernahm ihn für 4 Jahre. Im März 1885 kam der 44-Jährige »entmündigt und landarm« zu den über 900 anderen unheilbaren Männern in das Landeshospital Kloster Haina. Die Ärzte beschrieben Zeuner als »ruhig« und »gemessen«, »zurückhaltend und freundlich«. Er imponierte ihnen: »Seine geistigen Fähigkeiten waren gut erhalten, er zeichnete gut und hatte tüchtige Kenntnisse in seinem Fach. Für seine geistige Regsamkeit spricht auch, daß er trotz seines Alters noch die hebräische Sprache erlernte.«[28]

Seine Zeichnungen weckten nicht nur das Interesse der Anstaltsärzte vor Ort, wie ein Briefwechsel mit der Psychiatrischen Universitätsklinik Heidelberg belegt. Der Rundbrief von Hans Prinzhorn und Karl Wilmanns an Anstalten und Kliniken mit der Bitte um Bilder für Studienzwecke und das »Museum für pathologische Kunst« hatte im Frühjahr 1919 auch das Landeshospital erreicht. Die Direktion schickte daraufhin ein Paket mit Zeichnungen ihres Insassen Zeuner und eine Abschrift seiner Kranken-

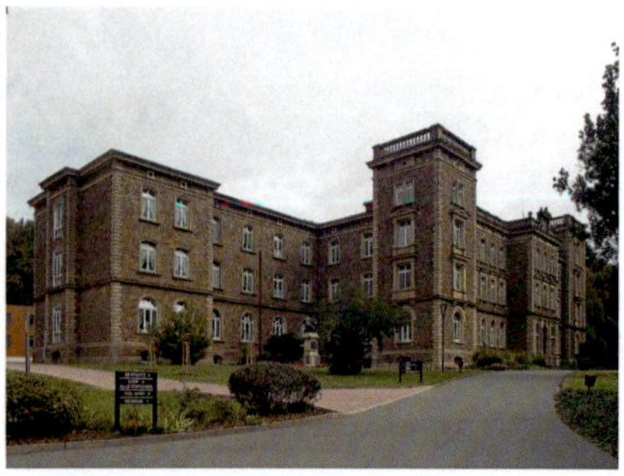

► **Abb. 1.13** Hauptgebäude in Haina, Landeswohlfahrtsverband Hessen (Fotograf: Frank Rihm, 2008; mit freundlicher Genehmigung)

geschichte zur Ansicht nach Heidelberg.[29] Bald bat Wilmanns in einem Brief um Überlassung der Zeichnungen, »... weil sie einen besonderen Typus der Kunst Geisteskranker darstellen, der bisher in unseren Sammlungen sehr selten vertreten ist.«[30]

Großzügig wurde ihm eine Auswahl von Blättern gestattet, obwohl eigentlich alle Werke von Zeuner damals schon dem Hospitalmuseum in Haina gehörten.[31]

Ein Brief Hans Prinzhorns vom 17. August 1919 mit dem Dank für 10 Zeichnungen als Schenkung an das »Museum für pathologische Kunst« zählt heute zu den wichtigen frühen Dokumenten der Sammlungsgeschichte.[32]

Eine dieser Zeichnungen zeigt das monumentale Hauptgebäude des Landeshopitals, das 1885 neben der Klosterkirche errichtet wurde (► Tafel 1.7 und ► Abb. 1.13). Den dunklen Kirchturm, der im Hintergrund düster die Anstalt überragt, umgibt ein zarter goldgelber Nimbus im lebhaft farbigen Himmel. Mit gekonnter Perspektive und harmonischer Farbwahl hielt Zeuner detailgetreu die Rückseite des repräsentativen Krankenhausbaus für die Patienten der 1. und 2. Verpflegungsklasse fest. Von links windet sich ein Holzzaun in das Bild. Er begrenzte einen kleinen Garten, der für die Pfleglinge zwischen Hauptgebäude und Klosterkirche angelegt worden war. Doch im Kontrast zu dieser Darstellung erscheinen in skizzenhafter Ausführung schwarze und rote Strichmännchen. Die roten Männer sind mit Hellebarden oder Schwertern bewaffnet und tragen Uniformhüte. Vor ihnen beugen sich die schwarzen Männer demütig oder warten stehend oder auf Bänken sitzend. Rote Sockel tragen zwei rätselhafte blaue Kisten. Die dekorativen Schriftzüge, die sorgfältig auf Bleistiftlinien über der Szene gesetzt wurden, verkünden als großes Thema ein schreckliches Geschehen: »Haina. Ansicht des Schlachthofes der päpstlich kaiserlich deutschen Regierung für Hessen Cardinal Düpin von Hundelshausen Quintin Vorbereiter Criminalgericht Berlin Abtheilung Cassel«.

Hier werden Menschen bestraft und hingerichtet. Zeuner war überzeugt, dass das Landeshospital eine Regierungs- und Militärschlachtanstalt war, in der aus den Leibern der gerichteten und geschlachteten Menschen Wurst und Käse für die Anstalt bereitet würden. Er traute den Wärtern und Ärzten nicht. Mit »Vorbereiter Quintin« benennt er einen Verantwortlichen – gemeint ist der Vorsteher des Landeshospitals Friedrich Quentin.

Warnend setzte der Moralist Zeuner Kreuze auf das Blatt. So steht am linken Bildrand ein grün belaubtes Kreuz, auf dem Dach der Klosterkirche leuchtet ein rotes Steinkreuz, und auf dem Hof vor der Mittelachse des Krankenbaus markiert ein roter steinerner Brunnen in Kreuzform die zentrale Position des Richtplatzes. Drei rote Andreaskreuze wehren im glühenden Sonnenlicht neben der Turmspitze den Teufel ab.

Trotz des Kampfes zwischen Gut und Böse, die der ehemalige Goldschmied hier, wie auch sonst, in seinen religiös-philosophischen Gedanken austrug, erschien er ruhig und ausgeglichen. Vielleicht ertrug er seine innere Qual mit Würde, weil er in der großen Erwartung lebte, dass in Haina bald Abordnungen aller Völker zusammenkämen. Er fühlte sich berufen, an den höchsten »Volksverhandlungen zur Religion« teilzunehmen. Vielleicht tröstete ihn aber auch sein Traum von einem zukünftigen Reich in Afrika, wo er gerne eine führende Stellung eingenommen hätte. Um sich schon an das Klima zu gewöhnen, ging er deshalb selbst bei größter Hitze ohne Hut. Doch die Anstalt verließ er nicht mehr. Er starb am 31. Januar 1919 in Haina, die Diagnose lautete: Marasmus senilis (Altersschwäche).[33]

► **Tafel 1.7 »Haina. Ansicht des Schlachthofes der päpstlich kaiserlich deutschen Regierung für Hessen. Cardinal Düpin von Hundelshausen Quintin Vorbereiter Criminalgericht Berlin Abtheilung Cassel«**, nach 1898
Bleistift, Wasserfarben, Kreide,
Feder in Tusche bzw. Tinte auf Papier
15,3 × 20,5 cm
Inv.Nr. 210f/2 (© Sammlung Prinzhorn)

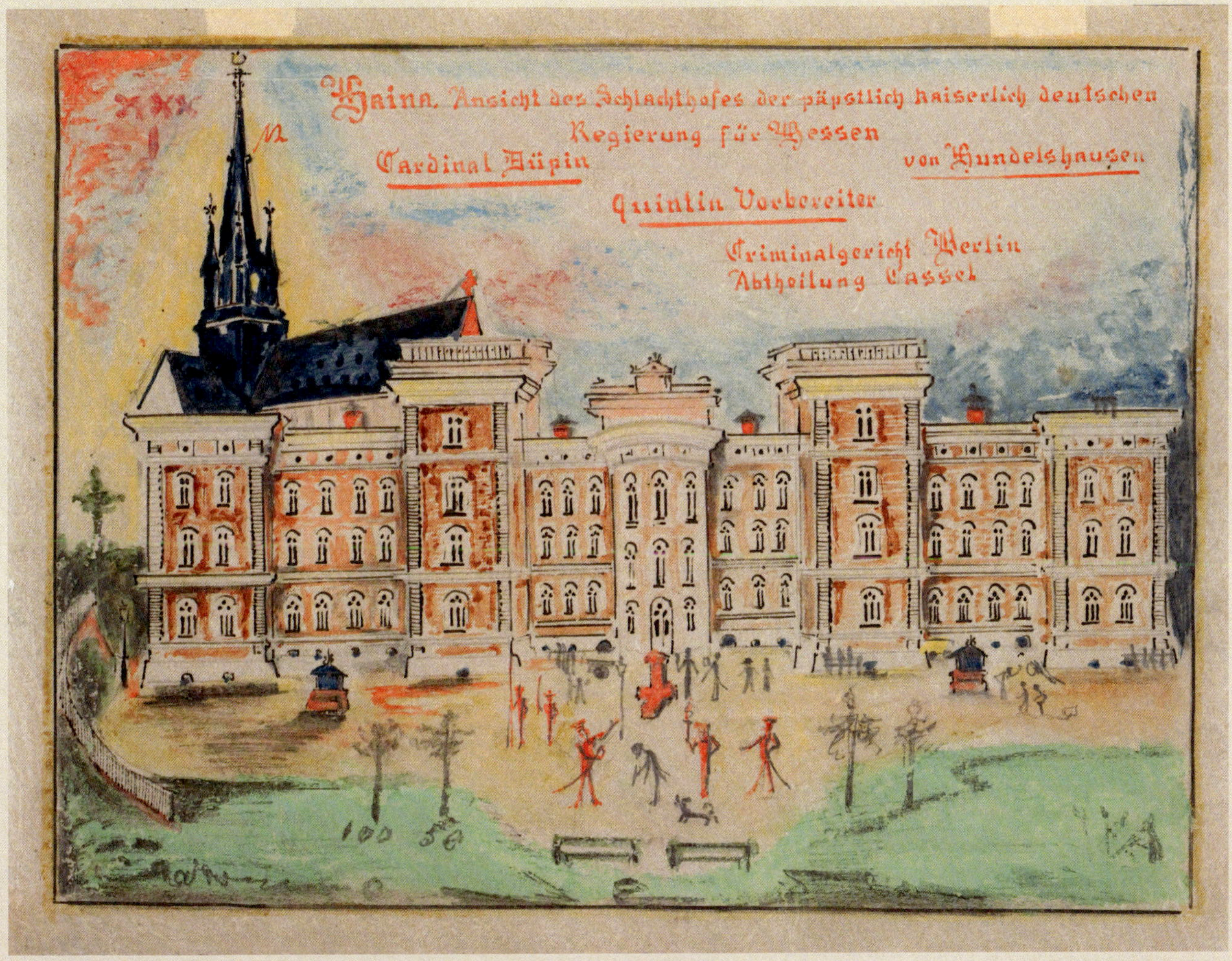
Haina. Ansicht des Schlachthofes der päpstlich kaiserlich deutschen
Regierung für Hessen
Cardinal Düpin
von Hundelshausen
Quintin Vorbereiter
Criminalgericht Berlin
Abtheilung Cassel

▶ **Tafel 1.7**

Heinrich Hermann Mebes

(Liebenwalde 1.6.1842–30.9.1918 Anstalt Eberswalde)
Uhrmacher
Anstalt: Anstalt Eberswalde 1888–1918
Diagnosen: Schizophrenie, schizophrener Endzustand mit hebephrenen und paranoiden Zügen

»Irrenhausschuppen«

Die Miniaturen des Uhrmachers, gezeichnet mit Blei- und Farbstiften, kreisen um den ewigen Kampf zwischen Gut und Böse, Schuld und Sühne, Tod und Erlösung. Mebes entwickelte ein individuelles philosophisch-religiöses Denksystem und bannte es entsprechend seiner Profession minuziös – vielleicht sogar mit einer Lupe – ab seinem 11. Anstaltsjahr, 1899, auf kleinformatige Papiere. Allegorien und Metaphern veranschaulichen das Elend als Folge einer Abwendung des Menschen von Gott. Mit der ihm offenbarten »Symbolation« fühlte sich der erleuchtete Uhrmacher befähigt, die im Verborgenen wirkenden geistigen Kräfte zu erkennen und darzustellen.[34] Diese »Symbolation« bestimmte seine Schriften und Malereien.

▸ **Tafel 1.8** »**Ein Vienedig im Dunkeln**«, vor 1921
Bleistift, Deckweiß und Wasserfarben auf Papier
14 × 15,3 cm
Inv.Nr. 407 (© Sammlung Prinzhorn)

Es ist nicht überliefert, ob sich Mebes von Berichten über die 1911 grassierende Choleraepidemie in Venedig zu dem Gleichnis inspirieren ließ, das er »Ein Vienedig im Dunkeln« (▸ Tafel 1.8). nannte. Er verwandelte die sonnige Stadt in einen Ort des Verderbens. Aus Venedigs grandiosen Palästen, Kirchen und Häusern wurde »Das richtende versündigende Irrenhaus«, wie der Schriftzug über der oberen Fensterreihe offenbart. Auf dem Dach lagern zahlreiche befruchtete Eier, und in der Anstalt lodert ein Feuer, um die Früchte der Sünde zu wärmen. Dieser Brutstätte des Bösen hält der Uhrmacher beschwörend das Schild des »Glaube[ns]« entgegen. Zwei Engelsflügel überbringen auf weißem Spruchband den Auftrag des Himmels: »Fabulutionsglaube verschwinde«. Das Fantasiewort entwickelte Mebes wohl assoziativ aus dem »Fabulieren« und meinte damit vermutlich den unwahren, verlogenen Glauben. Die Anstalt ist, wie die Gebäude Venedigs, auf Pfählen erbaut. Doch zeichnete Mebes sie als umgekehrte Kreuze, für ihn Symbol des notleidenden Glaubens, wie dies im zweiten Schriftfeld benannt wird. Vier Fische, Sinnbild für Christus, umschwimmen es in Kreuzformation. Die Not ist groß, denn am Ufer der dunklen Lagune ist schon ein Grab ausgehoben, über das zwei dämonische Fabelwesen einen weißen Sarg heben. Für ihre feierliche »Tat«, so das dritte Schriftfeld, haben sie sich mit umgekehrten Kreuzen an Halsketten geschmückt. Die auf dem Sarg eingeschriebene Zahlensymbolik benennt die Leichname, die sie in die dunkle Erde versenken werden. Es sind die Zehn Gebote, die Königskrone und Jesaja 55: »Der Gesetzlose verlasse seinen Weg und der Mann des Frevels seine Gedanken; und er kehre um zu dem Herrn, so wird er sich seiner erbarmen, und zu unserem Gott, denn er ist reich an Vergebung.«

Über diesem Ort der Finsternis thront der geheimnisvolle Mond. Sein blauer Lichthof umrahmt ein Schnabelgesicht mit kreisrunden Augen. Es ist die Nachteule, die sündigen Menschen Unglück und Tod bringt. Der Todesvogel erscheint noch zweimal im Bild. Er kontrolliert nicht nur die Tür zum Irrenhaus, sondern zeigt sich auch

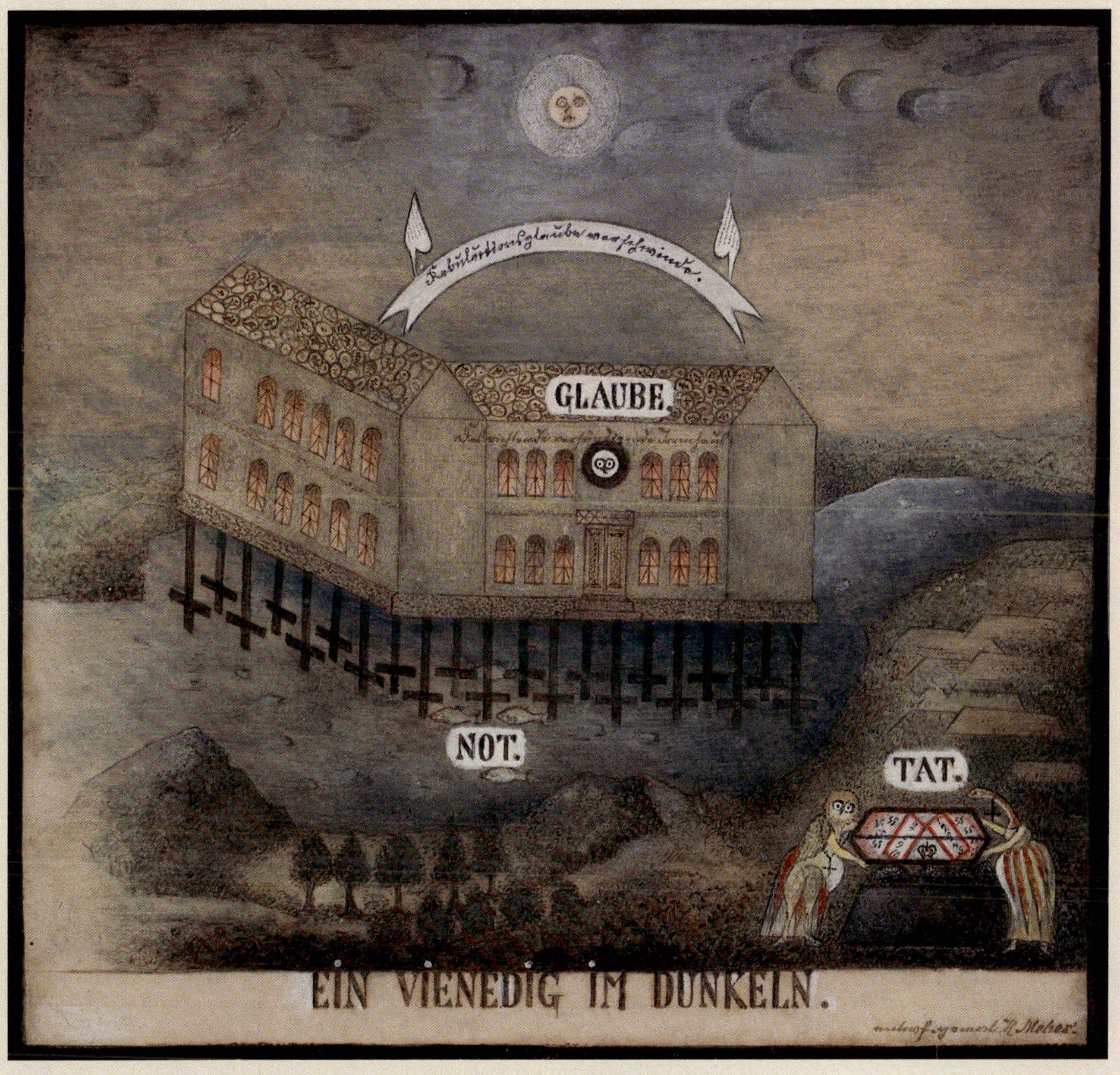

▶ **Tafel 1.8**

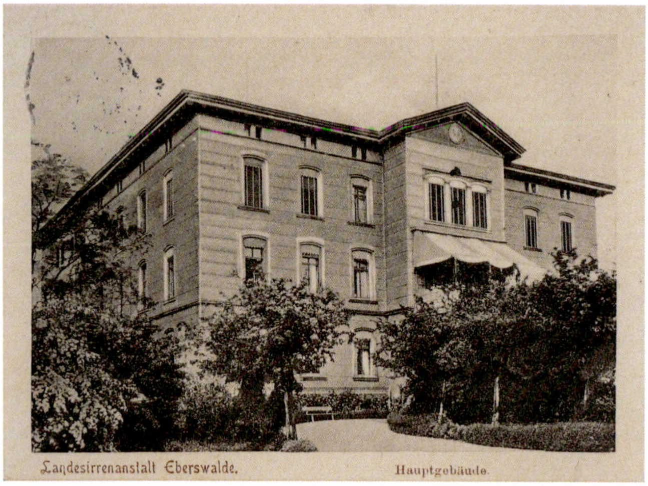

▶ **Abb. 1.14**

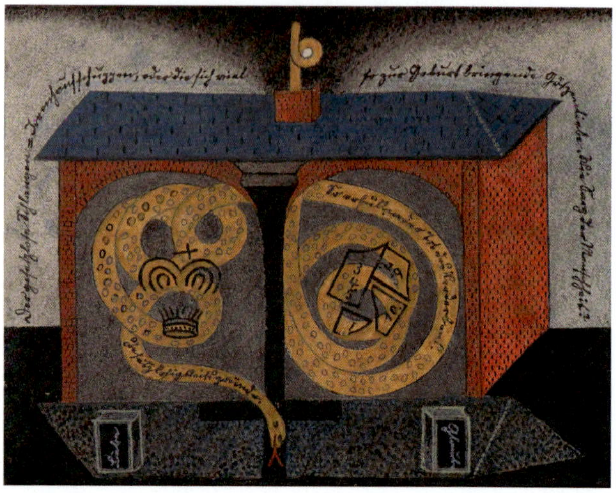

▶ **Abb. 1.15**

▶ **Abb. 1.14** Landesirrenanstalt Eberswalde, historische Ansichtskarte, um 1920 (Sammlung Sabine Hohnholz)

▶ **Abb. 1.15** **»Der gesetzlose Schlangen=Irrenhausschuppen«**, vor 1921
Bleistift, Tinte, Wasserfarben auf einem Briefumschlag
8,9 × 11,2 cm
Inv.Nr. 417 recto (© Sammlung Prinzhorn)

▶ **Tafel 1.9** **»Die gesetzlos richtende Irrensünde«**, vor 1921
Gouache auf Papier
16,6 × 10,3 cm
Inv.Nr. 386 recto (© Sammlung Prinzhorn)

in seiner vollen Gestalt als Totengräber. Dabei fixiert er den Betrachter der Zeichnung und bindet ihn so unmittelbar in das unheimliche Geschehen ein.

Am Himmel berichten die vielen wechselnden Mondphasen von der langen Herrschaft der Geister und Dämonen über das Licht. Das Irrenhaus, genannt »Vienedig«, wurde für Mebes zum Zeichen für Fäulnis, Dekadenz und Gottlosigkeit.

Das Anstaltsgebäude (▶ Abb. 1.14), nun mit der Inschrift »Die gesetzlos richtende Irrensünde« (▶ Tafel 1.9), thematisierte der Uhrmacher in einer weiteren Zeichnung als einen Ort, an dem nicht nur der Anstaltsinsasse litt, sondern Jesus Christus selbst. Im Kometenschweif mahnen Ziffern an die Zehn Gebote. Aus dem Fenster des Hauses mit den rußenden Schornsteinen beugt sich ein Schaf, Symbol für Christus, mit dem (Fenster-)Kreuz auf der Stirn. »Gesetzlosgefangen« blökt es warnend jedem der 17 Sünder zu, die respektlos auf zwei gekippten christlichen Kreuzen wippen oder schon gefallen sind. Zwei Spötter grüßen lachend hinauf.

Wie lebensbedrohlich die Gefahr ist, erzählt eine dritte Zeichnung. Im Inneren des roten Ziegelbaus mit blauem Dach windet sich eine Riesenschlange, deren Bösartigkeit die Schandfarbe Gelb offenbart (▶ Abb. 1.15). Triumphierend schiebt sie ihre gewundene Schwanzspitze durch den Schornstein, während ihr Leib die christlichen Symbole Kreuz, Omega und Krone ins Wanken bringt. Selbst die Bundeslade, die die Steintafeln mit den Zehn Geboten birgt, zersplittert in Stücke. Diese Gestaltung, »Der gesetzlose Schlangen=Irrenhausschuppen oder die sich viel so zur Geburt bringende Götzenliebe. Wie Sarg der Menschheit?« genannt, verkündet das Unheil. Schon ruht der Kopf der Schlange der »Gesetzlosigkeitsgründe« auf dem umgekehrten schwarzen Kreuz, dem notleidenden Glauben. Über dem Boden, in dessen dunkler Tiefe das Glück und die Liebe in Särgen vergraben wurden, wölkt sich der bedrohlich rauchschwarze Himmel. Die Schlange erinnert auch an die Äskulapnatter, das Zeichen ärztlicher Heilkunst, aber hier verheißt sie nicht Heilung und Trost, sondern erzählt vom teuflischen Verrat am hippokratischen Eid.

In diesen gottverlassenen Häusern, den satanischen Mächten ausgeliefert, begann die Suche von Heinrich Hermann Mebes nach dem Sinn seiner existenziellen Not. In seiner Autobiografie schilderte er nicht nur wichtige Lebensstationen, sondern er rechtfertigte auch seine »Thaten« und konnte keine Sünde finden: »Kirchen=Besuch war in der Zeit sehr gut Als That. ist mir bekannt, daß ich mir aus meinem Feld=Garten nicht mahl eine Mohrübe auszog.«[35]

Still und fleißig rang er um geistige Heilung, Glückseligkeit, um die Liebe und Gnade Gottes. Er berief sich auf den Psalm 140: »Errette mich, Herr, von dem bösen Menschen; vor dem Gewalttätigen bewahre mich! Denn sie haben Böses im Herzen und schüren täglich Streit. Sie spitzen ihre Zunge wie eine Schlange, Otterngift ist unter

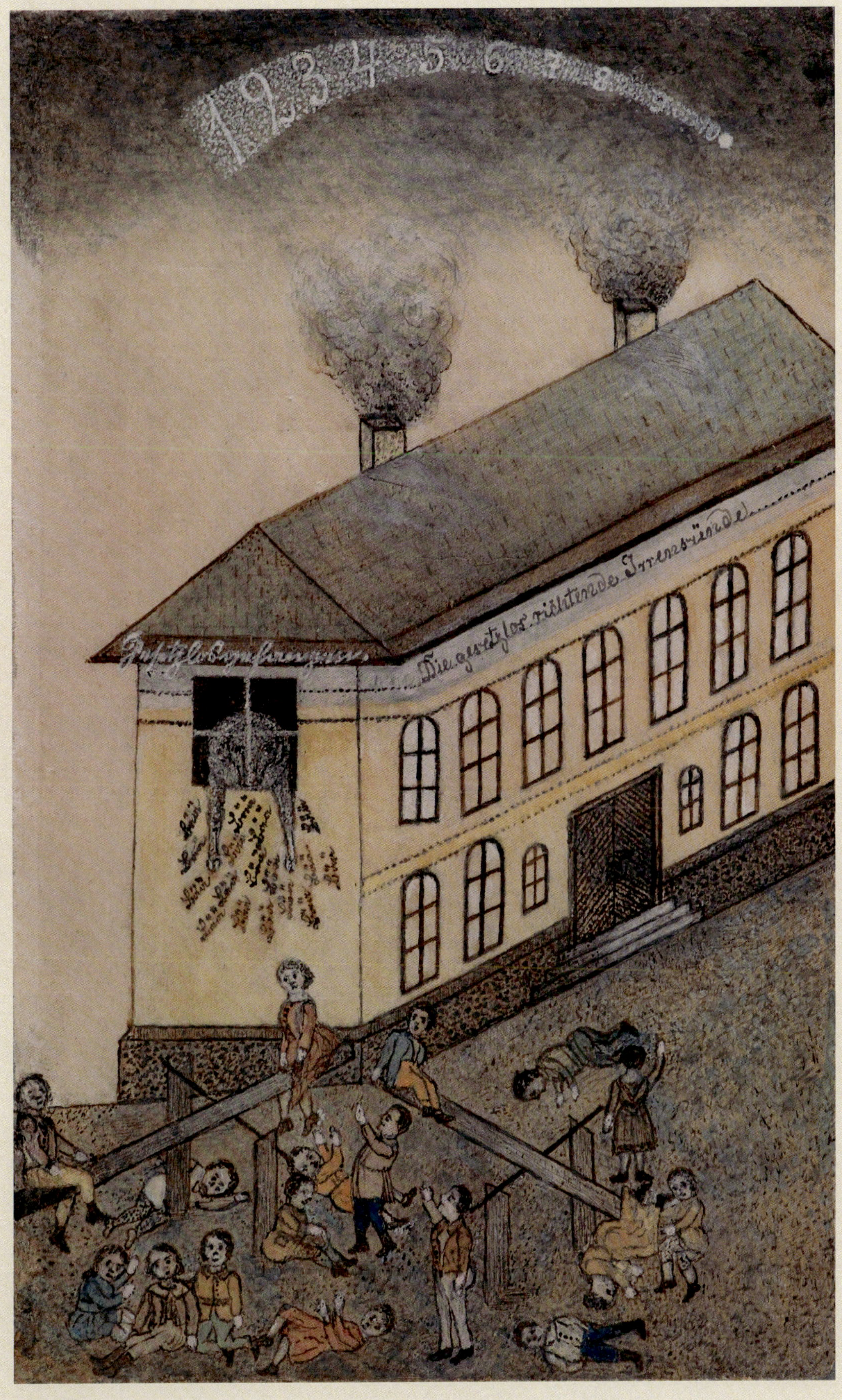

▶ Tafel 1.9

ihren Lippen. Bewahre mich, Herr, vor den Händen des Gottlosen; behüte mich vor dem Gewalttätigen, der mich zu Fall bringen will!«

Die Akte aus der Anstalt Eberswalde ist verschollen. 1893 berichtete der Uhrmacher selbst über sein Leben.[36] Als erstes Kind eines Lehrers und einer Förstertochter wurde er 1842 in Liebenwalde geboren. Heinrich Hermann Mebes wuchs mit fünf Geschwistern auf. Ausführlich schilderte er die Lehrjahre von 1857 bis 1868, in denen er als Uhrmacher-Lehrling und -Gehilfe von Pritzerbe bis nach Posen wanderte. 1868 ließ er sich dann als Meister in Pritzerbe nieder. Er heiratete eine Witwe, die ihre Tochter aus erster Ehe mitbrachte. Vier gemeinsame Kinder kamen bis 1881 zur Welt. Ein Zwillingssohn, nach ihm Heinrich Hermann benannt, starb bereits 1878 im ersten Lebensjahr an Krämpfen, und Mebes bekannte: »1878 wurde ich krank durchschaute von der Zeit an die Welt, was sie ohne und um den Glauben dem Teufel nach veranlaßt und thut.«[37]

Es kam zum ersten, vermutlich 2-jährigen, Anstaltsaufenthalt. 1888 wurde Mebes erneut in die Anstalt Eberswalde eingewiesen.

Als kurz vor Ende des Ersten Weltkriegs, am Abend des 30. September 1918, der Uhrmacher in der Anstalt starb, konnte der Direktor im Sterberegister nur wenige Angaben zur Familie eintragen. Mebes' Verbindung zu Geschwistern, Ehefrau und Kindern war in den 30 Jahren seines Anstaltsaufenthalts offenbar verlorengegangen. So bleiben neben knappen Einträgen zu seiner Person in Kirchenbüchern und Standesamt nur die Werke in der Sammlung Prinzhorn als Zeugnisse seines Lebens. Die Eberswalder Anstalt hatte auf Hans Prinzhorns Rundbrief hin den Heidelberger Kollegen mehrere Hefte, Zeichnungen, Gedichte und Krankenblattunterlagen ihres Patienten Mebes überlassen.

Prinzhorn publizierte mit einer farbigen Tafel in der *Bildnerei der Geisteskranken*[38] ein »allegorisch-symbolisches Blatt« des Uhrmachers und ergänzte seine Bildbeschreibung mit der Ankündigung einer Monografie, die allerdings nie erschien.[39]

Im Mai 1922 führte er in seinem Aufsatz *Gibt es schizophrene Gestaltungsmerkmale in der Bildnerei der Geisteskranken* zu den Werken von Mebes aus: »Durchweg allegorisch-symbolischer Untergrund, in ausführlichen Texten niedergelegt. Jedes Detail illustriert einen Gedanken. Daneben ist hier eine ausgesprochene bildnerische Begabung vorhanden, die sich gleichmäßig auf Zeichnung, Farbe und Sinn für den Aufbau eines Bildes, sowie für ornamental-dekorative Erfindung erstreckt. [...] Die Antithese: Glaube, Liebe, Erlösung, Seligkeit einerseits, und andererseits Unglaube, Sünde = Geburt (für Zeugung, durch das Ei dargestellt), notleidender Glaube (umgekehrtes Kreuz), Tod (Totenschädel auf dem Kreuz, unten die Gräberstätte) ist hier ganz folgerecht auch in den Farben durchgeführt.«[40]

Gegen die unfreiwillige Internierung entwickelte Mebes sein eigenwilliges Denksystem. Sein Dasein hinter den Backsteinmauern verstand der Uhrmacher als moralische Prüfung. Er rang in seinen Zeichnungen nicht um ein getreues Abbild seiner Umgebung. Nicht die architektonische Konstruktion der Gebäude fand sein Interesse, sondern er stellte diese metaphorisch überhöht als Kampfplatz zwischen guten und bösen Mächten dar. Das Aufzeigen der vielfältigen Erscheinungen des Antichristen wurde zur selbstverordneten Aufgabe. Für Mebes war die Anstalt ein gottverlassener Ort und ihre Ärzte vom Teufel regiert. Mit dieser Transformation auf eine andere Bewusstseinsebene ertrug er würdevoll seine langen Anstaltsjahre.

Alois Dallmayr

(Burghausen 7.9.1883–30.8.1940 Tötungsanstalt Schloss Hartheim Linz)
Kaufmann, Privatstudierender der Naturwissenschaften
Anstalten und Klinik: Privatanstalt »Dr. Gudden'sche Heilanstalt für Nerven- und Gemütskranke zu Pützchen« Bonn vor 1911, Psychiatrische Universitätsklinik München 1911,
Anstalt Eglfing München 1911–1913 und 1916–1940,
NS-Tötungsanstalt Schloss Hartheim Linz, Österreich 1940
Diagnose: Dementia praecox

Alois Dallmayr auf der »Gewalt-Tätigkeits Station u. Sterbe-Station für Paralytiker«

»Ich bin es! der Weg, die Wahrheit u. das Leben. Ich bin der Anfang u. das Ende.« Mit diesen Bibelzitaten[41] beschriftete Dallmayr seine einfache, auf einen schematischen Aufriss reduzierte Zeichnung der »Oberbayerische[n] Heilanstalt Eglfing. Haus 19«.

1883 im oberbayrischen Burghausen geboren, war Dallmayr in München in einer wohlhabenden Familie aufgewachsen. Seinen kaufmännischen Beruf wollte er aufgeben, als er »ruhig« (so seine Mutter) aus der Dr. Gudden'schen Heilanstalt für Nerven- und Gemütskranke Bonn-Pützchen zurückgekehrt war. Stattdessen plante er, Medizin zu studieren und Assistenzarzt und dann Direktor in Eglfing zu werden. 1911 wurde der 28-Jährige in die Psychiatrische Universitätsklinik München eingewiesen und 2 Monate später mit der Diagnose »Dementia praecox« in die Heil- und Pflegeanstalt Eglfing verlegt. 3 Jahre nach seiner Entlassung wurde er Ende 1916 erneut in München und Eglfing aufgenommen. Dallmayrs berufliche Tätigkeit wird in den Akten nun als »Privatstudierender der Naturwissenschaften« angegeben. Er selbst betonte immer wieder, dass er »Privatier« und seine religiösen Visionen »Privatsache«, aber »keine Wahnideen« seien: »Es steht in der heiligen Schrift, dass ich der Geist der Wahrheit bin [...]. Sie täuschen sich, wenn sie das für krankhaft ersehen. [...] Sie können mich Milliarden Jahre in der Klinik behalten und ich kann Ihnen keine andere Wahrheit sagen. Gott lässt es zu, dass ich hier bin, um mich zu prüfen. Alle Psychiater glauben, es sei dies ein Wahn.«

Auf einer Visitenkarte, die er dem Arzt überreichte, bezeichnete sich Dallmayr als »Geist der Wahrheit und apostolischer Kreuzträger Christi«. Als »Geist der Wahrheit interniert« stellt sich Dallmayr hinter der vergitterten Anstaltstür mit einem göttlichen Strahlenkranz dar (► Tafel 1.10). Das Anstaltstor wird von einem dunklen Kreuz und einer Strahlenaureole hinterfangen und dadurch religiös konnotiert. Dallmayrs Selbstbild ist somit zugleich Christus am Kreuz, der einen gewaltsamen Tod erleiden wird.

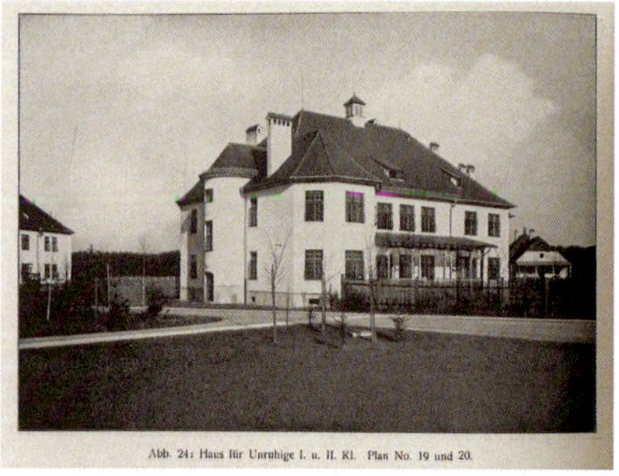

▶ **Abb. 1.16** Heil- und Pflegeanstalt München Eglfing
Haus 19, Haus für Unruhige, in: Bresler 1910, Bd. 1, S. 48, Abb. 24

Der Patient verortet sich auf der »Gewalt-Tätigkeits Station u. Sterbe-Station für Paralytiker« und kennzeichnet das Erd- und Obergeschoss von Haus 19 für Unruhige als »19 E« und »19 O«. Mit diesen Großbuchstaben E und O scheint er auch auf das titelgebende Bibelzitat anzuspielen: Ich bin der Anfang und das Ende – das A und das O.

Inv.Nr. 2029z verso
»Ich bin es! der Weg, die Wahrheit u.
das Leben.
Ich bin der Anfang u. das Ende. –
Oberbayerische Heilanstalt Eglfing.
Haus 19 Eglfing.
19 O [Obergeschoss]
Alois Dallmayr als Geist der Wahrheit
interniert.
Gewalt-Tätigkeits Station
u. Sterbe-Station für Paralytiker.
19 E. [Erdgeschoss]
Ich warte bis zur Ernte,
dort werde ich den
guten Weizen und
das Unkraut von mir beseitigen.«

▶ **Tafel 1.10** **»Oberbayerische Heilanstalt Eglfing. Haus 19«**, vor 1921
Bleistift auf Papier
34 × 21,6 cm
Inv.Nr. 2029z verso (© Sammlung Prinzhorn)

Das Thema Gewalt in der Anstalt greift Dallmayr erneut auf einem Blatt mit dem Titel »Gewalt gegen Schwerhörige« (▶ Tafel 3.14) auf. Die Aufschrift »Haus 19 E« verweist wieder auf das Erdgeschoss im Haus 19 für Unruhige. Diese werden, so notiert Dallmayr auf einer anderen Zeichnung, so lange kuriert, »bis sie parieren«. Dabei erweist sich Dr. Mayr als »der schneidigste Arzt und Patientenbelästiger« (▶ Tafel 3.13). Er taucht »im 24-stündigen Winkel« erneut auf einer Zeichnung auf, die Dallmayr als den »Zuschlagende[n] Hanswurst« mit zwei dicken Knüppeln zeigt (▶ Tafel 1.11). Dallmayrs Körper fungiert hierbei als Anstaltsplan, in den die »Bettstation« eingeschrieben ist. Im Haus 19 (▶ Abb. 1.16) waren unruhige männliche Kranke 1. und 2. Klasse untergebracht, in Haus 5 befand sich die Wachstation für unruhige, überwachungsbedürftige Patienten aller Klassen. Haus 5 und Haus 19 sind jeweils Ausläufer an den Fußspitzen der menschlichen Figur, wobei die beidseitig darauf zuführenden Wege zugleich als mittelalterliche, spitz zulaufende Schuhe lesbar sind. In der Tradition eines Rattenfängers von Hameln fängt Dallmayr als Hanswurst »nur weiße Mäuse und Ratten«. Verbirgt sich hierin eine Kritik am schneidigen Dr. Mayr, der versucht, die Bettenstation von lästigem »Ungeziefer« zu befreien? Auf Dallmayrs Zeichnung tummeln sich in diesem Bereich kleine Tierchen. Dass am Ende die Spreu vom Weizen getrennt wird, war Alois Dallmayr bewusst. Er versah sein Anstaltsblatt mit der Bemerkung: »Ich warte bis zur Ernte, dort werde ich den guten Weizen und das Unkraut von mir beseitigen.«

Nachdem Alois Dallmayr fast die Hälfte seines Lebens in der Anstalt Eglfing verbracht hatte, wurde er am 30. August 1940 in die Landesirrenanstalt Niedernhart bei Linz verlegt. Am Ende seines Weges stand seine Ermordung in der nationalsozialistischen Tötungsanstalt Hartheim bei Linz.[42]

Tafel Seite 28

▶ **Tafel 1.11** **»Dallmayr als der Zuschlagende Hanswurst.«**, vor 1921
Bleistift auf Papier
33,9 × 21,5 cm
Inv.Nr. 2029l verso (© Sammlung Prinzhorn)

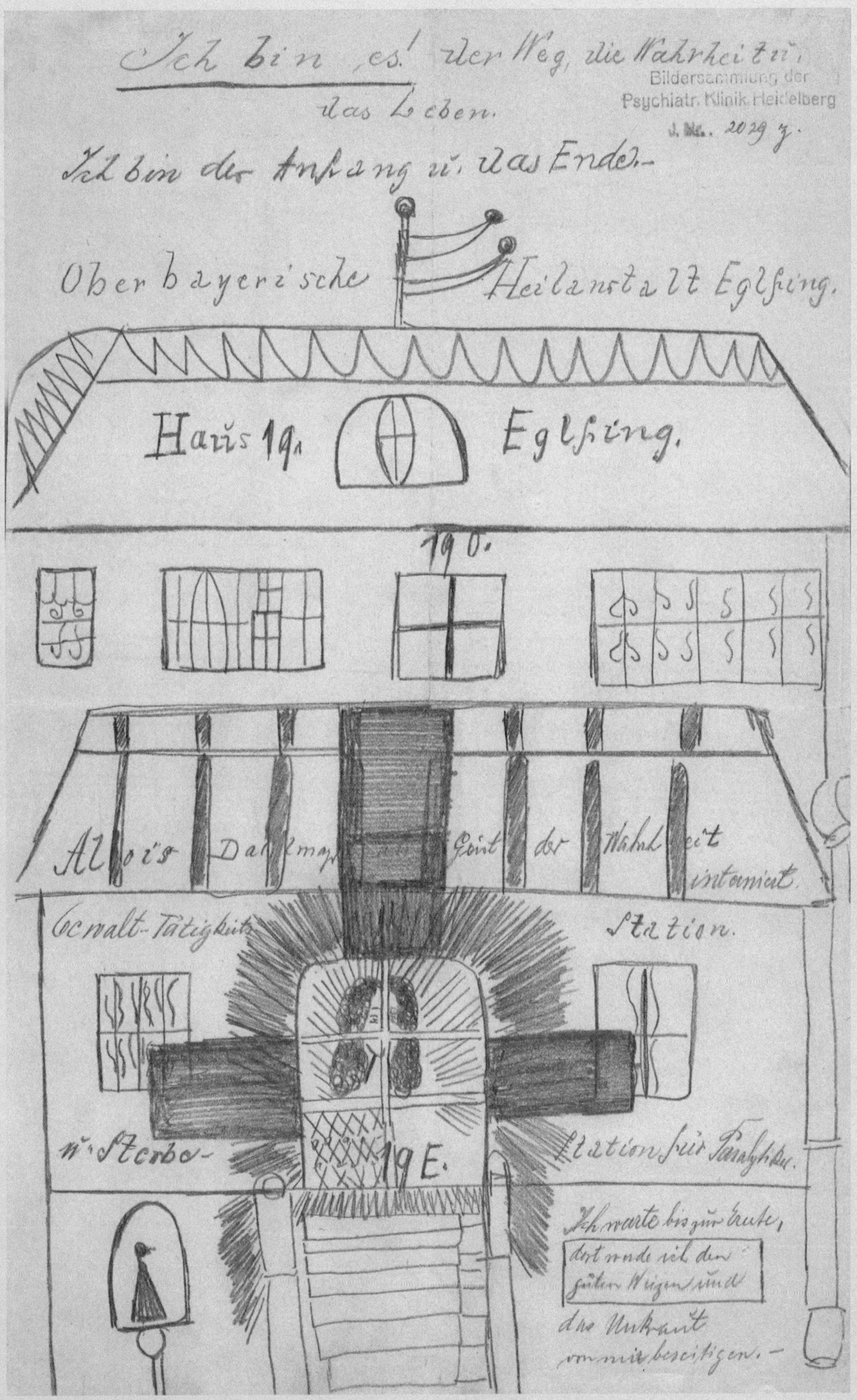
Ich bin es! der Weg, die Wahrheit u.
das Leben.
Bildersammlung der
Psychiatr. Klinik Heidelberg
Ich bin der Anfang u. das Ende.-
Oberbayerische Heilanstalt Eglfing.
Haus 19. Eglfing.
Alois Dallmayr Geist der Wahrheit interniert.
Gewalt-Tätigkeits Station.
u. Sterbe- Station für Paralytiker.
19 E.
Ich warte bis zur Ernte, dort werde ich den guten Weizen und das Unkraut von mir beseitigen.-

► **Tafel 1.10**

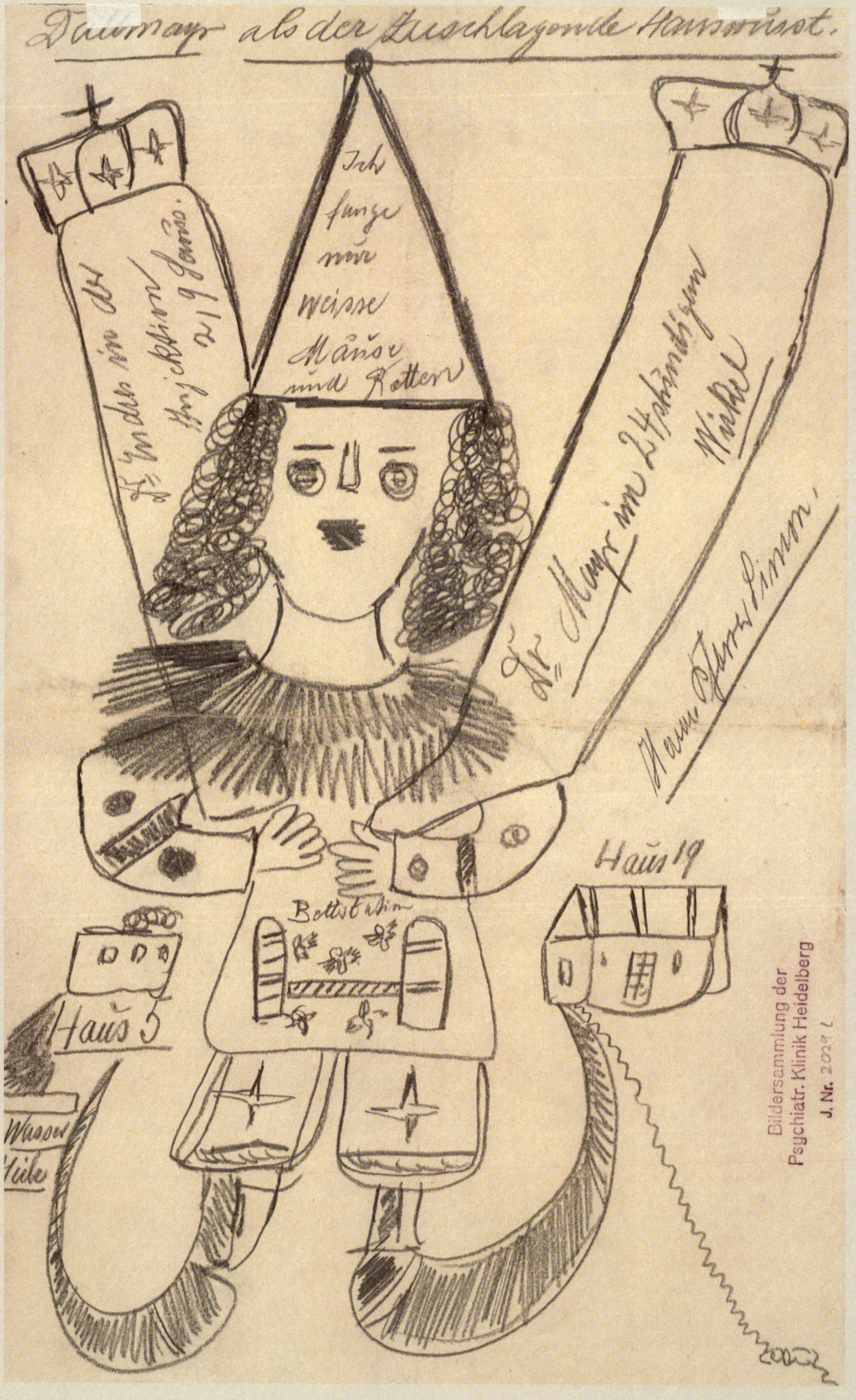
Dammayr als der zuschlagende Hanswurst.
Ich fange nur weisse Mäuse und Ratten
Haus 19
Bettstation
Haus 5
Bildersammlung der Psychiatr. Klinik Heidelberg
J. Nr.

▶ **Tafel 1.11**

Franz Joseph Kleber

(Roding 27.9.1857–22.11.1909 Anstalt Regensburg)
Königlicher Forstwart
Anstalt: Anstalt Karthaus-Prüll Regensburg 1877–1879 und 1906–1909
Diagnosen: primaeres Irresein in Form von Melancholia cum stupor, Dementia praecox, einfache Seelenstörung

Irrenkaserne hinter Gummimauern

Den großformatigen Rahmenplan übersandte die Regensburger Heil- und Pflegeanstalt der Heidelberger Bildersammlung zusammen mit einem kurzen Begleitschreiben. Als Zeichner wurde darin der Königliche Forstwart Franz Kleber benannt, der diesen Entwurf während seines ersten Anstaltsaufenthalts zwischen August 1877 und Februar 1879 gemacht haben soll. Der 1857 geborene Sohn eines Gastwirts aus Strahlfeld/Roding kam 1877 als Einjährig-Freiwilliger des 6. Infanterie-Regiments direkt aus der Amberger Kaserne in die Anstalt. Er war an einem heißen Tag bewusstlos im Kasernenhof zusammengebrochen. Die danach einsetzende »melancholische Stimmung«, die »verworrenen Wahnvorstellungen«, der »Wechsel der Gemütsstimmung« und »der Trieb, alles […] zu zerreißen« veranlassten den Militärarzt, den 19-Jährigen in die Regensburger Anstalt zu überweisen, wo er bis 1879 blieb.

Die Ärzte betitelten das Blatt mit »Festungsplan« und übersahen dabei, dass es sich um die eigene Anstalt im ehemaligen Kloster Karthaus-Prüll handelte. Vielleicht lag es daran, dass der Zeichner das Gelände mit fiktiven militärischen Anlagen und Waffen verfremdet hatte (► Tafel 1.12). Mit ruhiger Hand, Tinte und Lineal kombinierte Kleber wechselnde Ansichten. Die Vogelperspektive auf Dächer und Gebäudegrundrisse ergänzte er durch seitlich aufgeklappte Gebäudefassaden. Diese im 17. und 18. Jahrhundert übliche Art eines Perspektivplans ermöglicht die Ansicht von Fenstern, Türen und Stockwerken. Die in der Nord-Süd-Achse verlaufende »Straße nach Regensburg« bzw. »Chaussee nach Hohenbraiching« gliedert den Grundriss in eine Ost- und eine Westanlage. Im westlichen Teil befinden sich die Gebäude der Männeranstalt, im östlichen Areal sind die sechs Häuser der Frauenabteilung und das Verwaltungsgebäude mit seiner dreiteiligen Fassade lokalisiert. Vier vergitterte schwarze Tore verriegeln den Ein- und Ausgang. Diese fast realistische Wiedergabe der Irrenanstalt aber verschmilzt mit einer militärischen Fantasiearchitektur aus einer »K(öniglichen) Garnisons=Verwaltung«, einer »Ulanen=Kaserne«, einem »K. Proviantamt« und einem »Scheibenstand u. Hinrichtungsplatz«. Zwei Personen, ein Rad- und ein Ballonfahrer im »Ballon Le boeuf« (benannt nach dem französischen Marschall und Kriegsminister 1870/71 Edmond Lebœuf [1809–1888]), beleben den Rahmenplan. Den Ballon des Feindes zeichnete der Autor als Schießscheibe und gab damit den Späher mit Fernglas zum Abschuss frei.

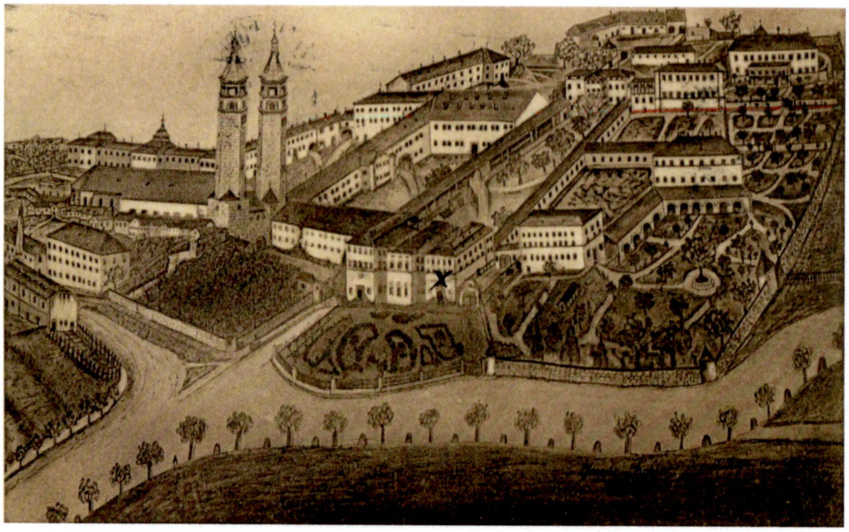

► Abb. 1.17

► **Abb. 1.17** Heil- und Pflegeanstalt Karthaus-Prüll Regensburg, historische Ansichtskarte, um 1916 (Sammlung Sabine Hohnholz)

► **Tafel 1.12 Plan der Anstalt Karthaus-Prüll Regensburg**, zwischen 1880–1896
Feder in Tinte auf Karton
47,7 × 61,5 cm
Inv.Nr. 4506 (© Sammlung Prinzhorn)

Vier »Vorwerke« besetzen in schräger Anordnung die Blattecken. Sie sind vor das Glacis geschoben, die Erdanschüttung vor einem Festungsgraben. Die massiven Gebäude tragen in ihren Fassaden die Namen des italienischen Freiheitskämpfers »Garibaldi« und seiner Söhne »Menotti« und »Ricciotti« und möglicherweise des Architekten »Beer«. Auf ihren Dächern markieren Kreise die Depots der »Turpin- und Gasbomben«. Dabei offenbart die unterschiedliche Darstellung der Kasernen den Standort des Zeichners. Die zwei im Süden lokalisierten Vorwerke sind in konsequenter Aufsicht wiedergegeben. Die zwei nördlich positionierten Truppenunterkünfte dagegen zeichnete Kleber perspektivisch. Somit verläuft auf dem Plan die Blickachse von Süden nach Norden.

Entlang einer schmalen schwarzen Mauer, die die Anlage im Norden umfasst und die tatsächliche Begrenzung des Anstaltsgeländes markiert, verläuft der »Verbotene Weg« (► Abb. 1.17). Auf diesem Weg, der durch hügeliges Gelände führte, versuchten oft neugierige Spaziergänger, die Anstaltsinsassen zu beobachten.[43] Bedrohlich rauchende Kanonen, Wachtürme und ein Zaun mit Spitzen sollen diese Grenze nun schützen. Mit sorgfältiger Handschrift bezeichnete Kleber Straßen, die Grünanlagen und die militärischen Einrichtungen. Die Anstaltsgebäude dagegen tragen nur die korrekten Buchstaben der Stationen. Hinter dem Kürzel »Abtg I«. verbirgt sich das tiefschwarz gezeichnete Tobhaus neben der Klosterkirche.

Die Anstaltsärzte gaben als Entstehungszeit des Plans die Jahre des ersten Aufenthaltes von Kleber an, doch dies muss bezweifelt werden. Recherchen zur Baugeschichte der Anstalt weisen nach, dass einige Einrichtungen, die auf dem Plan festgehalten wurden, u. a. das Verwaltungsgebäude, die überdachten Verbindungsgänge, die neuen Häuser der Frauenabteilung und der Hochwasserbehälter erst zwischen 1880 und 1897 gebaut wurden.[44] Auch das Reiterstandbild im Zentrum des Blattes, bezeichnet mit »Hauptmann Habenichts, genannt Gib mir Nichts«, verweist auf diesen Zeitraum. Es ist dem Denkmal »König Ludwig von Bayern«, das 1900 in der Regensburger Innenstadt aufgestellt wurde, nachempfunden. Um 1883 ließ Anstaltsdirektor Rudolf Schwaab (1883–1894) einen »Aussichtshügel« im Garten von Karthaus-Prüll errichten. Über 40 Jahre lang war dies der Lieblingsplatz vieler Patienten, da er einen weiten Blick über die Anstaltsmauer bis zur Walhalla bot.[45] Da die Walhalla genau in dieser Blickachse in der unteren linken Ecke des Plans eingezeichnet ist, kannte offensichtlich auch der Zeichner diesen Platz.

Vermutlich entwarf Kleber seinen militärischen Plan also während seines zweiten Aufenthaltes zwischen August 1906 und seinem Tod im November 1909. Nach seiner ersten Entlassung hatte Kleber erfolgreich eine Forstlehre absolviert, geheiratet und

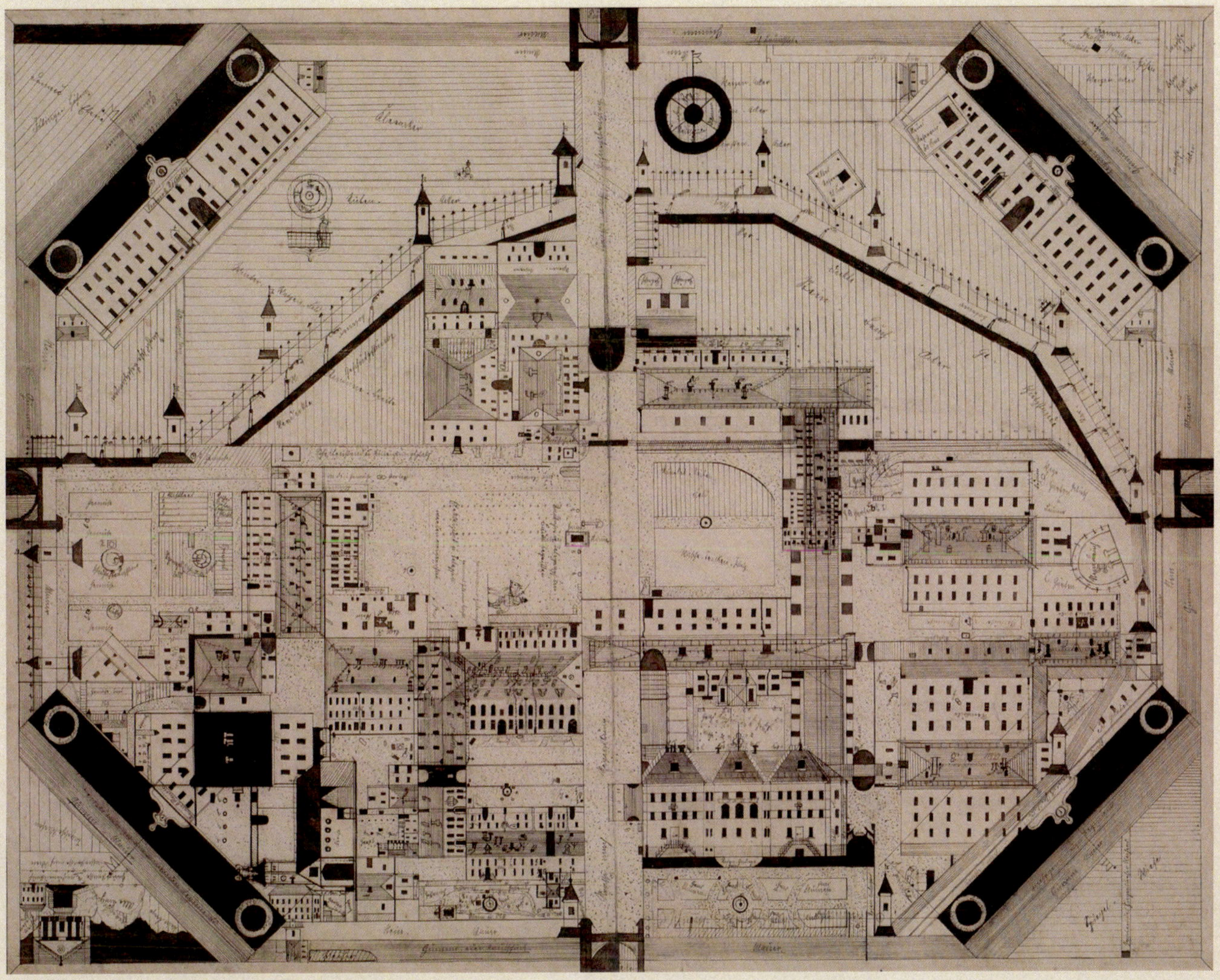

▶ **Tafel 1.12**

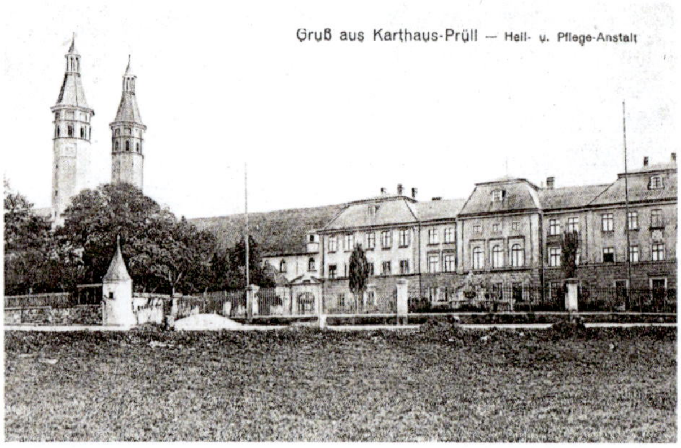

▶ **Abb. 1.18**

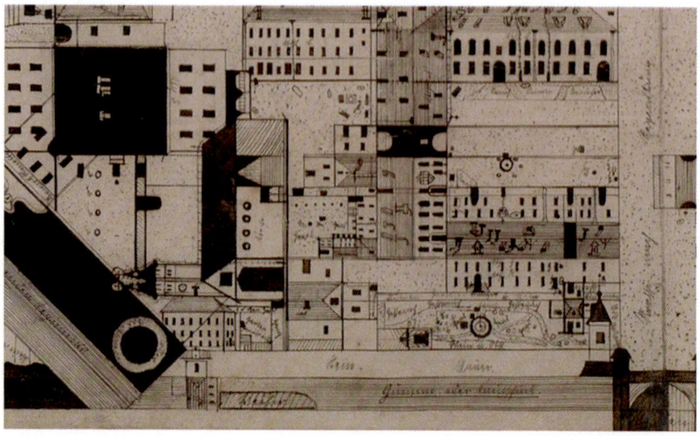

▶ **Abb. 1.19**

▶ **Abb. 1.18** Heil- und Pflege-Anstalt Karthaus-Prüll Regensburg, historische Ansichtskarte, undatiert, in: *Regensburg in alten Ansichten*, Zaltbommel 1980, Abb. 136 (mit freundlicher Genehmigung)

▶ **Abb. 1.19** Plan der Anstalt Karthaus-Prüll Regensburg
Detail mit Tobhaus (schwarzes Quadrat, am Rand beschriftet mit »Abt. I«), »Kirche«, »Garten« (»Wein u. Obst«), Wachtürmchen, »Steinmauer« und Mauer aus »Gummi oder Kautschuk«
zwischen 1880–1896
Inv.Nr. 4506 (© Sammlung Prinzhorn)

eine Familie gegründet. Seine Frau und seine 6 Kinder konnte er als Königlicher Forstwart in Pressath gut versorgen. Allerdings arbeitete er sehr schwer und erlitt dadurch seinen zweiten Zusammenbruch. Im August 1906 wurde er mit der Diagnose »Dementia praecox« erneut in die Anstalt Karthaus-Prüll eingewiesen. Seine kartografischen Kenntnisse, die er sich während seiner Ausbildung erworben hatte, finden Niederschlag in seinem fantastischen Plan. Die üblichen Signaturen der Forstpläne verwendete er nun auch. Die gerasterte Flächensignatur steht für Äcker. Sand oder Kies wird durch kleine, unregelmäßig angeordnete Punkte dargestellt, wie sie auf den Wegen zu finden sind. Rechtecke symbolisieren die Gemüsebeete. Korrekt verwendete Franz Joseph Kleber auch Positionssignaturen, hier in Form von als Buchstaben für die einzelnen Anstaltsgebäude. Rätselhaft bleibt allerdings, warum er den Erweiterungsbau für die Frauenabteilung (1896), das neue Werkstattgebäude Männer (1897) und den neuen Zellenbau (1897) nicht zeichnete, sondern ihre Vorgängerbauten. Vermischen sich hier ein älterer und ein neuer Plan?[46]

Die Krankengeschichte erwähnt Franz Joseph Klebers innige Gebete. Oft kniete oder lag er auf dem Boden. Seine Hoffnung, zu seiner Familie zurückkehren zu können, erfüllte sich nicht mehr. Am 22. November 1909 starb der geschwächte 52-Jährige an Tuberkulose. Die unglücklichen Orte seines Lebens, die Irrenanstalt und die Kaserne, erlebte er als totalitäre Institutionen, denen er hilflos ausgeliefert war. In seinem großen Plan umschließen Wachtürmchen und Mauern aus »Gummi oder Kautschuk« (▶ Abb. 1.18–1.19) fest die Anlage. Die baulich komplexe Anstalt war für Kleber eine einzige große Tobzelle.

Marie Barbara Eisele

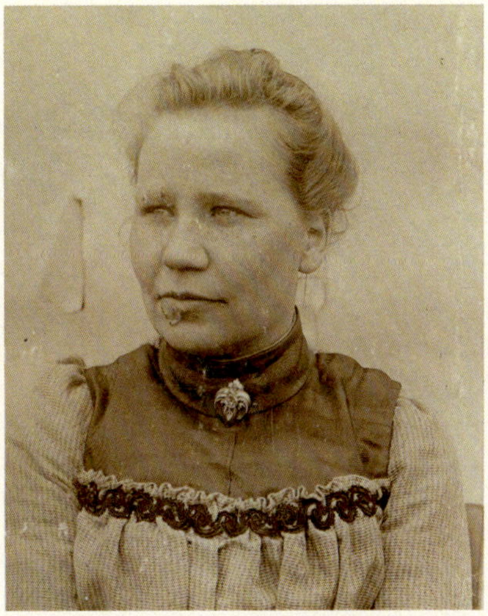

(Unterbaldingen 6.12.1875–10.10.1903 Anstalt Emmendingen)
Dienstmagd, Fabrikarbeiterin, Aushilfe, Prostituierte
Klinik und Anstalt: Psychiatrische Universitätsklinik Heidelberg 1898, 1900, Anstalt Emmendingen 1900–1903
Diagnosen: Dementia praecox, moralische Idiotie, manische Erregung, degenerativer Schwachsinn, degenerative Persönlichkeit, moralische Verkommenheit

▶ Marie Barbara Eisele, März 1903
Foto: Krankenakte Anstalt Emmendingen, Staatsarchiv Freiburg E 120/1 Nr. 8088 (mit freundlicher Genehmigung)

Marie Eisele und »Herr Tockter Gustav Wo hier in der Glinik ist«

Marie Eisele, 1875 unehelich in Unterbaldingen im Schwarzwald geboren, wurde von ihren Pflegeeltern stark vernachlässigt und kam schließlich verwahrlost und voller Geschwüre in die Heimatgemeinde ihrer Mutter. Nicht nur diese hatte mit ihrem unehelichen Kind Schande über das Dorf gebracht – auch war ein Onkel als Raubmörder geköpft worden. Marie erlebte eine schwere Jugend, war aufsässig und kam in der Schule nicht zurecht. Sie schlug sich als Dienstmagd, Fabrikarbeiterin und gastronomische Aushilfe durch, bevor sie in Freiburg wegen »gewerbsmäßiger Unzucht« verhaftet wurde. Im Arbeitshaus Kislau bei Bruchsal erhielt sie wegen »sehr unartigen Benehmen[s]« eine Disziplinarstrafe von »3 × 24 Stunden Dunkel Arrest u. 2 Tage Hungerkost«[47]. In der Dunkelzelle zerriss sie ihre Zwangsjacke, warf Ziegelsteine, die sie aus der Mauer gekratzt hatte, gegen die Tür und zerschlug Fenster. Auch sonst benahm sie sich »wie eine Tobhäuslerin« und irrte »Tag und Nacht entkleidet in der Zelle wie ein wildes Thier« umher. Im November 1898 überführte man Eisele in die Heidelberger Irrenklinik (▶ Abb. 1.20). Nach einer Fehlgeburt kam sie ins Arbeitshaus zurück und wurde im Mai 1900 erneut in Heidelberg eingewiesen. Während ihres Aufenthalts beklagte Eisele Misshandlungen durch Wärterinnen und setzte ihre Hoffnung in Doktor Gustav (vermutlich Gustav Aschaffenburg) und Doktor Robert (vermutlich Robert Eugen Gaupp).[48] (▶ Kap. 7, Eisele). Letzteren wollte sie heiraten oder zumindest als Dienstmagd für ihn arbeiten. Eine an ihn adressierte Postkarte beschriftete sie im Briefmarkenfeld mit: »Vergieß mar nicht Ich vergeß Deiner auch nicht.!« (▶ Abb. 1.21). Aus dieser Zeit stammt auch eine Bleistiftzeichnung auf Aktenpapier, welche die Heidelberger Irrenklinik mit dem »Tocktor Gustav« zeigt (▶ Tafel 1.13). Das in naiv-kindlicher Manier dargestellte Haus ist lediglich an den vergitterten Fenstern als Irrenklinik zu erkennen. Anhand der mehrstöckigen fünfteiligen Fensterfront lässt sich der westliche, dem Garten zugewandte Trakt für halbruhige Frauen identifizieren. Der angrenzende Garten wird in den oberen Bildecken durch Vögel, Bäume und Blumen angedeutet.

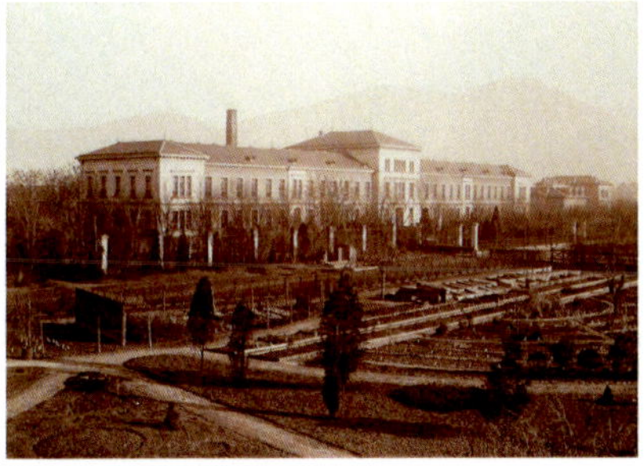

▶ **Abb. 1.20** Psychiatrische Universitätsklinik Heidelberg, Aufnahme von 1895 (Universitätsbibliothek Heidelberg, http://heidicon.ub.uni-heidelberg.de/id238222; mit freundlicher Genehmigung)

► **Abb. 1.21** »**Gruss aus Frankfurt**«
Briefmarkenfeld beschriftet mit: *Vergieß mar nicht Ich vergeß Deiner auch nicht.!*, *Herr Doktor Robert Adreße Heidelberg Uhrenklinig Vozzrase 4*, 1900
Feder in schwarzer Tinte auf Postkarte
9,1 × 14,5 cm
Inv.Nr. 1405/1 verso (© Sammlung Prinzhorn)

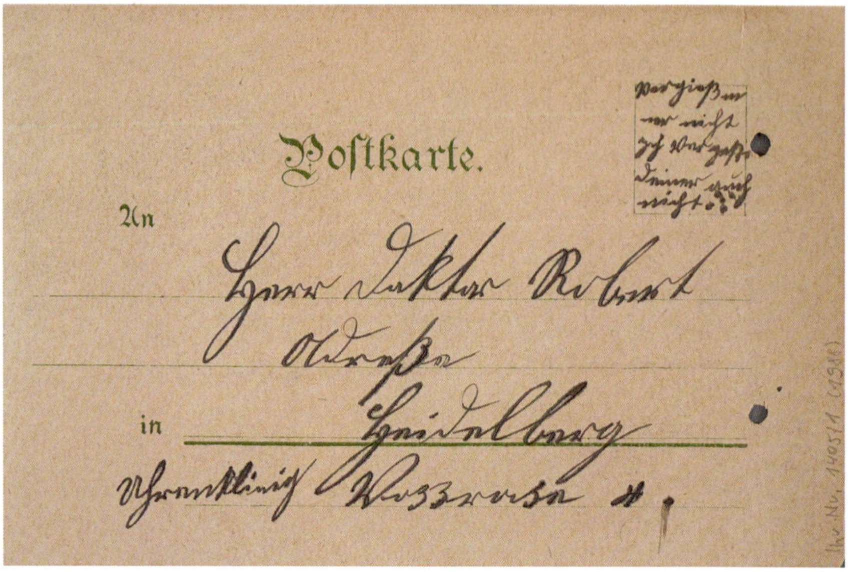

► **Abb. 1.21**

Eisele scheint sich auf ihrer Zeichnung die Heidelberger Klinik als ein idyllisches Zuhause auszumalen. Das Dach ist sorgfältig mit unzähligen Kurven von Ziegeln beschichtet, die Gebäudeumrisse sind mit feinen Ornamentleisten versehen. »Herr Tockter Gustav Wo hier in der Glinik ist« steht als potenzieller Ehemann in einer eher häuslich als klinisch anmutenden Umgebung vor einer Kommode und einem liebevoll gedeckten Tisch. Darauf platzierte Eisele für ein gemeinsames Mahl zwei Scheiben Schinken, jede mit einer Gabel bestückt, und beschriftete sie mit »Das sind Schinken«. Eine große Kanne, ein Milchkännchen und eine Tasse finden ebenso Platz. Inmitten der Idylle kann sie jedoch die im Arbeitshaus erlittene Strafe nicht vergessen. Unter dem Tisch moniert sie die unnötige »Hunger Kost« und »drei Mal vierundzwanzig Stund Dunkel Areßt«. Auch spielt sie zweimal auf eine Liebesbeziehung (mit einem Arzt?) an und behauptet dessen Verführungsabsichten. Aus der Krankenakte ist bekannt, dass sie mit Vorliebe von ihren »galanten Erlebnissen«[49] mit einem Heidelberger Assistenten erzählte.

Als die Liebende erfuhr, dass sie nach Emmendingen verlegt werden sollte, resignierte sie. Auf ihrer Zeichnung notierte sie voller Verzweiflung: »Herz habe ich auch keinz sonst wäre Ich schon lang gestorben […] O sind doch so gut und schlagen mich ganz Tod den – gesund wirde ich ja doch nicht mehr.«

Nach ihrer Verlegung mit den Diagnosen »Moralische Idiotie« und »Degenerativer Schwachsinn« war die als »unheilbar« eingestufte Marie Barbara Eisele stark erregt und versuchte, sich mit den eigenen Haaren zu erwürgen. Sie wollte sterben. Wieder vertraute sie den Ärzten, die sie mit Hyoscin (Scopolamin) und Morphium zu beruhigen versuchten. Zwischen der ruhigen und unruhigen Abteilung ständig hin- und her versetzt, verbrachte sie noch 3 Jahre in Emmendingen, bevor sie am 10. Oktober 1903 mit nur 28 Jahren an den Folgen einer verschleppten Angina verstarb.[50]

► **Tafel 1.13** »**Das ist der Herr Tockter Gustav Wo hier in der Glinik ist**«, um 1900
Bleistift auf Aktenpapier
32,5 × 21 cm
Inv.Nr. 1400 (© Sammlung Prinzhorn)

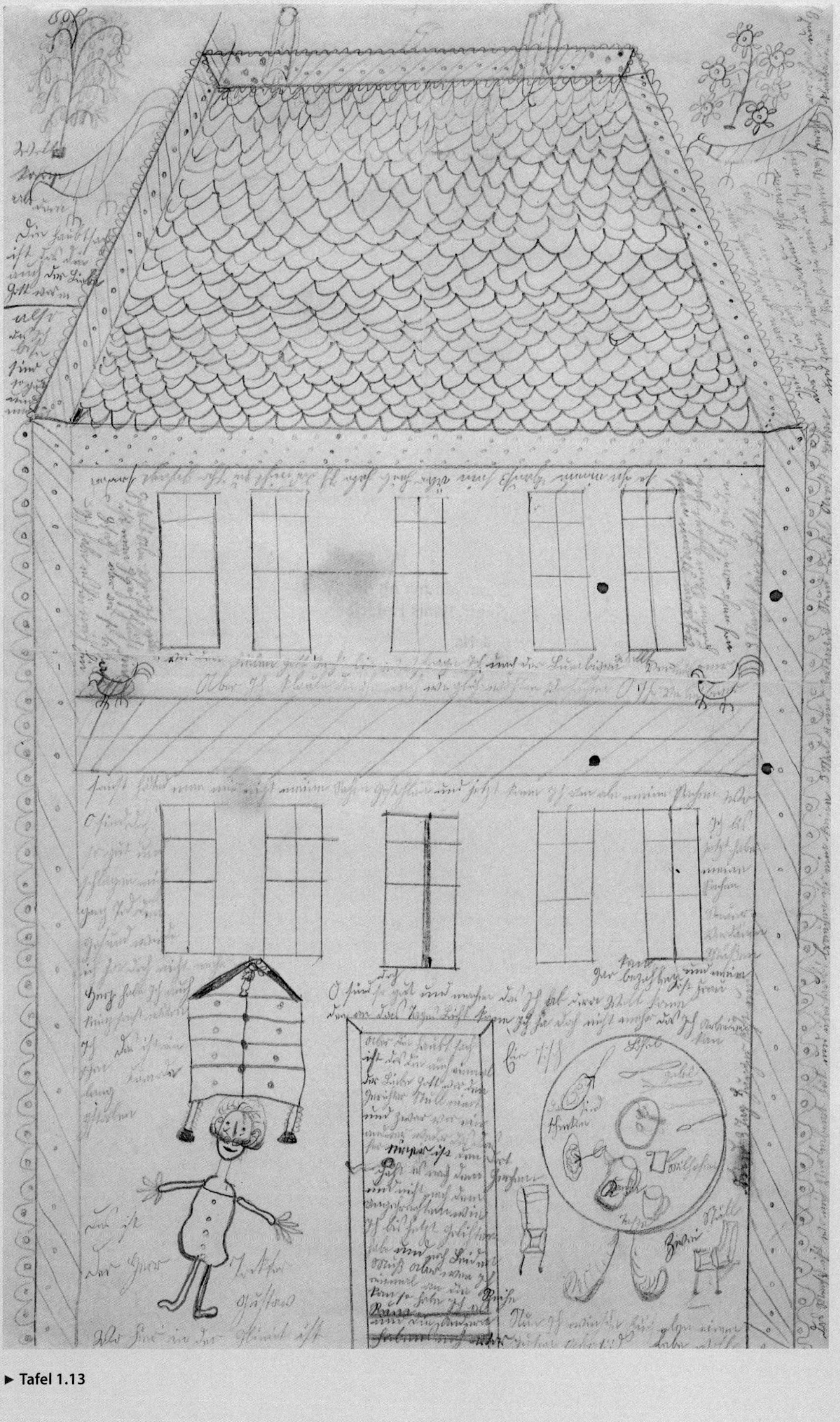

► **Tafel 1.13**

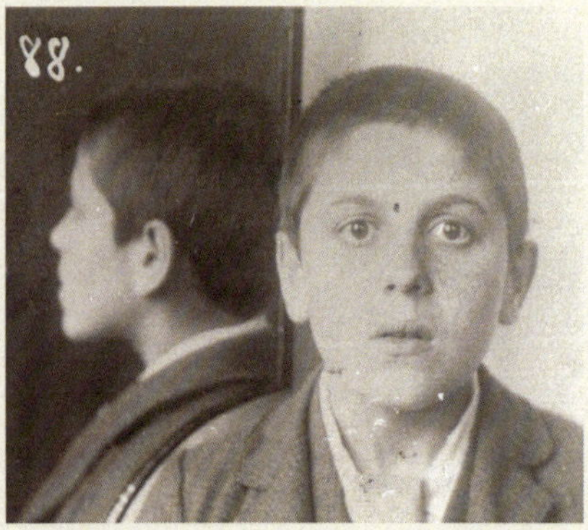

Thomas Jakob Astor

(Mannheim 11.3.1896–?, bis 14.8.1916 in der Psychiatrischen Universitätsklinik Heidelberg nachweisbar)
Formerlehrling
Klinik und Anstalt: Psychiatrische Universitätsklinik Heidelberg
1909, 1910, 1916, Anstalt Wiesloch 1910–1912
Diagnose: psychopathische Persönlichkeit mit epileptischen und hysterischen Zügen

► Thomas Jakob Astor, Juli 1909
Foto: Krankenakte Psychiatrische Universitätsklinik Heidelberg (mit freundlicher Genehmigung)

»Wie du weißt bin ich schon bereits 10 Wochen in Heidelberg in der Irrenklinik.«

► **Tafel 1.14 Klinikansicht Heidelberg**, 1910
Bleistift auf Papier in einem Schulschreibheft
20,8 × 33,4 cm
Inv.Nr. 1582 fol. 5 verso u. fol. 6 recto
(© Sammlung Prinzhorn)

1910, als Thomas Astor 14 Jahre alt wurde, musste er bereits zum zweiten Mal als Patient in der Klinik Heidelberg behandelt werden. Der Lehrling eines Kunstmalereigeschäfts in Mannheim wurde nach einem »Anfall« direkt von seiner Arbeit in die Heidelberger Klinik gebracht. Wegen seiner »Sünden« fürchtete er den Zorn Gottes und geriet darüber in eine tiefe psychische Krise. Später wurde er als »psychopathische Persönlichkeit mit epileptischen und hysterischen Zügen« in die Heil- und Pflegeanstalt Wiesloch überführt. Dort blieb er 2 Jahre.

1919 übergaben Ärzte der Bildersammlung ein Schulschreibheft mit Bleistift- und Kreidezeichnungen von Thomas Astor. Die Motive sind Gebäude- und Stadtansichten sowie Porträts. Auch eine Bleistiftzeichnung von der Klinik Heidelberg findet sich, über zwei Seiten des Heftes ausgebreitet (► Tafel 1.14).

Die Umrisse des Gebäudes sind sparsam und ohne Details ausgeführt. Lediglich die Ecksteine der Klinikfassade zeichnete Astor ein. Die zwei dazwischenliegenden Fenster verschloss er komplett mit Schraffuren. Mit großer Aufmerksamkeit zeichnete er dagegen die Fensterkreuze des übrigen Gebäudes. Durch die bleischwarze Farbe lösen sie sich aus dem architektonischen Ensemble und treten dem Betrachter als Grabkreuze entgegen. Zehn düstere Kreuze zeichnete Astor, der als Jugendlicher gemeinsam mit Erwachsenen behandelt wurde. Von einer Therapie, die Kindern und Jugendlichen gerecht wird, war die psychiatrische Behandlung um 1900 noch weit entfernt. Die Todesängste, die Astor wegen des Zornes Gottes litt, wurden in dieser Umgebung sicherlich noch bedrohlicher. Vom Heimweh nach Eltern und Geschwistern erzählen 20 Briefe.

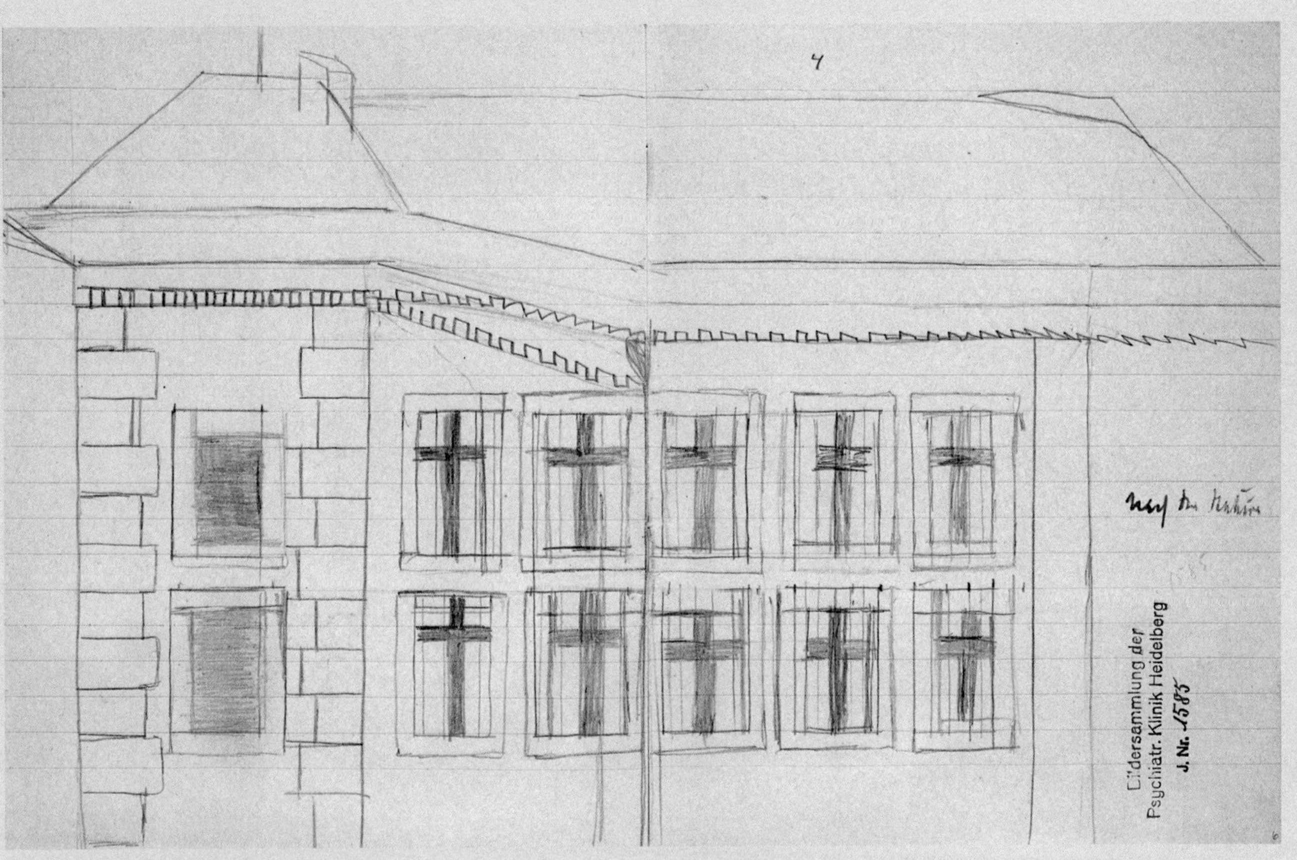

► **Tafel 1.14**

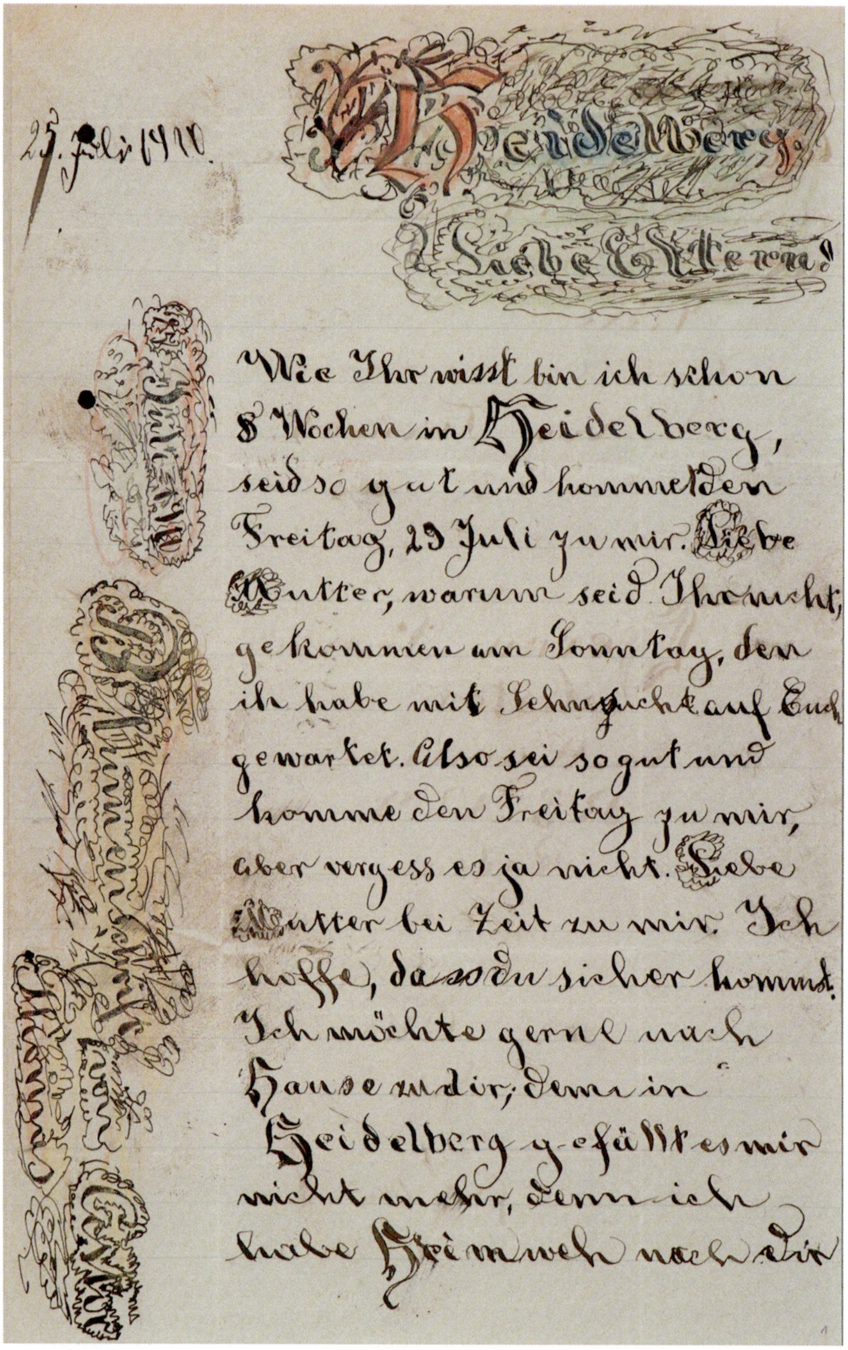

25. Juli 1910

Heidelberg

Liebe Eltern!

Wie Ihr wisst bin ich schon
8 Wochen in Heidelberg,
seid so gut und kommet den
Freitag, 29 Juli zu mir. Liebe
Mutter, warum seid Ihr nicht
gekommen am Sonntag, den
ich habe mit Sehnsucht auf Euch
gewartet. Also sei so gut und
komme den Freitag zu mir,
aber vergess es ja nicht. Liebe
Mutter bei Zeit zu mir. Ich
hoffe, dass du sicher kommst.
Ich möchte gerne nach
Hause zu dir, denn in
Heidelberg gefällt es mir
nicht mehr, denn ich
habe Heimweh nach dir

► **Abb. 1.22**

► **Abb. 1.22** »**Liebe Eltern!**«
Brief an die Eltern mit Blumenschrift,
25.7.1910
Feder in Tinte, Bleistift, Farbstifte auf Papier
22,1 × 14,1 cm
Inv.Nr. 1590/18 (1991)
(© Sammlung Prinzhorn)

Die eindringlichen Bitten des Lehrlings erreichten seine Familie nicht, denn die Ärzte hefteten die persönlichen Schriftstücke zwischen Gewichtskurven, Befragungsbögen und Zeugnissen ab. Umso beklommener liest man von seiner großen Furcht vor dem Vergessenwerden (► Abb. 1.22).

Brief an die Eltern, 25.7.1910 (► Abb. 1.22)
Inv.Nr. 1590/18 (1991)
»25. Juli 1910 Heidelberg
Liebe Eltern!
Wie Ihr wisst bin ich schon 8 Wochen in Heidelberg. seid so gut und kommet den Freitag, 29 Juli zu mir. Liebe Mutter, warum seid Ihr nicht gekommen am Sonntag, den ich habe mit Sehnsucht auf Euch gewartet. Also sei so gut und komme den Freitag zu mir, aber vergess es ja nicht. Liebe Mutter bei Zeit zu mir. Ich hoffe, dass du sicher kommst. Ich möchte gerne nach Hause zu dir, denn in Heidelberg gefällt es mir nicht mehr, denn ich habe Heimweh nach dir. Also sei so gut und komme und hole mich ab.
Viele Grüsse
von Thomas
An Herrn Friedrich Astor
in Mannheim
R 3 N° 4
Baden
Ich bitte dass der Brief fort kommt
Thomas Astor«

Brief an die Mutter, 12.8.1910
Feder in Tinte, Bleistift auf Papier
21,2 × 16,7 cm
Inv.Nr. 1590/19 (1991)
»Heidelberg, 12. August 1910
Liebe Mutter!
Wie du weißt bin ich schon bereits 10 Wochen in Heidelberg in der Irrenklinik. Sei so gut und komme den Dienstag oder den Sonntag zu mir und bringe 5. Pfund Trauben und Kuchen mit. Sei so gut und komm sicher und vergeß es ja nicht das du kommst. denn ich warte mit Sehnsucht nach dir, es werde mich sehr freuen wenn du wiede reinmal kommst wenn du nicht nicht kommst dann werden es mich nicht freuen wenn Du nicht kommst dann dann schreibe ich nicht mehr zu dir.
Also vergeß es ja nicht das kommen, daß du sicher kommst.
Viele Grüße
von Thomas
Astor
Viele Grüße an Frau Fuchs und Müller Wieland und Leizer und [?]…
Ich bitte Herrn [?]
Daß der Brief dan komt

[Beibrief seitlich am Rand:]
Du sollst mir ein paar Hosenträger mitbringen und ein paar neue Schuhe Nummer 38 $^{1/2}$ und meine Uhr mit Kette und ein paar Socken und ein paar neue Hosenträger mit Doppelstreifen Schuhe 6,50M Hosenträger 1,50M Kästchen Trauben 0,95 ₰
[= altes Pfennigsymbol]«

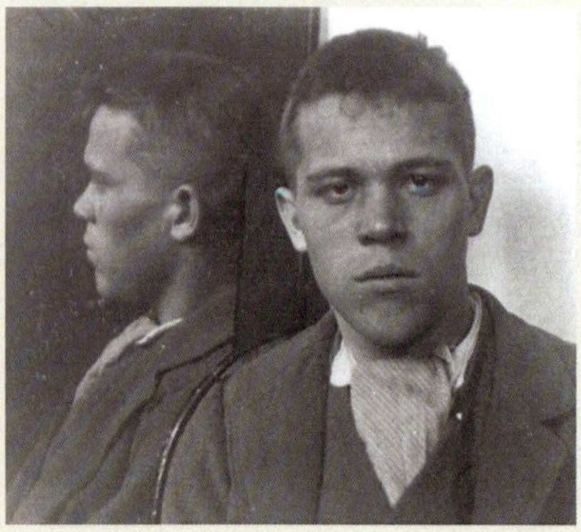

Philipp Johann Scherb

(Mannheim 9.10.1888–?, bis 20.3.1956 in der Anstalt Wiesloch nachweisbar)
Tagelöhner, Händler, Hausierer
Anstalten und Klinik: Anstalt Mannheim 1904, 1907, 1911, **Psychiatrische Universitätsklinik Heidelberg** 1904, 1907, 1911–1912, 1925, 1956, Anstalt Wiesloch 1912, 1916–1917, 1918–1923, 1939–?, 1956
Diagnosen: Katatonie, Dementia praecox, Pfropfhebephrenie, Imbezillität, manisch-depressiv

► Philipp Johann Scherb, Oktober 1907
Foto: Krankenakte Psychiatrische Universitätsklinik Heidelberg (mit freundlicher Genehmigung)

»In der Welt berühmten Psychiatrischen Klinik in dem schönsten romantischen feinen Städtchen Heidelberg«

► **Tafel 1.15** »**Eingang in die Irrenanstalt**«, 1907 oder später
Bleistift auf Papier in einem Heft
16,5 × 21,3 cm
Inv.Nr. 4115 (© Sammlung Prinzhorn)

Der junge Philipp Scherb verdiente in Mannheim als Tagelöhner, Händler und Hausierer seinen Lebensunterhalt. Mit 16 Jahren kam er 1904 erstmals in die dortige Heilanstalt. Er hörte Stimmen, hatte Größen- und Verfolgungsideen, wurde gewalttätig oder drohte, sich selbst zu töten. Seitdem war er immer wieder für mehrere Wochen oder Monate in den Kliniken Mannheim, Heidelberg oder Wiesloch gewesen. Von seinen Aufenthalten in Heidelberg sind aus den Jahren 1907 und 1912 mehrere Schreibhefte mit Gedichten, Zeichnungen und autobiografischen Notizen erhalten. Scherb bezeichnete sich in den frühen Heften als Zeichner von »Blumenschrift u. Skizzen u. Ornamenten«[51], »Naturzeichner« oder »Fachzeichner« und entwarf für sich und seine »schönen Bilder«[52] die Künstler-Signatur »Ph Sch«, einmal mit dem erklärenden Zusatz »Ardist«[53]. Seine kindlich-naiven, meist recht unbeholfenen Darstellungen lassen keineswegs ein großes künstlerisches Talent erkennen, aber für Philipp Scherbs Selbstwertgefühl war die von ihm betonte Identität als Künstler wichtig. Sie gab ihm Hoffnung und Kraft beim Bewältigen des Klinikalltags. Einer seiner Hefteinträge lautet: »In die Hefte war mir das liebste das schöne kunstvolle Zeichnen der Kunst, die ich am liebsten tat!!!«

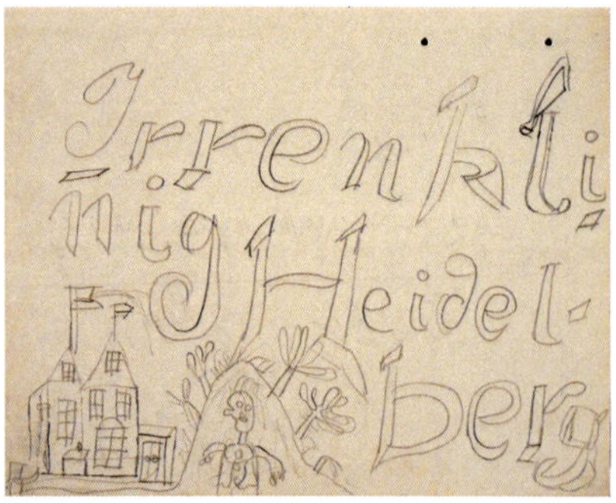

► **Abb. 1.23** »**Irrenklinig Heidelberg**«, 1907
Bleistift auf Papier in einem Heft
16,5 × 21,3 cm, Inv.Nr: 4113 fol. 7 recto
(© Sammlung Prinzhorn)

In einem weiteren Heft von 1907 finden sich einfache Zeichnungen von der »Irrenklinig Heidelberg« (► Abb. 1.23) und vom »Eingang in die Irrenanstalt« (► Tafel 1.15). Mit einem schwungvollen Bogen entwirft der Patient ein großes, imposantes Eingangsportal, die Irrenklinik selbst wird eher schematisch mit wenigen Strichen angedeutet. Eine Rasterstruktur lässt grob-abstrahierend eine Front aus Ziegelsteinen und vergitterten Fenstern erkennen. Die Klinik erscheint hier nicht als bedrohlicher Ort, sondern wird von Scherb eher als berühmte Institution oder eine Art städtische Sehenswürdigkeit behandelt. Das bekräftigt er in einem am 16. Januar 1912 begonnenen und

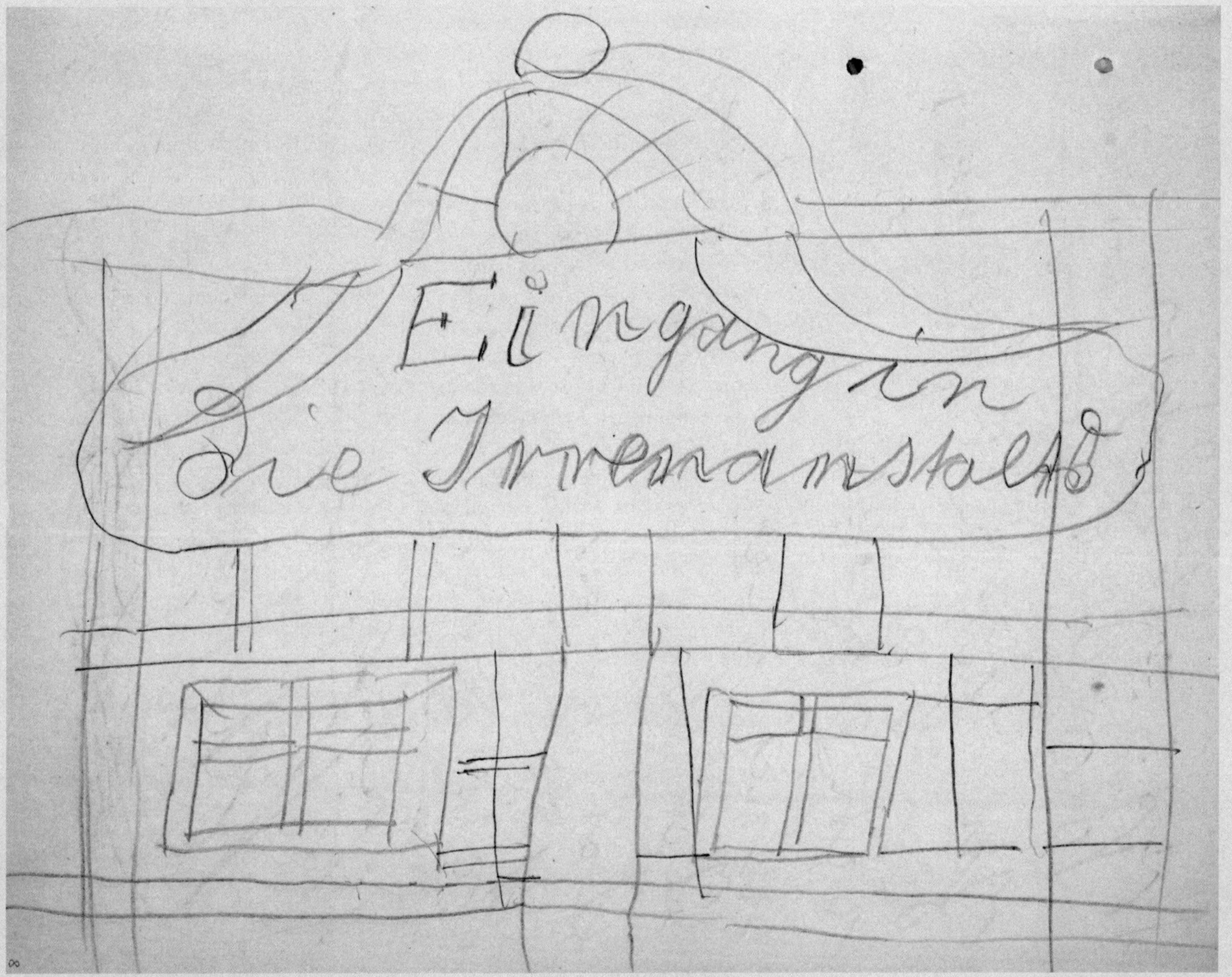

► **Tafel 1.15**

zwei Tage später beendeten Heft. Dort schreibt er über seine Einweisung 1911: »Vom 11. Dezember war ich in der Welt berühmten Psychiatrischen Klinik in dem schönsten romantischen feinen Städtchen Heidelberg das sog. Muster Städtchen des badischen Landes Besten Dank von Phil. Joh. Scherb Heidelberg«[54].

Obwohl er – vielleicht nicht ganz ohne ironischen Unterton – hervorhebt, dass er sich in einer weltberühmten Klinik mit anscheinend gutem Ruf aufhält, ängstigt ihn doch, hinter Anstaltsmauern in Vergessenheit zu geraten. Das belegen Schriftzüge wie »Vergissmeinnicht«[55] oder »Vergiessmeinnicht«, die bereits in seinen frühen Heften zu finden sind (▶ Abb. 1.24–1.25). Diese Bitte taucht auch in einem Brief an seine Eltern vom 8. Oktober 1907 auf; er vergewissert sich ihnen gegenüber am Ende seiner Zeilen: »Ich denke dass Ihr meinen Geburtstag nicht vergessen werdet!«

Eine Woche später schrieb der 19-Jährige an seine Eltern, dass er jetzt »Wärter« werde und die Schlüssel bekäme. Seinen Brief signierte er mit »Doktor und Wärter«. Diese angenommenen Identitäten sollten ihm – neben der Künstlerrolle – zu einem größeren Aktionsradius verhelfen. Wer die Schlüsselgewalt hat – sei es Wärter oder Arzt – hat auch die Macht über sein Tun und Bewegungsfreiheit inner- und außerhalb des Klinikgeländes. Scherb stieß in seinem Alltag hingegen immer wieder auf Grenzen, die ihn auf seine reale Patientenidentität und empfundene Wertlosigkeit zurückwarfen: Im Januar-Heft von 1912 begann er einen Brief an Herrn Dr. Schultheis[s]: »In diesem Briefe muß ich leider sehr bedauern, daß ich noch keinen Dank oder irgend eine kleine Gabe eine Ziggarr, oder ein Päckchen Tabak wert gewesen bin. Ich will jetzt einmal die Verhältnisse schildern. die ganze Zeit war ich noch keine Tasse Milch wert!!!«[56]

Seit 1939 verbrachte Scherb sein Leben auf einer Langzeitstation in Wiesloch. Da er 1956 erneut in die Heidelberger Klinik eingewiesen wurde, musste er zwischenzeitlich aus Wiesloch entlassen worden sein. Der letzte Nachweis stammt aus der Heidelberger Krankenakte vom 20. März 1956, die seine erneute Verlegung nach Wiesloch vermerkt.

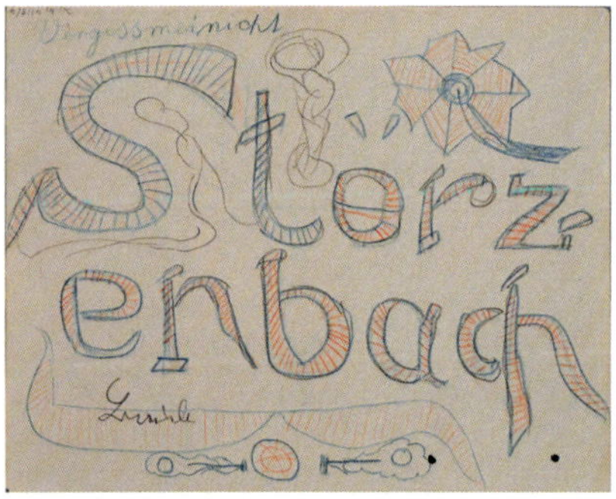

▶ **Abb. 1.24** »**Vergissmeinicht**«, um 1907
Bleistift, Farbstifte auf Papier in einem Heft
16,7 × 21,5 cm
Inv.Nr. 4117/4 verso (© Sammlung Prinzhorn)

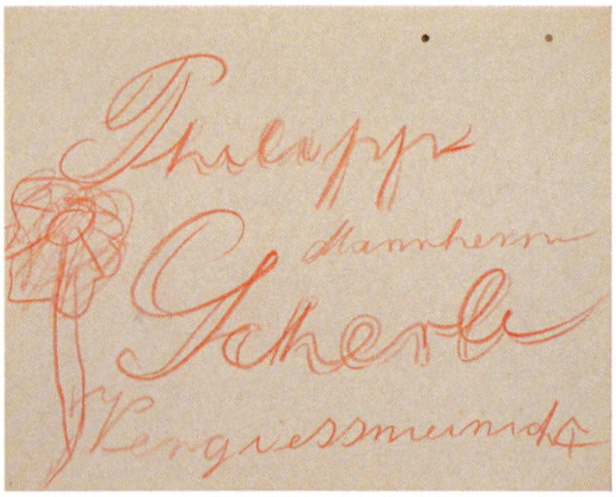

▶ **Abb. 1.25** »**Vergiessmeinnicht**«, um 1907
Roter Farbstift auf Papier in einem Heft
16,5 × 21,3 cm
Inv.Nr. 4115 fol. 4 recto
(© Sammlung Prinzhorn)

Fußnoten

1 Vgl. Wilhelm Weygandt, *Atlas und Grundriss der Psychiatrie*, München 1902, S. 128–139 sowie Heinz Schott und Rainer Tölle, *Geschichte der Psychiatrie. Krankheitslehren Irrwege Behandlungsformen*, München 2006, S. 259–262 und S. 298–300. Zu Privatanstalten und »staatliche, provinzielle und städtische Anstalten für Psychisch-Kranke« siehe *Deutsche Heil- und Pflegeanstalten für Psychischkranke in Wort und Bild*, hrsg. v. Johannes Bresler, Halle 1910, Bd. 1 und 1912, Bd. 2.

2 Boris Böhm, *Die Geschichte der Heil- und Pflegeanstalt Sonnenstein 1811-1939*, Pirna 2011.

3 Christina Vanja, »Die Landesheil- und Pflegeanstalt Haina 1900–1953«, in: *Psychiatriemuseum Haina*, Historische Schriftenreihe des Landeswohlfahrtsverbandes Hessen, Katalog Bd. 3, Petersberg 2009, S. 79–93.

4 Fritz Zierl, *Geschichte der Heil- und Pflegeanstalt Regensburg 1852–1932*, Regensburg 1932.

5 Wolfgang Winter, *Erste Berichte über die Großherzogliche Badische Heil- und Pflegeanstalt Illenau*, Achern 2013.

6 Ilona Rohowski, »Vom Verwahren zum Pflegen und Heilen«, in: *Gropius in Eberswalde. Der Martin-Gropius-Bau der Landesklinik Eberswalde*, Berlin-Brandenburg 2002, S. 13–30.

7 Vgl. Schott/Tölle 2006 (Anm. 1), S. 293–298.

8 Wilhelm Griesinger, *Die Pathologie und Therapie der psychischen Krankheiten. Für Ärzte und Studierende*, Stuttgart 1845.

9 Vgl. Schott/Tölle 2006 (Anm. 1), S. 263.

10 Zum Beispiel wurde in der privaten Anstalt Bellevue in Kreuzlingen der intensive Kontakt zwischen den Patienten und den Familien der Ärzte intensiv gepflegt: »Auch jetzt bildet der persönliche Kontakt der Kranken mit unsern Frauen, sei es innerhalb der Anstalt, sei es, dass die Kranken allein oder in kleinem Kreise zu ihnen ins Haus kommen und an ihrem Familienleben teilnehmen, sei es, dass grössere Zusammenkünfte und Feste veranstaltet werden, ein besonderes Charakteristikum des Anstaltslebens.«, in: Ludwig Binswanger, *Zur Geschichte der Heilanstalt Bellevue in Kreuzlingen 1857–1932*, Zürich, o. J., S. 32. Aber auch die öffentliche Anstalt Illenau pflegte das Prinzip der »Anstaltsfamilie«. Über die familiäre Atmosphäre berichtete Heinrich Hansjakob in seinem Buch *Aus kranken Tagen. Erinnerungen von Heinrich Hansjakob*, Heidelberg 1895.

11 Diese Villa übernahm 1831 der österreichische Psychiater Bruno Görgen (1777–1842) und eröffnete seine private Anstalt für Gemütskranke. Später wurde die Privatanstalt »Heilanstalt für Nerven- und Gemütskranke« Oberdöbling Wien von Heinrich Obersteiner (1847–1922) weitergeführt.

12 Obersteiner sandte nicht nur diese Zeichnung von Frau A. an Hans Prinzhorn, sondern auch einige Karikaturen von Dr. phil. Graf Karl Philipp Maria Széchényi de Sárvár und Felsö-Vidék (▶ Kap. 9).

13 Manfred Koller und Dirk Hesse, »Die Klingebiel-Zelle im historischen Kontext der Klinik«, in: *Die Klingebiel-Zelle. Leben und künstlerisches Schaffen eines Psychiatriepatienten*, hrsg. v. Andreas Spengler, Manfred Koller und Dirk Hesse, Göttingen 2013, S. 97–108.

14 Akte der Provinzial-Heil- und Pflegeanstalt Lüneburg, Niedersächsisches HSTA Hannover, Hann. 155 Lüneburg Acc. 2004/085 Nr. 00467, o. S.

15 Gustav Sievers »Mein Lebenslauf« 2.6.1900, in: Krankenakte Anstalt Lengerich, Münster, Westfälisches Archivamt – Archiv, LWL – Bestand 662 (WKPP Lengerich), PA Sievers, Gustav.

16 Ludwig Wilhelm Weber, *Jahresbericht über das Provinzial-Verwahrungshaus zu Göttingen für die Zeit vom 1. Juli 1909 bis 31. März 1910*, Hannover, S. 3.

17 Ebd., S. 3-4.

18 J. V. Richard, *Jahresbericht über das Provinzial-Verwahrungshaus zu Göttingen für die Zeit vom 1. April 1913 bis 31. März 1914*, S. 3.

19 Ernst Stolzenburg, *Provinzial-Verwahrungshaus zu Göttingen* 18.7.1916, Hannover, S. 21.

20 Ernst Stolzenburg, *Provinzial-Verwahrungshaus zu Göttingen, Kurzer Überblick über die Berichtsjahre 1916, 1917 und 1918*, Hannover, S. 15.

21 Akte der Heil- und Pflegeanstalt Lüneburg, Niedersächsisches HSTA Hannover, Hann. 155 Lüneburg Acc. 2004/085 Nr. 00467, o. S.

22 Prinzhorn 1922, S. 92–93.

23 Gustav Sievers, Brief vom 31.6.1921, »An die Schenkwirtin Bösche, Linden-Hannover Traumverlorene Blätter«, in: Niedersächsisches HSTA Hannover, Aktennr.: Hann. 155 Lüneburg Acc. 2004/085 Nr. 00467.

24 *www.badische-zeitung.de/freiburg/150-jahre-spd-die-sozialdemokratie-ist-aelter*, abgerufen am 10.7.2015.

25 Monika Jagfeld, »Karl Gustav Sievers – Erfinder des ›Luftschützenwebstuhls‹«, in: Ausst. Kat. *Todesursache: Euthanasie. Verdeckte Morde in der NS-Zeit*, Sammlung Prinzhorn, Heidelberg, 2. erweiterte Aufl. 2012, S. 155–163.

26 Vgl. Sarah Debatin, »Künstlerin in Lebensnot. Lucie Maquet«, in: Ausst.Kat. *Künstler in der Irre*, hrsg. v. Bettina Brand-Claussen und Thomas Röske, Sammlung Prinzhorn, Heidelberg 2008, S. 106–115.

27 Krankenakte Konrad Zeuner, Landeshospital Haina, Nr. 6 1885, S. 105.

28 Ebd., S. 94, zusammenfassender Bericht in der Krankenakte von einem Arzt, undatiert und unsigniert.

29 Ebd., S. 8, Brief vom 8.4.1919 von WG [Giese?] an Karl Wilmanns Heidelberg.

30 Ebd., S. 3-4, Brief von Wilmanns an »Kollege Giese«, vom 14.6.1919.

31 Ebd., S. 6, Brief vom 20.6.1919 an Prinzhorn von unbekannter Person.

32 Ebd., S. 2.

33 Vgl. Bettina Brand-Claussen, »›Männer Schule‹ Militär«, in: Ausst.Kat. *Krieg und Wahnsinn. Kunst aus der zivilen Psychiatrie zu Militär und I. Weltkrieg, Werke der Sammlung Prinzhorn*, hrsg. v. Sabine Hohnholz, Thomas Röske und Maike Rotzoll, Heidelberg 2014, S. 88–89 und S. 254–255.

34 »Von der Symbolation bekam ich aber erst Wind nicht lange vor dem zweiten Mahl Hiersein, also im Jahre 1887.« Heinrich Hermann Mebes, Inv.Nr. 391 fol. 5 recto.

35 Autobiographie, 9.1.1893, Inv.Nr. 391 fol. 4 recto.

36 Ebd.

37 Ebd., fol. 5 recto.

38 Prinzhorn 1922, Tafel VIII.

39 Ebd., S. 358, siehe ebenso Hans Prinzhorn, »Gibt es schizophrene Gestaltungsmerkmale in der Bildnerei der Geisteskranken?«, in: *Zeitschrift für die gesamte Neurologie und Psychiatrie*, 1922, S. 520.

40 Ebd., S. 520–521.

41 »Ich bin der Weg und die Wahrheit und das Leben.« (Johannes 14:6); »Ich bin das A und das O, der Anfang und das Ende, spricht Gott der HERR, der da ist und der da war und der da kommt, der Allmächtige.« (Offenbarung 1:8).

42 Siehe Bettina Brand-Claussen und Maike Rotzoll, »Alois Dallmayr – ›als Geist der Wahrheit interniert‹«, in: Ausst.Kat. *Todesursache: Euthanasie* 2012 (Anm. 25), S. 59–65.

43 Zierl 1932 (Anm. 4), S. 89.

44 Thomas Ludwig, »Plan der Irrenanstalt Karthause-Prüll bei Regensburg. Festungsplan des Hauptmann Habenichts. Eine Franz Joseph Kleber zugeschriebene Zeichnung aus der Prinzhorn Sammlung«, in: Ausst.Kat. *Kunst und Wahn*, hrsg. v. Ingried Brugger, Peter Gorsen und Klaus Albrecht Schröder, Wien 1997, S. 182–186.

45 Zierl 1932 (Anm. 4), S. 81.

46 Maike Rotzoll schreibt aus diesem Grund den Plan dem namensgleichen Hausierer und Regensburger Patienten Franz Kleber (1843–1908) zu. Vgl. Maike Rotzoll, »Die Anstalt als Festung«, in: Ausst.Kat. *Krieg und Wahnsinn* 2014 (Anm. 33), S. 70–71 und S. 244. Siehe ebenso Maike Rotzoll und Clemens Cording, »Ora et labora! Zeichnende Patienten und andere Protagonisten in der Geschichte der Heil- und Pflegeanstalt Karthaus-Prüll«, in: Ausst.Kat. *Durch die Luft gehen. Josef Forster, die Anstalt und die Kunst*, hrsg. v. Thomas Röske und Doris Noell-Rumpeltes, Sammlung Prinzhorn, Heidelberg 2011, S. 151–163, hier S. 151–152. Siehe ebenso Thomas Röske und Gianna Wulf, »Franz Kleber« in: ebd., S. 208–209.

47 Vermerk in der Krankenakte Marie Eisele, Universitätsklinik Heidelberg Nr. 00/46.

48 Gustav Aschaffenburg (1866–1944) war Arzt in der Psychiatrischen Universitätsklinik Heidelberg von 1891 bis 1901. Robert Eugen Gaupp (1870–1953) war um 1900 bis 1904 in Heidelberg tätig.

49 Krankenakte Marie Eisele, Anstalt Emmendingen, Staatsarchiv Freiburg E 120/1 Nr. 8088, Eintrag vom 19.2.1901.

50 Zu Eisele siehe auch Monika Ankele, *Alltag und Aneignung in Psychiatrien um 1900. Selbstzeugnisse von Frauen aus der Sammlung Prinzhorn*, Wien, Köln, Weimar 2009, S. 93–94.

51 Philipp Scherb, Inv.Nr. 4115, 1907.

52 Philipp Scherb, Inv.Nr. 4113 fol. 1, 1907.

53 Philipp Scherb, Inv.Nr. 4117, 1912.

54 Philipp Scherb, Inv.Nr. 4116 fol. 11, 1912.

55 Philipp Scherb, Inv Nr. 4117/4. Bei dem von Scherb erwähnten [Michael] Storzenbach oder Störzenbach? handelt es sich um einen Mitpatienten.

56 Philipp Scherb, Inv.Nr. 4116 fol. 8 recto, 1912.

Einweisung

»Wer naht noch zu so später Stunde?«

© Springer-Verlag GmbH Deutschland, ein Teil von Springer Nature 2018
I. von Beyme, S. Hohnholz, *Vergissmeinnicht – Psychiatriepatienten und Anstaltsleben um 1900*
https://doi.org/10.1007/978-3-662-55532-3_2

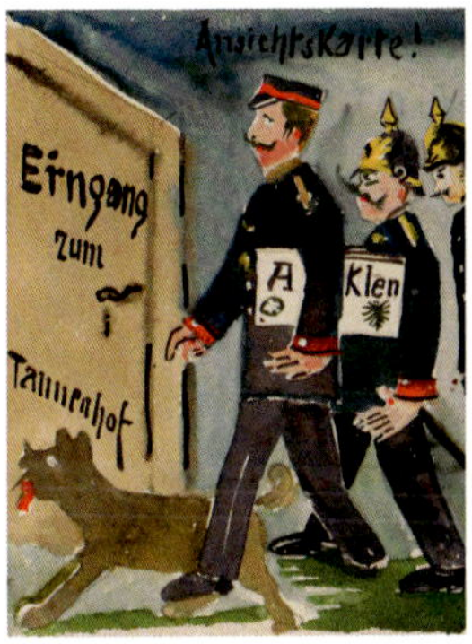

▶ Abb. 2.1

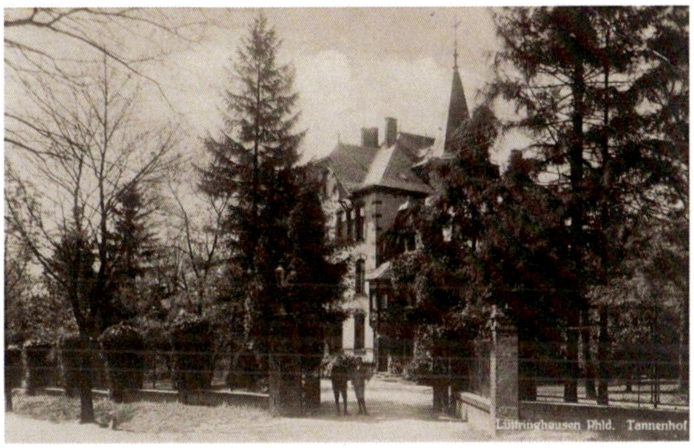

▶ Abb. 2.2

▶ **Abb. 2.1** **»Ansichtskarte! Eingang zum Tannenhof«**, 1903–1904
Pinsel in Deckfarben auf Karton
13,7 × 10,6 cm
Inv.Nr. 4137 (© Sammlung Prinzhorn)

▶ **Abb. 2.2** Evangelische Heilanstalt für Gemütskranke Tannenhof bei Lüttringhausen, historische Ansichtskarte, um 1930 (Sammlung Sabine Hohnholz)

Louis Leutz, ein Gastwirt und Metzgermeister aus Eberbach, kam im Juni 1919 in die Psychiatrische Klinik Heidelberg (zu seiner Biografie ▶ Kap. 4). Wie seine Einweisung verlief, hielt er einen Monat später in dem Gedicht »Aus meinem Erlebniss« für seine Familie fest: »O wie gerne möchte ich zu Euch fliehen In mein holdes, trautes, schönes, altes Heim bald wieder ziehen! Im stillem, inneren Herzen an Euch meine braven Lieben schon oft gedacht, Trotzdem aber hattet Ihr mich mit dem Auto hierher gebracht! Wurde hinein getragen in die Psychiatorische Klinik ganz fein, Dann hieß es ausgezogen, Hemd heraus und ins warme Bad hinein! Auch hinübergetragen in die unruhige Abteilung, das war famos, Ins Bett am Boden gelegt, einen Schlaftrunk dazu, und bald war ich in Abrahams Ruh.«[1]

Der häufige Widerstand von Männern und Frauen gegen die Einweisung in eine Anstalt war nicht nur in Angst vor der unbekannten Welt hinter der Anstaltspforte begründet, sondern auch im Wissen um die drastische Veränderung ihrer Lebenssituation. Schloss sich hinter den Eingewiesenen das Tor der Anstalt, war ihr Leben von den Entscheidungen und Urteilen der Ärzte, Richter und Vormünder abhängig. Zudem trugen sie von nun an die Last der Stigmatisierung als »Irre«.

Die Einweisung in eine Irren- oder Heil- und Pflegeanstalt war ein äußerst komplexer Vorgang. Sie stellte nicht nur den Beginn einer ärztlichen Behandlung dar, sondern war mit juristischen Vorgängen verbunden und dadurch erschwert, dass im

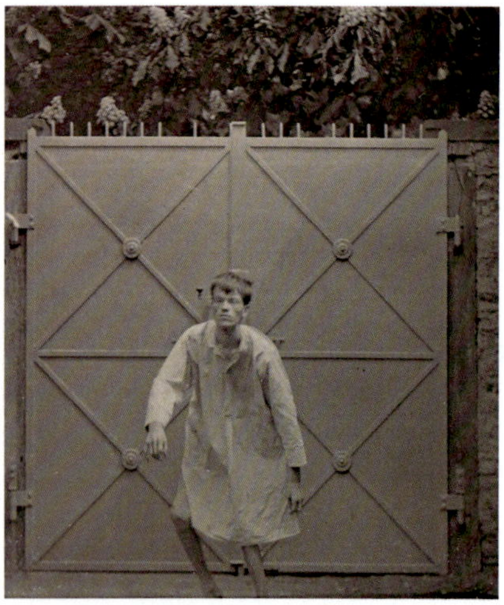

▶ **Abb. 2.3** Anstaltstor der Heil- und Pflegeanstalt Weilmünster
Fotosammlung Weilmünster, Album 1905–1914, Bd. 1, LWV Hessen Archiv (mit freundlicher Genehmigung)

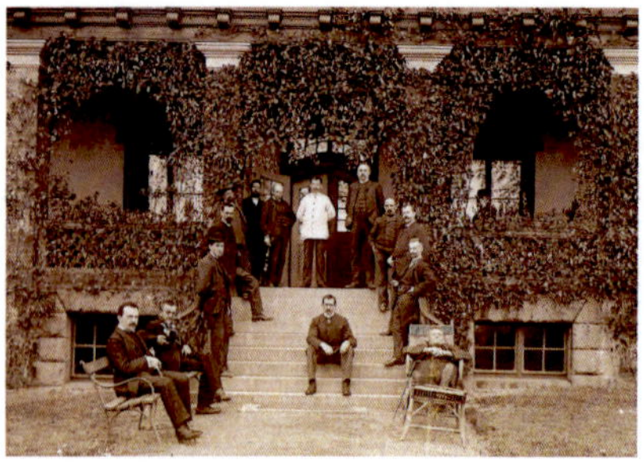

▶ **Abb. 2.4** Eingang zur Anstalt Dösen, undatiert
Stadtarchiv Leipzig, KHDö, Nr. 167 Bl. 4-3 (mit freundlicher Genehmigung)

Deutschen Reich kein eigenständiges Irrenrecht existierte. Verschiedene Gesetze, die die Angelegenheiten der für geistig krank erklärten Bürger regelten, waren vereinzelt im Strafrecht, in der Strafprozessordnung, im Zivilrecht, in der Zivilprozessordnung und im Verwaltungsrecht eingebunden.

Häufig kam der § 51 StGB für das Deutsche Reich zur Anwendung: »Eine strafbare Handlung ist nicht vorhanden, wenn der Thäter zur Zeit der Begehung der Handlung sich in einem Zustande von Bewusstlosigkeit oder krankhafter Störung der Geistesthätigkeit befand, durch welchen seine freie Willensbestimmung ausgeschlossen war.«

Eine juristisch korrekte Abwicklung des Aufnahmeverfahrens und der Regelung der Kostenübernahme erforderte oft die Einbindung mehrerer Instanzen.

Immer jedoch war das Zeugnis eines Arztes erforderlich, der eine Form geistiger Störung und die Notwendigkeit der Einweisung in eine Anstalt attestieren musste.[2] »Es ist hie[r]zu notwendig ein Zeugnis des Bezirksarztes, das den Zweck der Ausstellung, Zeit und Ort, das Untersuchungsergebnis, die Form der geistigen Störung und die Begründung der Anstaltsbedürftigkeit enthält. Liegt schon ein entsprechendes Zeugnis von Seiten eines anderen Arztes vor, so genügt es, wenn der behandelnde Arzt auf Grund persönlicher Untersuchung des Kranken dem Inhalte des Zeugnisses beitritt.«[3]

Doch nicht nur Familienangehörige oder Ärzte brachten die betroffenen Menschen in die Anstalten, sondern auch Ordnungskräfte überführten psychisch auffällige »Landstreicher«, Bettler oder Häftlinge in die Kliniken sowie Heil- und Pflegeanstalten. Dieses Einweisungsszenario beschreibt eine Zeichnung des Dekorationsmalers Albert Oberhof, die er ironisch mit »Ansichtskarte« betitelte (▶ Abb. 2.1). Er kam 1903 mit 37 Jahren in die evangelische Anstalt Tannenhof in Lüttringhausen Remscheid, die Heil- und Pflegeanstalt für Gemüts- und Geisteskranke der Rheinprovinz (▶ Abb. 2.2). Auf dünnem Karton zeichnete Oberhof eine Tür, den »Eingang zum Tannenhof«. Mit einem großen Aktenpaket unter dem Arm schreiten ein Hauptmann und zwei Polizisten in Begleitung eines Wachhundes auf das Anstaltstor zu.

Den Eingelieferten erwartete folgendes Aufnahmeverfahren, das über viele Jahre in den meisten Einrichtungen im Wesentlichen so ablief: In der Regel wurde jeder Neuangekommene gebadet und auf körperliche Krankheiten untersucht. Die abgelegte Kleidung inspizierte man auf Papiere und gefährliche Gegenstände. In den meisten Heil- und Pflegeanstalten wurde eine Besitzliste der mitgebrachten Kleider oder Utensilien wie Brille, Musikinstrumente etc. erstellt. Die Personalien des Kranken wurden in das Aufnahmebuch eingetragen und ein Krankenblatt angelegt. Ergänzend kamen eine Personenbeschreibung, die Schilderung der Umstände der Einlieferung und Notizen zur körperlichen Untersuchung (Anamnese) hinzu. Danach schloss sich die Bettbehandlung im Wachsaal an (▶ Kap. 3). Dabei wurde eine Separierung der unruhigen »frischen Fälle« von den anderen Kranken angestrebt, um ungestört erste Eindrücke von dem Aufgenommenen zu erhalten und die Ruhe der anderen Patienten nicht zu stören. Nicht selten erfolgte die Einweisung aufgrund heftiger Proteste seitens der Einzuweisenden gewaltsam. Durch die Gabe von Sedativa wie z. B. Hyoscin-Injektionen (Scopolamin) und/oder das Anlegen einer Zwangsjacke (▶ Kap. 3, Fahnert) versuchte man, den Widerstand gegen die Einweisung zu brechen. Doch der Schock konnte auch lähmen, so wie es z. B. von Hedwig Wilms (▶ Kap. 5) überliefert ist, die bei ihrer Aufnahme in der Anstalt Buch in Berlin nicht sprechen konnte und sich willenlos auf die Station führen ließ.

In diesem Kapitel werden fünf Werke vorgestellt, in denen die Autoren ausführlich und detailliert über das traumatische Erlebnis ihrer Einweisung berichten. Ihre Erzählungen und Bewertungen ähneln sich: Professoren, Doktoren und Gesetzeshüter sind Heuchler, Sadisten und Verbrecher. Alle sind von der Unrechtmäßigkeit ihrer Einweisung überzeugt und dem Vertrauensbruch erschüttert. Umso wichtiger war es für sie, den Ablauf ihrer Einweisung detailliert aus ihrer Sicht zu schildern. So wählten Friedrich Leonhard Fent, Gustav Sievers, Peter Mikolajewski, August Johann Klose und Alfons Frenkl das narrative Potenzial von Bildergeschichten.[4]

Friedrich Leonhard Fent

(Kempten 3.8.1867–19.6.1927 Anstalt Bremen-Ellen)
Malermeister, Musterzeichner
Anstalt: St. Jürgen Asyl Bremen-Ellen 1908–1927
Diagnosen: hysterische Gefängnispsychose, Schizophrenie

Bildergeschichte einer Einweisung in vier Szenen

»Wer naht noch zu so später Stunde?«, fragte sich am Abend des 9. Februar 1908 der verwitwete Malermeister Friedrich Leonhard Fent. In seiner moritatenhaft und detailreich angelegten vierteiligen Bildergeschichte (▶ Tafel 2.1–2.4) beschreibt er, wie er an jenem Sonntagabend von der Polizei zu Hause abgeholt und dem Untersuchungsrichter vorgeführt wurde. In der Gerichtsverhandlung thematisierte Fent nicht das ihm vorgeworfene Sittlichkeitsdelikt an seiner Stieftochter Käthi, sondern lediglich, dass seine Stieftöchter (Käthi und Anna) nicht gegen ihn aussagen müssten. Er kam ins Gefängnis und von dort wegen einer »hysterischen Gefängnispsychose« in die Nervenheilanstalt St. Jürgen-Asyl in Bremen-Ellen. Dass ihm im Zuchthaus der »Verstand aussetzte«, versucht er in seiner Darstellung mit der dortigen Beschäftigung zu erklären: »Nicht schön ists, Peitschenschnur zu drehen, Hartes Rohr sich abzuputzen denn: der Verstand bleibt dabei stehen – Sehe dabei keinen Nutzen.«

In der letzten Szene seiner autobiographischen Geschichte liegt Fent in einem Bett des »Jürgen-Asyls« und steht unter Einfluss von »Hypnose–Auto–Suggestion« und »Elektrotechnik«.

In seinem 1909 in der Anstalt geschriebenen Lebenslauf schildert Fent ausführlich seine Lebensstationen. Nach seiner Malerlehre ging er in die »Fremde«. Seine Wanderschaft führte ihn vom Allgäu bis in die Schweiz, nach Westpreußen über Berlin und wieder zurück nach Bremen. 1900 heiratete er eine Witwe mit vier Kindern, mit der er noch drei weitere bekam. Bei der Geburt des vierten Kindes starb seine Frau. Kurz zuvor war Fent von einer Leiter gestürzt, arbeitsunfähig geworden und deshalb auf »Unfallrente von monatl. 16 M. 50 Pf. – sowie infolge der Unglücksfälle auf ›etwas‹ Armenwesen – Zuschuss oder resp. Vorschuss angewiesen.« Fent glaubte, dass er von der Staatsanwaltschaft aufgrund dieser finanziellen Unterstützung verfolgt wurde und konstruierte daraus eine unrechtmäßige Festnahme: »Daraufhin wurde unzweifelhaft das künstliche Sittlichkeitsdelikt verfertigt, welches meine am 9. Febr. 08. erfolgte Verhaftung rechtfertigen sollte!«

Im Nachtrag zu seinem Lebenslauf zieht Fent folgendes Fazit: »Also: Es war nur darauf abgesehen, einen Vorwand zu finden – das städtische Armenwesen zu entlasten, um die Kosten den stärkeren Schultern der Staatskasse aufzuladen. und um solche Armenpfleger=Politik soll ich nun ›unschuldig‹ vor die Alternative gestellt werden: Zuchthaus oder Irrenhaus? Gibt es keine andere bessere Rechts-Pflege als nur: Nach unschuldig verbüßter Straf-Zeit sein ›Recht‹ weiter zu suchen? Was nutzt eine § 408 mir Unterzeichnetem?«[5]

Fent könnte mit diesem Paragrafen auf die Strafprozessordnung anspielen, die einem Richter die Möglichkeit gibt, vom Erlass eines Strafbefehls abzusehen. Denn in seiner vierteiligen Bildergeschichte beantragt er seinen Freispruch und betont seine Unschuld. Knapp ein Jahr nach seiner Verhaftung machte Fent sein Schicksal aktenkundig: Laut Krankenakteneintrag übergab er am 15. Januar 1909 dem Arzt eine von ihm gezeichnete Bilderserie: »›Zu Hause, Untersuchung u. Verhandlung, Gefängnis, Jetzt‹. Die Zeichnungen sind für das Museum der Psych. Klinik Heidelberg entnommen.«

Diese Arztnotiz spricht dafür, dass nach Kraepelins Fortgang und bereits eine Dekade vor Prinzhorns Ankunft in Heidelberg dort ein Museum geplant war und dies vermutlich in Psychiaterkreisen, sicherlich jedoch bei den Ärzten in Bremen-Ellen, bekannt war.

Zu Fents Moralverständnis und Anstaltskritik s. auch ▶ Kap. 8 und ▶ Kap. 9.

Inv.Nr. 745 recto

I. Fent wird von der Polizei zu Hause abgeholt

»Wer naht noch zu so später Stunde?
Nehm' ich die Pfeife deshalb aus dem Munde?
Käthi & Anna ist es nicht
Verdammt! Ein Polizeigesicht!
(Sonntag 9. Febr. 08)
Hier: da wohnt Herr Fent?
Der uns gleich begleiten soll
Die Kinder können so lang hien
Nach der holden Nachbarin!«

Inv.Nr. 746 recto

II. Fent vor dem Untersuchungsrichter und bei der Gerichtsverhandlung

»Vor dem Untersuchungsrichter!
›Wär es nicht besser – zu gestehen?‹
›Nein – Unsinn!‹
(Dann auf ›Wiedersehen!‹)
Wo – Wann – ???
Ein Richter
Staatsanwalt
charakterlos
Ihr braucht nicht gegen
Euren Stiefvater
auszusagen!
kommt vorerst nicht in Frage
Ich nehme die
Strafe nicht an!
Beantrage
Freisprechung
Rechtsanwalt«

▶ **Tafel 2.1 Bildergeschichte einer Einweisung**, um 1909
Feder auf Seidenpapier, mit Papier hinterlegt
(I) **Fent wird von der Polizei abgeführt**
11,9 × 16,6 cm
Inv.Nr. 745 recto (© Sammlung Prinzhorn)

▶ **Tafel 2.2 (II) »Vor dem Untersuchungsrichter!«**
12,2 × 16,9 cm
Inv.Nr. 746 recto (© Sammlung Prinzhorn)

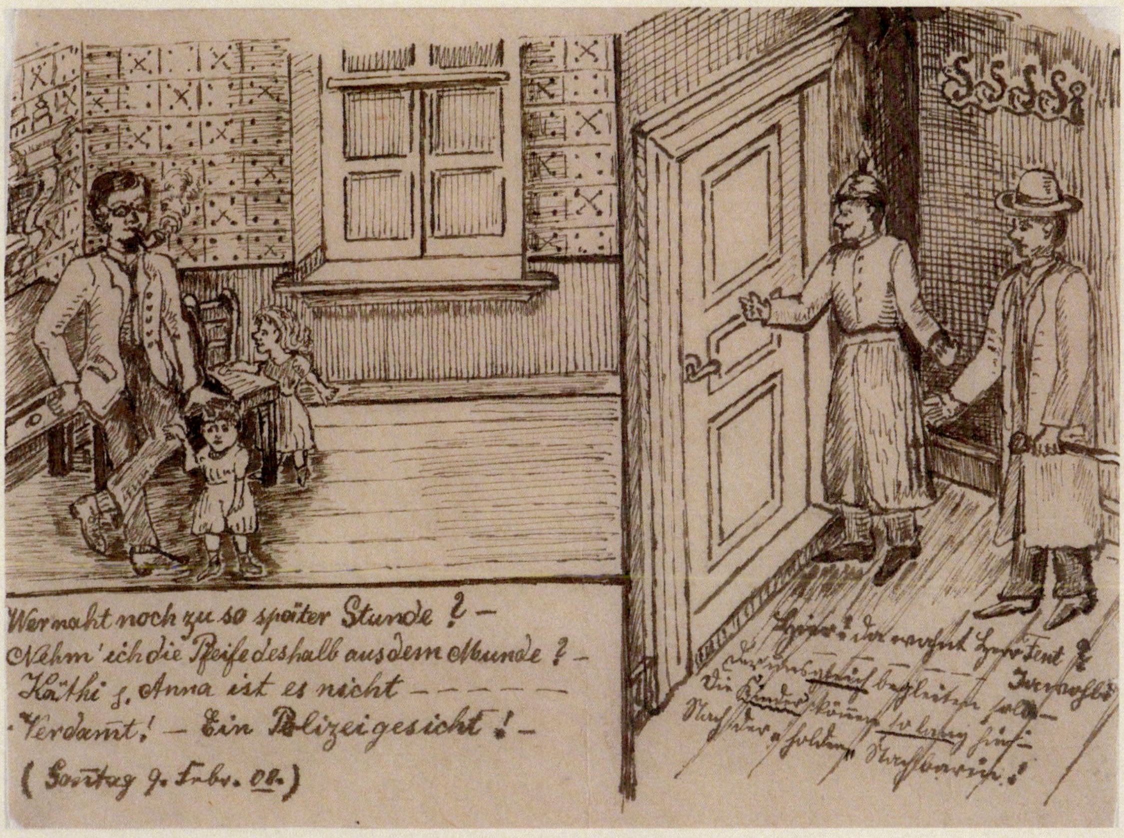

▶ **Tafel 2.1**

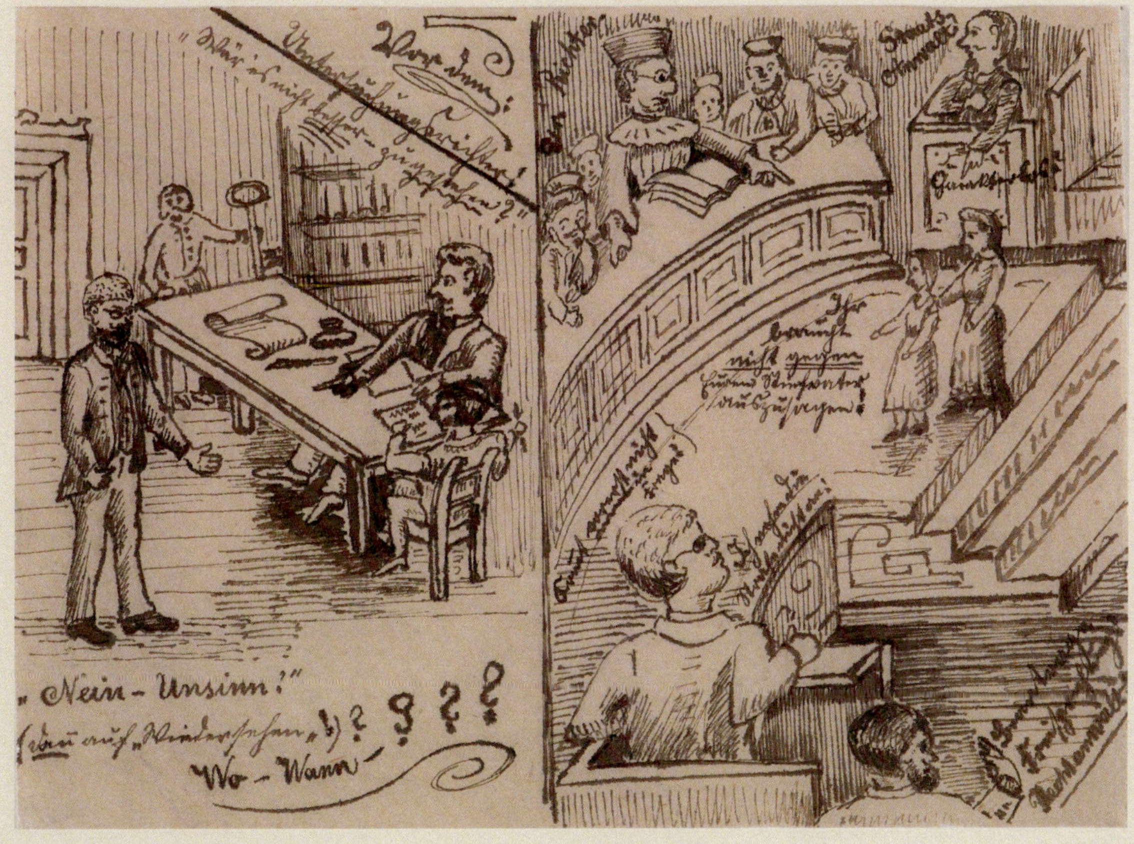

▶ **Tafel 2.2**

Inv.Nr. 747 recto

III. Fent in seiner Gefängniszelle, mit einem »Seelenspiegel« an der Wand

»Nicht schön ists, Peitschenschnur zu drehen
Hartes Rohr sich abzuputzen
denn: der Verstand bleibt dabei stehen –
Sehe dabei keinen Nutzen.
Will man das Ding beim Namen nennen,
Man lernt da nicht »sich selbst erkennen!«
Da denk ich all der Lieben mein
Daheim im stillen Kämmerlein.
Rasch nach der Nervenheil-Anstalt!
Denn–:
Hier wird man gewiß
nicht alt!«

Inv.Nr. 748 recto

IV. Fent in der Nervenheilanstalt »Jürgen-Asyl«

Fent liegt im Bett in der Bremer Nervenheilanstalt *»Jürgen-Asyl«*. Er wird heimlich durch die Zimmerdecke beobachtet von *»Dr. Allwissend«*, *»Prof. Rönthken«*, und *»Tante Elektra«* und steht unter Einfluss von *»Hypnose – Auto– Suggestion«* und *»Elektrotechnik!!!«*. Gedanken und Fragen schweben im Raum wie *»Wahnsinn????? oder Nein-Unsinn!!!« »Willst du gestehen?«*
Über der Zellentür steht *»Fortuna«* und fragt *»Liebst du mich – so sag es mir!!! Am Ostertor Bring ich dich vorbei?«* Darunter steht ein Wärter an der Zellentür und kündigt an: *»Der Herr Direktor kommt!!!«* Unter Fents Bett befindet sich ein Nachttopf mit dem Hinweis *»Alkoholfrei«*. Das ist wohl eine Anspielung auf den Anstaltsdirektor Anton Delbrück, der Anhänger der Abstinenzbewegung war.

► **Tafel 2.3 (III) In der Gefängniszelle**
12,1 × 16,9 cm
Inv.Nr. 747 recto (© Sammlung Prinzhorn)

► **Tafel 2.4 (IV) »Jürgen-Asyl« [In der Nervenheilanstalt]**
12,1 × 17,1 cm
Inv.Nr. 748 recto (© Sammlung Prinzhorn)

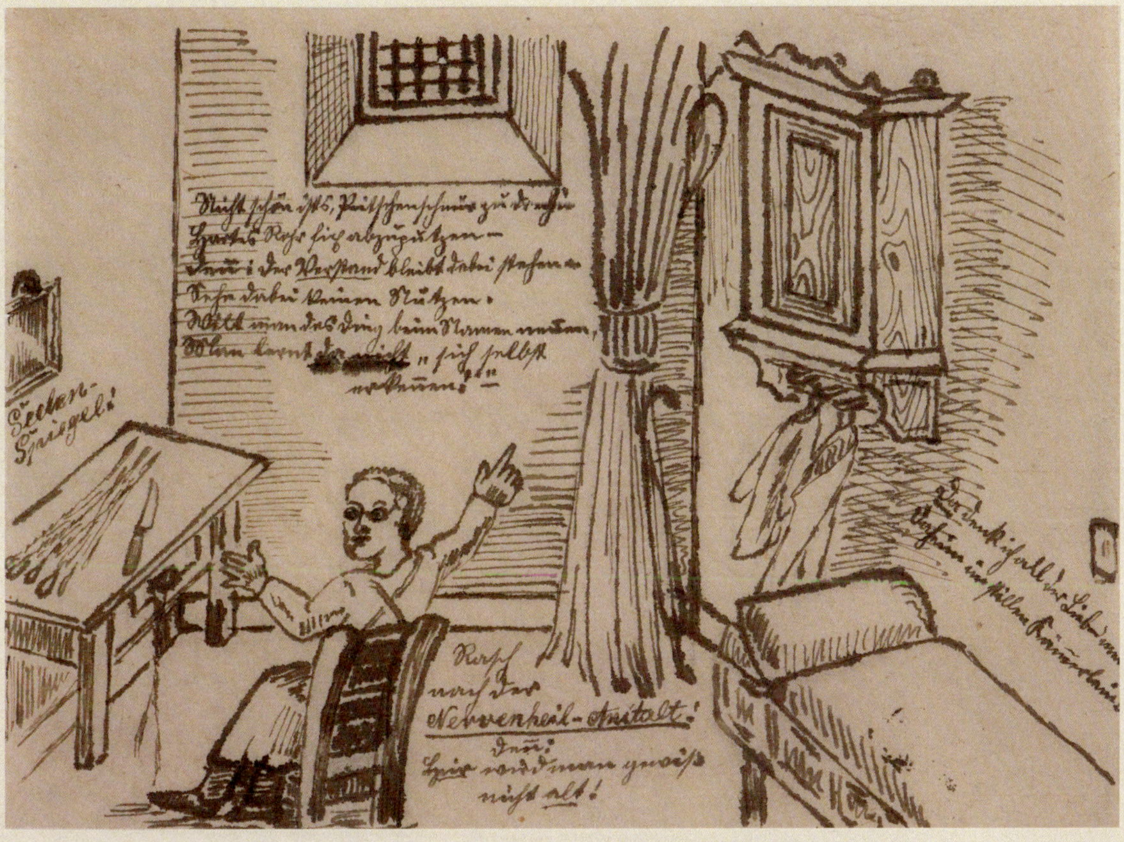

▶ Tafel 2.3

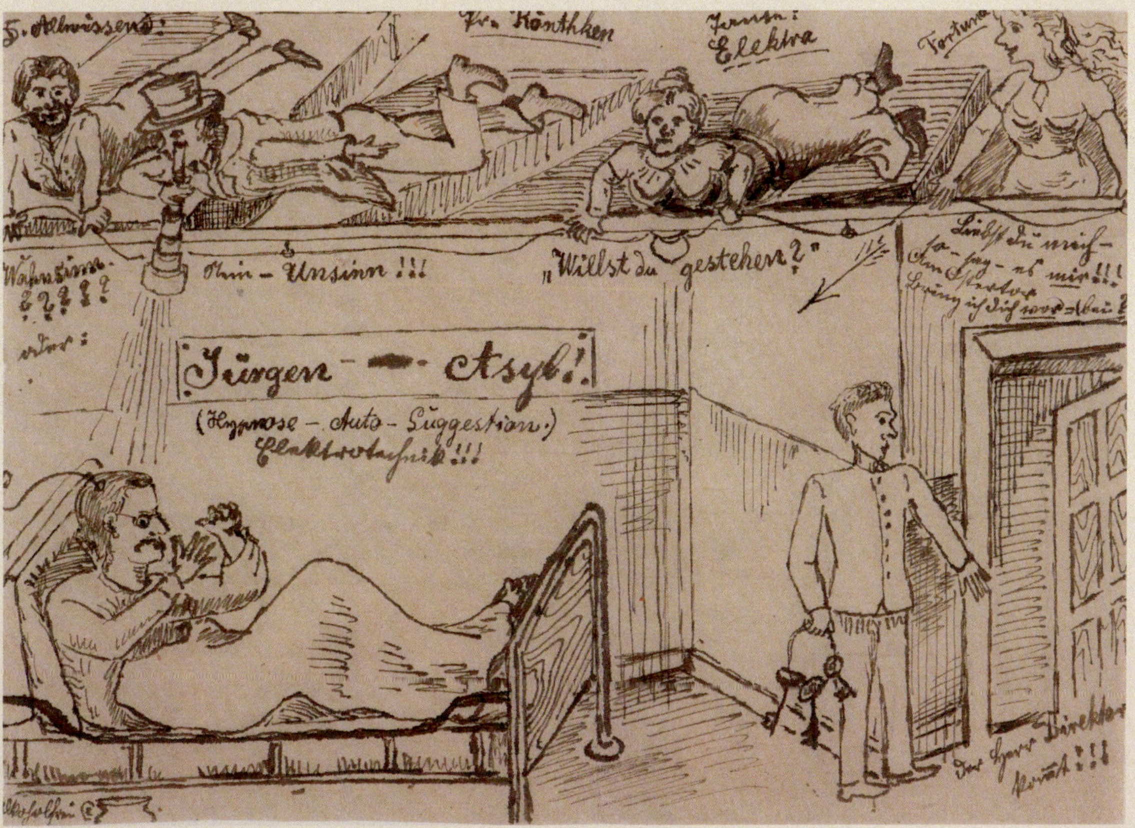

▶ Tafel 2.4

Johann Wilhelm Gustav Sievers

(Almstedt 13.11.1865–16.6.1941 NS-Tötungsanstalt Hadamar)
Weber
Anstalten: Anstalt Lengerich1900–1903,
Anstalt Lüneburg 1903–1909, 1934–1939,
Verwahrungshaus Göttingen 1909–1934,
Anstalt Göttingen 1934, Anstalt Herborn 1939–1941,
NS-Tötungsanstalt Hadamar 1941
Diagnosen: Paranoia, Schizophrenie, Dementia praecox

»Wer bettelt kommt gleich ins Verwahr«

In der Sammlung Prinzhorn sind rund 40 Werke von Gustav Sievers aus dem Zeitraum 1903 bis 1919 erhalten, unter anderem 24 – teilweise mit Seriennummern versehene – Bildergeschichten, die er zunächst nur mit Bleistift zeichnete und später zum Teil mit Deckfarben ausmalte. Anregung für seine illustrierten Erzählungen waren die seinerzeit beliebten Münchner oder Neuruppiner Bilderbogen. Die in *Bildnerei der Geisteskranken* abgebildete Bildgeschichte, von Sievers mit dem Vermerk »Ruppiner Bilderbogen«[6] untertitelt, zeige, so Prinzhorn, dass dieser »gefährliche Verbrecher« zu »echtem Humor und fast geistreichem Witz fähig«[7] sei.

Die Bilderzählung »En Ort Schulze« (► Tafel 2.5) beschreibt die Umstände der Einlieferung von Sievers in das 1909 neu erbaute Göttinger »Verwahrungshaus für unsoziale Geisteskranke«, in das er nach 9 Jahren Anstaltsaufenthalt aufgrund besonderen Sicherheitsbedarfs überwiesen worden war. Wegen wiederholten Entweichens hatte man Sievers in Lengerich auf der Wachstation dauernd im Bett gehalten[8], in Lüneburg war er gewalttätig geworden, hatte Ärzte und Wärter bedroht und ein Attentat auf den Direktor Otto Snell (1859–1939)[9] geplant.

Vor seiner ersten Einweisung im Jahr 1900 hatte der Weber und Erfinder des »Fallschützenwebstuhls« 7 Jahre in Amerika gelebt. Nach seiner Rückkehr, dem Scheitern seiner Ehe und einem Suizidversuch war er auf Wanderschaft gegangen und wegen Bettelns und Beamtenbeleidigung verhaftet worden (► Kap. 1).

In dieser prekären Lebenssituation setzt die Erzählung von Sievers ein, die in 16 Stationen sein Vagabundendasein und Anstaltsschicksal beschreibt. In Wort und Bild schildert er, wie er als Landstreicher von einem Polizisten aufgegriffen wurde und dieser ihm sofort unterstellte: »Sie haben sicher hier gebettelt und gar wohl noch dabei gezettelt. Sie gehen gleich mit mir ins Verwahr und hören was der Schulze sagt.«

Gemeint ist der Direktor des Göttinger Verwahrungshauses Ernst Schultze (1865–1938)[10]. In der Bildgeschichte von Sievers fährt just im Moment der Verhaftung eine Kutsche vorbei: »und drinnen sitzt der Schulze von unserm neu'n Verwahrungshaus«. Die Kutsche thematisiert möglicherweise die Ankunft des neu eingesetzten Direktors, der von 1912 bis 1915 die Leitung der Institution innehatte (das undatierte Blatt muss aufgrund der Erwähnung von Schultze in diesem Zeitraum entstanden sein). Und so gelangt der Delinquent »gleich per Equipage mit Schulzen rinn in das Vergnügen.«

► **Tafel 2.5** **»En Ort Schulze.«**, 1912–1915
Bleistift, Aquarellfarben, Feder auf Schreibpapier
28 × 36,4 cm
Inv.Nr. 5 (© Sammlung Prinzhorn)

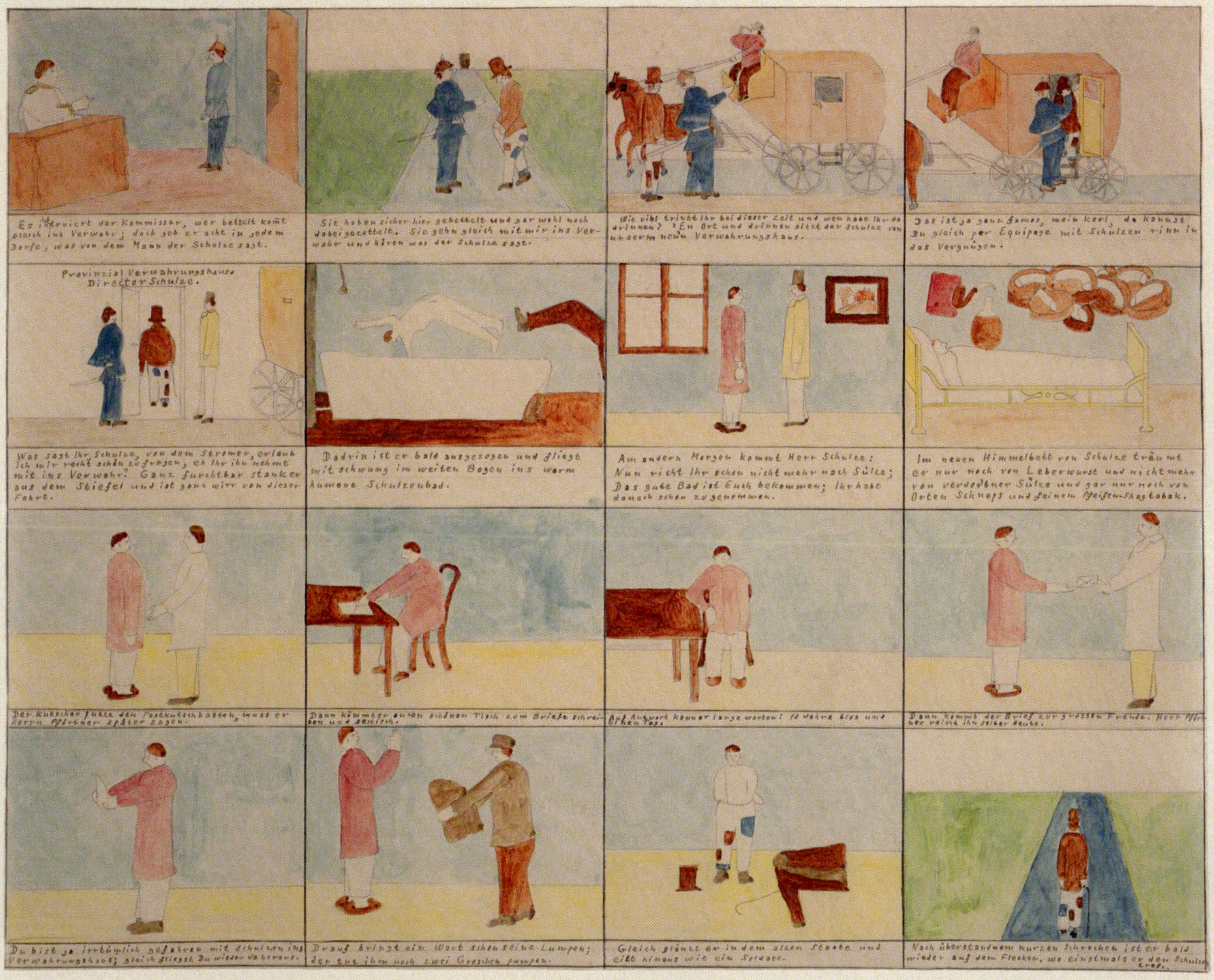

▶ **Tafel 2.5**

Inv.Nr. 5

»Es instruiert der Kommissar, wer bettelt kommt gleich ins Verwahr; doch geb er acht in jedem Dorfe, was von dem Mann der Schulze sagt.

Sie haben sicher hier gebettelt und gar wohl noch dabei gezettelt. Sie gehn gleich mit mir ins Verwahr und hören was der Schulze sagt.

Wie viel trinkt Ihr bei dieser Zeit und wen habt Ihr da drinnen? En Ort und drinnen sitzt der Schulze von unserm neu'n Verwahrungshaus.

Das ist ja ganz famos, mein Kerl, da kannst Du gleich per Equipage mit Schulzen rinn in das Vergnügen.

Was sagt Ihr Schulze, von dem Stromer, erlaub ich mir recht schön zu fragen, eh Ihr ihn nehmt mit ins Verwahr? Ganz furchtbar stank er aus dem Stiefel und ist ganz wirr von dieser Fahrt.

Da drin ist er bald ausgezogen und fliegt mit schwung im weiten Bogen ins warm humane Schulzenbad.

Am andern Morgen kommt Herr Schulze: Nun richt Ihr schon nicht mehr nach Sülze; Das gute Bad ist Euch bekommen; Ihr habt danach schon zugenommen.

Im neuen Himmelbett von Schulze träumt er nur noch von Leberwurst und nicht mehr von verdorbner Sülze und gar nur noch von Orten Schnaps und feinem Pfeifen-Shagtabak.

Der Kutscher putzt den Postkutschkasten, muss er Herrn Pförtner später sagen.

Dann kömmt er an 'nen schönen Tisch zum Briefe schreiben und gewisch.

Auf Antwort kann er lange warten: 10 Jahre blos und einen Tag.

Dann kommt der Brief zur grossen Freude. Herr Pförtner reicht ihn selber Heute.

Du bist ja irrtümlich gefahren mit Schulzen ins Verwahrungshaus; gleich fliegst Du wieder da heraus.

Drauf bringt ein Wart schon seine Lumpen; der tut ihm noch zwei Groschen pumpen.

Gleich glänzt er in dem alten Staate und eilt hinaus wie ein Soldate.

Nach überstandnem kurzen Schrecken ist er bald wieder auf dem Flecken, wo einstmals er den Schulzen traf.«

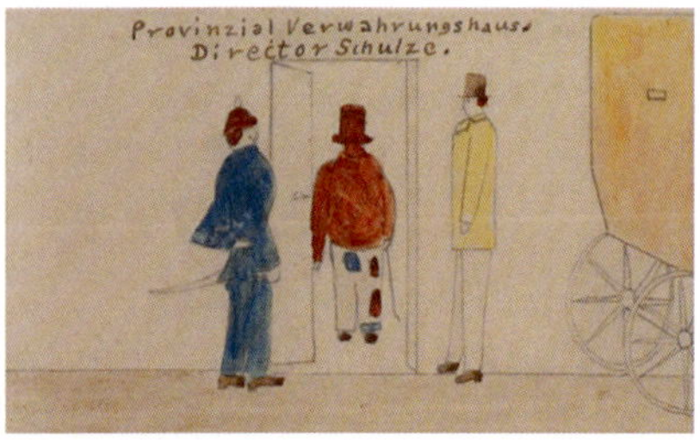

► **Abb. 2.5** Detail aus »**En Ort Schulze.**«, polizeiliche Einlieferung ins Göttinger Verwahrungshaus, 1912–1915
Bleistift, Aquarellfarben, Feder auf Papier
Inv.Nr. 5 (© Sammlung Prinzhorn)

Im »Provinzial Verwahrungshaus. Director Schulze« angekommen (► Abb. 2.5) wird der Neuankömmling sofort gebadet: »Da drin ist er bald ausgezogen und fliegt mit Schwung im weiten Bogen ins warm humane Schulzenbad.« (► Abb. 3.1)

Das entsprechende Bild zeigt, wie Sievers durch einen derben Fußtritt kopfüber in eine überdimensionierte Badewanne gestoßen wird. Laut Krankenakte war er in Lüneburg über 3 Jahre in einer Isolierzelle gewesen und täglich ins Bad gekommen.[11] Auch im Göttinger Verwahrungshaus waren Isolation und Dauerbad übliche Behandlungsmethoden. Die drastische Darstellung von Sievers unterstreicht den Zwangscharakter der Behandlung, sein Kommentar zum »warm humanen Schulzenbad« ist ironisch. Nur der Direktor betrachtet diese Heilmethode als human. Ihn lässt Sievers gleich am anderen Morgen feststellen: »Das gute Bad ist Euch bekommen, Ihr habt danach schon zugenommen.«

Die als Sicherung gegen Fluchtversuche zwangsweise eingesetzte Bettbehandlung kommentierte Sievers ebenso sarkastisch: »im neuen Himmelbett von Schulze«.

Mit »Himmelbett« könnte Sievers auch auf eine euphemistische Bezeichnung für eine gepolsterte Tobzelle anspielen (► Kap. 3, Einführung). Bereits in Lengerich hatte er sich in einem Brief an seinen Bruder »über die lange hiesige Bettbehandlung & die übrigen Massregeln«[12] beklagt. Im weiteren Verlauf der Geschichte erzählt Sievers, wie er immer wieder Briefe schreibt und lange auf Antwort warten muss (► Kap. 5). Sievers war davon überzeugt, dass er irrtümlich anstelle eines Mörders interniert war, und forderte seine Freilassung.

In der Bildgeschichte kommt dann nach 10 Jahren endlich die rettende Antwort. Es stellt sich heraus, dass der Protagonist nur »irrtümlich gefahren mit Schulzen ins Verwahrungshaus« – er wird entlassen und macht sich als Vagabund in seinen alten Lumpen »wieder auf den Flecken, wo einstmals er den Schulzen traf«. Sievers wirkliches Schicksal deckt sich nicht mit seiner Bildgeschichte. Nach insgesamt 34 Anstaltsjahren wurde er nach Lüneburg zurückverlegt und weitere 5 Jahre später, 1939, als »Endzustand« nach Herborn überwiesen. Am 16. Juni 1941 ermordeten nationalsozialistische Ärzte den 76-Jährigen in der Tötungsanstalt Hadamar.

Peter Mikolajewski

(Jarotschin [heute Jarocin, Polen] 18.4.1885–?
bis 1914 in der Anstalt Wiesloch nachweisbar)
Handwerksbursche, Kutscher, Metzgergeselle
Anstalten und Klinik: Anstalt Alzey 1914, Psychiatrische Universitätsklinik Heidelberg 1914, **Anstalt Wiesloch** 1914
Diagnosen: imbeciler Psychopath, Debilität wegen Alkoholmissbrauch

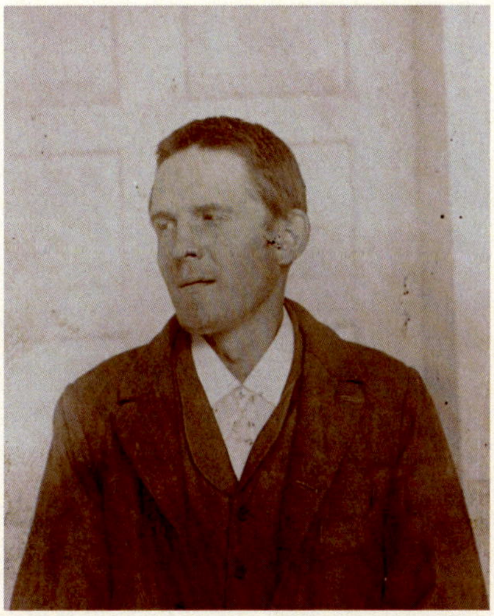

▶ Peter Mikolajewski, 1914
Foto: Krankenakte Anstalt Alzey, Landesarchiv Speyer, Bestand O 41, Nr. 493 (mit freundlicher Genehmigung)

»Abwart v. Mannheim nach Heitelberg in die Örre Anstalt 1914«

Der im ostpreußischen Posen geborene Peter Mikolajewski hatte in seiner Kindheit, »viel Grangcheiten durchgemacht«[13]. Aufgrund der zerrütteten Familienverhältnisse kam er 1892 als 7-Jähriger in die Erziehungsanstalt Konradshammer bei Danzig [heute Gdansk-Przymorze/Polen], wo er bis 1903 lebte. Seit seinem 18. Lebensjahr schlug er sich ohne Wohnsitz mit Handlangertätigkeiten durch. Als Kutscher, Handwerksbursche, Metzgergeselle, Kartoffelhacker, Obstaufpasser und Erntehelfer war er rund 11 Jahre lang im deutschen Reichsgebiet und in Frankreich unterwegs und wurde wegen Landstreicherei und Bettelei von den Behörden verfolgt. Laut selbstverfasstem Lebenslauf will er anderthalb Jahre bei der Fremdenlegion in Tunis zugebracht haben. Seine Wanderschaft zwischen Elsass und Baden von 1911 bis 1914 schilderte er in einem illustrierten Lebensrückblick. In einer zeichnerisch einfachen, jedoch mit zahlreichen Details liebevoll ausgeschmückten Bildergeschichte kommentierte er in lautmalerischer Orthografie seine Reisestationen (▶ Tafel 2.6). Im »Schwarz-Walt« 1911; in »Baten«, am 12. Mai 1911, seine Überfahrt »über den Reihn von Baten nach Elsaß am 3. April 1911 Abends«. Aus dem Elsass reiste er zurück nach Bühl, dann nach Lörrach, danach arbeitete er in Zell als Pferdehändler und als Holzhacker in Baden-Baden.

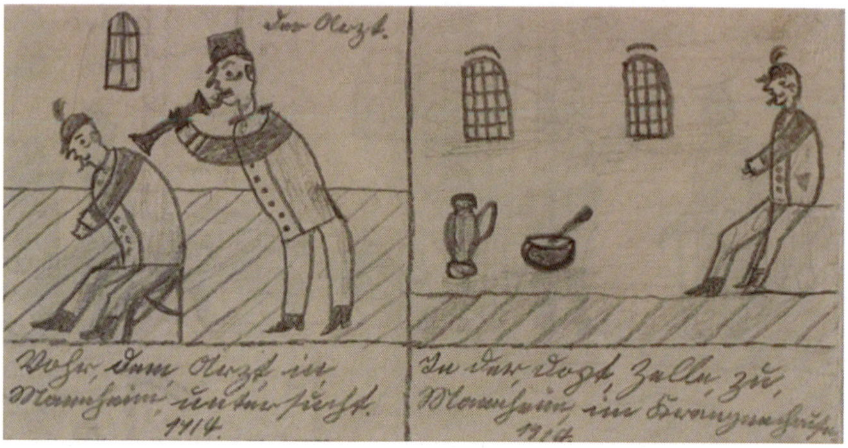

▶ **Abb. 2.6**

▶ **Abb. 2.6 »Der Arzt. Vohr, dem, Arzt, in, Mannheim untersucht. 1914.« »In der Dopt, Zelle, [=Tobzelle] zu Mannheim, in Krangenhause 1914«**, Detail aus Inv. Nr. 635 (© Sammlung Prinzhorn)

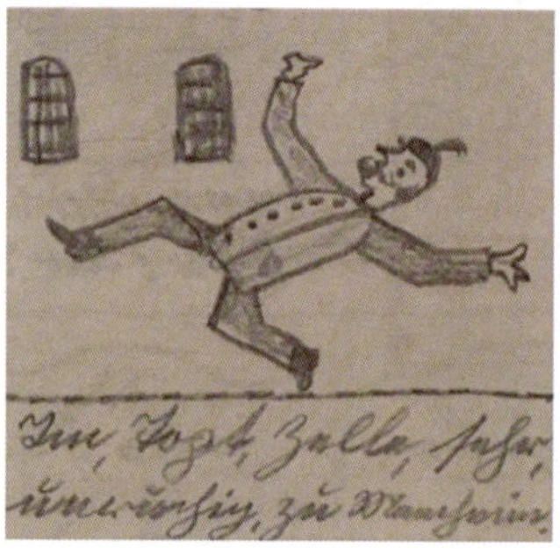

▶ **Abb. 2.7**

▶ **Abb. 2.7 »Im Topt. Zelle, [=Tobzelle] sehr unruhig, zu Mannheim«**, Detail aus Inv. Nr. 635 (© Sammlung Prinzhorn)

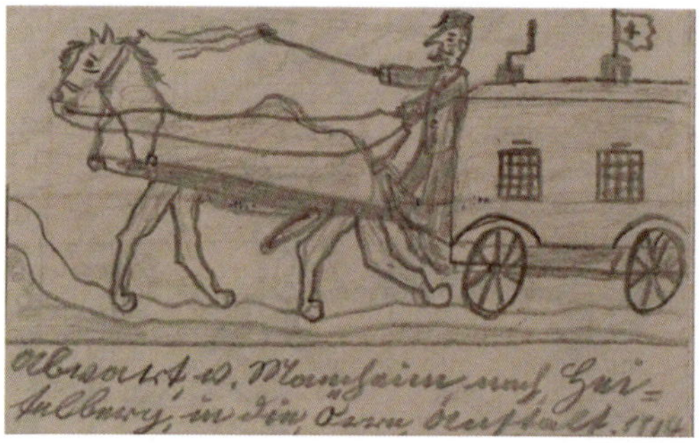

▶ **Abb. 2.8**

▶ **Abb. 2.8 »Abwart, v. Mannheim nach, Heitelberg, in die, Örre, Anstalt. 1914«** Detail aus: Inv.Nr. 635 (© Sammlung Prinzhorn)

▶ **Tafel 2.6 »Das ist mein Lebenslauf von Batischem Ländschen. Vom, Wandern, Tuhn, und Lassen. 1911. und 1914. ich Mikolajewski«**, 1914
Bleistift auf Papier
32,8 × 41,7 cm
Inv.Nr. 635 recto (© Sammlung Prinzhorn)

Nach einem einmonatigen Aufenthalt im Mai bis Juni 1914 in der Anstalt Alzey wurde Mikolajewski als »verriegter« Mann von der Polizei in Mannheim verhaftet und vom Arzt untersucht. Im Mannheimer Krankenhaus bekam er »heiße Sprizen« und war in der »Topt Zelle« sehr unruhig (▶ Abb. 2.6–2.7). Die ihn ergreifende Unruhe stellte Mikojalewski in seiner biografischen Bildergeschichte deutlich dar: Unter der Dusche versucht er, mit gespreizten Beinen und ausgebreiteten Armen dem heißen Wasser zu entkommen, in der Tobzelle fällt er mit ausholender Geste rücklings zu Boden (▶ Abb. 2.7). Vor seiner Verlegung in die Psychiatrische Klinik in Heidelberg wird er vom untersuchenden Arzt gehänselt: »Der Arzt tuth utzen mir«. Mit einer vergitterten Pferdekutsche stellt Mikojalewski seine Abfahrt von Mannheim nach Heidelberg in die »Örre Anstalt« dar (▶ Abb. 2.8).

In seinem »Lebenslauf von mir selber« schilderte Mikolajewski schließlich seine Überführung von Heidelberg nach Wiesloch. Dort wurde er als »Imbeciler Psychopath« diagnostiziert. Er beklagte sich über die »Miesbechandlung« seitens der Wieslocher Ärzte und Beamten und fühlte sich als »Preuße« gegenüber badischen Insassen diskriminiert. 1914 schrieb er: »an meine Mallerei sollen die Herren, Arzten, jets, sehen, das, ich, nicht, verriegt, bin.«

Seine mit vielen Details wie Ort, Datum und Tageszeit akribisch dokumentierende comicstripartige Bildergeschichte sollte also als Beweis dienen für seine geistige Zurechnungsfähigkeit und ungerechtfertigte Einweisung. Dies zeigte jedoch nur kurzfristig Wirkung: Am 20. Juni 1914 entlassen, wurde Mikojalewski im Oktober desselben Jahres erneut in Wiesloch eingeliefert. Über seinen weiteren Verbleib in der Anstalt ist nichts bekannt.[14]

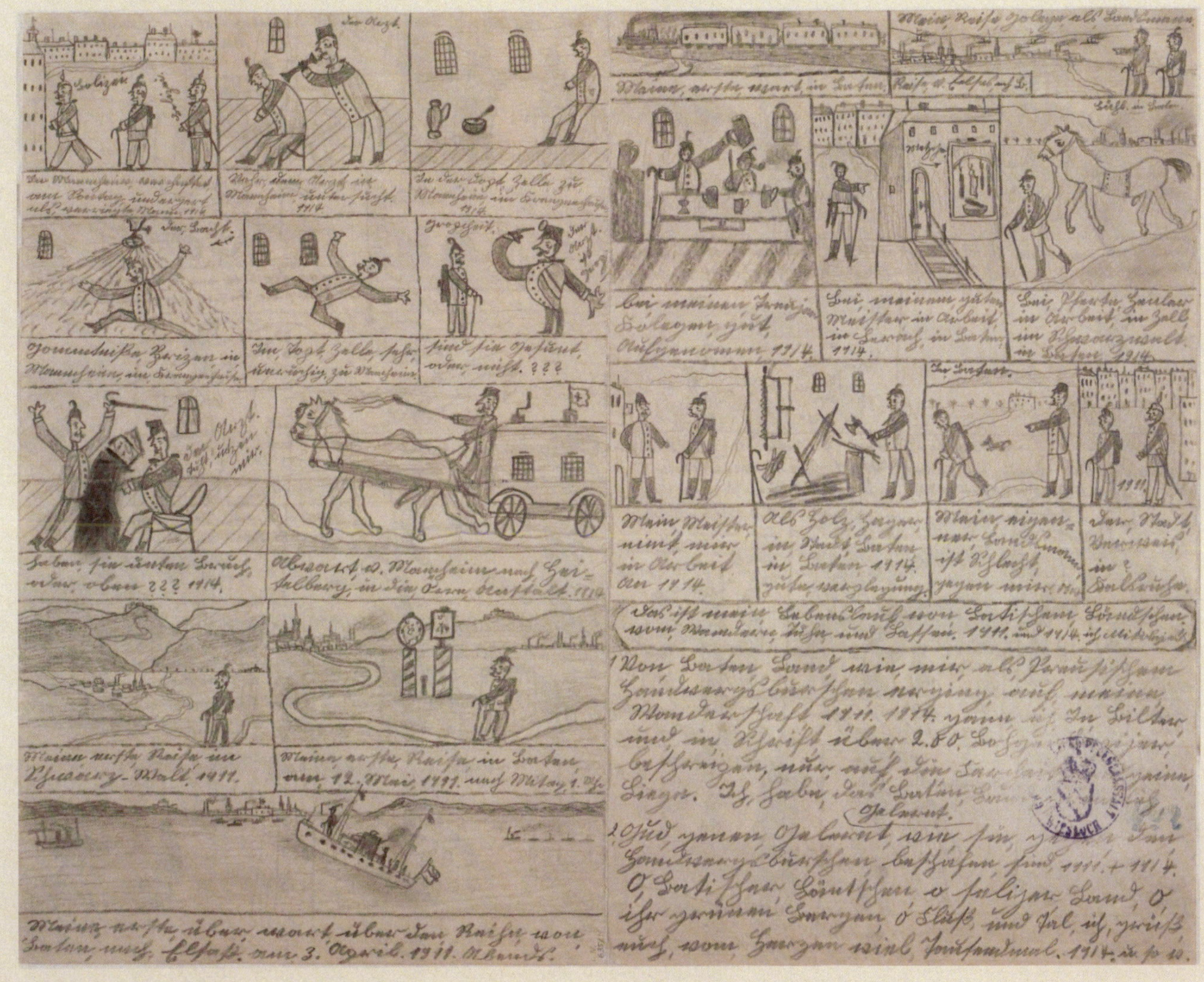

▶ **Tafel 2.6**

August Johann Klose

(Würben bei Schweidnitz 16.6.1862–3.4.1931 Anstalt Hubertusburg Wermsdorf)
Maschinenschlosser, Lokomotivführer
Klinik und Anstalten: Psychiatrische und Nervenklinik der Universität Leipzig 1903–1904, Anstalt Leipzig Dösen 1904, **Anstalt Hubertusburg Wermsdorf** 1904–1931
Diagnose: Paranoia querulans

»August Klose Vol kaput Gemacht.«

Der Maschinenschlosser Klose arbeitete nach einer Fußverletzung als Lokomotivführer bei einer Privatbahn in Meiderich. Nach seiner Entlassung, die er als Racheakt und persönliche Kränkung empfand, lebte er in Leipzig hauptsächlich von der Armenpflege. Seit 1901 machte Klose zahlreiche vergebliche Eingaben bei Behörden für den Erhalt einer Unfallrente. Als er den Kaiser vor Anarchisten schützen und ihm vorgestellt werden wollte, um seine Rente zu erhalten, wies man ihn 1903 in die psychiatrische Klinik Leipzig ein. Dort vergrub er (undokumentiert gebliebene) Werke im Garten, um sie vor dem Klinikleiter Prof. Flechsig zu schützen. (zu Flechsig s. auch ▶ Kap. 3, Einleitung) Im März 1904 wurde Klose nach Dösen überführt, im November nach Hubertusburg, wo er mit der Diagnose »Paranoia querulans« bis zu seinem Tod 1931 blieb.

In Hubertusburg, einem ehemaligen sächsischen Jagdschloss, das als Heil- und Pflegeanstalt genutzt wurde, verfasste Klose 1918 seine Lebens- und Anstaltsgeschichte. In zwei aus Kriegsbroschüren collagierten, von ihm illustrierten Heften taucht immer wieder ein mit roter Tinte gezeichneter Hirsch auf, vermutlich inspiriert von der Umgebung im Jagdschloss. Klose verwendete in seinem Lebensbericht neben roter Tinte auch Goldbronze, um besondere Akzente zu setzen.

Am 8. April 1918 berichtete er von seiner ersten Einweisung in die Leipziger Anstalt 1903: »Eidlich Herr August Klose, Am 12ten September 1903, mit Stark Entzündeten Krampfadern Füßen Beinen Eingeliefert.« (▶ Abb. 2.9)

In seinen Illustrationen ist Klose selbst immer auf den ersten Blick an den roten Krampfadern zu erkennen, die seine Beine als Zickzacklinien durchziehen. Auch auf dieser Heftseite (▶ Tafel 2.7) ist er daran identifizierbar. Am oberen linken und rechten

▶ **Abb. 2.9 »Eidlich Herr August Klose, Am 12ten September 1903, mit Stark Entzündeten Krampfadern Füßen Beinen Eingeliefert.«**, 8.4.1918
Detail aus Lebens- und Anstaltsgeschichte
Feder in schwarzer und roter Tinte auf Papier in einem Heft
Inv.Nr. 674 fol. 5 recto (© Sammlung Prinzhorn)
links: »August Klose« mit roten Krampfadern auf dem Krankenbett liegend und stehend, dazwischen ein Insasse in Zwangsjacke, rechts: »Doktor Kaulser«, ein »Klin Doktor« und »Professor Flechsig«

▶ **Abb. 2.10** Klose wird von zwei Pflegern abgeführt, 8.4.1918
Detail aus Lebens- und Anstaltsgeschichte
Feder in schwarzer und roter Tinte, Goldbronze auf Papier in einem Heft
Inv.Nr. 674 fol. 5 recto (© Sammlung Prinzhorn)

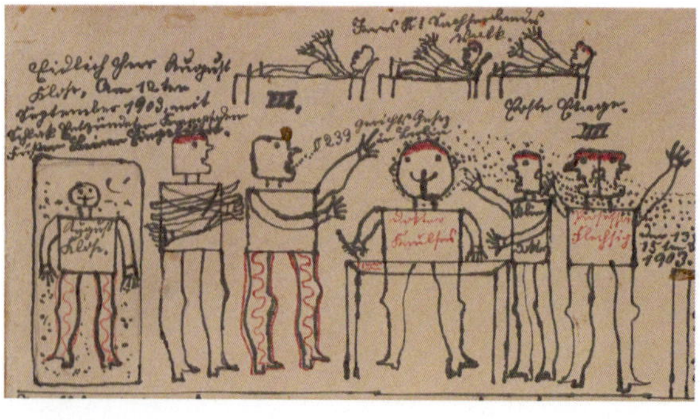

▶ **Abb. 2.9**

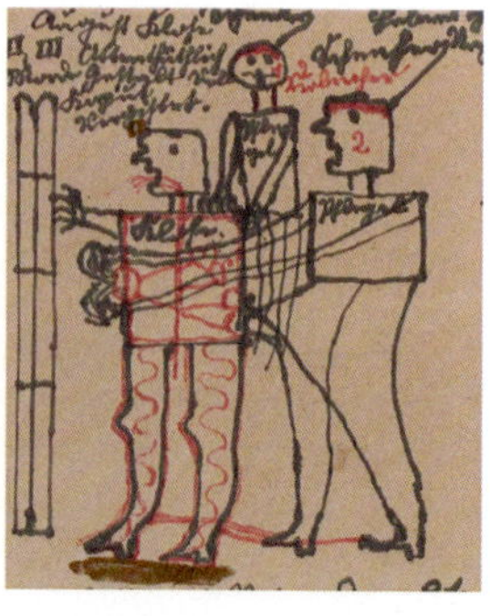

▶ **Abb. 2.10**

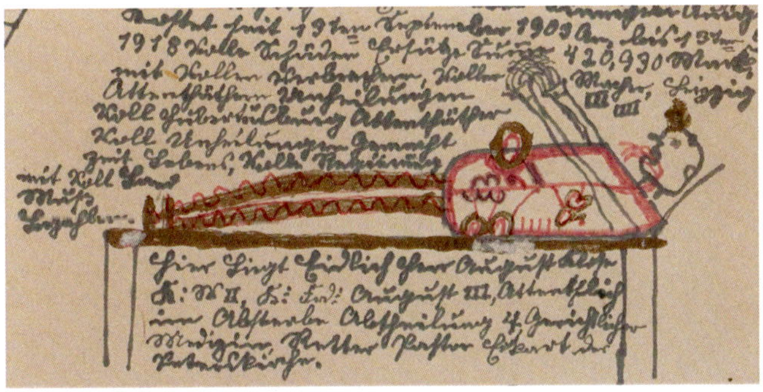

▶ Abb. 2.11

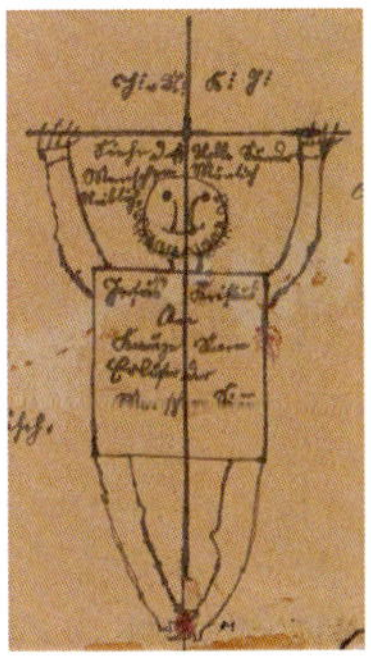

▶ Abb. 2.12

▶ **Abb. 2.11** August Klose in der Absterbe-Abteilung: **»Hier liegt Eidlich Herr August Klose K: WII, K: Frd. August III. attenthlich im Absterbe Abtheilung 4, gerichtlicher Medizin, Retter Pastor Eckart der Peterskirche**, 8.4.1918
Detail aus Lebens- und Anstaltsgeschichte
Feder in schwarzer und roter Tinte, Goldbronze auf Papier in einem Heft
Inv.Nr. 674 fol. 5 recto (© Sammlung Prinzhorn)

▶ **Abb. 2.12** **»Jesus Kristus am Kreuze«**, April 1918
Detail aus Lebens- und Anstaltsgeschichte
Inv.Nr. 674 fol. 10 (© Sammlung Prinzhorn)

Bildrand stellt er sich auf dem Krankenbett liegend, ein weiteres Mal stehend dar. Ein anderer Insasse trägt eine Zwangsjacke, die an verschränkten und zusammengebundenen Armen erkennbar ist. In die Quadratleiber der nebenstehenden Figuren sind mit roter Tinte die Namen »Doktor Kaulser« und »Professor Flechsig« eingeschrieben. Flechsig ist mit Doppelprofil als januskköpfig demaskiert (▶ Abb. 2.9). In der Bildmitte links wird Klose von zwei Pflegern abgeführt, die er als Verbrecher bezeichnet (▶ Abb. 2.10). Auf der rechten Bildseite liegt er schließlich händeringend in der »Absterbe-Abteilung«: »Hier liegt Eidlich Herr August Klose K: WII, K: Frd. August III.« (▶ Abb. 2.11)

Als Vorbild für die Darstellung der erlittenen »Folterungen und Mißhandlungen« diente Klose die Leidensgeschichte Christi (▶ Abb. 2.12). Ein mit Goldbronze ausgeführtes Kronenemblem beschriftete er umlaufend mit »August Klose Vol kaput Gemacht« (▶ Abb. 2.13). Die Krone unterstreicht seinen königlichen Anspruch, der sich auch im Namenszusatz »August III« widerspiegelt, denn Schloss Hubertusburg war zeitweilig die Nebenresidenz des sächsischen Kurfürsten und polnischen Königs August III. (1696–1763). Auch ein Bezug auf den bis Ende November 1918 regierenden sächsischen König Friedrich August III. ist denkbar. Kloses Emblem erinnert an die offizielle Siegelmarke der Anstalt Hubertusburg, die das bekrönte Wappen Sachsens zeigt (▶ Abb. 2.14). Mit solchen Siegelmarken wurde der Schriftverkehr der Anstalt verschlossen. Auf diese Weise versuchte Klose seine private Lebens- und Anstaltsgeschichte zu einer Behördensache zu machen. Denn oft sahen Insassen den eigentlichen Grund ihres Leidens und ihrer Krankheit in den Behandlungsmethoden und den Anstaltsbedingungen begründet. Auf zwei Einzelblättern fordert Klose von der Anstalt wegen »voller Körper Demolierung«[15] jeweils Schadenersatz von 32.000 Mark.

Mit der individualisierten Siegelmarke »August Klose vol kaput gemacht« schreibt Klose der Klinik offiziell die Schuld an seinem Leiden zu. Er sieht sich seit seiner Einweisung in die Anstalt durch menschenunwürdige Misshandlung und Folter sukzessive krank gemacht und in der »Absterbe-Abteilung« enden.

▶ Abb. 2.13

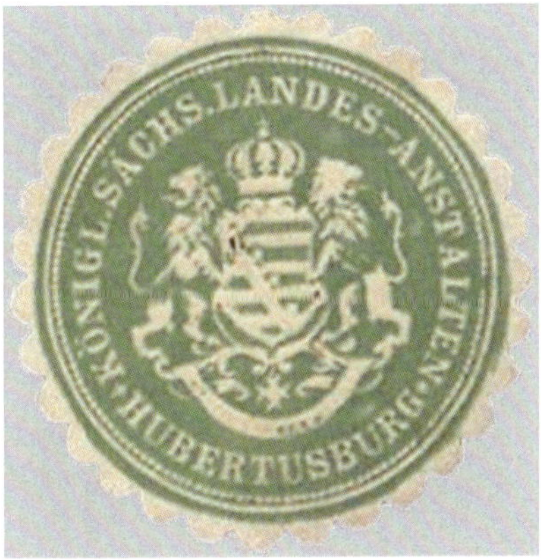

▶ Abb. 2.14

▶ **Abb. 2.13** **»August Klose Vol kaput Gemacht«**, 28.2.–11.3.1918
Detail aus Lebens- und Anstaltsgeschichte
Inv.Nr. 673 fol. 4 recto (© Sammlung Prinzhorn)

▶ **Abb. 2.14** Anstaltssiegel Königlich. Sächs. Landes-Anstalten Hubertusburg (Sammlung Sabine Hohnholz)

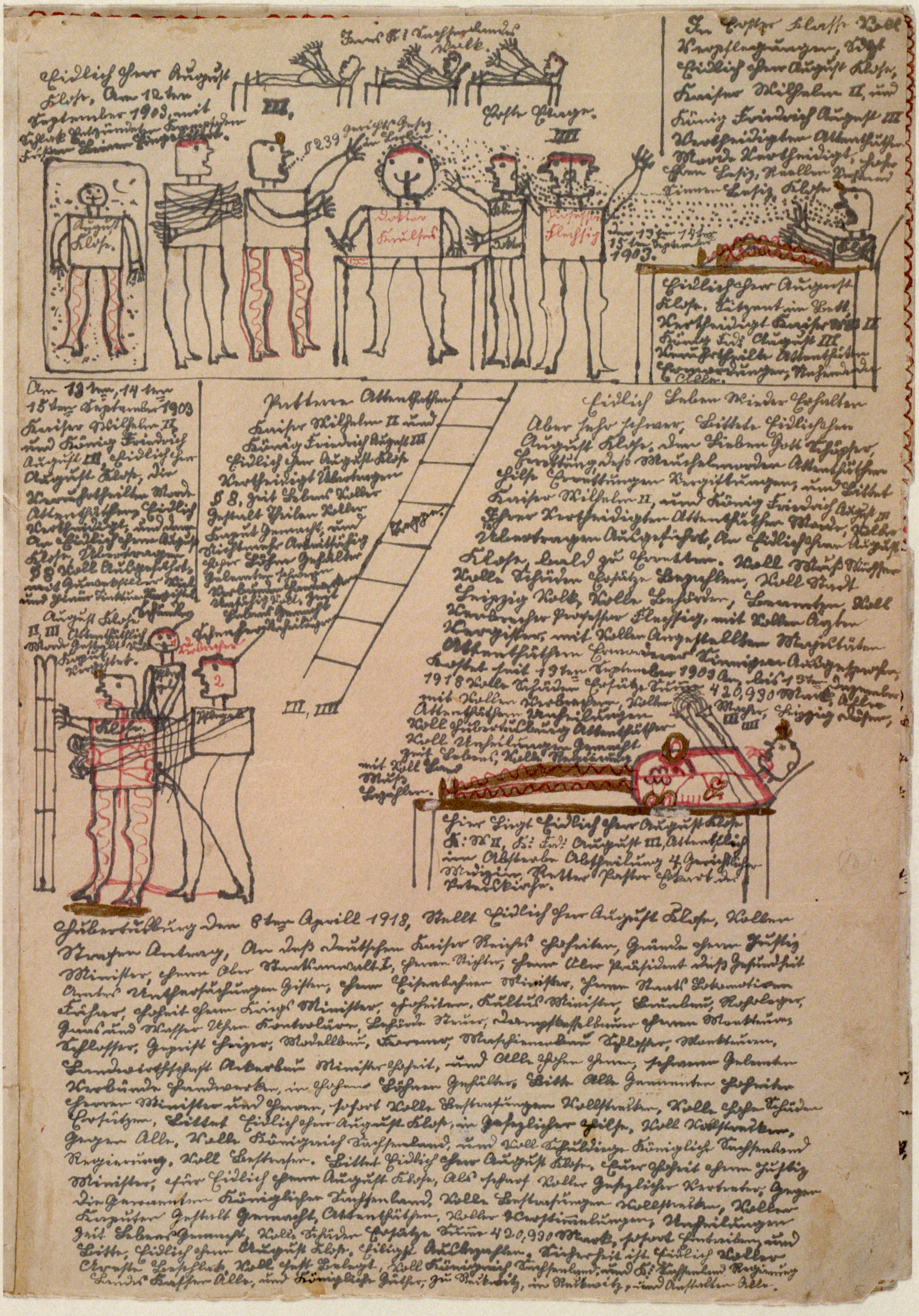

► **Tafel 2.7 Lebens- und Anstaltsgeschichte**, 8.4.1918
Bleistift, Feder, Kopierstift, Goldbronze, Deckfarben, collagiert in einem selbstgefertigten Heft aus diversen Papieren (Anstaltspapier, Toilettenpapier)
32,5 × 24 cm
Inv.Nr. 674 fol. 5 recto (© Sammlung Prinzhorn)

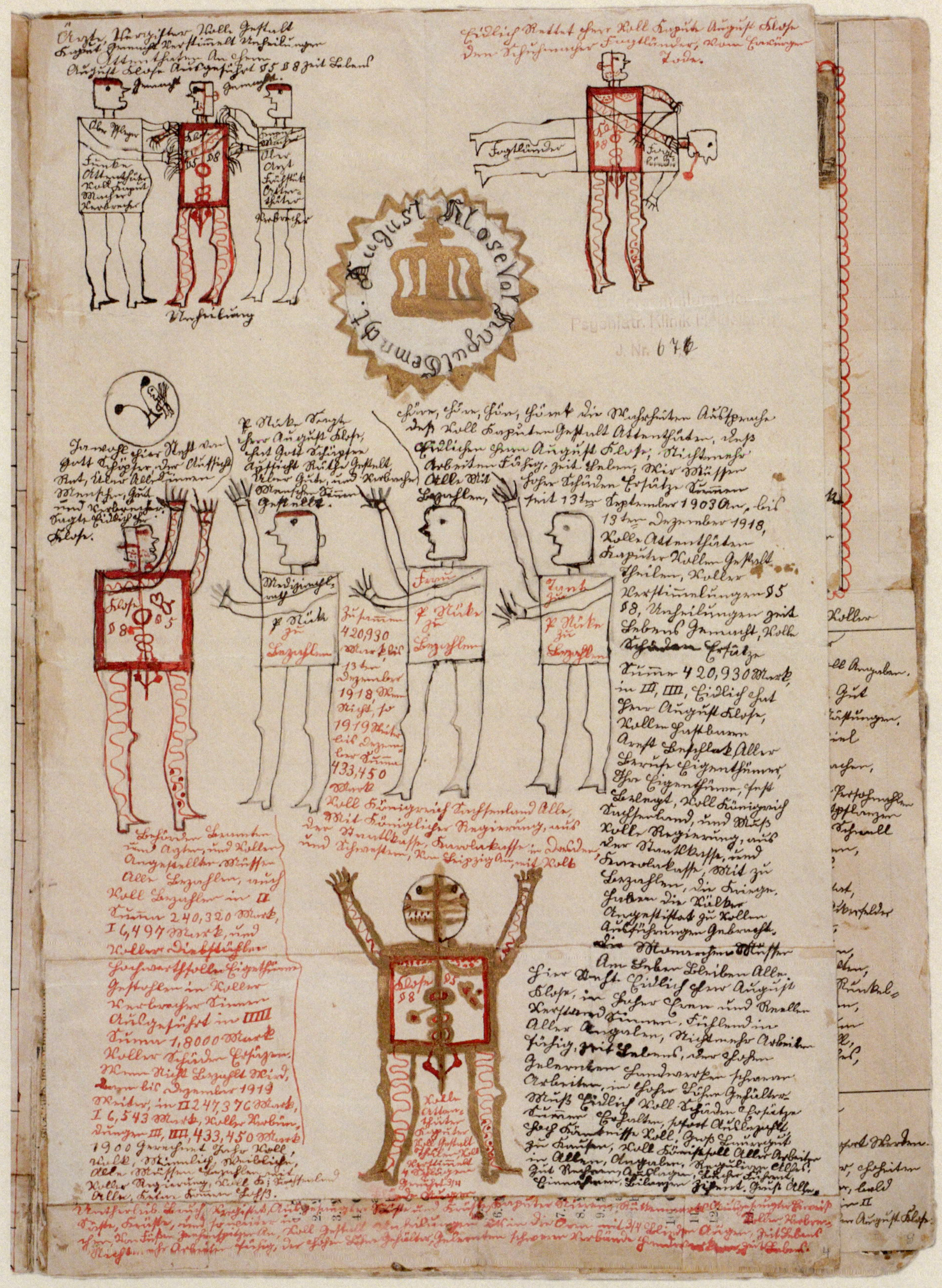

► **Tafel 2.8 »August Klose Vol kaput Gemacht.«**, Lebens- und Anstaltsgeschichte in einem selbstgefertigtem Heft, 28.2.–11.3.1918
Bleistift, Feder, Kopierstift genässt, Goldbronze, collagiert aus diversen Papieren (Anstaltspapier, Toilettenpapier, Kriegsbroschüren)
32,5 × 24 cm
Inv.Nr. 673 fol. 4 recto (© Sammlung Prinzhorn)

Alfons Frenkl

(Lebensdaten unbekannt)
Beruf: unbekannt
Anstalt: Privatanstalt Neufriedenheim München 1906
Diagnose: Dementia praecox

»Der Humanismus«

Alfons Frenkl ist durch die Datierungen seiner Zeichnungen um 1906 für dieses Jahr in der »Hofrath Rehm'schen« Heilanstalt Neufriedenheim bei München nachweisbar. Weitere biografische Angaben fehlen. Sein Aufenthalt in der Privatanstalt lässt darauf schließen, dass er wohlhabend war.[16] Gern sah er sich als Zeichner der Wochenschrift *Fliegende Blätter*, wie sein in der Sammlung Prinzhorn erhaltener Brief belegt.[17] Seine Bildergeschichte schrieb und zeichnete Frenkl auf die Vorder- und Rückseite eines schmalen langen Papierbandes (▶ Tafel 2.9). In 10 skizzenhaften und nummerierten Bildern schildert er vermutlich seine eigene Einweisung in zwei psychiatrische Einrichtungen. Er selbst bezeichnet sich dabei als Herr Evicus. Als Widersacher agieren Prof. Asinus (dt.: Esel) und Dr. Schufticus.

Der Inhalt der Erzählung: Mit einer Einladung zum Essen bei »Verwandten« lockt Prof. Asinus den für ihn psychisch auffälligen Evicus in ein fremdes Haus. Listig verbirgt Asinus seine wahre Absicht, Evicus dem Psychiater Dr. Schufticus vorzuführen. Gemeinsam speisen sie. Herr Evicus möchte nach dem Essen spazieren gehen, aber das Urteil über seinen Geisteszustand ist schon gefällt. Prof. Asinus und zwei Pfleger packen ihn bei der Haustür, und er wird mit einer schwarzen Kutsche in die Klinik von Prof. Asinus gebracht. In der fünften Szene befragen zwei Herren den Patienten in einer Anstaltszelle: »Na sagen Sie Herr Evicus wie geht es den ihnen«.

Die Sonne hinter dem vergitterten Fenster schließt die Augen, und Frenkl wendete das Blatt. Er zeichnete sein sechstes Bild direkt auf die Rückseite des fünften. Evicus liegt nun im Bett. Hinter dem vergitterten Fenster zwinkert die Sonne einer attraktiven Krankenschwester zu. Doch Evicus wird, wie das siebte Bild erzählt, mit der Eisenbahn verschickt. »Sie erreichen den Zug und reisen zu Dr. Schufticus in seine Nervenanstalt.«

Dort kommt der Psychiater zu dem fatalen Schluss: »Sie sind nicht gesund Evicus.«

Vermutlich erschrak Evicus und wehrte sich, denn die Pfleger werden wild und packen ihn. Die Geschichte endet mit der gewaltsamen Fixierung von Evicus auf einer Anstaltsliege. Frenkl kommentierte ironisch »Der Humanismus« (▶ Abb. 2.15).

In dieser bitteren Bilderfolge zeichnete Frenkl seine Erlebnisse mit Ärzten und Pflegern, die von Vertrauensbruch und Übergriffen gekennzeichnet sind. Den ausgelieferten und wehrlosen Frenkl beschützen weder Familie noch Gesetz. Wählte Frenkl den Namen Evicus als Sinnbild für die sich ewig wiederholende Geschichte der gewaltsamen Internierung in Anstalten? Die Einweisung bedeutete oft einen dramatischen biografischen Bruch: Die freie bürgerliche Existenz endete, das stigmatisierte Anstaltsleben begann.

▶ **Tafel 2.9 »Professor Asinus Doctor Schufticus und Herr Evicus«**, um 1906
Feder in schwarzbrauner Tinte auf Zeichenpapier
6,8 × 54,1 cm
Inv.Nr. 2421 recto und verso
(© Sammlung Prinzhorn)

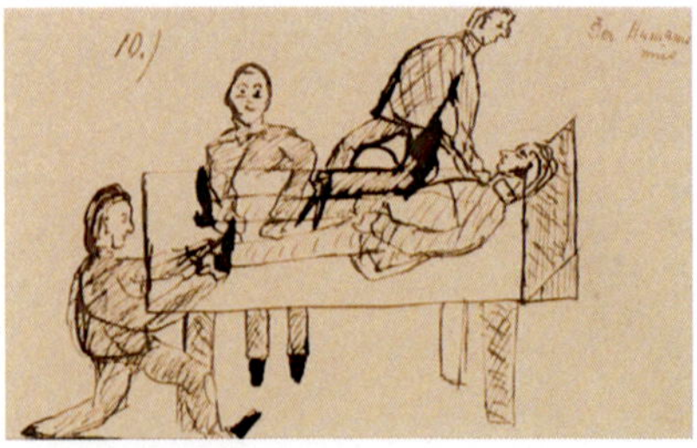

▶ **Abb. 2.15 »Der Humanismus«**, Detail aus Professor Asinus Doctor Schufticus und Herr Evicus, um 1906
Feder in schwarzbrauner Tinte auf Zeichenpapier
Inv.Nr. 2421 (© Sammlung Prinzhorn)

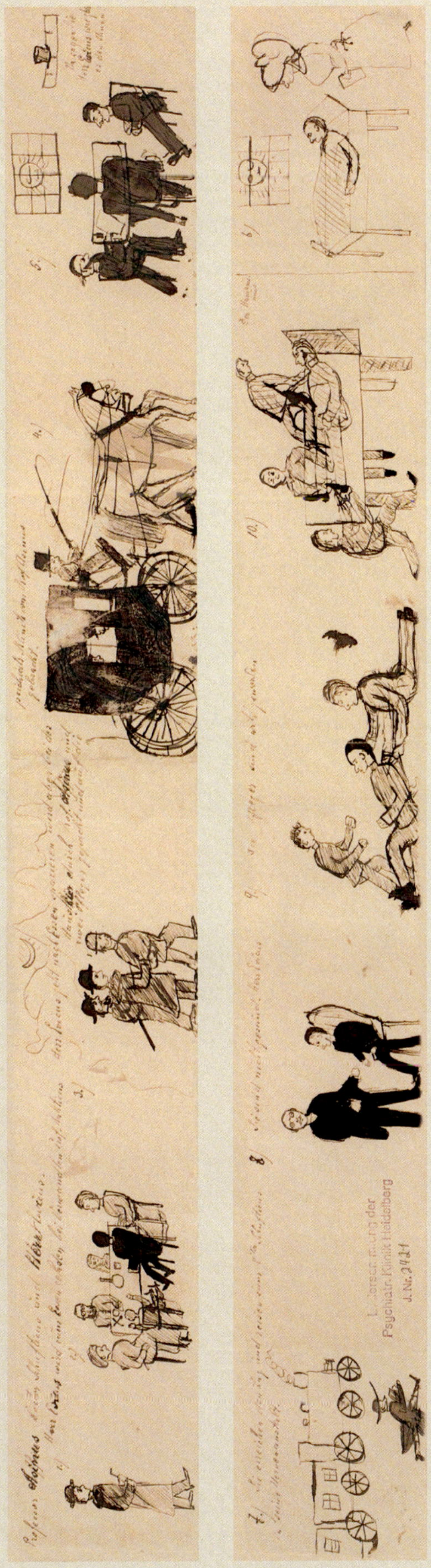

Tafel 2.9

Fußnoten

1 Louis Leutz, Heidelberg, 23.7.1919, Inv.Nr. 1547/2 (1991) fol. 1.

2 Dies galt auch für die Einweisung in eine private Anstalt. War der Patient mit der Aufnahme einverstanden, genügte das Zeugnis eines praktischen Arztes. Erfolgte die Aufnahme gegen den Willen des Patienten, so musste ein Kreisarzt oder Gerichtsarzt oder der Direktor einer öffentlichen Anstalt für Nerven- und Geisteskranke ein Attest für die Einweisung ausstellen. Vgl. *Dr. Guddensche Privat-Heil und Pflegeanstalt Pützchen b. Bonn a. Rhein für Nerven- und Gemütskranke*, [Hauskatalog] o.O, o.J., o.S.

3 Wilhelm Weygandt, *Atlas und Grundriss der Psychiatrie*, München 1902, S. 165.

4 Auch Dr. phil. Graf Karl Philipp Maria Széchényi de Sárvár und Felsövidék, der in einem juristisch fragwürdigen Verfahren in die Wiener Privatanstalt Oberdöbling eingewiesen wurde, schilderte dies mit kleinen Karikaturen. (▶ Kap. 9).

5 Friedrich Leonhard Fent, »Mein Lebenslauf« Inv.Nr. D 750/6 sowie »Nachtrag von 1890–1908«, D 750/7 (1988), 7. Juni 1909. Zu Fent s. auch *Die Macht der hypnotischen Suggestion. Die Bremer Künstler der Prinzhorn-Sammlung*, hrsg. v. Achim Tischer, Bremen 1996.

6 Gustav Sievers, »Thaten des Herrn Aff«, Inv.Nr. 4331b.

7 Siehe Prinzhorn 1922, Abb. 44, S. 91 sowie S. 92.

8 Krankenakte Lengerich, Einträge vom 24.11.1900, 14.6. und 16.6.sowie 2.7. und 12.7.1901.

9 In der Göttinger Krankenakte ist ein Brief von Gustav Sievers an den Lüneburger Direktor Snell vom 25.3.1918 erhalten, in dem er sich für seinen Attentatsversuch entschuldigt.

10 Ernst Schultze wurde durch sein Gutachten über den Serienmörder Fritz Haarmann bekannt. Die Verhörprotokolle waren die Grundlage für den Film *Der Totmacher* (1995), s. https://de.wikipedia.org/wiki/Ernst_Schultze_(Psychiater), abgerufen am 28.4.2017.

11 Krankenakte Lüneburg, Bundesarchiv Berlin R 179/27405, zitiert nach Monika Jagfeld, »Karl Gustav Sievers – Erfinder des ›Luftschützenwebstuhls‹«, in: Ausst.Kat. *Todesursache: Euthanasie. Verdeckte Morde in der NS-Zeit*, Sammlung Prinzhorn, Heidelberg, 2. erweiterte Aufl. 2012, S. 155–163, hier S. 155.

12 Krankenakte Anstalt Lengerich, Münster, Westfälisches Archivamt – Archiv, LWL – Bestand 662 (WKPP Lengerich), PA Sievers, Gustav, Eintrag vom 7.6. 1902.

13 Peter Mikolajewski, »Der, lebenslauf, von, mir, selber. 1914«, Inv.Nr. 644/1.

14 Torsten Kappenberg, »Ich im Krieg«, in: Ausst.Kat. *Krieg und Wahnsinn. Kunst aus der zivilen Psychiatrie zu Militär und I. Weltkrieg, Werke der Sammlung Prinzhorn*, hrsg. v. Sabine Hohnholz, Thomas Röske und Maike Rotzoll, Heidelberg 2014, S. 184–187 und S. 247. Siehe ebenso Walter Rummel, »›Spiegel der Seele – Spiegel der Zeit.‹ Zeichnungen von Patienten der psychiatrischen Pflegeanstalt Alzey am Rande des ›Großen Krieges‹ 1914«, in: *Alzeyer Geschichtsblätter* 40 (2013), S. 161–172.

15 August Klose, Inv.Nr. 674/5, s. auch 674/4.

16 Vgl. Liane Wendt, »Ersuche Antwort«, in: Ausst.Kat. *Krieg und Wahnsinn* 2014 (Anm. 14), S. 158–159 und S. 239.

17 Brief von Alfons Frenkl vom 30.5.1906 an die »Redaction der Fliegenden Blätter« in München mit der Bitte um die Rücksendung eingesandter Zeichnungen, sofern sie nicht angenommen würden, siehe Inv.Nr. 2424/2.

Behandlungsmethoden

»Wer hat so etwas erlaubt?«

© Springer-Verlag GmbH Deutschland, ein Teil von Springer Nature 2018
I. von Beyme, S. Hohnholz, *Vergissmeinnicht – Psychiatriepatienten und Anstaltsleben um 1900*
https://doi.org/10.1007/978-3-662-55532-3_3

Die um 1900 üblichen Behandlungsmethoden in Heil- und Pflegeanstalten, Kliniken oder privaten Anstalten bestimmten Tagesabläufe und Handlungsspielräume der eingewiesenen Frauen und Männer. Wie ein modulares Prinzip griffen Bettbehandlung, Dauerbad (▶ Abb. 3.1), Einpackungen und Arbeits- bzw. Beschäftigungstherapie ineinander und wurden je nach Verhalten der Patienten angewandt. Verschiedene Beruhigungs- und Schlafmittel unterstützten die Behandlungsformen. Dabei war jedes der Behandlungsmittel Therapeutikum und Disziplinierungsmittel zugleich. Ehrgeizig und voller Zuversicht verstanden sich die Psychiater zwar als Verfechter des »No-restraint-Prinzips«, das der Engländer John Conolly (1794–1866) bereits 1856 propagiert hatte, doch aufgrund der stetigen Überfüllung der Anstalten um 1900 und des überforderten Personals konnte dieses Vorhaben nicht immer umgesetzt werden. Zwangsmaßnahmen wie der Einsatz von Zwangsjacken und Isolierungen (in Einzelzimmern oder Tobzellen) waren zwar verpönt, galten jedoch immer noch als Mittel der Wahl bei besonders »störenden Geisteskranken« (▶ Abb. 3.2).

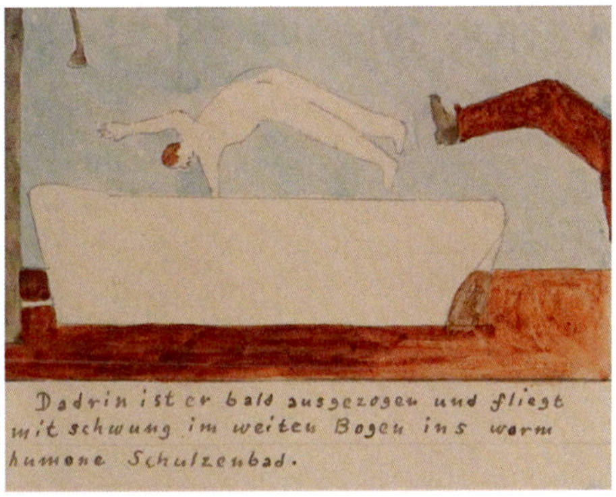

▶ Abb. 3.1

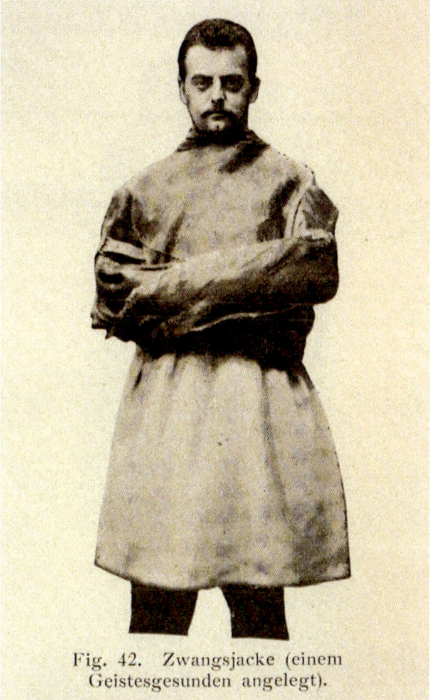

▶ Abb. 3.2

Der Patient Paul Fahnert war solch ein tobender, störender Pflegling. Er beschrieb nicht nur seinen Kampf mit Pflegern, die ihn gewaltsam in eine Zwangsjacke steckten, sondern schlug dem Leipziger Klinikleiter Prof. Flechsig auch einen »würdigen Ersatz für Zwangsjacken« vor (▶ Tafel 3.15). Flechsig hatte zwar »No-restraint« proklamiert, es aber nicht eingehalten, wie sein Nachfolger Oswald Bumke feststellte. Auf diese Diskrepanz spielte womöglich der Patient August Klose an, der »Professor Flechsig« auf einer Heftseite mit einem Januskopf darstellte (▶ Abb. 3.3). In einer anderen Szene klagte Klose einen Oberpfleger und Arzt beim Anlegen einer Zwangsjacke als »Attenthäter« und »Verbrech[e]r« an (▶ Abb. 3.4). Die euphemistisch auch als »Himmelbett«[1] bezeichnete Tobzelle wird nicht nur von Fahnert, sondern auch von Gustav Sievers erwähnt, der in seiner Bildergeschichte ironisch vom »neuen Himmelbett von Schulze« spricht und damit auf den Direktor des Göttinger »Verwahrhaus für unsoziale Geistes-

▶ **Abb. 3.1** Gustav Sievers
»Dadrin ist er bald ausgezogen und fliegt mit schwung im weiten Bogen ins warm humane Schulzenbad.«
Detail aus »**En Ort Schulze.**«, 1912–1915
Bleistift, Aquarellfarben, Feder auf Schreibpapier
Inv.Nr. 5 (© Sammlung Prinzhorn)

▶ **Abb. 3.2** Zwangsjacke, in: Wilhelm Weygandt, *Atlas und Grundriss der Psychiatrie*, München 1902, Fig. 42, S. 139 (mit freundlicher Genehmigung)

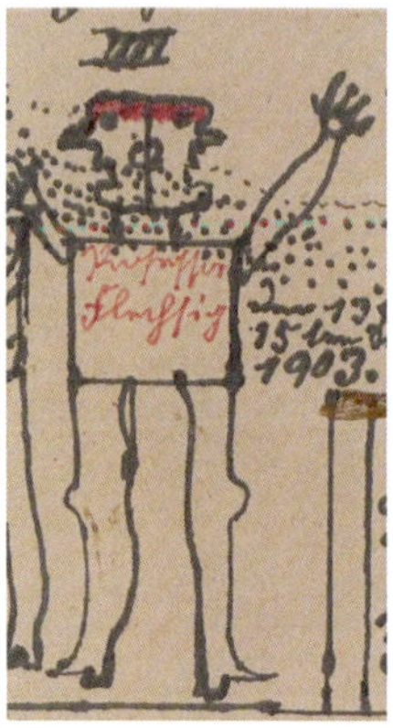

▶ Abb. 3.3

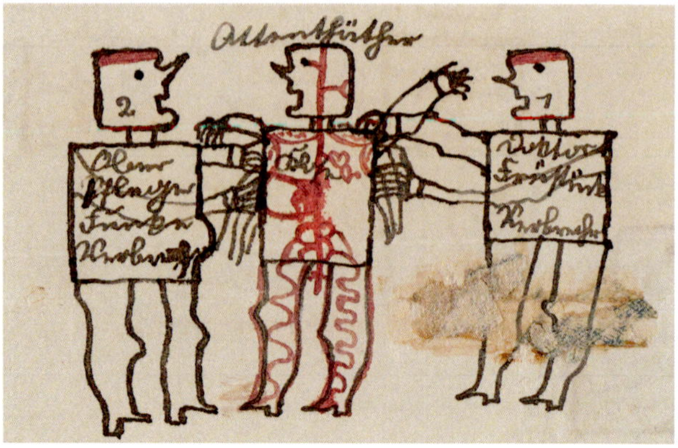

▶ Abb. 3.4

▶ **Abb. 3.3** August Klose
»**Professor Flechsig**«, Behandlung in der psychiatrischen Klinik Leipzig kurz nach Kloses Einweisung vom 13.–15. September 1903; Detail aus Lebens- und Anstaltsgeschichte, 8.4.1918
Feder in schwarzer und roter Tinte auf Papier in einem Heft
Inv.Nr. 674 fol. 5 recto (© Sammlung Prinzhorn)

▶ **Abb. 3.4** August Klose
Selbstdarstellung in Zwangsjacke beschriftet mit **»Attenthäther«, »Klose«, »1 Doktor Früstück Verbrechr«, »2 Oberpfleger Funke Verbrechr«**
Detail aus Bittbrief an das Reichsgericht, 28.7.1921
Feder in schwarzer Tinte über Bleistift auf Papier
Inv.Nr. D 674/6 (1992) fol. 2 recto (© Sammlung Prinzhorn)

kranke« verweist (▶ Tafel 2.5). Auch Fent könnte insgeheim auf ein sogenanntes Himmelbett anspielen, wenn er sich in einem »Reform-Bett« mit einem »Himmelfahrts-Traum im ›St. Jürgen-Asyl‹« wiedergibt (▶ Tafel 8.11).

Bettbehandlung

Mit dem Eintritt in die Anstalt begann die ritualisierte Aufnahmeprozedur (▶ Kap. 2). Jeder Neuankömmling wurde zunächst in der Krankenabteilung gebadet.[2] Dies diente der Beruhigung, der Reinigung und Inspizierung des Körpers auf Wunden und Ausschläge. Zugleich wurde vom Personal die Kleidung des Badenden nach Wertsachen, Papieren, gefährlichen Gegenständen und Ungeziefer durchsucht. Anschließend kam der Patient im Wachsaal ins Bett (▶ Abb. 3.5–3.6).[3] Gegen Ende des 19. Jahrhunderts wurde verordnet, dass sich die Patienten auch tagsüber im Bett aufzuhalten hatten. Der Wachsaal wurde zum zentralen Raum in Kliniken und Anstalten. Grundlage für diese Behandlung war die Ansicht, dass Geisteskrankheiten durch Störungen des

▶ **Abb. 3.5** Wachsaal der Heil- und Pflegeanstalt Emmendingen, undatiert (© Sammlung Prinzhorn)

▶ **Abb. 3.6** Bettbehandlung in Weilmünster Fotosammlung Weilmünster, Album 1905–1914, Bd. 5, LWV Hessen Archiv (mit freundlicher Genehmigung)

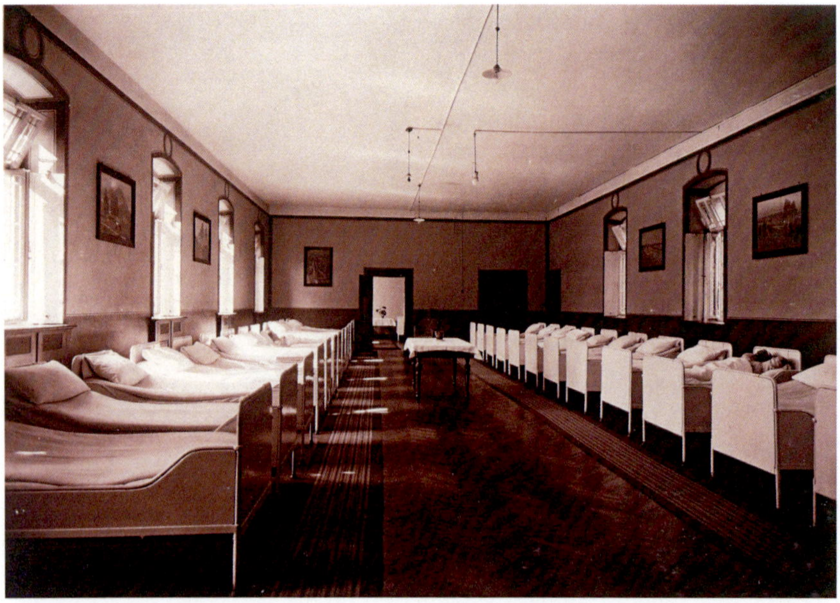

▶ Abb. 3.5

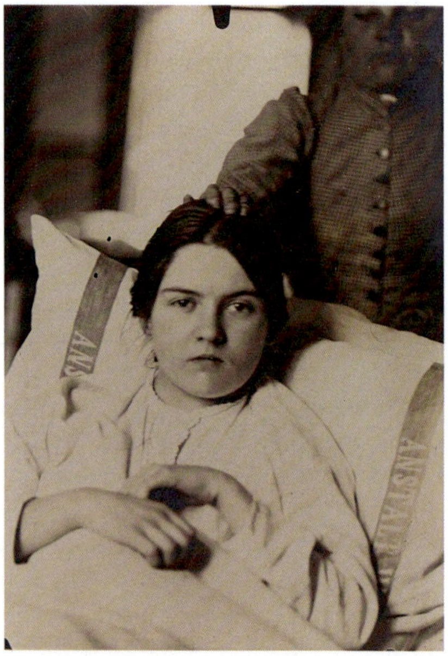

▶ Abb. 3.6

Gehirns verursacht würden.[4] Die Bettruhe sollte die Erregung dämpfen, das Gehirn beruhigen, dessen Durchblutung fördern und dem Eingewiesenen die erwünschte Krankheitseinsicht vermitteln. Dabei legten die Psychiater Wert darauf, dass die hellen Wachsäle mit modernen hygienischen Metallbetten den Krankenzimmern in allgemeinen Krankenhäusern für somatisch Erkrankte glichen.[5] Auch galten Liegekuren im Bett oder in Liegestühlen im Freien als erfolgversprechend.[6] Dennoch waren auch der Bettbehandlung disziplinierende Elemente eingeschrieben. Die nun auf den begrenzten Raum eines Bettes verwiesenen Patienten waren der direkten Einflussnahme von Ärzten und Pflegepersonal ausgesetzt, und die Suggestion von Krankheit war erwünscht.[7] Die ruhigen Patienten durften manchmal aufstehen und sich dann in einem Tagesraum mit Musik, Lesen, Rauchen, Spiel und Handarbeit beschäftigen.[8]

Auch die als Musteranstalt geltende Illenau therapierte über viele Jahre mit der Bettbehandlung. Drei Patienten hielten dies in ihren Werken fest. Die früheste Darstellung stammt von Andreas Thomé, der 1867 auf zwei Blättern sein Anstaltsbett mit Fixiergurten zeichnete (▶ Tafel 3.4–3.5).

Der Kunstschmied Franz Karl Bühler porträtierte kurz vor der Jahrhundertwende seine Mitpatienten während der Bettbehandlung im Wachsaal der Illenau (▶ Tafel 3.1–3.2). Ein Vierteljahrhundert später thematisierte Hans Hauser, ebenfalls Patient in Achern, den eigenen Heilschlaf in humoristischer Weise (▶ Tafel 3.3).

Auch in privat geführten Anstalten wurde die Bettbehandlung als modernes Mittel angewandt. Hier lagen die Patienten zwar nicht in Krankensälen, sondern in Einzelzimmern, sie standen jedoch auch in diesen unter permanenter Aufsicht.

Dauerbad und feuchte Packungen

Das Dauerbad etablierte sich Mitte des 19. Jahrhunderts in den neugeschaffenen Anstalten als fester Bestandteil der Irrenpflege (▶ Abb. 3.7). Die Verwendung von Wasser zu Heilzwecken war eine Methode mit langer Tradition, die auf der beruhigenden Wirkung des Vollbades beruhte. Allerdings mussten die Patienten oft erst an das Dauerbad gewöhnt werden. Sich Sträubende bekamen eine Vorbehandlung mit Sedativa (Beruhigungsmittel). Die Badetemperatur betrug 35–37° Celsius und

▶ **Abb. 3.7** Dauerbad Heil- und Pflegeanstalt Leipzig-Dösen, undatiert
Stadtarchiv Leipzig, BA 1981_11029, Autor Hermann Walter (mit freundlicher Genehmigung)

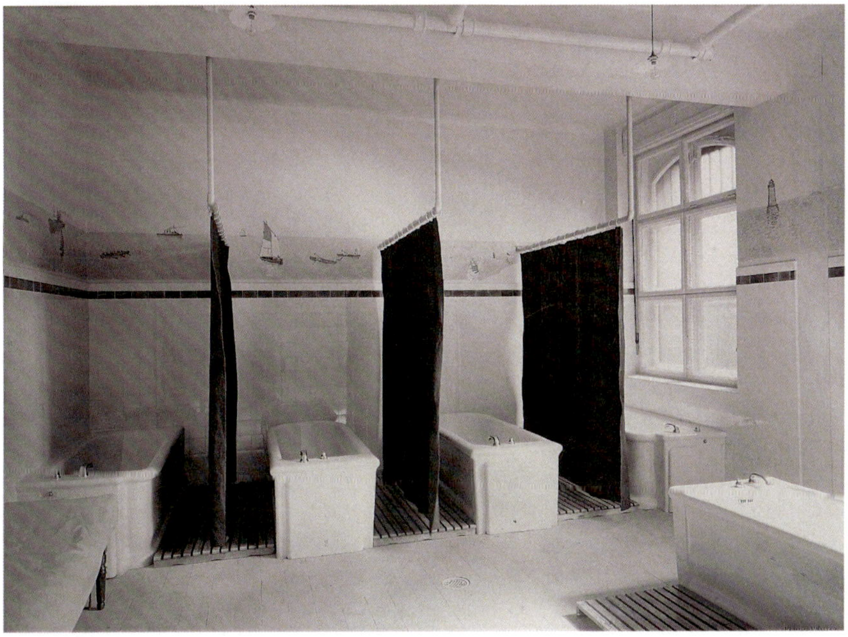

▶ **Abb. 3.7**

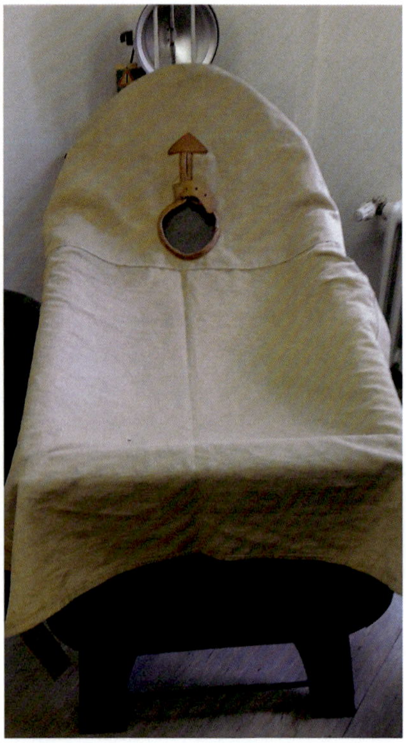

▶ Abb. 3.8

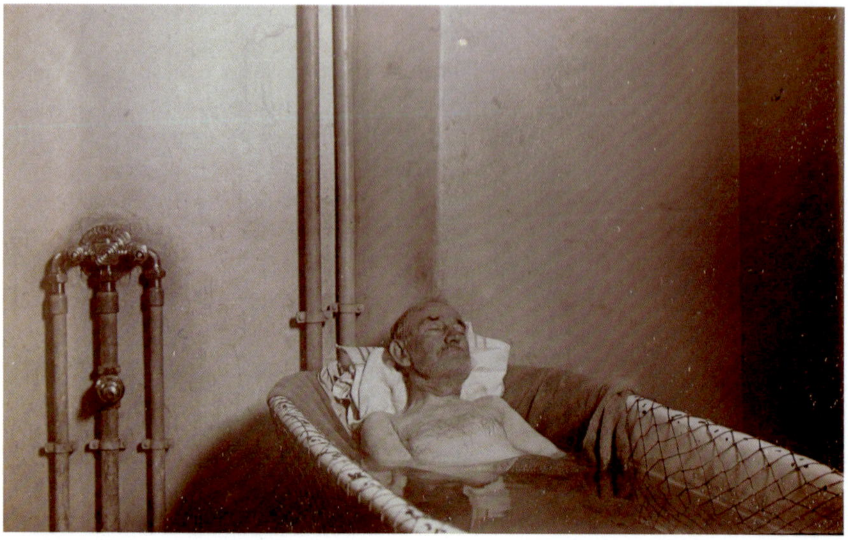

▶ Abb. 3.9

▶ **Abb. 3.8** Historisches Abdecktuch für Dauerbad
Museum Philippsanlage Riedstadt (mit freundlicher Genehmigung)

▶ **Abb. 3.9** Patient im Dauerbad Weilmünster
Fotosammlung Weilmünster, Album 1905–1914, Bd. 6, LWV Hessen Archiv (mit freundlicher Genehmigung)

wurde vom Personal durch Zugießen heißen Wassers konstant gehalten. Um das Erkalten des Wassers zu verzögern, wurde eine Decke oder ein Laken über die Wanne gebreitet (▶ Abb. 3.8).[9] Da manche Patienten in den Bädern das Bewusstsein verloren, legten die Wärter Netze in die Wannen, um ein Ertrinken der Patienten zu verhindern (▶ Abb. 3.9). Die Deckelbäder, bei denen die Wanne mit einem Holzdeckel verschlossen wurde, galten als veraltete Zwangsmaßnahme, die nur noch selten angewandt wurde.

Die Dauer der Bäder variierte je nach Erregung der Patienten zwischen 10 und 12 Stunden.[10] Selbst Mahlzeiten bekamen die Dauerbadenden im Wasser. Auch menstruierende Frauen mussten ins Bad. Kühlende Umschläge sollten eventuelle Blutstauungen aus dem Kopf ableiten. Die Badenden standen unter permanenter Beobachtung.[11] Trotzdem ließen sich Unfälle nicht immer vermeiden, wie im Fall von Anna Schönstein, die wegen starker Erregung und Unreinlichkeit im Dauerbad saß und an den Folgen der Verbrühungen durch Zugießen heißen Wassers starb.[12]

Erfolg versprachen sich die Ärzte vom Vollbad nicht nur bei unreinen Patienten, sondern auch bei Appetitlosigkeit und offenen Hautstellen, einer häufigen Folge der Bettbehandlung.[13]

Die Studentin Maria Puth hielt während ihres Aufenthaltes in der privaten Kuranstalt in Obersendling in München das Dauerbadzimmer in einer Zeichnung fest und kommentierte ihren häufigen Aufenthalt in der Badewanne sarkastisch: »RIP« (lat.: *requiescat in pace*/Ruhe in Frieden) (▶ Tafel 3.6). Auch Gustav Sievers ironisierte in einer Bildergeschichte den Zwangscharakter des Dauerbades als »warm humanes« Bad. Das unsanfte Hineinbefördern in die Wanne illustriert anschaulich den Zwangscharakter der Behandlung (▶ Abb. 3.1). Die Anwendung von Freiluft-Dauerbädern in Dösen ist in einem Zeichenheft von Elisabeth Faulhaber dokumentiert (▶ Tafel 3.11). August Klose stellte sich selbst »zwangsweise in der Bade Wanne« dar (▶ Abb. 3.10). Und Joseph Schneller porträtierte sich in seiner Zeichnung »Universumstulp« im Dauerbad (▶ Tafel 3.9). Er litt so sehr unter der Behandlung, dass sich für ihn das Universum umzustülpen schien.

Ein leidenschaftlicher Befürworter der Dauerbadtherapie war Emil Kraepelin (1856–1926). Überzeugt davon, dass das Dauerbad die Zahl der Isolierungen und den Gebrauch von Hypnotika senken würde, ließ er die Patienten mehrere Tage und Wochen im Wasser verbringen. Einzelne Kranke lagen sogar viele Monate ohne Unterbrechung, auch nachts, im Dauerbad. In seinem Skizzenbuch hielt Karl Zimmermann die Heidelberger Badeabteilung mit schmalen Zwischenwänden fest (▶ Tafel 3.8), die Kraepelin der Intimität halber eingeführt hatte.[14] Trotz Einreibungen mit Vaseline zum

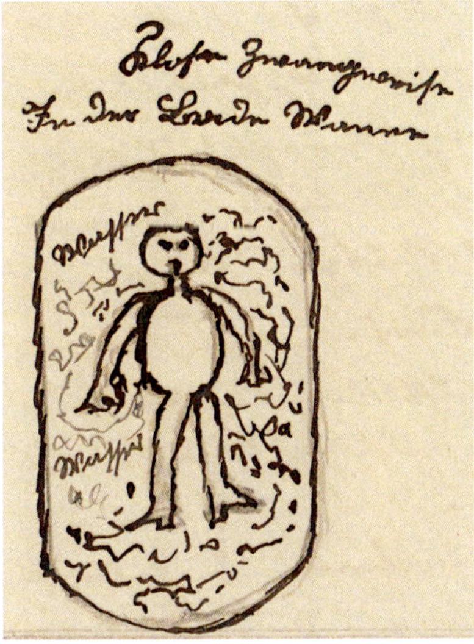

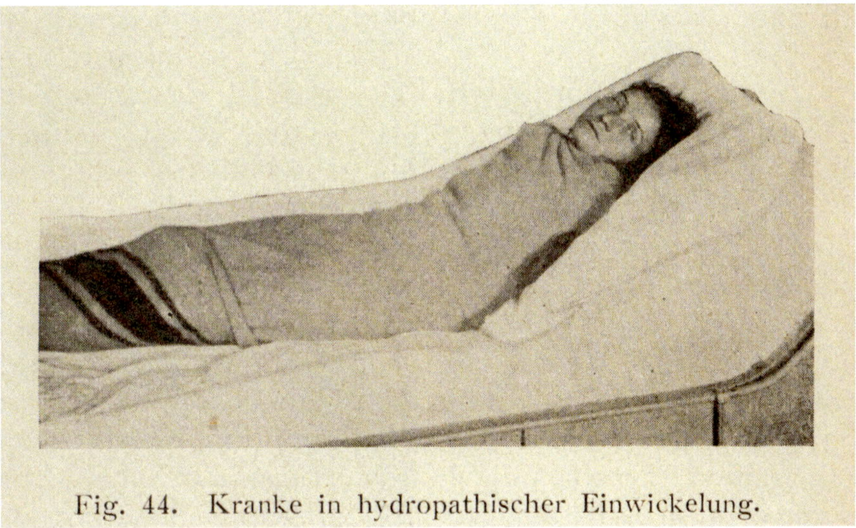

▶ Abb. 3.10

▶ Abb. 3.11

Schutz der Haut traten bei den Patienten oft Folgeerkrankungen wie Furunkel, Hautpilz, Herpes und Ohrentzündungen auf.[15] Dennoch waren die Ärzte von den Vorteilen des Dauerbades überzeugt. Bei anhaltender Unruhe wählte man die hydropathische Einpackung[16], die auch als »nasse Zwangsjacke«[17] galt. Dabei wurde der Patient in ein nasses Leinentuch gewickelt und in eine dicke Wolldecke eingerollt (▶ Abb. 3.11). Dauerte diese erzwungene Bewegungsbeschränkung länger als 3 bis 4 Stunden, galt sie als Zwangsmaßnahme.

Um Bettbehandlung und Dauerbad auch bei sich wehrenden Patienten anwenden zu können, wurden häufig Beruhigungsmittel verabreicht. Psychopharmaka waren um 1900 noch unbekannt. Die Sedativa wirkten aktivitätsmindernd und schlaffördernd. Hyoscin (Scopolamin) galt als das Mittel der Neuzeit, das die Zwangsjacke ablöste. Es war das stärkste Beruhigungsmittel bei Tobsuchtszuständen und wurde als ideale Medikation für den Transport von Geisteskranken verwendet. Nach der Injektion wurde der Patient bis zum Einsetzen der Wirkung 15 bis 20 Minuten lang durch das Personal festgehalten, wie auf einer Zeichnung von Moritz Weil zu sehen ist (▶ Tafel 3.12). Alois Dallmayr unterscheidet eine »böse« von einer »gütigen« Spritze (▶ Tafel 3.13). Die Ausgabe von Beruhigungs- und Schlafmitteln wie Opium, Morphium, Brom- und Chlorpräparaten, Veronal, Trional oder Sulfonal oblag in der Regel dem Pflegepersonal. Um die Nachtruhe zu fördern, gab es auch Bier, Wein und Punsch als Schlaftrunk. Allerdings wurde nicht in jeder Anstalt Alkohol ausgegeben. Zum Beispiel war der Direktor Delbrück des St. Jürgen-Asyls in Bremen Anhänger der Abstinenzbewegung und strikt gegen Alkohol. Sein Patient Leonhard Fent machte sich darüber lustig (▶ Tafel 8.11).

▶ **Abb. 3.10** August Klose
Selbstdarstellung im Dauerbad, beschriftet mit »Klose zwangsweise in der Bade Wanne« und »Wasser«
Detail aus Schadenersatzforderung an Prof. Flechsig, 10.7.1906
Feder in schwarzer Tinte über Bleistift auf Papier
Inv.Nr. D 674/4 (1992) fol. 4 recto (© Sammlung Prinzhorn)

▶ **Abb. 3.11** Kranke in hydropathischer Einwickelung, in: Wilhelm Weygandt, *Atlas und Grundriss der Psychiatrie*, München 1902, Fig. 44, S. 142 (mit freundlicher Genehmigung)

Beschäftigungs- und Arbeitstherapie

Beschäftigung galt als effektivstes Mittel zur Behandlung der Seelengestörten und war mit dem fest strukturierten Tagesablauf verflochten.[18] Die Patienten wurden in Werkstätten (▶ Abb. 3.12), Küchen, Wäschereien, Nähstuben und bei der Feldarbeit eingesetzt, wobei die Arbeit in den Anstalten geschlechtsspezifisch aufgeteilt war. 1902 schrieb Wilhelm Weygandt: »Die Beschäftigung ist ein unersetzliches Hilfsmittel gerade bei langandauernden Psychosen. Nach dem Eintritt von Beruhigung lässt man die Kranken zunächst stundenweise, dann für den ganzen Tag aufstehen und leitet sie allmählich zur Beschäftigung an. Bei Frauen ist Handarbeit das nächstliegende, zuerst mit hölzernen Strick- und Häkelnadeln, ohne Schere und gefährliche Werkzeuge;

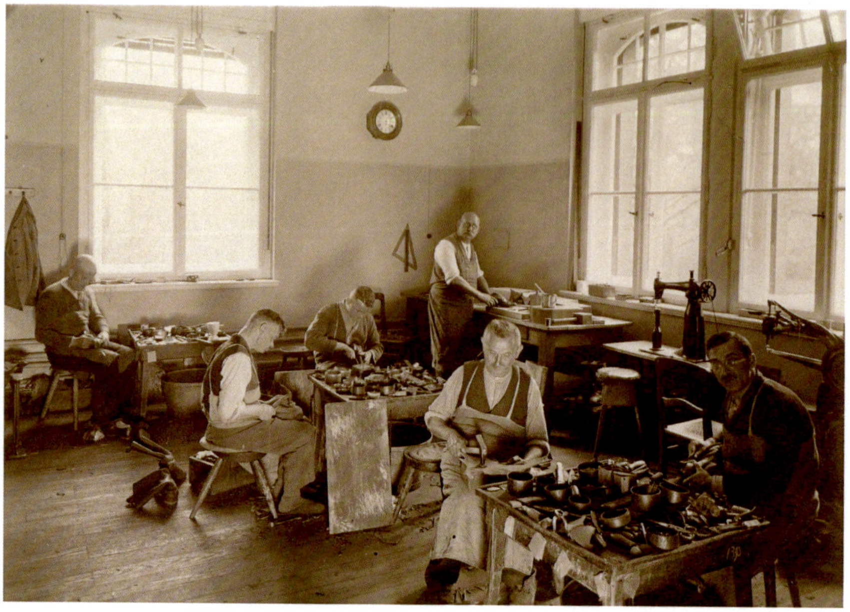

► **Abb. 3.12**

► **Abb. 3.12** Schusterei in der Heil- und Pflegeanstalt Leipzig-Dösen, undatiert
Stadtarchiv Leipzig, KHDö, Nr. 170 Bl. 10
(mit freundlicher Genehmigung)

Männer können abschreiben, bei der Reinigung der Abteilung helfen usw. Später wird der Versuch gemacht mit Küchen-, Wasch- und auch Gartenarbeiten der Frauen, mit Handwerk und Feldarbeit der Männer, besonders in der kolonialen Anstalt. Auch gebildete Patienten sollen sich beschäftigen mit Zeichnen, Modellieren, Photographieren, Kerbschnitzen, Excerpieren, Lesen, Musizieren; vielfach aber gewöhnen sie sich auch ganz gut an einfache Feldarbeit. Tieferstehende Kranke treiben Korb- und Strohflechten.«[19]

Außerdem waren die Direktionen der Landesanstalten bestrebt, jegliche zur Verfügung stehende Arbeitskraft in den Wirtschaftsbetrieb ihrer Institution einzubinden, damit sich die Anstalten weitgehend selbst versorgen konnten.

Franz Karl Bühler

Pseudonym bei Prinzhorn: Pohl
(Offenburg 28.8.1864–5.3.1940 NS-Tötungsanstalt Grafeneck)
Kunstschmied, Dozent
Anstalten: Anstalt Friedrichsberg Hamburg 1897,
Anstalt Breitenau Schaffhausen, Schweiz 1898,
Anstalt Illenau Achern 1898–1900,
Anstalt Emmendingen 1900–1940,
NS-Tötungsanstalt Grafeneck 1940
Diagnose: Schizophrenie

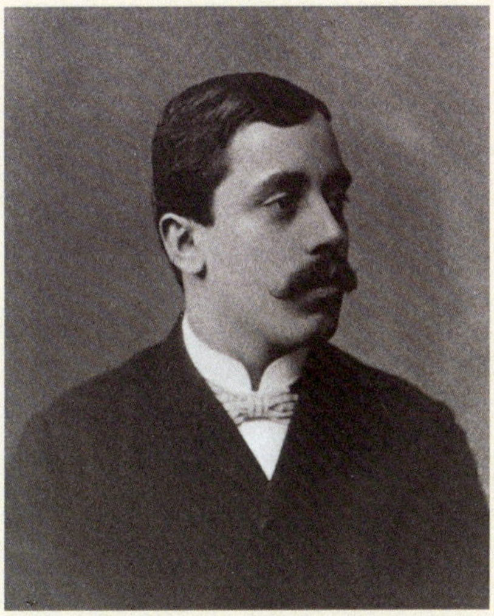

► Franz Karl Bühler, undatiert
Foto: Stadtarchiv Offenburg, V/38 (mit freundlicher Genehmigung)

Der Patient als Doktor

Der Offenburger Kunstschlosser Franz Karl Bühler galt als Virtuose seines Fachs. Für eine Toranlage im Stil des Neo-Rokoko erhielt er auf der Weltausstellung in Chicago 1893 eine Preismedaille. Im selben Jahr wurde er als Dozent an die Kunsthandwerkerschule in Straßburg berufen. Sein selbstbewusstes Festhalten an Kunst- und Künstleridealen, das ihm den Vorwurf der Unzuverlässigkeit und des eigenmächtigen Handelns einbrachte, provozierte Konflikte, die 1896 zu seiner Entlassung führten. Seither quälten den Gescheiterten Verfolgungsängste. Nach einem Sprung in einen Hamburger Kanal kam er erstmals in eine psychiatrische Klinik, die Anstalt Friedrichsberg. Ende März 1898 wurde er in die Schweizer Irrenanstalt Breitenau bei Schaffhausen eingeliefert. 2 Monate danach verlegte man ihn in die Anstalt Illenau bei Achern, wo er viel schrieb und zeichnete. Als »Dr. Bühler« führte er über körperliche und psychische Zustände seiner Mitpatienten Buch, porträtierte sie als »Typen«, vergab Patientennummern und arbeitete an einer Patientenstatistik. In Listen hielt er fest, ob die Internierten bettlägerig und schwach oder für Hausarbeit und Hilfsdienste »einsetzbar« waren. Die in menschlichen Proportionen noch etwas unbeholfen und hölzern wirkende Zeichnung »Typ Kuenzer, Illenau« entstand am 16. November 1899 (► Tafel 3.1). Sie zeigt verschiedene Mitpatienten eng aneinandergerückt in ihren Betten. Die Dichte der Darstellung spiegelt vermutlich die beengten Raumverhältnisse in der Anstalt wider. Denn alle neu eingewiesenen Patienten wurden in der Regel zunächst beobachtet und einer »Bettbehandlung« unterzogen. Die anfängliche Bettruhe sollte den Patienten die angestrebte Heilung bewusst machen und ihnen das Gefühl von Kranken unter Kranken vermitteln, nicht das von internierten Gefangenen.

In der Krankenakte findet sich am 10. Februar 1900 die Bemerkung, »Macht seit Wochen fast von jedem Kranken ein Porträt u. glaubt dadurch die psychiatr. Behandlung hier wesentlich zu unterstützen u. dadurch den Ärzten die Hauptmühe abzunehmen, ist dadurch natürlich sehr gehoben.« (► Kap. 6, Bühler).

Am 30. März wird notiert, dass Bühler in andere Krankenzimmer hineinlaufe, »um dort bei den Kranken die Personalien zu erfahren«.

Am 17. April 1900 wurde Bühler in die nach Heimatrecht für ihn zuständige Anstalt Emmendingen überwiesen, die mit über 1000 Patienten eine noch größere Aufnahmekapazität hatte als die Illenau und als »Verwahrklinik« für Kranke diente, die als »un-

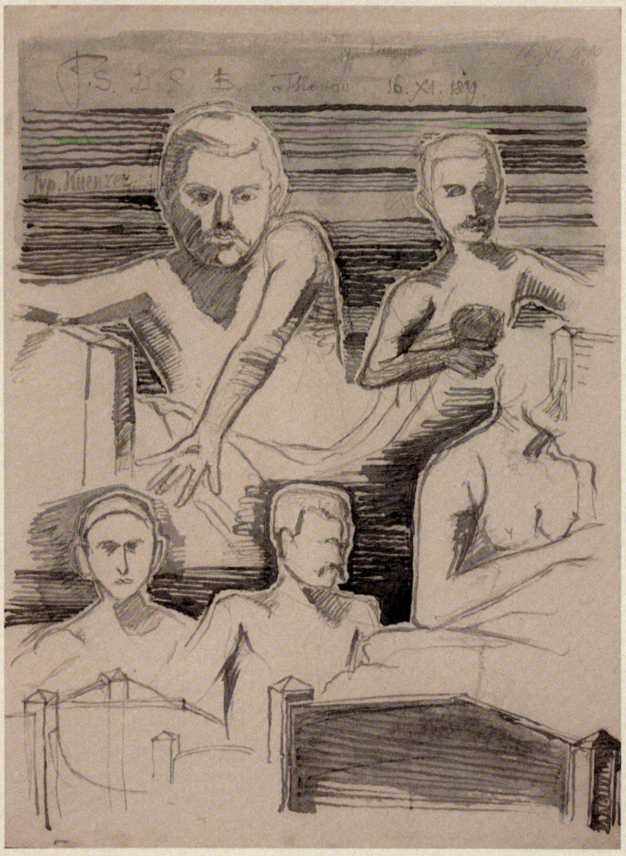

► **Tafel 3.1**

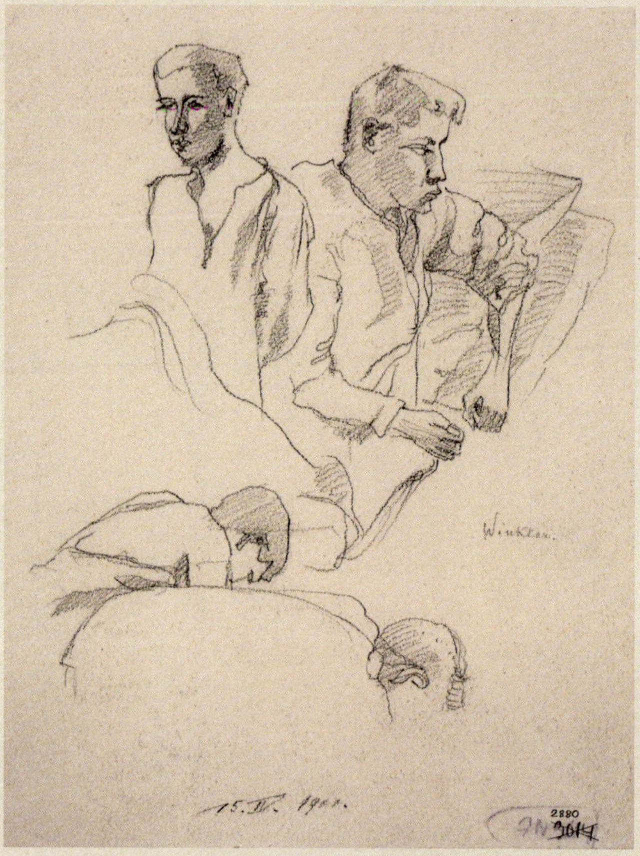

► **Tafel 3.2**

heilbar« galten. Zur Verlegung findet sich in der Krankenakte der Vermerk: »heute in die Anstalt Emmendingen versetzt. Geht gern dorthin, weil er meint, im Auftrag des Gr[oßherzoglichen] Ministeriums zur Revision hinzumüssen.«

Noch am selben Tag porträtierte Bühler den Patienten »Kälble« aus Emmendingen mit der Notiz »Anstalt Inspektion 17. IV. 1900«. Auf der Rückseite des Blattes, zwei Tage früher datiert, hatte Bühler den Illenauer Patienten »Winkler« in verschiedenen Posen im Bett skizziert – auch er durfte wohl sein Bett behandlungsbedingt nicht verlassen (▶ Tafel 3.2). Der Zeichenstil des Blattes ist im Vergleich zum vorherigen sicherer und belegt die durch Übung verbesserte Zeichenpraxis des vermeintlich ministeriell beauftragten Dokumentaristen. In Emmendingen führte Bühler seine Patientenstatistik fort. Auf den Tag genau ein Jahr nach seiner Verlegung lieferte er eine Art Jahresbericht und listete die Emmendinger Patienten, z. T. mit Berufs- und Herkunftsangaben, unter den laufenden Ziffern 533 bis 648 auf. Überschrieben hat er seinen Revisionsbericht mit seinem Namen, dem Zusatz »Kunstschlosser« und dem Begriff »Personenconfrontationen«[20].

Zur Vorbereitung seiner Publikation *Bildnerei der Geisteskranken* (1922) besuchte Hans Prinzhorn Bühler in Emmendingen und war von seinen Arbeiten fasziniert. Unter dem Pseudonym Pohl widmete er ihm einen von 10 Abschnitten über »schizophrene Meister«. Prinzhorn stellt Bühlers künstlerische Emanzipation vor, die sich von einer kunsthandwerklichen Tradition zu einer expressiven Formensprache entwickelte. Die Wertschätzung des Kunsthistorikers und Arztes spiegelt sich in der Wahl von Bühlers »Würgengel« als Frontispiz (heute verschollen) und Prinzhorns Vergleich eines Selbstporträts Bühlers von 1918 mit einem späten Selbstbildnis von van Gogh[21] (▶ Tafel 6.27).

Für die letzten 20 Jahre, von 1920 bis 1940, liegen keine Berichte über Bühlers Leben vor. Er wurde am 5. März1940 in der NS-Tötungsanstalt Grafeneck ermordet.[22]

▶ **Tafel 3.1** **»Typ Kuenzer, Illenau«**, 16.11.1899
Bettbehandlung im Wachsaal der Illenau
Feder über Bleistift, laviert, auf Zeichenpapier
21,7 × 16,4 cm
Inv.Nr. 3025/23 (1989) (© Sammlung Prinzhorn)

▶ **Tafel 3.2** **»Winkler 15. IV 1900«**, Illenau, 15.4.1900
Bleistift auf Zeichenpapier
21,5 × 16,3 cm
Inv.Nr. 2880 verso (© Sammlung Prinzhorn)

Hans Hauser

(Lebensdaten unbekannt)
Anstalt: Anstalt Illenau Achern um 1925
Diagnose: unbekannt

Einst und Jetzt – der Segen einer Bettbehandlung

Hans Hauser, dessen biografische Daten und Krankengeschichte uns unbekannt sind, lebte wie Franz Karl Bühler für eine Zeit in der Illenau. Am 4. November 1925 zeichnete er eine doppelte Selbstdarstellung, die ihn in einer Art Vorher-Nachher-Zustand als Patient in der Anstalt zeigt (▶ Tafel 3.3). In der unteren Bildhälfte sitzt er im Nachthemd weinend auf dem Boden einer Einzelzelle mit vergittertem Fenster. Drei dicke Tränen tropfen herab, vor ihm liegt eine angebissene Scheibe Brot. Daneben zitiert er den Anfang des Goethe-Gedichts »Wer nie sein Brot in Tränen« [aß][23]. Am unteren rechten Bildrand beschreibt Hauser seinen früheren psychischen Zustand mit einem schwarzgetuschten »EINST«. Ein gestrichelt angedeuteter Fenstersims betont die Dicke der ihn umgebenen Mauern. In die untergehende Sonne, die orangefarben aus der Abendlandschaft in sein Zelleninneres leuchtet, ist kaum lesbar die Jahreszahl »1916« eingeschrieben. Dagegen setzte Hauser an den linken oberen Bildrand ein deutliches, in gelben Lettern mit Ausrufezeichen ausgeführtes »JETZT!«. In die strahlende Morgensonne ist die Jahreszahl »1925« eingefügt. Eine kleine Skizze in der oberen Bildhälfte zeigt den genesenen Patienten fidel in einem hölzernen Bett sitzend, gemütlich gebettet auf dicke Daunenkissen. Auf der Bettdecke thront ein Frühstückstablett mit Kaffeekanne. Dem Betrachter zugewandt, hebt der gebesserte Patient belehrend den Zeigefinger und scheint den Kontrast zwischen jenem dem (Sonnen-)Untergang geweihten »EINST« (1916) und dem hoffnungsfrohen »JETZT!« (1925) des neu beginnenden Tages zu unterstreichen. Die morgendliche Bettszene, gerahmt von einem kleinen Nachttisch und einem Stuhl, ist humoristisch auf einer weichen Wolke plaziert. Die Darstellung mit erhobenem Zeigefinger erinnert an Wilhelm Busch, dessen zeichnerischer Witz für Hausers Umsetzung Pate gestanden haben könnte. Buschs Protagonisten liegen in Federbetten und werden regelmäßig um den wohlverdienten Schlaf gebracht. Das ist ein humoriger Kontrast zu Hausers Darstellung der Bettbehandlung, die gerade durch viel Schlaf und Erholung den Patienten Heilung bringen sollte.

In der linken oberen Bildhälfte findet sich ein erklärender Text zu »JETZT!«: »Selig wer sich vor der Welt ohne Haß verschließt – den Kaffee am Busen hält und ihn froh genießt! frei nach Joh. Wolfgang«.

Die zwischen 1916 und 1925 angewandte (Bett?-)Behandlung in der Illenau hat für Hauser das Blatt gewendet. Auf der Rückseite lobt er die Anstalt und lässt sie mit einem dem Oberarzt (und späterem T4-Gutachter) Arthur Schreck (1878–1963) gewidmeten Motto hoch leben, jedoch nicht ohne auf seine im Inneren schwelende seelische Ambivalenz zu verweisen.

▶ **Tafel 3.3 »Jetzt! 1925 Einst (1916)«**, 4.11.1925
Bleistift, Wasserfarben, Pinsel in schwarzer Tinte
23,2 × 16 cm
Inv.Nr. 6109 (1982) recto
(© Sammlung Prinzhorn)

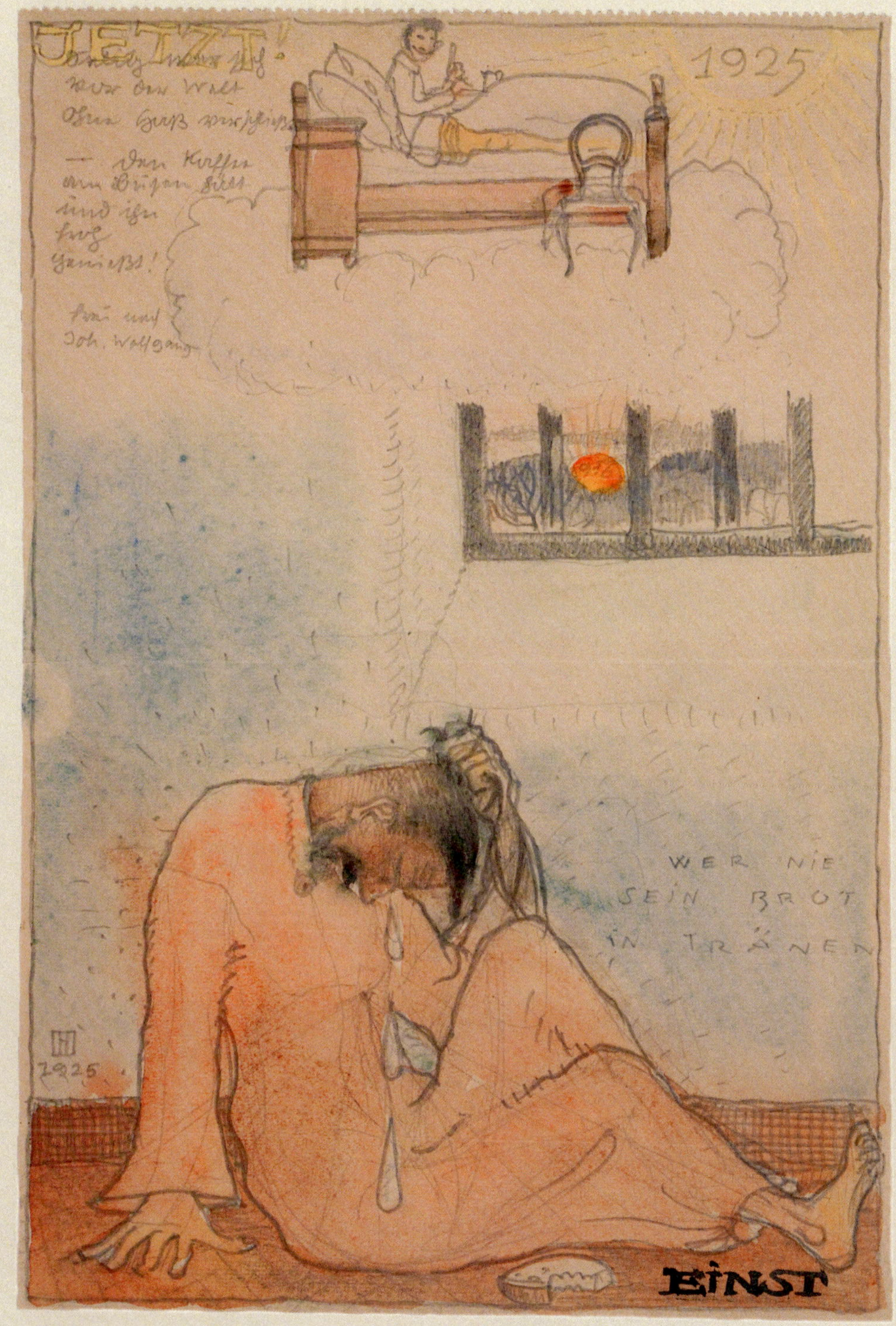

▸ **Tafel 3.3**

»Motto:
Es lebe hoch die Illenau mit Zähneklappern, Freud geschrau!
oder: Himmel und Hölle wohnen nah beieinander! – In der eignen Brust! DENN: 2 Seelen streiten ach – in jedes Menschen Brust!
Herrn Oberarzt Dr. Arthur Schreck
ehrlichst zugeeignet
Hans Hauser
4. XI. 1925«.

Andreas Thomé

(Lebensdaten unbekannt)
Anstalt: Anstalt Illenau Achern 1867
Diagnose: unbekannt

Die Bettfixierung –»Folgen einer unverschuldeten Aufregung«

Von Andreas Thomé kennen wir keine biografischen Daten, lediglich ein Aufenthalt in der Anstalt Illenau bei Achern ist durch die Datierung seiner Zeichnungen zwischen dem 18. April und dem 11. August 1867 nachweisbar (▸ Tafel 1.6).

Am Morgen des 18. April 1867, einem Karfreitag, zeichnete sich Thomé in seiner Illenauer Zelle, wie er an einem Tischchen mit brennender Kerze, Pfeife und aufgeschlagenem (Gebets?-)Buch sitzt und auf ein Kruzifix an der Zellenwand schaut (▸ Tafel 3.4). Das Kreuz an der Wand ist umgeben vom ersten Vers des bekannten Goethe-Gedichts »Wer nie sein Brod Mit Thränen aß«.

▸ **Tafel 3.4** **»Nur die Religion kann Trösten!«**, 18.4.1867
Bleistift auf Papier
10,5 × 15,8 cm
Inv.Nr. 6115/2 (1982) (© Sammlung Prinzhorn)

Inv.Nr. 6115/2 (1982)
»Nur die Religion kan trösten!
Wer nie sein Brod Mit Thränen aß Wer nie in kumervollen Nächten Auf seinem Bette weinend saß Der kent euch nicht. Ihr himlischen Mächte
Thomé in der Lage den unwiderruflichen Entschluß fassend sich von seiner so sehr geliebten Gattin zu trennen die Ihre Pflichten gegen ihn vergaß & sein ganzes Lebensglük erschütterte.
gezeichnet in Illau am 18. April 1867 am Charfreitag Morgen Gott beschütze uns und stehe uns bei
Thome«

Ein halbes Jahrhundert später hat dieses bekannte Gedicht auch der Illenauer Patient Hauser in Bild und Text aufgegriffen (▸ Tafel 3.3). Thomé zitiert Goethes Gedicht weiter »Wer nie in kumervollen Nächten Auf seinem Bette weinend saß – Der kent euch nicht. Ihr himlischen Mächte«.

Nicht nur kirchliche Feiertage, jeder Tag begann in der von Christian Roller christlich geführten Anstalt Illenau mit einem Gottesdienst. Abends läuteten die Glocken erneut zum Gebet, um den Patienten die »himmlischen Mächte« in Erinnerung zu rufen, deren Beistand sie sich gewahr sein sollten. Der Heilungsansatz in der Illenau lag im Vertrauen auf Gott. Das greift Thomé mit seiner Zeichnung auf, die er mit »Nur die Religion kan trösten« übertitelte.

Mit einem weiteren Bildtext des Karfreitagsblattes erläutert Thomé seine persönliche trostlose Lage an diesem Tag: Er fasse den »unwiderruflichen Entschluss […] sich von seiner so sehr geliebten Gattin zu trennen die Ihre Pflichten gegen ihn vergaß und sein ganzes Lebensglük erschütterte.«

▸ **Tafel 3.5** **»Folgen einer unverschuldeten Aufregung in Illnau herbeigeführt durch die eigene undankbare Frau Gemahlin«**, 26.4.1867
Bleistift auf Papier
10,5 × 15,8 cm
Inv.Nr. 6115/3-1 (1982) (© Sammlung Prinzhorn)

Diese Aussage plazierte Thomé über seinem Anstaltsbett, von dem seitlich sowie am Fuß- und Kopfende Fixiergurte abgehen. Unter dem Bett sieht man den Nachttopf und eine vorbeihuschende Maus.

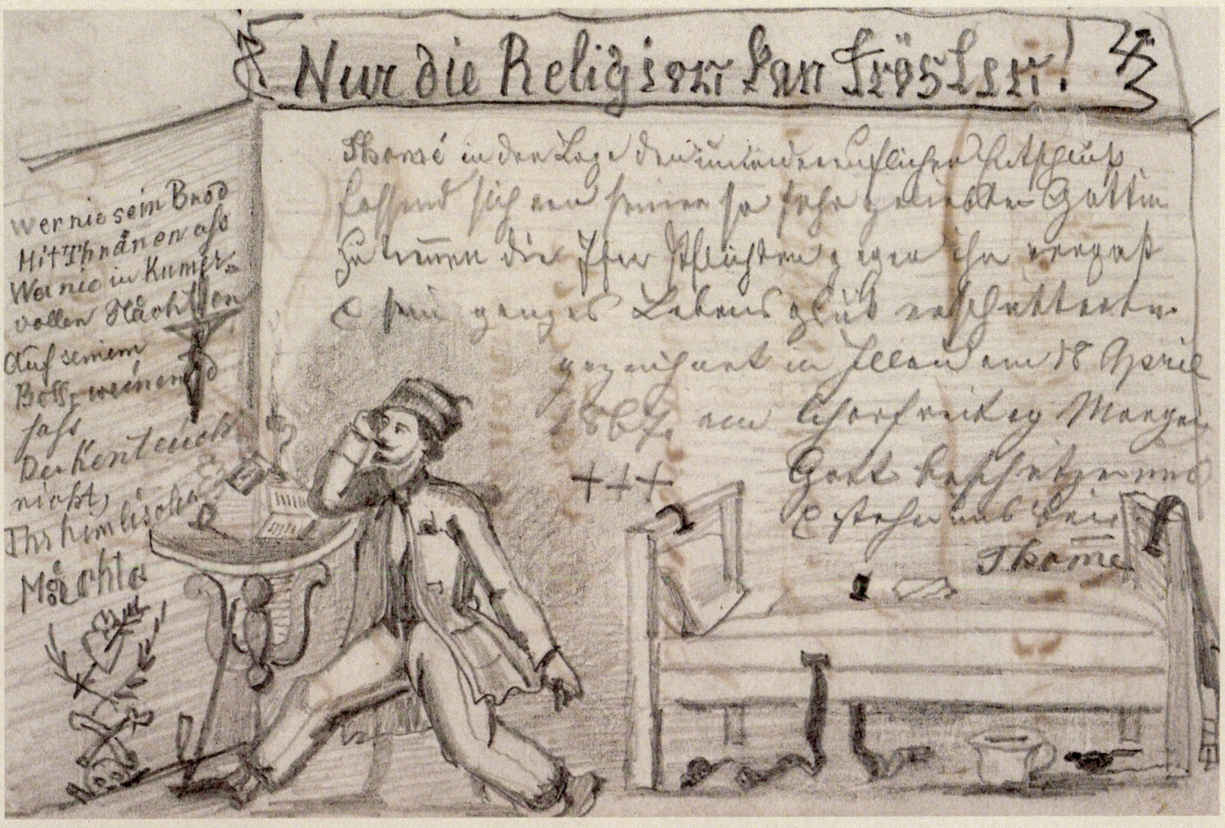

Tafel 3.4

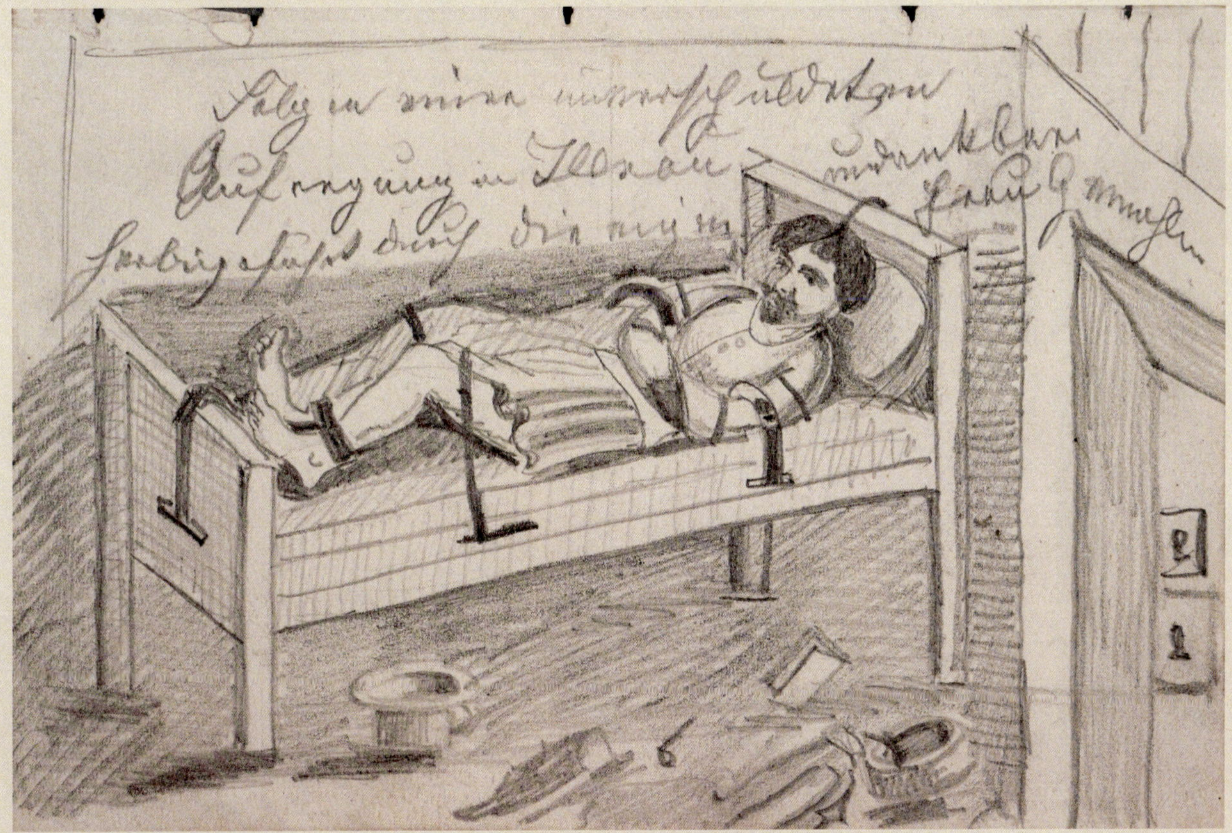

Tafel 3.5

Die »Folgen einer unverschuldeten Aufregung in Illnau herbeigeführt durch die eigene undankbare Frau Gemahlin«, illustriert Thomé dann 8 Tage später, am 26. April: Er liegt zwangsfixiert auf seinem Bett, an Kopf, Oberarmen, Beinen und Fußgelenken gebunden (► Tafel 3.5).

Für diese Zwangsbehandlung macht Thomé letztlich seine Ehefrau verantwortlich, der er unterstellt, aus Eifersucht seine Einweisung veranlasst zu haben. Auf der Rückseite des Blattes wendet sich Thomé allerdings verzeihend an sie: »Theures geliebtes Weib, Das Schiksal hat uns getrent von einander aber nur in Person unser treuen Herzen werden sich ewig angehören den ich verzeihe Dir Alles selpst daß Du mich so grausam hintergangen und mich für Deine eifersüchtige Angst in ein Narrenhaus gespert hast. Gott verzeihe Dir denn nie habe ich dir mit Willen Anlaß zu dieser unseligen Leidenschaft gegeben«.

Das Blatt war also offenbar als Mitteilung an seine Frau gedacht, die er darüber informieren wollte, welchen Zwangsmaßnahmen er in der Illenau ausgesetzt war. Es sollte die Adressatin jedoch nie erreichen.

Am 11. August 1867 schrieb Thomé erneut an seine Ehefrau und verlangte seine Abholung (► Tafel 1.6). Nun stellte er aber klar, dass er nicht gewillt sei, seine Gesundheit nochmals im »rauhen Engadin« unter ihrer gemeinen Eifersucht zu ruinieren. Thomé stammte vermutlich aus dem schweizerischen Hochtal, das für sein raues Bergklima bekannt ist. Vielleicht steht das »rauhe Engadin« aber auch für das häusliche Eheklima, denn seiner Frau gab Thomé letztlich die Schuld an der »unverschuldeten Aufregung«, die seine Bettfixierung zur Folge hatte.

Die Illenau genoss weltweit einen ausgezeichneten Ruf und war Mitte des 19. Jahrhunderts die berühmteste Irrenanstalt Europas.[24] Selbst aus Russland kamen vor allem wohlhabende Patienten in der Hoffnung auf Heilung. Trotz der vieldiskutierten »No-restraint-Bewegung« des englischen Psychiaters John Conolly[25] hatte sich Direktor Roller 1865 noch für den Einsatz von Zwangsmitteln wie Zwangsjacke oder Bettfixierung ausgesprochen, der seiner Ansicht nach zuweilen nicht zu vermeiden war.[26]

Bis in die späten 1870er Jahre wurden in der Illenau Zwangsbehandlungen durchgeführt. Unter Direktor Heinrich Schüle, der 1890 einen umfassenden Erweiterungsumbau der Illenau organisierte, wurden sie jedoch weitgehend verbannt.

Maria Hermine Mathilde Puth

(Moritzbrunn 1.7.1894–4.6.1978 Titting)
Studentin, Studienassessorin
Anstalten und Klinik: Private »Kuranstalt Dr. Ranke« Obersendling München 1919, Psychiatrische Universitätsklinik München 1920, 1925–1926, 1928, Anstalt Ansbach 1926–1954 mit Unterbrechungen
Diagnosen: manisch-depressiv, Manie, heitere Erregung mit kurzen Depressionen

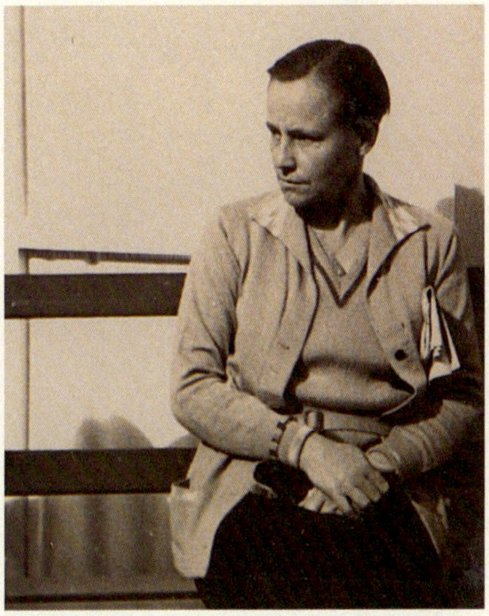

► Maria Puth, um 1930
Foto: Krankenakte Anstalt Ansbach ohne Nr., Staatsarchiv Nürnberg (mit freundlicher Genehmigung)

»Abgezeichnet im Dauerbadzimmer«

Im Süden von München wählte der Psychiater Karl Ranke (1861–1951) ein ländlich anmutendes Grundstück am Hang zum Isartal für sein großes Projekt einer privaten Anstalt. In den Jahren 1892 bis 1893 wurde die »Kuranstalt Obersendling« (heute Krankenhaus Martha-Maria) errichtet, die nervösen und gemütskranken Frauen der gebildeten und wohlhabenden Schicht in Langzeitaufenthalten Hilfe und Pflege bot. So sollte die gefürchtete Aufnahme in eine »geschlossene Anstalt« abgewendet werden. Psychisch Leidende traten auf eigenen Wunsch ein und genossen in den noblen Räumen ärztliche Zuwendung und die aufmerksame Pflege von Diakonissen. 50 Betreuungsplätze mit modernstem Komfort wie Zentralheizung, Warmwasser und elektrischer Beleuchtung standen den Damen der gehobenen Gesellschaft in den Villen zur Verfügung. Als der psychische Zustand der Münchner Studentin Maria Puth, am 1. Juli 1894 geborene Tochter eines Gutsbesitzers, immer labiler wurde, schickte der Vater sie in diese renommierte Institution (► Tafel 6.20). Eine Freundin der Familie begleitete sie am 28. Dezember1918 zur Aufnahme. Die ausgelassene Stimmung der jungen Frau entsprach nicht dem schweren Schicksalsschlag, den Maria Puth einige Wochen zuvor erlitten hatte. Wie der Arzt erfuhr, hatte sie 1914 einen jungen Offizier der Luftstreitkräfte kennengelernt. Durch den engen Briefkontakt, den sie während des Ersten Weltkriegs unterhielten, wuchs die Vertrautheit, sodass sie sich im Oktober 1918 verlobten. Doch schon im November 1918 verunglückte der Pilot bei einem Flug tödlich. Von diesem Verlust erholte sich Maria Puth nie wieder. Die Trauer in den ersten Wochen schlug in eine merkwürdige Heiterkeit und Unruhe um, die ihre Familie mit Sorge wahrnahm, weshalb sie sie vorsorglich in der Kuranstalt betreut wissen wollte. Kaum war Puth aufgenommen, forderte sie mit ihrer Umtriebigkeit das Personal Tag und Nacht heraus. Sie warf Betten und Badetuch umher, zertrümmerte Glühbirnen, schlug mit den Türen und verschob Möbel. Dazwischen weinte sie heftig und wollte sich mit einem Vorhang erdrosseln. Im Januar 1919 berichteten die Diakonissen in der Krankenakte von dem außerordentlichen Mitteilungsdrang der ausgelassenen und übermütigen Studentin ohne Schlafbedürfnis. Der Arzt stellte die Diagnose: »Manisch-depressiv, Heitere Erregung mit kurzen Depressionen«.[27]

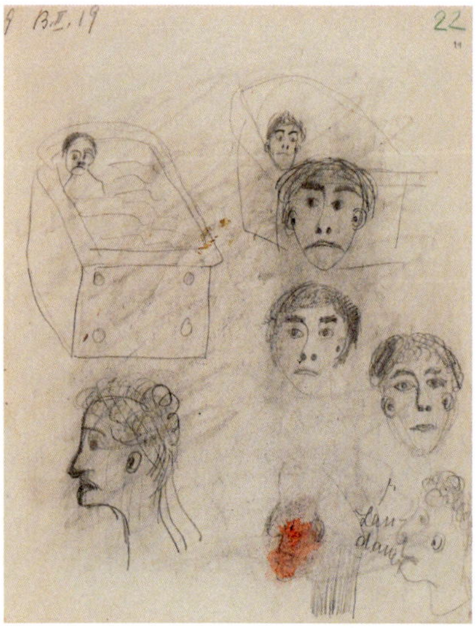

▶ **Abb. 3.13** Dauerbad mit weiblichen Porträts, 13.2.1919
Bleistift, Pinsel in Wasserfarben auf Papier in einem Notizbuch
21,1 × 16,7 cm
Inv.Nr. 2510 fol. 19 recto
(© Sammlung Prinzhorn)

Doch die Krankenakte berichtet auch von ihren kreativen Talenten: »Liest mehr, zeichnet unglaubliche groteske Gegenstände, Abbildungen anderer Pat., Karikaturen, allegorische Sirenen.«[28]

Von diesen Zeichnungen sind 6 Einzelblätter und ein Notizbuch in der Heidelberger Sammlung erhalten. Maria Puth bildete darin Pflanzen, Tiere und Gesichter ihrer Mitpatientinnen und des Arztes Karl Ranke ab. In dem Notizbuch skizzierte sie im Februar 1919 mit Bleistift auch mehrere Porträtköpfe (▶ Abb. 3.13). Darüber erscheint eine zart und flüchtig ausgeführte Szene im Dauerbad, die vermutlich Puth selbst und eine Mitpatientin zeigt. Die Badeabteilung war seit Mitte Januar 1919 ein häufiger Aufenthaltsort für sie geworden. Die Krankenschwestern notierten: »Ist viel im Dauerbad wirtschaftet da viel herum«.[29]

Die erhoffte Entspannung und Beruhigung ihrer Nerven blieben aber vorerst aus. »Gereizt über die Unruhe der anderen, treibt aber selbst allerlei Schabernack singt und musiziert laut dreht die Schrauben an den Badewannen ab, verstopft mit Papier den Abfluß.«[30]

Offensichtlich empfand Maria Puth diese Therapie als Strafe, wie eine weitere Bleistiftzeichnung erzählt (▶ Tafel 3.6). Auf deren unterem Blattrand trug der Arzt ein: »Abgezeichnet im Dauerbadzimmer. M. P., geb. 1.7.94. Manisch. Depress. Irresein: manische Erregung:«

Ihre eigene Aufschrift auf dem Boden des Dauerbadzimmers bedeckt eine dichte Schraffur, sodass sie nicht mehr entzifferbar ist. Puth ignorierte mit den kräftigen Konturen des Bleistifts die exklusive Ausstattung der Badeabteilung mit Fayence-Wannen und marmorverkleideten, ornamentgeschmückten Wänden (▶ Tafel 3.7). Mit der schroff ausgeführten Zeichnung scheint sie die Beklemmung zu vermitteln, die Puth wohl während der Behandlung empfand. Die raumhohe hölzerne Kassettentür und die Badewanne sind im Anschnitt wiedergegeben. Der Blick des Betrachters wird in die Blattmitte geführt, wo sich die Konturen von Tür und Wanne berühren. Puth kommentierte an der Wand ironisch: »RIP« (lat.: *requiescat in pace*), Ruhe in Frieden. Darüber benannte sie im Dekorband der Fliesen mit griechisch anmutenden Schriftzeichen »Herrn v. Schnorr.« Gemeint ist Eduard Schnorr von Carolsfeld (1868–1949), der als zweiter Arzt in der Kuranstalt Obersendling wohl das Dauerbad verordnet hatte.

Im Februar und März 1919 trat langsam eine Veränderung in Maria Puths Verhalten ein. Die Studentin konnte wieder besser schlafen, schrieb viele Briefe (▶ Abb. 6.17) und beschäftigte sich mit Handarbeiten. Das nun einsetzende häufige Weinen um ihren Verlobten deuteten die Ärzte als eine »Anbahnung tieferen Empfindens«, die für eine Heilung sprach. Als sie am 9. April 1919 die Kuranstalt verlassen durfte, wurde sie von ihrem Schwager abgeholt und erholte sich einige Zeit bei Verwandten. Doch schon im März 1920 wurde sie erneut in die Psychiatrische Klinik München eingewiesen. Damit begann ein unheilvoller Kreislauf von Aufnahmen und Entlassungen aus den Psychiatrien in München und Ansbach.

▶ **Tafel 3.6** **»abgezeichnet im Dauerbadezimmer«**, 1919
Bleistift auf Papier
20,5 × 12,8 cm
Inv.Nr. 2543 (© Sammlung Prinzhorn)

▶ **Tafel 3.7** Dauerbad der Privatanstalt Dr. Ranke, Obersendling, in: Bresler 1912, Bd. 2, S. 411

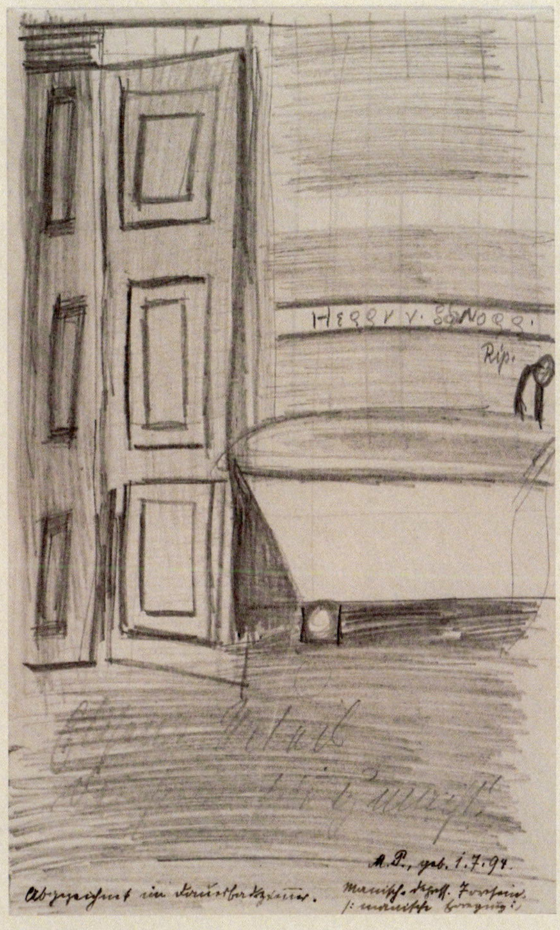

► **Tafel 3.6**

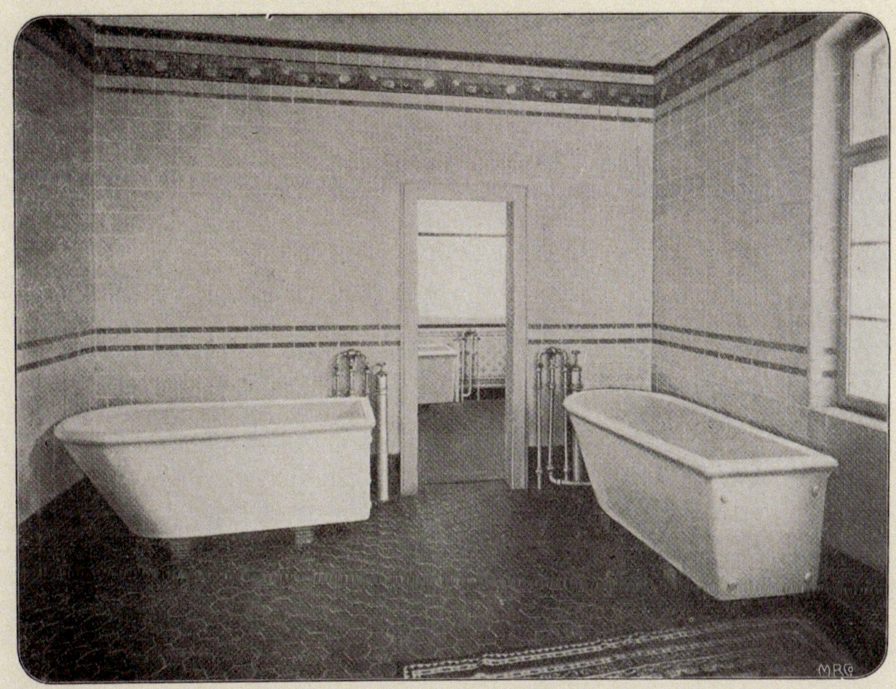

Dauerbad.

► **Tafel 3.7**

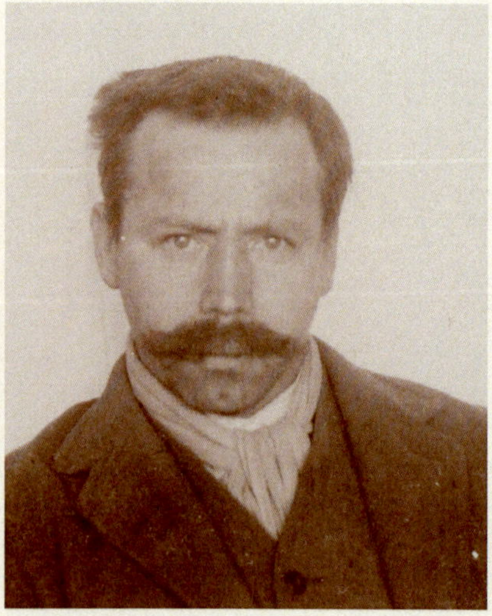

Karl Adam Zimmermann

(Eberbach 3.1.1870–29.7.1906 Anstalt Emmendingen)
Maler, Kirchenmaler
Klinik und Anstalt: Psychiatrische Universitätsklinik Heidelberg 1905–1906, Anstalt Emmendingen 1906
Diagnosen: epileptischer Blödsinn, Dementia postepileptica, Epilepsie, Coma epilepticum

► Karl Zimmermann, Mai 1906
Foto: Krankenakte Psychiatrische Universitätsklinik Heidelberg Nr. 05/499 (mit freundlicher Genehmigung)

Das Heidelberger Dauerbad in »Zeichnungen des Epileptikers Karl Zimmermann«

Unzufrieden schrieb der Kirchenmaler Karl Zimmermann aus Eberbach am 22. Januar 1906 dem Direktor und den Ärzten der Heidelberger Klinik: »Ich Möchte freundlichst bitten Herrn Profesor, wie die Doktoren. Doch einmal auch in Kenntnis zu setzen, was hier geschehen soll mit mir, denn hier die Behandlung der Patienden, soll jeden Tag zusehen da wird der Gesunde Mensch ohne Mühe krank gemacht das Er geduldig wird und alles mit sich anfangen lässt. Das tuh ich nicht meine Herren …«[31]

Zimmermann war seit dem 13. Dezember 1905 in der Heidelberger Klinik. Zuvor hatte er schon einige Tage im November und Dezember im Spital seiner Heimatstadt Eberbach verbracht, in die er nach Wanderjahren wieder zurückgekehrt war. Karl Zimmermann, am 3. Januar 1870 geboren, absolvierte nach der Schule eine Lehre als Maler. Die Restaurierung der Eberbacher Kirche von 1890 bis 1894 gemeinsam mit einem Heidelberger Malermeister erfüllte ihn mit großem Stolz. Nach Abschluss der Arbeiten wanderte er durch das Deutsche Reich und die Schweiz und fand von 1896 bis 1900 Anstellung in Mannheim. Als jede Aufregung Anfälle auslöste und er manchmal bis zu 12 Krämpfe in der Woche durchlitt, kam er in ärztliche Behandlung. Die Ärzte diagnostizierten »Epilepsie«. Von seiner Heirat 1897 erhoffte sich Zimmermann einen heilenden Effekt. Doch die sich häufenden Anfälle belasteten das Familienleben, oft kam es zum Streit. Von seinen fünf Kindern starben zwei. Immer öfter fühlte er sich verfolgt. Er trat einer religiösen Sekte bei. Manchmal betete er tagelang. Nun versuchten die Heidelberger Psychiater den jungen Familienvater zu behandeln. Selbst sah er sich als bedeutenden Kunstmaler und Dichter und füllte während seines Klinikaufenthaltes ein kleines Skizzenbüchlein, das er mit »Zeichnungen des Epileptikers Karl Zimmermann« betitelte. Mit Feder und Bleistift erinnerte er sich an seine Familie und seine Heimat im Odenwald. Doch porträtierte er auch Mitpatienten und schilderte eine Szene im Dauerbad (► Tafel 3.8).

► **Tafel 3.8** Dauerbad im Skizzenbuch »**Zeichnungen des Epileptikers Karl Zimmermann**«, zwischen Dezember 1905 und Mai 1906
Bleistift, Feder in Tusche auf Papier
12 × 19 cm
Inv.Nr. 1360 fol. 1 recto (© Sammlung Prinzhorn)

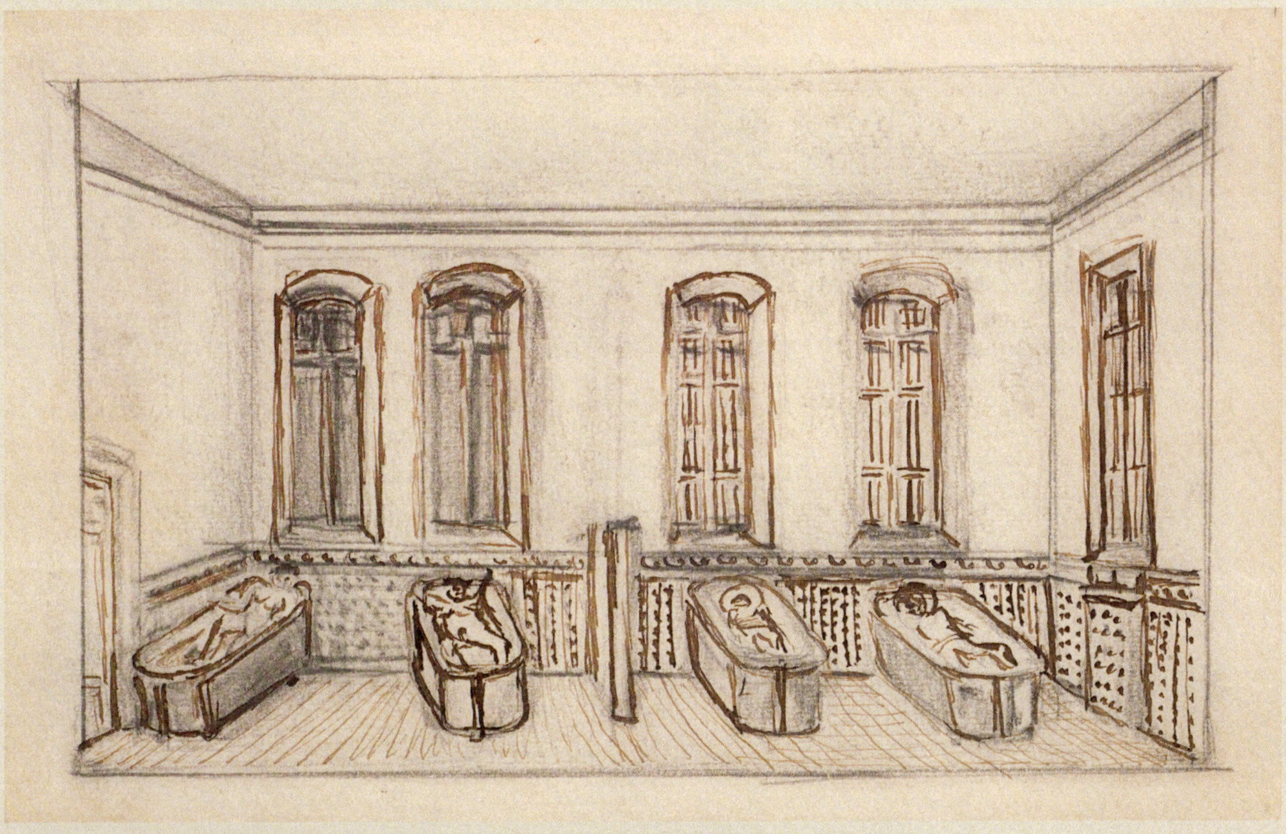

► **Tafel 3.8**

Die Zeichnung der Badeabteilung zeigt einen teilweise gefliesten Raum mit fünf großen zweiflügeligen Fenstern. Drei dieser Fenster sind vergittert. Eine schmale halbhohe Wand separiert den Raum in zwei Abteilungen mit je zwei Wannen.[32] In jeder Wanne ruht ein Patient. Die Details ihrer Körper oder eine Bekleidung sind nicht zu erkennen. Vermutlich sind die Männer auf der linken Seite nackt. Auch Zimmermann war im Dauerbad behandelt worden, doch diese nüchterne Zeichnung verschweigt eigenes Erleben. Dabei schildert der Eintrag vom 3. Mai 1906 in der Krankenakte einen dramatischen Zwischenfall. Am Morgen dieses Tages wachte Zimmermann schon in großer Erregung auf. Er lief auf der Abteilung aufgeregt hin und her und schwang sein Skizzenbuch beständig im Kreis. Den Pflegern gelang es nicht, ihn zu beruhigen. Er erkannte sie nicht und wähnte sich an anderen Orten. Mit Gewalt wurde er auf der Abteilung der Unruhigen ins Dauerbad gebracht. Dort sprang er auf einen anderen Mitpatienten und verletzte ihn schwer. Er erhielt das Beruhigungsmittel Hyoscin (Scopolamin) und musste noch einen weiteren Tag im Wasser liegen. Als der Arzt jedoch einige Tage später mit ihm über den Vorfall sprechen wollte, konnte sich Zimmermann nicht mehr daran entsinnen. Vielleicht zeichnete er das Dauerbadzimmer mit der Hoffnung, sich so wieder an das Geschehene erinnern zu können. Einige Tage nach diesem Vorfall, Ende Mai 1906, wurde Karl Zimmerman in die Anstalt Emmendingen überführt. Bereits zwei Monate nach seiner Verlegung starb der 36-Jährige dort im »Coma epilepticum«.

Joseph Schneller

Pseudonym bei Prinzhorn: Sell
(Westerham 30.12.1878–Juli 1943 Anstalt Eglfing München, Opfer der NS-»Euthanasie«)
Bauzeichner
Klinik und Anstalt: Psychiatrische Universitätsklinik München 1907, **Anstalt Eglfing München** 1907–1943
Diagnosen: Schizophrenie, Katatonie

»Da liegt man fünf Tage im Bad«

Hans Prinzhorn stellte den Bauzeichner Joseph Schneller in seinem Buch *Bildnerei der Geisteskranken* unter dem Pseudonym Joseph Sell ausführlich vor. Gemeinsam mit neun weiteren Patientenkünstlern gehörte Schneller damit zu den Auserwählten, von denen schon früh mehrere Bilder aus der Fülle der Heidelberger Sammlung publiziert wurden. 1878 in Westerham bei Holzkirchen als Sohn eines Oberbauführers geboren, absolvierte er nach der Ausbildung zum Zimmermann die Baugewerksschule. Der ledige Angestellte lebte in Rosenheim und arbeitete in einem Büro der Königlich Bayerischen Staatseisenbahn in München. Bald vermutete Schneller, dass sein Vorgesetzter Vorbehalte gegen ihn habe. 1903 versuchte er, sich wegen der »Chikanen seines Chefs« mit einem Revolver zu erschießen. Später begann er Stimmen zu hören. Immer häufiger flüsterten sie, und es mischte sich ein »elektrischer Rundgesang« dazwischen. Als er seine Ermordung fürchtete, war die Einweisung in eine Anstalt nicht mehr abzuwenden. Sein Bruder begleitete ihn im Februar 1907 in die Psychiatrische Universitätsklinik München. Zwei Monate später, im April 1907, kam der 29-Jährige mit der von Emil Kraepelin gestellten Diagnose »Katatonie« in die Anstalt München-Eglfing, die er bis zu seinem Tod nicht mehr verlassen konnte. Bereits im Juli 1907 wurde er entmündigt.[33]

In der Anstalt Eglfing las und schrieb Schneller viel. Immer wieder forderte er seine Entlassung. Außerdem erklärte er, dass er sich unter Einwirkung des Erdmagnetismus befinde und durch diesen in Verbindung mit einem in der psychiatrischen Klinik aufgestellten Apparat stehe. Dieser erzeuge Stimmen, Gefühle und unangenehme Gerüche wie »Leichengeruch, Krankenhausluft, weiblicher Genitalgeruch, Aftergase, Geruch nach Gespieenem, Schnapsgeruch«[34].

Auch fühlte Schneller, dass sich verheiratete Damen über einen Stromkreis indirekt von ihm befriedigen ließen. Bald begann er seine Vorstellungen und Fantasien in eigenwilligen Zeichnungen von sadomasochistischen, sexuellen Ausschweifungen festzuhalten. Besonders heftig aber litt er darunter, dass er mittels Telepathie die Leiden anderer Personen empfange. Für diese übermenschliche elektrische Sensibilität, die ihm ein so »kolossales Schmerzgefühl« zufüge, sei die Behandlung im Dauerbad verantwortlich. Ein Eintrag vom Juni 1908 in der Krankenakte berichtet: »Er habe sieben Jahre sein Leiden für ein natürliches gehalten, bis er drauf gekommen sei, daß das Anzapfungen auf elektrischem Wege seien. Wie Zecken saugten sich diese Leute an ihn, die von seinen Säften lebten. Durch das lange Dauerbad der Klinik sei er für die Elek-

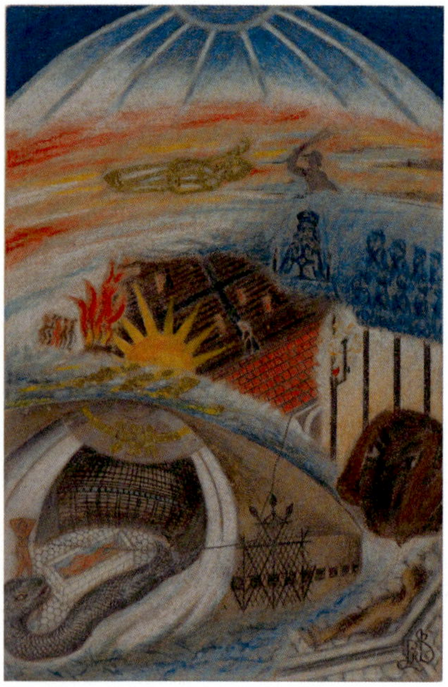

▶ **Abb. 3.14 »Universumstulp«**, zwischen 1910–1916
Bleistift und Fettkreide auf Karton
22 × 14,8 cm
Inv.Nr. 2316 (© Sammlung Prinzhorn)

trizität empfänglich geworden; die große Maschine stehe in Westerham; die Wellen kommen durch die Luft auf ihn zu …«[35]

Eine Farbstiftzeichung, die auch Hans Prinzhorn in seinem Buch mit Erläuterungen vorstellte, zeigt Schneller in der Badewanne im Haus Nr. 5, der Station für Unruhige in Egfling (▶ Abb. 3.14 und ▶ Tafel 3.9).[36] Der Bauzeichner fügte auf dem Blatt »Universumstulp« halluzinatorische Erlebnisse additiv zu einer komplexen Bildkomposition zusammen. Einzelne Szenen und Details, die nicht in einem unmittelbaren inhaltlichen Zusammenhang stehen, arrangierte er auf dem Rund der Weltkugel. Anklagend beschrieb er den Inhalt der Darstellung als »Verbrechen, das an mir verübt worden ist.«

So ruht Papst Leo XIII in den Wolken und wird vom Zeichner selbst mit Freude »theologisch schindend« malträtiert. Als blaue Figürchen reihen sich artig »Monarchen« auf, und die mit Schnellers Urin getränkte kleine Hanfpuppe, die sich angeblich Damen in die Vagina einführen, hat ihren Platz im rechten unteren Bildwinkel. Doch das Zentrum des Geschehens findet in einer Höhle statt. Schneller führte aus: »Links unten ist meine Person im Bad, das ist schrecklich, was man da durchmachen muß. Zum Erleben wars nicht und daß man nicht sterben könnte, wurde man mit einem Walfisch verbunden. […] Da liegt man fünf Tage im Bad und altes verdorbenes Essen schwimmt oben drauf, die Salatsäure dringt durch die Poren ein, dazu die Orangensäure, wenn man eine Orangenschale auf den Kopf kriegt – bespritzt man die Stubenfliege damit, macht sie einige Umdrehungen und stirbt. Das Universum überstülpt sich, so daß die ganze Außenfläche eine Magenfläche wird. Wenn man das mitgemacht hat – der Universumstulp ist schlimmer als ein sterbender Christus.«[37]

Die Kette erklärte er so: »Die ist da, um zu beweisen, daß Stacheldrahtzeremonien wie ein Kalender im Dauerbad abgehalten worden sind.…«[38]

Die Anstalt Eglfing, mit über 80 Gebäuden in einem weiten Park gelegen, wurde erst 2 Jahre vor Schnellers Einweisung im Juli 1905 eröffnet. Besonders bemerkenswert war ihre technische Ausstattung. In einem separat gebauten Maschinen- und Kesselhaus sorgte eine leistungsstarke Dampfkesselanlage für Fernheizung und Warmwasser. Drei Dynamos und ein Akkumulator erzeugten Strom für die elektrische Beleuchtungsanlage mit 4990 Glüh- und 34 Bogenlampen, für 32 Motoren in Pumpen, Wäscherei- und landwirtschaftlichen Maschinen. Zusätzlich wurde eine elektrische Schwachstromanlage installiert, die 120 Telefonsprechstellen, 118 Uhren, die Kontrolluhrenanlage für 20 Wachstationen, 100 Läutwerke, 2 Turmuhren und das Alarmwerk auf dem Kirchturm mit Strom versorgte.[39] Jeder Bereich der Anstalt nutzte die elektrischen Apparaturen, sogar das Dauerbad. 1910 berichtete der Arzt, Verwaltungsbeamte und Direktor Friedrich Vocke (1865–1927): »Die Dauerbäder der unruhigen Wachabteilungen haben nur Plättchenbadewannen, schmiedeeiserene Wäschewärmer und einen Ventilationsmotor, damit die Fenster stets geschlossen gehalten werden können.«[40]

In der Frauenabteilung wurden außerdem elektrische Thermometer in die Wannenwand eingebaut und mit einer Alarmvorrichtung verbunden (▶ Tafel 3.10). Schneller, der sich als Erfinder der Elektrizität ausgab, fühlte sich ununterbrochen in einen elektrischen Stromkreis aufgenommen. Vermutlich beförderten die neuen imposanten elektrischen Installationen und die Geräusche der Elektromotoren die gewaltigen inneren Erlebnisse des Bauzeichners. So verband Schneller seine Gedankenwelt immer enger mit den enormen Energieflüssen, die den Alltag des Anstaltsapparates absicherten. Es verfestigte sich seine Annahme, dass ihn die Behandlung im Dauerbad in einen Empfänger für elektrische Wellen verwandelt habe. In der Wanne fand Schneller offenbar keine Ruhe und Heilung, sondern nur Ekel und Leiden. Als er am 21. Juli 1943 an chronischer Lungen-Tbc, einer typischen Folge langen Hungerns, starb, wurde damit auch er Opfer der nationalsozialistischen »Euthanasie«.[41]

▶ **Tafel 3.9** Dauerbad mit Stacheldrahtzeremonie und Walfisch, Detail aus **»Universumstulp«**, zwischen 1910–1916
Bleistift und Fettkreide auf Karton
Inv.Nr. 2316 (© Sammlung Prinzhorn)

▶ **Tafel 3.10** Heil- und Pflegeanstalt München Eglfing, Dauerbad in Haus 5 und 6, in: Bresler 1910, Bd. 1, Abb. 13, S. 42

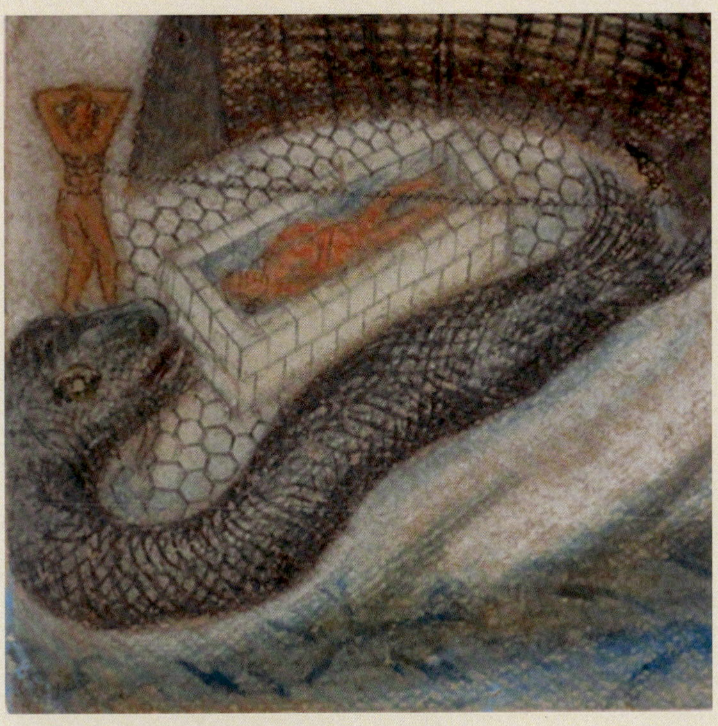

▸ Tafel 3.9

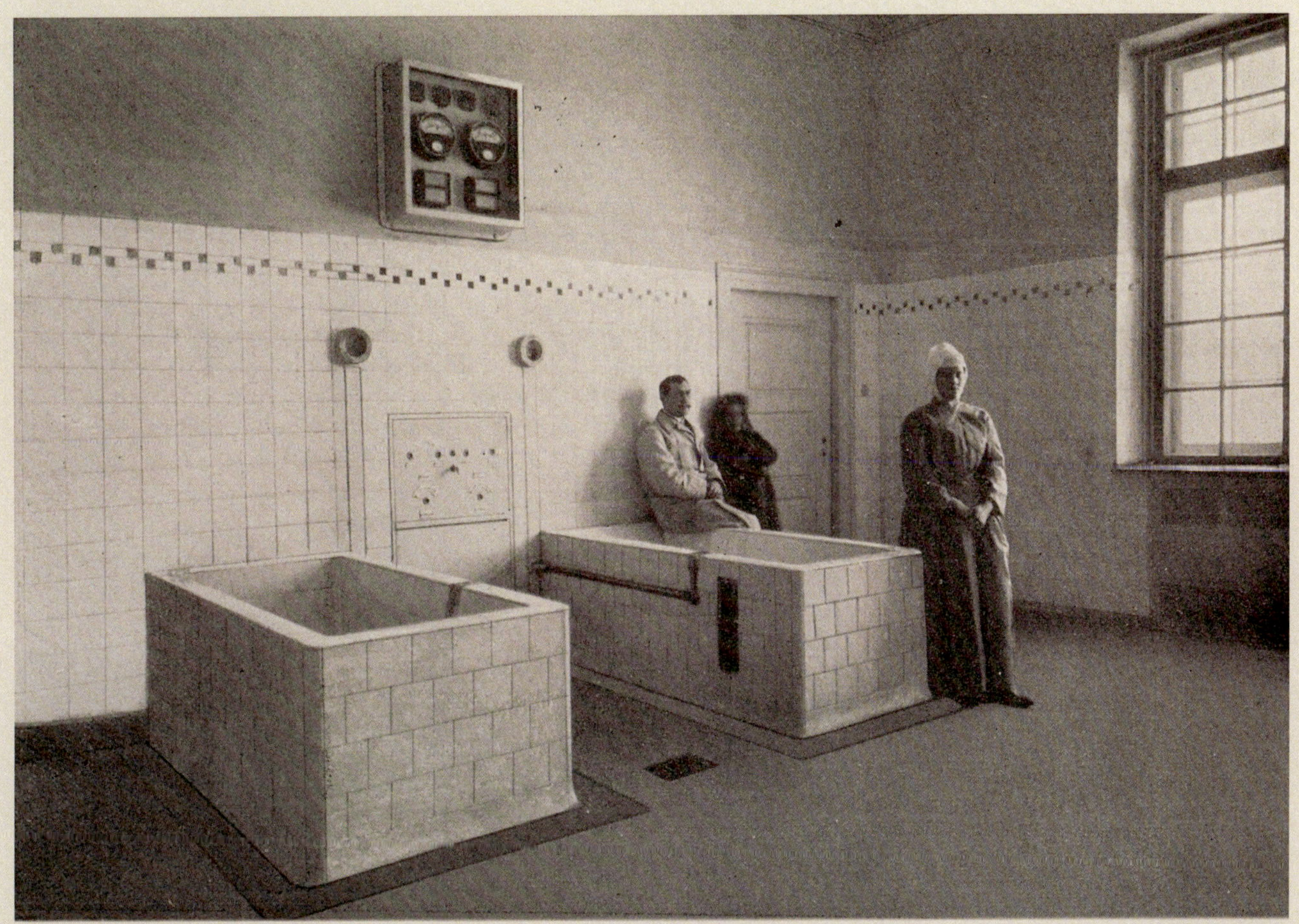

Abb. 13: Dauerbad in Haus 5 und 6.

▸ Tafel 3.10

Elisabeth Faulhaber

(Brühl 19.12.1890–13.1.1921 Anstalt Dösen Leipzig)
Fabrikarbeiterin, Dienstmädchen, Kellnerin
Klinik und Anstalt: Psychiatrische und Nervenklinik der Universität Leipzig 1914, **Anstalt Dösen Leipzig** 1914–1921
Diagnose: Dementia praecox

»Dauerbäder in der Anfangszeit sind mir bekannt«

»... ich beschäftige mich sonst in der freien Tageszeit mit Malen, ab und zu gehts in den Garten, wo ich als schon gesungen, und draußen bei günstiger Witterung das Buch mit [...] genomen habe und draußen gemalt, auch öfters schon mit Rund herum gelaufen bin.«[42]

Eifrig zeichnete und schrieb Elisabeth Faulhaber während ihres Aufenthaltes in der Anstalt Dösen von 1914 bis 1921 (▶ Tafel 5.8).[43] Die heute erhaltenen 580 Zeichnungen auf Einzelblättern und in 6 Heften erzählen oft von einer geordneten bürgerlichen Welt, in der die junge Frau selbst nicht mehr leben konnte. Manchmal aber hielt sie auch Szenen aus der Anstalt fest. Eine solche findet sich auf einer Heftseite skizziert. Der darunterliegende Text ist nicht mehr entzifferbar. Faulhaber bildete im Zentrum einander zugewandte Köpfe zweier Frauen ab (▶ Tafel 3.11). Der eine ist von einer Kappe oder einem straff gebundenem Tuch bedeckt, zwei Linien am Hals der anderen Frau deuten den Abschluss eines kragenlosen Hemdes an. Ein waagerecht verlaufendes Linienbündel verbirgt die Körper. Über den Frauen erhebt sich schützend ein spitzwinkliges Dach. Doch Faulhaber zeichnete nicht zwei Frauen in einem Gebäude, sondern sie skizzierte eine Szene im Dauerbad – im Garten. Die Anstalt Dösen hatte für ihre Patienten eine besondere Variante der prolongierten Bäder eingerichtet. Die Ärzte kombinierten die Behandlung durch körperwarmes Wasser mit einer Frischlufttherapie (▶ Abb. 3.15). Direktor Georg Lehmann (1855–1918) stellte diese Abteilung seiner Anstalt so vor: »In dem im Lageplane als Hof bezeichneten Garten sind Wannen für Freiluft-Dauerbäder, in den angrenzenden Wandelgängen im Sommer Betten aufgestellt, sodass unter gleichzeitiger Benutzung der am Haus gelegenen Gärten bei schönem Wetter sämtliche Kranken sich im Freien aufhalten.«[44]

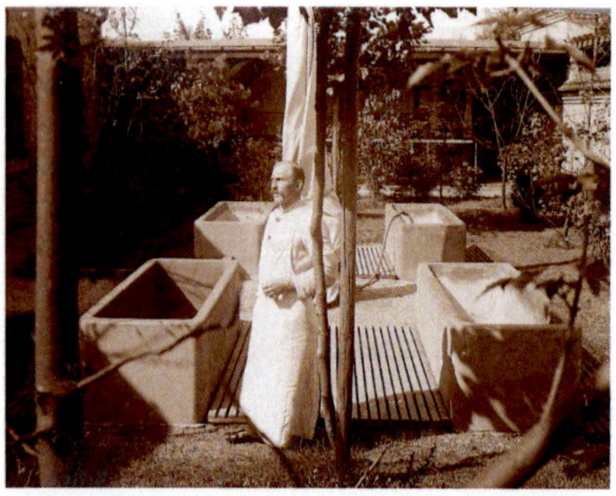

▶ **Abb. 3.15** Freiluft-Dauerbäder Heil- und Pflegeanstalt Dösen
Foto: Stadtarchiv Leipzig, Bl. 8-4 (mit freundlicher Genehmigung)

Am Rand der großen Anstaltsanlage waren die Abteilungen für unruhige Frauen und Männer eingerichtet. Auf dem Gelände stand ebenfalls in unmittelbarer Nähe der 65 m hohe Wasserturm der Anstalt (2007 abgebrochen). Elisabeth Faulhaber saß offenbar beim Zeichnen vor den Wannen und konnte in dieser Position auch das Dach des Wasserturms erblicken (▶ Abb. 3.16–3.17). In ihrer Skizze fügte sie die Badewannen mit dem Turmhelm zu einem neuen originellen architektonischen Entwurf zusammen. Deutlich sind die Grate des Turmhelms zu erkennen, auch die Kugel auf der Spitze und die Wetterfahne vergaß sie nicht. Auf der Dachseite zeichnete sie eine der charakteristischen Gauben ein. Die Ränder der steinernen Wannen skizzierte sie vereinfachend mit einem breiten Linienband. Sie ignorierte dabei, dass jede Patientin in einer eigenen Wanne saß. Elisabeth Faulhaber kannte die Behandlung im Dauerbad gut. In einem

▶ **Tafel 3.11 Dauerbad im Anstaltsgarten Dösen**, um 1916/ 1917
Bleistift auf Papier in einem Heft
20,8 × 16,5 cm
Inv.Nr. 3728 fol. 41 verso
(© Sammlung Prinzhorn)

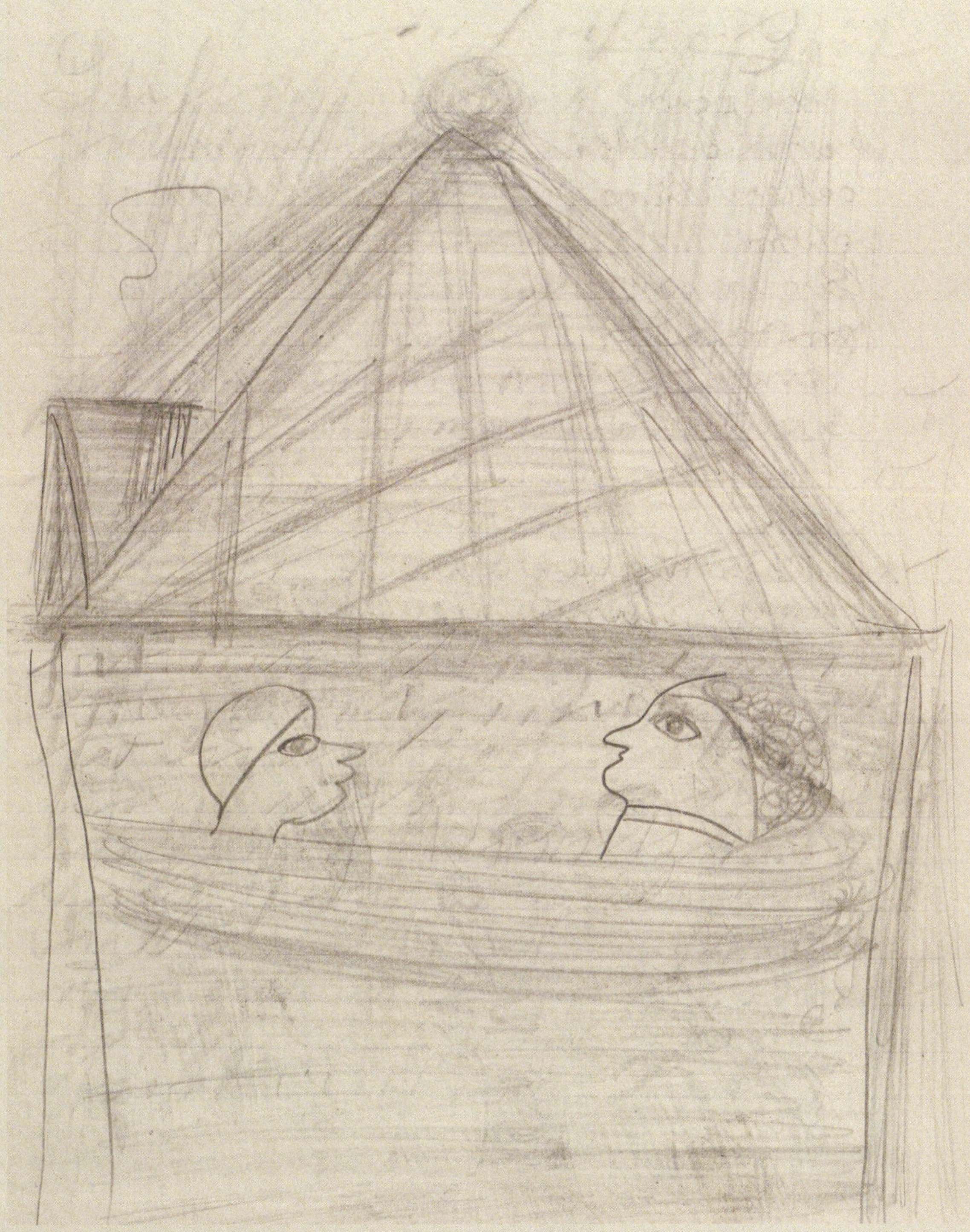

► Tafel 3.11

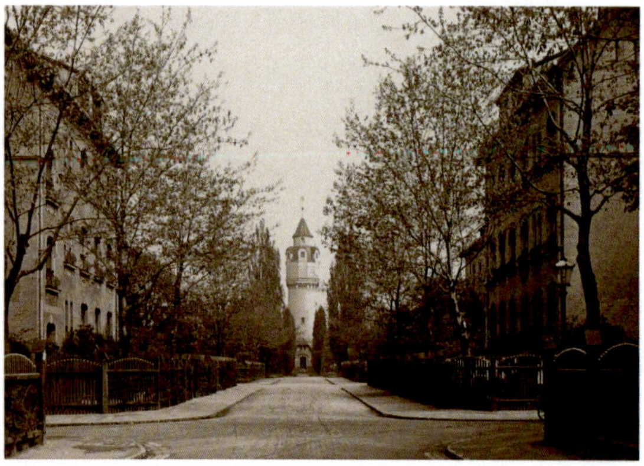

► **Abb. 3.16**

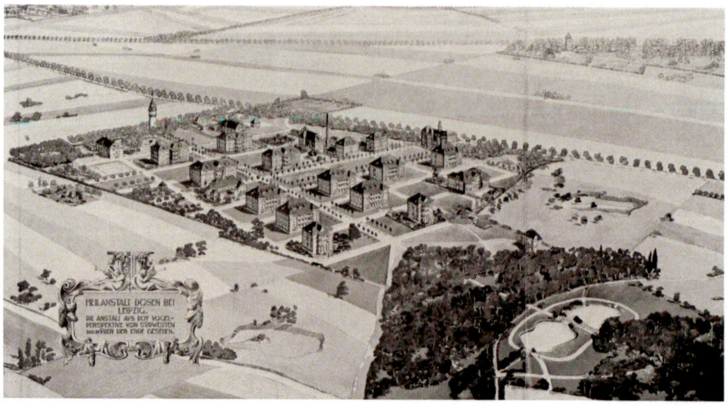

► **Abb. 3.17**

► **Abb. 3.16** Wasserturm Heil- und Pflegeanstalt Dösen, um 1920
Foto: Stadtarchiv Leipzig, KH Dö, Nr. 170, Bl. 12_RS (mit freundlicher Genehmigung)

► **Abb. 3.17** Irrenanstalt Dösen bei Leipzig. Die Anstalt aus der Vogelperspektive von Südwesten 300 m über der Erde gesehen, in: Bresler 1910, Bd. 1, o. S.

Brief vom Januar 1916 schrieb sie: »ich brauche doch nicht mehr beständig im Bett zu sein, auch wenn man es meiner Seite richtig nehmen will ist diese Schulung im Bette praktisch gewesen zwecks mancher Umständen, auch wissen wir nichts von Wasser [?] den Gebadet habe ich schon öfters, sogar Dauerbäder in der Anfangszeit sind mir bekannt und bewußt, und das Bad erst mit Blicken angeschaut und angesehen mit Frl Berghover, Frl Schücher, und Frau Borchward und Frau Strohbach, und die Menschen so in ähnlicher Weise in Form und Arten zu erschaffen ich möchte nur wissen wie das mit Luft und Licht und zusammengefügt und wie der Mensch das wesentliche Leben erhielt wie das kam, das ist doch sicherlich noch zu forschen gewesen und in Bücher eingetragen.«[45]

Die junge Frau traf nach einem zweimonatigen Aufenthalt in der Nervenklinik Leipzig am 17. Dezember 1914 in Dösen ein. 1890 in Brühl bei Schwetzingen geboren, war sie in einfachen Verhältnissen aufgewachsen. Als Fabrikarbeiterin, Kellnerin und Dienstmädchen hatte sie in Leipzig ihren Lebensunterhalt verdient. Mit der Geburt ihres Sohnes im September 1914 kam sie in seelische Not. Heftige Gemütsschwankungen plagten sie. Allein konnte sie die Verantwortung für ihr Kind nicht tragen. Doch den Namen des Vaters verriet sie nicht. Kaum war sie noch ansprechbar. Als sie ihr Kind der Vermieterin zum Geschenk machte, wurde die junge Frau den Ärzten übergeben. Doch die Behandlungsversuche in der Anstalt Dösen brachten keine Änderung ihres Zustands. Die häufigen Stimmungswechsel belasteten sie weiter, und am 9. November 1917 beschlossen die Behörden ihre Entmündigung. Bereits mit 31 Jahren starb Elisabeth Faulhaber am 13. Januar 1921 an Tuberkulose in der Anstalt Dösen. Ob sie dankbar über ihre Behandlung war, so wie es die Ärzte von Patienten in einem Verwaltungsgericht der Stadt Leipzig einige Jahre zuvor stolz berichteten, ist nicht überliefert. »Bezüglich der Behandlung der Kranken wurde von den in den letzten Jahren geübten Kurmethoden nicht abgewichen und es wurden die gewährten Mittel weiterhin angewandt. Die günstigen Erfahrungen, die bei den aufgeregten Kranken mit der Freiluftbehandlung gemacht wurden, führten zu dem Gedanken, auch den mit Dauerbädern behandelten Patienten den Vorteil des Aufenthaltes im Freien zuteil werden zu lassen. Zu diesem Zwecke wurden in einem Gärtchen, das an das Gebäude für Unruhige grenzt und bisher keine Verwendung gefunden hatte, provisorische Wannen aufgestellt. Es war unverkennbar, daß die Kranken durch die Beobachtung der im Garten sich abspielenden kleinen Vorkommnisse abgelenkt werden und einzelne von ihnen sprachen sich nach wiedergekehrter Besonnenheit dankbar über die Einrichtung aus. Auf diese Erfahrung hin wird nun in jenem Garten eine ständige Dauerbadeanlage geschaffen werden, die den Kranken regelmäßig an warmen Sommertagen den Aufenthalt im Freien ermöglicht.«[46]

Moritz Samuel Weil

(Steinsfurt 28.8.1849–1923 Steinsfurt)
Bäckerlehre, Kaufmann
Anstalten und Klinik: Anstalt Illenau Achern1872–1873, **Psychiatrische Universitätsklinik Heidelberg** 1879–1880,1900, 1908, 1923, Anstalt Wiesloch 1880
Diagnosen: periodische Manie, hereditäres Irresein, manisch-depressiv

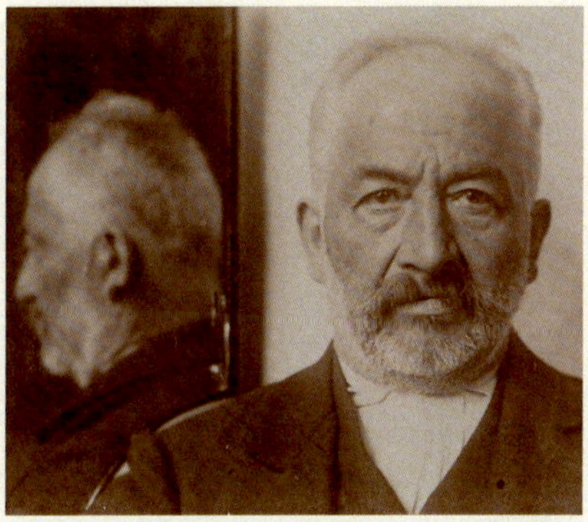

► Moritz Samuel Weil, Mai 1908
Foto: Krankenakte Psychiatrische Universitätsklinik Heidelberg (mit freundlicher Genehmigung)

»Gegen den Oberwärter dauernd erbost«.

Bald nach seiner Beschneidung als Säugling sei er operiert worden, so Moritz Weil in seinem in der Heidelberger Klinik geschriebenem Lebenslauf, da er »eine sog. Hasenscharte auf die Welt brachte«. Als »Sohn des Bürger und Handelsmann Ferdinand oder hebraisch Veis Weil, Mehl & Früchte Händler von Steinsfurth«, absolvierte er eine Bäckerlehre mit anschließender Wanderzeit und »machte als Recrut im Feldzug 1870/1871 gegen Frankreich ehrenvoll mit.« Nach seiner Militärzeit half er seinem Vater im Getreidehandel und wurde dann »wegen Familienkränkungen halber im Jahr 1872–1873 in die Illenau gesand unter Leitung des hochgeehrten Herr Director Roller †.« Dort war er laut Krankenakte in der Tobabteilung untergebracht. Nach dem Tod von Bruder und Vater kam Weil am 11. Februar 1879 wegen Gewalttätigkeit und Verschwendung in die Heidelberger Klinik. Da es immer wieder zu gewalttätigen Konflikten mit Mitpatienten und Wärtern kam, musste der Patient mehrfach auf die unruhige Abteilung verlegt werden oder in der Tobzelle schlafen. Als Behandlungsmethoden sind in der Krankenakte vermerkt: »abends 0,02 Morph. subcutan« oder »schläft nachts unter Chloral«. Morphiuminjektionen und Gaben des Schlafmittels Chloral wurden verwendet, um unruhige Patienten zu sedieren.

Am 13. Juni 1879 formulierte der unruhige und zur Gewalt neigende Insasse an die Anstaltsdirektion seine »Gehorsamste Bitte« entlassen zu werden (► Tafel 10.5). Ihr wurde nach einem Jahr Anstaltsaufenthalt nachgegeben.

In Weils Krankenakte vom 22. März 1900 findet sich zwei Tage nach seiner erneuten Einlieferung der Vermerk: »Diese Nacht mit 0,001 Hyoscin ruhig. Heute besser. Beklagt sich über die Wärter.« Hyoscin (Scopolamin) diente zur Beruhigung von hocherregten Kranken.

Auf den 15. Mai 1900 ist ein mehrfach gefaltetes Blatt datiert, das Weil in der Kopfzeile an den Heidelberger Oberwärter »Math. Schneider Hier« adressierte (► Tafel 3.12).

Darunter ist ein weiterer Wärter aus der »Ruhig Abtheilung« erwähnt: »Nickolaus Kormann aus Bossendorf Wärter in der Irren=Klinik Kr. Strassburg«. Unter den Angaben »1 Wärter 28 Jahr alt war tüchtig & [?]«, skizzierte Weil einen Wärter im Kittel, der eine bedrohlich große Spritze in der Hand hält. Die verschränkten Arme ahmen die Haltung in einer Zwangsjacke nach, wodurch der Zeichner auf eine weitere gefürchtete Zwangsmaßnahme anzuspielen scheint. Unter den Nummern 1 bis 10 listete

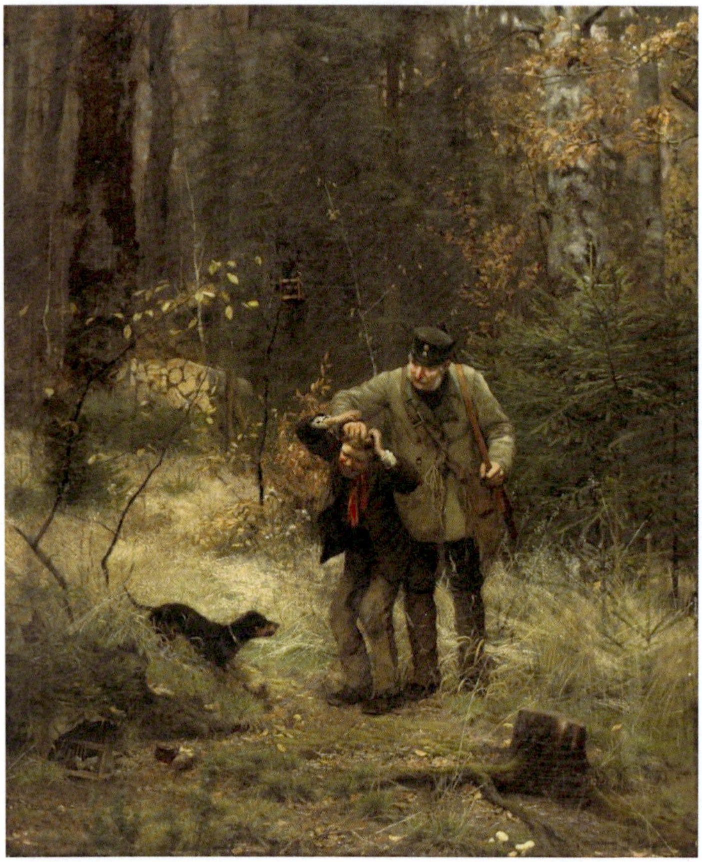

▶ Abb. 3.18

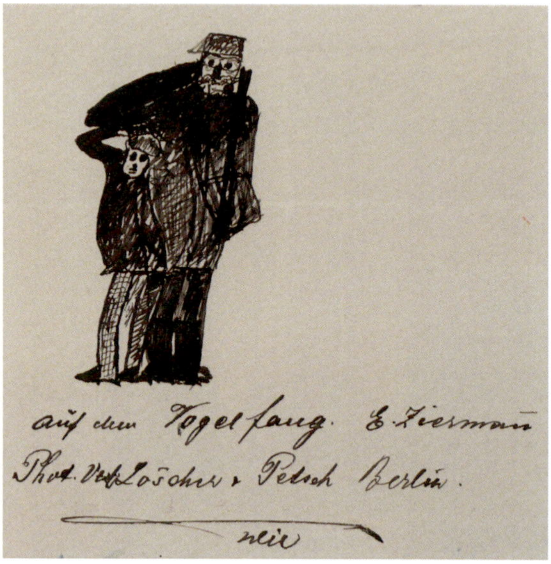

▶ Abb. 3.19

▶ **Abb. 3.18** Carl Ziermann »**Auf dem Vogelfang. Ein vom Förster erwischter Vogeldieb**«, vor 1881
Öl auf Leinwand, 110,5 × 87,5 cm, Ort unbekannt

▶ **Abb. 3.19** Detail aus Wärter mit Spritze, 16.5.1900 (© Sammlung Prinzhorn)

▶ **Tafel 3.12** »**O[ber] W[ärter] Math. Schneider Hier**«/»**Auf dem Vogelfang.**« [Wärter mit Spritze] 16.5.1900
Feder in schwarzbrauner Tinte auf Papier
21,9 × 14,1 cm
Inv.Nr. 1767 (© Sammlung Prinzhorn)

Weil die Namen der Wärter der Wachabteilung auf. Der erste namens »Zink«, wird in Weils Briefen immer wieder erwähnt. Ebenso führt der Patient die in Heidelberg tätigen Ärzte Dr. [Ernst] Rüdin (Nr. 11) und Dr. Diel (Nr. 12) sowie den Klinikleiter Prof. Kraepelin auf, an die er zahlreiche Briefe schrieb. An Kraepelin hatte Weil 3 Tage zuvor, am 12. Mai 1900, ein Schreiben gerichtet, in dem er »geflissentlich« um seine Entlassung bat, wenn seine Frau Regine am nächsten Tag käme. Unter der Nummer 13 schließt Weil den Klinikdirektor in den Kreis seiner Familie ein: »Prof. Dr. Kräpelin, Director, & Weil & Regine & Kinder«.

Das von Weil am 16. Mai 1900 datierte Blatt spiegelt nicht nur seine Erfahrung mit Zwangsinjektionen – vermutich durch den Oberwärter Schneider – wider, sondern stellt in dunkler Tinte eine bedrohlich wirkende Szene dar, die einer Gemäldereproduktion des Weimarer Malers Carl Ziermann (1850–1881) nachempfunden ist (▶ Abb. 3.18). Weil erwähnt diese Vorlage am unteren Blattrand mit dem offiziellen Gemäldetitel: »Auf dem Vogelfang E. Ziermann Phot. Verl[ag]. Löscher & Petsch Berlin«, und setzte seine Signatur »Weil« darunter. Auf dem (vom Berliner Fotoatelier und Kunstverlag Löscher & Petsch reproduzierten) Gemälde Ziermanns ist ein junger Vogeldieb im Wald dargestellt, der vom Förster in flagranti erwischt und am Kragen gepackt wird.[47] Weil löst dieses Bildzitat aus seinem ursprünglichen Kontext heraus und verwendet es zur Illustration von Zwangsmaßnahmen. Das »Erwischtwerden« von einer strafenden Autorität wegen ungebührlichen Verhaltens ist dabei der gemeinsame Nenner: Der Vogeldieb ist in Weils Augen in einer ähnlich misslichen Lage wie ein Patient auf der Wachabteilung, der durch eine Zwangsbehandlung maßgeregelt und ruhiggestellt wird. Weil verlieh beiden Figuren totenkopfähnliche Gesichtszüge und steigerte im Vergleich zur Vorlage dadurch das Unheimliche der Situation (▶ Abb. 3.19).

4 Tage nachdem Weil diese Zeichnung angefertigt hatte, befand er sich laut Krankenakte am 20. Mai 1900 nicht mehr auf der Wach-, sondern auf der unruhigen Abtei-

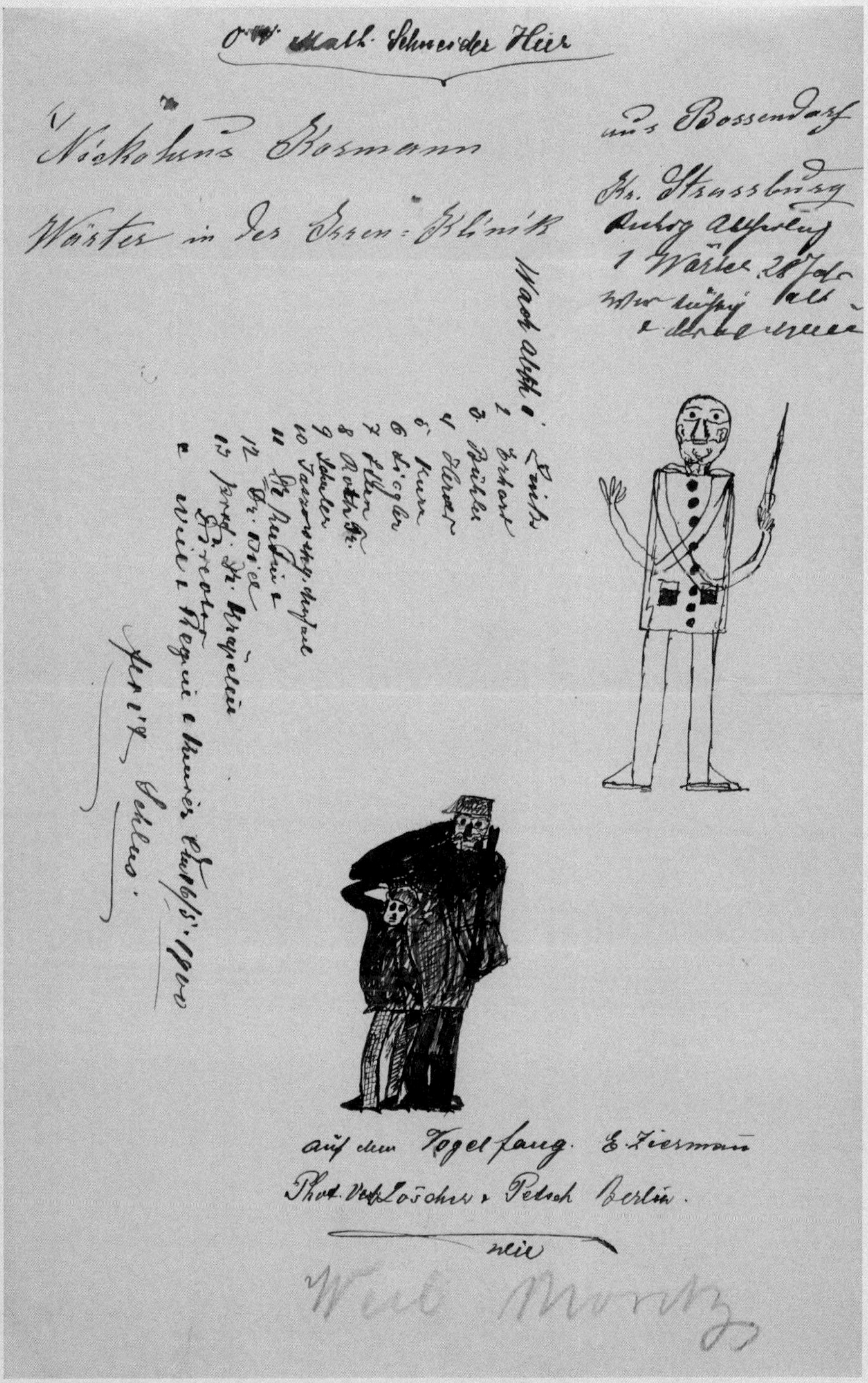

► **Tafel 3.12**

Inv.Nr. 1767
»O[ber] W[ärter] Math. Schneider Hier
Nickolaus Kormann aus Bossendorf Kr. Strassburg Wärter in der Irren=Klinik
Ruhig Abtheilung 1 Wärter 28 Jahr alt war tüchtig & [?]
Wach abth[eilung]
1 Zink, 2 Erhard, 3. Bühler, 4 Herner, 5 Kurz, 6 Siegler, 7 Stern, 8 Roth Fr.,
9 Schuler, 10 Jaszowsky, Michael, 11 Dr Rudin [d.i. Rüdin] &, 12 Dr. Diel,
13. Prof. Dr. Kräpelin, Director, & Weil & Regine & Kinder & […] 16 / 5. 1900
fecit Schlus.
Auf dem Vogelfang E. Ziermann Phot. Verl[ag]. Löscher & Petsch Berlin. Weil«

lung in einem Einzelzimmer. Mitte Juni lautet ein Eintrag: »Voller Klagen über die Behandlungsweise [...] Gegen d. Oberwärter dauernd erbost«.

Weil wurde im September 1900 entlassen und Ende Juni 1923 erneut in Heidelberg eingewiesen. Am 13. Juli wird in der Krankenakte notiert: »nachts nur mit grossen Schlafmittel-Dosen ruhig zu stellen.«

Ein undatierter Eintrag, der nach Juli 1923 erfolgt sein muss, lautet: »seit etwa 11/2 Wochen etwas ruhiger. War vorher zeitweise derart erregt, lebhaft, anregbar, mischte sich in alles hinein, dass er in sein Zimmer eingeschlossen werden musste; trotzdem er zeitweise recht hinfällig war [...] im Dauerbad war er so lebhaft und gesprächig, dass er die andern Kranken im Bad erregte und beunruhigte.«

Im Dezember 1923 findet sich der letzte Eintrag: »Von den Angehörigen, die ihn unter keinen Umständen hier sterben lassen wollen, heimgeholt. Im Auto abtransportiert. Zuhause bald gestorben.«

Weil verstarb am 13. Dezember 1923.

Alois Dallmayr

(Burghausen 7.9.1883–30.8.1940 NS-Tötungsanstalt Schloss Hartheim Linz)
Kaufmann, Privatstudierender der Naturwissenschaften
Anstalten und Klinik: Privatanstalt »Dr. Gudden'sche Heilanstalt für Nerven- und Gemütskranke zu Pützchen« Bonn vor 1911, Psychiatrische Universitätsklinik München 1911,
Anstalt Eglfing München 1911–1913 und 1916–1940,
NS-Tötungsanstalt Schloss Hartheim Linz, Österreich 1940
Diagnose: Dementia praecox

Die »gütige« und die »böse« Spritze

Auch Alois Dallmayr hat als »unruhiger« Patient seine Erfahrungen mit medikamentöser Behandlung schriftlich und zeichnerisch verarbeitet. In der von Dr. Friedrich Vocke (1865–1927) geleiteten Münchner Anstalt Eglfing war er im Haus 19 für Unruhige untergebracht, das er als »Gewalt-Tätigkeits Station u. Sterbe-Station für Paralytiker« bezeichnete (► Tafel 1.10, ► Tafel 6.29, ► Tafel 10.10). Auf einem Blatt, das eine »gütige« Spritze einer »bösen« Spritze gegenüberstellt, wird der behandelnde, »schneidigste« Arzt Dr. Mayr als »Dickhäuter« und »Patientenbelästiger« bezeichnet, »durch Dr. Dallmayr unsterblich gemacht«. Kuriert werden sollen Schwerhörige, »bis sie parieren« (► Tafel 3.13). »Gewalt gegen Schwerhörige« wird von Dallmayr auf einem weiteren Blatt thematisiert, welches strukturelle Gewalt in einer totalitären Institution wie einer Anstalt oder einem Gefängnis mit Maßnahmen der Staatsgewalt bis hin zu Folterinstrumenten und Kriegsgeräten vergleicht (► Tafel 3.14). In der Zeichnung werden Begriffe von Gewalt- oder Strafaktionen radial um ein inneres Zentrum aufgelistet, sodass sie wie die Nummern einer Telefonscheibe beliebig gewählt und aufgerufen werden können, u. a.: »Controlle«, »Chambre Separee«, »Castration«, »Fixier-Fritz«, »Dampfspritze«, »Hundspeitsche«, »Reitpeitsche«, »span[isches] Rohr«, »Polizei«, »Gendarm«, »Schweisshund«, »Schaffot« und »Kanone«.

Die aufgelisteten ärztlichen Behandlungsmethoden, darunter die separierende Einzelzelle, Fixierungsmaßnahmen, Injektionen sowie Rohrstock und Peitsche wirken in dieser Aufreihung nicht nur gewalttätig, sondern auch äußerst willkürlich.

Über den verantwortlichen Anstaltsdirektor »Herrn Obermedizinalrat Dr. Vocke« berichtet Dallmayr auf seinem Spritzenblatt: Wenn man »Angstgötter« vertreiben möchte, »dann kuriert man so lange darauf los, bis sie ve[r]recken; zuerst nimmt man die gütige Spritze, gehts dann nicht, greift man zur bösen.«

Zur Kategorie »böse Spritze« gehören in Dallmayrs Auflistung und Darstellung »1. weiblicher Trip[p]er«, »2. Jägersprache«, »3. Afrik. Sprache«, »4. Panopticum« und 5. die »Reitpeitsche«, die auch beim Blatt »Gewalt gegen Schwerhörige« als Züchtigungsmaßnahme auftaucht. Dallmayr stellt auf seinem Blatt fünf unterschiedliche Varianten symbolisch aufgefasster »böser« Spritzen vor und versieht die jeweilige Illustration mit einer Ziffer, um die eindeutige Zuordnung zur darunter platzierten Auflistung zu ermöglichen.

Tafeln Seite 96 und 97

► **Tafel 3.13** **»Die gütige und die böse Spritze«**, vor 1920
Bleistift auf Papier
34,1 × 21,9 cm
Inv.Nr. 2029e verso (© Sammlung Prinzhorn)

► **Tafel 3.14** **»Gewalt gegen Schwerhörige«**, um 1920
Bleistift auf Papier und aufgeklebte Briefmarke
34 × 20,9 cm
Inv.Nr. 2029v verso (© Sammlung Prinzhorn)

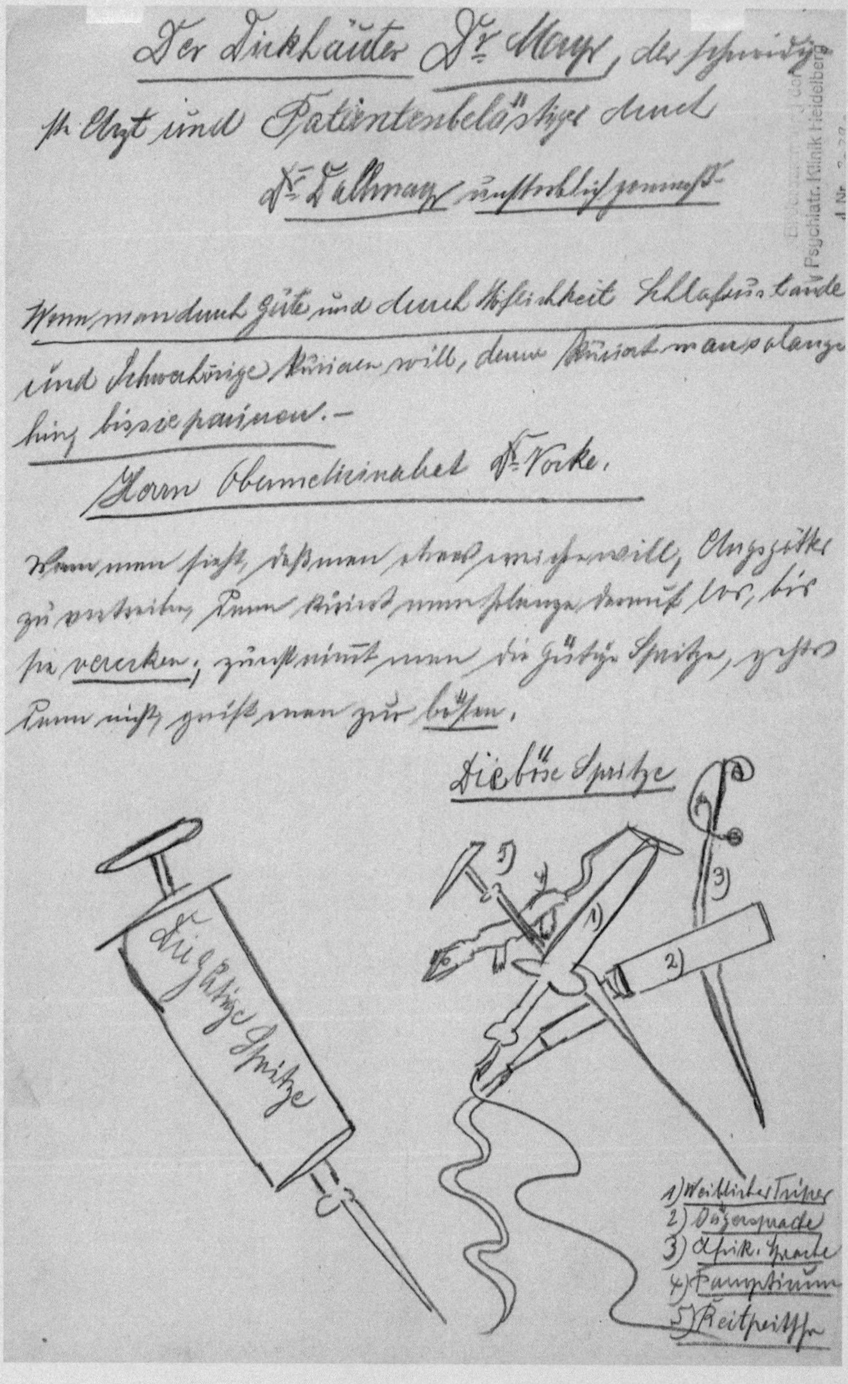

Inv.Nr. 2029e verso

»Der Dickhäuter Dr. Mayr, der schneidigste Arzt und Patientenbelästiger durch
Dr. Dallmayr unsterblich gemacht
Wenn man durch Güte und durch Höflichkeit Schlafzustände
und Schwerhörige kurieren will, dann kuriert man so lange
hin, bis sie parieren. –

Herrn Obermedizinalrat Dr. Vocke,
wenn man sieht, dass man etwas erreichen will, Angs[t]götter
zu vertreiben, dann kuriert man so lange darauf los, bis sie ver[r]ecken; zuerst
nimmt man die gütige Spritze, gehts dann nicht, greift man zur bösen.

Die gütige Spritze die böse Spritze
1.) weiblicher Trip[p]er
2.) Jägersprache
3.) Afrik. Sprache
4.) Panopticum
5.) Reitpeitsche«

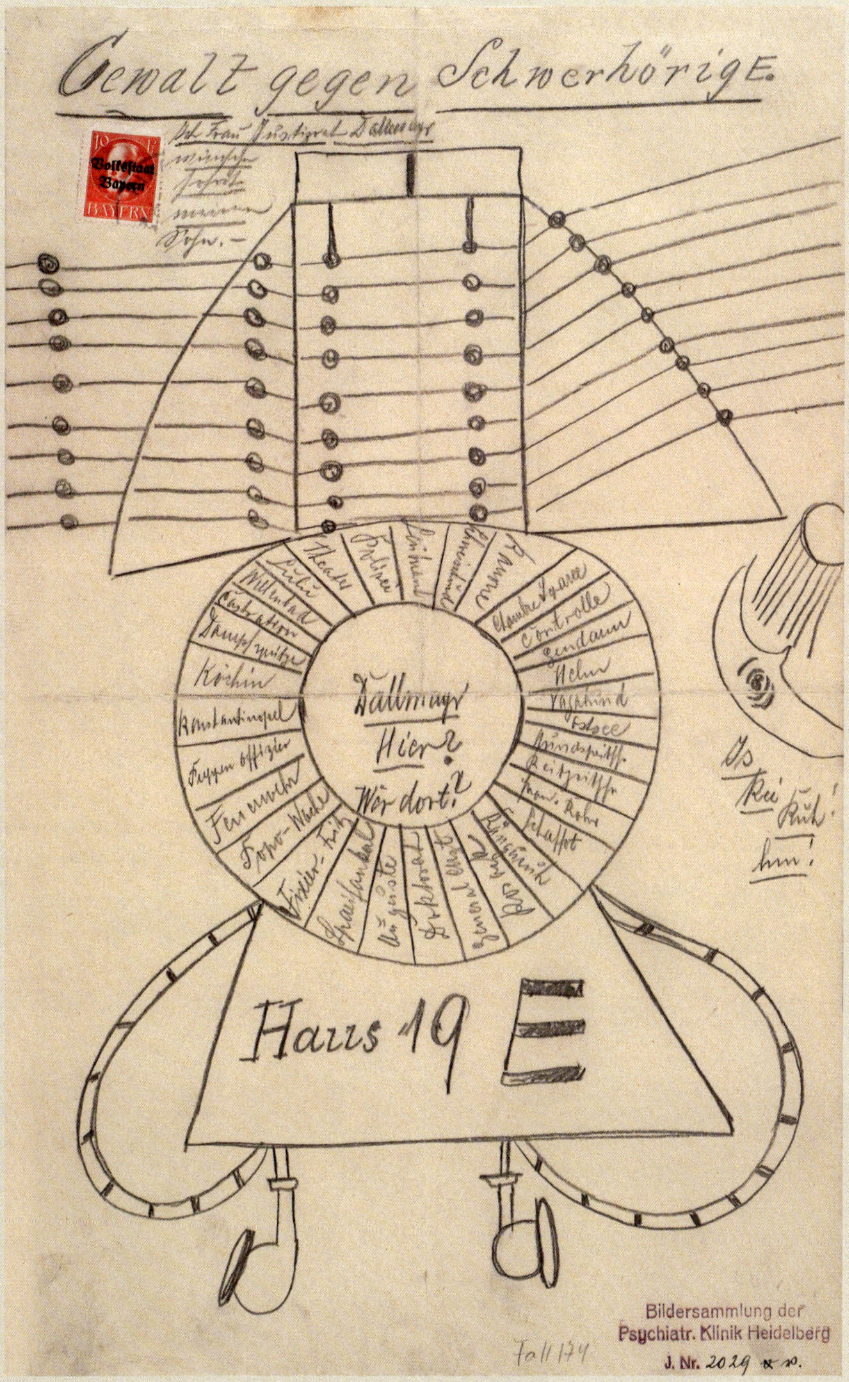

Inv.Nr. 2029v verso
»Gewalt gegen Schwerhörige.
Ich Frau Justizrat Dallmayr
Wünsche sofort meinen Sohn. –
Dallmayr Hier?
Wer dort?
Is kei Kuh hm!

[In der Telefonwählscheibe im Uhrzeigersinn angeordnet]

Chambre Separee
Controlle
Gendarm
Helm
Vagabund
Ostsee
Hundspeitsche
Reitpeitsche
span[isches] Rohr
Schaffot
Känguruh

Rosack
Generalarzt
Doktorat
Auguste
Sparifankerl
Fixier-Fritz
Popo-Wache
Feuerwehr
Puppen Offizier
Konstantinopel
Köchin

Dampfspritze
Castration
Wellenbad
Lulu
Theater
Polizei
Leutnant
Schweisshund
Kanone

Haus 19 E«

Der von Dallmayr mit dem weiblichen Geschlecht in Verbindung gebrachte Trip[p]er ist als phallische Spritze dargestellt, die durch kleine Kontur-Ausbuchtungen Hoden und Eichel andeutet und ein fadenartiges Ejakulat von sich gibt. Sieht Dallmayr hier eine Parallele zu sexueller Gewalt? Ist der Arzt derjenige, der seine Macht missbraucht, den Patienten mit seiner Spritze »vergewaltigt« und ihm erst durch die psychiatrische Behandlung ein Leiden verursacht, das wie eine Geschlechtskrankheit negativ konnotiert ist? Die »Jägersprache« wird durch eine Flinte versinnbildlicht, die eine lange, sich schlängelnde Rauchspur von sich gibt und ebenfalls als sexuelles Symbol gelesen werden kann. Der Arzt ist Jäger, der Patient Opfer, das gejagt und erledigt wird. Die »Afrik[anische] Sprache« basiert auf demselben Prinzip, die dargestellte dolchartige Stichwaffe wirkt primitiver, archaischer. Dagegen ist das »Panopticum« eine sehr ausgefeilte Überwachungsarchitektur im Strafvollzug und in der Psychiatrie, die einen Rundum-Einblick auf alle Zellen gewährt (▶ Kap. 1, Sievers). Zur Illustrierung des Panoptikums wählte Dallmayr ein kleines mausartiges Nagetier. Vielleicht spielte für diese Bildsprache die Assoziation »einmal Mäuschen spielen und alles sehen können« eine Rolle. Die Reitpeitsche ist für die Züchtigung von Mensch und Tier gleichermaßen im Einsatz. Da Dallmayr das ärztliche Kurieren mit dem Parieren von Patienten in Zusammenhang brachte, könnte man die Peitsche letztlich auch als Sinnbild für die Behandlung oder Verwahrung der Patienten lesen, die wie Tiere gehalten werden. Wenn der Einsatz der gütigen Spritze – vermutlich in Form von Schlaf- und Beruhigungsmitteln – nicht mehr genügte, griffen die Ärzte als »Fixier-Fritz[en]« und »Patientenbelästiger« zu härteren Maßnahmen und traktierten Patienten mit der »bösen« Spritze in Form von struktureller Gewalt.

Im Vergleich der Praktiken einer psychiatrischen Anstalt mit totalitären Überwachungsmechanismen sowie mit der Anspielung auf sexuelle Gewalt und die Erniedrigung der Patienten auf das Niveau von Tieren gehört Dallmayrs Darstellung der Behandlungsmethoden sicherlich zu den drastischsten aus Patientenhand.

Paul Fahnert

(Eisleben 23.10.189–16.5.1932 Anstalt Dösen Leipzig)
Oberkellner
Anstalten und Kliniken: Anstalt Rittergut Altscherbitz 1911, Psychiatrische und Nervenklinik Leipzig 1920, 1924, Nervenklinik Halle 1921, **Anstalt Dösen Leipzig** 1920, 1921–1922, 1924–1925, 1929–1930, 1932
Diagnosen: einfache Seelenstörung, manisch-depressives Irresein, Epilepsie, Dementia praecox, progressive Paralyse, Manie

»Würdiger Ersatz für Zwangsjacken«

Der 1890 in Eisleben geborene Oberkellner Paul Otto Fahnert hielt sich als junger Mann in England und den USA auf, spielte, rauchte und trank viel. Als 20-Jähriger wurde er 1910 erstmals wegen Erregungszuständen in eine Anstalt eingewiesen. Bis zu seinem frühen Herztod 1932 in der Anstalt Dösen bei Leipzig folgten weitere Anstaltsaufenthalte mit Unterbrechungen und unterschiedlichen Diagnosen: Einfache Seelenstörung, Dementia praecox (Altscherbitz), Manie (Halle) progressive Paralyse, später als Fehldiagnose geführt (Universitätsklinik Leipzig) sowie manisch-depressives Irresein und epileptische Anfälle (Dösen). Nach seiner ersten Entlassung 1911 heiratete Fahnert, aus der Ehe ging ein Sohn hervor. Während seines Anstaltsaufenthaltes in der Psychiatrischen Klinik Leipzig 1920 verweigerte er eine körperliche Untersuchung und wurde zwangsfixiert. Da seine nächtliche Unruhe für Mitpatienten besonders störend war, kam er in die Hängematte und erhielt das Schlaf- bzw. Beruhigunsmittel Luminal (Phenobarbital).[48] Fahnert berichtete, dass Pfleger ihn geschlagen hätten, und bezweifelte, dass der Leipziger Klinikleiter Prof. Flechsig »von den Mißgriffen und der Brutalität seiner Untergebenen unterrichtet« sei. Dem Klinikleiter persönlich wollte er eine einzigartige Erfindung vorstellen – vermutlich handelte es sich dabei um seine Zwangsjackenidee »für Krankenhäuser!«, »für Anstalten«, »für die Polizei!« und »für Klinicken«, deren Ausführung Fahnert »eckig oder rund« konzipierte und deren zeichnerischen Entwurf er mit Erklärungen versah:

Seine »›3‹teilige Ideê vom 27.III.1920« sollte als »würdiger Ersatz für Zwangsjacken« bei »Trunksucht, Tollwut, Tobsucht, nervöser Unruhe etc.« (wohl die eigene Diagnose betreffend) zum Einsatz kommen. Die entworfene Jacke sollte aus den drei Komponenten »Halsband No. I«, »Bauchbinde« mit »Armschluß No. II« und »Fußschlinge No. III« bestehen. Alles müsse »aus Leder oder [einem] Ersatz dafür« gefertigt werden und »weich gefüttert« sein. Der erfahrene Anstaltsinsasse hebt hervor, dass der Patient auf »Rücken, Bauch, linke oder rechte Seite geschnallt werden« könne. Zudem sollte »Strick A länger sein als B, um bequem binden zu können.« (► Tafel 3.15).

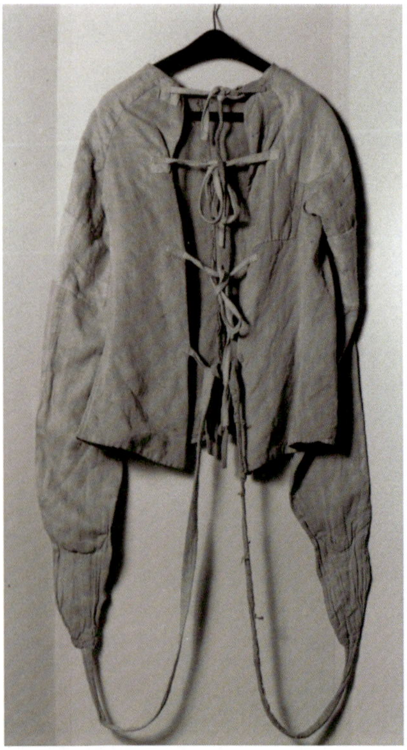

▶ **Abb. 3.20** Zwangsjacke aus dem Landeshospital Haina, 19. Jahrhundert
Archiv des Landeswohlfahrtsverbandes Hessen, Fotosammlung
(Fotograf: Frank Mihm, 1992; mit freundlicher Genehmigung)

Dass seiner Ansicht nach nicht nur die herkömmliche Zwangsjacke (▶ Abb. 3.20), sondern auch die Behandlung von Anstaltsinsassen unwürdig sei, geht aus einem »Rückblick« vom 12. Juni 1920 hervor. Darin schildert Fahnert seine Überführung aus der Universitätsklinik Leipzig in die Anstalt Dösen, für die er zur Beruhigung eine Injektion Scopolamin erhielt. »Mein Krankheits=Zustand bei Einlieferung in die Heil & Pflege-Anstalt zu Dösen – ist zweifellos der Universitäts Klinik zuzuschreiben und dort verschuldet […] was mir als anständigen Leipziger Einwohner, als freier Mann & Patient passiert ist – gehört nach meiner Meinung ins Mittelalter aber keinesfalls passend in das Jahr 1920! Einstellung der Sauwirtschaft dringend nötig: da doch das gesamte Institut, als mustergültig und erstes gelten sollte.«[49]

Der Leipziger Klinikleiter Prof. Paul Flechsig (1847–1929) war in erster Linie Hirnforscher. Für Psychiatrie hatte er sich in den Augen seiner Kollegen nie interessiert. Er habe das »No-restraint« zwar proklamiert, es aber nicht eingehalten, und er sei unfähig im Umgang mit Patienten gewesen.[50] Als 1921 sein Nachfolger Oswald Bumke (1877–1950) die Leitung der Klinik übernahm, beschrieb er »Verließ, Zellen, Gitter, Zwangsjacken, Hängematten und immer noch Angst vor den Kranken, die Klinik umzubauen war leichter, als das Pflegepersonal umzuerziehen.«[51]

Auch Fahnert beschrieb ein einschneidendes Erlebnis mit dem dortigen Pflegepersonal, einen Kampf mit fünf Pflegern, die ihn würgten, um ihn in eine Zwangsjacke zu bekommen: »2 Männichen schlag ich zu Brei, wenn Sie mir zu nahe kommen, holen sie noch 2–3 Herrn dazu […] Die erste Jacke wurde sauber zugenäht: Man legt mich in eine Zelle oder Stall in eine [G]algenpritsche mit zuschnürbarer Hängematte: Ich habe seit ›1913‹ circa ›36308‹ Verordnungen, Gesetze, ›der früheren‹ und der Jetztzeit mehrere male studiert, wo steht denn das geschrieben? Wer hat so etwas erlaubt?«

Fahnert erwähnt weitere Zwangsjackenbehandlungen: »Ich erinnere mich genau, daß ich aus der Jacke No I innerhalb ¼ Stunde frei war, in dem Himmelbett liegend. No II wurde besser vernäht, wobei mich der Schneidermeister ins Genick stach ich habe mich bei dem Herrn selbst entschuldigt!!! Bei No III muß Ermüdung eingetreten sein, ich soll neun volle Tage dort zugebracht haben – habe aber keine Ahnung !!!«

Mit Fahnert scheint eine ganze Handvoll Pfleger nicht fertig geworden zu sein. Wenn seine Schilderung zutrifft, wurde ihm nicht nur mit Mühe immer wieder eine Zwangsjacke angelegt, sondern er kam auch in eine Tobzelle (»Stall«) und in eine zuschnürbare »Hängematte«. Das »Himmelbett« war wohl eine alte, im sächsischen Sprachraum übliche Bezeichnung für eine Miniatur-Tobzelle in Form eines gepolsterten »Irren-Bettes« »dessen Wände, so wie der Fußboden, überall weich gepolstert« waren und »in welchem sich zu beschädigen oder aus welchem zu entspringen unmöglich«[52] schien.

Den Rand seiner persönlichen Schilderung beschriftete Fahnert – wohl in Erinnerung an seinen heftigen Kampf mit den fünf Pflegern – mit der Aufforderung: »fair play Gentleman, if you please! – 4 or 5 strong man to one patient!!! ›allright to me Gentleman!‹«

Für seinen Fair-Play-Appell wählte er die Allerweltssprache Englisch. War das eine Anspielung auf das Land, das als erstes die »No-restraint-Methode« eingeführt hatte? Wollte Fahnert mit seiner einzigartigen Idee einer humaneren Zwangsjacke an diese fortschrittliche Reform anknüpfen? Zumindest der Leipziger Universitätsklinik, der Fahnert mittelalterliche Behandlungsmethoden vorwarf, wollte er mit seiner Erfindung Anstoß geben zu einem würdigen Umgang mit Patienten.

▶ **Tafel 3.15 »›3‹teilige Ideê vom 27.III.1920. Würdiger Ersatz für Zwangsjacken:«**, 27.3.1920
Bleistift auf Zeichenpapier
26 × 17,5 cm
Inv.Nr. 3815 verso (© Sammlung Prinzhorn)

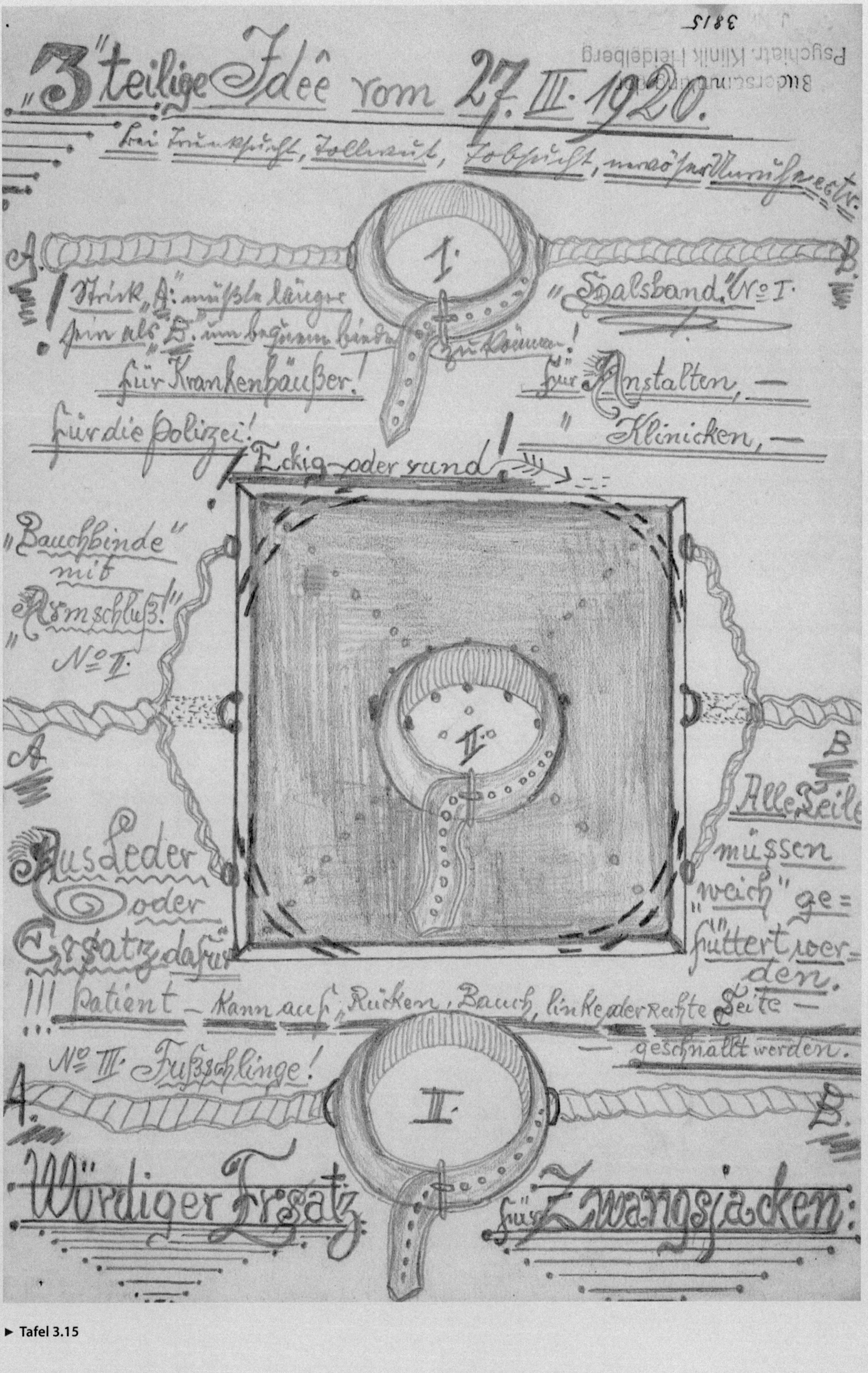
3815
"3"teilige Idee vom 27. III. 1920.
A.
B.
I.
Strick "A." müßte länger sein als "B." um bequem binden zu können!
"Halsband" No I.
für Krankenhäußer!
für Anstalten, —
für die Polizei!
" Klinicken, —
Eckig oder rund!
"Bauchbinde" mit Armschluß!"
No II.
II.
Alle Teile müssen "weich" gefüttert werden.
Aus Leder oder Ersatz dafür
Patient — Kann auf Rücken, Bauch, linke oder rechte Seite —
geschnallt werden.
No III. Fußschlinge!
III.
Würdiger Ersatz für Zwangsjacken:

► Tafel 3.15

Fußnoten

1 »Ein hier aufgestelltes Irrenbett (Irren-Himmelbett), dessen Wände, so wie der Fußboden überall weich gepolstert sind und in welchem sich zu beschädigen oder aus welchem zu entspringen unmöglich scheint, gestattet dem, im höchsten Anfalle von Wut begriffenen irren Kranken, sich ohne alle Fesseln sich frei zu bewegen, zu sitzen, zu liegen und zu stehen, ja sogar mehrere Schritte zu gehen, und macht so den Unglücklichen sich selbst und anderen Personen auf die menschlichste Weise unschädlich«, in: Johann Gottfried Bönisch, *Begründungsgeschichte des Barmherzigkeits-Stifts oder Lessings Denkmal zu Kamenz*, Dresden 1827, S. LXXI. Das »cosmopolitische Barmherzigkeitsstift für Arme Kranke« wurde vom Stadtphysikus Bönisch in Kamenz gebaut und 1826 eröffnet.

2 Wilhelm Weygandt, *Atlas und Grundriss der Psychiatrie*, München 1902, S. 141–143.

3 Emil Kraepelin, »Über die Wachabteilung der Heidelberger Irrenklinik«, in: *Allgemeine Zeitschrift für Psychiatrie*, Berlin 1895, S. 1–21.

4 Vgl. Wilhelm Griesinger, *Die Pathologie und Therapie der psychischen Krankheiten. Für Ärzte und Studierende*, Stuttgart 1845.

5 Georg Ilberg, *Geisteskrankheiten*, Leipzig 1907, S. 6–7.

6 Vgl. *Handbuch der Psychiatrie*, hrsg. v. Gustav Aschaffenburg, Leipzig und Wien 1912, S. 132–137.

7 Heinz Schott und Rainer Tölle, *Geschichte der Psychiatrie. Krankheitslehren Irrwege Behandlungsformen*, München 2006, S. 274–276.

8 Der Arzt Clemens Neisser trat ab1890 für die Bettbehandlung in psychiatrischen Anstalten und Kliniken ein. Die Bettruhe dämpfe die Erregung und verhindere so die Isolierung. Außerdem fördere der Aufenthalt im Bett die Krankheitseinsicht.

9 Vgl. Johannes Bresler, »Ueber Bäder in Anstalten für Geisteskranke«, in: *Psychiatrische Wochenschrift*, Heft 7, Halle 1901, S. 69–75 sowie: Aschaffenburg 1912 (Anm. 6), S. 147–151. Ebenso Emil Kraepelin, *Einführung in die psychiatrische Klinik, Kapitel VIII – Die wichtigsten für die Psychiatrie in Betracht kommenden Arzneimittel und Behandlungsmaßnamen*, 1916, S. 494–498. Für Kraepelin war das Dauerbad die effektivste Behandlungsmethode. Siehe Emil Kraepelin, *Klinische Psychiatrie. Ein Lehrbuch für Studierende und Ärzte*, 7. Auflage, Band 2, Leipzig 1904, S. 579.

10 Vgl. Friedgard Rohnert-Koch, *Die Hydrotherapie in der Psychiatrie des 19. Jahrhunderts*, Dissertation Justus-Liebig-Universität Gießen, 2009. Rohnert-Koch untersuchte u. a. die Indikationen für das Dauerbad und stellte dabei fest, »indirekte Hinweise [lassen] darauf schließen, dass nicht die Diagnose die Indikation für ein Dauerbad bestimmte, sondern auch hier wieder der augenblicklich vorherrschende Zustand des Patienten«, S. 227.

11 Vgl. Ludwig Scholz, *Leitfaden für Irrenpfleger*, Halle an der Saale, 1912, S. 57.

12 Krankenakte Anna Schönstein der Anstalt Werneck Nr. 7709, Eintrag vom 8.7. und 9.7.1919.

13 Weygand 1902 (Anm. 2), S. 141.

14 Heinrich Dehio »Einige Erfahrungen über die Anwendung von Dauerbädern bei Geisteskranken«, in: *Psychiatrisch-Neurologische Wochenschrift*, Nr. 45, 1904, S. 481–483. Dehio, Arzt in der Anstalt Leipzig-Dösen, diskutierte in diesem Artikel die differierenden Meinungen und Erfahrungen der Ärzte zur Dauerbadtherapie.

15 *Jahresbericht der Großherzoglichen Badischen Universitäts-Irrenklinik Heidelberg für das Jahr 1906*, Karlsruhe 1907, S. 7.

16 Aschaffenburg 1912 (Anm. 6), S. 152–153.

17 Adolf Gross bezeichnete in seinem Beitrag »Allgemeine Therapie der Psychosen« die feuchten Wickel als »nasse Zwangsjacke«, in: *Handbuch der Geisteskrankheiten*, Allgemeiner Teil, 4. Abt., hrsg. v. Gustav Aschaffenburg, Leipzig und Wien 1912, S. 151.

18 H. A. Adam, *Über Geisteskrankheit in alter und neuer Zeit. Ein Stück Kulturgeschichte in Wort und Bild*, Regensburg, 1928, S. 60.

19 Weygandt 1902 (Anm. 2), S. 152. Siehe auch Hermann Simon, *Aktivere Krankenbehandlung in der Irrenanstalt*, Berlin, Leipzig 1929.

20 Franz Karl Bühler, Inv.Nr. 2902.

21 Prinzhorn 1922, S. 286.

22 Zu Bühler siehe Ausst.Kat. *Franz Karl Bühler, Offenburg 1864–Grafeneck 1940, Bilder aus der Prinzhorn-Sammlung*, Museum im Ritterhaus Offenburg, Offenburg 1993 sowie Monika Jagfeld, »Franz Karl Bühler (Pohl) – Zwischen Hammer und Feder«, in: Ausst.Kat. *Todesursache: Euthanasie. Verdeckte Morde in der NS-Zeit*, hrsg. v. Bettina Brand-Claussen, Thomas Röske und Maike Rotzoll Sammlung Prinzhorn, Heidelberg 2. erweiterte Aufl. 2012, S. 49–57.

23 Das von Hauser zitierte Goethe-Gedicht lautet:
»Wer nie sein Brot mit Tränen aß,
Wer nie die kummervollen Nächte
Auf seinem Bette weinend saß,
Der kennt euch nicht, ihr himmlischen Mächte.
Ihr führt ins Leben uns hinein,
Ihr lasst den Armen schuldig werden,
Dann überlasst ihr ihn der Pein,
Denn alle Schuld rächt sich auf Erden.«

24 Marga Maria Burkhardt, *Krank im Kopf. Patienten-Geschichten der Heil- und Pflegeanstalt Illenau.1842–1889*, Diss. Albert-Ludwigs-Universität Freiburg i. Br. 2003, S. 77.

25 John Conolly, *The treatment of the Insane without Mechanical Restraints*, London 1856, in deutscher Übersetzung: *Die Behandlung der Irren ohne mechanischen Zwang*, Lahr 1860.

26 Christian Roller, »Beschränkung«, in: *Illenau, die Großherzoglich Badische Heil- und Pflegeanstalt. Statut, Hausordnung, Krankenwartdienst, Bemerkungen und Nachrichten als Auskunft für Behörden und Angehörige der Kranken*, Karlsruhe 1865, S. 52–54.

27 Notiz auf Maria Puths Zeichnung Inv.Nr. 2544 recto.

28 Krankenakte der Anstalt Ansbach o. Sign., darin Abschrift der Krankenakte der Privaten »Kuranstalt Dr. Ranke« Obersendling München, Staatsarchiv Nürnberg, Eintrag vom 15.1.1919, o. S.

29 Ebd., Eintrag vom 10.1.1919, o. S.

30 Ebd., Eintrag vom 31.1.1919, o. S.

31 Karl Zimmermann, Brief an den »Herrn Profesor« vom 22.1.1906, Inv.Nr. 1397/2 (1988).

32 Über diese Zwischenwände berichtet Heinrich Dehio in seinem Aufsatz »Einige Erfahrungen über die Anwendung von Dauerbädern bei Geisteskranken«, in: *Psychiatrisch-Neurologische Wochenschrift*, Nr. 45, 1904, S. 481–483, hier S. 483. Die Wände dienten der »Absonderung der einzelnen Wannen«.

33 Krankenakte Joseph Schneller, Bayerische Heil-und Pflegeanstalt Eglfing bei München, Nr. 6302, Archiv des Bezirks Oberbayern.

34 Prinzhorn 1922, S. 256.

35 Krankenakte Schneller (Anm. 33), Eintrag vom15.6.1908, S. 6.

36 Prinzhorn 1922, S. 266-268, Abb. 151, S. 266.

37 Ebd., S. 267.

38 Ebd.

39 *Deutsche Heil- und Pflegeanstalten für Psychischkranke in Wort und Bild*, hrsg. v. Johannes Bresler, Halle 1910, Bd. 1, S. 28.

40 Ebd., S. 26.

41 Vgl. Thomas Röske, »Joseph Schneller–Architekt des ›Lustspurdepots‹«, in: Ausst. Kat. *Todesursache: Euthanasie* 2012 (Anm. 22), S. 136–145.

42 Elisabeth Faulhaber, Heft, 22.1.1916, Bleistift auf Papier, Inv.Nr. 3748 fol. 36 recto.

43 Vgl. Sonja Frohoff, »›Ein weit auseinanderliegender Inblick …‹ Zu den Zeichnungen Elisabeth Faulhabers«, in: Ausst.Kat. *Irre ist weiblich. Künstlerische Interventionen von Frauen in der Psychiatrie um 1900*, hrsg. v. Bettina Brand-Claussen und Viola Michley, Sammlung Prinzhorn, Heidelberg 2004, S. 79–87.

44 Bresler 1910 (Anm. 39), Bd. 1, S. 462.

45 Elisabeth Faulhaber, Heft, darin Brief an »Mein lieber guter Heinrich!« vom 22.1.1916, Inv.Nr. 3748 fol. 7 verso und 8 recto.

46 Sonderabzug aus dem Verwaltungsbericht der Stadt Leipzig, Heilanstalt Dösen, Leipzig 1906, S. 7–8.

47 Zum Werk des Genremalers Carl Ziermann (1850 Saalfeld/Saale–1881 Bad Berka) siehe Friedrich von Boetticher, *Malerwerke des Neunzehnten Jahrhunderts. Beitrag zur Kunstgeschichte*, Dresden 1901, unveränd. Neudruck Leipzig 1941, Bd. II.2, S. 1052, Gemälde dort aufgeführt.

48 Abschrift Krankenakte Paul Fahnert, Psychiatrische und Nervenklinik der Universität in: Krankenakte Heil- und Pflegeanstalt Leipzig-Dösen, Stadtarchiv Leipzig Sign. Einzelakten 20088, Eintrag vom 9.3.1920, o. S.

49 »Blatt I. Rückblick des Patienten Otto Paul Fahnert, Oberkellner wohnhaft Leipzig Reudnitz, Comenius Str. 23 III l.« in: Krankenakte Leipzig-Dösen (Anm. 48), S. 30.

50 *200 Jahre Psychiatrie an der Universität Leipzig. Personen und Konzepte*, hrsg. v. Matthias Angermeyer und Holger Steinberg, Berlin, Heidelberg 2005, S. 109.

51 Oswald Bumke, *Erinnerungen und Betrachtungen. Der Weg eines deutschen Psychiaters*, München 1952, S. 90.

52 Bönisch 1827 (Anm. 1), S. LXXI.

Zelle und Anstaltsgarten – Blick nach Innen und Außen

»Ihr untergebener Gefangener!«

© Springer-Verlag GmbH Deutschland, ein Teil von Springer Nature 2018
I. von Beyme, S. Hohnholz, *Vergissmeinnicht – Psychiatriepatienten und Anstaltsleben um 1900*
https://doi.org/10.1007/978-3-662-55532-3_4

Der Garten und die Zelle symbolisieren in ihrer Polarität von außen und innen das Doppelgesicht der Anstalt: Heilung und Verwahrung.

Erst seit Beginn des 19. Jahrhunderts waren Irrenanstalten zunehmend auch auf die Heilung ihrer Insassen ausgerichtet. Zuvor dienten Zucht-, Korrektions- oder Arbeitshäuser vor allem dazu, »Verrückte« zusammen mit Bettlern, Landstreichern, Arbeitslosen, Verbrechern und Dirnen zu verwahren und von der Gesellschaft abzuschotten. Die Konzeption von Irrenhäusern folgte in den Baustrukturen Zuchthäusern; im Heilungsplan kamen aber auch Elemente eines Lebens im Kloster zum Tragen: ein geregelter Tagesablauf, die Möglichkeit zur Kontemplation in einem Garten und die körperliche Betätigung im Wirtschaftssystem und im Arbeitsgarten der Einrichtung.

Da die im Folgenden vorgestellten Werke mit einer Ausnahme (Paul Kluß in der Anstalt Pfafferode Mühlhausen) alle in Heidelberg entstanden, wird das Thema »Zelle und Garten« vor dem Hintergrund der Heidelberger Universitätsklinik behandelt, die 1878 neu erbaut und nach dem neuesten Forschungsstand eingerichtet wurde. Sie steht exemplarisch für die Unterbringung von Patienten in neugeschaffenen Universitätskliniken im Deutschen Reich. Um den Bedürfnissen der Patienten gerecht zu werden, legte man großen Wert auf die Gartenanlage. Eine Zeichnung von Erwin Starré greift den Blick durch ein Zellengitter in den Heidelberger Anstaltsgarten (▶ Abb. 4.1) auf, der zur heilenden Entspannung angelegt war und in dem Spiel- und Sportgeräte zur Bewegung an der frischen Luft einluden.

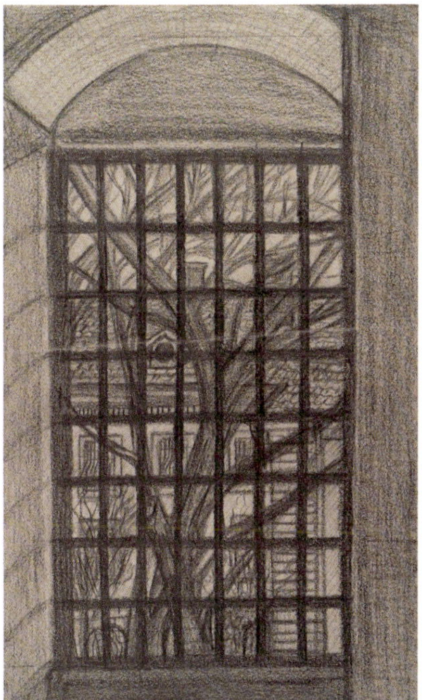

▶ **Abb. 4.1** Erwin Starré
Blick durch ein Zellengitter in den Heidelberger Anstaltsgarten, 1909
Bleistift auf Zeichenkarton
26,8 × 16,3 cm
Inv.Nr. 1476 (© Sammlung Prinzhorn)

Der Außenbereich der Heidelberger Klinik orientierte sich an der Gebäudeaufteilung: Frauen hatten im Westteil, Männer im Ostteil der Klinik Gelegenheit, sich im Grünen aufzuhalten – jeweils in separaten Gärten für »Ruhige«, »Halbruhige« und »Unruhige«. Darüber hinaus gab es für Männer und Frauen, die in der ersten Verpflegungsklasse untergebracht waren, »Spaziergärten für Pensionäre«, die sich entlang der südlichen Hauptfassade erstreckten. Die an den Gebäudekomplex angrenzenden Klinikgärten waren von einem Zaun umschlossen, an den im Westen, Osten und Süden die Arbeitsgärten der Klinik grenzten. Dort wurden Nutzpflanzen zur Patientenversorgung angebaut (▶ Abb. 4.2).

Die meisten Darstellungen der Heidelberger Klinikgärten halten den Garten der halbruhigen Männer fest, der sowohl vom vorderen Gebäudetrakt der Ruhigen als auch vom hinteren Trakt der Unruhigen einsehbar war. Auf vier Zeichnungen ist eine Spielvorrichtung für das »Galgenkegeln« zu erkennen (▶ Tafel 4.9, 4.11, 4.12, 4.15). An einem galgenartigen Gerüst war eine Kugel aufgehängt, mit der die Spieler am Boden aufgestellte Kegel umstoßen sollten. Diese offenbar beliebte Möglichkeit der Freizeit-

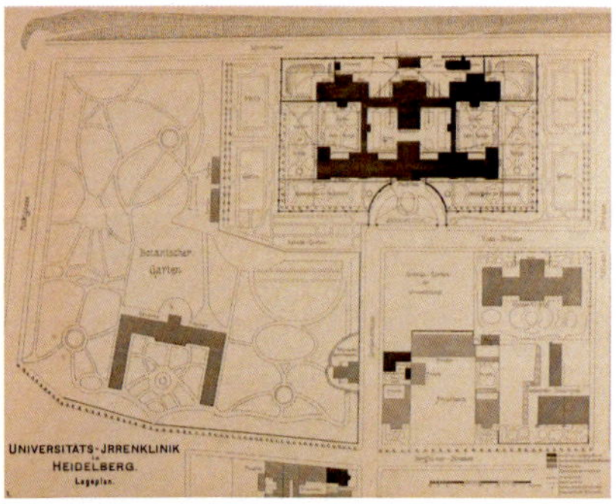

► **Abb. 4.2** Lageplan mit Anstaltsgarten Universitäts-Irrenklinik Heidelberg, Archiv Sammlung Prinzhorn (© Sammlung Prinzhorn)

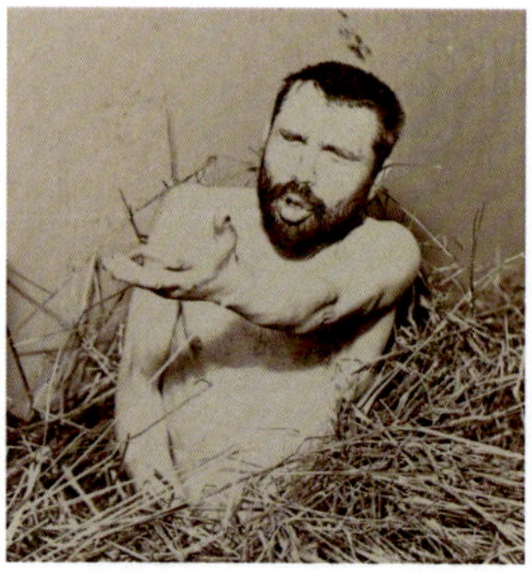

► **Abb. 4.3** Patient in einer Tobzelle der Heil- und Pflegeanstalt Weilmünster Fotosammlung Weilmünster, Album 1905–1914, Bd. 1, LWV Hessen Archiv (mit freundlicher Genehmigung)

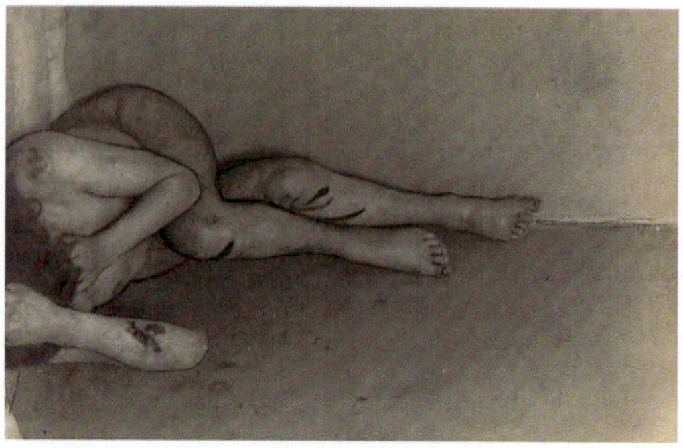

► **Abb. 4.4** Patientin in einer Tobzelle der Heil- und Pflegeanstalt Weilmünster Fotosammlung Weilmünster, Album 1905–1914, Bd. 1, LWV Hessen Archiv (mit freundlicher Genehmigung)

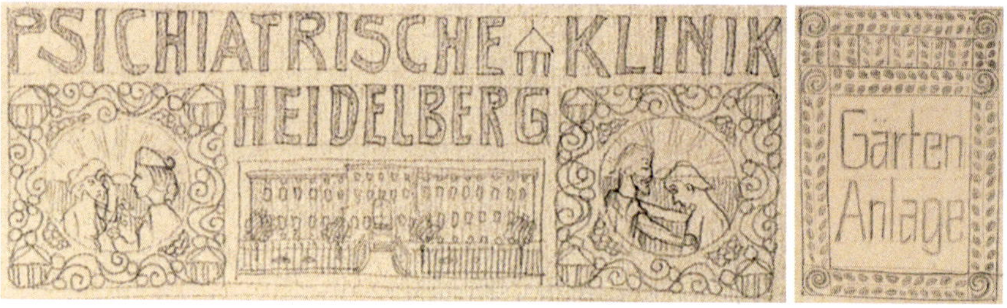

► **Abb. 4.5** Albert Hammel
Zwei Vignetten »**Psichiatrische Klinik Heidelberg**« und »**Gärten Anlage**«, Mai 1909
Detail aus Zeichenheft
Bleistift auf Papier
Inv.Nr. 1442 fol. 3 recto
(© Sammlung Prinzhorn)

beschäftigung im Garten der Halbruhigen ist lediglich durch Patientenzeichnungen dokumentiert. Das Galgenkegelspiel taucht als Symbol der Freiheit und Freizeit in einer Zeichnung des 15-jährigen Johann Friedrich auf, der es dem vergitterten Fenster einer Tobzelle gegenüberstellt (► Tafel 4.9). In seiner Darstellung kontrastiert er zwei Extreme: Die Isolation und das Eingesperrtsein in einer nur mit Sand (oder Stroh, ► Abb. 4.3) ausgelegten leeren Zelle sowie die Möglichkeit, im Freien mit anderen in Kontakt zu treten und zu spielen. Oft wurden »Unruhige« vollkommen nackt in die leere Tobzelle gesperrt, um sich nicht selbst verletzten zu können (► Abb. 4.4). Gegenüber dem disziplinierenden und strafenden Separieren in der Tob- oder Isolierzelle sah das auf Belohnung und Vergünstigung aufbauende Erziehungssystem Freizeit und Müßiggang im Grünen an der frischen Luft und im heilenden Licht vor (► Abb. 4.5).

Die meisten Psychiatrie-Patienten trugen schwer an der entmündigenden Einschränkung ihrer Selbstbestimmung. Die Klinik oder Anstalt war die Institution, die den gesellschaftlich-normativen Druck weitergab, die Einhaltung von Regeln einforderte und die Deutungshoheit über psychische Normalität hatte. Viele Insassen fühlten sich wie Gefangene. Albert Hammel stellte sich in einer kargen Zelle nackt in Ketten dar (► Tafel 4.2), Alexander Reichenbach unterzeichnete seine Entlassungsbitte mit »Ihr untergebener Gefangener!« (► Abb. 4.7). Der Gärtner Jakob Mohr fühlte sich als strahlenempfindliches Medium in Zelle 11 schutzlos einer fernhypnotischen Manipulation ausgeliefert und sah sich als Opfer einer unrechtmäßigen Freiheitsberaubung. Ob es sich bei seiner Darstellung um eine Anstalts- oder Gefängniszelle handelt, wird nicht deutlich und machte vermutlich für Mohr keinen Unterschied: In beiden »totalitären Institutionen« empfand er sich gleichermaßen gewaltsam interniert (► Tafel 4.3).

Fotografische Dokumentationen künstlerischer Ausgestaltung von Zellen durch Patienten und Patientinnen sind leider nur selten überliefert. In der Sammlung Prinzhorn sind wenige historische Fotografien solcher Werke erhalten, die aus dem Bedürfnis nach Privatsphäre entstanden und eine dekorative oder performative Aneignung eines Raumes bezeugen. Letzteres zeigt sich im Auslegen von Leinenstreifen bei Marie Lieb, deren Krankenakte den Wunsch nach einem eigenen Raum vermerkt (► Tafel 4.5–4.6). Aber auch zwei männliche Patienten vergewisserten sich durch ästhetische Eingriffe oder Wandgestaltungen ihres individuellen Selbsts, indem sie die vorgegebene Monotonie und Stereotype des Zellenraums durchbrachen und die Topografie der Seele und des eigenen Lebensentwurfs zur Darstellung brachten (► Tafel 4.7–4.8).

Alexander Reichenbach

(Breslau [heute Wrocław, Polen] 14.9.1876 –?, bis 27.11.1904 in der Anstalt Lübben nachweisbar)
Tüncher, Landstreicher
Anstalten und Klinik: Anstalt Erlangen ohne Jahr,
Psychiatrische Universitätsklinik Heidelberg 1902–1904,
Anstalt Breslau [heute Wrocław, Polen] 1904,
Anstalt Lübben 1904
Diagnose: geisteskrank auf epileptischer Basis

»Nur ich bin so verlassen in diesem Hause untergestellt«

Wegen epileptischer Anfälle, die bei Alexander Reichenbach bereits als Kind einsetzten, verlor der 15-jährige Malerlehrling seine Lehrstelle. Sobald ein Arbeitgeber von seiner gesundheitlichen Beeinträchtigung erfuhr, wurde er entlassen. Als arbeitsloser Landstreicher schlug er sich zuweilen mit Bettelei durch, weswegen er über 20-mal festgenommen wurde. Seine Wanderschaft führte ihn bis nach Italien. Als er im März 1902 bei einem Anfall von einer Leiter fiel und sich verletzte, kam er ins Krankenhaus und danach, wegen Häufung der Anfälle und auftretender Visionen, in die Irrenanstalt Erlangen. Am 5. Mai wurde er nach Heidelberg verlegt. Bereits einen Tag nach seiner Einweisung verfasste der 26-Jährige seinen Lebenslauf – eine von Ärzten gestellte Aufgabe zur Einschätzung des Patienten. In Heidelberg zeichnete Reichenbach mit Bleistift sein Selbstporträt, signierte und datierte es auf den 24. Juli 1903 (▶ Tafel 4.1). Es zeigt ihn im Profil mit dem Rücken zur Wand stehend, eingezwängt in eine käfigartige Zelle. Sein Kopf stößt an die Decke, die ihm bildlich auf den Kopf zu fallen scheint. Die Zelle ist durch einen ornamentalen Rahmen wie ein Gemälde eingefasst und an den Ecken zu einer Raute verzogen. Das unterstützt die perspektivische Verzerrung des Raums, da der Kopf der Figur in der oberen rechten Bildecke sehr nah an den Betrachter heranrückt, die linke obere Ecke mit einem kleinen vergitterten Fenster aber diagonal vom Betrachter wegzurücken scheint. Die »verrückte« Raumperspektive resultiert aus dem Versuch, den Bildraum an den Bildträger anzupassen, der unregelmäßig beschnitten ist. Der dargestellte Zellenraum wird durch einen niedrigen Tisch und das kleine vergitterte Fenster definiert, durch das ein Vogel in die Zelle herein und auf Reichenbach zufliegt. Auf einem historischen Inventaraufkleber wird diese Szene mit »Mann in Zelle mit Taube« beschrieben (▶ Abb. 4.6). Sie ist das einzige farbige Bildelement. Die in Patientenzeichnungen neben Bleistift am häufigsten auftauchenden Farben Rot und Blau rühren von zweifarbigen Korrekturstiften her, die mittellose Anstaltsinsassen vom Pflegepersonal oder den Ärzten ergattern konnten. Die hervorgehobene Taube in der Zelle symbolisiert als Hoffnungsbote die Freiheit, nach der sich der Eingesperrte sehnte. Erst tags zuvor hatte Reichenbach den behandelnden Arzt Dr. Schröder um Entlassung gebeten. Seinen Brief (▶ Abb. 4.7) unterzeichnete er mit: »Ihr untergebener Gefangener!«

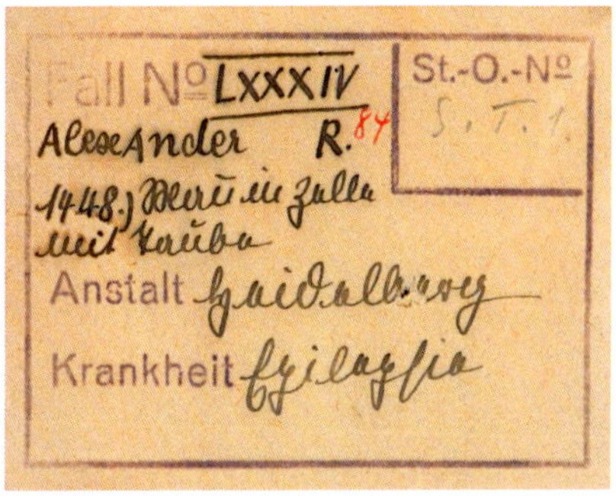

▶ **Abb. 4.6** Historischer Inventaraufkleber Fall Nr. 84, Alexander R., Inv.Nr. 1448, »**Mann in Zelle mit Taube, Heidelberg, Epilepsie**«
Archiv Sammlung Prinzhorn
(© Sammlung Prinzhorn)

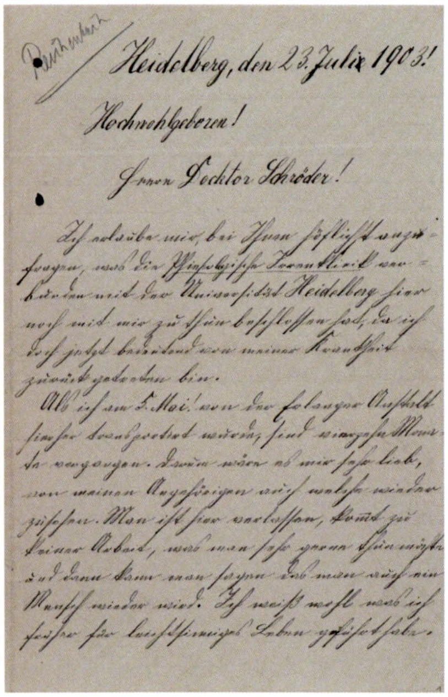
Heidelberg, den 23. Juli 1903!
Hochwohlgeboren!
Herrn Docktor Schröder!

▶ **Abb. 4.7** Brief an Dr. Schröder, 23.7.1903
Feder in schwarzer Tinte auf Papier
22,1 × 14,3 cm
Inv.Nr. 1448/3 (1991) (© Sammlung Prinzhorn)

Brief an Dr. Schröder
23.7.1903
Feder in schwarzer Tinte auf Papier
Inv.Nr. 1448/3 (1991)
»Heidelberg, den 23. Juli 1903!
Hochwohlgeboren!
Herrn Docktor Schröder!
Ich erlaube mir, bei Ihnen höflichst anzufragen was die Phiesologische Irrenklinik verbunden mit der Universität Heidelberg hier noch mit mir zu thun beschlossen hat, da ich doch jetzt bedeutend von meiner Krankheit zurückgetreten bin.
Als ich am 5. Mai! von der Erlangener Anstalt hierher transportiert wurde, sind vierzehn Monate vergangen. darum wäre es mir sehr lieb, von meinen Angehörigen auch welche wieder zu sehen, Man ist hier verlassen, kommt zu keiner Arbeit, was man sehr gern thun möchte und dann kann man sagen das man auch ein Mensch wieder wird. […]
[verso]
Ich bitte Sie höflichst mich aus diesem Hause zu entlassen! Es ist ja selbst einzusehen, wen man die Stunden so mit dem gleichgültigen Leben so verbringt, daß dabei Tage und Monate vergehen. Wenn ich aber Arbeit habe, obwohl ich nicht mehr auf die dekorations = Malerei schaffen kann; weil ich auf kein Gerüst oder Leiter mehr soll, ich kann auch andere Arbeiten machen und der Mensch fügt sich in alles drein. das wissen der Herr Doktor ja selbst, denn nur Arbeit macht das Leben süß und dann bekommt er wieder fröhliche Gedanken wenn er auch etwas verdient und von seinen Angehörigen wieder welche sieht. darum möchte ich jetzt gern erfahren und Sie Geehrter Herr Doktor Schröder einmal um Auskunft bitten wie steht es eigentlich mit mir. Andere die auch hier sind haben immer Besuche nur ich bin so verlassen in diesem Hause untergestellt. In der Hoffnung bald eine Antwort zu erhalten schließe ich den Brief
Ihr untergebener Gefangener!
Alexander Reichenbach
geboren am 14.9.1876
Breslau«

Reichenbachs Krankengeschichte führt weiterhin häufig epileptische Anfälle auf. Im April 1904 wurde er in seinen Geburtsort Breslau verlegt, von dort Ende November in die schlesische Anstalt Lübben. Danach verliert sich seine Spur.

Auszug aus Alexander Reichenbachs Lebenslauf:
»Heidelberg, den 6. Mai 1902.
Als Sohn des Schriftstellers Andreas Reichenbach, geboren am 18. Dezember 1841 zu Waldkirch im Breisgau und der Franziska Reichenbach, geborene Gottwald Tochter eines Schreinermeisters in Frankfurt a/Oder, bin ich, Alexander Reichenbach, am 14. September 1876 zu Breslau in Schlesien geboren. […]
Als ich aus der Schule entlassen wurde, kam ich zu einem Malermeister in die Lehre. 2 volle Jahre habe ich bei ihm das Handwerk gelernt, dann schickte er mich wieder fort wegen der epileptischen Anfälle, die ich während der Arbeit zweimal erhalten habe. Nur das traurige war dabei, wenn ich einen Anfall erhalten, und der Meister schickte mich dann fort, dann stand ich arbeitslos da, vielfach wurde es in die Zeugnisse hineingeschrieben, und woanders stellte man mich nicht so leicht nicht mehr ein. […] Der Meister meinte es könnte schließlich mit den Anfällen, wenn ich auf einer Leiter stände vorkommen, und er hätte dann die Schuld zu tragen. […] Sonst bin ich auch auf der Wanderschaft einige male wegen Betteln eingesperrt worden und nachher ging ich wieder weiter und suchte nach Arbeit. So verbrachte ich meine Jahre bis jetzt und während der Zeit kamen hier und da Anfälle vor, jedoch meistens bei Nacht. damit will ich schließen, da ich nichts besonderes mehr weiß.«

▶ **Tafel 4.1 Selbstdarstellung als Gefangener in der Zelle**, 24.7.1903
Bleistift, Farbstift, Feder in Tinte auf Papier
12,5 × 12,8 cm
Inv.Nr. 1448 (© Sammlung Prinzhorn)

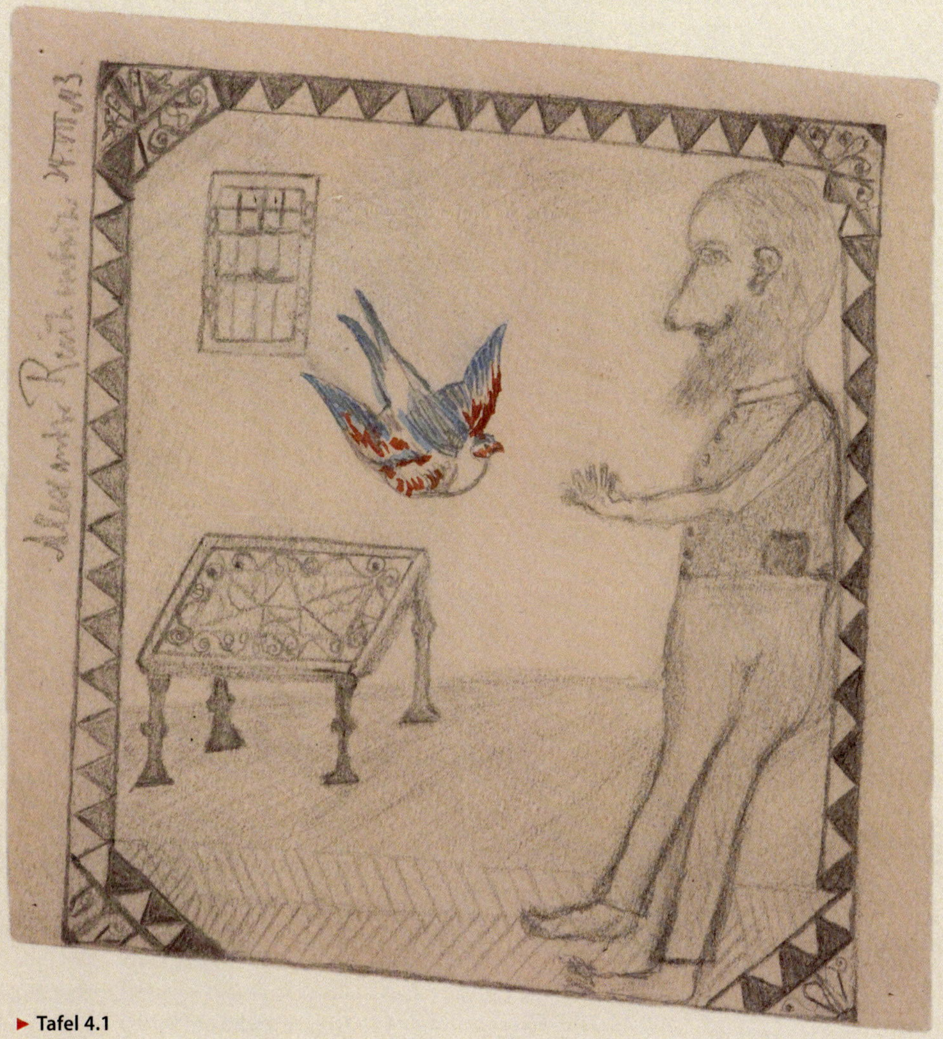

▶ **Tafel 4.1**

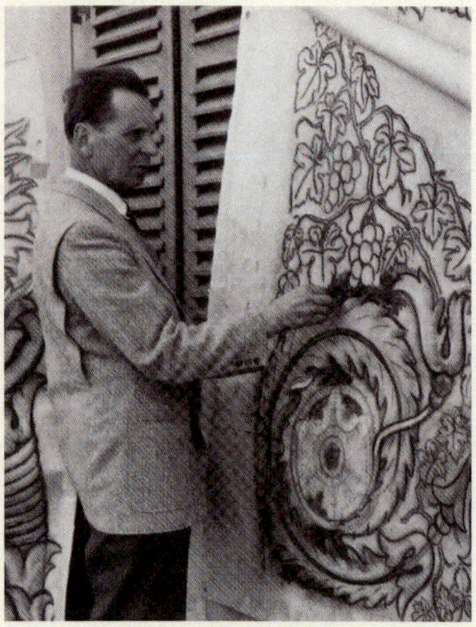

Albert Ernst Hammel

(Heilbronn 28.3.1883–24.12.1958 Lauffen am Neckar)
Grafiker und Maler
Klinik: Psychiatrische Universitätsklinik Heidelberg 1909
Diagnose: Dementia praecox

► Albert Ernst Hammel, Foto undatiert, in: 30 Jahre Künstlerbund Heilbronn, Sommerausstellung 1979, S. 80 (mit freundlicher Genehmigung)

Ein Künstler in Ketten

Von dem in Heilbronn gebürtigen Grafiker und Maler Albert Hammel ist keine Krankenakte erhalten, ein Aufenthalt in der Heidelberger Psychiatrie im Jahr 1909 kann jedoch durch eine Zeichnung mit entsprechendem Vermerk nachgewiesen werden. Hammel hatte nach einer Grafikerlehre an der Münchner Akademie und im Anschluss in Stuttgart bei Adolf Hölzel Malerei studiert. Seit 1920 lebte er als freischaffender Künstler in Heilbronn, Ende 1944 zog er nach Lauffen am Neckar, wo er 1958 verstarb.[1]

Im Mai 1909 zeichnete sich der 26-jährige Maler, der die Diagnose »Dementia praecox«[2] erhalten hatte, als nackter Jüngling stilisiert in einer Einzelzelle (► Tafel 4.2). Verloren steht er in einem hohen Raum, seine Hände in Ketten, die gerade genug Spielraum bieten, um seine linke Hand ans Herz zu führen, während der rechte Arm seitlich am Körper herabhängt. Hammels Blick ist aufwärts zum Fenster gerichtet, durch dessen Gitter mit Bleistift fein gestrichelte Sonnenstrahlen in das kalt und dunkel anmutende Verlies fallen. In den wärmenden Strahlen der Sonne scheint der Gefangene innezuhalten, sie bieten Licht und Trost, eine Ahnung von frischer Luft und Freiheit. Das Zelleninnere ist karg, nur eine Pritsche und ein Krug stehen in den Ecken.

Die Darstellung ist seitlich und am oberen Bildrand von einer mit Spiralornamenten versehenen narrativen Rahmenleiste eingefasst, die eine zweite Bildebene mit Einblicken in die Vergangenheit des Eingesperrten eröffnet. Links sieht man ein kleines nacktes Kind, das unter den Strahlen der Sonne auf einer Blumenwiese mit ersten Schritten hoffnungsvoll in die Welt hinausgeht, begleitet von Vögeln am Himmel. Rechts sind Wolken aufgezogen, ein Jüngling schreitet mit einer Schaufel über der Schulter tatkräftig zur Arbeit. Hammel verortet sich als nackter Gefangener in der Mitte des Bildes, ohne Handlungsspielraum auf sein bisheriges Leben zurückblickend. In der oberen Bildleiste zitiert er ein berühmtes Motiv aus der Kunstgeschichte: »Die Toteninsel« von Arnold Böcklin (► Abb. 4.8). Als einziges Element der Bleistiftzeichnung ist dieses Todessymbol mit rotem Farbstift hervorgehoben. Neben Böcklins »Toteninsel« (1880–1886) rezipierte Hammel Philipp Otto Runges allegorischen Tageszeitenzyklus (1803–1807).[3] In der Gemäldefassung des »Morgen« (1808, ► Abb. 4.9) repräsentieren dort von Blumen umgebene nackte Kindergestalten das Wachsen und Werden und zugleich die Reinheit und Unschuld früher Lebenstage. Zudem erinnert Hammels Darstellung an Sascha Schneiders Akt eines jungen Mannes in Ketten, wobei

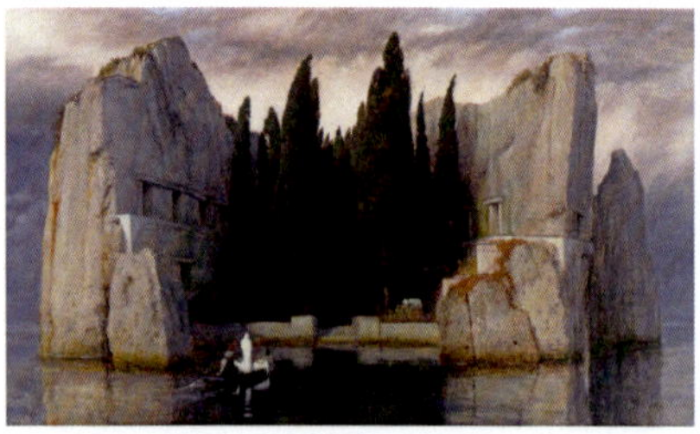

► **Abb. 4.8** Arnold Böcklin, **»Die Toteninsel«** (3. Fassung), 1883, Öl auf Holz, 150 × 80 cm Alte Nationalgalerie Berlin

► **Tafel 4.2 Zelle**, Mai 1909
Bleistift und Farbstift auf Zeichenpapier
32 × 24,5 cm
Inv.Nr. 1436 recto (© Sammlung Prinzhorn)

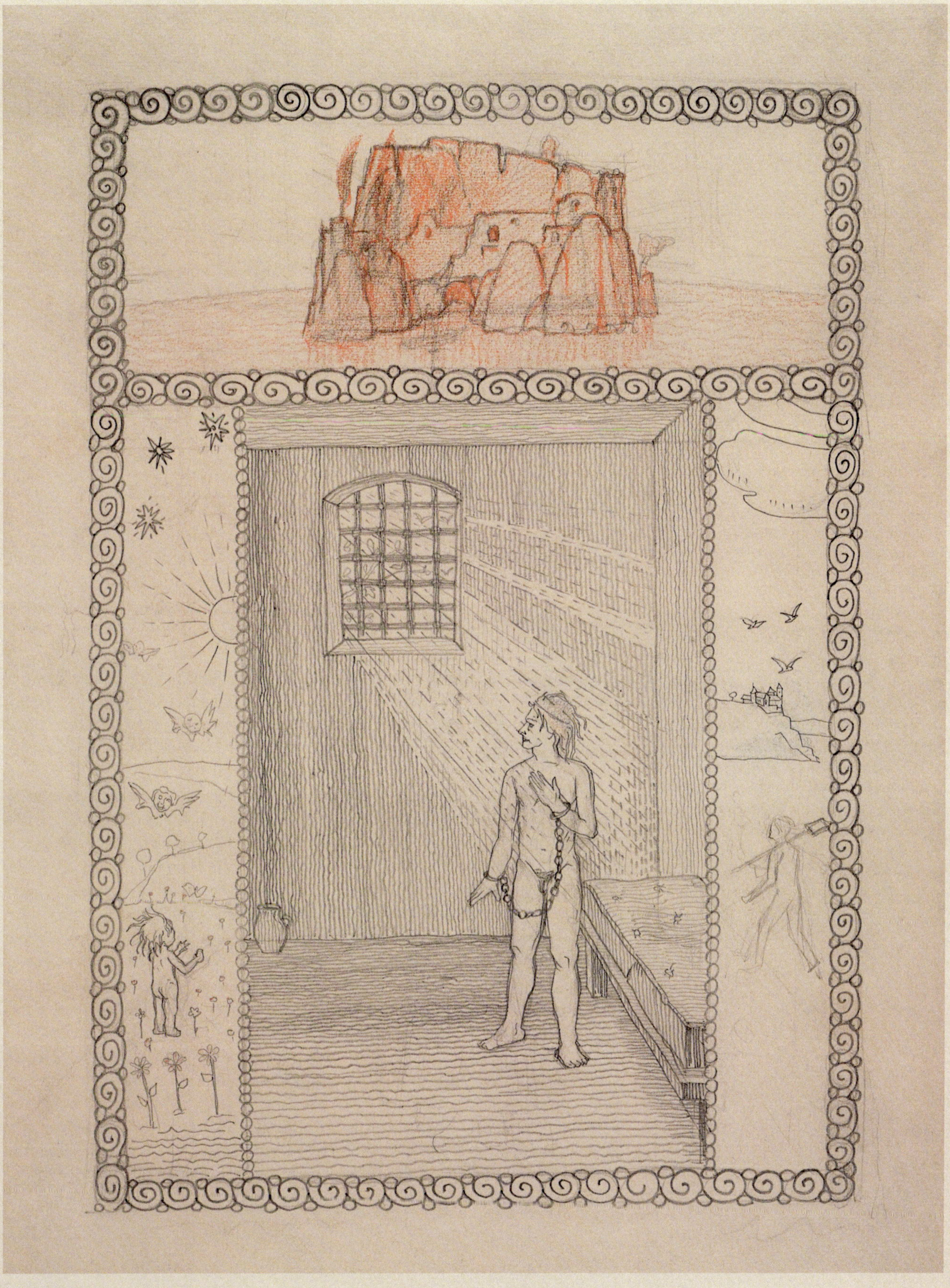

► Tafel 4.2

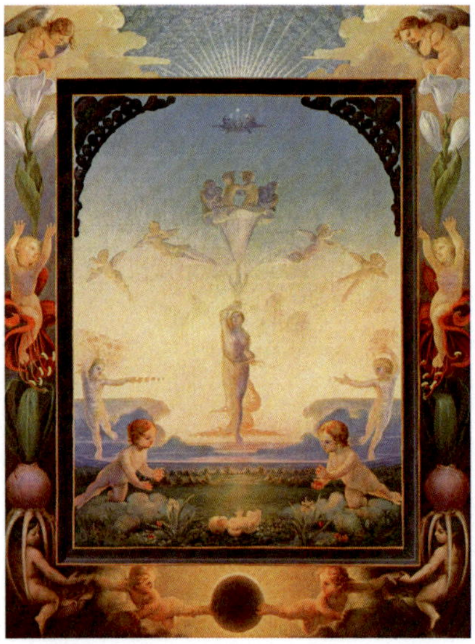

► **Abb. 4.9**

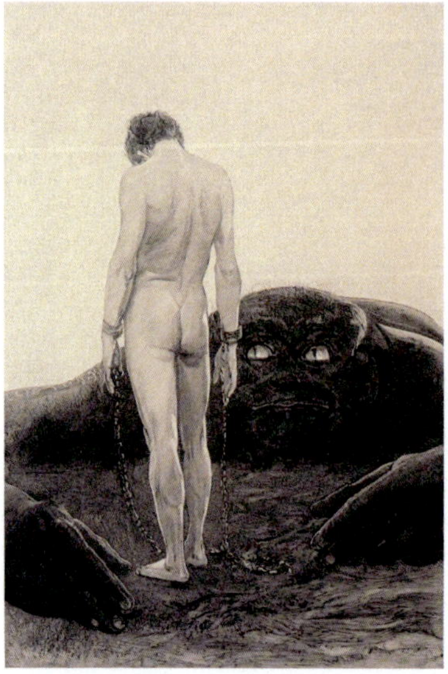

► **Abb. 4.10**

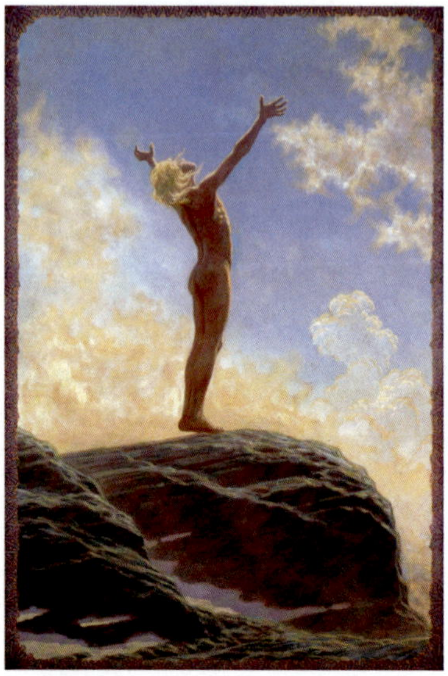

► **Abb. 4.11**

► **Abb. 4.9** Philipp Otto Runge, »**Der Morgen**«, 1808, Öl auf Leinwand, 109 × 85,5 cm
Hamburger Kunsthalle

► **Abb. 4.10** Sascha Schneider, »**Das Gefühl der Abhängigkeit**«, 1893, Zeichnung, Maße unbekannt (verschollen)
als Holzstich reproduziert in: Mappe *Meisterwerke der Holzschneidekunst, Neue Folge, Heft 3: Zwölf Zeichnungen von Sascha Schneider*, Verlag J. J. Weber Leipzig 1896

► **Abb. 4.11** Hugo Höppener, genannt Fidus, »**Lichtgebet**«, 1894 oder 1824, Öl auf Leinwand, 150 × 100 cm
Deutsches Historisches Museum, Berlin/A. Psille. Inv.-Nr: 1990/2490,
© VG Bild-Kunst, Bonn 2017

das titelgebende »Gefühl der Abhängigkeit« durch eine auf der Lauer liegende düster-unheimliche tierisch-menschliche Gestalt symbolisiert wird (► Abb. 4.10). Das von Schneider 1893 geschaffene Gemälde wurde als Holzstichreproduktion (1895) in der vom Weber-Verlag 1896 publizierten Mappe *Meisterwerke der Holzschneidekunst* und als Reproduktion in Fachblättern und illustrierten Familienzeitschriften zum bekanntesten Werk des Künstlers.[4] (Weitere Holzschnitte aus dieser Mappe dienten dem in Regensburg internierten Franz Hamminger als Vorlage[5], ► Tafel 7.1).

Formal und inhaltlich erinnert Hammels Bildfindung schließlich auch an den Jugendstilmaler Fidus[6], um 1900 in Deutschland ein bekannter Maler und Illustrator der Lebensreformbewegung und Mitglied der Theosophischen Gesellschaft. Fidus interessierte sich für Freikörperkultur, die zyklische Struktur des Lebens und für Naturreligonen. Sein bekanntestes Werk ist das in zahlreichen Varianten gemalte »Lichtgebet« (► Abb. 4.11), in dem sich ein nackter Jüngling auf einem Felsen mit ausgebreiteten Armen dem Sonnenlicht und im mystischen Sinne der Erlösung hingibt, umrahmt von einem ornamentalen Dekor. Dieses zur Ikone der Jugendbewegung gewordene Motiv war vermutlich ein weiteres Vorbild für Hammels Selbstporträt, das er mit Anregungen von Runge, Schneider und Böcklin verzahnte. Ein Gefangener blickt auf seinen Werdegang zurück und erhofft sich nackt im Sonnenlicht stehend Erlösung. Das Motiv des Felsens wird nach Böcklin zur Metapher des Todes. Die Ketten sind nur ein symbolischer Verweis auf Hammels Gefühl der Gefangenschaft, denn sie gehörten Anfang des 20. Jahrhunderts nicht mehr zum psychiatrischen Alltag. Sehr erregte Patienten hingegen wurden noch nackt in Tobzellen gesperrt, um sich zu beruhigen. Wegen bestehender Gefahr der Selbstverletzung oder -tötung durften sie keine Kleidung tragen. Aus demselben Grund war die Tobzelle nicht mit Mobiliar ausgestattet, sondern lediglich mit Stroh oder Sand ausgelegt. Ob Hammels Zeichnung eine Verwahrung in Einzelhaft oder gar Internierung in einer Tobzelle vorausging, lässt sich aufgrund fehlender Krankenakten nicht mehr rekonstruieren. Seine psychische und körperliche Erfahrung des Freiheitsentzugs in einer psychiatrischen Anstalt hat er in der Tradition symbolischer Bildsprache künstlerisch verarbeitet (► Kap. 6, Hammel).

Jakob Mohr

(Mannheim 20.1.1884–1940 Paris)
Gärtnereigehilfe, Kutscher, Fahrrad- und Lumpenhändler
Klinik und Anstalt: Psychiatrische Universitätsklinik Heidelberg 1905, 1910, 1911–1912, Anstalt Wiesloch 1912–1917
Diagnosen: Dementia praecox paranoides, psychopathologische Persönlichkeit

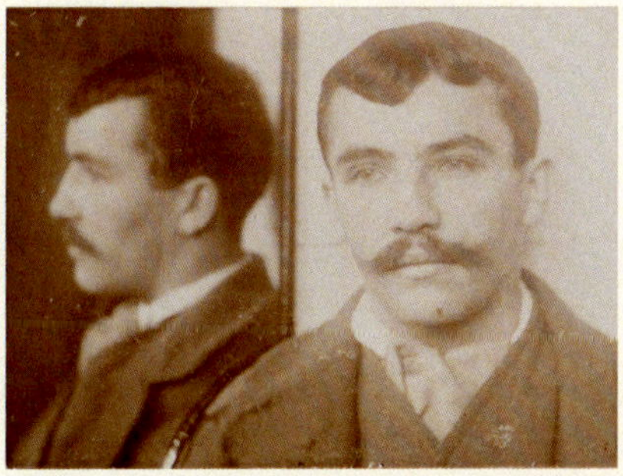

▸ Jakob Mohr, Februar 1910
Foto: Krankenakte Psychiatrische Universitätsklinik Heidelberg (mit freundlicher Genehmigung)

»Zelle 11 – Medium J. Mohr«

Der Mannheimer Jakob Mohr, von Beruf Gärtnereigehilfe im elterlichen Landwirtschaftsbetrieb, kam als Häftling zur Begutachtung 1905 erstmals in die Psychiatrische Universitätsklinik Heidelberg. Es folgten wechselnde Aufenthalte im Zuchthaus und in der Heidelberger Psychiatrie, u. a. wegen Diebstahls, Körperverletzung des Vaters, Urkundenfälschung und Jagdvergehens. Als 1912 ein Haftbefehl wegen Anstiftung zum Meineid gegen Mohr erging, geriet er so stark in Erregung, dass er erneut in Heidelberg eingeliefert und dann nach Wiesloch verlegt wurde. Im Gefängnis und in der Anstalt befürchtete Mohr, dass man ihn langsam mit Nah- und Fernbestrahlung mittels elektrischer und magnetischer Wellen mit Nervengiften und Hypnose töten wolle. Diese »Zimmersuggestion« stellte er in einem Selbstportät dar, das er mit »Zelle 11 – Medium J. Mohr 1909–1910« beschriftete (▸ Tafel 4.3). In seiner Krankenakte ist vermerkt, dass er zum Schutz gegen »Fernhypnotisierung« ein Hemd aus Stanniol verlangte. In der Zellenszene ist zu sehen, wie Mohr von einem »Fernhypnotiseur« mit einem metallischen Beeinflussungsapparat, der einer Fotokamera ähnelt, durch die Zellentür hindurch bestrahlt wird. Der Aggressor sendet dicke, rote, wellenförmige Strahlen aus, die durch Mohrs Körper hindurchgehen und weiter in das Zelleninnere führen. Sie reichen bis zum vergitterten Zellenfenster und einem ofenartigen Möbel. An der Zellenrückwand sind in perspektivischer Aufsicht ein Stuhl, ein Tisch, ein Bett mit dreigeteilter Matratze und eine Kübel-Toilette zu erkennen. Ein Teil der roten, durch die Tür hindurchgehenden »Possotiv«- oder »Pluspohl«-Strahlen[7] werden von Mohrs Körper, dem »Minus-Pohl«, in blauer Farbe zurück zum Sender geleitet, sodass ein Kreislauf entsteht. Sowohl die Richtung der roten Aggressor-Strahlen als auch die von Mohr zurückfließenden blauen Strahlen sind durch einen Pfeil in der entsprechenden Farbe gekennzeichnet. In die Mitte des roten Strahlenbündels schrieb Mohr »El[ektrischer] Mordversuch«. Auf die Rückseite des Blattes zeichnete er eine Gerichtsszene, die er als »Justizmordversuch« betitelte und mit ausführlichen Erklärungen versah (▸ Tafel 4.4). Mohr steht vor sechs Richtern, einer Gruppe von Schöffen, Scheinverteidigern, Ärzten und einer »irrgegeführte[n] Zuhörerschaft«. Er erklärt, dass 100–150 Teilnehmer sich gegen ihn verschworen hätten und ihn »zur Ermordung ins Zuchthaus spielten«. Es handele sich um eine »Schein-Anklage zur Freiheitsberaubung« mit »Anstiftung zum Meineid, u. Raub«. In beiden Zeichnungen wird Mohr mittels eines strahlenden Beeinflussungsapparates manipuliert. Mit einem rot-blauen Strahlenfeld versucht er zu veranschaulichen, »Wie der Automatische Fernhypnotiseur mich Regiert, sprechen läßt oder Hypn[otisch] Mundtot macht.«

So wird Mohr zum Opfer, das zu seinen Straftaten verleitet wurde, da »fortwährend starke El[ektrische] Wellen durch meinen Elektrisch Empfängl[ichen] Körper gejagt wurden.«

Als »Aerztliche Mittäter und Beihilfer zum Justizmordversuch« listet Mohr u. a. die Klinikleiter von Heidelberg und Wiesloch »Nissl« und »Fischer« auf (zu Franz Nissl: ▶ Kap. 6, Hammel; zu Max Fischer: ▶ Kap. 5, Grebing) sowie folgende weitere Beteiligte: »Schulze, Hamburger, Kugler, Willman, Ranke, Schultheiß, Wetzel, Gru[h]le, Werlin, Siglitz, Nitka, Eckel und Förster«.

Aus Wiesloch nennt er namentlich »Böß, Hoffner, Fliedner, Gäkel, Gerich, Jasdörfer und Hegar«[8]. Deshalb muss das Blatt nach seiner Einweisung im Mai 1912 entstanden sein. Die rückseitige Angabe »1900–1912« als Vorbereitungszeit seines Mordes bestätigt 1912 als frühestmögliche Datierung. Ob sich die vorderseitige Darstellung mit der Angabe »1909–1910« auf eine Zelle im Zuchthaus oder in der Anstalt (oder auf beide Orte?) bezieht, lässt sich nicht eindeutig sagen. Beide sind sogenannte »totalitäre Institutionen«, die den Insassen Mohr »mundtot« machen und ihn um sein Leben bangen lassen. Gegen diese Ohnmacht zeichnet und schreibt er an: Auf einem weiteren Blatt stellt er »Beweiße« zusammen, die zeigen sollen, dass »diese Fernhypnotische-Medische Empfindlichkeit wie die Pfottographische Platte für Lichtempfänglichkeit [...] keine Psichikrankheit« sei (▶ Tafel 8.4). Den Grund seiner psychischen und physischen Entkräftung sieht er in »schlechter Gefängniskost u. schwerer härtester Arbeit« und »konstande Energieübertragungsbeeinflussende Kraft« durch den »Fernsuggerir«, der »unterhalb der Decke in der Wachabteilung« deshalb so nervenschwächend auf ihn einwirken könne, weil ihn die Ärzte »ohne krank zusein in's Bett zwingen«.

Der viel an der frischen Luft arbeitende Mohr fühlt sich wegen unrechtmäßiger »Freiheitsberaubung« als physisch und psychisch geschwächtes Opfer. In seiner Selbstdarstellung überragt ihn der Aggressor an Größe bei weitem: die kleine, in der Zelle eingesperrte Gestalt ist der äußeren Manipulation schutzlos ausgeliefert. Zu Mohrs weiterem Schicksal und seiner künstlerischen Transformation der Ohnmacht- in Machtgefühle ▶ Kap. 6, ▶ Abb. 6.18 und ▶ Tafel 6.21.

▶ **Tafel 4.3 »Zelle 11 – Medium J. Mohr«**
Detail, 1909–1910
Feder in schwarzer Tinte, Bleistift, Farbstifte auf Karton
Inv.Nr. 627b verso (© Sammlung Prinzhorn)

▶ **Tafel 4.4 Gerichtsszene »Wie der Automatische Fernhypnotiseur mich Regiert, sprechen läßt oder Hypn. Mundtot macht Medium Mohr Transformator als Kupferpfanne. mit welcher mihr wärend der Scheinverhandlungen fortwährend starke El Wellen durch meinen Elektrisch Empfängl. Körper gejagt wurden Automat. Fernhynotiseur Nahmen. X. Ich der Unschuldig Angeklagte hat die Märtyrerkrone. Elektr. Stromzuleitung von Dynamo Keller«,**
um 1910
Feder in schwarzer Tinte, Bleistift, Farbstifte auf Karton
33,3 × 49,9 cm
Inv.Nr. 627b recto (© Sammlung Prinzhorn)

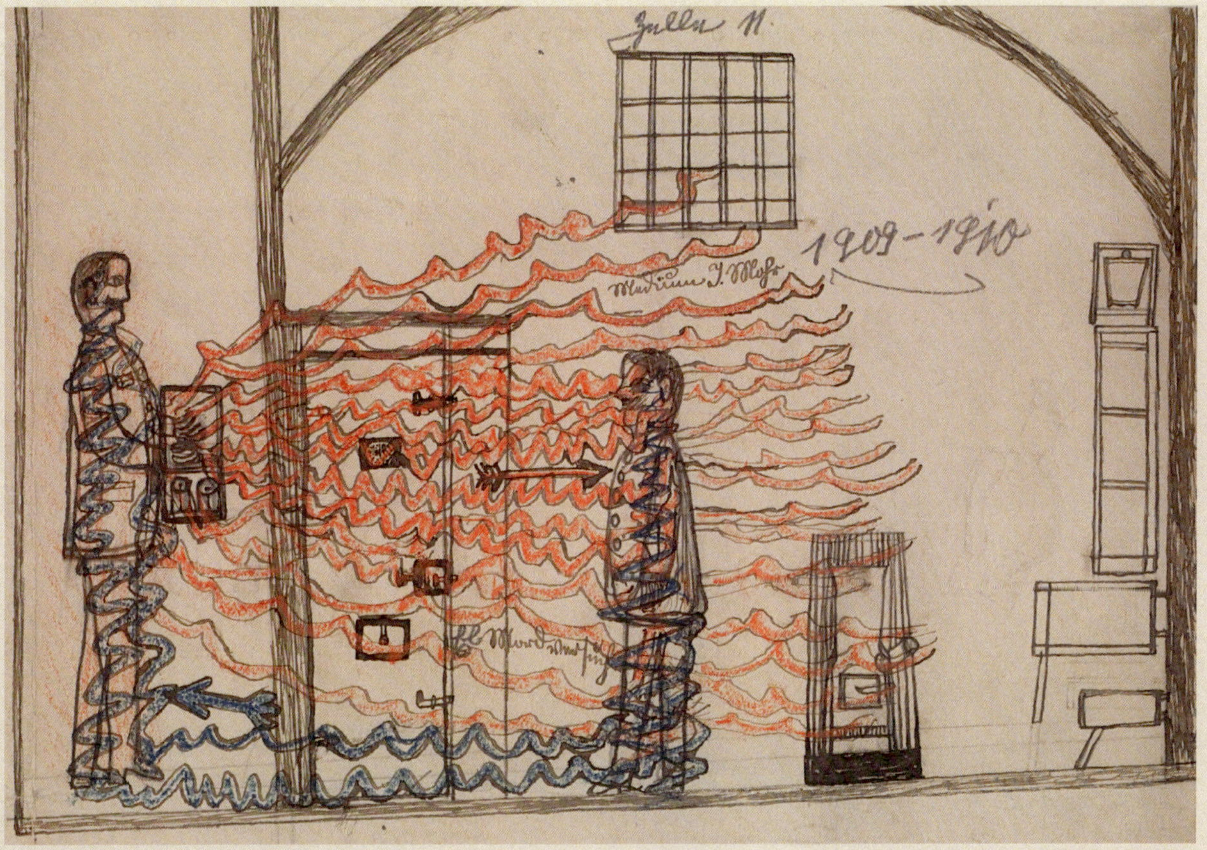

► **Tafel 4.3**

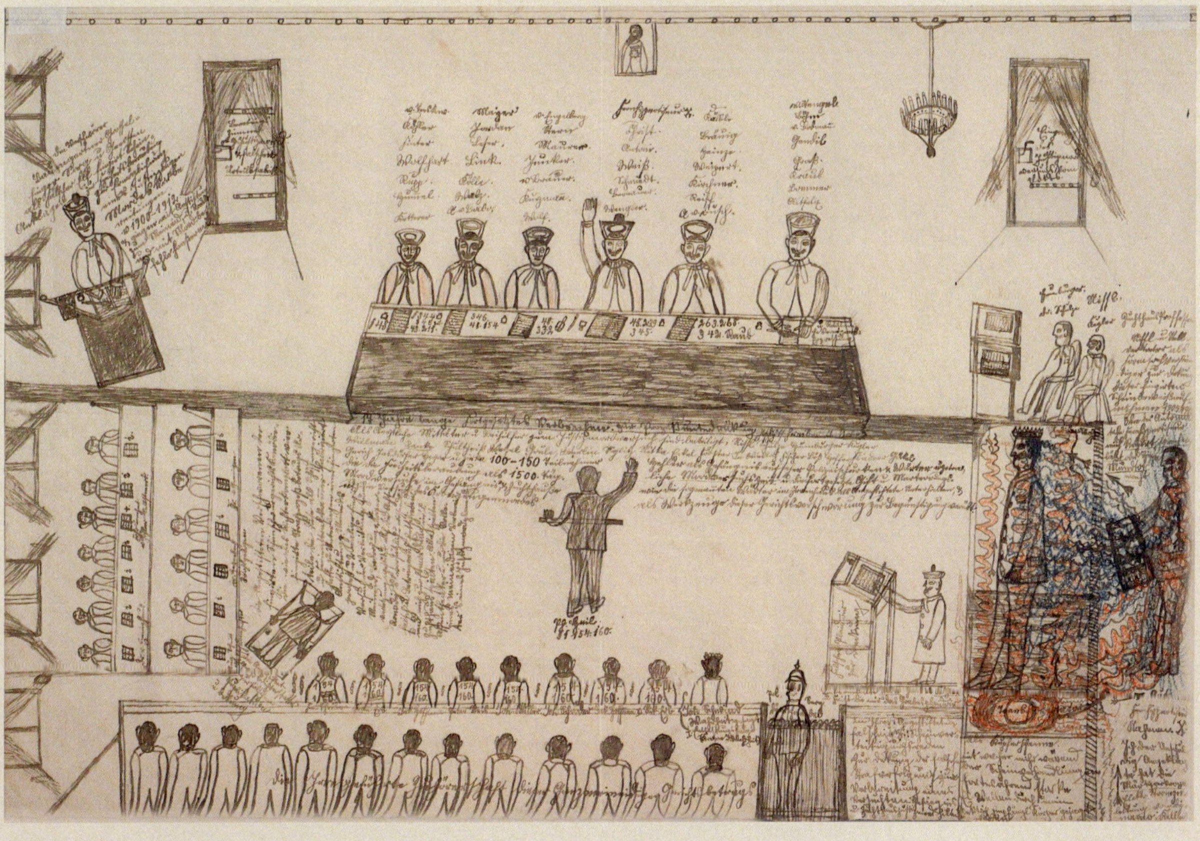

► **Tafel 4.4**

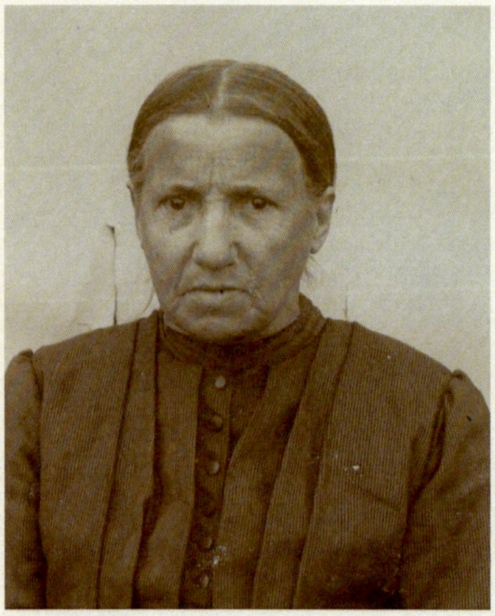

Anna Marie Lieb (geb. Eigenmann)

(Flehingen 2.2.1844–unbekannt)
Landwirtswitwe
Klinik und Anstalten: Psychiatrische Universitätsklinik Heidelberg 1886–1887, 1894–1897,
Anstalt Emmendingen 1897–1908 mit Unterbrechungen,
Anstalt Wiesloch 1908–unbekannt
Diagnosen: periodische Manie, manisch-depressives Irresein, periodischer Irrsinn, cirkuläres Irresein

► Anna Marie Lieb, März 1903
Foto: Krankenakte Anstalt Emmendingen, Staatsarchiv Freiburg E120/1 10183 (mit freundlicher Genehmigung)

Marie Liebs *Gotteskämpfe*: »Schmückt sich selbst u. ihre Zelle mit Geflechten aus zerrissenen Wäschestücken«

Ein Foto der ungewöhnlichen Installation von Marie Lieb in der Heidelberger Klinik wurde erstmalig von dem Psychiater Wilhelm Weygandt (1870–1939) publiziert (► Tafel 4.5). 1902 erschien sein *Atlas und Grundriss der Psychiatrie*, ein Lehrbuch, das er mit farbigen Tafeln und Abbildungen illustrierte. In dem Kapitel »XVI. Manisch-Depressives Irresein« ging er auf die Legearbeit aus Stoffbändern ein, die er vermutlich aus seiner Zeit als Assistenzarzt bei Emil Kraepelin in Heidelberg (1897–1899) kannte: »Figurenmuster, von einer Manischen aus Lappen des Bettzeugs auf dem Einzelzimmerboden ausgelegt.«

Weygandt resümierte: »Alle Äußerungen und Handlungen tragen, so flüchtig und skizzenhaft sie auch sind, doch den Stempel einer gewissen Gefälligkeit, wie die [...] dargestellte Zimmerdekoration zeigt, die eine tobsüchtige Kranke aus Fetzen des zerrissenen Bettzeugs auf den Einzelzimmerboden legte.«[9]

Zwar gestand der junge Psychiater der Installation eine »gewisse Gefälligkeit« zu, dennoch wertete er sie ausschließlich psychopathologisch. Er übersah, dass sie das Ergebnis eines selbstbewussten kreativen Aktes war und auch keineswegs flüchtig entstanden sein kann. Strahlenblüten aus sorgfältig gerissenen und nach Größen sortierten Leinenstreifen schmücken ca. fünf Quadratmeter des Zellenfußbodens. Sie umgeben ein aus drei Bändern gebildetes Dreieck. Diese Bänder flocht die verwitwete Bäuerin aus einzelnen Fäden, die sie aus dem Stoff auslöste. Fadenknäule, ein Stoffkreuz und Papierkügelchen füllen den Binnenraum. Eine Brezel, ebenfalls aus geflochtenen Bändern gelegt, verziert eine Außenkante. Nichtlesbare Schriftzeichen führte Lieb durch den Blüten- oder Sternenteppich. Diese zeitaufwändig gewonnenen Stoffbänder und mehrere sauber gewickelte Rollen gerissener Leinenstreifen am linken Rand verweisen auf die Vorbereitung ihres Werkes. Eine weitere flächenfüllende Installation aus dem Jahr 1894 (► Tafel 4.6) ist durch eine zweite Fotografie überliefert. Diese wurde, wie der

► **Tafel 4.5 Raum I von Marie Lieb** [mit gerissenen Leinenstreifen gestalteter Fußboden], 1894
Fotografie
11 × 16 cm
Inv.Nr. 1771/1 (© Sammlung Prinzhorn)

► **Tafel 4.6 Raum II von Marie Lieb** [mit gerissenen Leinenstreifen gestalteter Fußboden], 1894
Fotografie, 11 × 16 cm
Inv.Nr. 1772 (© Sammlung Prinzhorn)

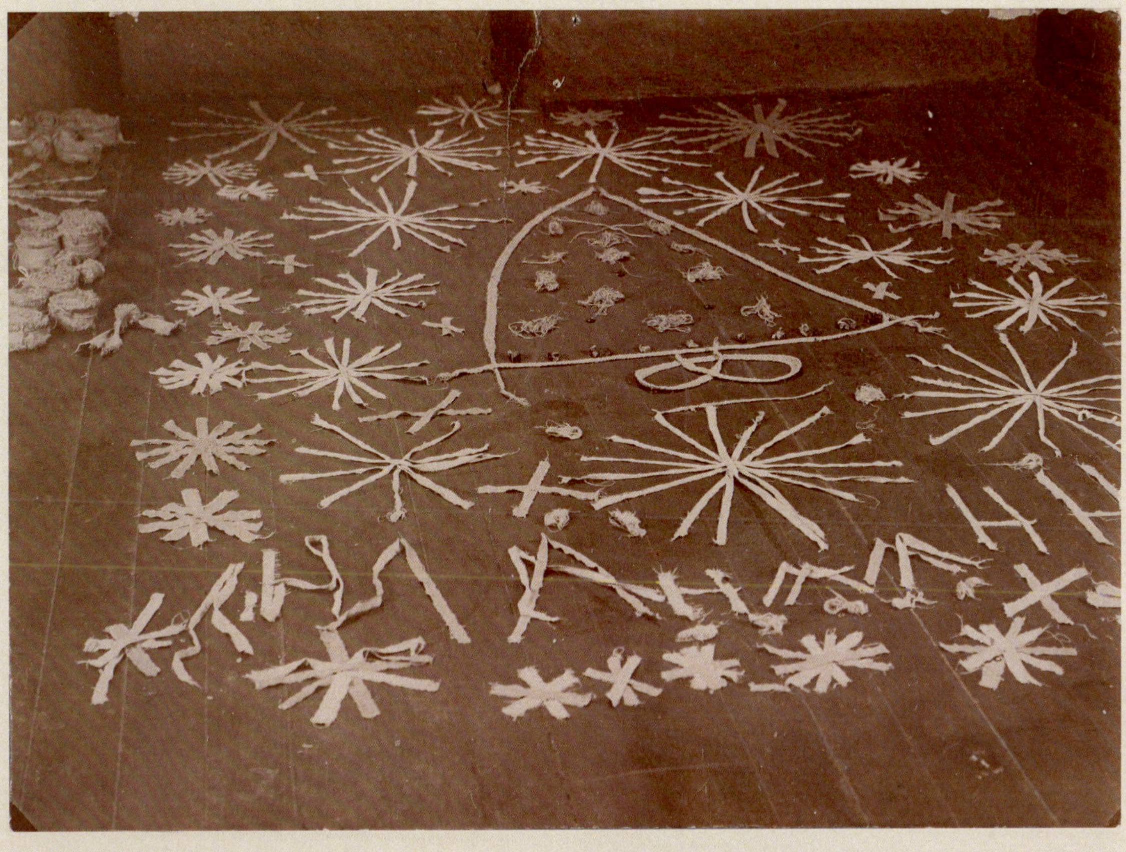

▶ Tafel 4.5

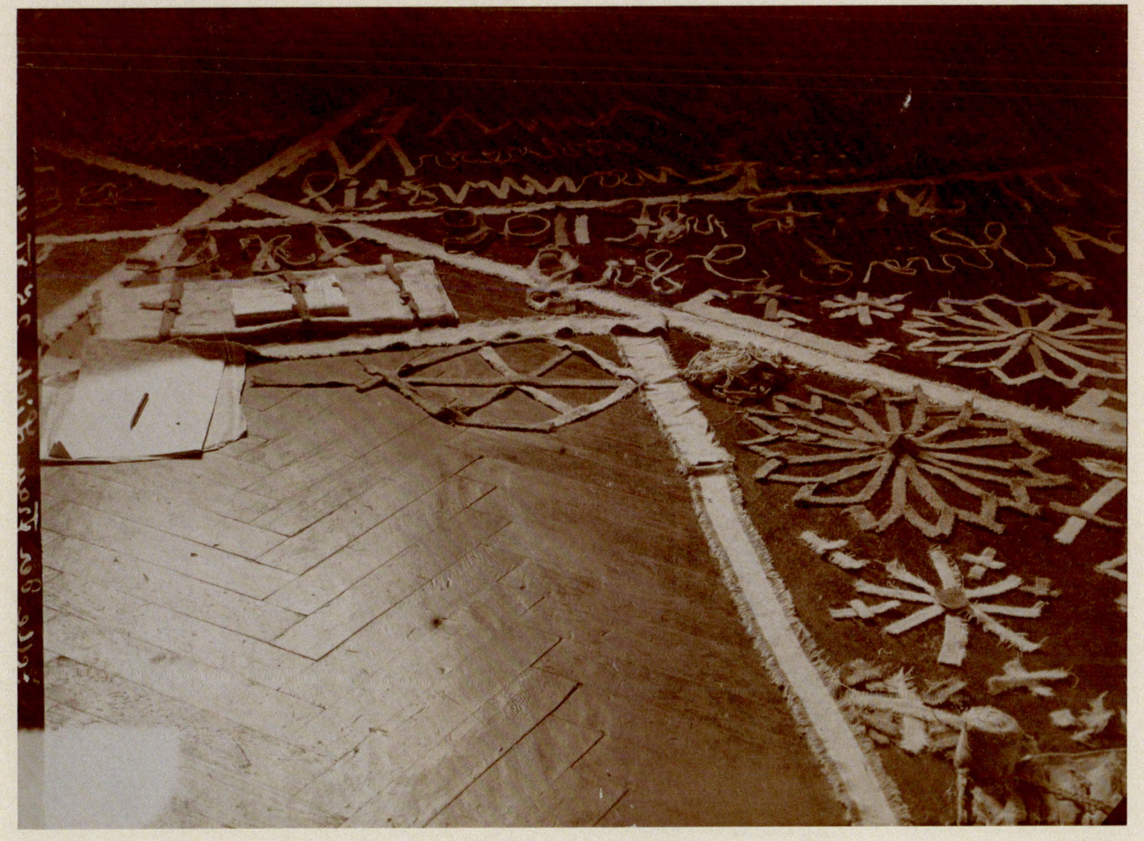

▶ Tafel 4.6

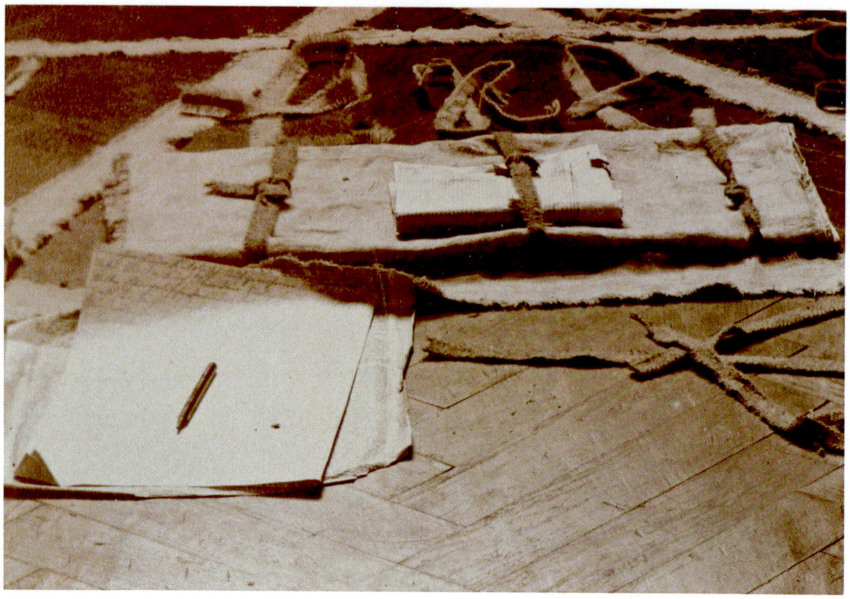

▶ **Abb. 4.12** Detail aus Fotografie Inv.Nr. 1172 (© Sammlung Prinzhorn)

▶ **Abb. 4.12**

Holzfußboden zeigt, in einem anderen Raum ausgeführt. Breitere Leinenstreifen mit dekorativ gefransten Rändern scheinen die Umrisse eines Hauses anzudeuten. Blieb die untere Fläche des Hauses ohne Gestaltung, so drängen sich im oberen Teil ein aus Stoffstreifen gebildetes ovales Fenster, ein Stapel beschriebener Blätter auf einer Unterlage aus Zeitungspapier und ein abgenutzter Bleistift. Es sind Briefe an die Familie und religiös-autobiografische Texte, mit denen sich die sechsfache Mutter oft auf die Visite vorbereitete. In den Giebel jedoch fügte Lieb eine breitere flach gewickelte Leinenbahn und eine darauf abgelegte Zeitung, die von drei verknoteten Schnüren aus dunklerem Stoff fixiert wird. Vielleicht symbolisiert sie einen Körper, der in einem Bett festgebunden wurde? (▶ Abb. 4.12) Die Patientin musste selbst oft mit »festem Kleid« und »fester Decke« fixiert die Nächte im Isolierzimmer verbringen.[10] Aus hellem und dunklem Stoff arrangierte Blütenornamente umgeben das Haus wie ein üppig blühender Garten, den geschwungene Schriften durchziehen. Im Oktober 1894 trug der Arzt in die Akte ein: »Schmückt sich selbst u. ihre Zelle mit Geflechten aus zerrissenen Wäschestücken. Macht bedeutungsvolle Namen u. Zeichen auf dem Fußboden ihrer Zelle. Einzelne solche Arbeiten macht sie mit großer Geschicklichkeit u. Ausdauer. Hält ihre Arbeit sehr in Ehren und zerstört sie erst nach einigen Tagen wieder.«[11]

Vermutlich war der Anlass für die fotografische Dokumentation dieser »Zimmerdekoration« ihre Wertung als Erscheinungsform der Tobsucht. Heute aber beeindruckt das individuelle Konzept, mit dem Lieb die Klinikräume nach ihren Vorstellungen gestaltete, durch ihre originelle und modern anmutende Installation.[12] Als die 50-Jährige im Dezember 1894 während eines forensischen Praktikums vorgestellt wurde, trat sie selbstbewusst vor dem psychiatrischen Fachpublikum auf. Mit einer selbstentworfenen Haube geschmückt, erklärte sie ihren psychischen Zustand als »Gotteskämpfe«.

Hermann Gustav Otto Paterna

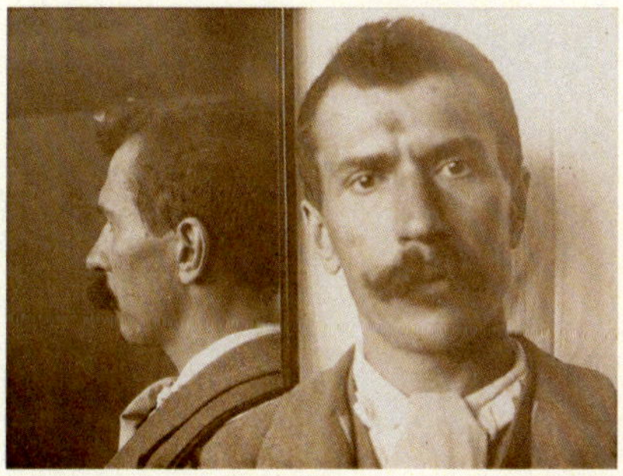

(Großfahlenwerder 16.4.1870–14.7.1913 Anstalt Emmendingen)
Schneider
Anstalten und Klinik: Anstalt Landsberg an der Warthe [heute Gorzów Wielkopolski, Polen] 1894–1895, Anstalt Eberswalde 1897–1899, Anstalt Gehlsheim Rostock 1901, Anstalt Sachsenberg Schwerin 1901–1904, **Psychiatrische Universitätsklinik Heidelberg 1906**, Anstalt Emmendingen 1906–1913
Diagnosen: manisch-depressives Irresein, Katatonie

▶ Hermann Gustav Otto Paterna, 1906
Foto: Krankenakte Psychiatrische Universitätsklinik Heidelberg (mit freundlicher Genehmigung)

Siegfriedt von Paterna auf Schloss Falkhenriedth und in der Klinik Heidelberg

Wechselnde Aufenthalte auf der Landstraße, in Gefängnissen oder Irrenhäusern waren Hermann Paternas Lebensstationen.[13] Zwischen Oktober 1900 und Juli 1906 wurde er 15-mal von der Polizei aufgegriffen und wegen Bettelns und Landstreicherei bestraft. Ab 1894 lebte er, mit Unterbrechungen, in den Anstalten Landsberg, Eberswalde, Gehlsheim und Sachsenberg. Als Paterna im Juli 1906 in die Heidelberger Klinik kam, vergab der Psychiater Franz Nissl (1860–1919) die Diagnose »Katatonie«. Paterna war von der Polizei aufgegriffen und in Arrest gebracht worden. Wegen seiner merkwürdigen Reden überführten ihn die Polizisten schon nach einigen Stunden in die Heidelberger Klinik. Wenig ist über sein Vorleben zu erfahren: Geboren wurde er 1870 in Großfahlenwerder. Nach der Schule – er war wohl ein guter Schüler – erlernte er das Schneiderhandwerk, ging auf Wanderschaft und diente in der Marine. Dem Arzt erzählte er, dass er als kleiner Prinz im Alter von vier Jahren gefangen worden sei. Bald würde er seinem Vater, dem Kaiser, auf den Thron folgen. Dann könne er auch endlich die Kaiserin heiraten. Er selbst sei »Siegfriedt von Paterna auf Schloss Falkhenriedth«. In seinen Stolz auf die edle Herkunft mischte sich aber auch große Angst vor seiner Hinrichtung. Der lebhafte, neugierige Patient redete ständig vor sich hin. Seine Gedanken kreisten stets um seine adligen Verwandten, aber auch um das Unglück, dass er trotz seiner hohen Abstammung betteln musste. Das Personal grüßte er militärisch mit der Handfläche an der Stirn, denn er wähnte sich als Husar in Frankreich, in der Garnison Heidelberg. Oft gab er Vorstellungen als Akrobat. Sein Hauptvergnügen war die Vorführung eines selbsterfundenen Tanzes. Dabei steckte er sich die Zeigefinger in die Ohren, pfiff eine unverständliche Melodie und drehte sich wild im Kreis. Im Oktober 1906 entstand das Foto von seiner Wandinstallation. Im Dezember 1906 erzählt die Krankenakte: »Er fummelt, malt, zeichnet, beklebt die Wände mit Zeitungsfetzen, macht Figuren aus Zeitungen, ist unerschöpflich in Einfällen.«

Die Fotografie seiner Zelle ist ein wichtiges Dokument seiner ungewöhnlichen Kreativität (▶ Tafel 4.7). Der Schneider gestaltete seinen persönlichen Raum mit Zeitungsausschnitten aus. Er montierte mit Speichel die Umrisse eines stattlichen Hauses auf die kahle Wand seines Zimmers. Auf dem Dach weht eine Fahne und den Giebel bekrönt ein Kreuz. Das Innere des Hauses füllen viele kleinteilige Zeitungsausschnitte wie Annoncen und Abbildungen von Adligen und Militärs, Pferden und Reitern. Neben dem Haus kleben größere berissene Zeitungsausschnitte. Erkennbar ist ein Zeppelin, Uniformierte auf Pferden und eine vornehme Dame. So erbaute sich Hermann Paterna in Heidelberg sein Schloss und umgab sich mit den Symbolen einer adligen Welt, der er sich zugehörig fühlte. In der Mitte seiner Residenz wartet der unbesetzte Thron auf »Siegfriedt von Falkhenriedth«. Im Dezember 1906 wurde der Schneider in die Anstalt Emmendingen überführt. In dieser Anstalt blieb er bis zu seinem Tod am 14. Juli 1913.

▶ Tafel 4.7 »Mit Speichel an die Wand geklebte Zeitungsausschnitte«
[Zelle von Hermann Paterna], Oktober 1906
Fotografie, 8 × 10,2 cm
Inv.Nr. 1772/3 (© Sammlung Prinzhorn)

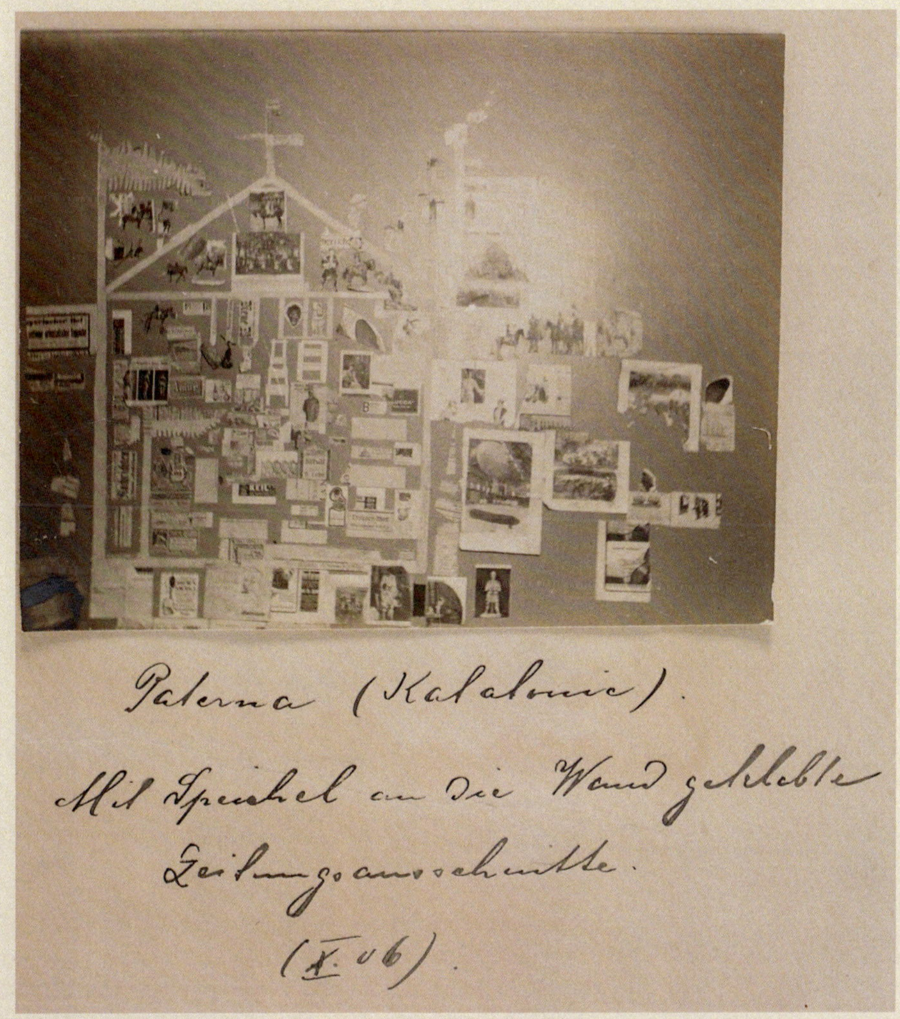
Paterna (Katalonie).
Mit Speichel an die Wand geklebte
Zeitungsausschnitte.
(X. 06).

► **Tafel 4.7**

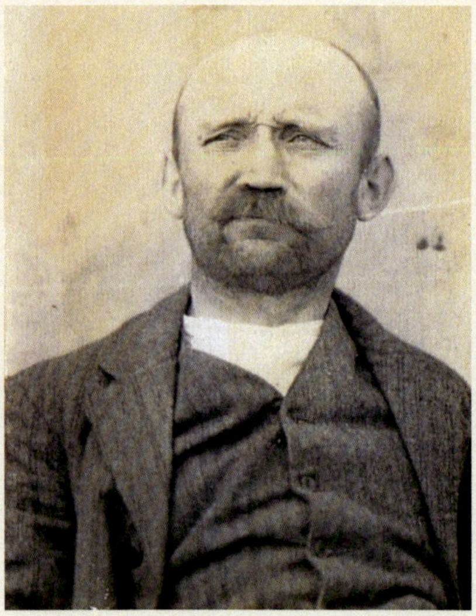

Paul Wilhelm Kluß

(Langenöls 12.10.1875–19.8.1918 Anstalt Pfafferode Mühlhausen)
Förster, Arbeiter
Anstalt: Anstalt Pfafferode Mühlhausen 1915–1918
Diagnosen: Paranoia auf syphilitischer Basis,
Dementia paranoides

► Paul Wilhelm Kluß, 27.3.1915
Krankenakte Anstalt Pfafferode Mühlhausen,
© LATh – HStA Weimar

»Wo her; wo hin? All die Sterne?« – im Einzelzimmer von Paul Kluß

In der Sammlung Prinzhorn ist nur ein einziges Werk von Paul Kluß dokumentiert, auf einer Fotografie seines Einzelzimmers in der Anstalt Pfafferode in Mühlhausen/Thüringen. Paul Wilhelm Kluß, über dessen Familie nichts bekannt ist, wurde 1875 in Langenöls (Niederschlesien) geboren. Nach der Schule absolvierte bis 1893 er eine Ausbildung als Förster.

Von 1893 bis 1896 diente er als Soldat, verschuldete sich und kam wegen Diebstahls ins Gefängnis. Danach arbeitete er in der Landwirtschaft, später als Kondukteur bei einer Omnibusgesellschaft und als Hausdiener. Von 1905 bis 1915 begab er sich auf Wanderschaft und zog bis nach Sangerhausen. Weil er sich vor den Menschen fürchtete, ließ er sich dort in Schutzhaft nehmen. Er meinte, die Leute sähen ihn sonderbar an und wollten ihn töten, weil er ein Spion sei und »Seine Majestät« beleidigt habe. Im Gefängnis begann er Stimmen zu hören, was ihn beunruhigte und ängstigte. Als er erzählte, dass ihm in der Zelle Christus erschienen sei, wurde er im März 1915 in die Anstalt Pfafferode in Mühlhausen überführt. Von den anderen Anstaltsinsassen hielt er sich fern und beschäftigte sich nicht, da er sich gesund und nur arbeitsunfähig wähnte. Im Januar 1916 wurde er in das Pflegehaus für Tuberkulosekranke verlegt. Im Dezember des Jahres vermerkte das Personal in seiner Akte, dass Kluß aus Buchstaben, die er aus Zeitungen riss, eine symmetrische Figur auf die Zellenwand geklebt hatte. Im Januar 1917 entstand dann die Fotografie mit der Aufschrift des Arztes: »Wanddekoration eines Einzelzimmers, hergestellt aus Buchstaben, die aus der Zeitung herausgeschnitten wurden.« (► Tafel 4.8).

Vermutlich handelt es sich hier um eine Detailaufnahme. Ausgeschnittene Buchstaben und einige geometrische Flächen überziehen die Zimmerwand. Die Sprache als streng definierter Bedeutungsträger ist aufgelöst. Buchstaben, Namen und Wörter werden nach Klang- oder freier Assoziationen zusammengefügt. »Salat Fruh Beete«, »Dünen. Meeren. Krankheit-Bürde. Drück.«. Auch Fragen tauchen auf: »Wo her; wo hin? All die Sterne?«. Die Destruktion der Typografie, der Sprache und des Wortes wurden zum schöpferischen Prinzip. Doch Kluß bewegte sich hier nicht nur auf der sprachlich-kreativen Ebene. Offenbar gestalten diese Wortinseln auch die Topographie

► **Tafel 4.8 »Wanddekoration eines Einzelzimmers, hergestellt aus Buchstaben, die aus der Zeitung herausgeschnitten wurden«**, Januar 1917
Fotografie
8,4 × 11,4 cm
Inv.Nr. 4698 (© Sammlung Prinzhorn)

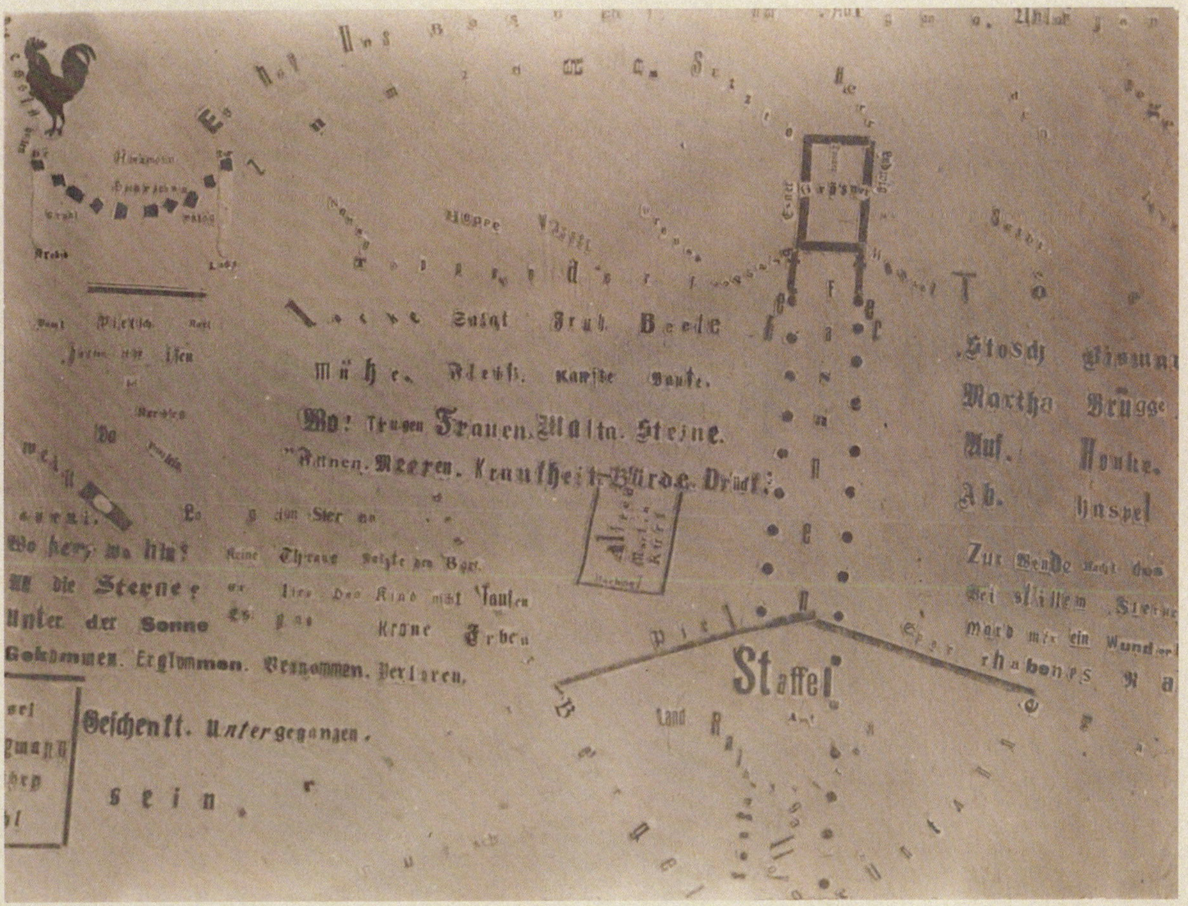
Staffel
Steine.
Martha
Brügge
Auf.
Ab.
Haspel
Wo her, wo hin?
Unter der Sonne
Krone
Gekommen. Erglommen. Genommen. Verloren.
Geschenkt. Untergegangen.
sein.

▶ **Tafel 4.8**

einer Fantasielandschaft. Mitten im Ersten Weltkrieg entwickelte der Patient mit Punkt-, Linien- und Flächensignaturen eine individuelle Kriegskarte. Im Westen kennzeichnet der gallische Hahn das französische Gebiet. Die zwei zu einem stumpfen Winkel gefügten Linien beschreiben die Stoßrichtung der militärischen Einheit »Staffel«. Rechts und links kennzeichnen die Wörter »Berge« und »[...]untanne« ihre topographische Lage. Punktlinien sind auf eine »Einheit« ausgerichtet. Darin trug Kluß »Herr Dr. Grös'ner Ludwig« ein, vielleicht der Name eines Arztes. Links wird diese Operation von einer weiteren Einheit, die aus »Alfred Martin Kurt« besteht, flankiert. Offen muss bleiben, ob sich das Wort »Fasanen« auf die Schlacht von Fromelles im Juli 1916 bezieht. Im sogenannten Fasanenwäldchen trafen britische und australische Divisionen auf die deutschen Truppen. Kluß holte sich mit seiner Karte das Kriegsgeschehen in seine Zelle und verfolgte es wie ein General. Stets begrüßte er den Arzt in militärischer Haltung.

Seit Beginn des Jahres 1918 galt er als »verschroben«, aber auch als fleißig und geschickt. Der Arzt lobte sein gutes Gedächtnis, ebenso seine Beobachtungsgabe und Urteilsfähigkeit. Als Paul Wilhelm Kluß am 19. August 1918 an Miliartuberkulose starb, war er ein Opfer der Mangelernährung im Ersten Weltkrieg geworden.

Johann Friedrich

(Mannheim 2.2.1893–?, bis 7.4.1913 in der Anstalt Wiesloch nachweisbar)
Schüler, Tagelöhner, Hausbursche
Anstalten und Klinik: Anstalt für epileptische Kinder Kork 1903–1904, **Psychiatrische Universitätsklinik Heidelberg** 1908, Anstalt Wiesloch 1908–1909, 1910, 1911–1913, Anstalt Friedrichsberg Hamburg 1911, Anstalt Hamburg Langenhorn 1911
Diagnosen: Epilepsie mit Seelenstörung, epileptischer Wandertrieb, geistige Behinderung, psychopathologische Persönlichkeit

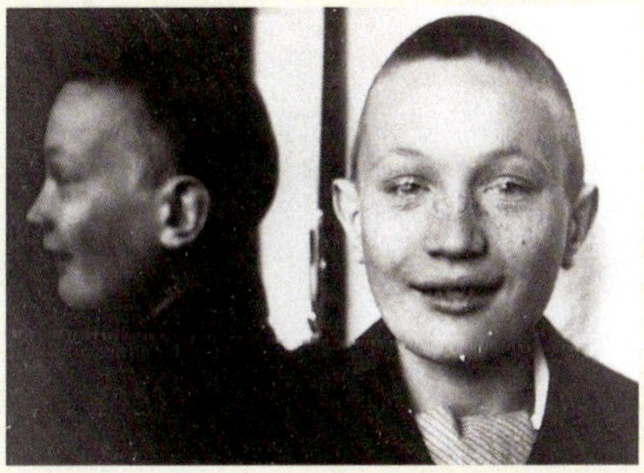

► Johann Friedrich, Mai 1908
Foto: Krankenakte Psychiatrische Universitätsklinik Heidelberg (mit freundlicher Genehmigung)

»Ist in Heidelberg in der IrreKlinnig im Hof.«

»Seit dem 3. Jahre ›nervös‹, seit dem 4. Jahre poriomanisch« – so beginnt die Krankengeschichte von Johann Friedrich. Das immer wieder »zwanghafte« Weglaufen und Herumirren [»Poriomanie«] des »Sorgenkinds« zog sich durch seine ganze Kindheit. Johann besuchte lediglich eine Hilfsschule. Mit 11 Jahren kam er zwischen 1903 und 1904 in die Heil- und Pflegeanstalt für epileptische Kinder in Kork/Kehl, aus der Friedrich nach 10 Monaten entweichen konnte. Bei seinen Wanderungen hatte er laut Krankenakte oft Umgang mit Landstreichern, wurde früh kriminell, entwickelte einen »Hang zum Stehlen« und verdingte sich als Tagelöhner. Als 15-Jähriger wurde er am 1. Mai 1908 in die Psychiatrische Klinik Heidelberg eingewiesen und bereits 3 Monate später nach Wiesloch verlegt. Von dort konnte er Mitte Oktober 1909 fliehen. Einen weiteren Aufenthalt in Wiesloch von Ende Mai bis Mitte Juni 1910 beendete er mit seiner erneuten Flucht, die ihn nach Hamburg führte. Dort war Friedrich in der Anstalt Friedrichsberg und anschließend in der Anstalt Langenhorn untergebracht, bevor er im Juni 1911 nach Wiesloch zurückverlegt wurde. Hier konnte er im April 1913 »gebessert« zu seinen Angehörigen entlassen werden.

Die Heidelberger Ärzte diagnostizierten bei Friedrichs Erstaufnahme Epilepsie mit Seelenstörung, geistige Behinderung, eine gestörte (»psychopathologische«) Persönlichkeit und einen »epileptischen Wandertrieb«.

Friedrich war laut Krankenakte durch die Umgebung der unruhigen Abteilung irritiert und verlangte, aus dieser »Zucht« fortzukommen. Er nahm seine Versetzung in Wiesloch auf die ruhige Abteilung sehr dankbar auf. Ein Eintrag vom 12. August 1908 lautet: »Seit einigen Tagen mit der Gartengruppe, fleißig + anstellig, sehr vergnügt. In den Feierstunden beschäftigt er sich u. a. mit Zeichnen (cf. Anlagen), malt seine Figuren an + versieht sie mit erklärenden Zusätzen. Die z. T. ohne Vorlage gefertigten Figuren + Scenen zeigen primitive kindl. Technik. aber richtige + gute Auffassung bezgl. der darzustellenden charakteristischen Punkte. Einzelne Figurentypen nimmt Pat. aus illustrierten Journalen.«

In der Sammlung Prinzhorn sind vier Schulhefte erhalten, die Friedrich während seines Aufenthaltes in Heidelberg von Mai bis Juli 1908 mit Texten, nummerierten

► **Abb. 4.13 »Bild Nr. 8: in Heidelberg in der IrrenKlinnig im Schlaffsaal ein Fenster wo 8 Personen liegen«**, 1908
Bleistift, Wasserfarben auf Papier
16,5 × 20,8 cm
Inv.Nr. 1337 fol. 7 recto
(© Sammlung Prinzhorn)

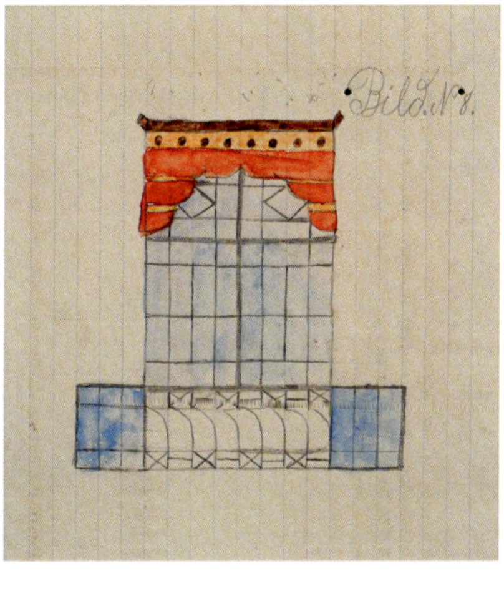

► **Abb. 4.13**

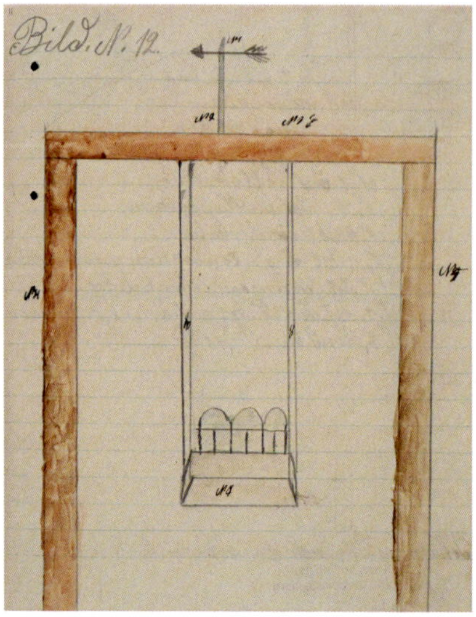

▶ **Abb. 4.14**

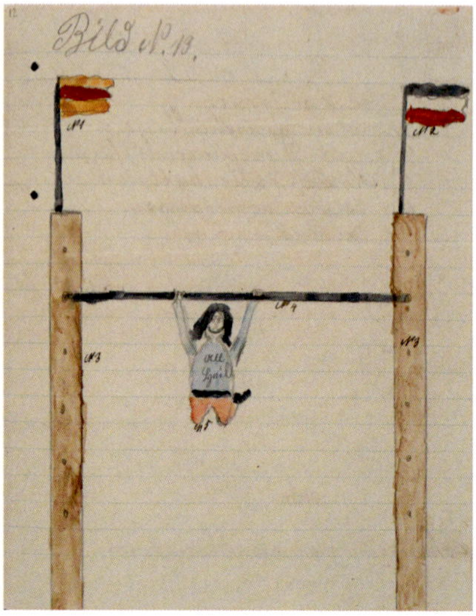

▶ **Abb. 4.15**

▶ **Abb. 4.14 »Bild Nr. 12: Ist eine Schaukel«,** 1908
Bleistift, Feder in Tinte, Wasserfarben auf Papier
20,8 × 16,5 cm
Inv.Nr. 1337 fol. 1 recto
(© Sammlung Prinzhorn)

▶ **Abb. 4.15 »Bild Nr. 13: Ist ein Turner«, 1908**
Bleistift, Feder in Tinte, Wasserfarben auf Papier
20,8 × 16,5 cm
Inv.Nr. 1337 fol. 12 recto
(© Sammlung Prinzhorn)

▶ **Tafel 4.9 und 4.10 »Bild N. 6: Ist in Heidelberg in der IrreKlinnig im Hof. N1 ist ein Luftloch. N.2 ist eine Laubrewe [Laubrebe]. N.3. is ein Fenster einer Tobzelle mit Sant. Da war ich 14 Tage drinnen. N4 ist ein Gegellsbil [Kegelspiel]«**, 1908
Tobzelle und Kegelspiel im Garten der Heidelberger Klinik, Schulheft mit Zeichnungen und Bildbeschreibungen, 1908
Bleistift, Wasserfarben, Feder in Tinte auf Papier in einem Heft
20,8 × 16,5 cm
Inv.Nr. 1337 fol. 6 recto und verso
(© Sammlung Prinzhorn)

Zeichnungen und Bildbeschreibungen versah. In einem Heft zeigt »Bild N[r]. 8« »in Heidelberg in der IrrenKlinnig im Schlaffsaal ein Fenster wo 8 Personen liegen.« (▶ Abb. 4.13) Es muss sich dabei um den Schlafsaal der unruhigen Männerabteilung handeln, den Friedrich mit seiner Vergitterung sehr detailliert wiedergab (▶ s. auch Tafel 4.11, Becker). »Bild N[r]. 6« zeigt das vergitterte Fenster einer Tobzelle und ein Kegelspiel im Garten der Heidelberger Klinik (▶ Tafel 4.9). Friedrich bezeichnete Bilddetails mit den Nummern 1 bis 4 und machte auf der Rückseite dazu folgende Erklärungen: »Ist in Heidelberg in der IrreKlinnig im Hof. N1 ist ein Luftloch. N.2 ist eine Laubrewe [Laubrebe]. N.3. is ein Fenster einer Tobzelle mit Sant. Da war ich 14 Tage drinnen. N4 ist ein Gegellsbil [Kegelspiel]« (▶ Tafel 4.10).

Friedrich stellte nicht den Schlafsaal oder die Tobzelle (in der er laut Bildkommentar 2 Wochen verbrachte) selbst dar, sondern stellvertretend nur deren vergitterte Fenster, die einen Ausblick in den Garten gewährten. Er verzahnte so Innen- und Außenraum und verarbeitete die furchtbare Erfahrung des Eingesperrtseins in einer Tobzelle mit dem Spielen und Herumtoben im Anstaltsgarten – für den »Unruhigen«, der »oft erregt« war, war dies die einzige Möglichkeit, aus der »Zucht« auszubrechen und ein wenig Freiheit zu erleben. Ein Eintrag in der Krankenakte vermerkt, dass Friedrich während seines Heidelberger Aufenthaltes im Garten auf einen Baum geklettert sei und mit Selbstmord gedroht habe. Die Spiel- und Freizeitangebote der Heidelberger Klinik schienen für den »Unruhigen« eine wichtige Ausgleichsfunktion zu haben, da er sie dokumentierte und kommentierte: Bild Nr. 12 zeigt eine Schaukel (▶ Abb. 4.14), Bild Nr. 13 eine Turnstange (▶ Abb. 4.15). Alle diese Spiel- und Turngeräte tauchen auch in Zeichnungen von Heinrich Becker auf (▶ Tafel 4.11 und ▶ Abb. 4.16), der ebenfalls 1908 in der Heidelberger Klinik war. Die jungen Männer sind sich dort vermutlich im Garten begegnet. Der Garten bot internierten Jugendlichen eine seltene Gelegenheit, durch Spiele und Gespräche mit Gleichaltrigen in Austausch zu treten. Oft genug mussten sie auf den so wichtigen Kontakt mit Spielkameraden verzichten, da sie zusammen mit Erwachsenen untergebracht waren.[14]

Nach seiner Entlassung aus Wiesloch gelang es Friedrich, in die französische Fremdenlegion einzutreten. Da er als »dauernd garnisons- und felddienstunfähig« eingestuft worden war, beantragte das Auswärtige Amt im Dezember 1913 bei der französischen Regierung seine Entlassung. Eine letzte Aktennotiz vom März 1915 legt nahe, dass seitens der französischen Regierung keine Reaktion erfolgt war. Ob er den Ersten Weltkrieg überlebte, ist nicht bekannt.

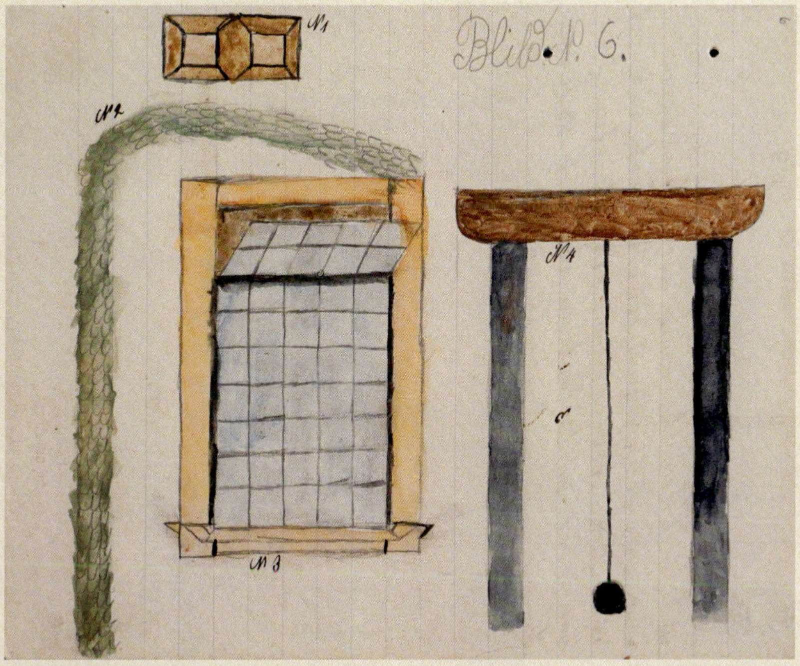

▶ **Tafel 4.9**

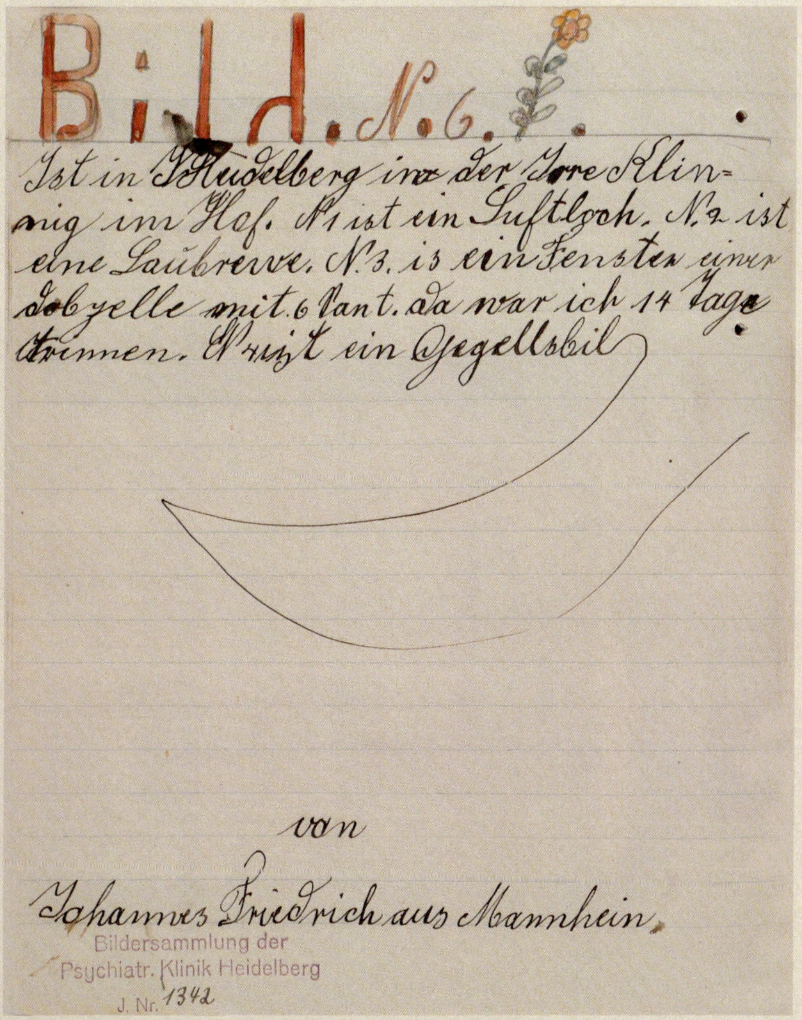

▶ **Tafel 4.10**

Heinrich Becker

(Delkenheim 1887–?, bis 1908 in der Psychiatrischen Universitätsklinik Heidelberg nachweisbar)
Tagelöhner
Klinik: Psychiatrische Universitätsklinik Heidelberg 1908
Diagnose: Hebephrenie

Hortus conclusus der Halbruhigen

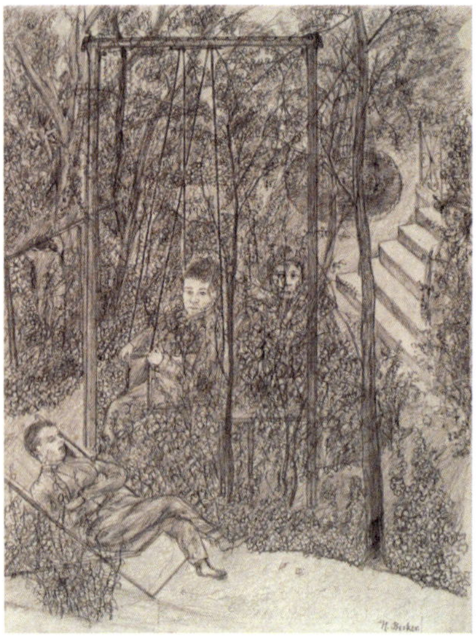

► **Abb. 4.16** Garten der Heidelberger Klinik, 1908
Bleistift auf Papier
32,9 × 25,9 cm
Inv.Nr. 1431h (© Sammlung Prinzhorn)

► **Abb. 4.17** Innenhof der Klinik für Allgemeine Psychiatrie Heidelberg, ehemals Garten der Halbruhigen vor dem Gebäudetrakt der Unruhigen, 2017
(© Sammlung Prinzhorn)

► **Tafel 4.11 Skizzenheft mit Porträts von Patienten und Szenen aus dem Anstaltsleben:**
Kegelspiel im Garten der Heidelberger Klinik, 1908
Bleistift auf Papier
26,5 × 21 cm
Inv.Nr. 1424 fol. 6 verso
(© Sammlung Prinzhorn)

Von Heinrich Becker, geboren 1887 im hessischen Delkenheim bei Wiesbaden, wissen wir nur, dass er 1908 als 21-Jähriger mit der Diagnose Hebephrenie (»Jugendirresein«) in der Heidelberger Klinik war. Aus dieser Zeit stammen mehrere große Bleistiftzeichnungen (► Tafel 6.16–6.17, ► Abb. 6.12–6.13) und ein Skizzenheft, in dem Becker Mitpatienten porträtierte und Szenen aus dem Alltag der Heidelberger Psychiatrie festhielt.

Becker zeichnete auch mehrfach den Garten der Heidelberger Klinik. Auf einem Blatt wirkt dieser wie ein verwunschener Märchengarten, die Blätter der Bäume und Sträucher scheinen die Gestalten regelrecht zu überwuchern (► Abb. 4.16). Ein junger Mann schläft auf einem Liegestuhl, ein anderer sitzt verträumt auf einer Schaukel, ein dritter steht mit dem Rücken zum Betrachter an einer Turnstange. Eine weitere Figur versteckt sich im Gebüsch, den Betrachter fixierend. Am rechten Bildrand steht ein junger Mann mit Hut an einem Treppenaufgang, der vom Garten der Halbruhigen zum hinteren Gebäudekomplex der Unruhigen führte. Den Aufgang zum Gebäudetrakt der Unruhigen zeigt eine weitere Außenszene im selben Heft detaillierter (► Tafel 4.11). Im

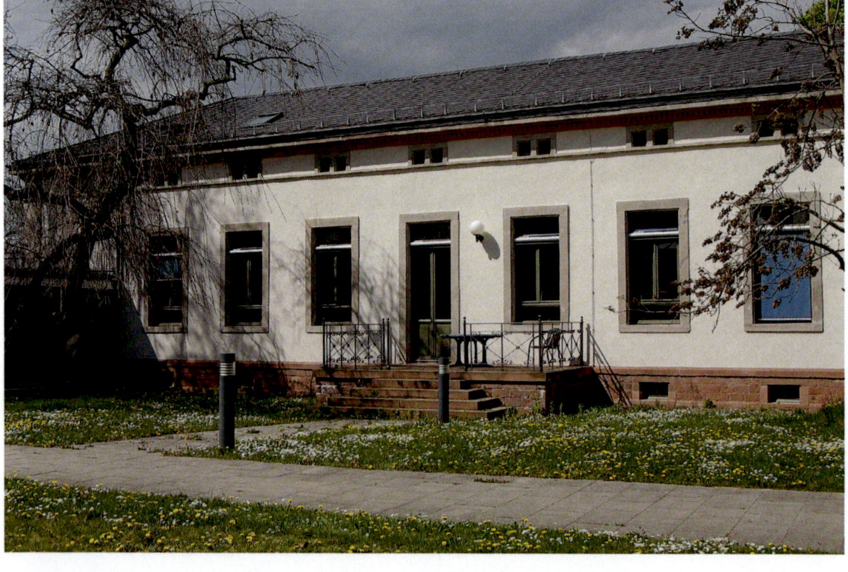

► **Abb. 4.17**

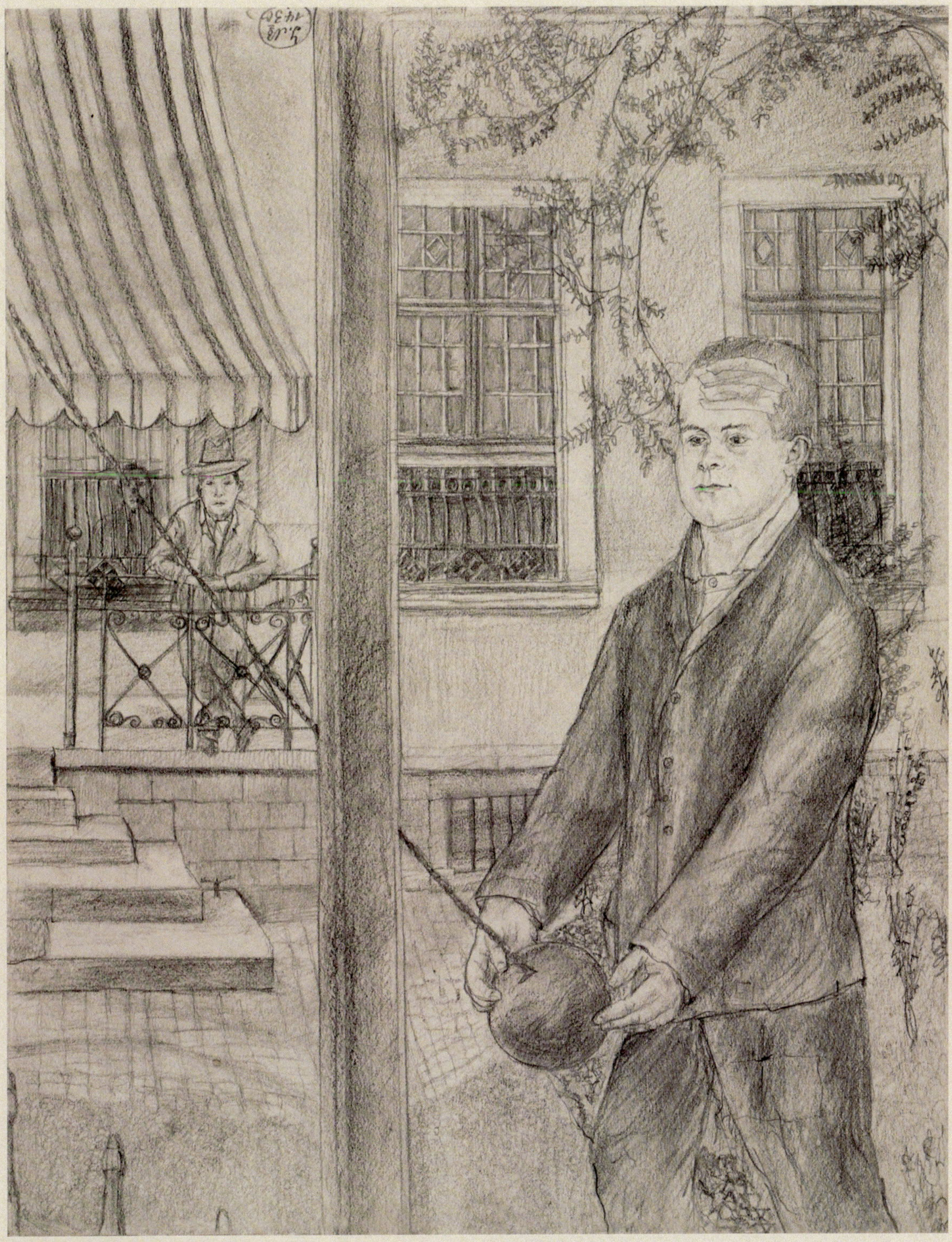

► **Tafel 4.11**

Vordergrund dieses Blattes ist das auch von Johann Friedrich dargestellte Galgenkegelspiel zu erkennen. Ein junger Mann mit verpflasterter Stirn – ist es Becker selbst? – hält eine an einem Seil befestigte Kugel. Die Aufhängung am sogenannten Galgen ist am oberen Bildrand nicht mehr zu erkennen, aber ein Holzpfosten lässt sich unschwer als Detail des Gerüsts identifizieren. Am linken unteren Bildrand kann man drei angeschnittene Spitzen von Kegeln entdecken, die der Spieler mit der am Galgen befestigten Kugel umzustoßen versucht. Im Hintergrund ist die Gebäudefassade der Unruhigen-Abteilung mit drei vergitterten Fenstern zu sehen. Es handelt sich hierbei um ein Fenster des Tagraums (links) und um zwei Fenster des Schlafsaals der Unruhigen (vgl. das Schlafsaal-Fenster von Johann Friedrich, ► Abb. 4.13). Davor befand sich eine kleine Terrasse, zu der fünf Stufen aus dem Garten der Halbruhigen hinaufführten (► Abb. 4.17 und ► Tafel 4.13). Dieser Treppenaufgang zur Terrasse findet sich auch in der Zeichnung Beckers wieder. Auf der markisenüberdachten Terrasse stützt sich ein Insasse beim Betrachten des Spiels gemütlich auf das schmiedeeiserne Geländer, das den Gebäudetrakt der Unruhigen vom Garten der Halbruhigen abgrenzte. Aus dem vergitterten linken Fenster des Tagraums schaut ein »Unruhiger« heraus und beobachtet die vordere Spielszene aus der Ferne. Links neben dem Tagraum befanden sich laut Lageplan zwei Isolierzimmer der unruhigen Männerabteilung. Das entspricht auch der Anordnung in Johann Friedrichs Zeichnung, der eine Tobzelle links neben dem Galgenkegelspiel plazierte (► Tafel 4.9). Vom vergitterten Zellenfenster aus konnte er das Galgenkegelspiel im Garten der Halbruhigen sehen. Es taucht auch in der nachfolgenden Zeichnung von Ernst Bernhardt auf (► Tafel 4.12–4.13). Ohne die Zeichnungen von Friedrich, Becker und Bernhardt hätten wir keinen Hinweis auf die Existenz dieser Spielgeräte im Garten der Heidelberger Anstalt.

Ernst Bernhardt

(Oberhausen 28.8.1881–24.4.1940 NS-Tötungsanstalt Grafeneck)
Zeichenlehrer
Klinik und Anstalten: Psychiatrische Universitätsklinik Heidelberg 1907–1908, 1931, Anstalt Wiesloch 1908–1918, 1931, Anstalt Emmendingen 1918–1931, 1932–1934, Anstalt Rastatt 1934–1939, Anstalt Zwiefalten 1939–1940, NS-Tötungsanstalt Grafeneck 1940
Diagnosen: manisch-depressives Irresein, schizophrener Endzustand

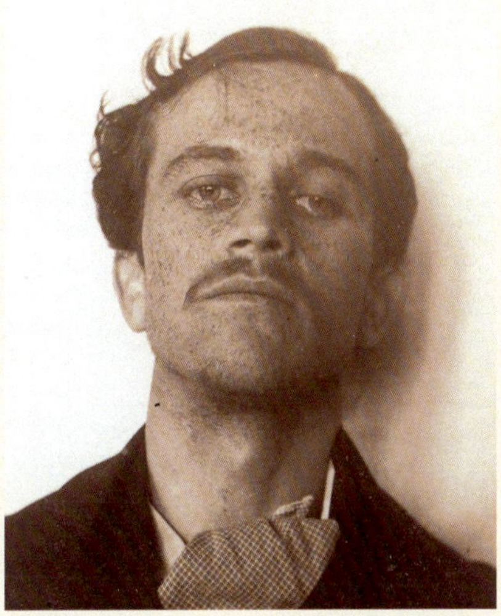

▶ Ernst Bernhardt, August 1907
Foto: Krankenakte Psychiatrische Universitätsklinik Heidelberg (mit freundlicher Genehmigung)

Der Unruhige

Ernst Bernhardt kam Anfang Juli 1907 nach einem angeblich dreistündigen Tobsuchtsanfall in die Heidelberger Klinik. Der 26-jährige Zeichenlehrer war in der Schule nicht gut zurechtgekommen. Kollegen berichteten, er habe sich zurückgezogen und sich gescheut, seine Schüler anzuschauen. Nach seiner Einweisung äußerte Bernhardt unterschiedliche Größenvorstellungen: er sei Michelangelo, ein Cyclop, Gottvater oder das Sprachrohr der Welt. 1908 überführte man ihn mit der Diagnose »manisch-depressives Irresein« nach Wiesloch, von dort kam er nach 10 Jahren in die Heil- und Pflegeanstalt Emmendingen. 1931 wurde er probeweise in die Obhut von Verwandten entlassen. Als er sich bei einem nächtlichen Sprung aus dem Fenster das Bein brach, kam der 50-Jährige erneut in die Heidelberger Klinik. In der Anstalt hatte Bernhardt immer viel gezeichnet, auch bei seinem erneuten Aufenthalt vermerkt die Krankenakte, er verlange »immer nach Papier und Bleistift«. Wenige Wochen später wurde Bernhardt nach Wiesloch mit der Diagnose »Endzustand einer Schizophrenie« zurückverlegt, 1932 nach Emmendingen und 1934 nach Rastatt überstellt. Die Rastatter Anstalt wurde unter den Nationalsozialisten nach Zwiefalten verlegt und diente dort als Zwischenstation für die NS-Tötungsanstalt Grafeneck. Für den Patienten Bernhardt ist als »Abgangsdatum« der 24. April 1940 vermerkt. Nationalsozialistische Ärzte vergasten ihn in Grafeneck.[15]

In der Sammlung Prinzhorn befindet sich aus der Heidelberger Zeit eine Bleistiftzeichnung Bernhardts, die den Kopf eines Insassen vor dem Klinikgarten zeigt (▶ Tafel 4.12). Der Garten ist als Grund- und Aufriss streng symmetrisch und schematisiert dargestellt und gibt die räumliche Situation des Bereichs für Halbruhige wie auf einem Plan wieder. In die mittlere Bildachse setzte Bernhardt die charakteristische Wegkreuzung mit kleinem rundem Zentrum, die den Gartenbereich der Halbruhigen strukturierte (▶ Tafel 4.13). Genau davor platzierte Bernhardt seinen Porträtkopf, der mit seiner oberen Schädelrundung den runden Platz verdeckt und zugleich einnimmt. Auf eine Umrisslinie und wenig Binnenzeichnung reduziert, wirkt das Gesicht des Dargestellten äußerst ruhig und klar – nur die Ringe unter den Augen lassen Leid erahnen. Der vor dem Kreuz plazierte Kopf erinnert ikonografisch an das Antlitz Christi, die Wegkreuzung könnte zugleich als Kreuz und Leidensweg Christi gelesen werden.

Die Anmutung eines leidenden bärtigen Mannes passt zu dieser Gottesangleichung. Das eigene Leid wird durch die Identifikation erhöht und somit sinnvoll.

Wie Herfried Münkler ausführt, gibt es im Deutschen im Gegensatz zu den meisten anderen europäischen Sprachen keinen Unterschied zwischen dem »passiven schicksalshaften Zum-Opfer-Werden«[16] (*victima*) und dem rettenden, aktiven Sich-Aufopfern (*sacrificium*). Für einen Anstaltsinsassen kann die Umdeutung vom passiven Opferwerden zum aktiven, bewussten Opfersein notwendig werden und existenzielle Bedeutung erlangen, wie die Umwandlung von Ohnmachts- in Machtgefühle. Wer sich wie Christus aus freiem Willen opfert, wendet das Sinnlose ins Sinnvolle und wird für sich und die Welt zum göttlichen Retter.

Bernhardt überschrieb seine Zeichnung am oberen Bildrand mit »Unruhige«, am unteren Rand fügte er »Patient« hinzu. Nach einem »tobsüchtigen Anfall« kam er in Heidelberg in die Abteilung für unruhige Männer. In dieser Zeit, vor seiner Verlegung nach Wiesloch Anfang 1908, muss dieses Blatt entstanden sein.[17] Im Hintergrund der Zeichnung ist im Aufriss schematisiert und vereinfacht die Abteilung für Unruhige wiedergegeben. Der Dargestellte selbst ist jedoch im davorliegenden »Garten für Halbruhige« verortet, eine Bezeichnung und Einteilung, die sich in den Grundrissplänen der Heidelberger psychiatrischen Klinik wiederfindet. Über dem Kopf des Patienten ist das Galgenkegelspiel zu erkennen, das 1908 auch in Zeichnungen von Johann Friedrich (▶ Tafel 4.9) und Heinrich Becker (▶ Tafel 4.11) auftauchte und durch die von Becker gezeichneten Details dem Garten der Halbruhigen zugeordnet werden kann. Im Gegensatz zu Friedrich und Becker hat der Galgen bei Bernhardt keine spielerische, sondern eher eine bedrohliche Komponente. Wie ein Damoklesschwert schwebt er über dem Kopf des Patienten und kann als Todessymbol gelesen werden. War die Zeichnung eine frühe Todesahnung Bernhardts? Porträtierte er sich deshalb, sein Leiden annehmend, gottgleich?

▶ **Tafel 4.12 »Unruhige; Patient«**, 1907
Bleistift auf Papier
40,3 × 28,8 cm
Inv.Nr. 4535 und 4537
(© Sammlung Prinzhorn)

▶ **Tafel 4.13 Garten für Halb-Ruhige, Detail aus Lageplan Universitäts-Irrenklinik Heidelberg**, Historisches Archiv der Allgemeinen Psychiatrie (mit freundlicher Genehmigung)

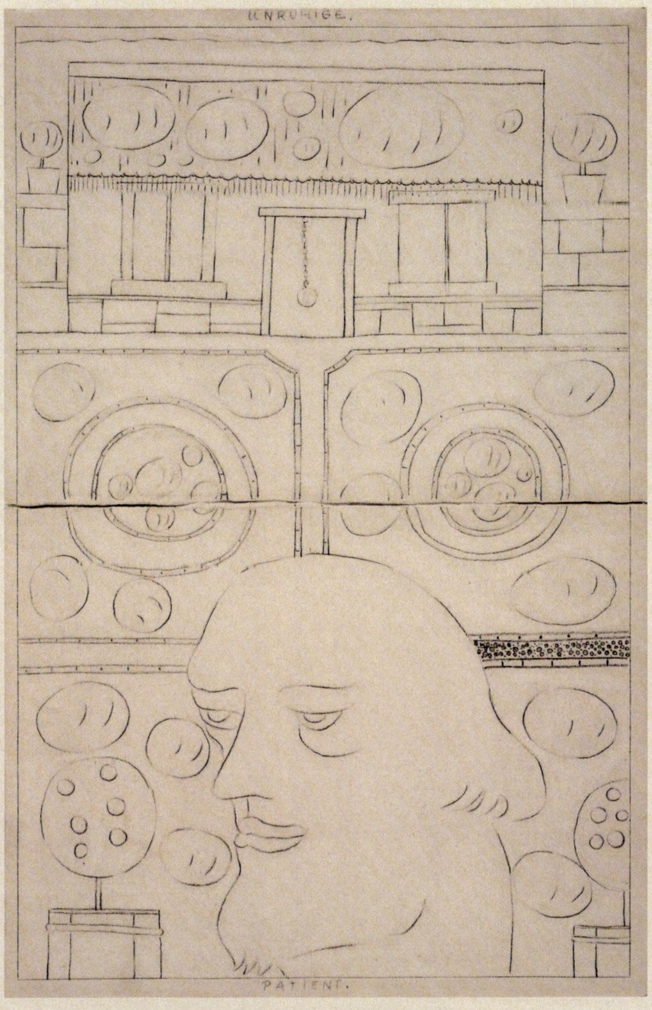

▶ **Tafel 4.12**

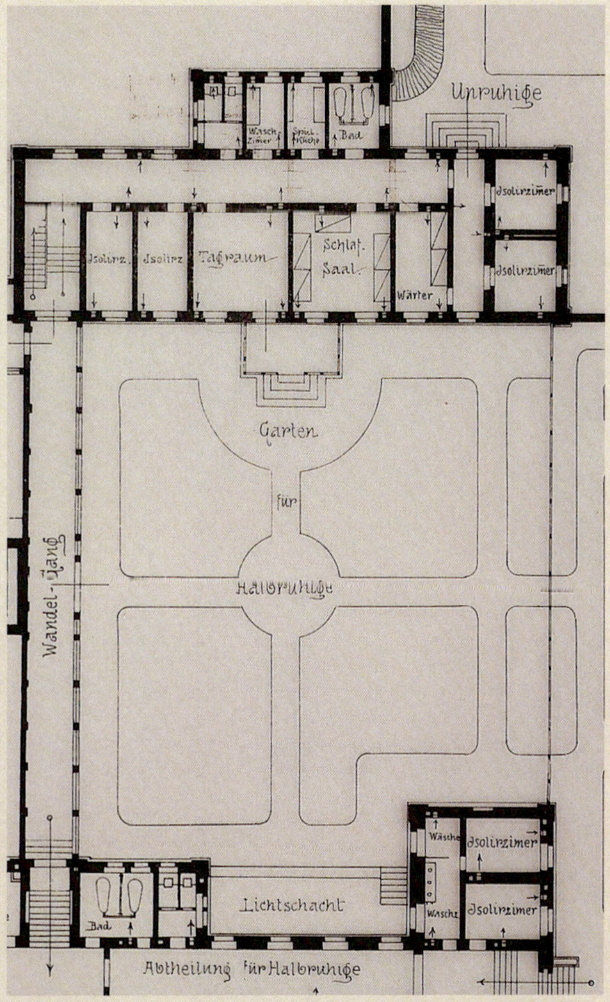

▶ **Tafel 4.13**

Louis Leutz

(Eberbach 15.12.1862–?, bis 20.6.1929 in der Anstalt Wiesloch nachweisbar)
Metzgermeister, Gastwirt
Klinik und Anstalt: Psychiatrische Universitätsklinik Heidelberg 1919, Anstalt Wiesloch 1919–1929 mit Unterbrechungen
Diagnose: manisch-depressives Irresein

»Hinter Schloß, Riegel und Gegitter gesetzt, Drei Wochen lang habe ich mich mit den Unruhigen herum gefetzt«

Der Gastwirt und Metzgermeister Louis Leutz wurde im Juni 1919 von seiner Familie aus Eberbach in die Heidelberger Klinik gebracht. In seinem Gedicht: »Aus meinem Erlebniss« beschrieb er im Juli ausführlich seine Einweisung (► Kap. 2, Einführung). Seine Familie war ratlos, da er immer wieder in »Trinkperioden«, die oft ein halbes Jahr und länger dauerten, nicht mehr arbeitete und umherzog. Dann machte er »Spektakel« und war ausfällig. Halbnackt lief er durch die Straßen und stellte sexuell erregt den Frauen nach. Nach seinen »Trinkperioden« lag er mit Kopfschmerzen monatelang im Bett. Seine Frau und die drei Töchter mussten die Führung des Gasthauses und der Metzgerei übernehmen. Die finanzielle Situation der Familie Leutz erlaubte es, dass er zunächst in der zweiten Verpflegungsklasse versorgt werden konnte. Später waren die Reserven erschöpft, und seine Ehefrau erhielt Zahlungsbefehle und Pfändungsberichte.

In seinen Bleistiftzeichnungen von Wurstküche, Fleischerladen und Schlachthaus erinnerte sich Leutz an sein Zuhause. Doch zeichnete er auch den Garten der Klinik in Heidelberg in zwei Varianten mit Wasserfarben und Bleistift (► Tafel 4.14–4.15). Bemerkenswert ist seine Kombination der verschiedenen Perspektiven. Der Zeichner wählte die Draufsicht für die Wege und die Fassadenansicht für die Gebäude. In der Bleistiftzeichnung ist der Garten der Halbruhigen dargestellt mit Pflanzenbeeten, einer Sitzbank und dem Galgenkegelspiel, das auch schon Johann Friedrich (► Tafel 4.9), Heinrich Becker (► Tafel 4.11) und Ernst Bernhardt (► Tafel 4.12) zwischen 1907 und 1908 gezeichnet hatten. Leutz platzierte es entsprechend den früheren Darstellungen zwischen dem Vordergebäude der ruhigen Männer und dem Rückgebäude für Unruhige. In seinem Gedicht kritisiert er die Abteilung der Unruhigen: »Hinter Schloß, Riegel und Gegitter gesetzt, Drei Wochen lang habe ich mich mit den Unruhigen herum gefetzt«.

Dann erwähnt er seine Verlegung in eine »Abteilung mit schönen hohen Zimmer[n]« und resümiert: »Dort drüben in der Unruhigen wäre ich zu Grunde gegangen ganz suxesife und leise.«

Leutz berichtet darüber hinaus von einer »Pockensperre«, die von Bezirksarzt und Ministerium verhängt worden war. Deswegen musste er 4 Wochen länger bleiben. In seiner Zeichnung beschriftete Leutz den in Vogelperspektive auf das Galgenkegelspiel zulaufenden Weg mit »Ausgang« (► Tafel 4.15).

► **Tafel 4.14 Ausschnitt aus der Gartenanlage der Heidelberger Klinik**, 7.6.–14.10.1919
Wasserfarben, Bleistift auf Papier
30,8 × 21 cm
Inv.Nr. 1547 recto (© Sammlung Prinzhorn)

► **Tafel 4.15 Ausschnitt des Heidelberger Garten für Halbruhige mit Galgenkegelspiel**, 7.6.–14.10.1919
Bleistift auf Papier
16,8 × 21,2 cm
Inv.Nr. 1539 (© Sammlung Prinzhorn)

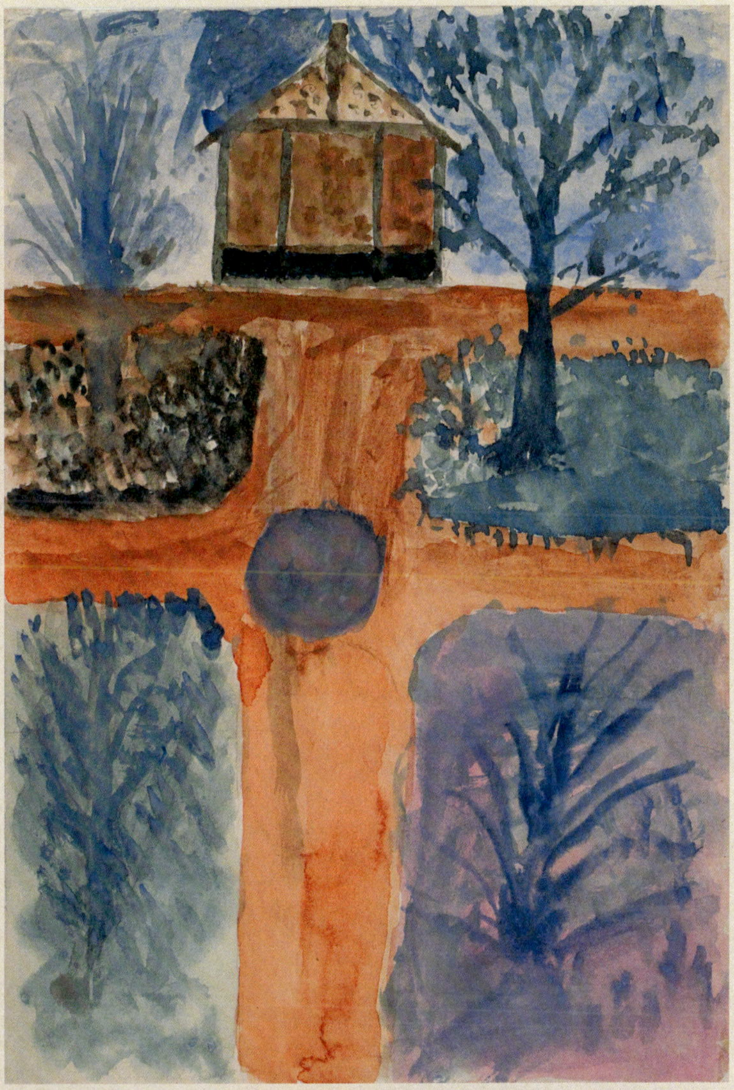

▶ **Tafel 4.14**

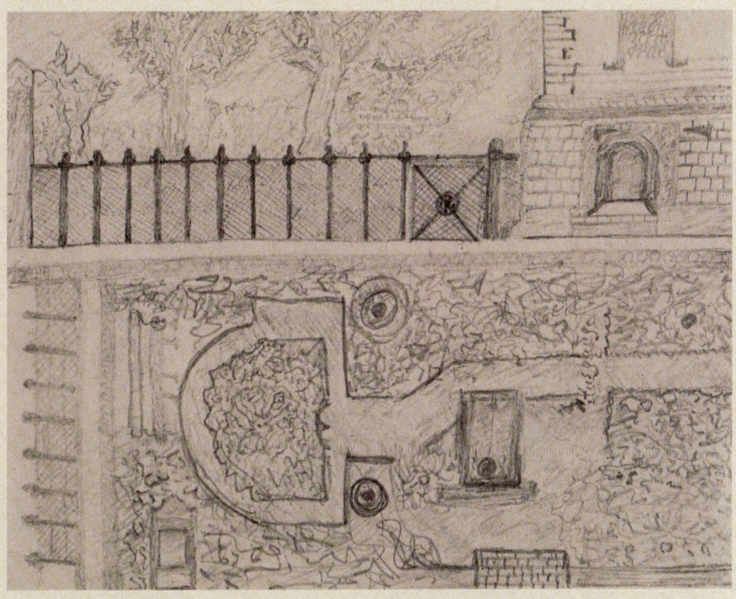

▶ **Tafel 4.15**

Dieser führte laut Lageplan der Heidelberger Klinik (▶ Tafel 4.13) auf einen »Wandel-Gang«. Von dort gelangte man durch das Vordergebäude zu dem in der Voßstraße gelegenen Hauptausgang. Leutz blieb nur 4 Monate in Heidelberg. Dann kam er mit der Diagnose »manisch-depressives Irresein« in die Anstalt Wiesloch, in die er noch fünf weitere Male eingewiesen wurde. Erst im Juni 1929 wurde Louis Leutz endgültig nach Hause entlassen.

Fußnoten

1 Zu Hammel siehe Ausst.Kat. *30 Jahre Künstlerbund Heilbronn*, Sommerausstellung 1979, S. 80 und Hans Vollmer, *Allgemeines Lexikon der bildenden Künstler des XX. Jahrhunderts*, Band 6. Nachträge H–Z, Leipzig 1962.

2 Diese Diagnose ist in der alten Inventarliste Prinzhorns vermerkt.

3 Den »Morgen« konnte Runge noch als Gemälde vollenden, »Tag«, »Abend« und »Nacht« liegen nur als Kupferstiche vor.

4 Der Verlag und die Buchhandlung J. J. Weber gab als Heft 3 der *Meisterwerke der Holzschneidekunst* »Zwölf Zeichnungen von Sascha Schneider« heraus, Leipzig 1. Auflage 1896, 2. und 3. erweiterte Auflage 1897, 4. Auflage 1900. In der *Illustrierten Zeitung* vom 7. März 1896 wurden 9 Holzstiche von Sascha Schneider reproduziert. Siehe dazu Ausst.Kat. *Sascha Schneider und Karl May – eine Künstlerfreundschaft*, Haus der Heimat Freital/Karl-May-Museum Radebeul, 1989, S. 32.

5 Zu Franz Hammingers Vorlagen »Judas Ischariot« und »Der Anarchist« siehe Thomas Röske, »Franz Hamminger«, in: Ausst.Kat. *Durch die Luft gehen. Josef Forster, die Anstalt und die Kunst*, hrsg. v. Thomas Röske und Doris Noell-Rumpeltes, Sammlung Prinzhorn, Heidelberg, 2011, S. 192–197, hier S. 192.

6 Auf einem Blatt Hammels (Inv.Nr. 1432) ist von fremder Hand [Prinzhorn?] die fragende Bemerkung »Anklänge an Fidus?« notiert.

7 Jakob Mohr, »Beweiße«, Inv.Nr. 627/1 fol. 2 verso, ▶ Tafel 8.4.

8 Davon sind nur folgende Psychiater zu identifizieren: Karl Wilmanns (1873–1945), seit 1902 in Heidelberg und seit 1918 dortiger Klinikleiter, Hans Walter Gruhle (1880–1958), seit 1905 in Heidelberg und Nachfolger Prinzhorns sowie Otto Ranke (1880–1917), seit 1907 in Heidelberg. In Wiesloch war August Hegar (1866–1926) seit 1908 Oberarzt unter Fischer. Vgl. Alma Kreuter, *Deutschsprachige Neurologen und Psychiater. Ein biographisch-bibliographisches Lexikon von den Vorläufern bis zur Mitte des 20. Jahrhunderts*, 3 Bde., München 1995. In einem undatierten Beschwerdebrief spricht Mohr von dem »angestifteten Proffessor Nissl« und »den sieben Hilfsschinndermeister-Ärzten Willmann's, Ranke, Gruhle, Schultheiß, Wetzel, Bitzinger u. Lewie«. Zusätzlich erwähnt er »18 Wärter u. Schneider als Oberwärter mit Nahmen, Schneider, Jaskowsky, Fuchs I, Bleiler, Wolf, Glon, Schwitt, Wernz, Fuchs II, Kiefer, Lutz, Schmitt II, Zeilmann, Krämpel, Rübner, Oertel (Junginger), Straub u. Krüger, die mich als Ausführende Willlkürlichste Gewaltorgane schon seid 17. Wochen Eingekerkert abwechselnt biß heute gefangen halten.« Siehe Inv.Nr. 627/25 fol. 1 recto und verso.

9 Wilhelm Weygandt, *Atlas und Grundriss der Psychiatrie*, München 1902, Fig. 93, S. 302.

10 Krankenakte Marie Lieb, Psychiatrische Universitätsklinik Heidelberg, UA Heidelberg Signatur: L-III-94/45 w, Eintrag vom Juli 1894.

11 Ebd., Eintrag vom 15.10.1894.

12 Vgl. Viola Michely »Marie Lieb«, in: Ausst.Kat. *Irre ist weiblich. Künstlerische Interventionen von Frauen in der Psychiatrie um 1900*, hrsg. v. Bettina Brand-Claussen und Viola Michely, Sammlung Prinzhorn, Heidelberg 2008, S. 162–163.

13 Zu Paterna siehe auch Ausst.Kat. *Zwischen Schloss und Irrenhaus. Die Aufzeichnungen Hermann Paternas entschlüsselt und kontextualisiert von einer studentischen Arbeitsgruppe*, hrsg. v. Burckhard Dücker, Thomas Röske und Wolfgang Vögele, Sammlung Prinzhorn, Heidelberg 2016.

14 Die erste Klinik für Kinderpsychiatrie in Deutschland wurde erst 1926 von Otto Löwenstein in Bonn gegründet.

15 Zu Bernhardt siehe auch Maike Rotzoll und Thomas Röske, »Ernst Bernhardt, ›Leb wohl sagt mein Genie Ordugele muß sein‹«, in: Ausst.Kat. *Todesursache: Euthanasie. Verdeckte Morde in der NS-Zeit*, Sammlung Prinzhorn, Heidelberg, 2. erweiterte Aufl. 2012, S. 35–41.

16 Herfried Münkler, *Der Große Krieg. Die Welt 1914-1918*, Berlin 2013, S. 225.

17 Der Zugang ist aus Heidelberg nachweisbar, zudem belegt die Inventarnummer der Zeichnung, dass sie bereits zu Prinzhorns Zeiten, also vor seinem erneuten Anstaltsaufenthalt in Heidelberg, in der Sammlung vorhanden war.

Alltag in der Anstalt

»jren ißt etc. Menchlich«

© Springer-Verlag GmbH Deutschland, ein Teil von Springer Nature 2018
I. von Beyme, S. Hohnholz, *Vergissmeinnicht – Psychiatriepatienten und Anstaltsleben um 1900*
https://doi.org/10.1007/978-3-662-55532-3_5

Der Alltag in den Heil- und Pflegeanstalten, psychiatrischen Universitätskliniken und Verwahrungshäusern gestaltete sich je nach deren gesellschaftlichen Versorgungsauftrag unterschiedlich. Doch in allen Einrichtungen wurden Wohnen, Arbeiten, Schlafen und Essen, Heilen und Pflegen zentral verwaltet. Eine Sonderstellung nahmen die Privatanstalten und Sanatorien ein. Den selbstzahlenden Privatpatienten standen in komfortabel ausgestatteten Villen individuelle Betreuungskonzepte, gehobener Wohnkomfort, gesunde, ausgewogene Kost und ein abwechslungsreiches kulturelles und sportliches Angebot zur Verfügung.[1]

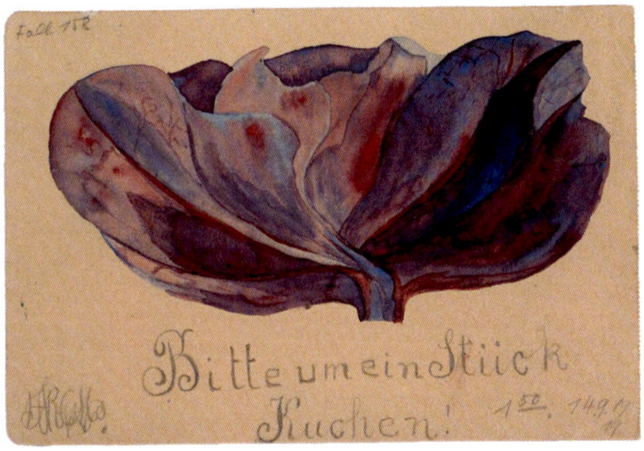

▶ **Abb. 5.1** Helene Maisch, »**Bitte um ein Stück Kuchen!**«, 1919
Bleistift und Wasserfarben auf Papier
15,8 × 23,8 cm
Inv.Nr. 1816 recto (© Sammlung Prinzhorn)

In den psychiatrischen Universitätskliniken behandelten Psychiater die sogenannten »frischen Fälle«, also Männer und Frauen in akuten psychischen Notsituationen. Ausgewählte wissenschaftlich interessante »Fälle« wurden in Vorlesungen dem studentischen Auditorium präsentiert und später publiziert.[2] Hier floss der medizinische Erkenntnisgewinn unmittelbar in Lehre und Forschung ein. Die Patienten blieben nur für relativ kurze Zeit zur Beobachtung in den städtischen Universitätskliniken. Nach der Diagnosestellung und falls sich ihr Zustand nicht schnell besserte, wurden sie zur weiteren Behandlung in eine der naheliegenden staatlichen Landesanstalten überwiesen. Die Alltagsstruktur dieser Heil- und Pflegeanstalten orientierte sich an anderen Parametern als denen der Universitätsklinken oder privaten Anstalten. Das Bemühen der Anstaltsleiter um einen geordneten Tagesablauf und um wirtschaftliche Stabilität des oft umfangreichen Anstaltsbetriebes[3] unter den Belastungen durch stetig steigende Patientenzahlen und Personalmangel ließ kaum Spielraum für individuelle Rücksichtnahme oder gar Reformen. Nur mit rigiden Ordnungsprinzipien und Behandlungsmethoden konnten die Direktoren ihre Häuser mit dem schwierigen doppelten Auftrag, Krankenhaus und zugleich disziplinierende Institution zu sein, steuern. Die klare Tagesstruktur war nicht nur ein Prinzip des kollektiven Zusammenlebens, sondern galt außerdem als stabilisierender Faktor für die Heilung der psychisch labilen Patienten. Dabei bot die Massenverwahrung kaum Platz für Rückzug und individuelle Lebens- und Gestaltungsräume.[4]

Mit Eintritt in die Anstalt wurde die persönliche, oft spärliche Habe in »Sachenverzeichnissen« (sogenannten Effektenlisten) registriert. Die Insassen verfügten in der Regel über keinen eigenen Schrank oder gar Raum. Stets vom Personal bewacht, hielten sie sich in den Tagesräumen auf (▶ Abb. 5.2–5.3) und arbeiteten in den Anstaltswerkstätten, z. B. in der Schreinerei (▶ Abb. 5.4), Buchbinderei, Korbflechterei, Schneiderei, Wäscherei oder in der Küche (▶ Abb. 5.5) und in der anstaltseigenen Landwirtschaft.

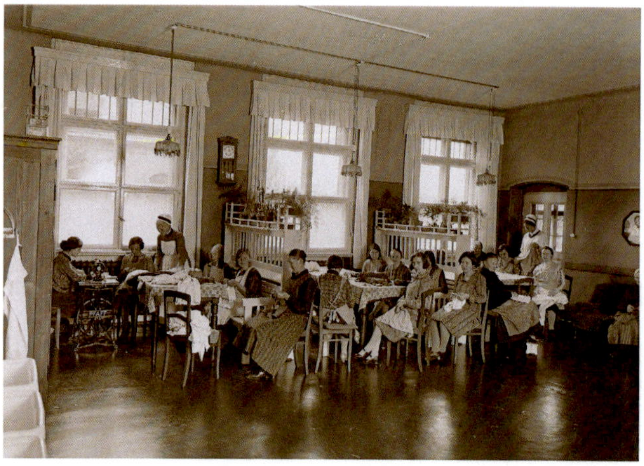

▶ Abb. 5.2

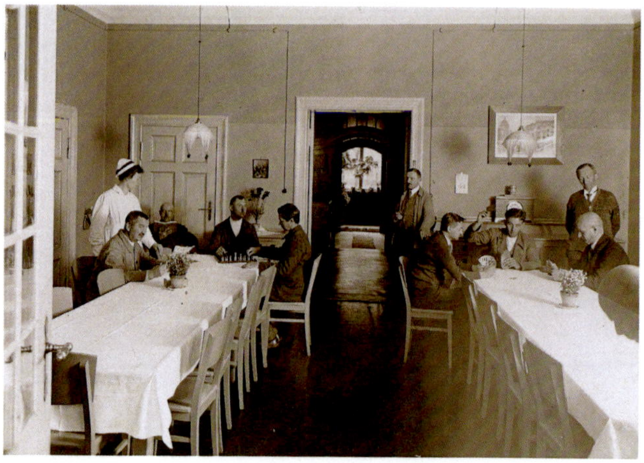

▶ Abb. 5.3

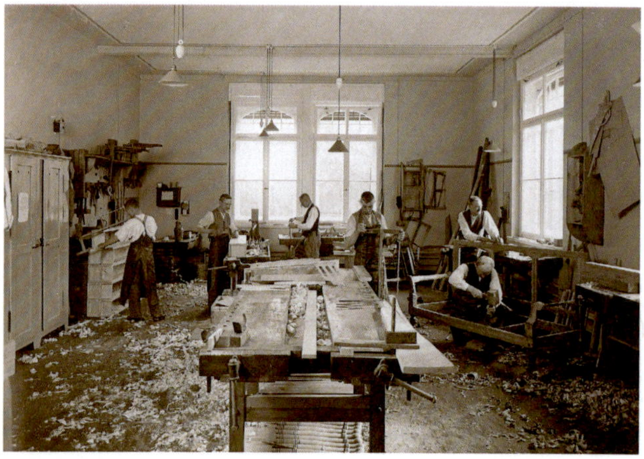

▶ Abb. 5.4

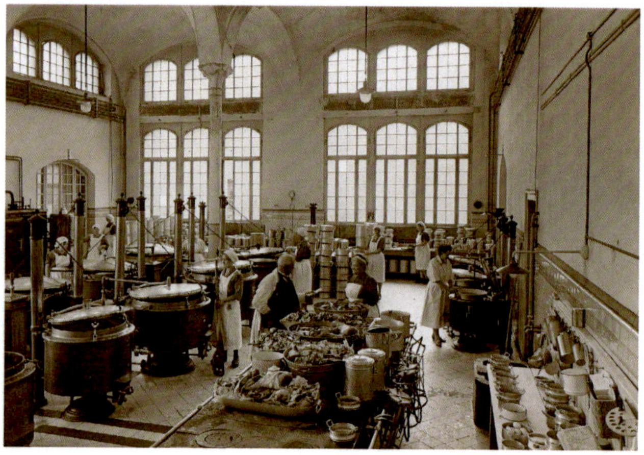

▶ Abb. 5.5

▶ **Abb. 5.2** Aufenthaltsraum der Frauen in der Heil- und Pflegeanstalt Leipzig-Dösen, undatiert, Stadtarchiv Leipzig, Nr. 170 Bl. 5_RS (mit freundlicher Genehmigung)

▶ **Abb. 5.3** Aufenthaltsraum der Männer in der Heil- und Pflegeanstalt Leipzig-Dösen, undatiert, Stadtarchiv Leipzig, Nr. 170 Bl. 8 (mit freundlicher Genehmigung)

▶ **Abb. 5.4** Schreinerei in der Heil- und Pflegeanstalt Leipzig-Dösen, undatiert, Stadtarchiv Leipzig, Nr. 170 Bl. 9_RS (mit freundlicher Genehmigung)

▶ **Abb. 5.5** Küche der Heil- und Pflegeanstalt Leipzig-Dösen, undatiert, Stadtarchiv Leipzig, Nr. 170 Bl. 10_RS (mit freundlicher Genehmigung)

Sie schliefen in großen Schlafsälen ohne Privatsphäre. Die persönliche Kleidung wurde in der Regel bis zum Verschleiß getragen. Danach wurde sie durch Neuanschaffung aus privatem Vermögen oder durch Anstaltskleidung ersetzt.

Auch der Kontakt zur Außenwelt wurde streng überwacht. War ohnehin durch die ländlich abgeschiedene Lage der Anstalten und die vorher einzuholende Erlaubnis die Hürde für einen Besuch sorgender Angehöriger hoch, so kontrollierte das Personal auch alle ein- und abgehenden Schreiben und Pakete. Viele Briefe der Patienten wurden nicht weitergeleitet, sondern in den Krankenakten abgeheftet. In der Sammlung Prinzhorn befinden sich heute über 700 dieser unabgeschickten Briefe.

Als wichtigste Behandlungsmethode galt die Beschäftigung. Die regelmäßige Betätigung sollte nicht nur den Tag strukturieren, sondern auch zu geistiger Ausgeglichenheit führen, da die Ärzte annahmen, dass Müßiggang Reizbarkeit und Depression auslösen konnte. Zugleich rechneten die Anstalten mit der Arbeitskraft ihrer Pfleglinge, denn diese unterhielt das wirtschaftliche System der Anstalt, das möglichst autark funktionieren sollte. Dafür wurden die Insassen gering oder gar nicht entlohnt. Doch welche Spuren des Anstaltsalltags lassen sich unmittelbar in den schriftlichen und bildnerischen Äußerungen der Patienten finden? Die in diesem Kapitel vorgestellten 10 Werke wurden von Männern und Frauen geschaffen, die in staatlichen Heil- und Pflegeanstalten, im Verwahrungshaus Göttingen und den beiden Universitätskliniken für Psychiatrie in Heidelberg und Tübingen untergebracht waren. Der Weinhändler August Klett zeichnete mit beeindruckend farbiger Eleganz auf seinem Blatt »Das Glied dem Arzt beweisen« (▶ Tafel 5.13) die drangvolle Enge und die unterschiedlichsten Charaktere in der Anstalt Weinsberg. Heinrich Josef Grebing und Franz Karl Bühler übernahmen die kliniktypischen Organisationsprinzipien für Menschengruppen, eine verbindliche

Tagesordnung und das Registrieren der Insassen in ihre Werke. Der Kaufmann und Rechtskonsulent Grebing nutzte seinen Arbeitsplatz als Formularschreiber in der Anstalt Wiesloch, um Papier und Tinte für seine eigene umfangreiche Bild- und Textproduktion zu gewinnen. Da er um die Bedeutung einer Hausordnung wusste, ergriff er die Chance zur Veränderung mit einem eigenen Entwurf der »Dienstvorschriften: (Personalordnung)« (▶ Tafel 5.1). Als seine Idealvorstellung einer reformierten Tagesordnung zwar gelesen, aber zu seiner Enttäuschung nicht umgesetzt wurde, schlug sich der Ärger darüber in seiner ironischen »(Irren)=Haus-Ordnung« (▶ Tafel 5.2) nieder. Franz Karl Bühler gab sich in der Anstalt Illenau als »Sanitätspolizei« aus und übernahm an Arztes Stelle als »Dr. Bühler« die Auflistung der Anwesenden. Er dokumentierte deren Namen, Verhalten, »Thätlichkeiten« und Gesundheitszustand und berichtete zugleich vom Alltag auf einer Männerstation. Er beobachtete auch die Arbeit des Personals und beschwerte sich wegen verunreinigter Speisenäpfe oder ekelhaften Essens (▶ Abb. 5.14). Seine Zeichnungen belegen das Bedürfnis, in der Anstalt ein menschenwürdiges »geisteszurechnungsfähiges«[5] Leben zu führen und nicht alles herunterzuschlucken. Vor allem die von Vergiftungsängsten geplagten Patienten äußerten oft Misstrauen gegenüber der Anstaltskost und nahmen Anstoß an der vermeintlichen Schmutzigkeit des Geschirrs (▶ Abb. 5.6, vgl. auch ▶ Kap. 10, Mahler).

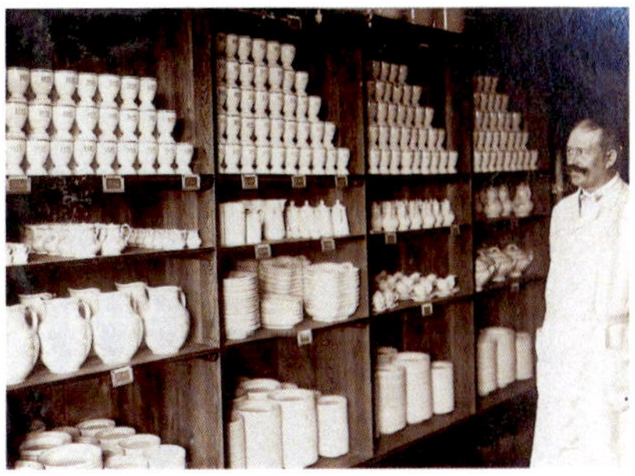

▶ **Abb. 5.6** Geschirrdepot im Kochküchen-Gebäude der Heil- und Pflegeanstalt Leipzig-Dösen, undatiert, Stadtarchiv Leipzig, Nr. 167 Bl. 11-7 (mit freundlicher Genehmigung)

In der Universitätsklinik Tübingen verwob der Weber und leidenschaftliche Kalligraf Karl Baumann mit seiner geschwungenen Handschrift die Registratur des Tagesablaufs mit dem Speisezettel. Seinem doppelsinnigen Fazit »jren ißt etc. Menchlich« (▶ Tafel 5.10) hätte sich sicherlich die Bäuerin Barbara Suckfüll mit ihrem »Heute Ißt Dienstag« angeschlossen, als sie zwischen den Umrisszeichnungen ihres Geschirrs das Alltagsgeschehen in der Anstalt Schloss Werneck aufzeichnete (▶ Tafel 5.7). Von der überlebenswichtigen Relevanz des Essens im Ersten Weltkrieg erzählen Elisabeth Faulhaber, Hedwig Wilms und August Klett. Als im Hungerjahr 1917 die Essensrationen in der Anstalt Dösen für die Patienten gekürzt wurden und sich die Todesfälle häuften, entlud sich die Fantasie des Dienstmädchens Elisabeth Faulhaber in einem langen fantastischen Speisezettel (▶ Tafel 5.8). Den offiziellen Speiseplan der Anstalt Weinsberg vom März 1916 nutzte August Klett als Malgrund für sein Bild »Aegyptisches Krankenbett – ›Lazarus‹« (▶ Tafel 5.9) und überlieferte damit ein historisch seltenes Dokument aus dem Anstaltsalltag im Ersten Weltkrieg. In den Jahren ihres Aufenthaltes von 1913 bis 1915 in der Berliner Anstalt Buch konnte die Näherin Hedwig Wilms keinen Bissen mehr schlucken. Schon zwangsernährt mit einer Sonde knotete und häkelte sie noch Kanne, Krug und Tablett für einen schön gedeckten Tisch (▶ Tafel 5.6). Mit textilem Material arbeitete auch die Schneiderin Agnes Richter. Vermutlich verhalf ihr der Zugang zur Nähstube im Wermsdorfer Schloss Hubertusburg zu Garn, Stoffresten und einer Nähmaschine. Sie schneiderte sich ein Leinenjäckchen und bestickte es mit autobiografischen Notizen (▶ Tafel 5.5).

Die Versorgung der Anstaltsinsassen in drei Klassen eröffnete die Möglichkeit, mit Belohnung und Bestrafung das Verhalten der Patienten v. a. der 2. und 3. Klasse wirkungsvoll zu regulieren. Wohlverhalten und Arbeitsfleiß wurden mit Verpflegungszulagen oder Genussmitteln, z. B. Tabakgaben bei Männern, belohnt. So bat Gustav Sievers, Insasse im Verwahrungshaus Göttingen, den Direktor um eine sonntägliche kleine Pfeife und eine Rolle Priemen und bettelte: »ich sterbe beinahe vor Begier danach.« (▶ Tafel 5.4) Phillip Scherb beklagte sich in einem Brief an Dr. Schultheiss, dass er ihm nicht einmal eine Zigarre, ein Päckchen Tabak oder eine Tasse Milch wert sei (▶ Kapitel 1, Scherb).

In einer solchen Erwartungshaltung aquarellierte die Zeichenlehrerin Helene Maisch ihre anrührende Bitte um ein Stück Kuchen mit einer üppig violetten Blüte (▶ Abb. 5.1). Ihr künstlerisches Talent setzte sie, wie auch Sievers und Grebing ein, um mit Bildertauschgeschäften ein kleines Extra zu verdienen und sich den Alltag erträglicher zu machen.

Die erhaltenen historischen Fotografien, die Aufenthaltsräume oder Werkstätten zeigen (▶ Abb. 5.2–5.5), sind oftmals gestellte Aufnahmen, die den Eindruck einer geordneten und behüteten Atmosphäre vermitteln und die Anstalten als moderne Institutionen der Psychiatrie präsentieren sollten. Die in diesem Kapitel vorgestellten Werke hingegen geben den Alltag unverstellt und unmittelbar aus der individuellen Sicht Betroffener wieder.

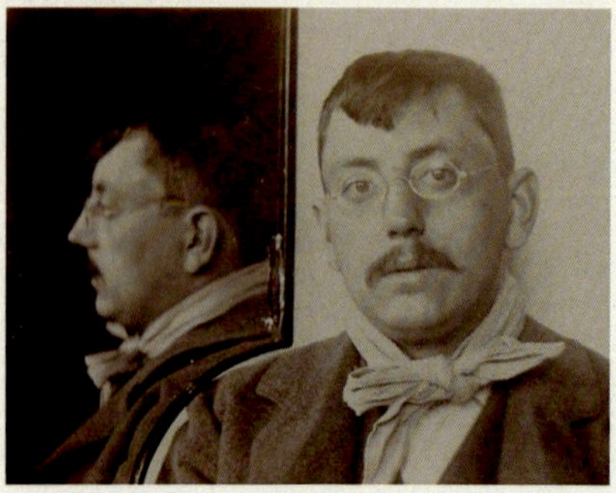

Josef Heinrich Grebing

(Magdeburg 22.3.1879–24.10.1940 NS-Tötungsanstalt Grafeneck)
Handlungsgehilfe, Kaufmann
Kliniken und Anstalten: Psychiatrische Universitätsklinik Wien 1906–1907, Anstalt Rittergut Altscherbitz Leipzig 1907–1908, Psychiatrische Universitätsklinik Heidelberg 1908,
Anstalt Wiesloch 1908–1925, 1931–1933, 1939–1940,
Anstalt Emmendingen 1925–1931,
Anstalt Reichenau Konstanz 1933–1939,
NS-Tötungsanstalt Grafeneck 1940
Diagnosen: Dementia praecox, Schizophrenie manierierte Form, paranoide Form der Schizophrenie, vorzeitige Verblödung

► Josef Grebing Juni 1908
Foto: Krankenakte Psychiatrische Universitätsklinik Heidelberg (mit freundlicher Genehmigung)

»Diese Art von Krankenpflege oder sogenannte Hausordnung ist nichts als Freiheitsberaubung.«

Als der Kaufmann und Rechtskonsulent Josef Heinrich Grebing im Oktober 1908 aus der Heidelberger Klinik in die Anstalt nach Wiesloch überführt werden sollte, wehrte er sich heftig dagegen. Nur mithilfe sedierender Medikamente gelang die Reise in die badische Einrichtung. Er hatte diese Versetzung nie akzeptiert und protestierte oft und entschieden. Bald nach seiner Einweisung wurde der 29-Jährige wegen seiner makellosen Handschrift als Formularschreiber in der Schreibstube beschäftigt.[6] Diese Aufgabe öffnete ihm zugleich eine Bezugsquelle für Schreibpapier, das er oft für »Privatschreibereien« benötigte. Jahrelang füllte Grebing fleißig und penibel Blätter, Hefte und Bücher mit Tabellen, Symbolen und Kalendern. Mondphasen und Planetenläufe beschäftigten ihn genauso wie ein imaginäres weltumspannendes Handelsimperium, das er in der Anstalt gründete. Sein Posten in der Schreibstube band ihn zugleich eng in die täglichen Abläufe der Anstalt Wiesloch ein, die erst 1905 für 1100 Männer und Frauen errichtet worden war. Ihr Direktor Max Fischer (1862–1940), der mehrere Jahre als Oberarzt in der Anstalt Illenau (Achern) gearbeitet hatte, war noch mit dem Ausbau der Pavillonanstalt aus über 60 Gebäuden und einem landwirtschaftlichen Betrieb befasst.[7] 1909 begann er für die neue Anstalt die Haus- und Dienstordnung zu überarbeiten.[8] Dieses komplexe Regelwerk legte sämtliche Beziehungen, Hierarchien und Abläufe im Anstaltsalltag fest. Auch Grebing wusste, dass das Statut zugleich den Heilungsplan beschrieb, dem sich diese Institution verpflichtete. Als sich Grebing entschloss, dem Direktor Vorschläge für die Dienstordnung einzureichen, fühlte er sich dazu vielleicht durch eine neue Verordnung für das Personal ermuntert.[9] So notierte der Kaufmann in einem Buch zwischen Kalendertabellen, Zeichnungen und Collagen seine Gedanken zu den »Dienstvorschriften: (Personalordnung)« (► Tafel 5.1). In 10 Punkten regelte er die für ihn wichtigen Aspekte des Zusammenlebens in der Anstalt. Stellte er auch die Notwendigkeit einer Anstaltsbehandlung nicht infrage, so wünschte er sich doch, dass diese keine Strafe, sondern »eine Art geistiges Exercitium« sei. Deshalb trat er u. a. für eine gewaltlose Betreuung der Patienten, ungestörte Ruhe und die

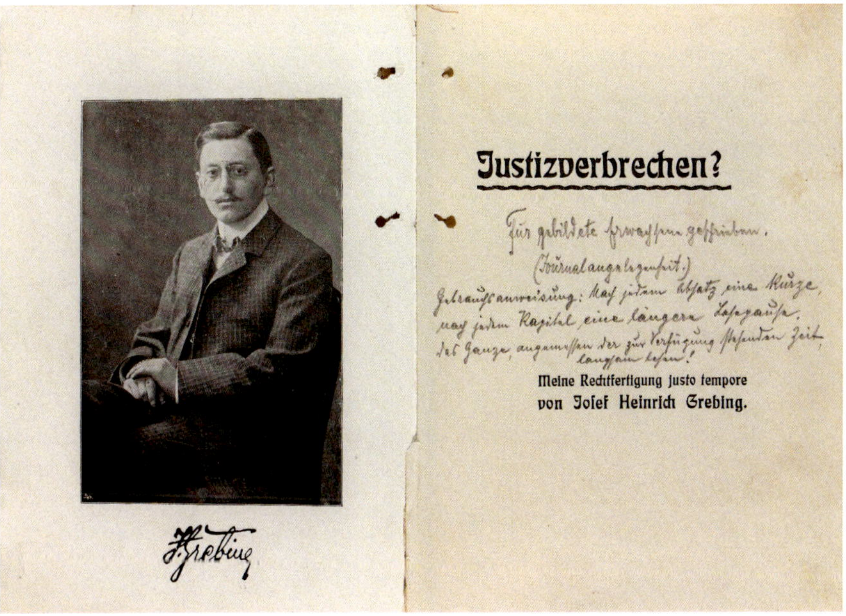

▶ **Abb. 5.7** Frontispiz aus Josef Grebings Publikation »**Justizverbrechen? Meine Rechtfertigung justo tempore von Josef Heinrich Grebing**«, Karl Mitschke Verlag Wien 1906 (mit freundlicher Genehmigung)

▶ **Abb. 5.7**

freie Entscheidung über den Entlassungstag ein. Sein Resümee klingt wie ein Appell: »Der Arzt soll halb Freund, halb Berater und ›ganz Arzt‹ sein.«[10]

Dieser idealisierte Heilungsplan speiste sich aus selbsterlebter Kränkung als Patient. Nach einer gescheiterten Berufskarriere hatte der Magdeburger innerhalb von 2 Jahren in vier verschiedenen psychiatrischen Einrichtungen gelebt. Grebing, der aus einer Kaufmannsfamilie stammte, hatte vergeblich versucht, als selbstständiger Unternehmer eine Existenz in Mannheim zu gründen. Nach seiner Insolvenz verdiente er als Rechtskonsulent seinen Unterhalt. 1904 wurde er wegen Geldunterschlagung angeklagt. Nach 3 Monaten Untersuchungshaft verurteilte ihn das Landgericht Mannheim zu 4 Monaten Gefängnis. Mit dem Gerichtsprozess und der Inhaftierung verlor Grebing nicht nur seine gesellschaftliche Reputation, sondern auch sein psychisches Gleichgewicht. Vergeblich kämpfte er mit seiner Publikation »Justizverbrechen? Meine Rechtfertigung justo tempore von Josef Heinrich Grebing«, die 1906 im Karl Mitschke Verlag in Wien erschien, um seine Rehabilitation (▶ Abb. 5.7). Als er im Juni 1906 auch noch seine neue Stellung als Handlungsreisender in Österreich-Ungarn hatte aufgeben müssen, sprang er in Wien verzweifelt in die Donau. Dieser Suizidversuch brachte ihn für 10 Monate in die dortige Psychiatrische Universitätsklinik. Nach der Beobachtungszeit schickte Direktor und Psychiater Julius Wagner von Jauregg (1857–1940) den Deutschen in die Anstalt Altscherbitz bei Leipzig. 1908 übernahm ihn die Klinik Heidelberg, um ihn nach kurzem Aufenthalt in die Wieslocher Anstalt zu überweisen.

Die Vorschläge, die Grebing 1909 »zur Abänderung der Haus-Ordnung« bei der Verwaltung einreichte, wurden zwar von den Ärzten registriert[11], – aber nicht umgesetzt. Seine Enttäuschung schlug sich in der »(Irren)=Haus-Ordnung« (▶ Tafel 5.2) nieder. Auf zwei Seiten des Notizbuches schrieb er nun eine zynische Version seiner Hausordnung. Aus seiner Gegenüberstellung von Verboten und Strafen spricht keine Hoffnung mehr auf eine empathische Anstaltsbehandlung, denn danach sind Gehorsamsverweigerung, ungerechte Beschwerde, Unhöflichkeit, Ruhestörung und vor allen Dingen »jede Art von Narrheit« in der Wieslocher Anstalt unerwünscht. Eine Missachtung dieser zehn Verbote zieht harte Vergeltung nach sich. Entsprechend der Anstaltshierarchie straft zuerst der Direktor, dann strafen die Ärzte, zum Schluss die Pfleger und Wärter. Keine verbindliche Vorschrift regelt das Strafmaß. »Nach Gutdünken« des Direktors gibt es Prügel mit dem Rohr, oder der Pflegling wird an die Gerichtsbehörde übergeben. Nach »Gutdünken« der Pfleger führt dieser ein

Inv.Nr. 616 [fol. 27 recto]
»Dienstvorschriften: (Personal-Ordnung.)
1. Verpflegung und Wohnung erhält jeder vom Arzte aufgenommene Patient gratis.
2. Die Verpflegdauer der Heilbaren darf ein halbes Jahr nicht überschreiten. (freie Entlassung.)
3. Die ärztliche Behandlung (Chirurgie + Medizin) erstreckt sich nur auf Körperkrankheiten.
4. Zudem muß es möglich sein, täglich, Arzt + Oberpfleger ›kurzweilig‹ zu sprechen.
5. Unheilbare Kranke dürfen nicht länger als ›höchstens vier Jahre‹ in der Anstalt verpflegt werden.
6. Jeder der Verpfleg. + Wohnung gratis erhält, ist verpflichtet, für Wäsche, Kleid ect. Arbeit zu leisten.
7. Porto + Schreibzeug, für zwei Briefe pro Woche wird gratis geliefert. Briefe mit bestellbarer Adresse müssen abgeschickt, angekommene Briefe ausgehändigt werden.
8. Der Aufenthalt in der Anstalt soll eine Art geistiges Exercitium, aber kein Strafleben sein.
9. Nachts muß größte Ruhe herrschen, Thür schließen geräuschlos, (Tagsüber ohne Anwendung kunstreicher Schlüssel.)
Eigenthumsschutzgewährleistung.
10. Bezieht sich auf Waffenführung etc. Messer Arbeits-tischgerät.
11.) Kein Pfleger darf die Pat. angreifen. (schlagen etc.)
12.) die Gerichtsbehörde muß Strafanzeig untersuch.
ZB Diagnose bis z. Agonie.
Ist in Oktavbüchlein zu übergeben, evtl. noch mit Erläuterungen + Verwalt. Vorschrift zu versehen.
und auch den zuständ. Behörden zugängl. zu machen.
zu 3.) Der Arzt soll halb Freund, halb Berater und ›ganz Arzt‹ sein.«

▶ **Tafel 5.1** »**Dienstvorschriften: (Personal-ordnung.)**«, 1908–1910
Feder in Tinte auf Papier in einem Notizbuch
20,5 × 12,5 cm
Inv.Nr. 616 fol. 27 recto
(© Sammlung Prinzhorn)

Tafel 5.2 und 5.3 auf Seite 142 und 143

▶ **Tafel 5.2** »**(Irren)=Haus-Ordnung**«, 1908–1910
Notizbuch mit Texten, Kalendertabellen, Zeichnungen und Collagen
Feder in Tinte
20,5 × 25 cm
Inv.Nr. 616 fol. 27 verso und 28 recto
(© Sammlung Prinzhorn)

▶ **Tafel 5.3** »**J. Grebing Thages-Ordnung**«, um 1908–1921
Feder in Tinten, Bleistift auf Papier
20,7 × 14,1 cm
Inv.Nr. 624/49 (© Sammlung Prinzhorn)

»Beschwerdebuch mit Rubriken«. Grebing hatte seine Analyse der Gewaltstrukturen in der Anstalt nicht nur für sich formuliert, sondern verfügte auch, dass die »(Irren)=Haus-Ordnung« unter Glas und mit Rahmen an zugänglichen Plätzen auszuhängen sei.[12] Als die Reaktion der Anstaltsleitung ausblieb, verplante er sich selbst in seiner idealen »J. Grebing Thages-Ordnung« (▶ Tafel 5.3). Hier bewegt sich der Kaufmann in einem gleichmäßigen Rhythmus durch die Stunden des Tages und der Nacht. Bereits um ½2 Uhr beginnt sein Tageslauf mit einem Imbiss. Es folgen Konferenzstunde, Privatgespräch, Audienz. Für die Zeit zwischen »½12–12½« ist das Mittagsmahl und ein Gespräch über künstlerische Angelegenheiten eingeplant. Seine individualisierte Tagesordnung lässt Grebings verborgene Wünsche nach einem ausgeglichenen störungsfreien Leben mit Gespräch, Religion, regelmäßigen Mahlzeiten, Musik und Kunst, eben einer »favoritische[n] Bequemlichkeit« erahnen.

Nach 17 Jahren in Wiesloch wurde Josef Grebing im April 1925 in die Anstalt Emmendingen überführt. 1927 zog er dort ein bitteres Resümee seines langen Aufenthaltes in Wiesloch. Er habe »1000 Enttäuschungen« erlebt, die Hölle sei auf ihn losgelassen worden: »... 17 Jahre ohne freien Umgang, auf Schritt und Tritt bewacht, wie ein Mörder oder wie ein Körperschwacher; beides traf auf mich nicht zu. Diese Art von Krankenpflege oder sogenannte Hausordnung ist nichts als Freiheitsberaubung.«[13]

Selbst als er Ostern 1919 in der Heidelberger Klinik Karl Wilmanns (1873–1945) seine »Zeichnungen und Kunstarbeiten« vorstellte, ließ er aus Angst vor den »verrohten Wärtern« in Wiesloch seine Werke beim Pförtner der Klinik zurück. Vermutlich handelt es sich dabei um die Artefakte, die heute in der Sammlung Prinzhorn von ihm aufbewahrt werden.[14]

Nach weiteren wechselnden Anstaltsaufenthalten wurde der 61-jährige Josef Heinrich Grebing im Oktober 1940 in den Gaskammern von Grafeneck Mordopfer der nationalsozialistischen Rassenhygiene.[15]

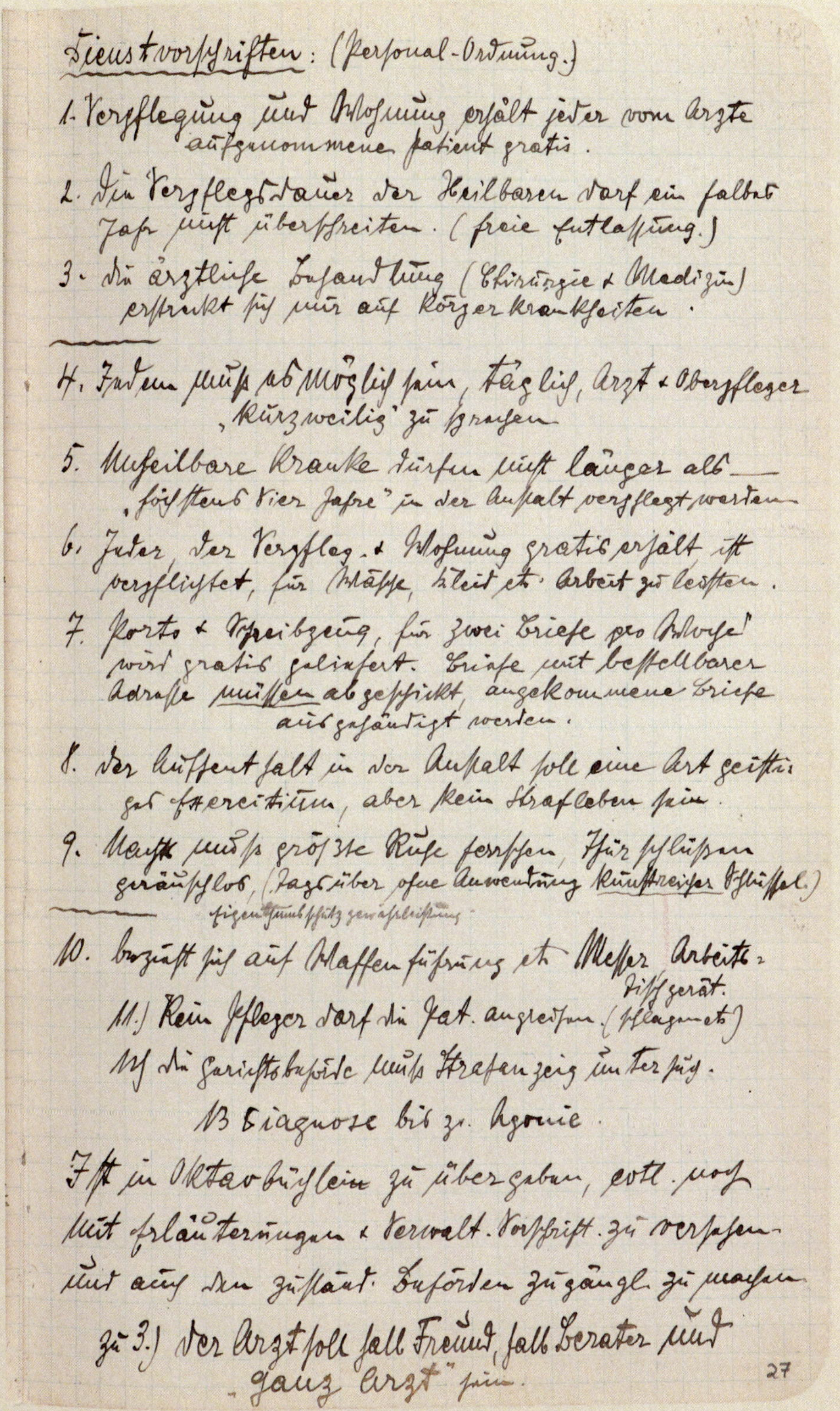
Dienstvorschriften: (Personal-Ordnung.)
1. Verpflegung und Wohnung erhält jeder vom Arzte aufgenommene Patient gratis.
2. Die Verpflegsdauer der Heilbaren darf ein halbes Jahr nicht überschreiten. (freie Entlassung.)
3. Die ärztliche Behandlung (Chirurgie & Medizin) erstreckt sich nur auf Körperkrankheiten.
4. Jedem muss es möglich sein, täglich Arzt & Oberpfleger „kurzweilig" zu sprechen.
5. Unheilbare Kranke dürfen nicht länger als „höchstens vier Jahre" in der Anstalt verpflegt werden.
6. Jeder, der Verpfleg. & Wohnung gratis erhält ist verpflichtet, für Wäsche, Kleid etc. Arbeit zu leisten.
7. Porto & Schreibzeug, für zwei Briefe pro Woche wird gratis geliefert. Briefe mit bestellbarer Adresse müssen abgeschickt, angekommene Briefe ausgehändigt werden.
8. Der Aufenthalt in der Anstalt soll eine Art geistiges Exercitium, aber kein Strafleben sein.
9. Nachts muss grösste Ruhe herrschen, Thür schließen geräuschlos, (tagsüber ohne Anwendung künstreicher Schlüssel.)
[illegible]
10. bezieht sich auf Waffenführung etc Messer Arbeitsgerät.
11.) Kein Pfleger darf die Pat. angreifen. ([illegible])
12.) Die Gerichtsbehörde muss Strafanzeige unterzieh.
13 Diagnose bis z. Agonie.
Ist in Oktavbüchlein zu übergeben, evtl. noch mit Erläuterungen & Verwalt. Vorschrift. zu versehen und auch den zuständ. Behörden zugängl. zu machen.
zu 3.) Der Arzt soll halb Freund, halb Berater und „ganz Arzt" sein.
27

▶ Tafel 5.1

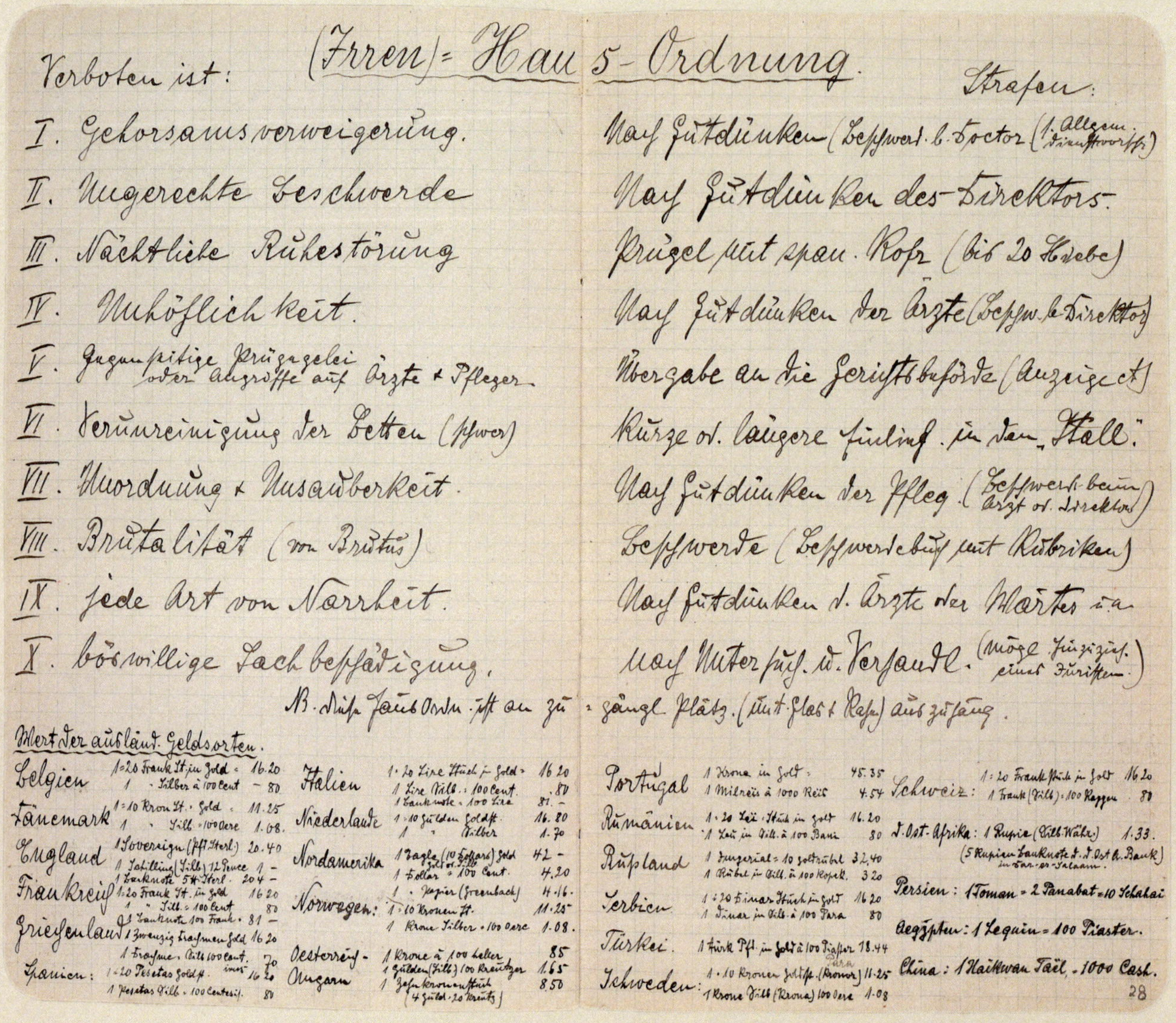

▶ **Tafel 5.2**

Inv. Nr. 616 [fol. 27 verso und 28 recto]

»(Irren)=Haus-Ordnung.
Verboten ist:

I. Gehorsamsverweigerung.
II. Ungerechte Beschwerde
III. Nächtliche Ruhestörung
IV. Unhöflichkeit.
V. Gegenseitige Prügelei oder
Angriffe auf Ärzte + Pfleger.
VI. Verunreinigung der Betten (schwer)
VII. Unordnung + Unsauberkeit.

VIII. Brutalität (von Brutus)
IX. jede Art von Narrheit.
X. Böswillige Sachbeschädigung.
Diese Hausordn. Ist an zu=gängl. Plätz.
(unt. Glas + Rahm.) auszuhäng.«

Strafen:
Nach Gutdünken (Beschwerd. b. Doctor
(1. Allgem. Dienstvorschr)
Nach Gutdünken desDirektors.
Prügel mit span. Rohr (bis 20 Hiebe)
Nach Gutdünken der Ärzte (Beschw. b. Direktor)

Übergabe an die Gerichtsbehörde (Anzeige et)
Kurze od. längere Einlief. in den ›Stall‹.
Nach Gutdünken der Pfleg. (Beschwerde beim
Arzt od. Direktor)
Beschwerde (Beschwerdebuch mit Rubriken)
Nach Gutdünken d. Ärzte oder Wärter u. a.
nach Untersuch. u. Verhandl. (mögl. Hinzuzieh.
eines Juristen.)

Inv.Nr. 624/49
*»J Grebing Thages-Ordnung. †.
bis 1^{15} Min. Mitternächtiger Schlaf.
– ½2 Uhr. Nachtimbiß: nicht aufwecken, blos Medizin leise von Bettkomode abholen resp. aufstellen.
– 4^{45} Uhr. Schlaf bezw. Schlummer, Stuhlgang, Familien= Angelegenheiten [?]
– 5 heure. Morgentisch. Milch, Brod, Saft, Betrachtend. Gebeth. Fleisch, Thee, Obst, Wein, Brei.
5–6 Uhr. Bettruhe. 21. Jun.–11. Oûgst. Inspekt. der Felder. 11″ v. 6. Uhr Toilette.
6 Uhr Aufstehen, Morgengebet, kleines Bad. 6½ Uhr Gratis Sprechstunde f. Arme=
in all. Angeleg d. öffentl & priv. Lebens.
7 [Uhr] Hl. Messe. Morgenzeitung. Journal-Ordres. 7½ [Uhr] Briefpost, schriftl. Arbeit. Frachtschau, Paketpost.
– 8^{50} min Frühstück m/franzhös.= Conversation 8½ [Uhr] Cassa-Contr. kl. Stuhlg. Termin, Notiz. Geheimbuch.
9^{10} Min Aktenverfüg. Organisation 9½ [Uhr] Visitat. in Compt.+ techn. Betrieben.
10 Uhr. Konferenzstunde für Kundschaft, in Gegenwart d. Prokurist.
10½ [Uhr] vis à vis unter vier Augen. Höchstdauer 10 Minuten.
11 [Uhr] Privatgespräch f. wicht. Angelegenheit. 11½ [Uhr] schriftl. + mündl. Anmeld. + Bestät. erforderl. Bilanz[Prüfung?] kl. Geschäfte
– 12 [Uhr] Audienzstunde für Beamte in Personalangeleg. 3″ v. 12 [Uhr] Parole.
½12–12½ Aufblick. hl. Stuhlg. Mittagsmahl & Konversat. üb. Künstl. Angelegenh.
– 2 Uhr. Billiardspiel, Mittagschläfchen, Aquarium besicht. Buch betrachtung. Körpermassage.
– 3^{33} min. Conferenzst. f. Kundschaft: 3½ [Uhr] – Inspekt. d. Verk. Abt. Stuhlg.
– ¾ 4 [Uhr] Vesper m/ gemütl. Convers. 4^{11} – min Besorgungsgänge, Loosung.
5–6 [Uhr] Ave Maria-Glocke. 5½ [Uhr] – Parade, Einladungen, Abschl.
6^{45}–7^{11} min. Abendbrot m Conversat. üb. d. Natur. 6–6^{40} min Allgem. Ordre, Calend. Rechnung. Winterschlaf.
– 7½ [Uhr] Oper, Réunion. 7½ [Uhr] – An einig. Tag. Tab. Colleg.1″ v. 8 [Uhr] Entleerung
8–9 [Uhr] Kollegium m/Priv. Aud. um 8^{22} min – mündl. Berichterst. Erzählung.
9 Uhr Abendzeitungen, Konzert, favoritische Bequemlichkeit.
10^{11} min Jausoupe! im Familienkreis allerlei Handarbeit. gemeinschaftl. Abendgebet.
10½ [Uhr] Schlafengehen, Gewissenserforschung, geistl. Lesung. kl. Geschäfte
12 Uhr. Arzneischluck, Zeitgleicheichung 1 × monatl. mindest. Wandel d. Gedank. durch d. Ahnengalerie. ^{7½}v. 12–$12^{7½}$ min.
Datum:
Siegel &
Unterschrift.«*

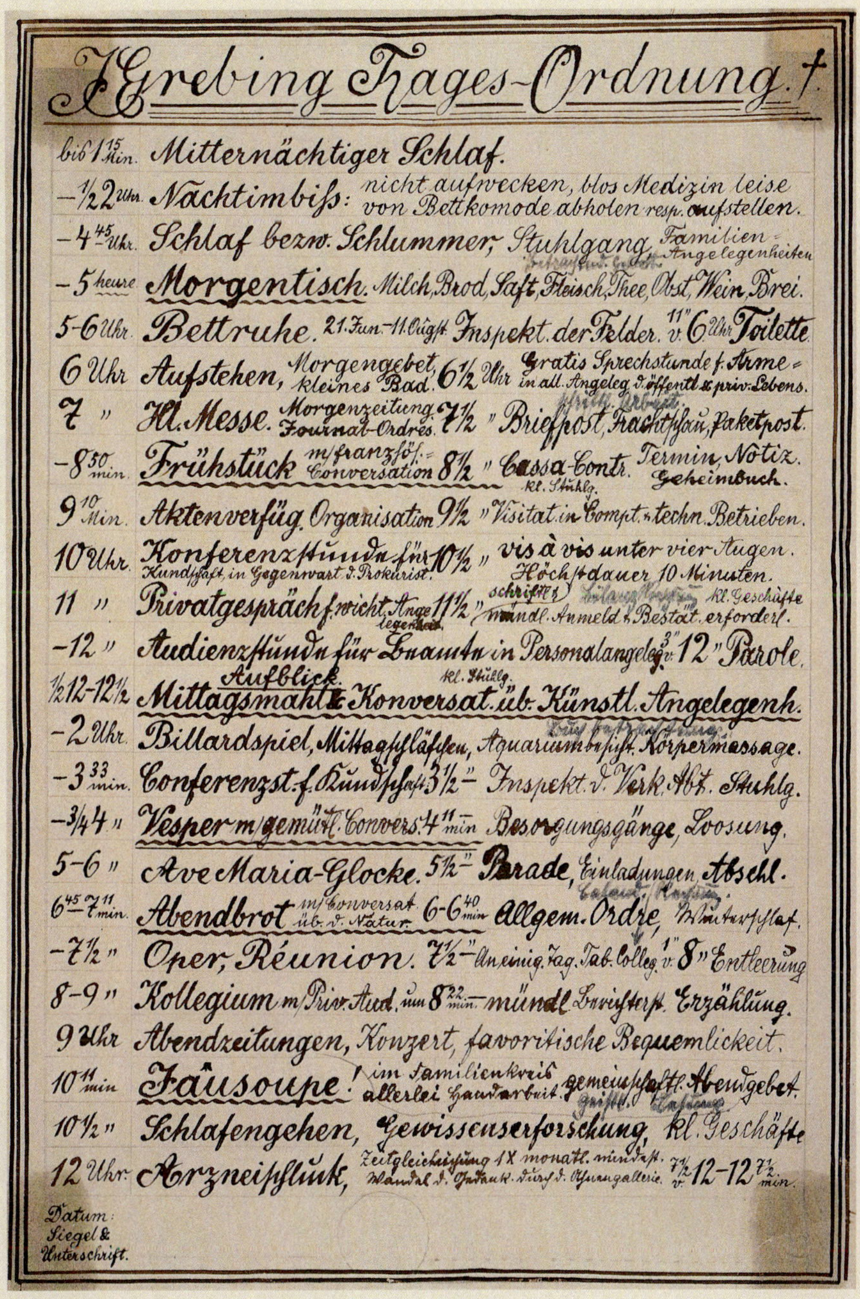

► **Tafel 5.3**

Johann Wilhelm Gustav Sievers

(Almstedt 13.11.1865–16.6.1941 NS-Tötungsanstalt Hadamar)
Weber
Anstalten: Anstalt Lengerich 1900–1903,
Anstalt Lüneburg 1903–1909, 1934–1939,
Verwahrungshaus Göttingen 1909–1934,
Anstalt Göttingen 1934, Anstalt Herborn 1939–1941,
NS-Tötungsanstalt Hadamar 1941
Diagnosen: Paranoia, Schizophrenie, Dementia praecox

»Machen Sie mir doch eine Rolle Priemen allwöchentlich möglich, ich sterbe beinahe vor Begier danach.«

Schon 1911 schrieb der »dirigierende Arzt« des Göttinger Verwahrungshauses Ludwig Wilhelm Weber: »Sehr bewährt hat sich die Aussetzung kleiner Arbeitsprämien pro Woche; die Kranken erhalten sie nicht in bar, sondern dürfen in der Höhe des Betrags sich Verpflegungszulagen oder Genußmittel bestellen.«[16]

Der Weber Gustav Sievers füllte die langen Jahre, die er von 1909 bis 1934 in seiner Zelle im Verwahrungshaus verbrachte, mit Zeichnen und dem Schreiben von Briefen und Texten (► Tafel 1.1–1.3, ► Tafel 2.5). Zwar ist seine Göttinger Akte verschollen, doch sind einige Blätter in der Krankenakte der Anstalt Lüneburg enthalten. Sievers selbst gab an, dass er über »400 Briefe mit 1000 Zeitungsrissen« verfasst habe. Manche Schriftstücke bergen listige Buchstabenrätsel, deren Lösungen z. B. »Wärter in Notwehr« oder »Wärter-Erdbeben« lauten. Sievers schrieb an seine Familie, den Direktor der Anstalt Lüneburg, auch an den Reichspräsidenten Friedrich Ebert. Einige Briefe adressierte er an den Deutschen Hausfrauenverein und den »Pfeifenclub der Geselligkeit und Gemütlichkeit«. Besonders intensiv aber wandte er sich dem Leiter des Verwahrungshauses ab 1915, Ernst Stolzenburg (1877–1927), zu. 1919 erklärte er ihm in drei Briefen die Erfindung und Herstellung einer »Heisswasserpfeife«. Gewandt verknüpfte Sievers dabei seine zwei Vorlieben: Das Rauchen und technische Erfindungen. In dem Brief mit der präzisen Zeichnung einer Pfeife erläuterte er seine genussvolle Idee (► Tafel 5.4). Auf der Rückseite bat er Stolzenburg um den allsonntäglichen Erhalt einer »Mutzpfeife« [umgangssprachlich für eine kleine Holzpfeife]. Um Zustimmung werbend zeichnete Sievers das Porträt Stolzenburgs mit blumiger Widmung auf den Pfeifenkopf. Wie auf seine Bitte entschieden wurde, ist unbekannt.

► **Tafel 5.4** »**Lieber Herr Dr. Stoltzenburg!**«, um 1919
Bleistift, Pinsel in Wasserfarben auf Papier
20 × 16,3 cm
Inv.Nr. 22/1 recto und verso (© Sammlung Prinzhorn)

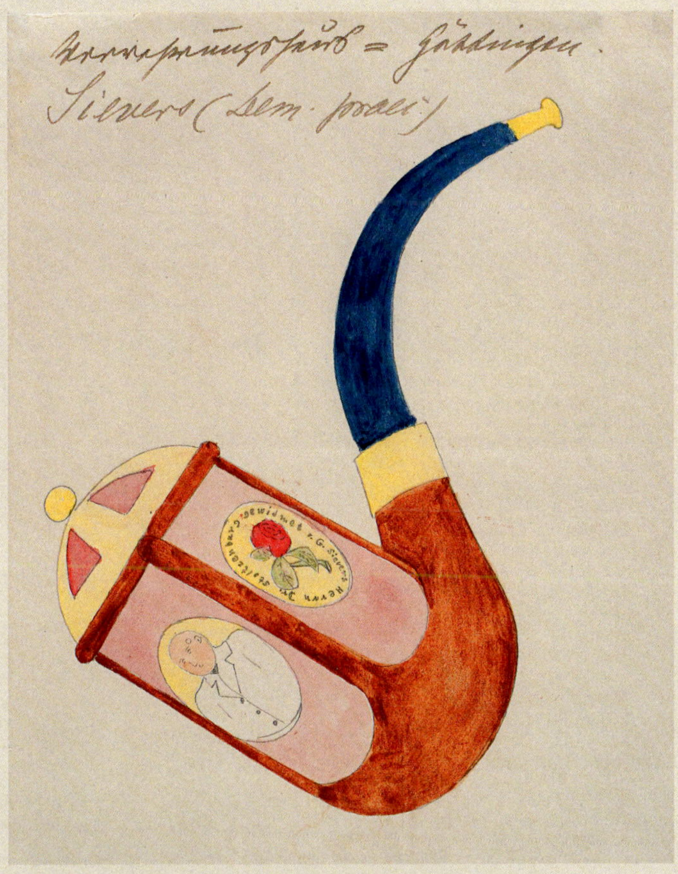

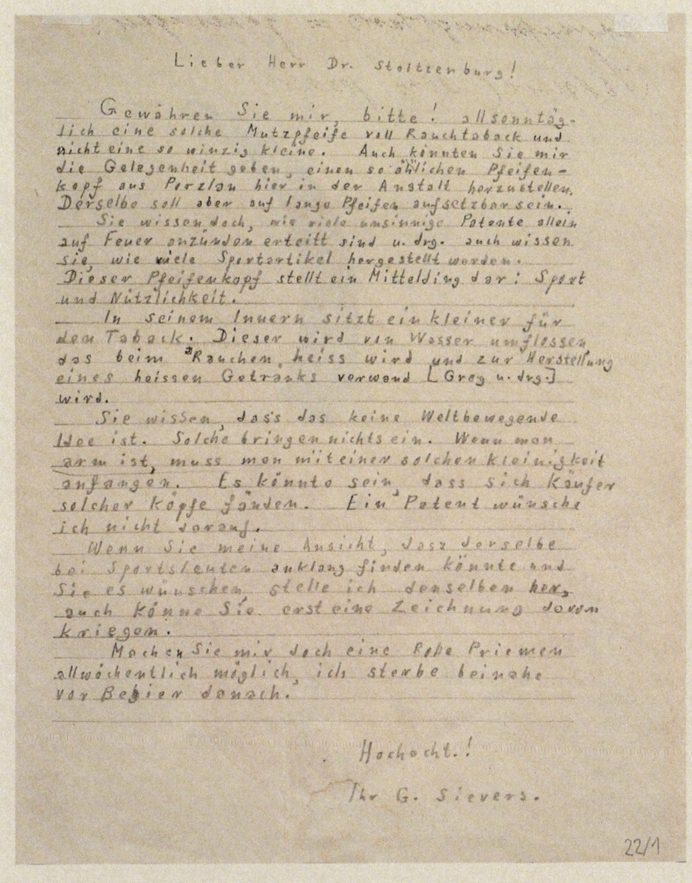

Lieber Herr Dr. Stoltzenburg!

Gewähren Sie mir, bitte! allsonntäg-
lich eine solche Mutzpfeife voll Rauchtaback und
nicht eine so winzig kleine. Auch könnten Sie mir
die Gelegenheit geben, einen so ähnlichen Pfeifen-
kopf aus Porzlan hier in der Anstalt herzustellen.
Derselbe soll aber auf lange Pfeifen aufsetzbar sein.
Sie wissen doch, wie viele unsinnige Patente allein
auf Feuer anzünden erteitt sind u. drg. auch wissen
sie, wie viele Sportartikel hergestellt werden.
Dieser Pfeifenkopf stellt ein Mitteldinġ dar: Sport
und Nützlichkeit.
In seinem Innern sitzt ein kleiner für
den Taback. Dieser wird vin Wasser umflossen
das beim Rauchen heiss wird und zur Herstellung
eines heissen Getränks verwand [Grog u. drg.]
wird.
Sie wissen, dass das keine Weltbewegende
Idee ist. Solche bringen nichts ein. Wenn man
arm ist, muss man mit einer solchen Kleinigkeit
anfangen. Es könnte sein, dass sich Käufer
solcher Köpfe fänden. Ein Patent wünsche
ich nicht darauf.
Wenn Sie meine Ansicht, dass derselbe
bei Sportsleuten anklang finden könnte und
Sie es wünschen, stelle ich denselben her,
auch könne Sie erst eine Zeichnung davon
kriegen.
Machen Sie mir doch eine Rolle Priemen
allwöchentlich möglich, ich sterbe beinahe
vor Begier danach.

Hochacht.!
Ihr G. Sievers.

22/1

Inv.Nr. 22/ 1 verso

»Lieber Herr Dr. Stoltzenburg!
Gewähren Sie mir, bitte! allsonntäglich eine solche Mutzpfeife voll Rauchtaback und nicht eine so winzig kleine. Auch könnten Sie mir die Gelegenheit geben, einen so ähnlichen Pfeifenkopf aus Porzlan hier in der Anstalt herzustellen. Derselbe soll aber auf lange Pfeifen aufsetzbar sein. Sie wissen doch, wie viele unsinnige Patente allein auf Feuer anzünden erteitt sind u. drg. auch wissen Sie, wie viele Sportartikel hergestellt werden. Dieser Pfeifenkopf stellt ein Mitteldinġ dar: Sport und Nützlichkeit.
In seinem Innern sitzt ein kleiner für den Taback. Dieser wird von Wasser umflossen, das beim Rauchen heiss wird und zur Herstellung eines heissen Getränks verwand [Grog und drg.] wird. Sie wissen, dass das keine Weltbewegende Idee ist. Solche bringen nichts ein. Wenn man arm ist, muss man mit einer solchen Kleinigkeit anfangen. Es könnte sein, dass sich Käufer solcher Köpfe fänden. Ein Patent wünsche ich nicht darauf.
Wenn Sie meine Ansicht, dass derselbe bei Sportsleuten anklang finden könnte und Sie es wünschen, stelle ich denselben her, auch könne Sie erst eine Zeichnung davon kriegen.
Machen Sie mir doch eine Rolle Priemen allwöchentlich möglich, ich sterbe beinahe vor Begier danach.
Hochacht.!
Ihr G. Sievers.«

▶ **Tafel 5.4**

Agnes Emma Richter

(Zottewitz 21.3.1844–1.7.1918 Anstalt Hubertusburg Wermsdorf)
Näherin, Dienstmädchen
Anstalten: Städtische Anstalt Dresden 1893–1895,
Anstalt Hubertusburg Wermsdorf 1895–1918
Diagnose: Dementia praecox

Wäschenummer 583

Als die Direktion der Königlich Sächsischen Heil- und Pflegeanstalt Hubertusburg in Wermsdorf eine selbstgefertigte Jacke für die Heidelberger Bildersammlung auswählte, wurde mit einer Stoffschlaufe folgende handgeschriebene Notiz daran befestigt: »Agnes Richter + Dem. praec. Nähte in alle Wäsche u. Kleidungsstücke Erinnerungen aus ihrem Leben.« (▶ Tafel 5.5)

Hans Prinzhorn erfasste diese Schenkung zwar mit Fall- und Inventarnummer, doch weder publizierte er sie, noch erscheint die Jacke auf den frühen Ausstellungslisten der Sammlung. Erst 1980 begann mit ihrer ersten öffentlichen Präsentation die Rezeption des ungewöhnlichen Stücks. Nachdem der Zugang zu den Archiven der ehemaligen DDR möglich war, verlief die Recherche nach Unterlagen zu Agnes Richter im Sächsischen Staatsarchiv Leipzig erfolgreich: Zwei Akten ehemaliger Patientinnen der Anstalt Hubertusburg mit Namen »Agnes Richter« lagen vor. Allerdings wurde in keiner das Kleidungsstück erwähnt. Welche der Frauen also entwarf und schneiderte es? Letztendlich konnte ein handgeschriebener Eintrag im Krankendossier die Autorschaft nachweisen.[17] In dem »Sachen-Verzeichniß« der Näherin Agnes Richter, das das Stadt-Irren- und Siechenhaus Dresden für die Übernahme in die Landesanstalt Hubertusburg anfertigte, wurde am oberen Blattrand ihre Hubertusburger Wäschenummer 583 eingetragen (▶ Abb. 5.8). Da Agnes Richter diese Ziffernfolge auch immer wieder auf ihre Jacke stickte, war der Nachweis der Urheberin erbracht (▶ Abb. 5.9). Geschickt übernahm sie das anstaltseigene numerische Ordnungssystem, um ihr Eigentum in der Anstalt zu sichern.

Die »schmale, blasse Frau mit den lebhaften Augen«[18] war 51 Jahre alt, als sie im November 1895 aus dem Stadt-Irren- und Siechenhaus Dresden in die größte sächsische Heil- und Pflegeanstalt im ehemaligen Jagdschloss Hubertusburg in Wermsdorf überführt wurde. Gerade hatte man die Einrichtung aus verwaltungstechnischen Gründen in eine Männer- und Frauenanstalt aufgeteilt. Das riesige Gebäude galt viele Jahre lang als überbelegt. Vermutlich fiel die kleine Frau durch ihren gekrümmten Rücken auf, denn sie litt seit ihrer Kindheit unter einer Skoliose. Sicherlich aber erweckte auch der Lebenslauf der 1844 in Zottewitz geborenen Tochter eines Schullehrers Aufmerksamkeit. Nach einer Anstellung als Hausmädchen in Dresden wagte sie 1882 allein die Überfahrt nach Amerika. Tatsächlich gelang es ihr, dort als Dienstmädchen in amerikanischen Haushalten eine erhebliche Geldsumme zu verdienen. 1888 traf sie wieder in Dresden ein und fand eine Stellung als Näherin. Doch das Hüten des Angesparten wurde zum Problem und zunehmend zur Last. Oft fürchtete sie um ihr Geld, rief die Polizei zu Hilfe. Doch fühlte sie sich von den Ordnungshütern nicht beschützt, sondern grob ungerecht behandelt. Als sie »durch Unruhe den Hausfrieden« gebrochen

▶ **Tafel 5.5 Selbstgenähtes, mit autobiographischen und anderen Texten besticktes Jäckchen**, 1895
Garne auf Anstaltsleinen und Wollstoff
38,5 × 42 × 5 cm
Inv.Nr. 743 (© Sammlung Prinzhorn)

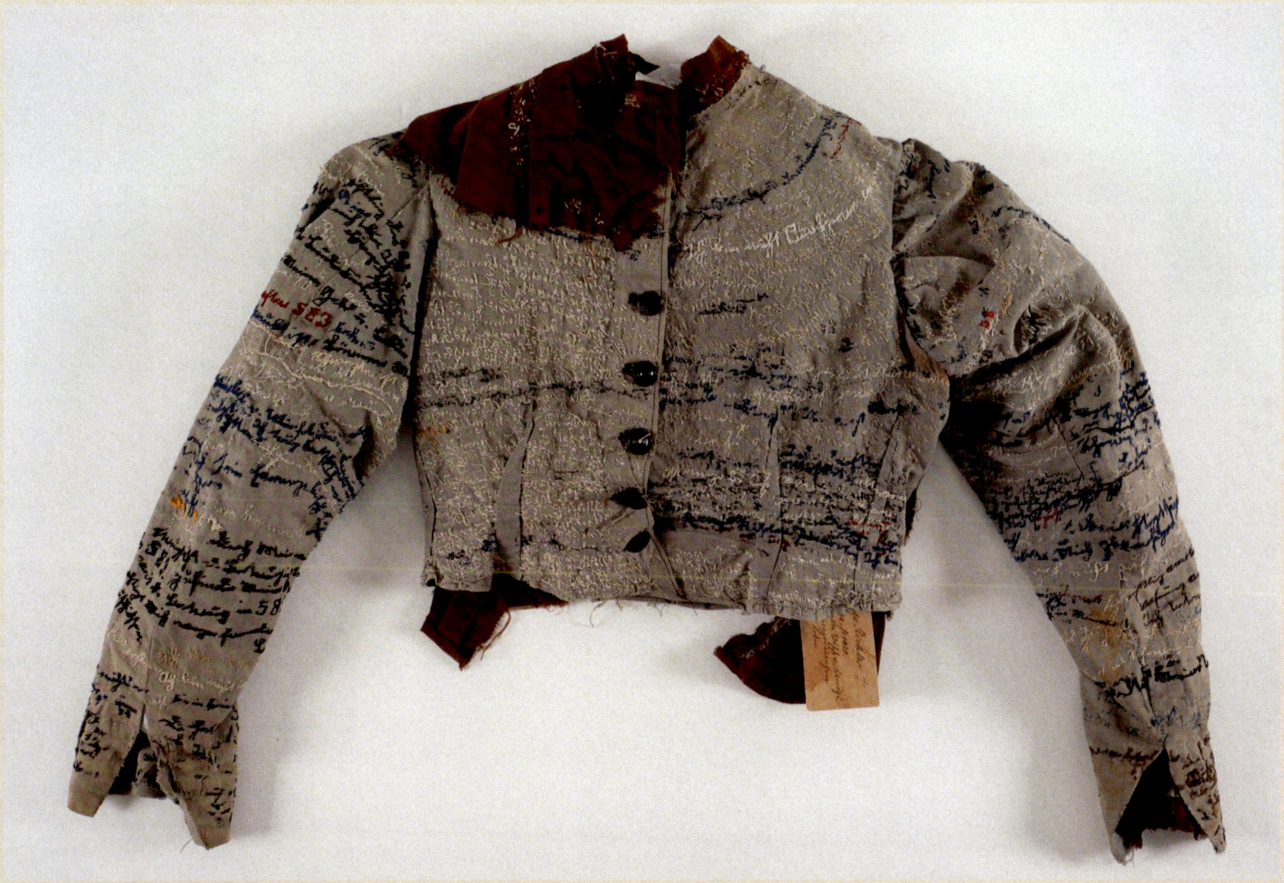

▶ **Tafel 5.5**

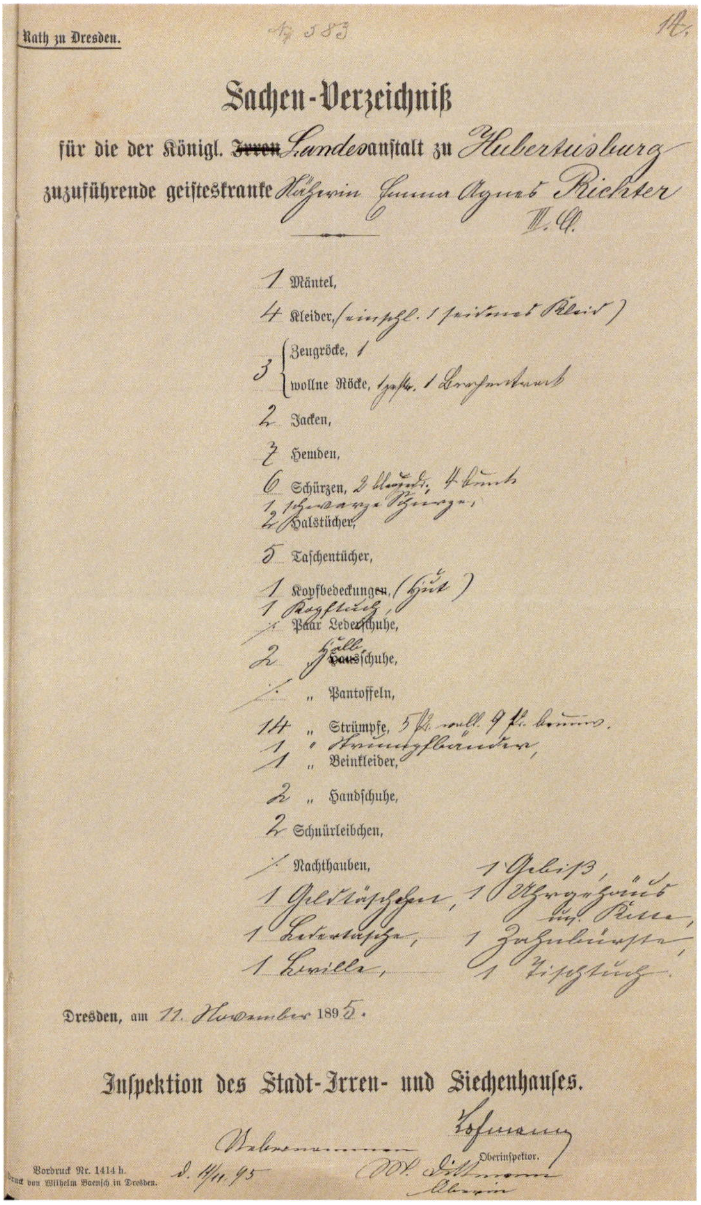

Rath zu Dresden.

Sachen-Verzeichniß

für die der Königl. ~~Irren~~ Landesanstalt zu Hubertusburg

zuzuführende geisteskranke Näherin Emma Agnes Richter III. Cl.

1 Mäntel,

4 Kleider,

3 Zeugröcke, wollne Röcke,

2 Jacken,

3 Hemden,

6 Schürzen,

2 Halstücher,

5 Taschentücher,

1 Kopfbedeckungen,

Paar Lederschuhe,

2 Hausschuhe,

„ Pantoffeln,

14 „ Strümpfe,

1 „ Beinkleider,

2 „ Handschuhe,

2 Schnürleibchen,

Nachthauben,

Dresden, am 11. November 1895.

Inspektion des Stadt-Irren- und Siechenhauses.

Oberinspektor.

Vordruck Nr. 1414 h.
Druck von Wilhelm Baensch in Dresden.

▶ Abb. 5.8

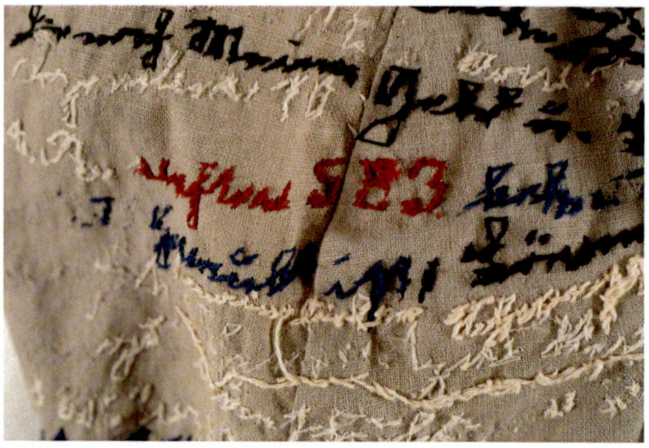

▶ Abb. 5.9

▶ **Abb. 5.8** »Sachen-Verzeichniß für die der königl. Landesanstalt zu Hubertusburg zuzuführende geisteskranke Näherin Emma Agnes Richter III. Cl., Dresden, am 11. November 1895, Inspektion des Stadt-Irren- und Siechenhauses« mit eingetragener Wäschenummer 583
Sächsisches Staatsarchiv, Staatsarchiv Leipzig, Bestand Heil- und Pflegeanstalt Hubertusburg Nr. 5906, S. 21
(mit freundlicher Genehmigung)

▶ **Abb. 5.9** Jäckchendetail mit Wäschenummer 583 (© Sammlung Prinzhorn)

hatte, wurde sie im Mai 1893 ins Städtische Irren- und Siechenhaus Dresden eingeliefert. Ihren Zorn bekamen die Ärzte mit einem »betäubenden Redefluss« zu spüren. In ihrem Krankenblatt notierten die Ärzte neben Richters Lebensgeschichte und ihrem Eigentum im »Sachen-Verzeichniß« auch ihre Entmündigung im Juli 1893. Am Tag ihrer Ankunft in Wermsdorf wurde sie unter die mehr als 1000 Insassinnen eingereiht. Nach ihrer namentlichen Registrierung teilte man sie einer Station der Frauenanstalt zu. Ihre Berufsangabe »Näherin« wies ihr den Platz in einer der Nähstuben zu, in denen die Frauen gemeinsam die Anstaltswäsche flickten und neue Kleidung und Wäsche anfertigten (▶ Abb. 5.2). Hier nutzte Agnes Richter die Nähmaschine und schneiderte sich ihre eigene Jacke aus grauen Leinen- und braunen Wollstoffstücken. Es ist eine Jacke, wie sie zwischen 1890 und 1900 gern zum Fahrradfahren getragen wurde. Typisch sind die vielen Abnäher, Biesen und eingelegten Stoffpassagen, die das Stück in eine taillierte Form bringen. Das markanteste Merkmal sind die Keulenärmel. Geduldig stichelte die Näherin ihre unzähligen autobiografischen Notizen mit farbigem Garn in den groben Stoff. Für den Betrachter sind diese Mitteilungen nur auf den Ärmeln von außen entzifferbar. Die lesbaren Einträge auf Brust- und Rücken dagegen stickte sie auf die linke, also die Innenseite der Jacke. Heute lassen sich nur noch einzelne Wörter sicher erkennen: »ich« oder »mein«, »Meine Jacke«, »Ich bin in Hubertusburg/Parterre«, »583«, »Anstaltsärzte« etc. Schweißflecken in den Achseln zeigen an, dass Richter ihre Jacke tatsächlich getragen hat. 25 Jahre lebte sie mit 2000 anderen Insassen im Wermsdorfer Jagdschloss. Im Mai 1916 erlitt sie einen Schlaganfall, der ihre rechte Körperseite lähmte. Als Richter am 1. Juli 1918 an »Altersschwäche« starb, gehörte sie zu den 1500 Frauen und Männern, die Opfer des Kriegshungers oder deren Folgeerkrankungen in der Hubertusburg wurden. In den letzten Jahren geriet das Kleidungsstück der Näherin immer mehr in den Fokus besonders von Künstlerinnen und Wissenschaftlerinnen. Das »Jäckchen« wurde nicht nur oft publiziert, sondern gab auch der Kreativität heutiger Kunstschaffender kraftvolle Impulse. Für Agnes Richter war es viel mehr als Bekleidung. Es sicherte ihre Individualität in der Massenverwahrung.[19]

Hedwig Wilms

(Hückeswagen 21.4.1874–10.8.1915 Anstalt Buch Berlin)
Schneiderin, Direktrice
Klinik und Anstalten: Psychiatrische Abteilung Krankenhaus Augsburg 1912, Anstalt Kaufbeuren 1912–1913, Anstalt Marburg 1913, **Anstalt Buch Berlin** 1913–1915
Diagnosen: menstruelle Psychose, einfache Seelenstörung, hysterische Seelenstörung, Dementia praecox

Hedwig Wilms schwieg, hungerte und knüpfte

Am 23. Juli 1913 betrat die Schneiderin Hedwig Wilms die Irrenheilanstalt Buch. Als die zierliche Frau dem aufnehmenden Arzt gegenübersaß, war ihr keine Kommunikation mit ihm möglich. Auf seine Ansprache stand sie auf und beugte den Kopf. Mit gefalteten Händen wartete sie und schwieg. Die Fragen des Arztes blieben unbeantwortet. So mussten in die Krankenblattunterlagen ihre biografischen Angaben aus anderen Anstalten übernommen werden. Ihre Familie war ursprünglich im Oberbergischen Land beheimatet. Der Vater, Fabrikdirektor Gustav Wilms in Hückeswagen, zog mit seiner Familie um 1892 vermutlich nach Bayern. Wo seine Tochter Hedwig den Beruf der Schneiderin erlernte und später als Directrice[20] ihren Lebensunterhalt verdiente, blieb unerwähnt. Ihre Herkunft aus Hückeswagen spielte bei der Berufswahl sicherlich eine Rolle, denn die Tuchweberindustrie mit über 20 Fabriken prägte Alltag und Charakter ihres Heimatortes. Heute ist nur bekannt, dass Hedwig Wilms ab 1897 in Berlin lebte.[21] Im September 1912 fand sie dort eine neue Arbeitsstelle, allerdings fühlte sich die Schneiderin bald so matt und krank, dass sie von Kardiologen stationär behandelt werden musste. Danach betreute ihre Schwester sie fürsorglich in Augsburg. Hier begann sich Wilms vor Stimmen und Gestalten, die sie nun hörte und sah, zu ängstigen. Auf der psychiatrischen Station des Augsburger Krankenhauses versuchten die Ärzte, sie von Oktober bis November 1912 zu stabilisieren. Doch die Verlegung in die Anstalt Kaufbeuren war nicht zu verhindern. Im März 1913 übernahm die Anstalt Marburg die Patientin. Da sie schlecht aß und schlief, ihr Hemd zerriss, an Türen und Fenster schlug, oft weinte und sich unter ihre Bettdecke verkroch, trugen die Ärzte als Diagnose »Hysterische Seelenstörung« in das Krankenblatt ein. Als ihre Abneigung gegen das Essen immer heftiger wurde, beschlossen die Ärzte, sie künstlich zu ernähren. Im April 1913 erhielt Wilms ihre erste Fütterung mit der Sonde. Sie schrie stundenlang. Im Juli des Jahres entschied die Anstalt Marburg, die 39-jährige Näherin zurück zu ihrem Wohnort Berlin in die dortige Anstalt Buch zu überführen. Bei der Aufnahme notierten die Berliner Ärzte das auffällig geringe Körpergewicht von 40 kg ihres neuen Pfleglings. Als Wilms Ende 1913 begann, ihr Essen völlig zu verweigern, flößte man ihr mit einer Sonde flüssige Kost ein. Im Dezember berichtet die Krankenakte: »Ist [sic] gar nichts mehr Sondenfütterung. Sträubt sich dabei nicht im geringsten, legt im Gegenteil, sobald sie sieht, das Anstalten zur Fütterung getroffen werden, ihre Handarbeit fort und legt sich zu Recht.«[22] (▶ Abb. 5.10).

Diese Handarbeit erwähnten die Ärzte bereits einen Monat zuvor in der Krankenakte. Die Schneiderin beschäftigte sich offenbar auch in der Anstalt gern mit Stoffen.

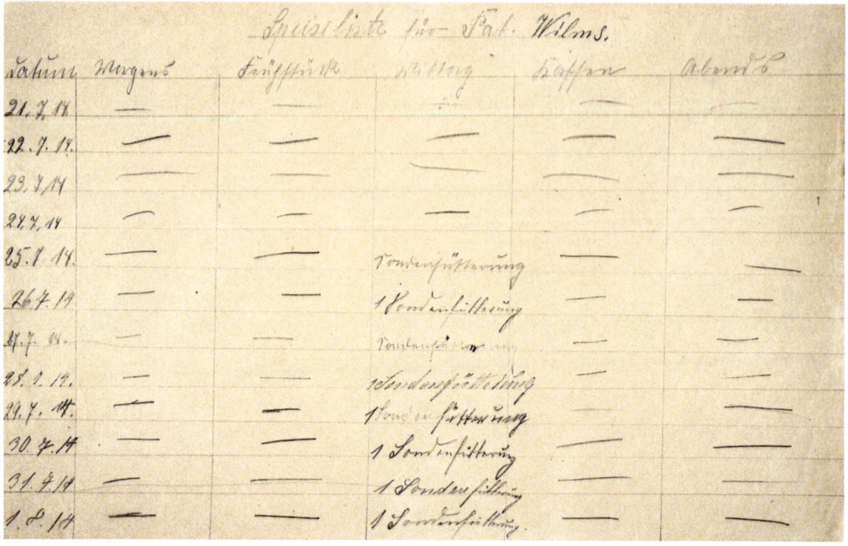

Speiseliste für Pat. Wilms.

Datum	Morgens	Frühstück	Mittag	Kaffee	Abends
21.7.14.	—	—	—	—	—
22.7.14.	—	—	—	—	—
23.7.14	—	—	—	—	—
24.7.14	—	—	—	—	—
25.7.14.	—	—	Sondenfütterung	—	—
26.7.14	—	—	1 Sondenfütterung	—	—
27.7.14.	—	—	Sondenfütterung	—	—
28.7.14.	—	—	1 Sondenfütterung	—	—
29.7.14.	—	—	1 Sondenfütterung	—	—
30.7.14	—	—	1 Sondenfütterung	—	—
31.7.14	—	—	1 Sondenfütterung	—	—
1.8.14	—	—	1 Sondenfütterung	—	—

▶ Abb. 5.10

▶ **Abb. 5.10** »**Speiseliste für Pat. Wilms**« vom 21.7. bis 1.8. 1914 »**1 Sondenfütterung**« am Mittag, in: Krankenakte Berlin-Buch (mit freundlicher Genehmigung)

Meistens löste sie diese auf und kreierte daraus Neues. Bereits in Marburg hatte sie Fäden aus ihren Pantoffeln gerissen und zu Figuren gelegt.[23] In Berlin begann sie nun, aus solchen Fäden Alltagsgegenstände zu gestalten. Die Ärzte notierten: »Beschäftigt sich, indem sie Lappen die ihr zu diesem Zwecke gegeben werden in ganz feine Fädchen zerzupft, aus diesen Fädchen durch Zusammendrehen und Knüpfen Garn hergestellt und als Deckchen, Körbchen etc. verarbeitet, nur mit der Hand ohne Werkzeuge. Wenn sie keine Lappen erhält, zerreißt sie Wäsche die sie in gleicher Weise verarbeitet.«[24]

Dabei wandte Hedwig Wilms eine spezielle Knüpftechnik an, die besonders in England und Frankreich im 18. Jahrhundert üblich war, das »Knotting« oder »Faire des Noeuds«. In den Anstalten durchmusterte Wilms Pantoffeln, Wäsche und Lappen und entdeckte darin wertvolles Material für ihre eigenwilligen Ideen. Mit den ihr geläufigen Techniken schuf sie ihre individuellen Gegenstände für den Alltag. Während ihres stillen Rückzugs aus dem Anstaltsalltag besann sich die Schneiderin offensichtlich auf Material und Tätigkeiten, die ihr vertraut waren. Drei Objekte wählte die Berliner Anstalt für die Heidelberger Sammlung aus: ein Tablett, die Miniaturausgabe eines Gieß- oder Ölkännchens mit langer Tülle und einen Henkelkrug (▶ Tafel 5.6). Da Wilms beharrlich schwieg, muss offen bleiben, ob Kanne, Krug und Tablett als geschlossenes Ensemble zu betrachten sind oder ob es sich um Einzelobjekte handelt. Auch welches Material die puristische Ästhetik des hellen Garns nachahmt, ist bis heute ungeklärt. Vielleicht dachte Wilms an Porzellan oder eher an Silber oder Emaille?[25]

Zu der Sendung gehörte auch noch ein viertes Objekt, das weder die Ärzte in Berlin noch Prinzhorn in Heidelberg registriert hatten. In dem Krug lag ein kleines Garnknäuel und war vermutlich eine ungewollte Gabe. Sorgfältig hatte Hedwig Wilms die leuchtend rosafarbene Wolle kreuzweise mit hellem Faden verschnürt. Das geheimnisvolle kleine Bündel bettete sie in ein Nest aus Fäden ein, so blieb es lange Zeit unentdeckt. Welche Botschaft es in sich trägt, lässt sich nicht aufklären. Doch zeugt auch dieses kleine Objekt ihres eigenwilligen Schaffens von einer bewegten Innenwelt, die sich Wilms durch konsequentes Schweigen bewahrte. Sie knotete und flocht individuelle Gegenstände, mit denen sie sich ihrer professioneller Fähigkeiten vergewisserte und den Anstaltsalltag mit eigenen Gegenständen bereicherte. Der Kontakt zur Außenwelt war verlorengegangen und gleichgültig, doch war es für die Schneiderin offenbar überlebenswichtig, die Fäden in der Hand zu behalten.

Als sich das Deutsche Reich im Ersten Weltkrieg befand, bestimmte die zunehmend schlechte Versorgungslage auch das alltägliche Leben in der Anstalt. Das Hungersterben in den Heil- und Pflegeanstalten begann.[26] Ab Februar 1915 verlor Hedwig Wilms weiter an Gewicht. Ihr Körper wurde immer fragiler. Unglücklich weinte und klagte sie. Als sie am 10. August 1915 starb, wog sie 29 kg.

▶ **Tafel 5.6 Tablett mit Krug, Kännchen und Knäuel**, 1913–1915
Baumwollgarn, in Knüpf- und Häkeltechniken
Krug: 17 × 7 × 6 cm, Kännchen: 6 × 11 × 3 cm, Tablett: 30 × 22 × 1,5 cm, Knäuel: 3,5 × 0,5 cm
Inv.Nr. 90, 91, 92 (© Sammlung Prinzhorn)

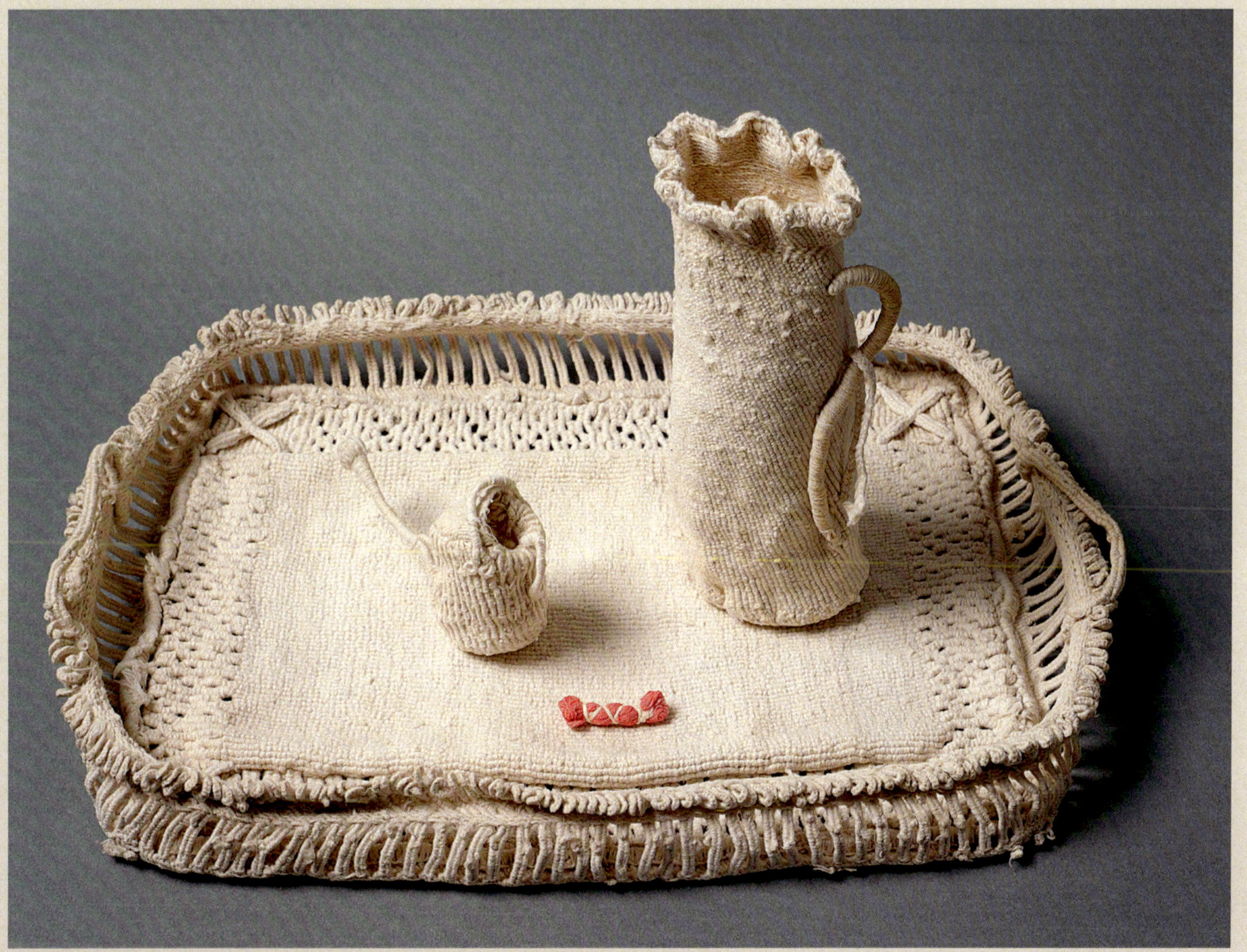

▶ **Tafel 5.6**

Barbara Suckfüll

(Gemeinfeld 12.2.1857–?, bis 1934 in Gemeinfeld nachweisbar)
Hausfrau, Bäuerin
Anstalt: Anstalt Schloss Werneck 1907–1928
Diagnosen: Dementia praecox, Paraphrenie

»Einen. Tag. So. Schlecht. Wie. Den Andern.«

Lange hockte die 50-jährige Frau am Tisch, schrieb und zeichnete mit raschen Bewegungen. Dann sprang sie auf, lief in magisch-rituellen Kreisen dreimal um ihren Platz herum, warf ihr Kopftuch ab, um sich anschließend in fast wütender Erregung über ihr Blatt zu beugen. Sie skizzierte ihr Essgeschirr, konturierte ihr Gedeck auf das Blatt und füllte dann mit Akribie die verbleibenden Flächen mit Wörtern. Seit langer Zeit schon diktierten ihr »Telefonstimmen«, was sie zu schreien, zu brüllen zu schimpfen, zu zeichnen und zu schreiben hatte. Manchmal legte sie sich ins Bett und drückte sich das Ohr mit einem Kissen zu. Da die Telefonstimmen auch Befehle gaben, andere zu schlagen, wählten die ratlosen Ärzte für sie Dauerbad und Isolierung. Seit 1907 lebte Barbara Suckfüll in der Kreis-Irrenanstalt Schloss Werneck. 50 Jahre lang hatte die Bäuerin in einem fränkischen Dorf gewohnt, als umsichtig und fleißig gegolten. Siebenmal hatte sie geboren, zwei Kinder waren gestorben. Machtlos hatte ihr Mann zugesehen, wie sich seine Frau danach veränderte. Sie arbeitete nun unregelmäßig, prozessierte, schrie und tobte. Ihr Mann, ein verschuldeter Bauer, konnte das Geld für eine ärztliche Behandlung nicht aufbringen. Erst als sie gemeingefährlich erschien, überführten Polizisten sie mit List in die Anstalt nach Werneck. Jahrelang berichtet die Krankenakte von ihrem aufsässigen, »gänzlich unbelehrbaren« und widerständigen Wesen. Sie verabscheute die Anstaltskleidung, trug nur ihre verschlissenen Kleider und schwarze Strümpfe. Sie weigerte sich, die Leibwäsche zu wechseln, gab die ihr zugeteilte Bettwäsche empört zurück. Manchmal verwendete sie Kissenbezüge als Malgrund für ihre Zeichnungen. Stille konnte sie nicht ertragen, und so füllte Barbara Suckfülls lauter Gesang schon am frühen Morgen die Anstaltszimmer. Bald nach ihrer Einweisung begann das Schreiben: »Geben sie mir Papier; so viel sie wollen, ich schreib alles voll, ich brauch mich gar nicht zu besinnen u. anzustrengen, das läuft mir alles nur so in die Feder, die Stimme sagt mir alles was ich schreiben soll u. ich brauch nur die Feder einzutunken u. zu schreiben. Nicht aus freiem Willen habe ich das geschrieben, o nein, das hätte ich sicherlich nicht schreiben können, o nein, das floß wie vom Telephon aus mir in die Feder.«[27]

Die Krankenakte hält fest, dass Suckfüll jeden Tag vier Seiten »Conzeptpapier« füllte und vermerkte auch da schon die Eigenheit ihrer Interpunktion: Jedes Wort wird mit einem Großbuchstaben begonnen und vom nächsten mit einem Punkt getrennt. Über die Zeichnungen berichtete der Arzt 1912: »Malt und zeichnet die Konturen ihres Essens, des Eßgeschirrs, schreibt dann das ganze Papier kreuz und quer voll, heftet die einzelnen Blätter zusammen und überreicht es dem Arzte. Sie glaubt, damit eine wertvolle Arbeit geleistet zu haben, verlangt auch […] eine hohe Geldsumme für dieses Arbeit.« (► Tafel 5.7)

► **Tafel 5.7 »Heute Und Ißt Dienstag Der 30.Aug.Ust 1910.«**, 30.8.1910
Bleistift und Feder in blauer Tinte
auf Aktenpapier
33 × 42 cm
Inv.Nr. 1958 verso (© Sammlung Prinzhorn)

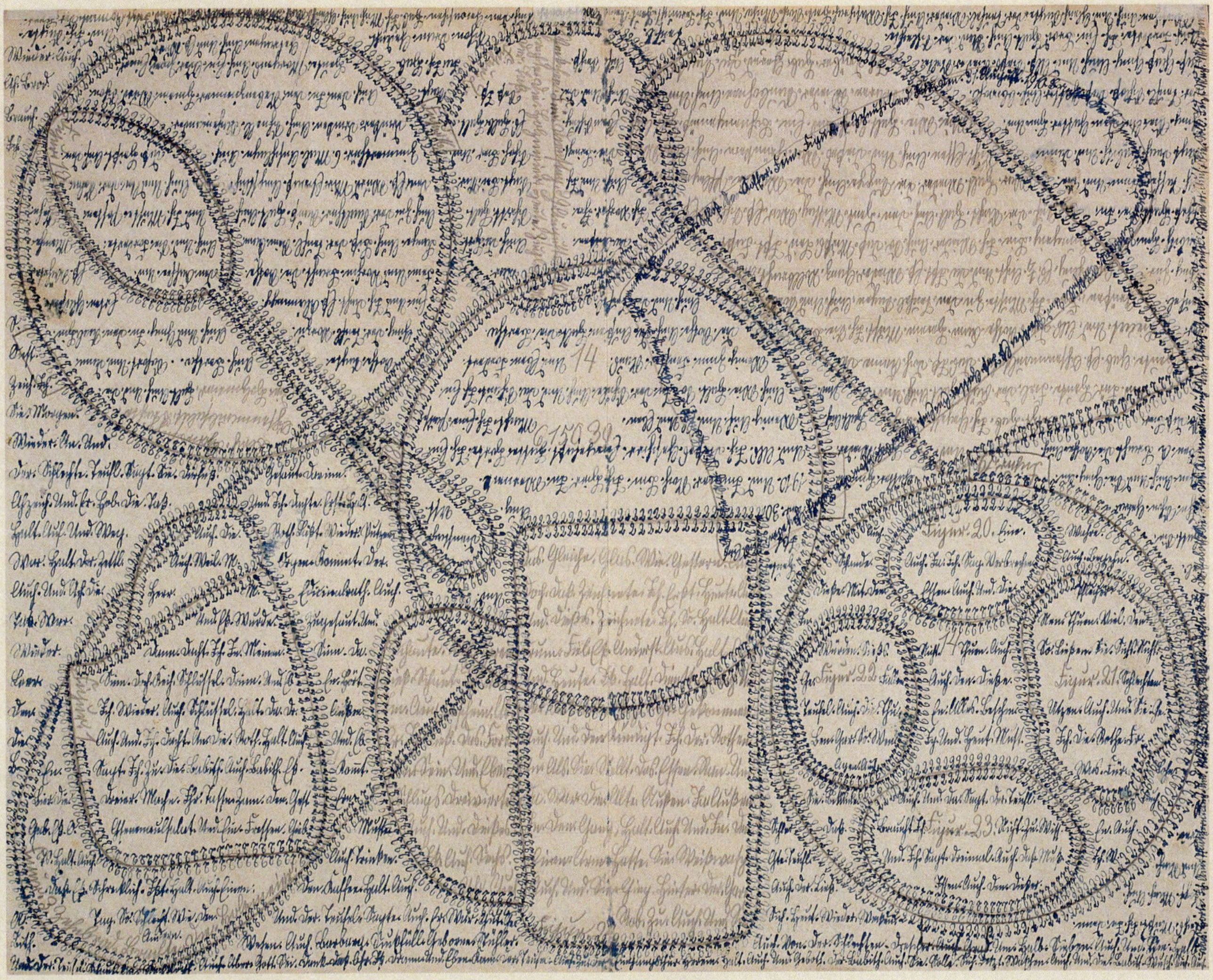

▶ Tafel 5.7

Inv.Nr.1958 verso, Auszug
[Mitte runder Kreis, um 180° gedreht]
»Heute Und
Ißt Dienstag
Der 30. Aug. Ust
1910. Und. Immer. Noch. Bin. Ich. Hier. In. Werneck. Und. Als. Ich. Dießes. Geschirr. Eingefaßt. Hatte Hörte. Ich. Ein Wenig. Auf. Und. Eß. Und. Eben. 615030 Machte. Ich. Eine. Pause. Auch. Wie. Halt. so. In. Der. Schule. Auch. Und. da. Schaute. Ich. Ein. Wenig. Zum. Fenster. Naus.
14 Und. Eben. Fordert. Die. Rothe. Auch. Da. Außen. Halt. Die. Bertha. Auch. Und. der. Teufel.

[Linke Seite, großer Kreis mit Löffel, um 180° gedreht]
Blech. Ganssuppe.
Ochsenmaulsalat. Brachte.
Die. Holzmeier. Halt. Auch. Und. Die. Rothe. sagte. Auch. Bertha. Sofort. Und. Dann.
Ging. Der. Teufl. Vorzu. Auch. Und. Ging. In. Den. Saal. Hin.
Ein. Und. Ich. Dacht. Eß. Klämmpp. Erten. Glies[.?.]. Fein. Und. Vorhin. Bracht. Die Rothe. Den. Kaffee. Und. Eß. Währte. Lange. Auch. Biß. Der. Teufl. Rein. Kam. Auch. Und. Die. Forderte. Manche.
Auch. Zu. Der. Saalthür. Rauß. Halt. Auch. Und. Ich. Muste. Posten. Stehn. Den. Eß. wurd. Mir. Etwaß. Ängstlich. Auch. Und. An. Der. Nebe. Zimmerthür. 6. Mal. Anschlage. Auch. Daß. Heißt. Auf. Den. Drüker. Drüken. Auch. Schnell. Nacheinander.
Auch. Den. In. Den. Nebenzimmer. Hinein. Wurd. Schon. Heute. Morgens. Auch. Ein. Oder. Zwei. Einer. Getragen. Auch. Und. Eß. Wurd.«

Der ästhetische Reiz ihrer Blätter entsteht durch die Verschränkung von sprachlicher und zeichnerischer Mitteilung. Suckfüll erwähnt oftmals den »Rothen Teufel«, die Pflegerin, die ihr das Essen bringt: das Zehnuhrbrod, die Suppe, Grünkern, Saubohnen, Ochsenmaulsalat. »Einen. Tag. So. Schlecht. Wie. Den Andern.« Hans Prinzhorn sah in ihren Textblättern nicht mehr als »dekorative Spielerei«.[28]

Nachdem Suckfüll 1927 ihre »Schreibereien« ganz eingestellt hatte und nicht mehr als gemeingefährlich, sondern als ausgeglichen galt, wurde sie 1928 zur »äußeren Fürsorge« in ihr Heimatdorf entlassen.[29]

Elisabeth Faulhaber

(Brühl 19.12.1890–13.1.1921 Anstalt Dösen Leipzig)
Fabrikarbeiterin, Dienstmädchen, Kellnerin
Klinik und Anstalt: Psychiatrische und Nervenklinik der Universität Leipzig 1914, **Anstalt Dösen Leipzig** 1914–1921
Diagnose: Dementia praecox

»Nahrungsfürsorgungsmittel«

Nach der Geburt ihres Sohnes 1914 hatten die Verantwortung für das Kind und der sozial geächtete Status als alleinerziehende Mutter bei Elisabeth Faulhaber eine seelische Krise ausgelöst. Die junge Arbeiterin wurde zunächst in die Psychiatrische Klinik Leipzig gebracht und später in die Anstalt nach Dösen überführt (▶ Kap. 3, Faulhaber).

3 Jahre später schwelgte Elisabeth Faulhaber in Erinnerungen an ein üppiges Festmahl: »weil man Hunger hatte, und überhaupt nicht satt wird«[30].

Sie, die so gerne Köchin geworden wäre, zeichnete »Sillfester 1917« in eine Kladde mit Bleistift einen geschmückten Weihnachtsbaum, gedeckte Tische, sich umarmende Menschen und notierte über mehrere Seiten genüsslich die Bezeichnungen von Obst, Gemüse, Fisch, Fleisch, Suppen, Gewürzen, Käse, Süßspeisen und Backwaren.[31] Faulhaber verwob ihre Aufzählung mit dem Trinkspruch »Hopfen und Malz, Gott erhalt's!«, dem Kirchenlied »Mutter, gib mir deinen Segen! Heute werden wir getraut«, und dem Weihnachtslied »Stille Nacht, heilige Nacht«. Ihr überbordender Appetit war eine Hungerfantasie im »Steckrübenwinter« 1917 (▶ Tafel 5.8). Während dieser Hungersnot im Ersten Weltkrieg starben rund 17.000 Leipziger Bürger.[32] Auch die Anstalt Dösen erlitt erhebliche Verluste. Patienten wurden aufgrund der schlechten Versorgungslage so geschwächt, dass 1917 die Todesfälle auf 520 anstiegen. Das waren 33,7% des Krankenbestandes.[33] Mitten in diesem Hungerwinter träumte Elisabeth Faulhaber vom »Nahrungsfürsorgungsmittel«.[34]

Inv.Nr.3797/2
[fol. 1 recto]
»Neujahr Sillfester 1917
Frohes Fest, u.s.w.

[fol. 22 verso]
Sichtbar Wie
Und mus Essen zugleich verbunden sein Ob Apfel oder Birne, Stollen, Zucker, Butter
Milch, Mehl, Eier, Essig Zitron Mehrettisch, Hoffen, Malz, Gott erhalts, Dickr Düner
Weiser schwarzer, alter, Neuer, Semel belegt, stille Nacht hl Nacht, bitte Kleider, mein
Besucher, gillt, muss gelten, Gott, Die Wellt gesteh' es staunent ein, und musste so ge
boren sein. Halle Luja Amen, Mutter gib mir meinen Segen, heute werden wir getraut,
Mehrolal Pfirsiche Apelsienen, Weintrauben alles erlaubt, Mahlen sehbarer Weisb.
Quitten, Melonien Pilzen Kokosnus Mazilhen Gott erhalts
Kastanje, Rosiene Pfeffer Salz Schokendel, Bomeranze, Erdnusse
Tomaten, Haßelnüße Schrke Mannbrot, Ende Pfefferkuche, Bock Dostbrot Himbergelee
warm, allerlei Mehrele Licköre (Butteraufschnitt Himbeergelee) Viel gemischtes
Konfites Bintsch Arten, Majoness erei Hefe, Dampfnudel Hirs- Torten Sorten smaten

Sahne Windbeutel hornsaltz Inquwer, Anis Zuckerwaren, allerlei Mandel, Dadeln, Veigen, sehr gelb Zucker wie Staub- Budings, rot, weiß, grün gelb Christall, Hut [.?.] Blau grau, Violette erfunden Weitzenmehl Mehlspeisen erschaffen, Bretzel, Wecke

[fol 23 recto]
Reis, Kartoffel, Salz, Gewürtz, Zitronat Preiselbeere Mehrettisch, Buttermilch, Sauermilch, süse Milch Bratkartoffel Hustenheil Rindbund Handkese Handellsfrau Butterform Verschiedern Fleischstucke Brote Schwebsche Spätzle fein Hefkese und Würfel Oel, Fett, Speck Gulach Wurst Vaseline Bommel Schriwel Birftel Rumstek Karamelhl [.?.] Kürbis Tomaten Sose
Weißen Brustzucker Pulman [.?.] Schinken Brotdesch katoffel, Dampfnudel Grinsklose braun Kuschel Türiger Mehle, gefüllte Marxklose Zwiebel Mamelade Petersilie Klöse, Rosinen Bulionsuhpe Pfankuchen Sultaninen feine bretzel Eier, Fleisch, Stollen, Dristun, Schnittlauch Wurstsuppe [.?.] Kranz, Becherlewel, Rindfleisch Nartülich Heis gemacht Bockwurst Ziege Schwein Majoran Pfeffer Beifuß, Pfeffer Kartofel dazu Hefebrote, Mußkatenuß, Weiskraut Kümel durch Sieb Sebelwürstchen Katofelbrei Zwiebelwurst Seelachs Kartoffelsalat Bohne Sauerkraut Weiß Rot [.?.] Pomfritze Schwartwurzel, Rosenkohl allgeschetzt Blumenkohl, Selerie Mesontisch Gemischte Kratele Konfekt mit Sahne Eis Rouladen gefüllte Kartofelchen Breite Würstchen und [.?.] Klöse Zwiebel Vanille grem Suppe Magarine Fadnudel

[fol 23 verso]
Kaiserwirt, [.?.] Aal, Hecht, Karpfen, Forellen, Weißer Schellfisch Kompott Sadellen, Sadinen Oel, Lebertran, Grunßert buschfisch laminiert Majonesaure Bigling oder Hering Zwiebel [.?.] Wirsching Rollmöpse, Stokfisch, Pannat, gebacken Fischkrokette, Muschelschale, Fischsalat, Kartoffelsalat, Rettisch, Gurken, Bohnen, Senfmostrisch, Salz, Pfeffer, Essig, Oel, Ochsenmaulsalat, Lachs, Mehretisch, Mostrisch, Majonese Sülze, Schweinfleisch, Zunge, Ochsnfleisch, Pastetchen, Kerre Nierenbraten, Spätzle, Petersilie, Krautsalat, Zitrone [.?.] Warmer Schinke, Brod gegessen Grünsalat, Staute [.?.] Hackgebraten, Eier, Foskarter, Frikaser, Kotlette, Schitzel Brilott Glopsbraten, Frijadelle, Weißkraut gefüllt, Kotschek, Herisch Salzbutings Tomaten, Bohnesalat, Hühner Obstsalat [.?.] Budings, Petersilie Grüze, Sauerkraut, Gurken, Retisch Rebhühner Krakauerwurst gederte mit schmorte Bir, Wein, Kork, Arrak, Ruhm, Kaffe, Bunsch, Klüwein Schnaps, Konjak, Milch, Schnitzelhosten, Bratkoteffel Magndeln, lange Wurst lange Gurken, Fische, Mehretisch

[fol 24 recto]
Nicht alles ein Kessel, extra schmoren doch gibt gebacken Herzen Schinke [.?.] Schöne Suppen aus Trauben Obstsorte Holund escher Käse Handkäse, Kürbisse, Apfel, Birne, Schweitzerkäse, Quark, Rosine, Tomaten, Ananas, Limburger Käse, Bunsenkäse, Reis, Gerste, Panassen, Stangenkäse, Ziegenkäse, Käsert, Hafer, Grütze, Melonen Butter, Weisbrot, Schwarzbrot, Weisbrotsemel, Ateschoken Dostbrot, Appetisbere, Gries, Eier Schwertzer milch Kalbsbraten, Eier belegt Verschiedenartige Zubereitung Gemischter Aufschnitt nach belieben eingebrennte suppe Viele geschenk, Neuen Pfefferkuchen richtig. Mardinien Eingelgte, Obsten, Berschech, Schenefeld, Leipzig Lindenau Lunneledchen [.?.] Aale, Erbsen, Bohnen, Linsen, Nudel Speck, Kartoffel, Einlaufsuppe, Kukusnuß, Kastanje Falscher braten Semelgerest Mischung richtig Ganzfülle gespickter Hasen, Pfeffer Ragu, Schokoladensuppenbendchen Konfeckt gemischt, Mine, Fine, Weinsoße Flamri Schweinskotelette, Hammelkeule, Omlede, Spargel, Wein Bier, Pilzner, Kulmbacher, Münchner Tomasbrau_ Rebeckbir, Salemgold, Zigaren, Eier verschiedenartig Senfsoße, Majanese, Romolade, Karirte suptanz, Bisquitt Dalsch, Rückerßelreis Kristalzucker, Arteschoken, Zwetschgen Apfelsine Zitrone, Birne, [.?.] Kerschachtel, Stollen Weisrübe, Kohlrübe, [.?.] Gewürtze, Bratwurst Bratkartoffeln, die lange Nacht Leibziger Aventsgericht. Wiener Würstchen. Roßer Sewehn, Lebervürschen, Magerschwurst verbakt gebrest zusammen gesetzt, Salzbretzel, weken [.?.] Kuchen, Helm

[fol 36 verso]
Aus Erschaffung der Erfindung, hauptsorchlg von Nahrungsfürsorgungsmittel.«

► **Tafel 5.8** **Festmahlfantasie**, 1917
Bleistift auf Papier in einem Heft
20,8 × 16,7 cm
Inv.Nr.3797/2 fol. 23 verso
(© Sammlung Prinzhorn)

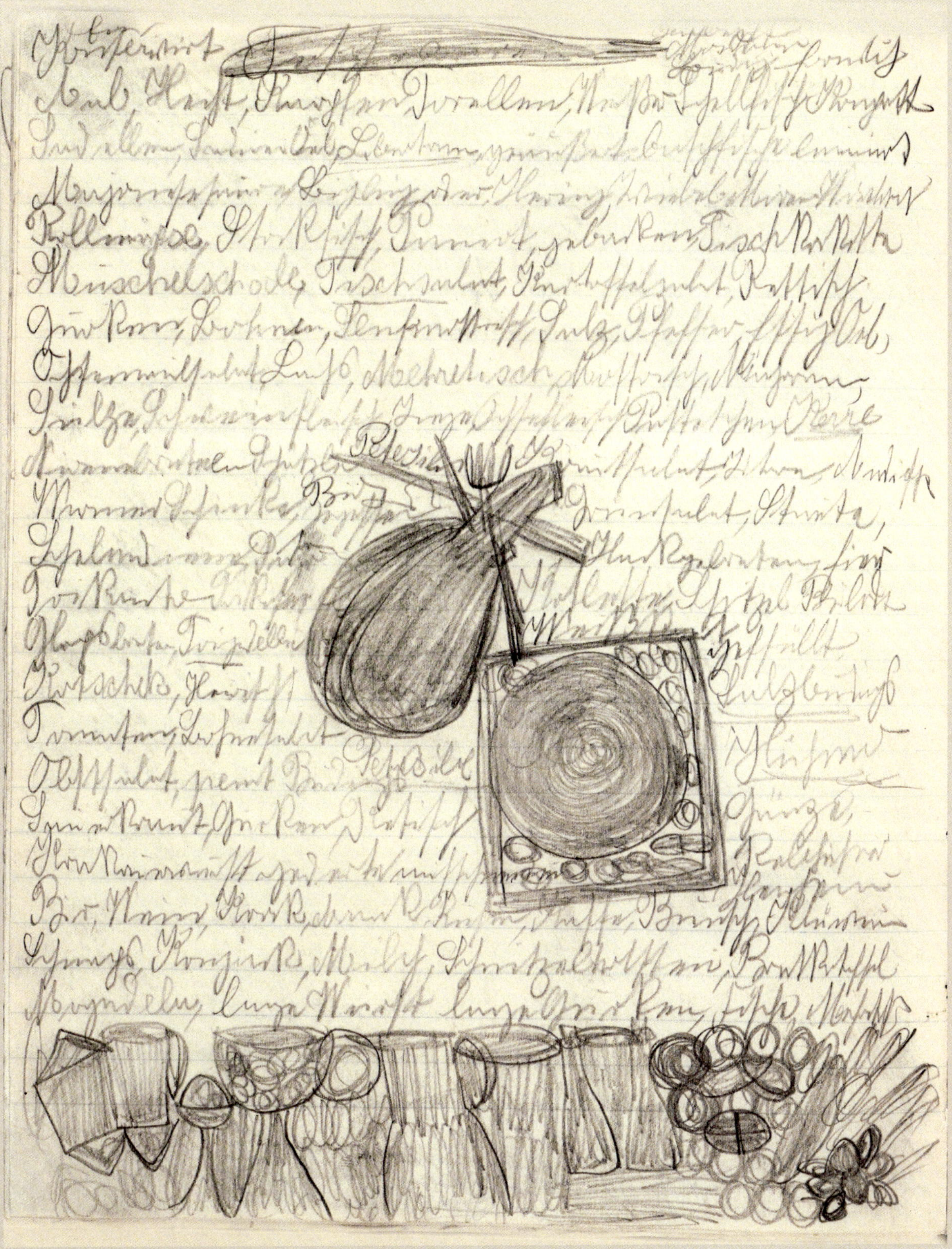

▶ Tafel 5.8

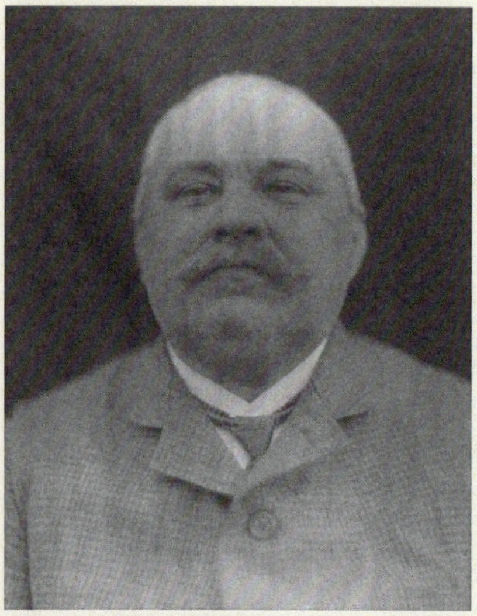

August Klett

Pseudonym bei Prinzhorn: Klotz
(Heilbronn Juni/Juli 1866–1928 Anstalt Weinsberg)
Weinhändler
Anstalten: Privatanstalt »Christophsbad« Göppingen 1903–1905, **Anstalt Weinsberg** 1905–1928
Diagnose: Dementia praecox

► August Klett, undatiert
Fotosammlung Dr. Paul Kemmler, Staatsarchiv Ludwigsburg F 234 VI Nr. 523 (mit freundlicher Genehmigung)

»Es wünschen die Gräben voll zu werden, mit Bier für jedermann«

Während eines halluzinatorischen Erlebnisses schnitt sich der 36-jährige Heilbronner Kaufmann August Klett in den Bauch und kam im Juni 1903 in die Göppinger Anstalt Christophsbad. Der schwäbische Handelsreisende für Wein und Sekt glaubte, er sei Christus, und sah in seiner Wunde den Beleg für seine Kreuzigungsleiden. »Ergeht sich in religiösen Sprüchen, zitiert Bibelverse, predigt den Tag über viel«, lautet der Eintrag in der Krankenakte 8 Tage später. Im Mai 1905 überstellte man ihn »ungebessert« in die Ende 1903 neueröffnete Königliche Heilanstalt Weinsberg, wo er bis zu seinem Tod 1928 mit der Diagnose »Dementia praecox« lebte. In 25 Jahren Anstaltsaufenthalt war Klett, der laut Prinzhorn »Wein, Weib und Gesang« und frei assoziierte »Wortungeheuer« liebte, in Text und Bild äußerst kreativ und produktiv. Die Krankenakte vermerkt am 29. März 1919: »Zeichnet und malt viel mit Aquarellfarben. Die Erklärungen zu seinen buntfarbigen Gemälden schreibt er auf die Rückseite des Zeichenbogens.« (vgl. dazu ► Tafel 5.13).

In der Sammlung Prinzhorn sind 140 solcher Brief-Aquarelle erhalten. Kletts Bilderklärungen machen es dem Betrachter jedoch nicht leicht, einen Bezug zum Dargestellten herzustellen, sie wirken oft unzusammenhängend und bleiben rätselhaft. Im März 1916 benutzte August Klett einen vorgedruckten »Speise-Zettel« der Heilanstalt Weinsberg als Bildträger (► Tafel 5.9). Der mit Bleistift überschriebene Speiseplan gibt Auskunft über das Anstaltsessen in der Kriegswoche vom 12. bis 18. März 1916. Am 19. März wird von der katholischen Kirche der Josefstag als Hochfest gefeiert, der das Fasten vor Ostern unterbricht. Klett, der viel in der Bibel las, nahm den Namenstag vermutlich als Anregung für eine Josef-Assoziation, die er am nächsten Tag auf der Rückseite des abgelaufenen Speisezettels bildnerisch umsetzte. Er beschriftete die Vorderseite seines Blattes mit »Weinsberg = Weibertreu: Josef: 20. März 1916.« Die Anspielung »Weibertreu« bezieht sich dabei auf die gleichnamige Burgruine, die man von der Weinsberger Anstalt aus sehen kann und die auf Postkarten[35] mit der von Klett oft zitierten Liebe zu »Wein, Weib und Gesang« in Verbindung gebracht wurde. Der Katholik dachte vermutlich nicht in erster Linie an Josef, den Bräutigam Marias und Schutzpatron der Jungfrauen, sondern an dessen biblischen Namensvetter, die zentrale

► **Tafel 5.9** **»Speise=Zettel« der Heilanstalt Weinsberg**, 20.3.1916
Bleistift auf Papier (Speiseplan)
21 × 33 cm
Inv.Nr. 533 fol. 2 recto und 1 verso
(© Sammlung Prinzhorn)

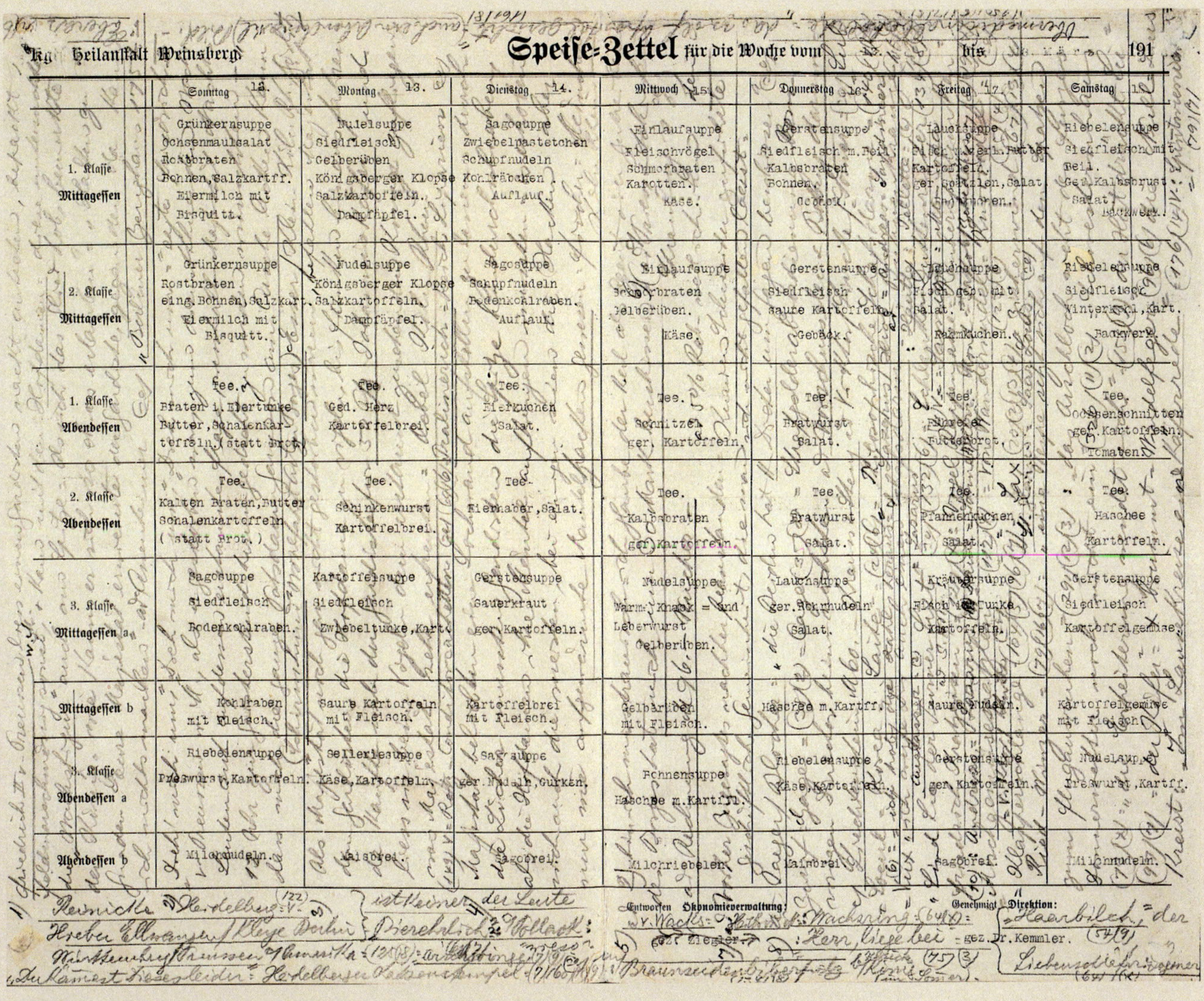

Kgl. Heilanstalt Weinsberg — Speise-Zettel für die Woche vom 12. bis 18. März 191

	Sonntag 12.	Montag 13.	Dienstag 14.	Mittwoch 15.	Donnerstag 16.	Freitag 17.	Samstag 18.
1. Klasse Mittagessen	Grünkernsuppe Ochsenmaulsalat Rostbraten Bohnen, Salzkartff. Eiermilch mit Bisquitt.	Nudelsuppe Siedfleisch Gelberüben Königsberger Klopse Salzkartoffeln. Dampfäpfel.	Sagosuppe Zwiebelpastetchen Schupfnudeln Kohlräbchen Auflauf.	Einlaufsuppe Fleischvögel Schmorbraten Karotten. Käse.	Gerstensuppe Siedfleisch m. Beil. Kalbsbraten Bohnen. Gebäck.	Lauchsuppe Fisch m. zerl. Butter Kartoffeln. ger. Spätzlen, Salat [illegible]kuchen.	Riebelensuppe Siedfleisch mit Beil. Gef. Kalbsbrust Salat. Backwerk.
2. Klasse Mittagessen	Grünkernsuppe Rostbraten eing. Bohnen, Salzkart. Eiermilch mit Bisquitt.	Nudelsuppe Königsberger Klopse Salzkartoffeln. Dampfäpfel.	Sagosuppe Schupfnudeln Bodenkohlraben. Auflauf.	Einlaufsuppe Schmorbraten Gelberüben. Käse.	Gerstensuppe Siedfleisch saure Kartoffeln. Gebäck.	Lauchsuppe Fisch geb. mit Salat. Rahmkuchen.	Riebelensuppe Siedfleisch Winterkohl, Kart. Backwerk.
1. Klasse Abendessen	Tee. Braten i. Eiertunke Butter, Schalenkartoffeln. (statt Brot)	Tee. Ged. Herz Kartoffelbrei.	Tee. Eierkuchen Salat.	Tee. Schnitzel ger. Kartoffeln.	Tee. Bratwurst Salat.	Tee. Rühreier Butterbrot.	Tee. Ochsenschnitten ger. Kartoffeln. Tomaten.
2. Klasse Abendessen	Tee. Kalten Braten, Butter Schalenkartoffeln (statt Brot.)	Tee. Schinkenwurst Kartoffelbrei.	Tee. Eierhaber, Salat.	Tee. Kalbsbraten ger. Kartoffeln.	Tee. Bratwurst Salat.	Tee. Pfannenkuchen, Salat.	Tee. Haschee Kartoffeln.
3. Klasse Mittagessen a	Sagosuppe Siedfleisch Bodenkohlraben.	Kartoffelsuppe Siedfleisch Zwiebeltunke, Kart.	Gerstensuppe Sauerkraut ger. Kartoffeln.	Nudelsuppe Warm= Knack = und Leberwurst Gelberüben.	Lauchsuppe ger. Rohrnudeln Salat.	Kräutersuppe Fisch in Tunke Kartoffeln.	Gerstensuppe Siedfleisch Kartoffelgemüse.
Mittagessen b	Kohlraben mit Fleisch.	Saure Kartoffeln mit Fleisch.	Kartoffelbrei mit Fleisch.	Gelberüben mit Fleisch.	Haschee m. Kartff.	Saure Nudeln.	Kartoffelgemüse mit Fleisch.
3. Klasse Abendessen a	Riebelensuppe Preßwurst, Kartoffeln.	Selleriesuppe Käse, Kartoffeln.	Sagosuppe ger. Nudeln, Gurken.	Bohnensuppe Haschee m. Kartffl.	Riebelensuppe Käse, Kartoffeln.	Gerstensuppe ger. Kartoffeln.	Nudelsuppe Preßwurst, Kartff.
Abendessen b	Milchnudeln.	Maisbrei.	Sagobrei.	Milchriebelen.	Maisbrei.	Sagobrei.	Milchnudeln.

Entworfen Ökonomieverwaltung: gez. Ziegler.

Genehmigt Direktion: gez. Dr. Kemmler.

▶ Tafel 5.9

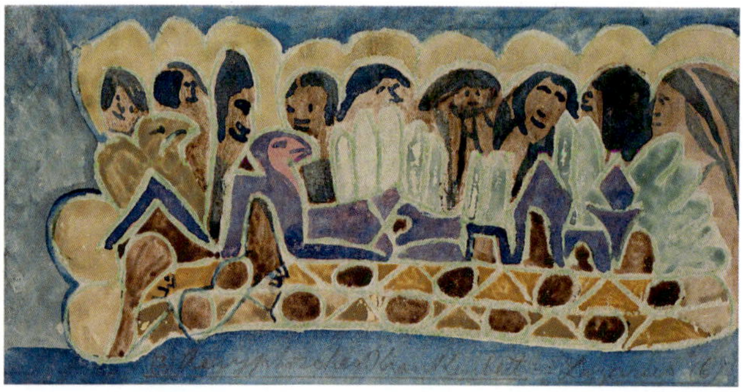

▶ **Abb. 5.11 »Aegyptisches Krankenbett – ›Lazarus‹«**, 20.3.1916
Detail
Bleistift, Wasserfarben, Kreide auf Papier (Speiseplan)
Inv.Nr. 533 (© Sammlung Prinzhorn)

Figur der Josefsgeschichte aus dem 1. Buch Mose. Der Lieblingssohn Jakobs wurde von seinen zehn älteren Brüdern als Sklave nach Ägypten verkauft. Ein Hinweis auf Ägypten ist im Titel verankert, den Klett in das Bild einfügte: »Aegyptisches Krankenbett – Lazarus« (▶ Abb. 5.11). »Lazarus« liegt in Gestalt eines falkenköpfigen ägyptischen Gottes auf einem Bett und richtet sich wiederbelebt auf. Lazarus weist typologisch auf Christi Auferstehung hin. In Kletts Komposition ist er (wie Christus von seinen Aposteln) umgeben von einer Reihe männlicher Gestalten. Hans Prinzhorn, der Klett unter dem Pseudonym Klotz in *Bildnerei der Geisteskranken* als einen von zehn »schizophrenen Meistern« herausstellte, publizierte die Lazarus-Szene als Farbtafel, ohne den rückseitigen Speiseplan zu erwähnen. Die Bildszene zählte er »zu jenen wenigen Werken der Sammlung, vor denen man mit einer gewissen Erschütterung stehen bleibt.«[36]

Die aneinandergereihten Köpfe erinnerten ihn an »Apostelköpfe von Emil Nolde.« Vielleicht sind die heiligenscheintragenden Gestalten aber Josefs scheinheilige Brüder, die ihren totgeglaubten Jüngsten wie einen auferstandenen Lazarus in Ägypten wiederfanden. Weil Josef als Traumdeuter des Pharao imstande war, eine drohende Hungersnot vorauszusagen, wurden Vorräte angelegt, die nicht nur Josefs Brüder, sondern auch das ägyptische Volk aus äußerster Not retteten. Diese umsichtige Vorratsplanung mit einem Speiseplan zu assoziieren, scheint naheliegend, besonders wenn man bedenkt, dass Bauernregeln zum Josefstag überliefert sind, wonach schönes Wetter ein gutes und fruchtbares Jahr verheißt.[37]

In Kletts Speisezettelbeschriftung lässt sich jedoch keine weitere Verbindung zum Bildmotiv ausmachen. Ein Satz aus seinem Bildkommentar gibt immerhin einen Eindruck von seinen eigenwilligen Wort- und Syntaxkonstruktionen: »[…] und die Lüge heisset den Borkenfadenzug durch das Gebärtreibauge des Rindenmarkkernblütenwegbaumspitzenblatt es wünschen die Gräben voll zu werden, mit Bier für jedermann, aus der Schapfenschaufel zu saufen«.

Im Kriegsjahr 1916 war an schlaraffenlandartige Zustände mit »Gräben voller Bier für jedermann« nicht zu denken: Wegen karger Jahresernte waren kaum Kartoffeln und Getreide vorhanden, und die Versorgungslage in psychiatrischen Anstalten wurde immer schlechter. Im sogenannten Steckrübenwinter 1916/1917 starben viele Insassen infolge von Mangelernährung.[38] Der maschinengeschriebene Speisezettel von Mitte März 1916 lässt allerdings noch keine Notlage erkennen. Zumindest auf dem Papier wurde die in Friedenszeiten eingeführte vorbildliche Ernährung der Anstaltsinsassen beibehalten. Mit täglich zwei warmen Mahlzeiten ist die Verpflegung sogar erstaunlich variantenreich. Für Patienten 1. und 2. Klasse wurden umfangreichere Menus zur Verfügung gestellt als für die Mehrzahl der Patienten 3. Klasse. Anstaltsinsassen bekamen je nach ihren finanziellen Mitteln unterschiedliche Kost, in der 3. Klasse wurde zusätzlich zwischen Mittag- und Abendessen »a« und »b« differenziert. Die Variante a sah zum Mittag- und Abendessen zusätzlich eine Suppe vor. Das Abendessen der 3. Klasse b bestand lediglich aus einem Mais- oder Sagobrei im Wechsel mit Milchnudeln oder »Milchriebelen«. In der 1. Klasse war das Mittagessen abwechslungsreich und bestand aus vier Gängen. Die 2. Klasse erhielt dieselbe Speisefolge mit Suppe, Hauptgang und Dessert ohne Vorspeise. Selbst Abends wurde in dieser Märzwoche in der 1. und 2. Klasse laut Speiseplan nur zweimal Fleischloses serviert.

Der wortwitzige Lebemann Klett war vermutlich kein Patient 3. Klasse, denn ihm standen zumindest ausreichende Mittel zur Finanzierung seiner Aquarellmalerei zur Verfügung. Am 28. März 1908 wird ihm ein »vorzüglicher Ernährungszustand« attestiert. Am selben Tag meinte der Patient, er habe jetzt einen »Kegelkugelkopf«. Auch spätere Eintragungen, z. B. vom 20. Dezember 1913, bezeugen, dass »Nahrungsaufnahme und Kräftezustand vorzüglich« waren, und am 30. Juni 1914 wird gar »Beträchtliche Adipositas« dokumentiert. »Hat seit Kriegsbeginn trotz seiner Fettsucht nur 12 kg an Gewicht abgenommen«, notiert die Krankenakte gegen Kriegsende, am 25. Juli 1918, zu Klett, der durch die Wahl eines Speisezettels als Zeichenpapier detailierte Informationen über die Anstaltskost in Weinsberg in der Woche vor dem Josefstag im März 1916 bewahrt hat.

Karl Baumann

(Winterlingen 11.2.1882–?, bis 18.7.1913 in der Psychiatrischen Universitätsklinik Tübingen nachweisbar)
Weber
Klinik und Anstalt: Psychiatrische Universitätsklinik Tübingen 1912–1913,
Anstalt Schussenried oder Zwiefalten 1913
Diagnose: Dementia praecox

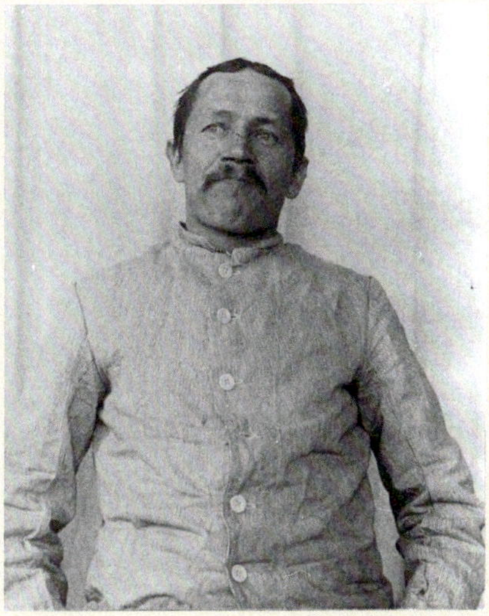

► Karl Baumann, 1912–1913
Krankenakte Psychiatrische Universitätsklinik Tübingen, © Universitätsarchiv Tübingen UAT 669/26000

»Achtung. Heuzutage nimts der Pfleger nicht so genau, er nimt das Gelt, nimt daß gute Gelt die Pazienten sind nebensache!«

Seit er 14 Jahre alt war, arbeitete Karl Baumann in Fabriken, zuerst in einer Strickerei, später in der Weberei in Ebingen. Doch seine Liebe galt der Musik. Mit 16 Jahren begann der Weber aus Winterlingen in der Ebingener Musikkapelle »Concordia« Geige und Klarinette zu spielen, obwohl ihm die Noten nicht besonders vertraut waren. Als er mit den anderen Musikern in Streit geriet, wollte er sogar eine eigene Kapelle gründen.

Das Militär zog ihn wegen seiner schwachen Konstitution und der geringen Körpergröße nicht ein. Der 1882 geborene Baumann wuchs in schwierigen Verhältnissen auf. Von den 14 Kindern der Familie überlebten nur er und drei Geschwister. Der Vater, ein Straßenmeister, erhängte sich. Als die Mutter wieder heiraten wollte und Karl das elterliche Haus verlassen sollte, wurde er misstrauisch, ängstlich und verschlossen. Sein Plan, im Häuschen seiner Mutter eine eigene Trikotfabrik einzurichten, war damit gescheitert.

Verzweifelt zog er sich zurück, beschrieb jedes Papier mit Noten und musizierte ohne Unterlass. Feindselig verweigerte er das mütterliche Essen und begann »Stimmen zu hören«. Im Oktober 1912 kam er zum ersten Mal in die Universitätsirrenklinik nach Tübingen. Bis auf einige Tage Unterbrechung blieb der 30-Jährige bis zum Juli 1913. Bald gestattete der behandelnde Arzt dem höflichen jungen Mann eine abendliche halbe Übungsstunde mit der Violine.

Am Tag ging der Weber seiner zweiten Passion nach: dem Zeichnen und Schönschreiben. Leidenschaftlich skizzierte er nach Vorlagen Häuser, Landschaften und Personen, um dann deren Strukturen in ornamentale Verzierungen aufzulösen. Meditativ zog er mit Blei- und Farbstift über die Blätter und erfand dabei sogar eine eigene Orthografie. Sein Vergnügen an der Kalligrafie ist den Blättern anzusehen, die aus Tübingen in die Sammlung Prinzhorn kamen. Doch in die Schönschriften floss auch das Alltagsgeschehen ein, und somit dokumentieren seine Werke zugleich sein Leben in der Klinik.

Baumann notierte vom 8. bis zum 11. Januar 1913 den Speiseplan und die Schlafenszeiten (▶ Tafel 5.10). Mit Punkten, Linien, Unterstreichungen, z. T. in blauem Farbstift, betonte er einzelne Passagen und rhythmisierte so das Geschriebene. Zum Schluss tröstete er sich selbst: »jren ißt etc. Menchlich«, und: »Aller anvang ißt Schwer:«

Später verließ er nicht mehr sein Bett. Seine Zeichnungen und die »Fioline« wurden ihm gleichgültig. Stumm bewegte er nur noch die Lippen. Im Mai des Jahres hatte er sich über die Pfleger geärgert und geschrieben: »Mai. Monat.5. erste Woche. Bitte. Achtung. Heuzutage nimts der Pfleger nicht so genau, er nimt das Gelt, nimt daß gute Gelt die Pazienten sind nebensache!«[39]

Im Juli 1913 wurde Karl Baumann in die Anstalt nach Schussenried oder Zwiefalten verlegt.[40] Sein weiteres Schicksal ist bislang unbekannt.

Inv.Nr. D 3914/2 (1993) recto
»Mittwoch 8. Januar 1913. Essen, Abens 6. Uhr. Kaffe mit beilag.
Donerstag 9. Januar 1913 Kaffe 2. Tass. Gester Abens Wurst u. Salad
Freitags
Samstag 31. Tag Tatums. 13. Milch 2. Tass 9. Uhr vormittags.
Sonntag 9. Datum Mittags=tisch $^{1/2}$ Uhr 12 Supp, u. Ochsenfleisch, mit Linsen.
$^{1/2}$ 3. Uhr Kaffe. Abends
Abens 6. Uhr, 2. Seitenwürst mit Kartofel
10. Januar, Heute Morgen, 7. Uhr. 2. Tass Kaffe.
11. 9 [Uhr] 2. Tass Milch.
11. ein mal leicht II. III. IIII. IV.
Datum 9. Austreten, einmal Heute Nacht,
10. Mittagstich saure Kuteln. 12 Uhr Supp. u. Leberspäzle.
10 $^{1/2}$ 3. Uhr 2. Tass. Kaffe.
5. $^{3/4}$ 10 vormittag.
Abens $^{1/2}$ 8. Uhr ins Bett
Morgens $^{3/4}$ 7. Uhr aus dem Bett
Salat
um 1. Uhr. nachmittag.
10. Heute Nacht 2. mal.
Datum 10. Januar 1913
11. Januar
jren ißt etc.
Menchlich
Aler anwang ißt schwer:«

▶ **Tafel 5.10** **»Mittwoch 8. Januar 1913. Essen, Abens 6. Uhr.«**, 8.1.–11.1. 1913
Bleistift und blauer Farbstift auf blau liniertem Papier
33,1 × 20,9 cm
Inv.Nr. D 3914/2 (1993) recto und verso
(© Sammlung Prinzhorn)

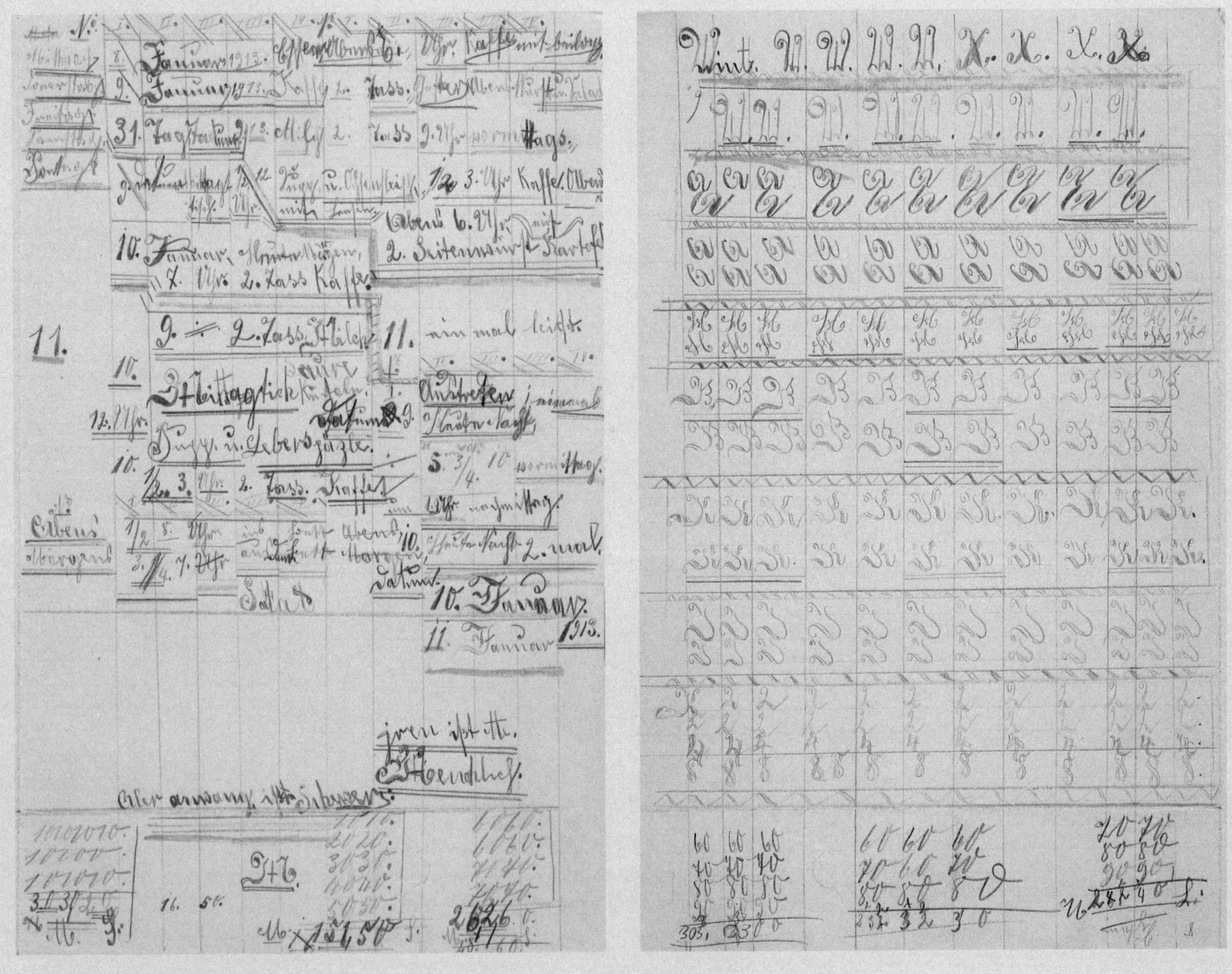

► Tafel 5.10

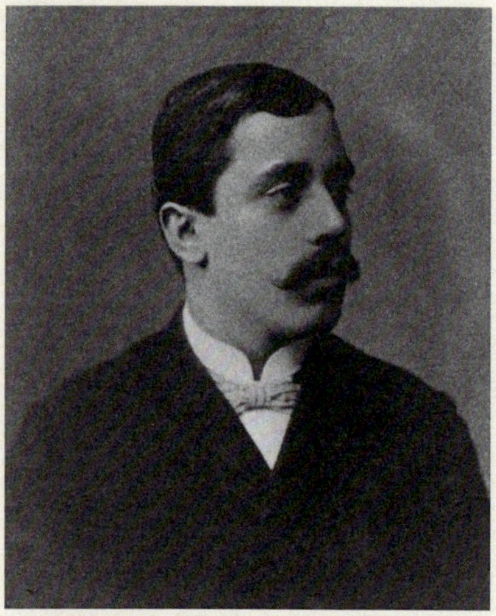

Franz Karl Bühler

Pseudonym bei Prinzhorn: Pohl
(Offenburg 28.8.1864–5.3.1940 NS-Tötungsanstalt Grafeneck)
Kunstschmied, Dozent
Anstalten: Anstalt Friedrichsberg Hamburg 1897,
Anstalt Breitenau Schaffhausen, Schweiz 1898,
Anstalt Illenau Achern 1898–1900,
Anstalt Emmendingen 1900–1940,
NS-Tötungsanstalt Grafeneck 1940
Diagnose: Schizophrenie

▶ Franz Karl Bühler
Foto: Stadtarchiv Offenburg V/38 (mit freundlicher Genehmigung)

▶ **Abb. 5.12** »**N° 429. Alois Fendrich**«, 24.10.1899
Feder, teilweise laviert, auf Papier
20,8 × 16,2 cm
Inv.Nr. 3025/6 (1989) recto (© Sammlung Prinzhorn)

»Klagesache Bühler 634«

Im Oktober 1899 zeichnete Franz Karl Bühler in der Anstalt Illenau Porträts seiner Mitpatienten Alois Fendrich und Karl Fischer (▶ Abb. 5.12). Während Fischer auf dem Skizzenblatt unten rechts dargestellt ist und nur kurz mit Namen, Herkunft und einer Rettungsmedaille im »Manenreg[iment]« erwähnt wird, machte der Kunstschmied Bühler zum »Schmidmeister« Fendrich sowohl eine En-face- als auch eine Profilstudie mit ausführlicheren Angaben. Sie benennen Geburtsdatum und -ort, die verstorbenen Eltern des Patienten, zählen zwei verstorbene Geschwister und einen Bruder auf, erwähnen Fendrichs Ehefrau Katharina und deren Kinder Wilhelm, Ernst und Marie. Unter der Patientennummer 429 ist der körperliche Zustand des Patienten als »gesund« angegeben, seine geistigen Momente sind »ruig«. Das äußere Erscheinungsbild wird ergänzend zu den Skizzen noch schriftlich spezifiziert: blaue Augen, rotblonde Haare, vorn ein wenig grau, die Figur stark, Größe 1,78. Fendrichs Sprache sei »undeutlich«, was wohl einer fehlerhaften oberen Zahnreihe zuzuschreiben ist. Unter Besonderheiten ist notiert, dass der Patient durch Fechten im Gesicht links Spuren eines Säbelhiebs aufweist. Bühler schlüpft als »Dr. Bühler« in die Rolle eines Arztes und erfasst in Anlehnung an einen ärztlichen Fragebogen biografische Daten sowie die körperliche und psychische Verfassung seiner Mitpatienten so exakt wie möglich. Ein im November entstandenes Porträt des Patienten Probst beschriftete Bühler mit »P. S. D. R. B Illenau«: Patienten-Statistik Dr. Bühler. Am unteren Bildrand setzte Bühler hinzu: »Zur Aufgabe Probst«[41]. Knapp 3 Wochen später erstellte »Dr. Bühler« für das Ministerium des Großherzogtums Baden in Karlsruhe, das ihn mit der Einrichtung eines »psycho-juristischen Dienstes« betraut habe, erneut einen »Auftrag Probst 412 Zeichnung« (▶ Tafel 5.11). Am oberen Bildrand ist das am Vormittag des 29. November begonnene Porträt zu sehen. Das restliche Skizzenblatt zeigt den Speisesaal kurz vor dem Mittagessen. Der Tisch ist bereits mit Suppennäpfen und Löffeln gedeckt, am linken Bildrand liegt ein Patient ausgestreckt auf einer Sitzbank.

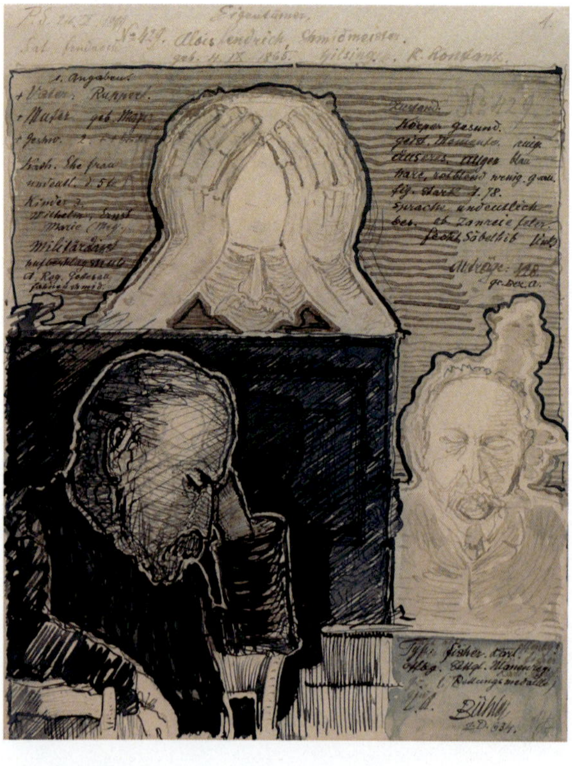

▶ **Abb. 5.12**

Am rechten Bildrand dokumentierte Bühler schriftlich, wie er kurz vor dem Mittagessen Opfer einer »Thätlichkeit« des Mitpatienten Merk Nr. 339 wurde, der ihn um 11:05 Uhr bei der Aufzeichnung seiner Patientenstatistik Nr. 412 unterbrochen habe (»folgeunterbrechung«). Es folgt ein »Angrif« Merks: Um 11:25 Uhr erhält der Zeichner Schläge an den Hals, auf die Brust und ins Gesicht. Daraufhin fordert Bühler einen gewissen »Hensel« auf, Merk aus dem Saal zu entfernen, seinem Wunsch wird aber nicht entsprochen. Um 11:30 Uhr ist laut Eintrag mittlerweile auch der Direktor anwesend. Er wird namentlich als »Dr. G. h. R. Dir. Schüle« (Dr. Geheimrat Direktor [Heinrich] Schüle) auf einer Patientenliste desselben Tages mit »Nachschau 11.30« erwähnt[42] (auf der Listenrückseite zeichnete Bühler ein Selbstporträt (▶ Tafel 5.12).

Bühler appelliert in seinem Probst-Auftragsblatt an die »Zeugenschaft d[er] Anwesenden«, hat »Redesbelang.« Aber die von ihm beanspruchte Sonderrolle, die ihn als ärztlichen Beobachter über seine Mitpatienten stellt, findet kein Verständnis. Das macht auch ein Eintrag in seiner Krankenakte von Anfang November deutlich: »Tritt oft anmaßend und herrisch gegen die anderen Kranken auf, glaubt hier zu sein, um die ›Santitätspolizei‹ auszuüben.«

So stehen Bühlers Angaben und diejenigen von Hensel »sämtl. in. Widerspruch«. Bühler beklagt die »fals[c]he Behandl[un]g« und die »Nachläsigkeiten [der] Einricht[un]g« (vgl. auch ▶ Kap. 3). Er wirft dem Beklagten Merk »Widersezlichkeit und absichtl. Körperschädigung« vor und dokumentiert die »Klagesache B[ühler] 634« für das »groshherzogl[iche] Amtsgericht«.

Auf der Patientenliste vom selben Tag wird Merk 339 als »skandalsüchtig« und »thätl. gegen B.« aufgeführt, unter »Probst 412« findet sich der Eintrag »Zeichnungsauftrag« (▶ Tafel 5.12). Einen Tag nach der Schlägerei entstand am 30. November Bühlers Studie »Das Rasieren« (▶ Abb. 5.13). Sie bezeugt, wie sich Patienten in einem gemeinsamen Aufenthaltsraum, überwacht von einem Pfleger, bei der Rasur gegenseitig unterstützten. Ein interessantes Bilddetail findet sich angeschnitten am unteren

▶ **Abb. 5.13** »**Das Rasiren**«, 30.11.1899
Feder über Bleistift, laviert, auf Zeichenpapier
20,9 × 16,4 cm
Inv.Nr. 3025/28 (1989) (© Sammlung Prinzhorn)

▶ **Abb. 5.14** »**Direktion d. Küche. Mitteilung.**«, 11.–12.11.1899
Feder auf Papier
21 × 16,5 cm
Inv.Nr. 3025/20 recto (1989) (© Sammlung Prinzhorn)

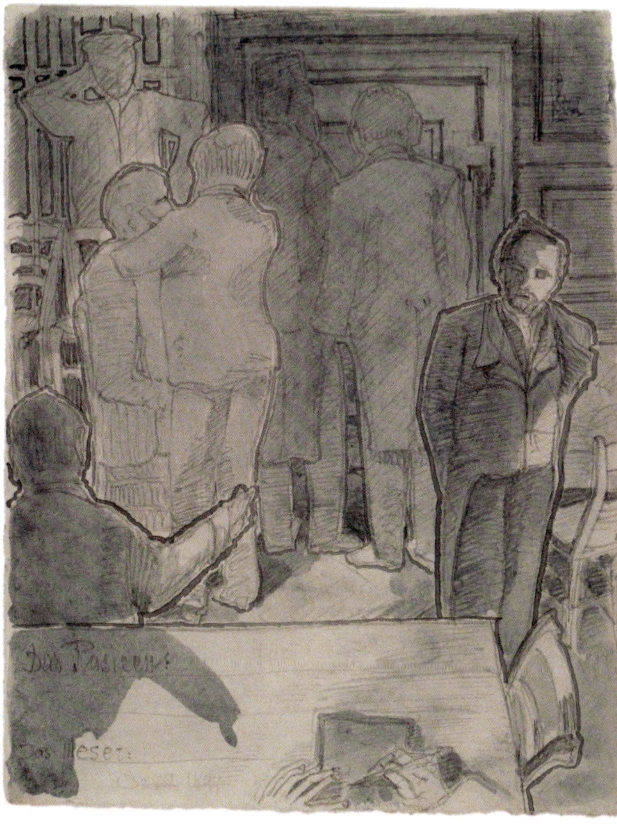

▶ **Abb. 5.13**

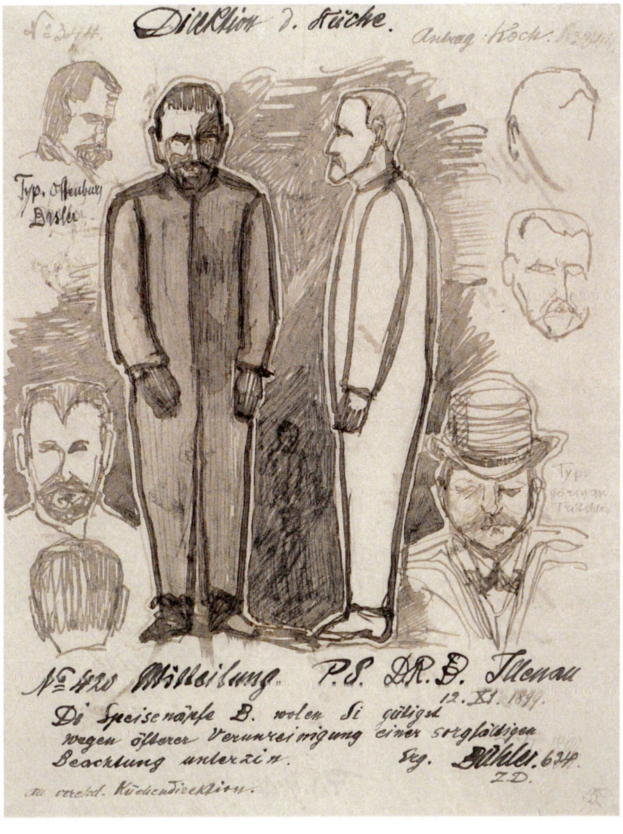

▶ **Abb. 5.14**

Bildrand. Es zeigt auf einem Tisch liegende zeichnende Hände. Bühler dokumentiert mit einem auf die Hände reduzierten »Selbstporträt« die eigene künstlerische Dokumentationstätigkeit (zu weiteren Selbstporträts vgl. ► Kap. 6).

Auf einem weiteren November-Blatt mit der Typisierung seiner Mitpatienten Koch, Offenburg, Basler, Görman und Tritschler plazierte Bühler eine Mitteilung an die Direktion der Küche (► Abb. 5.14). Bereits in der Schaffhausener Anstalt hatte er unregelmäßig gegessen und täglich nach Brech- und Abführmittel verlangt wegen Vergiftungsideen, die ihn auch in der Illenau fortwährend ängstigten. Deshalb bittet er die »Direktion der Küchen« erg[ebenst] darum, die »Speisenäpfe [...] gütigst wegen öfterer Verunreinigung einer sorgfältigen Beachtung [zu] unterzin.« Seiner Unterschrift fügte Bühler die von ihm an sich selbst vergebene Patientennummer hinzu: »i. A. Bühler z[u] D[iensten] 634«.[43]

► **Tafel 5.11 »Auftrag Probst 412. Zeichnung**«, 29.1.1899
Feder über Bleistift auf Papier
21 × 16,6 cm
Inv.Nr. 3025/26 (1989) recto
(© Sammlung Prinzhorn)

Tafel 5.12 Seite 168

► **Tafel 5.12 Selbstporträt »No. 634. Bühler. Hr. Direktor Dr. Müller Shaffhausen.«/ »Patientenliste P.S.D.R.B. Illenau.«**, 29.11.1899
Feder, laviert, über Bleistift auf Papier
20,9 × 16,3 cm
Inv.Nr.3025/27 recto und verso
(© Sammlung Prinzhorn)

Inv.Nr. 3025/26 (1989) recto
[links:]
»Auftrag Probst 412. Zeichnung
sizt von 11.05 folgeunterbrechung
mache
Klagesache B[ühler] 634
groszherzogl. Amtsgericht d. Groß[herzogtums] B[aden]
Bekl[agter] Merk. 339.
Widersezlichkeit
und absichtl.
Körperschädigung.
z.Z. No 412.
P. S. D. R. B [Patienten-Statistik DR. Bühler]
Illenau.
29. XI. 1899.

[rechts:]
abwesend: (Hensel) Vollmer Wunsch
339. Merk. Körperbeschädigung B[ühler]
Vorm[ittag] 11 25 1. Schlag hals seitl.
2 Schlag brust
3 Schlag. Gesicht
11.25 Min.
B[ühler] an Hensel auffordern, Merk aus Sal entfernen, wird nicht entsprochen
B[ühler] erhält Angrif Merk...
- 2 u. 3. Schlag. - sämtl. ruig.
11.30. Direktor G.h.R. [Geheimrat] anwesend.
B[ühler] Antrag, Merk. Thätlichkeit
bleibt one Zeugenschaft d. Anwesenden
danach Redesbelang. B[ühler] u. Angabe ›Hensel‹. - sämtl in. Widerspruch
z[u] Gut u. Leben gemacht. -
fals[c]he Behandl[un]g der Person
a. Nachläsigkeiten. Einrichtg.

[unten:]
i. A. Bühler z[u] D[iensten] 634.«

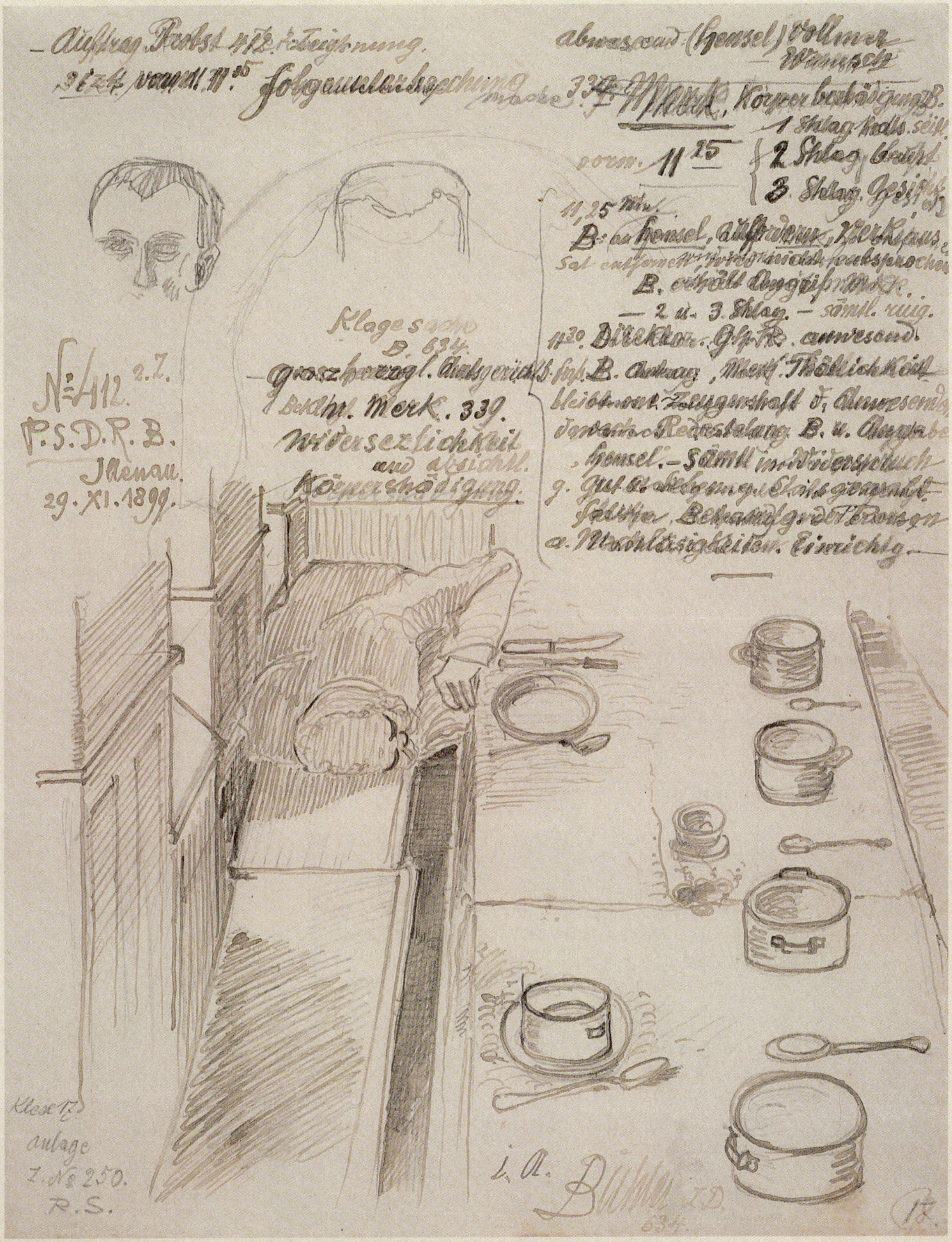
Klagesache
B. 634.
Widersezlichkeit
und absichtl.
Körperschädigung.
№ 412.
P.S.D.R.B.
Jlmenau.
29. XI. 1899.

▸ **Tafel 5.11**

Inv.Nr.3025/27 verso

LFZ. 29 XI. 1899 P.S.D.R.B. Illenau.

Anwesende.	*Bes.[onderheiten]*	
Lutz	*gegensäze schwer empfänglich.*	
Werner	*Eins[e]t[z]bar.*	
Lorenz	*Eins[e]t[z]bar*	
Hans 431.	*arbeitsam.*	
Friedrich	*Besuch.*	
Dr. Fraß	*empfängt Zeich[n]ung. B. 427.*	
65 Höflin	*liegend schwach*	
66 Stüber 404	*unreinlich schwach*	
68 Schlanker	*Zimeraufenth[alt].*	
68 Koch 344	*Vorraum*	
68 Bohnert	*Zimeraufenthalt*	
69 Mond 66	*Betligend*	
69 Gasser 429	*liegend*	
69 Fautz 416	*Salaufenthalt*	
70 Storz 376	*10. Nr. V Aufenth.*	
70 Trapp 100	*Ruig.*	
72 Dr. Frank 250	*Zimeraufenth. 72.*	
Wunsch	*Tag* [vgl. ► Tafel 6.10 Porträt Würtenberger, Karl Wunsch v. 28. Feb 1911]	
Vollmer		
Hensel	*One Kentnis*	
III. N. Herlikofer 428	*ansprache. B. LFZ. algem.*	*aufreizend*
III. Felder 413		*gereizt.*
Probst 412	*Anerkenung*	*Zeichungsauftrag.*
Fendrich 429	*der*	*unbestimt*
III. Lehman 71		*unbestimt*
Joggerst 401	*Person*	*unbestimt*
Lasch 426	*u.*	*unbestimt*
Feser 421	*Recht.*	*in Hausarbeit*
Hauser 409		*in Hausarbeit*
Epp 367	*Skandalabsichten. 11 bis 12.*	*in Hausarbeit*
Gaber 420		*Taghilfsdienst*
Burkhard 415		*Taghilfsdienst.*
Braun 411	*Skandalsüchtig. nalls.*	*unbestimt.*
V. Merk 339.	*thätl. gegen B. LFZ 412.*	*bestimt.*
Reichenbach	*Nachtdienst.*	
Wanner.	*Schlisdienst*	
Wilkowsky		
Riegler		
Von V. Kübler		*Hauseinrichtg.*
Himel		*beanstandet*
Seiler 30		*i. A.*
Kochunsel 30		*Bühler.*
Rheinek 25		*z D. 634.*
Hofman 26.		
Dr. G. h. R. Dir. Schüle		*Nachschau 11 30*
Dr. Oster	*Nachm.4*	

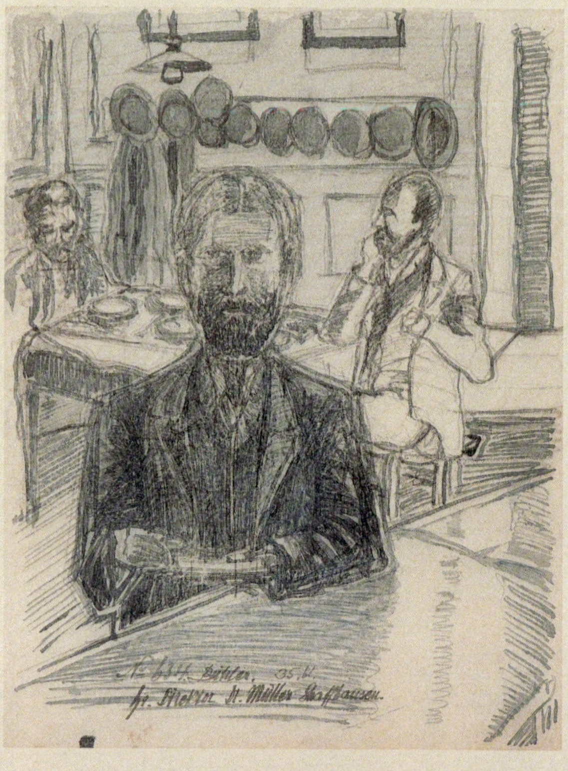

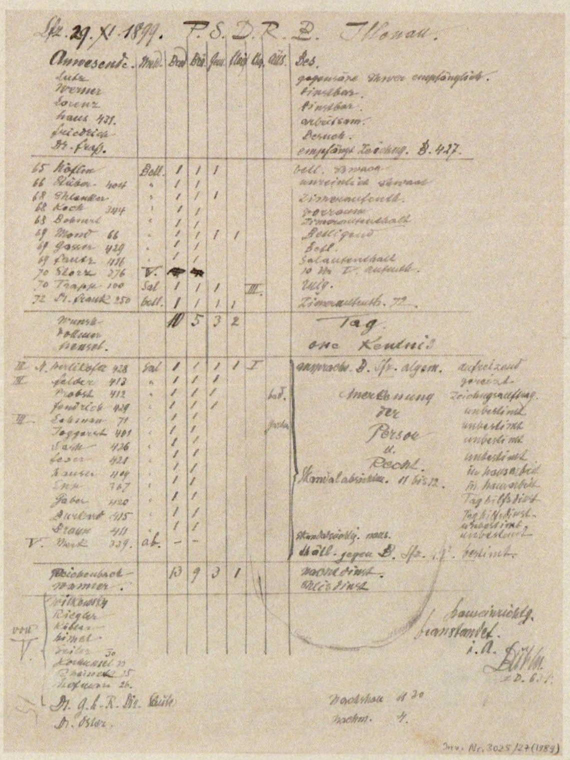

► Tafel 5.12

August Klett

Pseudonym bei Prinzhorn: Klotz
(Heilbronn Juni/Juli 1866–1928 Anstalt Weinsberg)
Weinhändler
Anstalten: Privatanstalt »Christophsbad« Göppingen 1903–1905, **Anstalt Weinsberg** 1905–1928
Diagnose: Dementia praecox

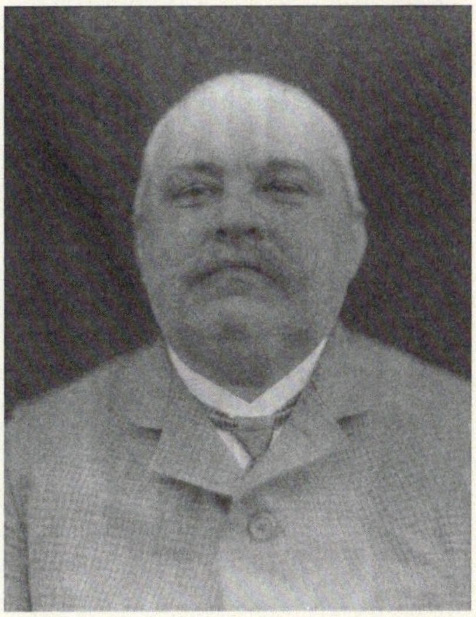

► August Klett, undatiert
Fotosammlung Dr. Paul Kemmler, Staatsarchiv Ludwigsburg F 234 VI Nr. 523 (mit freundlicher Genehmigung)

»Vergissmeinnichtdickglasväschen«

Mit »Blatt 25. Weinsberg, 20. Februar 1924 v. Klett«, begann der Weinsberger Anstaltsinsasse August Klett die Rückseite seines Aquarells (► Tafel 5.13) zu beschriften. Nach Blattnummer, Datierung und Signatur führte er in der zweiten Zeile weiter aus: »Blatt 24. ist heute Vormittag wieder oben liegen gelassen worden. Die Kette sollte nicht unterbrochen werden Ich verwahre mich gegen Fahrlässigkeiten der Bestellung.«

»Blatt 24« ist in der Sammlung Prinzhorn nicht erhalten, jedoch die Blätter 23 und 20, die ebenfalls auf den 20. Februar datieren und somit am selben Vormittag entstanden sein müssen. Chronologisch nummerierend schuf Klett an diesem Tag also mindestens fünf Aquarelle. In der folgenden Woche lassen sich durch fortlaufende Blatt-Nummern täglich zwischen vier und sechs Blätter nachweisen. Auf den 27. Februar sind die in der Sammlung enthaltenen Blätter 59 bis 62 datiert. Innerhalb einer Woche produzierte Klett am Tag also durchschnittlich fünf Blätter. In der Krankenakte wird auf seine enorme Produktivität verwiesen. Dort ist am 29. März 1919 zu seiner Aquarellmalerei vermerkt: »Betrachtet dies als wichtige Arbeit und gibt seine Produkte immer bei der Visite bedeutungsvoll ab.«

Blieb das von Klett erwähnte »Blatt 24« womöglich bei der Visite fahrlässig liegen und wurde von den Ärzten seiner Auffassung nach nicht genug gewürdigt? Einen gewissen Unmut gegenüber den Psychiatern kann man aus dem Bildkommentar von Blatt 25 herauslesen. Auf der Rückseite führt Klett »Prof. Dr. v. Koch Cleversulzbach: ›Kalbseselskopf –Blasenregenbogendudelsack‹«, als »Narciss I« ein, und am Textende spielt ein »Mäuse(dreck-)-Buckel Dr. Mauseblick« eine Rolle. Die in der Krankenakte erwähnten rückseitigen Bilderklärungen lassen sich jedoch nur selten mit den Motiven der Vorderseiten in Verbindung bringen und sind nur schwer verständlich. Hans Prinzhorn urteilte über Klett: »Er will nicht gestalten, was sich auch in Worte fassen ließe«.[44]

Der Kunsthistoriker beschrieb den »Systematisierungsdrang« des »schizophrenen Meisters« und erwähnte ein »Farbenalphabet«, das dieser 1905 erfunden und seinem Onkel geschickt habe, der eine Färberei besaß. Klett kombinierte Zahlen mit Buchstaben von 1a bis 25z und versah diese zusätzlich mit Farbcharakterisierungen, z. B. »6f = feuerflamigroth« oder »9i = himmelblau Vergißmeinnicht«. Auch poetisch anmutende Beschreibungen wie »22w = Wasserfarben (Sonnenlicht durch Wasserglas auf den Tisch fallend)«, sind darunter. 1914 kreierte Klett ein noch komplexeres Farben-Zahlen-Buchstaben-System. Er ordnete den Buchstaben weitere Zahlenwerte zu, deren Quersummen er errechnete und in Klammern hinter Substantiven vermerkte. »Blatt 25« kommt ohne solche Wortsummen aus und enthält auch kaum Hinweise auf die Anwendung eines Farbzahlensystems – bis auf die Notiz »Frl. Julie f6 1905«, die auf das erste Zahlenalphabet von 1905 anzuspielen scheint. »6f« steht für das flammende Feuerrot, in das Klett drei Figuren der Vorderseite kleidete. Die Bild-Protagonisten lassen sich auch hier nur schwer den rückseitigen Textcharakteren zuordnen. Ist womöglich »Narciss II: Fähnchen Schöllchen als Nigger-Indianer am Arschloch«, ein behandelnder Arzt? Von Klett ebenso erwähnt werden »die vielen Aufforderungen: Utmoseste ›der Crapule‹ [franz. Schuft, Lump] am Arsch zu lecken«.

Auch Fräulein Julie wird auf Französisch dazu angehalten: »Baise mon cul = Julie Combé«.

An anderer Stelle fragt der Autor, ob Leutnant Burckhardt »die Negerinnen entjungfert« habe, und behauptet, er kenne die »Schwiegermutter-Falte« nicht. Inmitten des Textes wird dann eher beiläufig und in Klammern auf den Titel des Bildes verwiesen: »(Bild: Das Glied dem Arzt beweisen)«. Vermutlich steht dies im Zusammenhang mit der von Prinzhorn als »Antwerpener Fieber« erwähnten Diagnose Gonorrhoe.[45] Ganz unvermittelt taucht auch das Wort »Vergissmeinnichtdickglasväschen« auf. Greift es das Himmelblau des Vergissmeinnichts auf, das der Zeichner in seinem Farbenalphabet mit »9i« gleichsetzte? Der Zusatz »Dickglas« könnte auf einen weiteren Zusammenhang verweisen. Zur Eröffnung der königlichen Heilanstalt Weinsberg im November 1903 feierte das Stuttgarter *Neue Tagblatt* es als »erfreulichen Fortschritt der Technik«, dass 10–15 mm dickes Glas die gleiche Sicherheit gäbe wie »ehedem die entsetzlichen Gitter«. Einzig die Isolierzimmer für ganz Unruhige hätten noch eiserne Fenster und extra starkes Glas.[46]

Auf Kletts Bildszene ist ein Raum mit vergitterten Fenstern zu sehen. In Weinsberg waren so nur noch Isolierzimmer ausgestattet. Klett packt auf engstem Raum ein anachronistisches Sammelsurium voller Individualisten unterschiedlichster Couleur und Charaktere. Mit ihren fantasievollen Trachten und Kopfbedeckungen scheinen sie unterschiedlichsten Zeiten und Nationalitäten zu entstammen. Ein farbenprächtiges Tollhaus wird heraufbeschworen, in dem die Insassen in einer überfüllten Zelle so aneinanderrücken, dass sie teilweise in »Doppeldeterminierung« ihre Konturen miteinander teilen müssen. Ein Narr sitzt auf einem goldenen Thron, dabei ruht sein rechtes Bein erhoben in einer Schlinge, sodass sein Gegenüber (zur Untersuchung?) mit der Nase ganz nah an das aufgerichtet präsentierte Glied heranrückt. Soll hier die Gesundheit des Gliedes unter Beweis gestellt werden? Oder wird dem Arzt vielmehr die kreative Potenz des Narren unter die Nase gerieben, der wie ein Vergissmeinnicht im Dickglasväschen hinter Anstaltsmauern nicht vergessen werden möchte?

▶ **Tafel 5.13** »**Das Glied dem Arzt beweisen**«, **[Blatt 25]**, 20.2.1924
Bleistift, Wasserfarben, Kreide auf Zeichenpapier
18 × 25,5 cm
Inv.Nr. 590 (© Sammlung Prinzhorn)

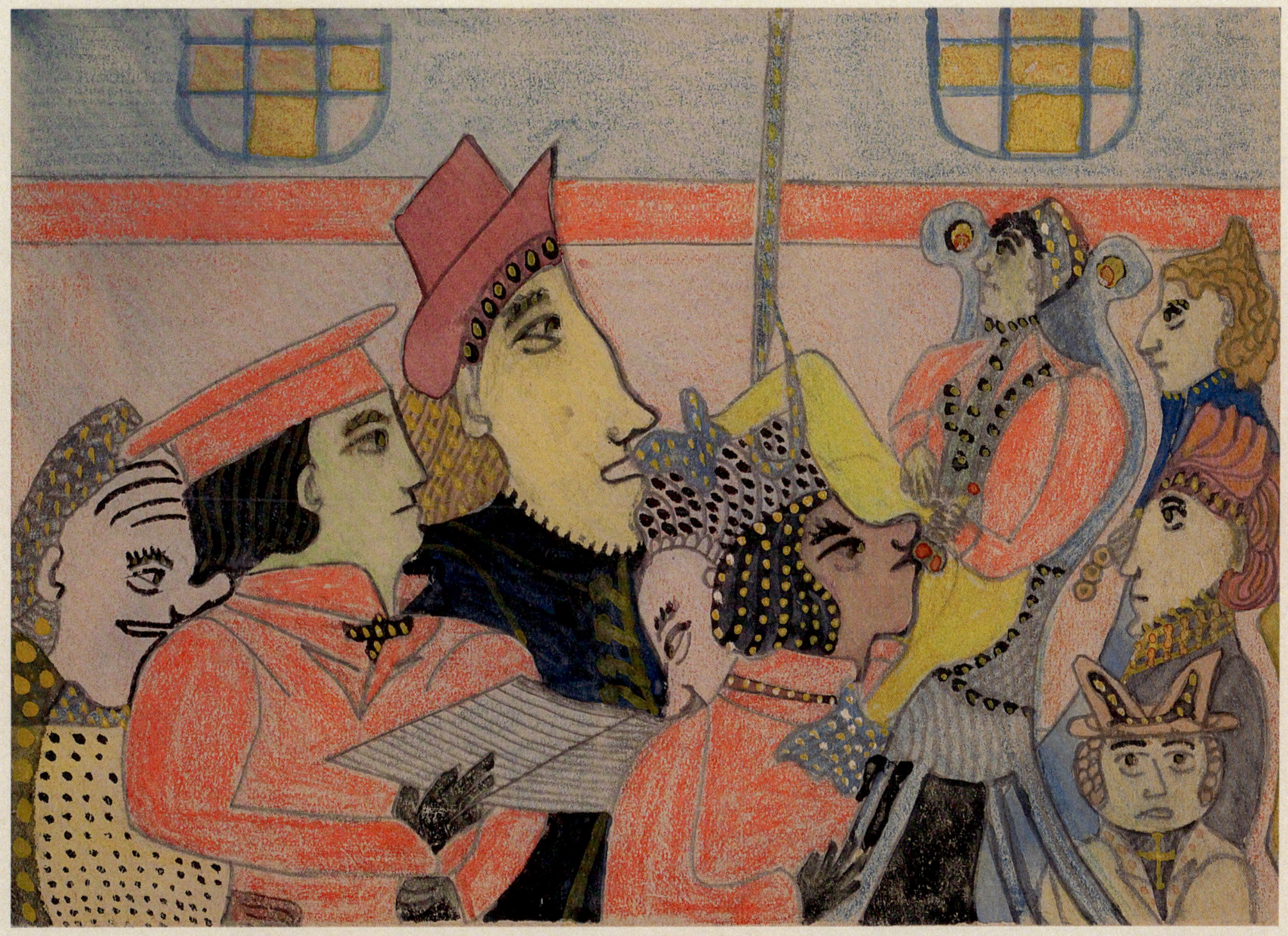

▶ **Tafel 5.13**

Fußnoten

1 Vgl. *Schweizerhof. Privat-Heilanstalt für Nerven- und Psychisch-Kranke weiblichen Geschlechts*, hrsg. v. Heinrich Laehr, Berlin 1903.
2 Vgl. Emil Kraepelin, *Einführung in die Psychiatrische Klinik, Krankenvorstellung*, Leipzig 1921, Bd. 2 u. 3.
3 Vgl. Max Fischer, *Wirtschaftliche Zeitfragen auf dem Gebiete der Irrenfürsorge*, München 1901.
4 Vgl. dazu beispielhaft *Jahresberichte der Großherzoglich Badischen Irren=Anstalten für die Jahre 1909 und 1910*, Karlsruhe 1911.
5 Vgl. Franz Karl Bühler, »geisteszurechnungsfähige« 26.–30.1.1918, Farbstiftzeichnung auf bedruckter Buchseite, Inv.Nr. 2970/11.
6 Krankenakte Josef Grebing, Psychiatrische Universitätsklinik Heidelberg, Katamnese 1909, S. 1.
7 Max Fischer war von 1905 bis 1927 Direktor der Anstalt Wiesloch.
8 »Eine vollständige Neubearbeitung der Hausordnung und der Dienstanweisungen ist im Werke«, Max Fischer, in: *Jahresberichte der Großherzoglichen Badischen Irren-Anstalten für die Jahre 1909 und 1910*, Karlsruhe 1911, S. 118.
9 »Um dem Personal außer dem dienstlichen Wege durch die direkten Vorgesetzten auch eine eigene Vertretung zu geben, hat sich die Gr. Regierung entschieden, einen Wärter- bzw. Wärterinnenausschuß an jeder Anstalt zu bilden, dem obliegt über wichtige Fragen des Dienstes, Einführung neuer Bestimmungen usw. sich zu äußern und besondere Wünsche und Anregungen dem Direktor vorzutragen.« Fischer 1909/1910 (Anm. 8), S. 118.
10 Josef Grebing, Notizbuch, Inv.Nr. 616 fol. 27 recto.
11 Krankenakte Josef Grebing, Psychiatrische Universitätsklinik Heidelberg, Katamnese 1909, S. 2.
12 Darunter steht eine Liste europäischer und asiatischer Länder mit dem »Wert ausländischer Geldsorten« ohne inhaltlichen Bezug zur Hausordnung.
13 Josef Grebing, »Sanitätsverbrechen«, 6.4.1927, in: Krankenakte Josef Grebing, Anstalt Emmendingen, S. 2, Staatsarchiv Freiburg E120/1 1921.
14 »Im Laufe der Jahrzehnte bin ich noch zweimal in der Klinik gewesen, habe dort meine Zeichnungen und Kunstarbeiten zur Begutachtung vorlegen sollen. Das letzte mal, Ostern 5919 [vermutlich Angabe nach eigenem Kalender und bedeutet: 1919], ließ ich alle meine Zeichnngen, Notizbücher, Schreibmappe mit Inhalt, Bildniß und Testament meiner gottseligen Mutter und Habseligkeiten, gezwungen, in der Klinik bei dem Portier zurück, weil man mir einen Teil dieser Sachen vorenthalten hatte und weil ich wollte, daß diese Sachen beisammen bleiben sollten. In Wiesloch, bei den z. T. während des Krieges verrohten Wärtern, waren mir die gesammelten und selbst gemachten Kunstpiceen [Kunststücke] auch nicht sicher, darum sah ich mich gezwungen, den Teil der [von] mir dargebotenen Sachen beim Portier zurückzulassen.« Grebing 1927, S. 3 (Anm. 13).
15 Vgl. Torsten Kappenberg, »Josef Heinrich Grebing – ›ein fürchterliches Gefängnis – diese Heil=& Pflegeanstaltshaft – ich war nervenkrank‹«, in: Ausst.Kat. *Todesursache: Euthanasie. Verdeckte Morde in der NS-Zeit*, hrsg. v. Bettina Brand-Claussen, Thomas Röske und Maike Rotzoll, Sammlung Prinzhorn, Heidelberg 2. erweiterte Auflage 2012, S. 96–105. Auch Personalakte Grebing, Generallandesarchiv Karlsruhe, Sign. GLA Abt. 463, Zug. 1983/20X, Nr. 11 554.
16 Ludwig Wilhelm Weber, *Jahresbericht über das Provinzial-Verwahrungshaus zu Göttingen für die Zeit vom 1. April 1910 bis 31. März 1911*, Hannover 1911, S. 4.
17 Krankenakte Agnes Richter, Anstalt Hubertusburg Wermsdorf, Sächsisches Staatsarchiv Leipzig, Signatur 5906, o. S.
18 Krankenakte Richter (Anm. 17), S. 4.
19 Vgl. Viola Michely »Agnes Richter«, in: Ausst. Kat. *Irre ist weiblich. Künstlerische Interventionen von Frauen in der Psychiatrie um 1900*, hrsg. v. Bettina Brand-Claussen und Viola Michely, Sammlung Prinzhorn, Heidelberg 2004, S. 146. Siehe auch Monika Ankele, *Alltag und Aneignung in Psychiatrien um 1900. Selbstzeugnisse von Frauen aus der Sammlung Prinzhorn*, Wien, Köln, Weimar 2009, S. 178–183.
20 Eine Directrice ist eine Schneiderin in leitender Position, die Modelle entwirft.
21 Eintrag im Adressbuch für Berlin und seine Vororte, Berlin 1897, S. 566: »Wilms, H., Schneiderin, Tieckstraße 10«, Digitale Landesbibliothek Berlin *http://nbn-resolving.de/urn:nbn:de:kobv:109-1-4728906*, abgerufen am 23.11.2016.
22 Krankenakte Hedwig Wilms, Anstalt Buch Berlin, Signatur W. 3656, Eintrag vom 20.12.1913.
23 Krankenakte Wilms (Anm. 22), darin Abschrift der Krankenakte Anstalt Marburg, Eintrag vom 10.4.1913: »Hockt am Boden, reißt sich Fäden aus den Pantoffeln und legt sie zu gleichen Figuren, gedreht sorgfältig nebeneinander, sitzt mit hoheitsvoller Miene da, läßt sich ihrer Arbeit nicht stören, gibt a. B. keine Antwort.«
24 Ebd., Eintrag vom 26.11.1913.
25 Vgl. Anne Hatzius »Hedwig Wilms«, in: Ausst. Kat. *Irre ist weiblich* 2004 (Anm. 19), S. 134. Hatzius setzt die Kanne und den Krug als Flüssigkeitsbehältnisse in eine inhaltliche Beziehung zur künstlichen Ernährung mit der Sonde. Zu Wilms siehe auch Ankele 2009 (Anm. 19), S. 210–212.
26 Heinz Faulstich, *Hungersterben in der Psychiatrie 1914–1949. Mit einer Topographie der NS-Psychiatrie*, Freiburg 1998, hier zu Anstalt Berlin-Buch S. 41–42 und S. 53.
27 Krankenakte Barbara Suckfüll, Anstalt Schloss Werneck, Eintrag vom 24.7.1907, o. S.
28 Prinzhorn 1922, Abb. 9, S. 67.
29 Zu Suckfüll siehe Ankele 2009 (Anm. 19), S. 206–208 sowie Sabine Mechler (d. i. Hohnholz) »Barbara Suckfüll«, in: Ausst.Kat. *Irre ist weiblich* 2004, (Anm. 19), S. 130.
30 Elisabeth Faulhaber, Inv.Nr. 3708 fol. 3 verso.
31 Elisabeth Faulhaber, Ohne Titel, Bleistift auf Papier (Heft), 1917, Inv.Nr. 3797/2.
32 Statistisches Jahrbuch der Stadt Leipzig 6. Bd. 1919–1926. Leipzig, 1928, S. 28.
33 Faulstich 1998 (Anm. 26), S. 58.
34 Zu Faulhaber vgl. Ankele 2009 (Anm. 19), S. 200–204.
35 Ein Spruch, der oft auf Weinsberger Postkarten zu lesen ist lautet: »Durch treue Weiber, Wein und Sang hat Weinsberg seinen guten Klang«.
36 Prinzhorn 1922, S. 182.
37 »Ein schöner Josefstag ein gutes Jahr verheißen mag«; »Ist‹s am Josephstag klar, folgt ein fruchtbar‹ Jahr!«, vgl. *https://de.wikipedia.org/wiki/Josefstag*, abgerufen am 25.4.2017.
38 *Festschrift »100 Jahre«. 1903–2003 – Von der Königlichen Heilanstalt Weinsberg zum Klinikum am Weissenhof*, hrsg. v. Klinikum am Weissenhof, Weinsberg 2003, S. 9. Siehe auch Faulstich 1998 (Anm. 26).
39 Karl Baumann, Inv.Nr. D 3914/23 (1993) fol. 1 verso.
40 In der Krankenakte der Psychiatrischen Universitätsklinik Tübingen, Signatur: 544 werden beide Anstalten angegeben.
41 Franz Karl Bühler, Inv.Nr. 3035/19, datiert auf »11.XI.1899«.
42 Franz Karl Bühler, Inv.Nr. 3025/27 verso, datiert auf »29. XI. 1899«.
43 Zu Bühler siehe ausführlich Ausst.Kat. *Franz Karl Bühler. Offenburg 1864–Grafeneck 1940. Bilder aus der Prinzhorn-Sammlung*, Museum im Ritterhaus Offenburg, Offenburg 1993.
44 Prinzhorn 1922, S. 184.
45 Ebd., S. 168.
46 *Festschrift 100 Jahre Weinsberg* 2003 (Anm. 38), S. 6.

Ärzte, Pfleger, Mitpatienten und das Selbst im Porträt

»Personenconfrontationen«

© Springer-Verlag GmbH Deutschland, ein Teil von Springer Nature 2018
I. von Beyme, S. Hohnholz, *Vergissmeinnicht – Psychiatriepatienten und Anstaltsleben um 1900*
https://doi.org/10.1007/978-3-662-55532-3_6

Nur selten sind Quellen verfügbar, die Auskunft über die persönlichen Kontakte innerhalb einer psychiatrischen Institution geben. Krankenakten, Anstaltsregistraturen und zeitgenössische Publikationen berichten von Behandlungsmethoden, Diagnosen und alltäglichen Abläufen in den Anstalten, informieren jedoch nur wenig über individuelle wechselseitige Beziehungen zwischen Patienten, Pflegepersonal und Ärzten.

In der Sammlung Prinzhorn werden Porträts aufbewahrt, in denen Patientenkünstler ihre Wahrnehmung von Ärzten, Pflegepersonal, Mitpatienten und sich selbst widerspiegeln. Dieses klassische Genre der Kunst bildet nicht nur die äußerlichen Merkmale einer Person ab, sondern erfasst auch ihre Wesenszüge. Zugleich lässt das Porträt Rückschlüsse auf die Beziehung zwischen Künstler und Modell zu. Der Zeichner eines Selbstbildnisses dagegen wagt die direkte Konfrontation mit sich selbst, so wie dies Franz Karl Bühler mit über 20 Selbstporträts über einen Zeitraum von 21 Jahren immer wieder tat (▶ Tafel 6.25–6.28, ▶ Abb. 6.21–6.22). Es ist erklärlich, dass gerade Insassen mit einer künstlerischen Ausbildung besonders häufig Porträts von sich und ihren Mitpatienten anfertigten. August Richter, Karl Maximilian Würtenberger, Paul Goesch, Karl Franz Bühler, Minna Köchler und Albert Hammel waren trotz Internierung kreativ. Ihre Porträts von Mitpatienten, Ärzten und Pflegern geben nicht nur Auskunft über die Personen, sondern informieren auch über die soziale Stellung der Dargestellten. Kleidung, Attribute wie ein Schlüsselbund (▶ Abb. 6.2–6.4) und Raumsituationen sind wichtige charakterisierende Merkmale, denen im Laufe der Zeit außerdem die Bedeutung historisch wertvoller Zeugnisse zuwächst.

August Richter porträtierte in der Anstalt Pirna-Sonnenstein um 1844 in der zeittypischen Berufskleidung sowohl den Arzt Dr. Lessing (▶ Tafel 6.1) als auch den Oberwärter Huhn (▶ Tafel 6.2), den Wärter Thieme (▶ Tafel 6.3) und einen Unbekannten, dessen Schlüsselbund ihn ebenfalls als Wärter ausweist (▶ Tafel 6.4). Von Karl Maximilian Würtenberger sind neben einem Selbstporträt als Künstler (▶ Tafel 6.9) auch Darstellungen seiner Illenauer Mitpatienten sowie Bildnisse von Wärtern und Ärzten erhalten (▶ Tafel 6.10–6.11). Von Oskar Herzberg befinden sich in der Sammlung Prinzhorn sowohl ein Selbst- als auch ein Gruppenporträt seiner Leipziger Mitpatienten. In seiner Darstellungsweise ist kein Unterschied zwischen Patienten und Personal auszumachen (▶ Tafel 6.13–6.15). Herzberg bemühte sich, seine Mitpatienten, die er nach einer fotografischen Vorlage porträtierte, respektvoll wiederzugeben und arbeitete so dem Klischee, Irre seien aus sämtlichen bürgerlichen Ordnungen gefallen, entgegen. Auch sein eigenes Bildnis unterscheidet sich im würdevollen Habitus nicht

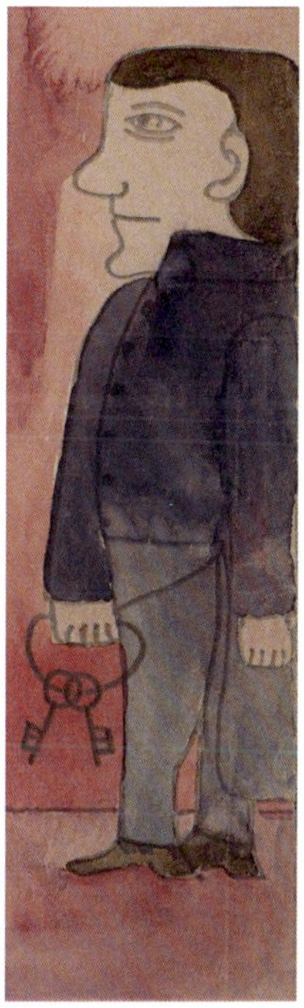

▶ **Abb. 6.1** August Klett (bei Prinzhorn: Klotz)
Wärter mit Schlüsselbund, Detail aus »**Schaumverback – Schleckereien**«, 13.7.1915
Bleistift, Wasserfarben auf Zeichenpapier
Inv.Nr. 477 (© Sammlung Prinzhorn)

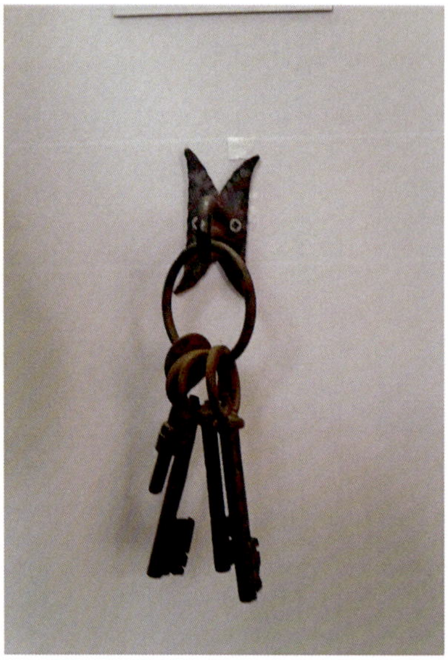

► Abb. 6.2

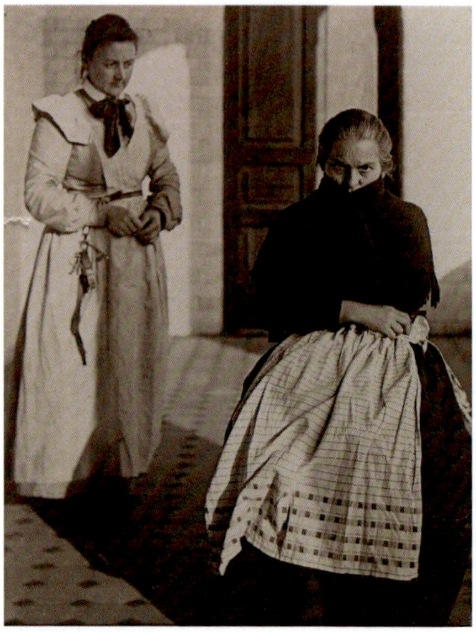

► Abb. 6.3

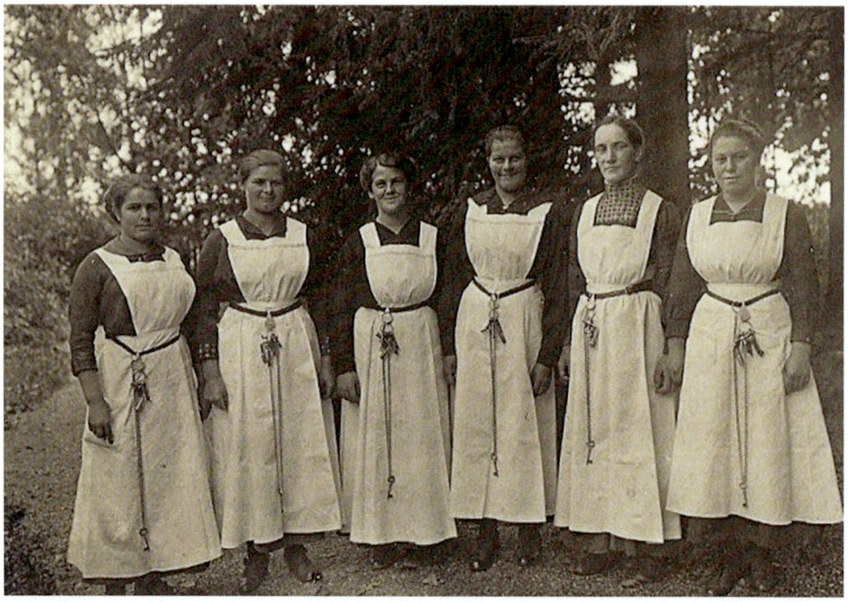

► Abb. 6.4

► **Abb. 6.2** Historischer Wärter-Schlüsselbund (Psychiatriemuseum Haina, mit freundlicher Genehmigung)

► **Abb. 6.3** Wärterin mit Schlüsselbund und Patientin in der Heil- und Pflegeanstalt Weilmünster
Fotosammlung Weilmünster, Album 1905–1914, Bd. 1, LWV Hessen Archiv (mit freundlicher Genehmigung)

► **Abb. 6.4** Wärterinnen mit Schlüsselbund der Anstalt Breitenau in Schaffhausen, © *www.schaffhausen-foto-archiv.ch* (mit freundlicher Genehmigung)

von dem des Oberpflegers und wird zusätzlich von einem Ehrenkranz umrahmt. In gesteigerter Form ist diese Erhöhung der eigenen Person in zwei Selbstbildnissen von Jakob Mohr zu finden, in denen er sich als ordens- und eichenkranzgeschmückter königlich-kaiserlicher Beherrscher der Welt darstellte (► Tafel 6.21, ► Abb. 6.18). Auch von Frauen sind Porträts erhalten, Ria Puth zeichnete sich so, »... wie die Anstalt sie haben möchte, sie aber scala Dei (sc. ›leider Gottes‹) nie wird« (► Tafel 6.20).

Und Minna Köchler erfasste in einem Doppelporträt (► Tafel 6.19) ihre enge Beziehung zum Heidelberger Anstaltsleiter Karl Wilmanns (1873–1945). Die Verbindung oder gar Identifikation mit dem Klinikleiter als der mächtigsten Person in der Institution konnte das Selbstwertgefühl von Patienten enorm steigern. Herzberg signierte sogar eines seiner Werke mit dem Zusatz »Generaldirektor an der Königl. Nervenklinik zu Leipzig«.[1]

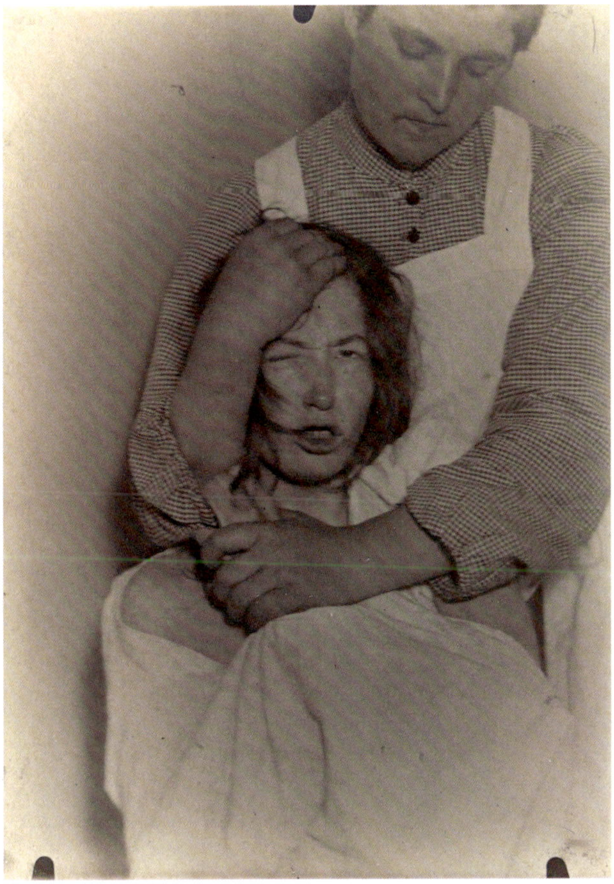

▶ Abb. 6.5

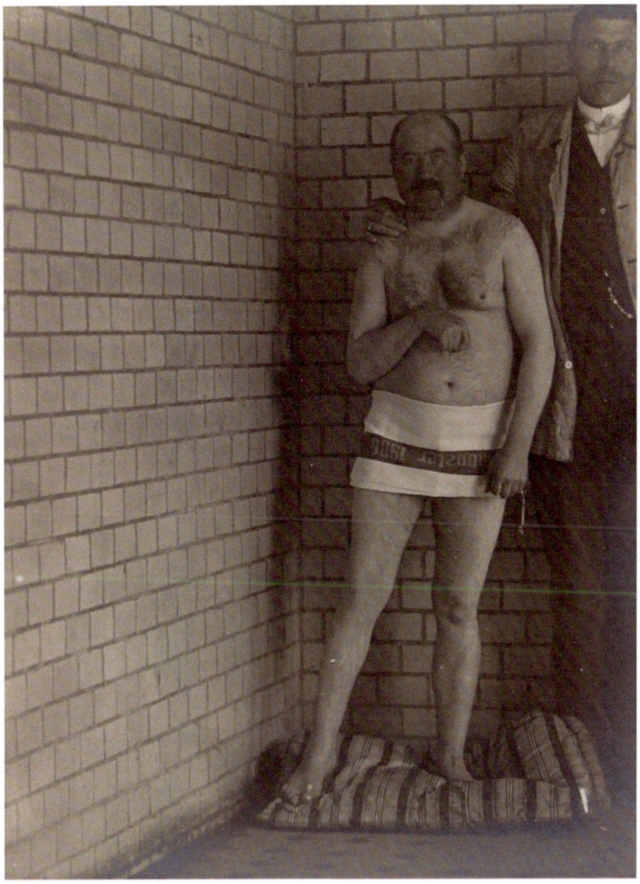

▶ Abb. 6.6

Alois Dallmayr, der sich mehrfach als Frau darstellte, präsentierte sich in einer Zeichnung als wissenschaftliche Psychiaterin, die das »Kraepelinsche System durchgearbeitet« habe, und versuchte sich so auf eine Stufe zu stellen mit dem psychiatrischen System, in dessen Hierarchie er de facto am unteren Ende stand (▶ Tafel 6.29). Kraepelins Nachfolger, der Heidelberger Klinikleiter Franz Nissl (1860–1919), wurde von Albert Hammel porträtiert, der womöglich dem Direktor höchstpersönlich sein Können als Künstler beweisen wollte (▶ Tafel 6.18). In den Porträts aus der Sammlung Prinzhorn begegnen sich drei Personengruppen: Patienten, Pfleger und Ärzte, die sich im Mikrokosmos des Anstaltsalltags miteinander arrangieren mussten. An der Spitze dieser pyramidalen Macht- und Weisungsstruktur stand als patriarchalisches Familienoberhaupt und höchste Instanz der Anstaltsdirektor.

Die hier vorgestellten Porträts und Szenen eröffnen überraschende und differenzierende Einblicke in das Beziehungsgeflecht des Anstaltslebens. Auf Augenhöhe wurden die Psychiater Friedrich Hermann Lessing, Rudolf Bundschuh, Karl Wilmanns und Franz Nissl von ihren Patienten porträtiert. Doch auch die Wärter und Pfleger wurden gezeichnet. Dabei vergaßen Richter und Klett nicht deren wichtigstes Attribut, den Schlüsselbund – Symbol dafür, dass sich die Patienten nicht freiwillig in der Anstalt befanden (▶ Abb. 6.5–6.6).

▶ **Abb. 6.5** Patientin und Pflegerin der Heil- und Pflegeanstalt Weilmünster Fotosammlung Weilmünster, Album 1905–1914, Bd. 1, LWV Hessen Archiv (mit freundlicher Genehmigung)

▶ **Abb. 6.6** Patient und Pfleger der Heil- und Pflegeanstalt Weilmünster Fotosammlung Weilmünster, Album 1905–1914, Bd. 5, LWV Hessen Archiv (mit freundlicher Genehmigung)

August Richter

(Dresden 3.6.1801–1873 Anstalt Sonnenstein Pirna)
Porträt- und Historienmaler, Zeichner
Anstalt: Anstalt Sonnenstein Pirna 1844–1873
Diagnose: unbekannt

»Alles gewaltig und kühn, wie in seiner besten Zeit.«

Der Dresdner Maler und Akademieprofessor August Richter verbrachte fast 30 Jahre bis zu seinem Tod 1876 in der Anstalt Pirna-Sonnenstein. In der Sammlung Prinzhorn sind 49 Blätter erhalten, die er im Laufe seines Anstaltsaufenthaltes zeichnete und die Prof. Georg Ilberg (1862–1942), seit 1910 Direktor der Landesanstalt Sonnenstein, nach Heidelberg schickte (zu Ilberg s. auch ► Kap. 7, Miss G.).

Kurz vor seinem 14. Geburtstag wurde Richter in die Zeichenschule der königlichen Akademie aufgenommen. Als 15-Jähriger nahm er bereits an der jährlichen Akademieausstellung teil. Durch seinen Lehrer Friedrich Matthäi geprägt, betätigte er sich nach Abschluss der Dresdner Akademie zunächst als Bildniszeichner und studierte in München Historienmalerei. Im Atelier des Münchner Akademiedirektors Peter von Cornelius, dem wichtigsten Vertreter der Nazarener, einer Künstlervereinigung deutsch-religiöser Maler, beschäftigte sich Richter mit Freskenmalerei. Cornelius ermöglichte ihm durch Ausstellen eines sehr guten Zeugnisses das Stipendium für eine Reise nach Italien, wo Richter Werke der großen Meister Raffael und Michelangelo kopierte. Bereits in Rom war der talentierte Dresdner an einer Art nervösem Fieber erkrankt. Seine Briefe wurden immer schwermütiger und rätselhafter.

1830 trat Richter in Dresden eine außerordentliche Professur für Zeichnen an. Seinen Schülern konnte er sagen: »Raphael selbst hat mich's so gelehrt, also müssen Sie es auch so machen« oder »Michel Angelo würde diese Linie mir nicht erlaubt haben, also kann ich sie ihnen auch nicht erlauben.«[2]

Überlastet, unter anderem durch die Vertretung eines Kollegen, galt er Ende 1833 als kränklich und hypochondrisch. 1835 beteiligte er sich letztmals an einer Akademieausstellung. Dann kam seine »Wandlung«.[3] Er wandte sich zunehmend von der strengen nazarenischen Ölmalerei mit ihren religiösen Sujets ab und hin zu einer realistischen Darstellung des Alltagslebens.[4] 1843 musste er sich in einem Privatsanatorium in Radebeul erholen. Sein Befinden verschlechterte sich so sehr, dass er 1844 in die Heil- und Pflegeanstalt Sonnenstein aufgenommen wurde. Zu Beginn seiner Internierung soll er viel getobt und mehrere Fluchtversuche unternommen haben. Das berichtete seine Schwester Henriette in einem Brief vom Oktober 1851 an den Schriftsteller Karl Gutzkow (1811–1878). Über Richters erste Jahre in der Anstalt schrieb sie: »Man nahm erst viele Rücksicht auf ihn aber die Überfüllung ist groß er ist jetzt oft mit 10–12 auf einer Stube. Die Kleidung jetzt auch wie die der Andern! Nun ist aber mein Bruder in allem geistreich und verständig wie früher – die eine Angstidee der Verfolgung die ihn mit Todesangst peinigt ausgenommen – alle um ihn sind mehr oder weniger Narren oder in dumpfes Erstarren verfallen … Diese Lage kann aber seinen Zustand nur er-

► **Tafel 6.1 Dr. Friedrich Hermann Lessing**, nach 1844
Aquarell über Bleistift auf Büttenpapier
26,4 × 20,3 cm
Inv.Nr. 4194 (© Sammlung Prinzhorn)

► **Tafel 6.2** »**Oberwärter Huhn Sonnenstein 1838**«, nach 1844
Feder in braun über Bleistift auf Büttenpapier
35,5 × 20,9 cm
Inv.Nr. 4169 (© Sammlung Prinzhorn)

► **Tafel 6.3** »**Wärter Thieme Sonnenstein**«, nach 1844
Feder in braun über Bleistift auf Büttenpapier
35,5 × 22 cm
Inv.Nr. 4150 (© Sammlung Prinzhorn)

► **Tafel 6.4 Wärter mit Schlüsselbund**, nach 1844
Feder in braun über Bleistift auf Büttenpapier
35,5 × 21,5 cm
Inv.Nr. 4176 (© Sammlung Prinzhorn)

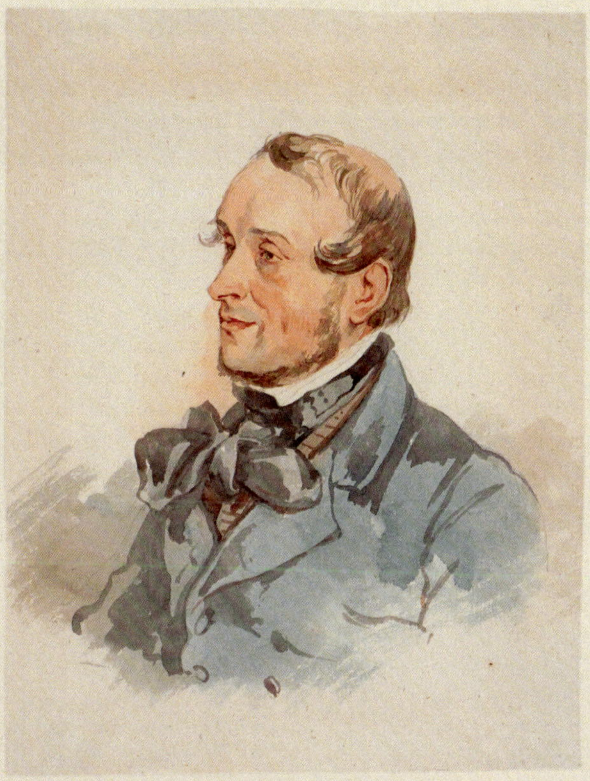

▶ **Tafel 6.1**

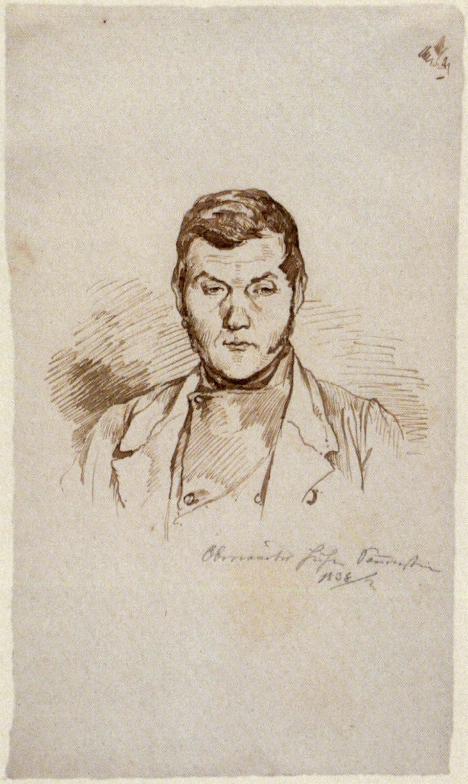

▶ **Tafel 6.2**

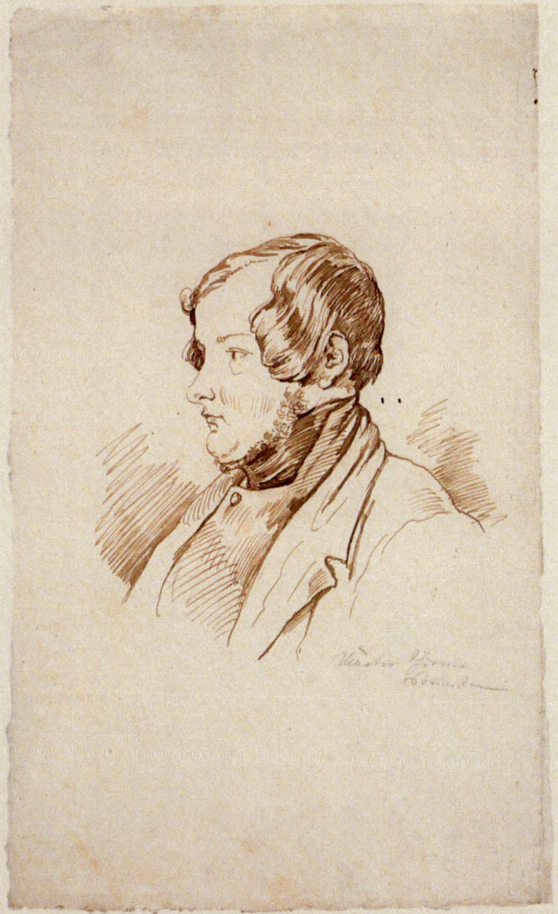

▶ **Tafel 6.3**

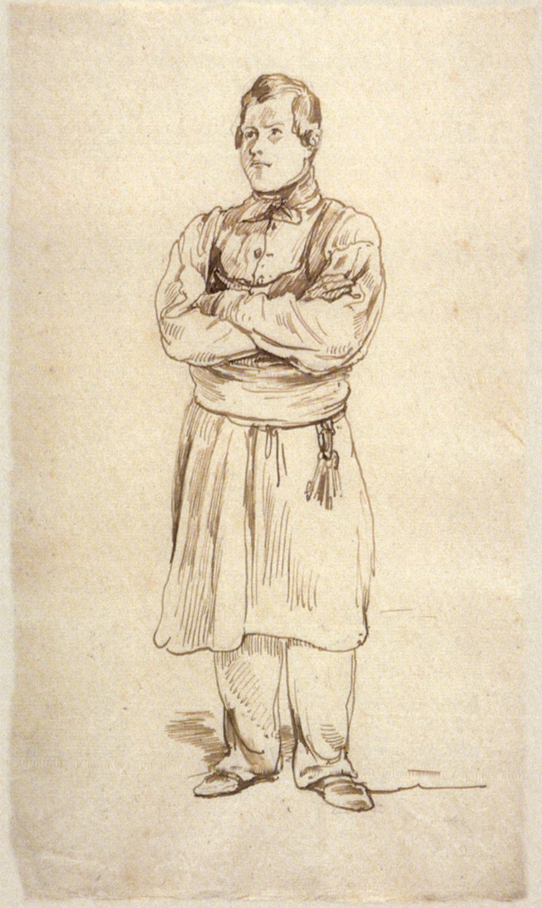

▶ **Tafel 6.4**

höhen er wünscht sich mit Angst fort und bald, oder ich bin ganz verloren!, wie er noch kürzlich sagte.«[5]

Richters Krankenakte ist nicht erhalten, aber durch Porträts, die er von Mitpatienten anfertigte, ist belegt, dass er bis in die 1860er Jahre künstlerisch aktiv war; vermutlich blieb er es sogar bis zu seinem Lebensende.[6] Seine Schwester versorgte ihn mit Malutensilien. Die Schriftstellerin Elise Polko berichtete 1867 in der vielgelesenen Familienzeitschrift *Die Gartenlaube* über den mittlerweile vergessenen Maler. In ihrem Artikel »Ein Atelier im Irrenhaus« zitiert sie aus einem Brief der Schwester, dass er mittlerweile ruhiger geworden sei: »... er zeichnet wieder, ohne das Vollendete zu zerstören. Man hat ihm ein besseres Zimmer gegeben und sogar noch ein Dachstübchen zur Verfügung gestellt, wo er sich eine Art Atelier eingerichtet. Der gütige Professor L... [Lessing], zeigte mir wunderbare Blätter von ihm, Entwürfe voller Kraft und Schönheit, römische Erinnerungen, Klosterhöfe, Refectorien, Mönche, dazwischen wieder Schlachtenscenen, großartige Gruppierungen, gefangene Griechen von Türken geführt, Alles gewaltig und kühn, wie in seiner besten Zeit.«[7]

Friedrich Hermann Lessing (1811–1887) hatte 1838 als Hilfsarzt auf dem Sonnenstein angefangen, wurde 1844 Anstaltsarzt und leitete als Nachfolger von Ernst Gottlob Pienitz (1777–1853) die Anstalt Pirna Sonnenstein von 1851 bis 1883. Dass er sich für die Zeichnungen Richters interessierte oder womöglich selbst solche besaß, legt die Bemerkung von Richters Schwester nahe. Von ihm ist ein undatiertes aquarelliertes Porträt auf feinem Büttenpapier erhalten, das ihn mit großer blauer Halsschleife im Profil nach links gewendet, leicht lächelnd mit feinen Gesichtszügen zeigt (▶ Tafel 6.1). Ein En-face-Bildnis von »Oberwärter Huhn« ist von fremder Hand mit Bleistift beschriftet und irrtümlich auf 1838 datiert (▶ Tafel 6.2).[8] Es ist davon auszugehen, dass alle Porträts erst nach Richters Einweisung 1844 entstanden. Die undatierten Brustbildnisse von Oberwärter Huhn, Wärter Thieme (▶ Tafel 6.3) und einem schlüsselbundtragenden Wärter in Ganzfigur (▶ Tafel 6.4) sind ebenfalls auf Büttenpapier in brauner Feder mit viel Einfühlungsvermögen gezeichnet und sehr realistische, fein beobachtete Porträtstudien.

In der Sammlung Prinzhorn sind zudem zahlreiche Patientenporträts von Richter erhalten.[9] Von dem Patienten »Raue aus Ansprung« fertigte der Künstler sowohl ein Brustbild in brauner Feder an als auch ein aquarelliertes Porträt, mit hängenden Schultern in sich zusammengesackt und niedergeschlagen in einem gepolsterten Sessel sitzend (▶ Tafel 6.5–6.6). Auch von einem weiteren namentlich nicht benannten Mitpatienten schuf Richter jeweils ein Brustbild und eine Porträtstudie als Sitzender, die Hände ineinandergelegt, mit verlorenem Blick in die Ferne starrend (▶ Tafel 6.7–6.8). Dabei macht der Zeichner in der respektvollen Ausführung zwischen Anstaltspersonal und Patientenstudien keinen Unterschied. Die Porträts sind sehr realistisch und in den Details genau gestaltet. Sie versuchen, die Porträtierten in ihrer charakterlichen Wesensart, ihrem Gefühlszustand und ihrem speziellen Habitus so lebendig und authentisch wie möglich zu erfassen.

▶ **Tafel 6.5 »Raue aus Ansprung« [im blauen Mantel]**, nach 1844
Aquarell über Bleistift auf Büttenpapier
32 × 19,5 cm
Inv.Nr. 4196 (© Sammlung Prinzhorn)

▶ **Tafel 6.6 »Raue aus Ansprung«**, nach 1844
Feder in braun über Bleistift auf Büttenpapier
35,3 × 21,3 cm
Inv.Nr. 4172 (© Sammlung Prinzhorn)

▶ **Tafel 6.7 Sitzender im Mantel**, nach 1844
Feder in braun über Bleistift auf Büttenpapier
35,5 × 21,8 cm
Inv.Nr. 4175 (© Sammlung Prinzhorn)

▶ **Tafel 6.8 Brustbild eines Mannes**, nach 1844
Feder in braun über Bleistift auf Büttenpapier
35,5 × 21,5 cm
Inv.Nr. 4168 (© Sammlung Prinzhorn)

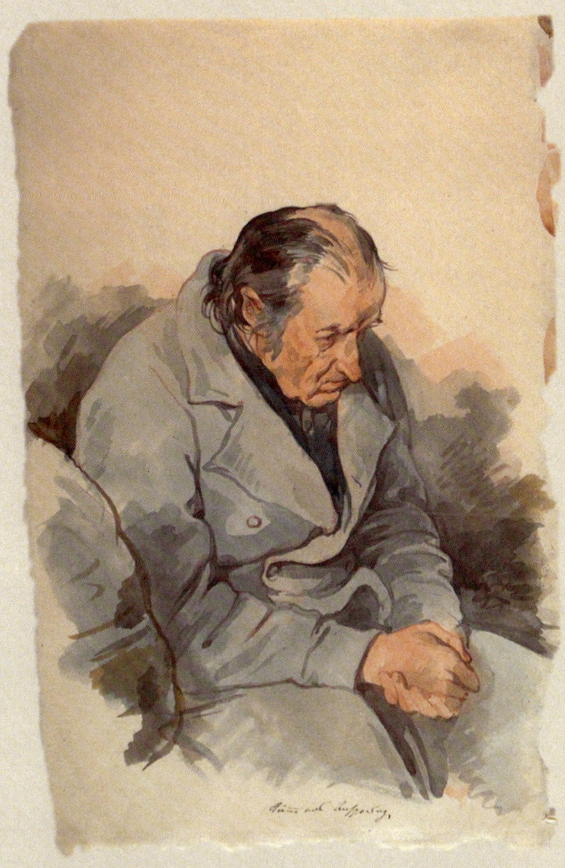

▶ **Tafel 6.5**

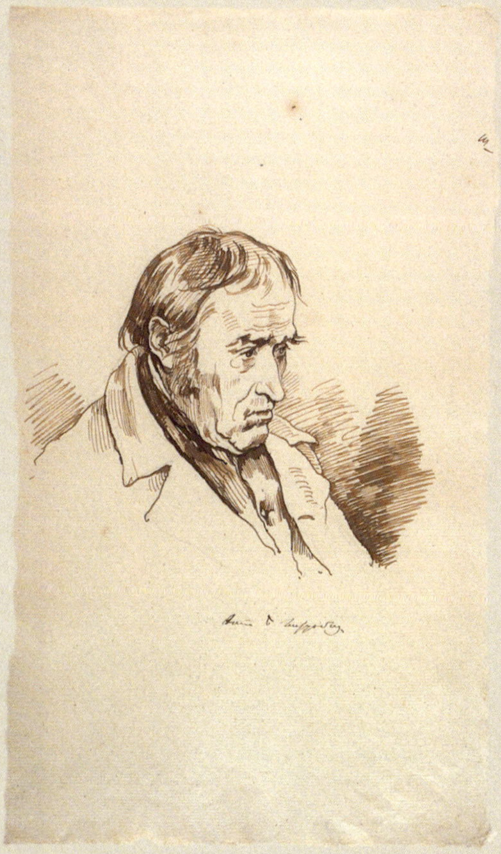

▶ **Tafel 6.6**

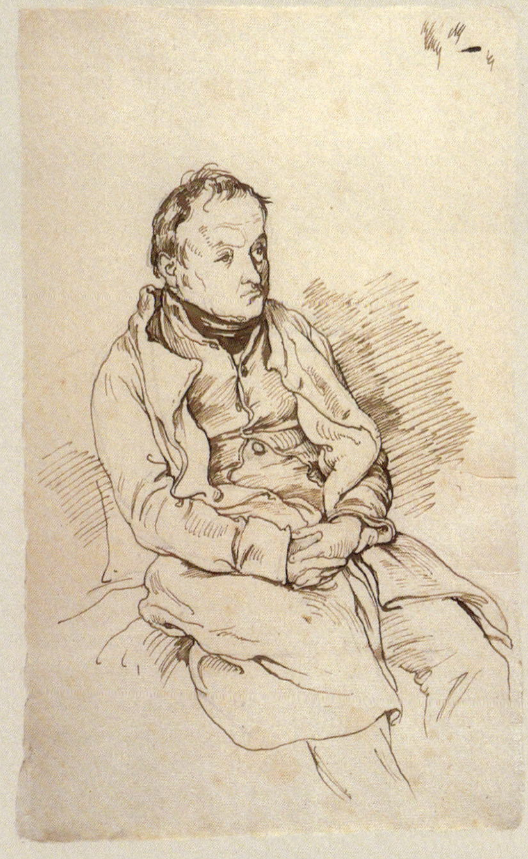

▶ **Tafel 6.7**

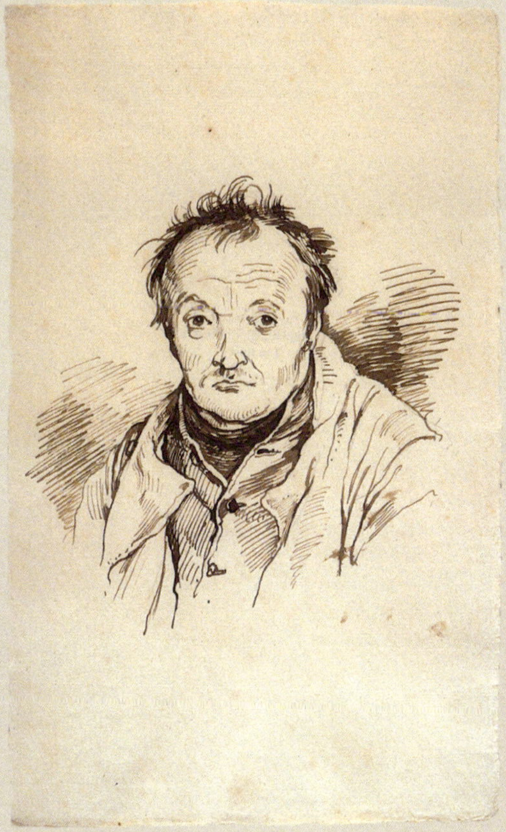

▶ **Tafel 6.8**

Karl Maximilian Würtenberger

(Steißlingen 27.7.1872–26.10.1933 Anstalt Illenau Achern)
Bildhauer, Keramiker der Karlsruher Majolika
Anstalten: Privatanstalt »Sanatorium Bellevue« Kreuzlingen, Schweiz 1893, **Anstalt Illenau Achern** 1893, 1899, 1910–1933
Diagnosen: periodische Manie, zirkuläres Irresein

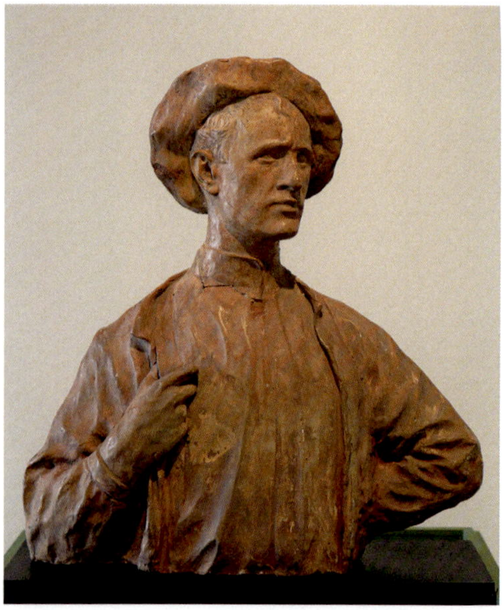

► **Abb. 6.7**

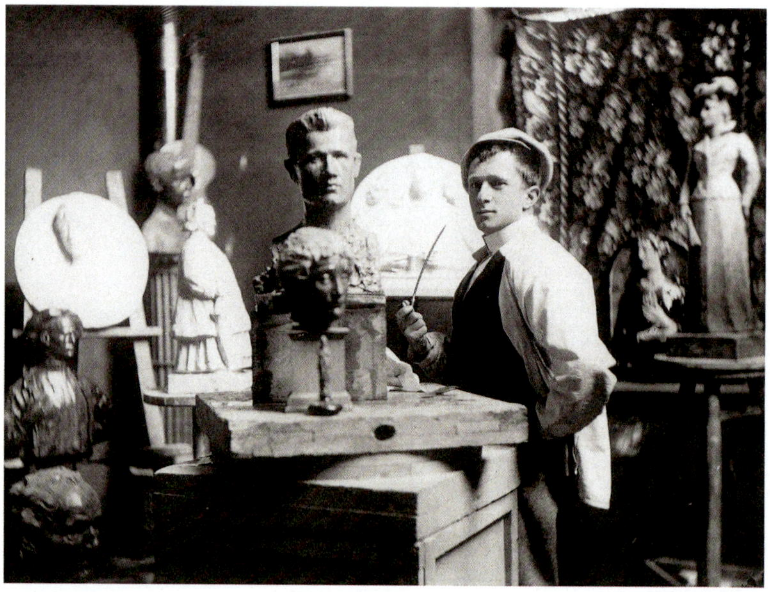

► **Abb. 6.8**

► **Abb. 6.7** Selbstporträtbüste Karl Maximilian Würtenberger, um 1900
Irdengut, matt glasiert
40 × 38 × 8 cm
Museum Rosenegg Kreuzlingen, IMG 1387
© Heidi Hofstetter, Museum Rosenegg, Kreuzlingen (mit freundlicher Genehmigung)

► **Abb. 6.8** Karl Maximilian Würtenberger in seinem Atelier um 1900
Fotografie mit Selbstporträtbüste links im Bild
Rosgartenmuseum Konstanz
(mit freundlicher Genehmigung)

► **Tafel 6.9 Selbstbildnis**, vor 1921
Bleistift, Feder in schwarz und Pinsel in Deckfarben auf Papier
8,8 × 14,2 cm
Inv.Nr. 4340k recto (© Sammlung Prinzhorn)

»Modelliert in ganz gelungener Weise den Abteilungsarzt und einige Wärter«

Karl Maximilian Würtenberger (► Abb. 6.8) war der jüngere Bruder des Malers Ernst Würtenberger (1868–1934). Beide besuchten die Münchner Kunstakademie – der ältere die Mal-, der jüngere die Bildhauerklasse – und teilten sich ein Atelier in Emmishofen bei Kreuzlingen am Bodensee, dem Standort der väterlichen Ziegelfabrik. Ernst Würtenberger genoss schon zu Lebzeiten große Anerkennung als Porträtmaler und war von 1921 bis zu seinem Lebensende Professor an der Landeskunstschule Karlsruhe. Im Februar 1893 kam Karlmax als junger Student wegen Verwirrtheit und starker Erregung erstmals in das Privatsanatorium Bellevue in Kreuzlingen, wo er halluzinierte und Stimmen hörte. Sein besorgter Vater holte ihn Mitte April versuchsweise nach Hause, musste ihn aber nach zwei Tagen wieder zurückbringen. Einen Monat später erfolgte

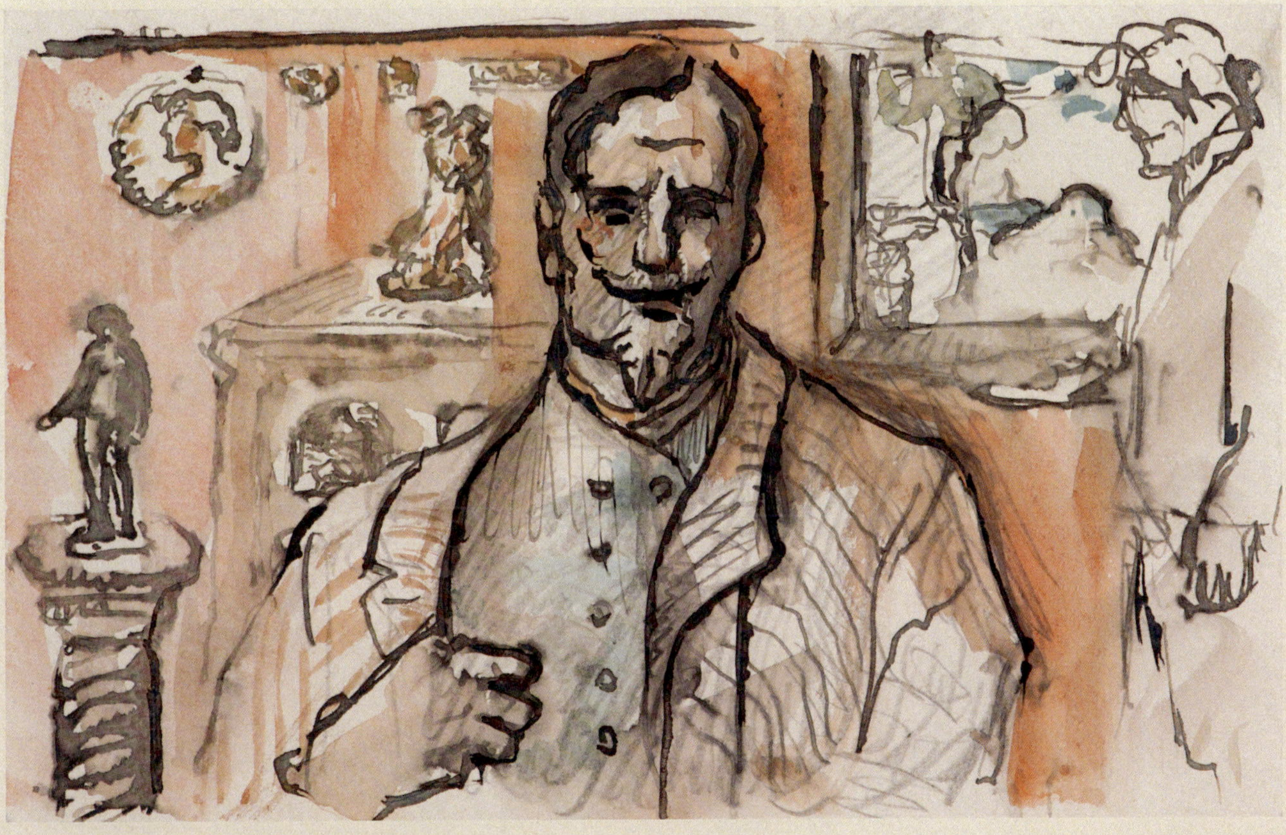

▶ **Tafel 6.9**

seine Überführung in die Illenau. Ins Bellevue wollte er auf keinen Fall mehr zurück, dort habe ihn ein Wärter gequält und in ein zu heißes Bad gesetzt. Mitte Januar 1894 wurde er aus der Illenau entlassen und konnte sein Studium in München fortsetzen. 1897 war Würtenberger Meisterschüler beim Bildhauer Hermann Volz in Karlsruhe und erhielt im darauffolgenden Jahr für eine Johannes-Büste die Silberne Medaille der Münchner Kunstakademie. Auch als Porträtist historischer Persönlichkeiten versuchte er, mit seinem Bruder mitzuhalten: 1898 modellierte er mehrmals Arnold Böcklin, später auch den Maler Hans Thoma. Von Dr. Hans Gudden, Leiter der psychiatrischen Abteilung des Münchner Klinikums, entstand 1899 ein blattvergoldetes Gipsrelief. Im November 1899 wurde Würtenberger wieder in die Illenau eingewiesen, und es folgten in immer kürzeren Abständen erneute Aufnahmen. Zum 40-jährigen Dienstjubiläum des Anstaltsdirektors schuf Würtenberger 1903 ein bronzenes Reliefmedaillon von »Geheimrat Dr. H. Schuele«[10]. Zu diesem Anlass gab die Illenau am 4. Juli 1903 eine kleine Gedenkschrift[11] heraus.

1904 heiratete Würtenberger zwischen zwei Illenau-Aufenthalten. In den Jahren 1904 bis 1909 arbeitete er in der Karlsruher Majolika-Manufaktur.[12] Seine farbig gefassten Keramiken, Reliefmedaillons und Bildnisse waren expressiv, teilweise skurril oder ins Karikaturhafte gesteigert und galten als schwer verkäuflich. Wegen seines Gemütsleidens wurde er 1909 aus der Manufaktur entlassen. Im Oktober 1910 kam er zum neunten und letzten Mal in die Illenau, wo er bis zu seinem Tod 1933 viel zeichnete, malte und modellierte. Er lieferte weiterhin Entwürfe für die Majolika-Manufaktur und war 1928 und 1929 an Ausstellungen in Konstanz und Karlsruhe beteiligt. In der Sammlung Prinzhorn sind 75 meist kleinformatige Blätter, jedoch keine plastischen Werke erhalten: Keramik-Entwürfe, christliche und mythologische Themen, Genreszenen und Porträts. Vermutlich ist auch ein undatiertes spätes Selbstbildnis Würtenbergers darunter (► Tafel 6.9). Denn die typische Künstlerpose der am Arbeitskittel eingehakten erhobenen rechten Hand taucht schon in einer Selbstporträtbüste um 1900 auf (► Abb. 6.7). Würtenberger scheint im Hintergrund des bürgerlich anmutenden Interieurs auf sein kleinplastisches Lebenswerk zu verweisen: Links steht auf einer Säule eine Frauenfigurine, auf einem Keramikofen ein umschlungenes Liebespaar, und an der Wand hängt ein Bildnismedaillon. Ganz rechts im Bild ist flüchtig eine zweite Gestalt vor einem Landschaftsbild skizziert. Ist es eine Referenz an den malenden Bruder? Ist es die verblasste Erinnerung an gemeinsame Atelierzeiten, die der in der Anstalt lebende Künstler schmerzlich vermisst?

Auf den 28. Februar 1911 ist ein Porträt des Mitpatienten »Karl Wunsch aus Bermersbach im Murgthal 13« datiert (► Tafel 6.10). Es zeigt Wunsch mit dem Hinterkopf vor einem Spiegel, in dem der Kopf seitlich reflektiert wird. Die Komposition der Gouache scheint die fotografische Dokumentation von neu aufgenommenen Patienten nachzuempfinden. Diese wurden häufig vor einem schräg gestellten Spiegel fotografiert, um sie mit nur einer Aufnahme zugleich frontal und im Profil zu erfassen.[13] Ein Patient namens Wunsch ist auch in den Listen von Franz Karl Bühler zu finden, die er von seinen Illenauer Mitpatienten im November 1899 erstellte (► Tafel 5.12 verso). Falls es sich um denselben Insassen handelt, war dieser schon länger in der Illenau, bevor ihn Würtenberger jugendstilartig in der Manier eines »Neuzugangs« wiedergab.

Neben weiteren Porträts von Mitpatienten entstand um 1911 eine Gouache vom »Wärter Bernhard Spinner aus Mösbach«, der laut Personalakte von 1906 bis 1914 in der Illenau tätig war (► Tafel 6.11). Auf der Rückseite skizzierte Würtenberger den »Stabsarzt Malepreine«(?)[14]. Laut Krankenakte vom 10. Juli 1922 fertigte Würtenberger auch Büsten vom Anstaltspersonal an: »… modelliert in ganz gelungener Weise den Abteilungsarzt und einige Wärter«

Im August 1928 ist vermerkt, dass er auch nach der Natur zeichnete und zu diesem Zweck freien Ausgang hatte. Ein Eintrag vom Frühjahr 1929 lautet: »… hat sich mit gutem Erfolg käuflich betätigt, u. a. eine Plastik aus Lehm von Dr. Thoma.«

► **Tafel 6.10** »**Karl Wunsch aus Bermersbach im Murgthal 13**«, 28.2.1911
Feder in schwarz über Bleistift und Pinsel in Deckfarben auf Papier
13,8 × 8,9 cm
Inv.Nr. 4340l recto (© Sammlung Prinzhorn)

► **Tafel 6.11** »**Wärter Bernhard Spinner aus Mösbach**«/ verso: »**Stabsarzt Malepreine**«, um 1911
Feder und Pinsel in Deckfarben und Tinte auf Papier
15,9 × 9,1 cm
Inv.Nr. 4340u/2 recto und verso
(© Sammlung Prinzhorn)

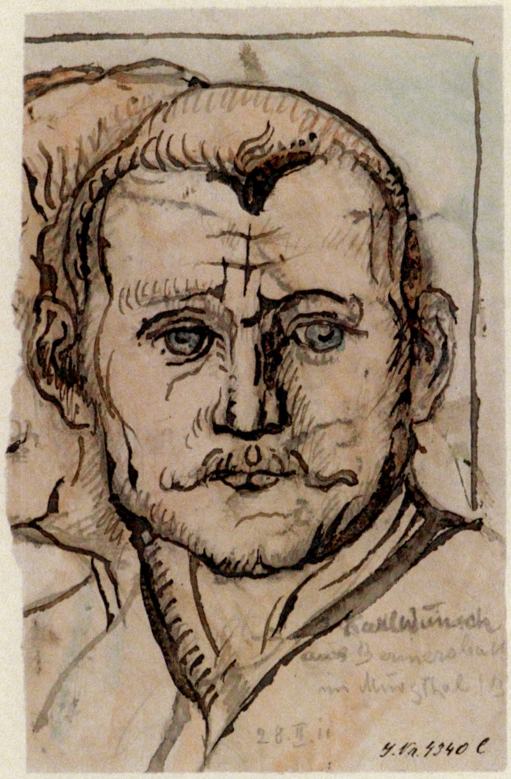

▶ Tafel 6.10

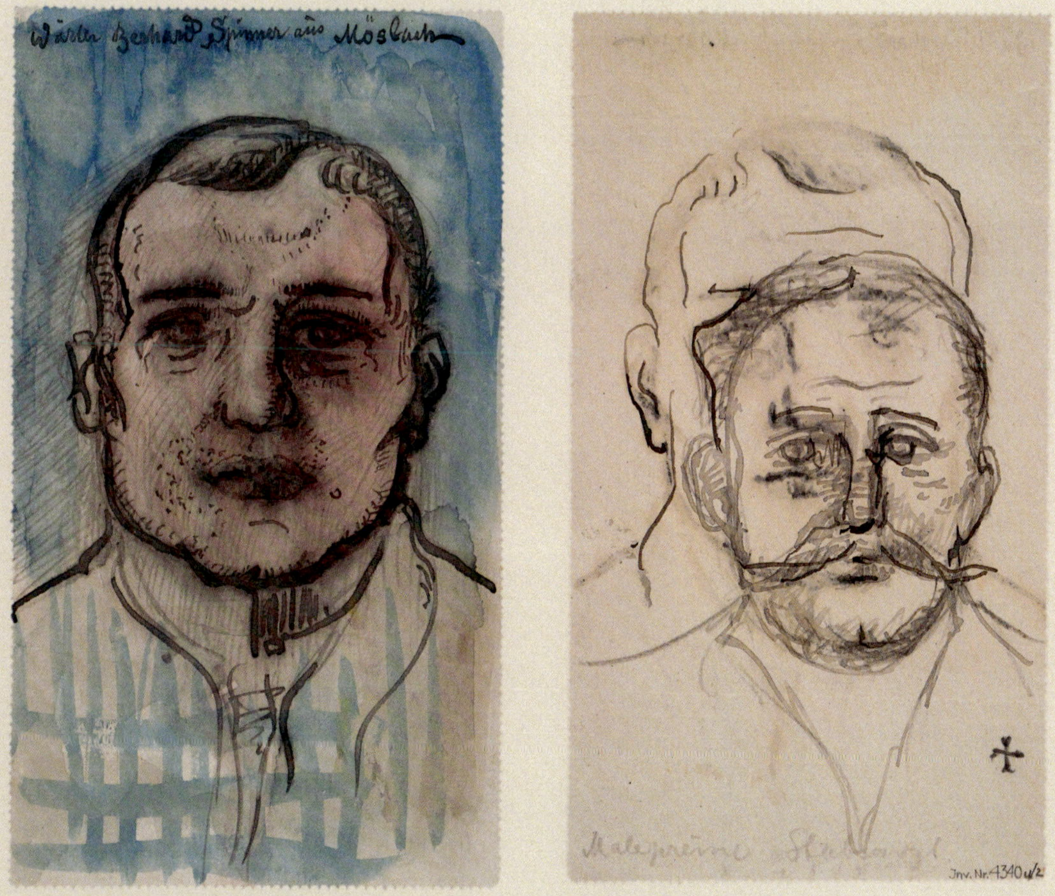

▶ Tafel 6.11

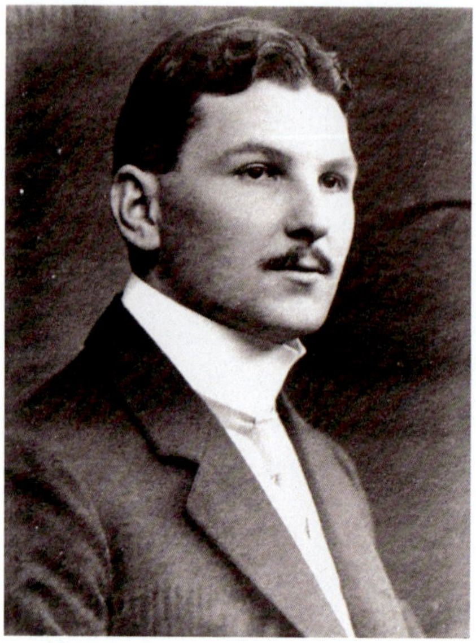

▶ **Abb. 6.9**

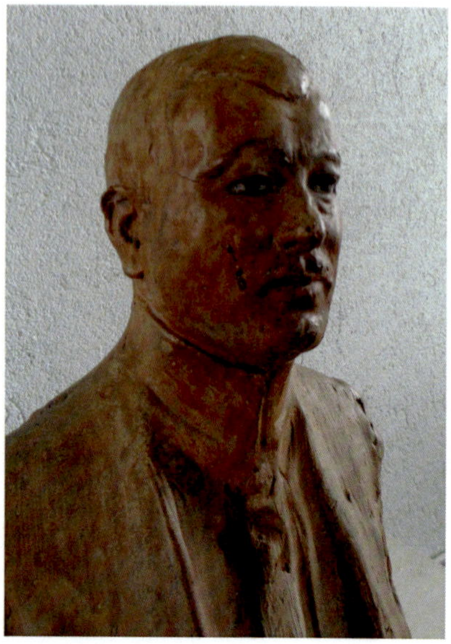

▶ **Abb. 6.10**

▶ **Abb. 6.9** Dr. Rolf Bundschuh, vor 1915 (Foto aus Privatbesitz, mit freundlicher Genehmigung)

▶ **Abb. 6.10** Dr. Rolf Bundschuh, vor 1915 Ton, 41 × 35 × 20 cm Sensenmuseum Achern, Inv.Nr. 16/001 (mit freundlicher Genehmigung)

Die Terrakottabüste von Ernst Thoma, als Nachfolger Schüles von 1917 bis 1929 Direktor der Illenau, wurde in der Karlsruher (Künstler-)Bund-Ausstellung gezeigt. Eine weitere Büste erinnert an den Illenauer Oberarzt Dr. Rolf Bundschuh (▶ Abb. 6.9–6.10), der im ersten Weltkrieg im April 1915 im Schützengraben durch eine Granate starb.[15] Die vielen Arztbildnisse scheinen die Wertschätzung zu bezeugen, die der Künstler seinen Ärzten entgegenbrachte – und umgekehrt, die Ärzte dem Künstler in der Anstalt. Bis 2 Jahre vor seinem Tod war Würtenberger laut Krankenakte noch sehr produktiv.[16]

Oskar Herzberg

(Leipzig 8.7.1844–1917 Leipzig)
Setzer, Dienstmann
Klinik: Psychiatrische und Nervenklinik der Universität Leipzig 1908–1917
Diagnosen: senile Manie, chronische Schizophrenie

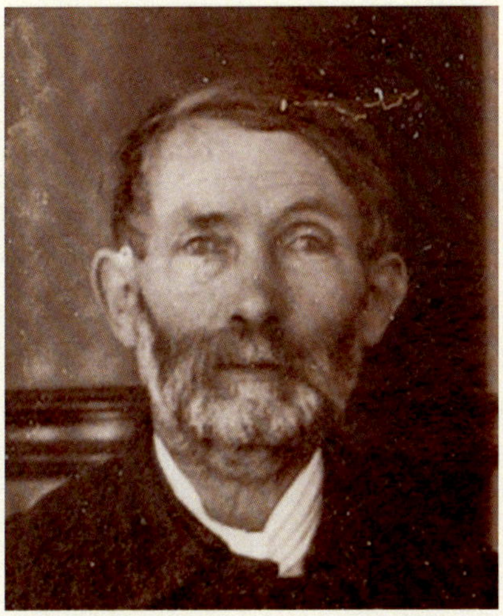

► Oskar Herzberg, vor 1918
Ausschnitt aus Gruppenfoto, Inv.Nr. 3940/1
(© Sammlung Prinzhorn)

Einer trage des anderen Last – Oskar Herzberg als Porträtist

Oskar Herzberg hatte 33 Jahre lang als Gepäckträger am Leipziger Bahnhof gearbeitet, als er 1908 mit der Diagnose »chronische Schizophrenie« in die psychiatrische Klinik Leipzig eingeliefert wurde. Er galt als bizarrer, aber harmloser und freundlicher Charakter. In der Anstalt begann er als 65-Jähriger, Hunderte von Zeichnungen anzufertigen, zu schreiben und zu komponieren. Kein Tag verging, ohne dass Herzberg mindestens eine Zeichnung fertigstellte. Eine Krankenakte ist nicht erhalten, die Informationen stammen von Ernst Jolowicz, einem kunstinteressierten jüdischen Psychiater, der Herzberg in der Anstalt mit Wasserfarben versorgte und dessen künstlerische Entwicklung dokumentierte. Der Leipziger Psychiater schätzte die Aquarelle seines Patienten so sehr, dass er sie sammelte und später mit ins Pariser Exil nahm.[17]

In der Aufzeichnung eines Traums vom Dezember 1913 bezeichnete sich Herzberg als »Setzer« in einer Frankfurter Buchdruckerei (Jolowicz erwähnte eine Lehre im Druckgewerbe). Ein anderes Mal beschrieb sich Herzberg als »Kolporteur« – seinerzeit ein Hausierer, der gedruckte Schriften vertrieb und erzählend verbreitete. Auch Hans Prinzhorn erwähnte, dass Herzberg als »Original« selbstgedichtete volkstümliche Verse als fliegende Blätter verkaufte.[18]

Der österreichische Psychiater Dr. Paul Schilder (1886–1940) war von 1912 bis 1914 Assistenzarzt an der Psychiatrischen Klinik in Leipzig, bevor er 1918 nach Wien wechselte. Er schickte eine Liste von 65 Gemälden und Zeichnungen Herzbergs nach Heidelberg mit dem Vermerk »senile Manie«. Neben genreartigen, naiv anmutenden Szenen, die Alfred Kubin an Paul Klee erinnerten[19], fertigte Herzberg Porträts von Patienten und Pflegern sowie ein Selbstporträt an. In der Sammlung Prinzhorn ist ein Gruppenporträt von Leipziger Mitpatienten erhalten, das nach einer fotografischen

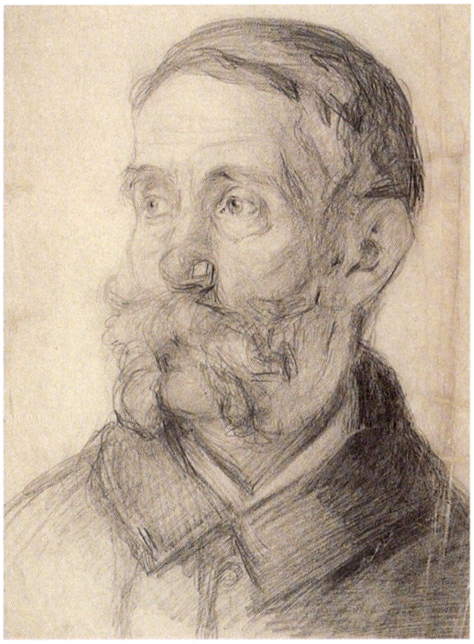

► **Abb. 6.11** Anonym
Porträt Oskar Herzbergs von einem Mitpatienten, um 1912–1914
Bleistift auf Zeichenkarton
34,8 × 24,8 cm
Inv.Nr. 3967 (© Sammlung Prinzhorn)

Vorlage entstand (▶ Tafel 6.12–6.13). Beim Vergleich des Gruppenfotos mit Herzbergs Darstellung, fällt auf, dass er die Patientengruppe aus dem Anstaltskontext herauslöste und sie unter freiem Himmel auf einer grünen Wiese platzierte. Auch die Kleidung der Porträtierten ist sorgfältiger und vornehmer als auf der Vorlage. Auf dem Gruppenfoto hält der in der Mitte sitzende Patient *Kürschners Bücherschatz* in Händen, eine populäre, wöchentlich erscheinende Roman- und Novellensammlung. In der Gemäldefassung händigte Herzberg dessen Nachbarn zusätzlich eine Schriftrolle aus. Der Zeichner gestaltete die Patienten in ehrwürdige belesene Herren um, indem er bewusst auf das kulturelle Interesse und Bildungsniveau der Gruppe anspielte und ein gepflegtes Äußeres betonte. So wirkte Herzberg zugleich der volkstümlichen Ansicht entgegen, Anstaltspatienten seien unreflektierte »Idioten«.

Herzberg ist auf dem Gruppenporträt links oben als älterer Herr mit Bart abgebildet. Kompositorisch korrespondiert diese Figur mit der äußeren rechten Gestalt der oberen Reihe. Diese ist in Herzbergs aquarellierter Fassung mit einem zusätzlichen aufschlussreichen Detail versehen: Sie trägt eine Rote-Kreuz-Brosche am Hals, ein typisches Kennzeichen für einen Pfleger. So wird die Gruppe wie von zwei Säulen gestützt, links durch Herzberg, aufgrund seines Alters Respekt einfordernd, rechts durch den Pfleger, dessen Autorität sich aus seiner Funktion ableitet. Im Anstaltsalltag sollte der Pfleger ein Vorbild sein. In dem 1900 von Dr. Ludwig Scholz herausgegebenen, vielgelesenen *Leitfaden für Irrenpfleger* heißt es dazu: »Der Pfleger dulde nicht, daß die Kranken […] mit mangelhaft zugeknöpfter, fleckiger oder gar zerrissener Kleidung umherlaufen […]. Der Pfleger gehe hier in der Sauberkeit an Körper und Kleidung und in anständigen Umgangsformen mit gutem Beispiel voran. Tritt er selbst mit fleckigem Anzug, schmutzigen Händen und ungehobelten Manieren vor seine Kranken, so kann er von diesen auch nichts besseres verlangen.«[20]

Vermutlich hat Herzberg denselben Pfleger auch in einem Einzelporträt gewürdigt, auf dessen Rückseite die Bezeichnung »Oberpfleger Daniel« steht (▶ Tafel 6.14). Unter den eingesandten Blättern gibt es zudem ein Selbstporträt Herzbergs, das er als einziges Werk signierte und datierte: »Oskar Herzberg. 12.5.1912« (▶ Tafel 6.15). Der Vergleich mit dem von einem anonymen Mitpatienten gestalteten Herzberg-Porträt spricht für diese Identifizierung (▶ Abb. 6.11). Auch hier scheint es Herzberg ein Bedürfnis gewesen zu sein, sich nicht im Ambiente der Klinik, sondern mit Anzug und Fliege vornehm gekleidet im Freien zu verorten. In der Darstellungsweise lässt sich kein Unterschied zum Porträt des Oberpflegers ausmachen, Herzberg ist in Habitus und Aussehen seinem Vorbild gleichgestellt. Er übertrifft dieses jedoch noch im Dekor: Der 68-Jährige stattete sich mit einem ehrenhaften Kranz aus Eichenlaub aus und betonte dadurch bildfüllend seine künstlerischen Verdienste. Vonseiten der Ärzte wurde ihm tatsächlich Anerkennung zuteil, wenn auch posthum. Seinem früheren Patienten Herzberg widmete der jüdische Psychiater Ernst Jolowicz im Pariser Exil 1934 eine Einzelausstellung in der Galerie Pléiade.[21] Günther Anders ging in einem Vortrag auf die dort gezeigten Bilder ein und erwähnte ein »*magnifique portrait du médecin*«, das Herzberg und seinen Arzt darstellte.[22] Ob er sich dabei um Dr. Jolowicz oder um Dr. Schilder handelte, geht aus den überlieferten Aufzeichnungen nicht hervor.

▶ **Tafel 6.12 Patienten der Universitätsklinik Leipzig** [Oskar Herzberg obere Reihe links], vor 1918
Fotografie
9 × 12 cm
Inv.Nr. 3940/1 (© Sammlung Prinzhorn)

▶ **Tafel 6.13 Gruppenbildnis mit Selbstporträt** [Oskar Herzberg obere Reihe links], vor 1918
Pinsel in Wasserfarben mit Deckweiß über Bleistift auf Papier
16,9 × 21,3 cm
Inv.Nr. 3940 (© Sammlung Prinzhorn)

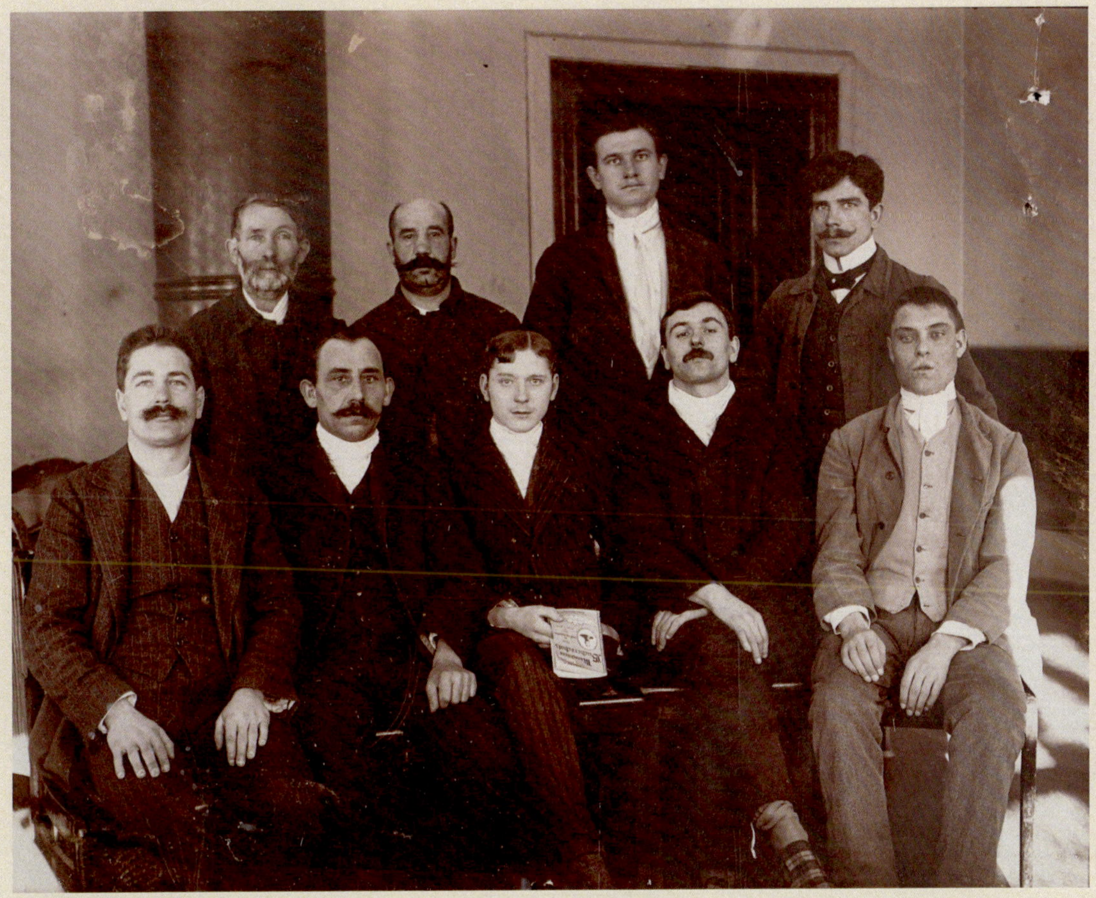

▶ Tafel 6.12

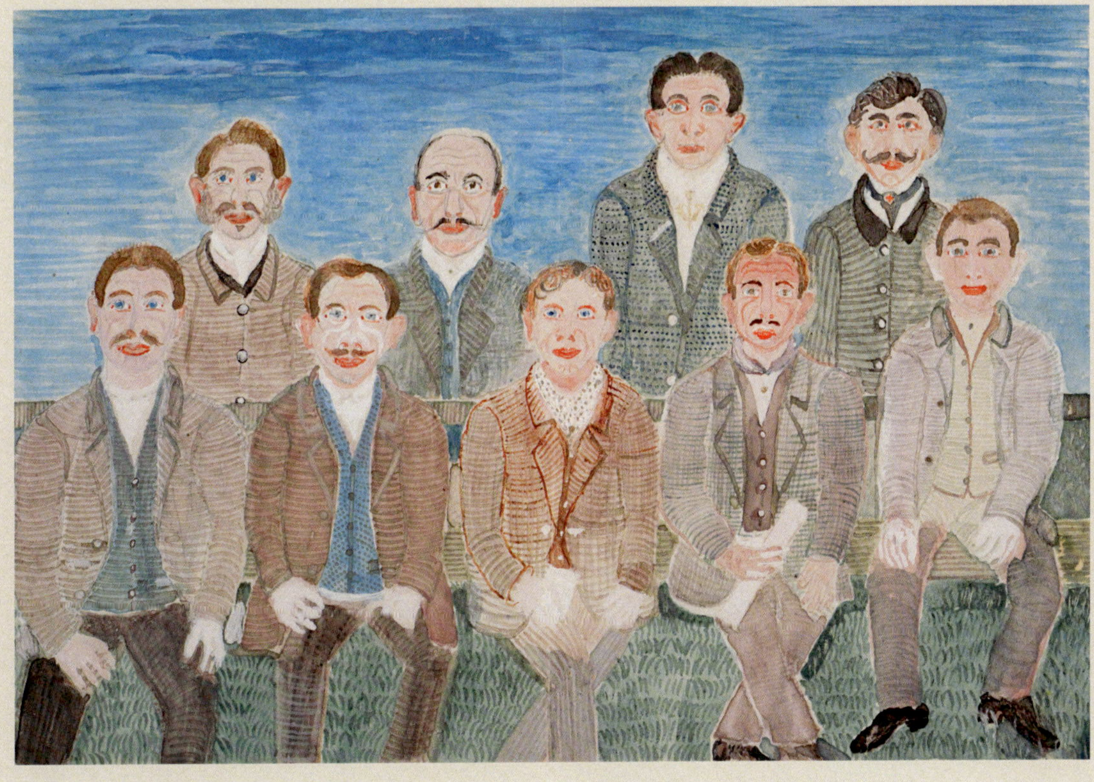

▶ Tafel 6.13

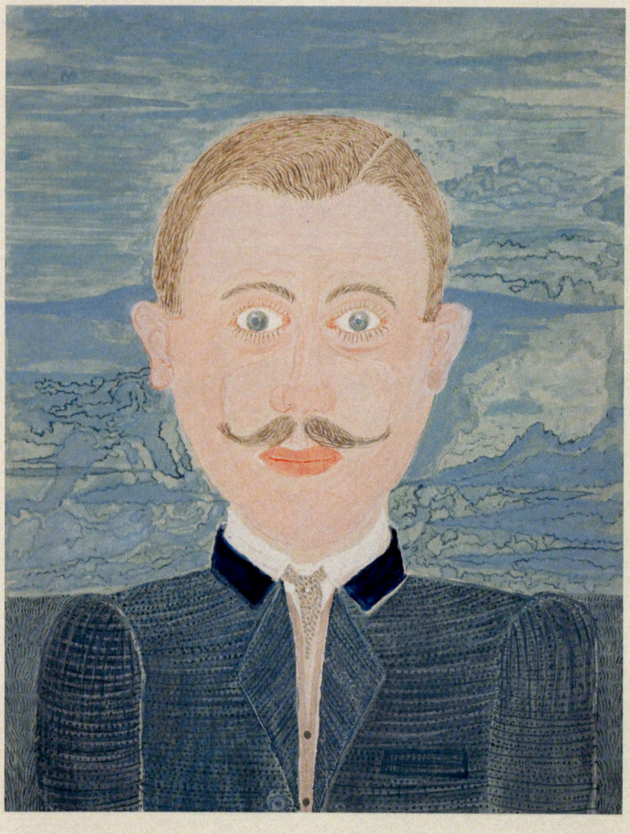

► **Tafel 6.14**

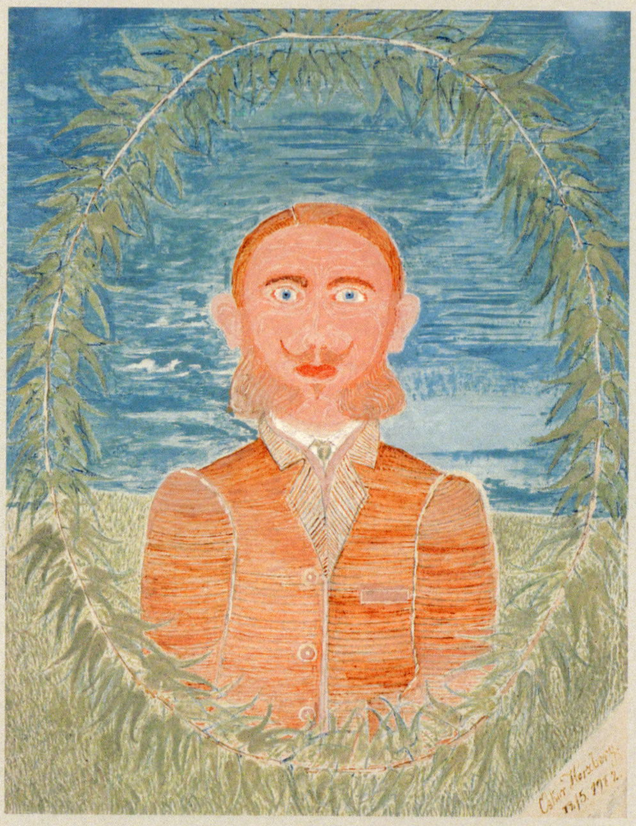

► **Tafel 6.15**

► **Tafel 6.14 Oberpfleger Daniel**, vor 1918
Pinsel in Wasserfarben mit Deckweiß auf Papier
21 × 16,5 cm
Inv.Nr. 3935 (© Sammlung Prinzhorn)

► **Tafel 6.15 Selbstporträt**, 12.5.1912
Pinsel in Wasserfarben mit Deckweiß
über Bleistift auf grau liniertem Schreibpapier
21 × 16,6 cm
Inv.Nr. 3941 (© Sammlung Prinzhorn)

Heinrich Becker

(Delkenheim 1887–?, bis 1908 in der Psychiatrischen Universitätsklinik Heidelberg nachweisbar)
Tagelöhner
Klinik: Psychiatrische Universitätsklinik Heidelberg 1908
Diagnose: Hebephrenie

Beckers Porträtalbum

Heinrich Becker, dessen Lebensdaten weitgehend unbekannt sind, wurde 21-jährig mit der Diagnose Hebephrenie (»Jugendirresein«) in die Heidelberger Klinik aufgenommen. Während seines Aufenthaltes entstanden um 1908 ein Skizzenheft und 11 Zeichnungen, die zum Teil aus diesem Heft herausgetrennt wurden.

Oft fertigte Becker Porträts von seinen Mitpatienten in den Klinikräumen und im Garten an. Er beobachtete sie beim Lesen, beim Rauchen (▶ Abb. 6.12) und Spielen im Garten (▶ Abb. 4.16, ▶ Tafel 4.11). Sorgfältig und detailreich dokumentierte er ihre Kleidung, die verschiedenen Stoffmuster, Kragen, Knöpfe und Tücher. Auch architektonische Elemente der Klinikgebäude wie Fenster, Gitter, Markisen, Steine, Stufen zeichnete er akribisch ab. Die sorgfältige Ausführung mit geübter Hand und die Signatur, die jedes Bild trägt, lassen die Vermutung zu, dass Becker eine professionelle Ausbildung genossen hatte.

So sind zwei großformatige Blätter von ihm erhalten, auf denen er mehrere Porträts mit Bleistift und Feder in Tinte ausführte (▶ Tafel 6.16–6.17). Einmal sind sechs Köpfe

▶ **Abb. 6.12** Porträt eines Mannes mit Pfeife, 1908
Bleistift, Feder in Tinte auf Zeichenpapier
25,8 × 16,5 cm
Inv.Nr. 1431g (© Sammlung Prinzhorn)

▶ **Abb. 6.13** Im Klinikgarten, 1908
Bleistift auf Zeichenpapier in einem Heft
26,5 × 21 cm
Inv.Nr. 1424 fol. 6 recto
(© Sammlung Prinzhorn)

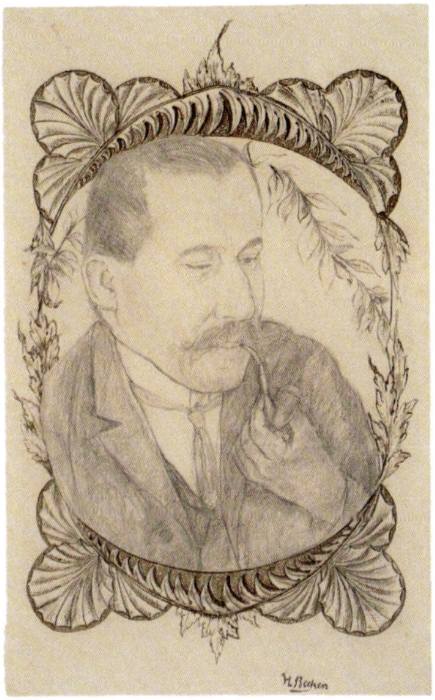

▶ **Abb. 6.12**

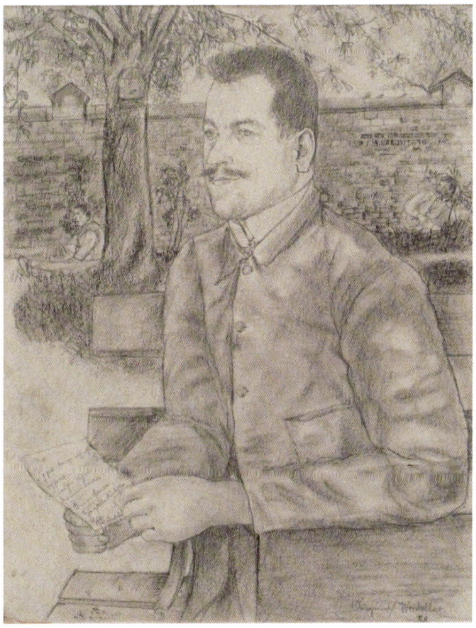

▶ **Abb. 6.13**

zumeist jüngerer Männer in zwei Reihen übereinander angeordnet (▶ Tafel 6.17). Die beiden mittleren Felder wurden dabei etwas größer gezeichnet. Ausdruck und Haltung der Porträtierten variieren und verraten, dass Becker auf Individualität größten Wert legte. Das andere Blatt zeigt die Bildnisse von fünf Männern (▶ Tafel 6.16). Für die bedeutungsvolle Mitte wählte der junge Zeichner ein größeres Brustbild. Ob Becker ausschließlich Mitpatienten oder auch Ärzte porträtierte, ist nicht eindeutig festzustellen. Lediglich die Kleidung lässt die Zugehörigkeit zu unterschiedlichen sozialen Schichten vermuten.

Reich ornamentierte Fotoalben des Jugendstils waren offensichtlich Beckers Vorlage. Vegetabiles Dekor umrahmt die Porträts. So entsteht der Eindruck einer besonderen Würdigung und, wie in einem Familienalbum, auch das der Zusammengehörigkeit. Alle Zeichnungen Beckers lassen Empathie für die Dargestellten spüren. So hielt er auch den rührenden Anblick eines jungen Mannes fest, der im Garten der Heidelberger Klinik einen Liebesbrief las: »Ich habe lange auch nicht geschrieben Grüße von deiner Lina Deiner treuen Herzallerliebsten Auf Wiedersehen.« (▶ Abb. 6.13)

Der Zeichner sah sich wohl als Dokumentar seiner Gefährten und ermöglicht uns einen intimen Blick auf seine Heidelberger Mitpatienten, die er liebevoll in seinem Skizzenheft verewigte.

▶ **Tafel 6.16 Fünf Porträtstudien**, 1908
Bleistift, Feder in Tinte auf Zeichenpapier
25,9 × 32,5 cm
Inv.Nr. 1431b recto (© Sammlung Prinzhorn)

▶ **Tafel 6.17 Sechs Porträtstudien**, 1908
Bleistift, Feder in Tinte auf Zeichenpapier
25,9 × 32,8 cm
Inv.Nr. 1431c recto (© Sammlung Prinzhorn)

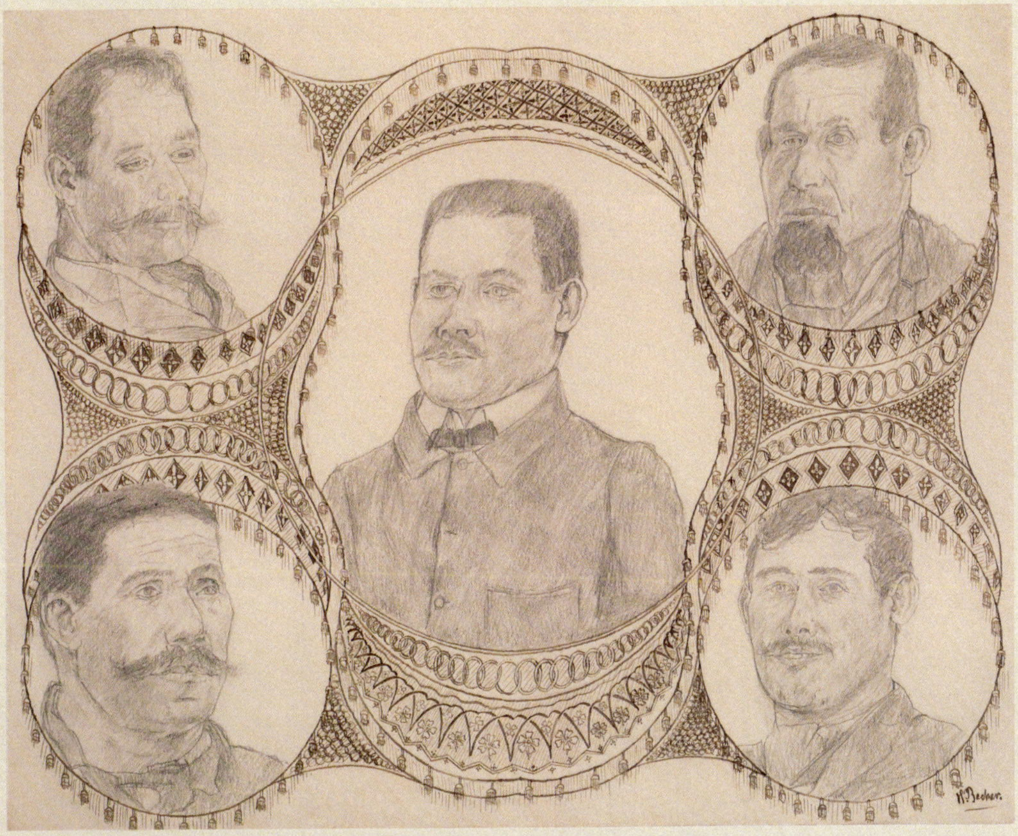

▶ Tafel 6.16

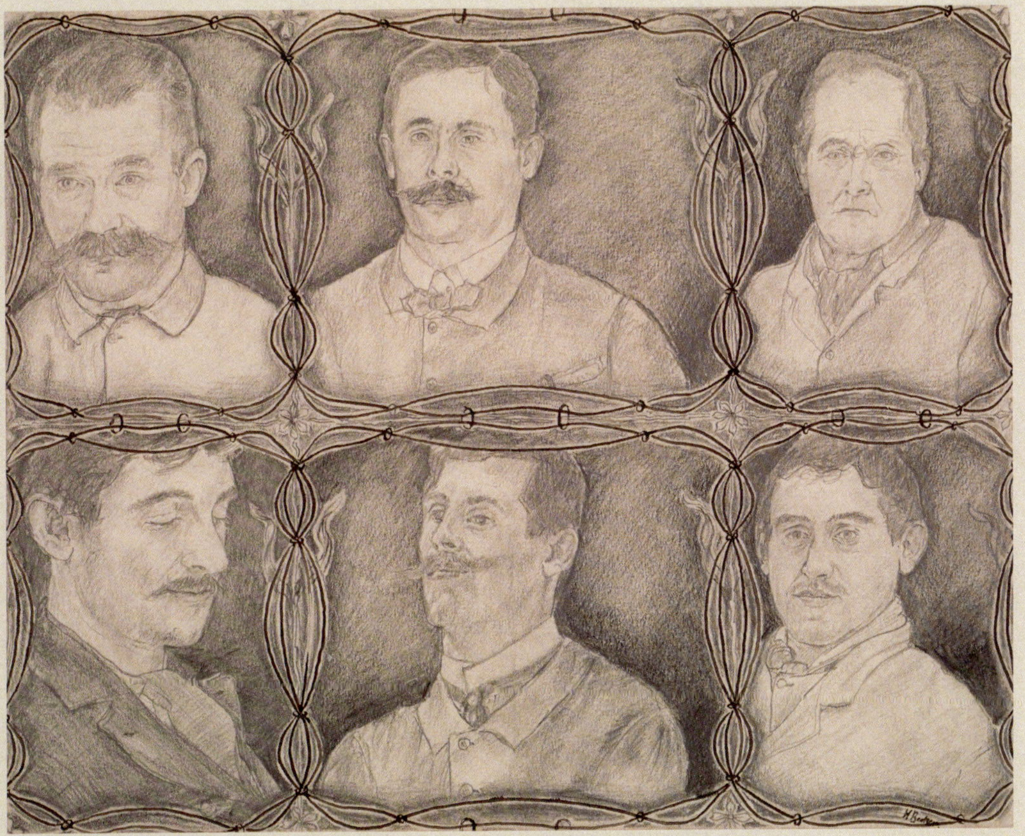

▶ Tafel 6.17

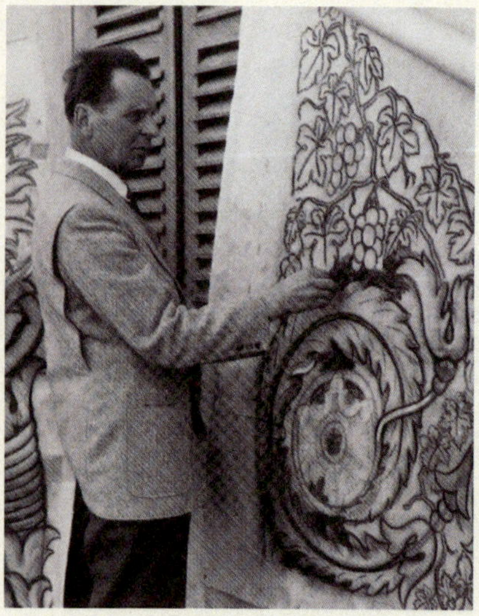

Albert Ernst Hammel

(Heilbronn 28.3.1883–24.12.1958 Lauffen am Neckar)
Grafiker und Kunstmaler
Klinik: Psychiatrische Universitätsklinik Heidelberg 1909
Diagnose: Dementia praecox

▶ Albert Hammel, Foto undatiert (in: Ausstellungskatalog 30 Jahre Künstlerbund Heilbronn, Sommerausstellung 1979, S. 80, mit freundlicher Genehmigung)

Das Innenleben der Heidelberger Klinik aus Künstlerperspektive

Ein auf Mai 1909 datiertes Selbstporträt weist den in Heilbronn gebürtigen Grafiker und Maler Albert Hammel in diesem Frühjahr in der Heidelberger Psychiatrie nach. Die Dauer seines Aufenthalts ist nicht bekannt, da die Krankenakte nicht erhalten ist. Der damals 26-Jährige hielt nicht nur sich selbst – in symbolischer Referenz auf Böcklin, Runge, Schneider und Fidus – stilisiert als nackter Gefangener in einer Einzelzelle fest (▶ Tafel 4.2), sondern er füllte darüber hinaus zwei ganze Zeichenhefte mit Skizzen aus seiner Umgebung. Darunter sind eine Außenansicht des Heidelberger Psychiatriegebäudes (▶ Abb. 4.5), der Innenhof der Halbruhigen mit Blick auf den dahinter liegenden Gebäudetrakt der Unruhigen sowie zahlreiche Studien von Mitpatienten. Eine einzelne Zeichnung zeigt einen älteren Mann mit Hut in der Gartenanlage der Halbruhigen, im Hintergrund das Galgenkegelspiel, das auch schon von Johann Friedrich, Heinrich Becker und Ernst Bernhardt gezeichnet wurde (▶ Abb. 6.15, s. auch ▶ Tafel 4.9, 4.11–4.12).

Ein Porträt einer sitzenden Halbfigur scheint den damaligen Klinikleiter Franz Nissl (1860–1919) wiederzugeben (▶ Abb. 6.14 und ▶ Tafel 6.18). Nissl kam 1893 als Assistent von Emil Kraepelin nach Heidelberg, wo er sich 1896 habilitierte. 1901 zum außerordentlichen Professor ernannt, war er von 1904 bis 1918 Kraepelins Nachfolger (der zuvor berufene Karl Bonhoeffer hatte die Klinikleitung bereits nach wenigen Monaten wieder aufgegeben).

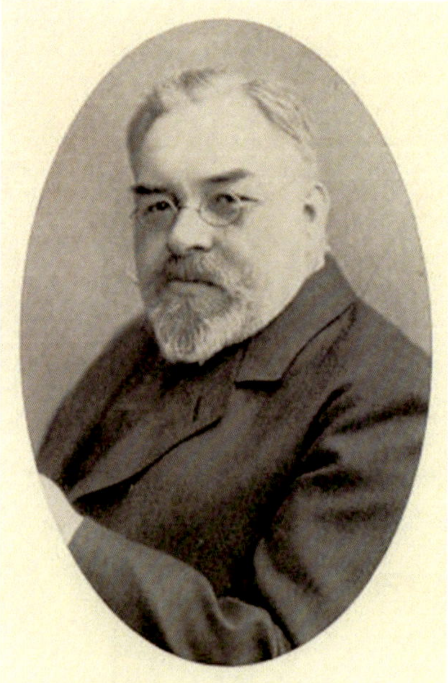

▶ **Abb. 6.14** Franz Nissl (1860–1919), Foto undatiert (University of Kansas Medical Center)

Der an der Stuttgarter Kunstakademie bei Adolf Hölzel ausgebildete Maler skizzierte Franz Nissl als ruhigen, besonnenen Mann im Arztkittel. Den Blick durch eine Nickelbrille nach unten gewendet, scheint der Klinikleiter zu lesen oder vielleicht auch zu schreiben. Genau ist dies nicht festzumachen, da Hammel auf die Ausführung der Hände verzichtete. Während der linke Arm des Porträtierten auf dem Tisch liegt und seine Hand hinter der Tischkante zu verschwinden scheint, ist sein rechter Arm bis auf den Schulteransatz nicht mehr ausgeführt. Den Lichteinfall wählte Hammel von links, über die hohe Stirn fällt rechts ein Schatten, Brille und Bart bilden einen dunklen Kontrast. Abgesehen von drei Haarsträhnen rechts verzichtete Hammel auf Details und hat den damals 49-jährigen Direktor der Heidelberger Klinik dennoch in seinem Habitus charakteristisch umrissen.

▶ **Tafel 6.18 Porträt Franz Nissl**, Mai 1909
Farbstift auf Papier in einem Zeichenheft
24,5 × 32 cm
Inv.Nr. 1442 fol. 6 recto
(© Sammlung Prinzhorn)

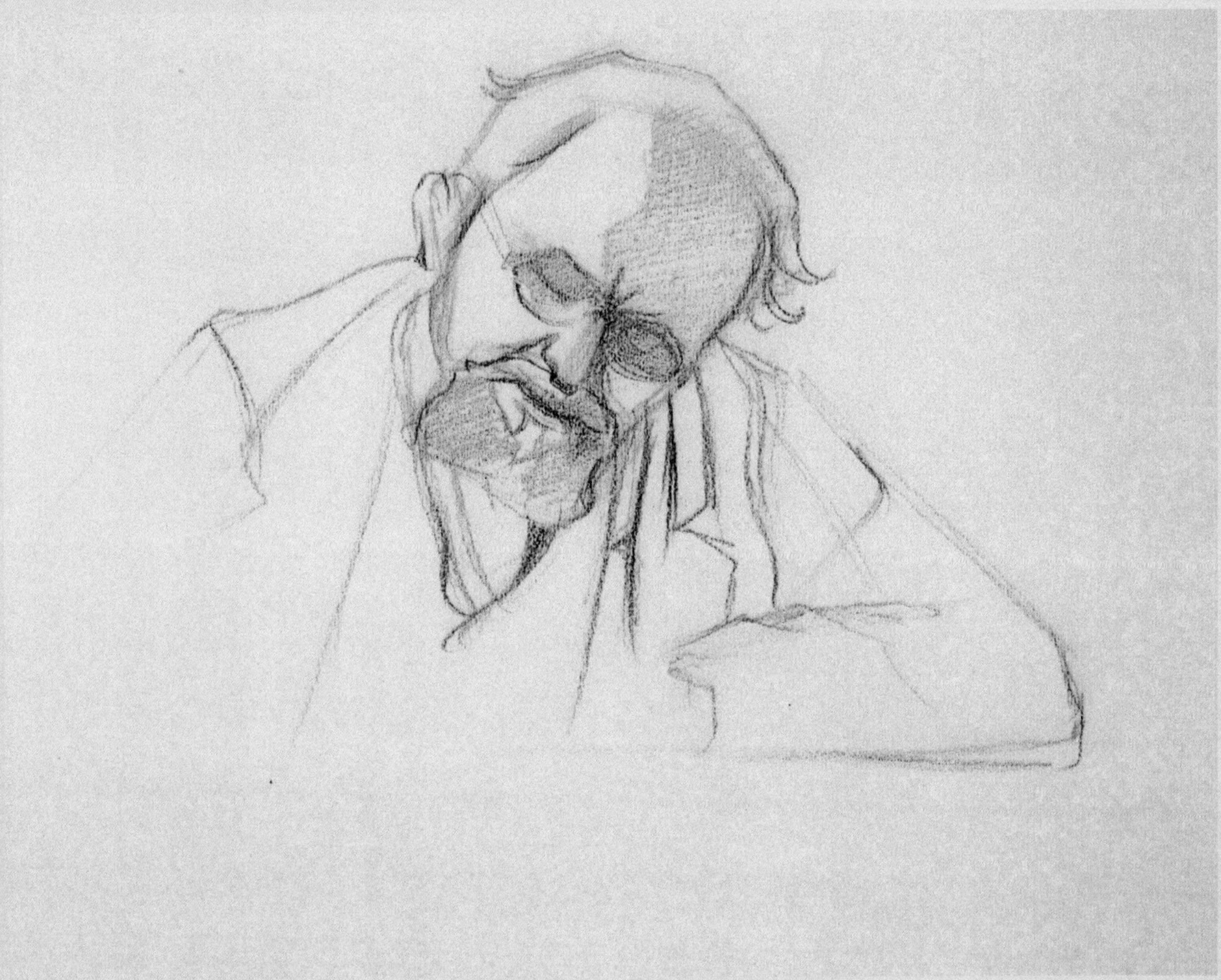

► **Tafel 6.18**

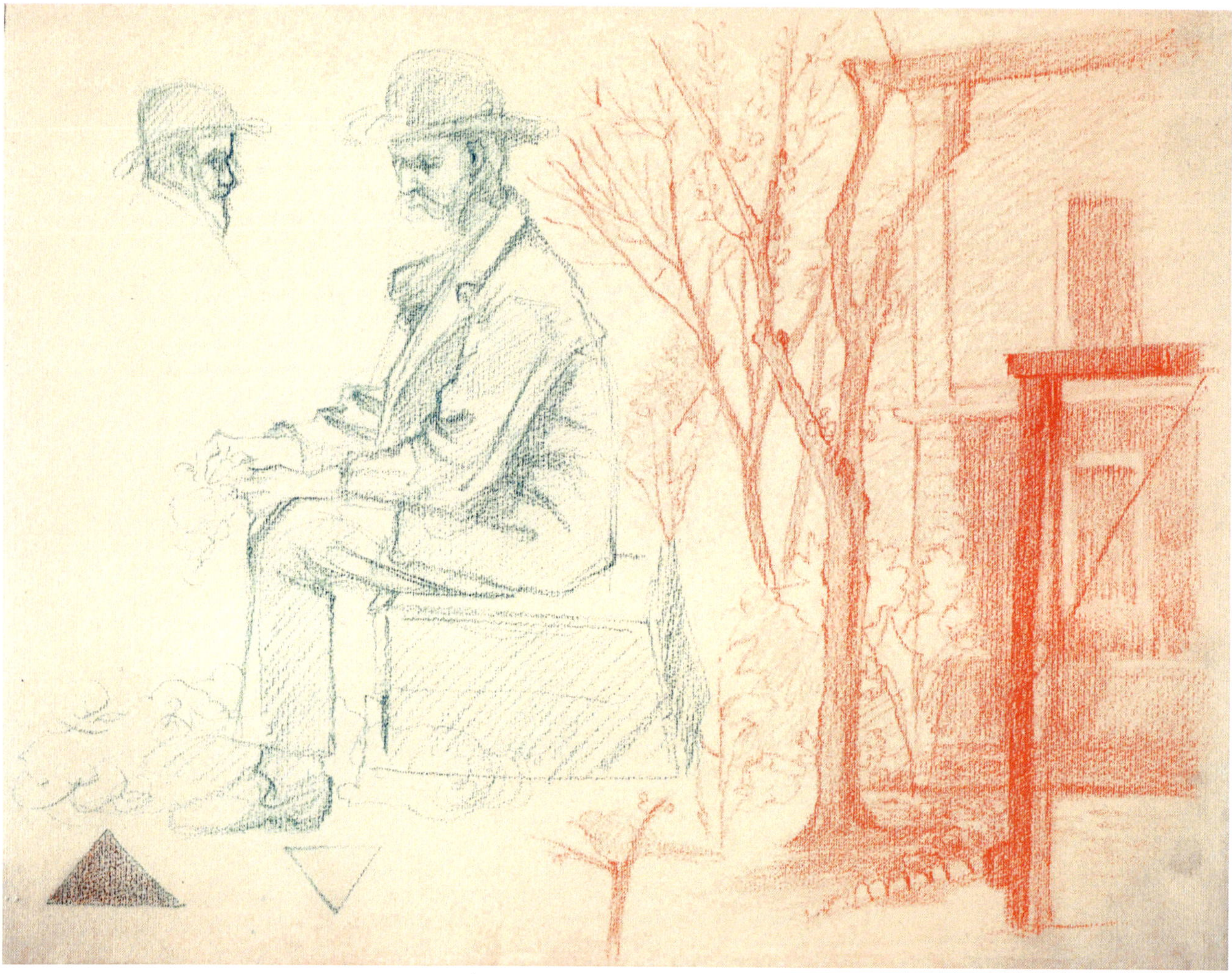

▶ **Abb. 6.15**

▶ **Abb. 6.15** Patient im Innenhof der Heidelberger Klinik mit Galgenkegelspiel, Mai 1909
Farbstifte und Bleistift auf Zeichenpapier
24,5 × 32 cm
Inv.Nr. 1439 recto (© Sammlung Prinzhorn)

Wie lange Albert Hammel mit der Diagnose »Dementia praecox« Patient in Heidelberg oder anderen psychiatrischen Anstalten war, ist nicht bekannt. Seit 1920 lebte er jedoch als freischaffender Künstler in Heilbronn.[23] Dort verlor er durch einen Fliegerangriff im Dezember 1944 seine Wohnung und zog nach Lauffen am Neckar. Als Mitglied im Verband bildender Künstler Württemberg und im Künstlerbund Heilbronn schuf er neben Porträts und Blumenstilleben vor allem Landschaftsaquarelle. 1948 zeigte er in Lauffen Werke, die »bis zum Jahr 1916 zurückgehen.«[24] 1956 und 1957 waren Werke von Hammel in Ausstellungen der Kunstvereine Heilbronn und Karlsruhe zu sehen.[25] Anlässlich seines 75. Geburtstags im März 1958 wurde sein Œuvre im Heilbronner Amerikahaus gezeigt. Hammel verstarb am Ende desselben Jahres in Lauffen am Neckar. 1979 war er als Mitglied mit Werken in der Jubiläumsausstellung *30 Jahre Künstlerbund Heilbronn* vertreten.

Wilhelmine Minna Köchler (verheiratete Waentig)

(Mannheim 16.4.1885–1.9.1923 Anstalt Reichenau Konstanz)
Kunstgewerblerin, Bildhauerin
Klinik und Anstalten: Psychiatrische Universitätsklinik Heidelberg 1906, Privatanstalt Neufriedenheim München 1916, Anstalt Reichenau Konstanz 1920, 1923
Diagnosen: Depression, manisch-depressives Irresein

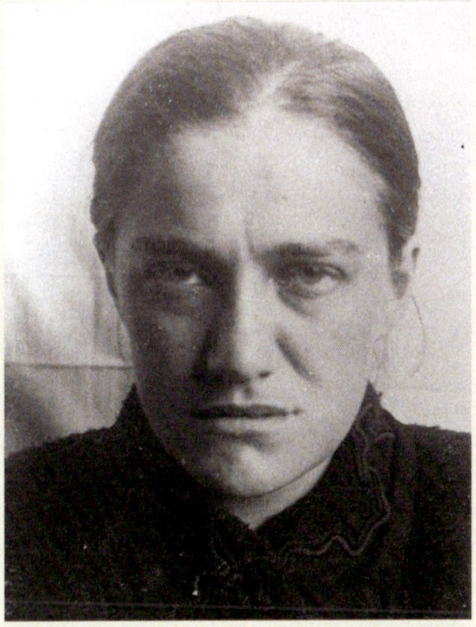

▶ Wilhelmine Minna Köchler, 1906
Foto: Krankenakte Psychiatrische Universitätsklinik Heidelberg (mit freundlicher Genehmigung)

»Werter Herr Dr. was ist denn recht? Und nun? Was soll ich denn thun … helfen Sie mir doch! Ich werde noch ganz verrückt …«

Minna Wilhelmine Köchler, Tochter eines Mannheimer Architekten und Stadtrats, kam 1906, einen Tag nach ihrem 21. Geburtstag, wegen einer »Liebessache« in die Heidelberger Klinik. Erotisch gestimmt, geistreich und schlagfertig begegnete sie den Ärzten. Der derbe Humor und das burschikose Gebaren der gebildeten jungen Frau überraschte das Personal, ebenso die im »Leutnantston« geführten Gespräche. Sie selbst bezeichnete ihren Zustand als »totale Verrücktheit«, bald mischten sich in ihr Verhalten auch heftigste Ängste und Selbstanklagen. Sie versprach ihren Eltern, jetzt »brav« und nicht mehr »bös« zu sein. Wohl fühlte sich die moderne junge Frau, so gab sie an, erst fern von Mannheim in einem Institut im schweizerischen Vevey. Köchler hatte die Pläne ihrer Eltern durchkreuzt, als sie eine von diesen gewünschte Verlobung löste. Schon bald fand die junge Frau einen neuen Geliebten und las auf dessen Empfehlung in einer Nacht *Die sexuelle Frage* des Schweizer Sexualreformers und Psychiaters August Forel (1848–1931). Zu ihrer großen Enttäuschung verabschiedete sich der junge Mann, in den sie sich verliebt hatte, nach Mexiko. Eigentlich Atheistin, begann sie nun, intensiv die Bibel zu studieren. In ihrem Kopf klangen permanent Glocken. Die geängstigten Eltern suchten ärztliche Hilfe in der Heidelberger Psychiatrischen Klinik. Auch Minna Köchler fragte ihren betreuenden Arzt, Karl Wilmanns: »Werter Herr Dr. was ist denn recht? Und nun? Was soll ich denn thun … helfen Sie mir doch! Ich werde noch ganz verrückt …«[26]

Ein von ihrer Hand gezeichnetes Doppelporträt (▶ Tafel 6.19) zeigt sie selbst und Karl Wilmanns (▶ Abb. 6.16). Die Bleistiftzeichnung auf Aktenpapier zeigt die beiden Bildnisse im rechten Winkel zueinander stehen, einander berühren und durchdringen. Die drei Sorgenfalten auf der Stirn der jungen Frau werden von dem Linienbündel seines markanten Hinterhauptes wie mit einem Netz eingefangen und gebändigt. Es ist offenbar: Wilmanns nahm ihr die Sorgen. Dies ist keine grafische Zufälligkeit, sondern

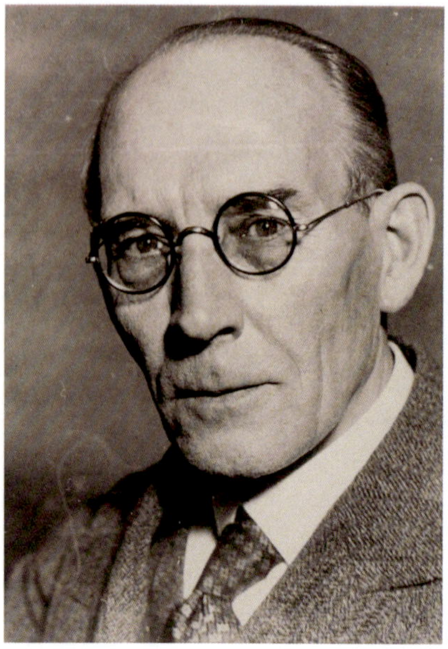

▶ **Abb. 6.16** Karl Wilmanns (1873–1945), Foto undatiert (© Sammlung Prinzhorn)

eine originelle bildliche Umsetzung eines außergewöhnlichen Arzt-Patientinnen-Verhältnisses.[27]

Minna Köchler wurde im Juli 1906 entlassen, doch Karl Wilmanns blieb eine wichtige Vertrauensperson. Sie und auch der Kunstmaler Walter Waentig (1881–1962), der im Mai 1914 ihr Ehemann wurde, suchten später immer wieder seinen ärztlichen Rat. Nach der Geburt der zweiten Tochter 1920 war die junge Mutter so kraftlos, dass die Familie erneut einen Anstaltsaufenthalt in Erwägung zog. In Vorbereitung der Aufnahme in die Anstalt Reichenau bei Konstanz wandte sich Walter Waentig voller Sorge und mit einer Bitte an Wilmanns. Er schrieb im Februar 1920: »Ich bitte Sie also, ein sehr ausführliches, will sagen spezialisiertes Schreiben an den Arzt in Reichenau richten zu wollen.«[28]

Tatsächlich verfasste Wilmanns schon einen Tag darauf den erwünschten Brief.[29]

Wenige Tage später betrat Minna Waentig die Anstalt Reichenau und konnte bereits im Mai desselben Jahres nach Hause entlassen werden. Nach einem Suizidversuch wurde sie im Juli 1923 erneut aufgenommen. Ende August erkrankte sie an Scharlach und starb mit 38 Jahren.[30]

▶ **Tafel 6.19 »sie selbst – Herr Dr. Wilmanns«**, 1906
Bleistift auf Aktenpapier
32,8 × 41,7 cm
Inv.Nr. 4067 recto (© Sammlung Prinzhorn)

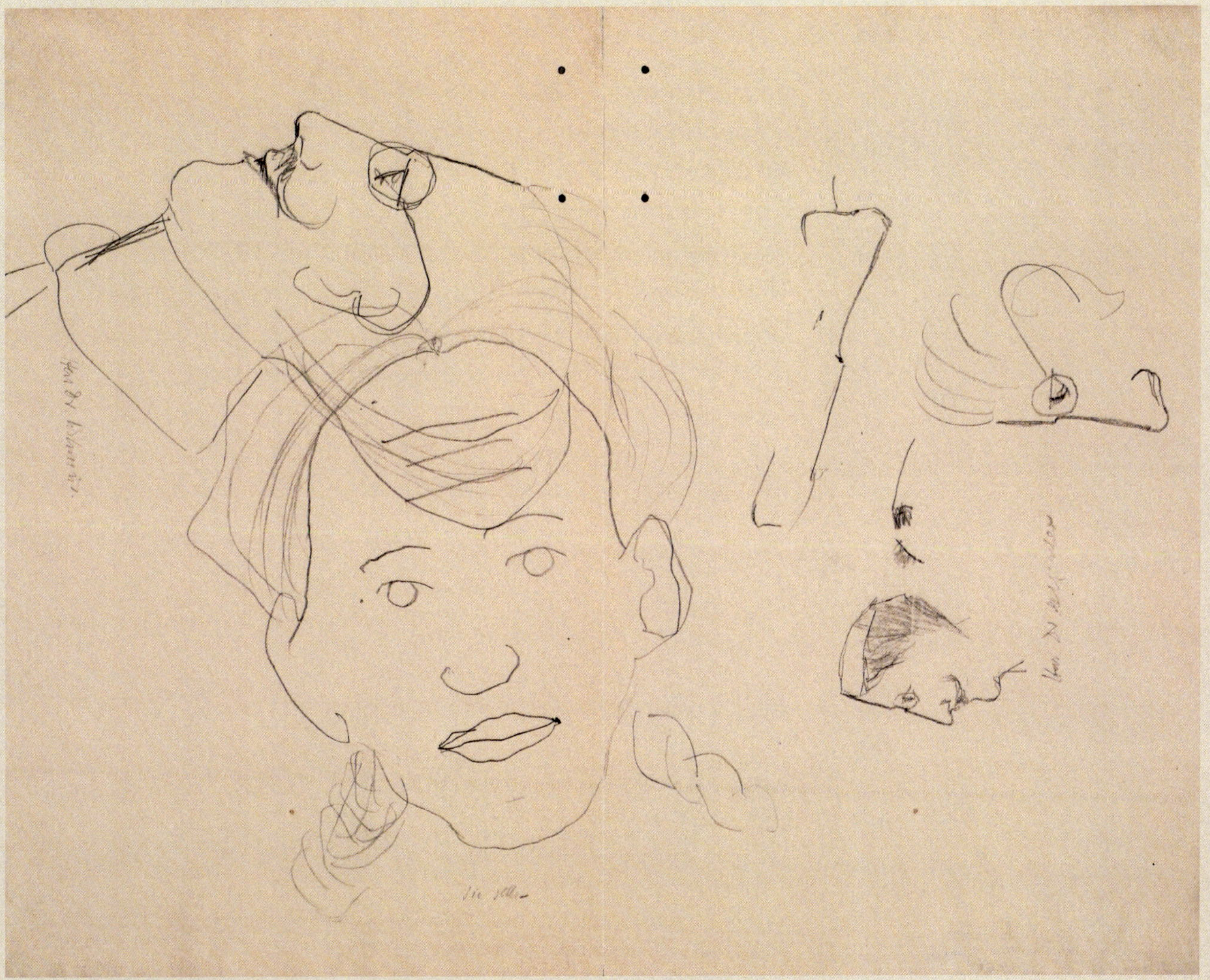

▶ **Tafel 6.19**

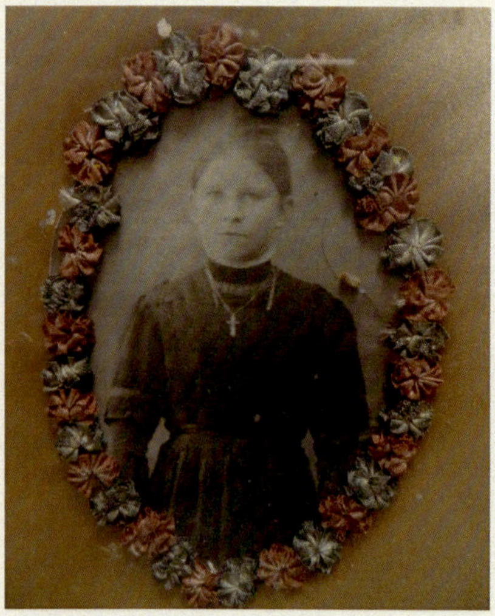

Maria Hermine Mathilde Puth

(Moritzbrunn 1.7.1894–4.6.1978 Titting)
Studentin, Studienassessorin
Anstalten und Klinik: Private »Kuranstalt Dr. Ranke« Obersendling München 1919,
Psychiatrische Universitätsklinik München 1920, 1925–1926, 1928, Anstalt Ansbach 1926–1954 mit Unterbrechungen
Diagnosen: manisch-depressiv, Manie, manisch-depressives Irresein, heitere Erregung mit kurzen Depressionen

► Maria Puth, um 1908
Foto: Privatbesitz
(mit freundlicher Genehmigung)

»Ria Puth, wie die Anstalt sie haben möchte, sie aber scala Dei (sc. ›leider Gottes‹) nie wird«

»So wie ich mich gezeichnet habe, Rosa in Grau kann ich nie werden. Meine Seele ist zu unruhig seit ich da bin.« (► Tafel 6.20)

So kommentierte Maria Puth ihre Zeichnung einen Tag nach deren Entstehung in einem Brief an »Onkel Pius« im März 1919 (► Abb. 6.17). In ihrer Zeichnung stellte sie sich in einem schlichten Kittelkleid dar. Sie verwehrt dem Betrachter den Blickkontakt, da sie auf den Boden blickt oder gar die Augen geschlossen hält. Ihr schmales ernstes Antlitz wirkt abwesend. Dem zarten rosafarbenen Stoff ihres Kleides nehmen sechs große schwarze Knöpfe jegliche Leichtigkeit und beschweren den Oberkörper wie Gewichte. Auch der schwarze Hut, dessen grautransparenter Schleier die Figur umfängt und sich schließlich in eine zartgraue Aura auflöst, löscht jugendlich Kokettes aus. Schwarze gekreuzte Bänder am Halsausschnitt erinnern an ein gekipptes Kreuz. Gleichgültig führt die Dargestellte das typische Modeaccessoire der Dame, einen Schirm, mit sich. Ihre für den Betrachter unsichtbaren Füße versinken im schweren dunklen Boden, der die gesamte untere Blatthälfte ausfüllt. Am Himmel leuchtet eine flüchtig gemalte rosa Sonne über rosa- und orangefarbenen Wolkenbändern. Steht auch die Farbe Rosa in diesem Bild für das jugendliche Alter der 24-Jährigen, so verweisen alle anderen Attribute auf den Tod. Es ist das Bildnis einer jungen Frau, die offensichtlich Halbtrauer trägt, eine früher übliche Form der Trauerkleidung für Witwen nach Ablauf der ersten Trauermonate. Die Kleidung sollte dann zwar noch dunkel, meistens grau, musste aber nicht mehr ausschließlich schwarz sein.[31]

Doch das mit einer Bleistiftlinie gerahmte Bildnis ist eine ironische Selbstdarstellung. Die junge Frau sandte ihre deutliche Botschaft in Schrift und Bild an die Ärzte: »Ria Puth, wie die Anstalt sie haben möchte, sie aber scala Dei (sc. ›leider Gottes‹) nie wird.«[32]

Maria Puth hatte ihren Bräutigam bei einem Flugzeugunglück im November 1918 verloren. Die Sorge der Familie über ihre Unruhe, sorglose Heiterkeit und unberechenbare Reizbarkeit nach dem Tod ihres Verlobten wuchs beständig, bis sie der Vater in die Obhut der Kuranstalt von Dr. Ranke in München gab (► Kap. 3, Puth).[33]

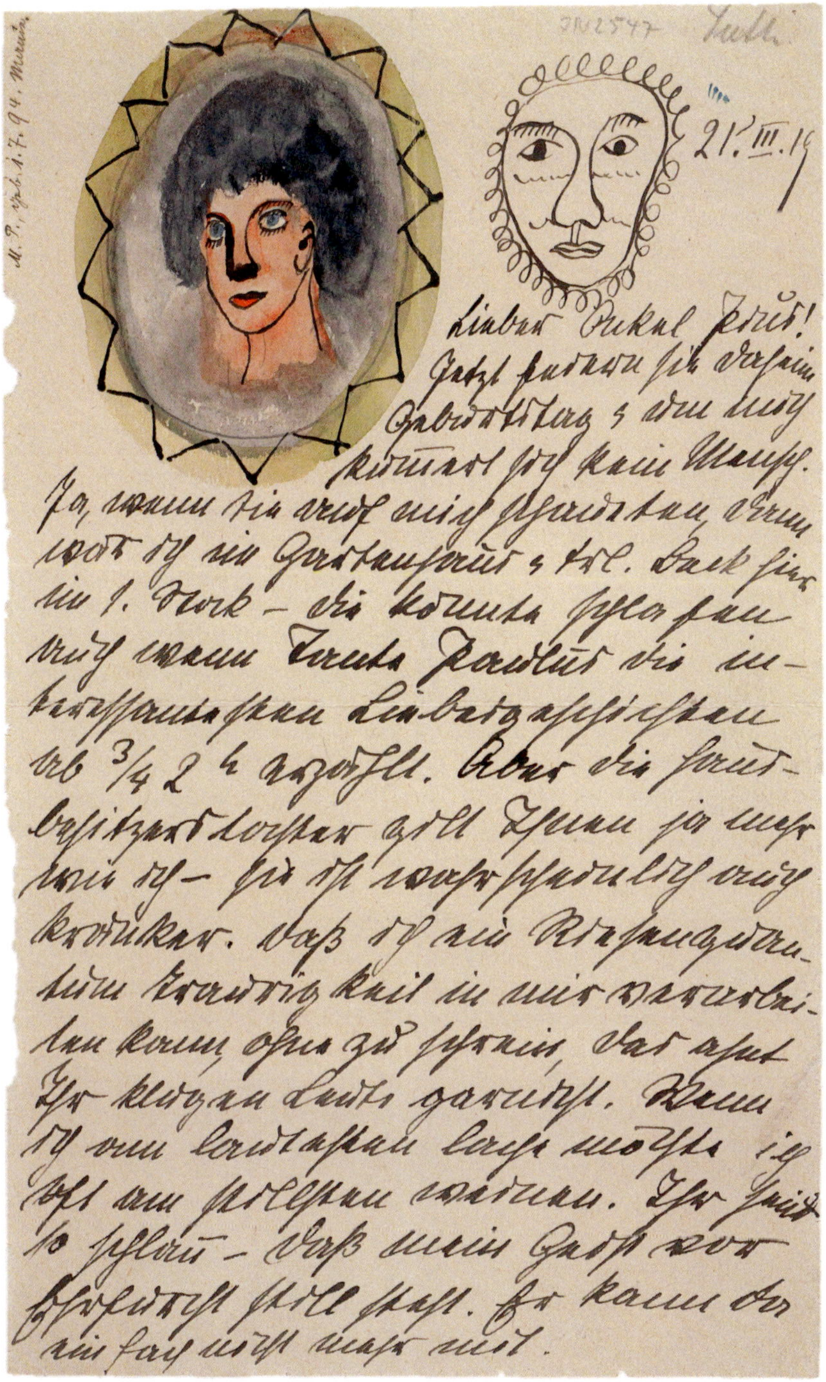

▸ **Abb. 6.17**

Inv.Nr. 2547 recto, Auszug:
»Daß ich ein Riesenquantum Traurigkeit in mir verarbeiten kann, ohne zu schrein, das ahnt Ihr klugen Leute garnicht. Wenn ich am lautesten lache möchte ich oft am stillsten weinen. […] [verso] *So wie ich mich gezeichnet habe, Rosa in Grau kann ich nie werden. Meine Seele ist zu unruhig seit ich da bin. Wenn die Ria still ist, hat sie was Verkehrtes, behauptete meine Erzieherin. Und still sein, wenn andere schrein, das könnte ich nie: da muss ich helfen und wo es geht schimpfen. […] Onkel Pius, das sehe[n] sie doch ein, dass eine Lerche im Käfig sich den Kopf einschlägt – weil sie muss, sie kann nicht anders. Sie müssen mich wirklich sehr gern mögen, dass sie so still zusehen können, wenn ich mich zerquäle vor Sehnsucht nach Freiheit.«*

▸ **Abb. 6.17** »**Lieber Onkel Pius!**«, 21.3.1919
Bleistift; Feder in schwarzer Tinte;
Deckfarbe auf Zeichenpapier
24,2 × 14,8 cm
Inv.Nr. 2547 (© Sammlung Prinzhorn)

Hier bemühten sich Ärzte und die pflegenden Diakonissen um die impulsive Studentin, die mit ihrer Neigung zum »gröblichen Unfug«, gepaart mit ausgeprägtem Selbstbewusstsein, Reizbarkeit und Übermut, ständige Aufmerksamkeit einforderte. Heftig und lautstark wehrte sie sich gegen die disziplinierenden Anstaltsregeln. Ein demütiges und stilles Trauern war ihr nicht möglich. Die Ärzte werteten ihre impulsiven Ausbrüche sowie ihre Ankündigung, sie werde sich bald erhängen, als oberflächliche Affekte ab.[34] Doch Puths seelische Erschütterung reichte viel tiefer. Ihr Brief an »Onkel Pius«, dessen Identität nicht geklärt werden konnte, ist ein bewegendes Dokument ihrer Verzweiflung und ihres »Riesenquantum[s] Traurigkeit«. »Ich heule wie ein Schloßhund, aber alles wird geschluckt, es geht ja niemand was an. [...] Ich glaube so oft, tiefer geht die Schreierei nicht mehr, aber ihr bringt alles fertig.«

Doch mischen sich in den berührend intimen Seelenblick auch Vorwürfe an die Familie: »... um mich kümmert sich kein Mensch.«

Selbst der vertraute Onkel Pius sah offenbar nur still zu, wenn sie sich vor Sehnsucht nach Freiheit zerquälte. Maria Puth schmückte ihren Brief mit zwei Handzeichnungen. Neben der Federskizze eines Männerporträts (der Onkel?) zeichnete sie sich selbst – nun so, wie sie sich tatsächlich sah. Das Miniaturporträt (► Abb. 6.17) zeigt das aufmerksame und ernste Gesicht einer jungen Frau in Dreiviertelansicht, deren Blick über den Betrachter hinweg geht. Der Kopf wird von einem ovalen Rahmen mit Zickzack-Ornament wie in einem Medaillon umfasst. Vielleicht erinnerte sich Maria Puth während des Zeichnens an ihre Porträtfotografie im Blütenrahmen auf dem heimischen Gut Moritzbrunn (s. oben). Darauf trug sie das Haar noch streng gescheitelt. Ihr dunkles hochgeschlossenes Kleid ziert ein kleines Kreuz an einer Kette. Aus der konservativ erzogenen Gutsbesitzertochter ist eine moderne junge Großstädterin geworden, die ihr Haar nun kurz geschnitten trägt. Nach dem Abitur studierte sie, bis zum tragischen Unfall ihres Bräutigams, 1916 bis 1918 an der Münchner Universität Germanistik und Philosophie. In der Krankenakte ist am 22. März 1919, also einen Tag nach dem Verfassen des Briefes an Onkel Pius, eingetragen: »Stiche am Herzen. Anbahnung tieferen Empfindens. Weinte kürzlich lange um ihren Bräutigam.«[35]

Dies schien als Zeichen der Besserung gewertet worden zu sein, denn bald wurde Puth aus der Anstalt Obersendling entlassen. Sie setzte ihr Studium 1921 bis 1923 in Würzburg fort. Doch ihr Leben wurde von 1920 bis 1954 noch von mehreren Aufenthalten in der Psychiatrischen Klinik München oder in der Anstalt Ansbach bestimmt. Um ihren seelischen Zustand zu verstehen, besuchte sie psychiatrische Vorlesungen und Seminare an der Universität in München. Im Juni 1932 wurde sie in der Ansbacher Anstalt entmündigt und im November 1934 gegen ihren erklärten Willen zwangssterilisiert. Sie starb mit 83 Jahren 1978 in Titting.

► **Tafel 6.20 »Ria Puth, wie die Anstalt sie haben möchte, sie aber scala Dei (sc. ›leider Gottes‹) nie wird«**, 20.3.1919
Deckfarbe über Bleistift auf Zeichenpapier
24,2 × 14,9 cm
Inv.Nr. 2544 recto (© Sammlung Prinzhorn)

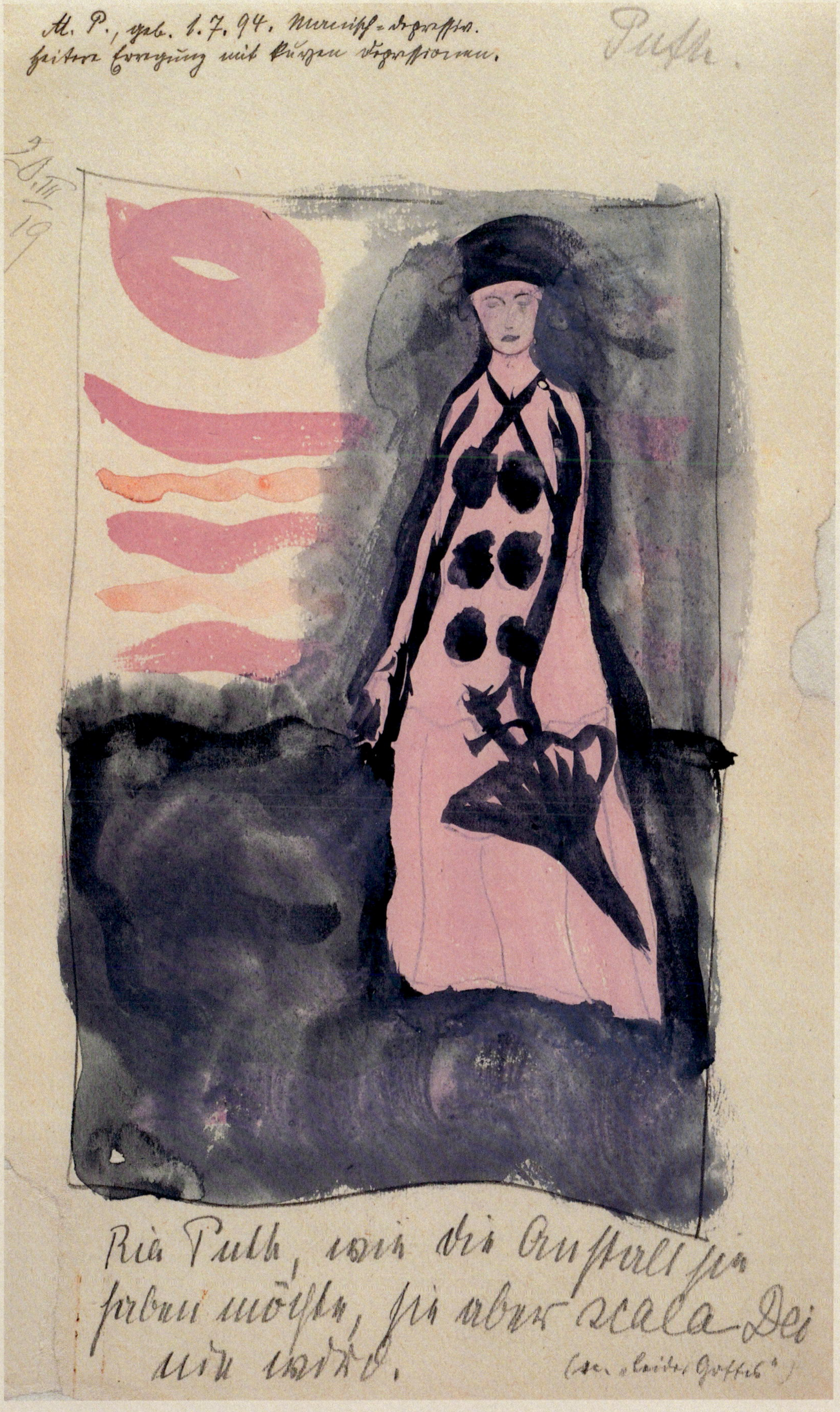

▶ Tafel 6.20

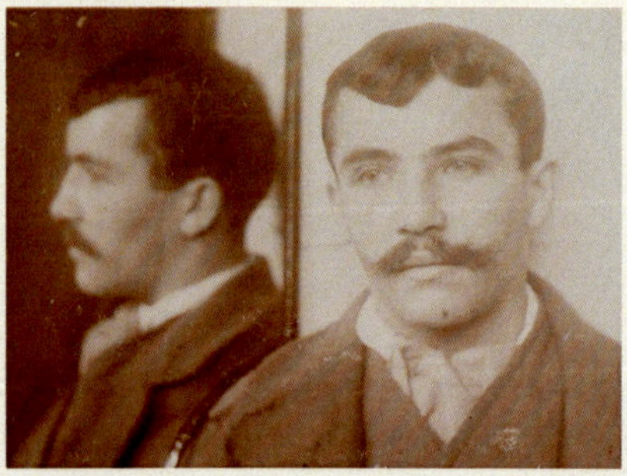

Jakob Mohr

(Mannheim 20.1.1884–1940 Paris)
Gärtnereigehilfe, Kutscher, Fahrrad- und Lumpenhändler
Klinik und Anstalt: Psychiatrische Universitätsklinik Heidelberg
1905, 1910, 1911–1912, Anstalt Wiesloch 1912–1917
Diagnosen: Dementia praecox paranoides, psychopathologische Persönlichkeit

► Jakob Mohr, Februar 1910
Foto: Krankenakte Psychiatrische Universitätsklinik Heidelberg
(mit freundlicher Genehmigung)

»Selbstporträt Seiner Herrlichkeit des Erfinder, Kultur, Detektiv, Ober, Groß, u General=Weltmeister's«

Jakob Mohr war mehrfach zu Zuchthausstrafen verurteilt, 22-jährig erstmals in die Heidelberger Psychiatrie eingeliefert worden und kam nach weiteren Einweisungen schließlich 1912 in die Anstalt Wiesloch.

Als »wellenempfindliches Medium« unterstellte er den ihn arretierenden Institutionen ein Mordkomplott durch Bestrahlung und Fernhypnose. Im August 1916 gelang es Mohr, für einen Tag aus der Wieslocher Psychiatrie zu entweichen. Das polizeiliche Fahndungsprotokoll beschreibt ihn als »32 Jahre alt, unter Mittelgröße, dunkles, dichtes Haar, langer Schnurrbart. Bewegungen und Sprechweise hastig. Ist erfüllt von seinen Erfinder-Wahnideen, die er wahrscheinlich überall zur Sprache bringen wird.«

Mohr wollte für Deutschland die »modernste und kriegstüchtigste Waffe der Welt« entwickeln und hatte bereits das Patentamt kontaktiert. Er plante einen Hohlspiegel, dessen strahlende Brennkraft Luftschiffe in Brand stecken könne. Im Gegensatz zu seinen um 1912 entstandenen Selbstdarstellungen als passives Strahlenopfer (► Tafel 4.3–4.4) porträtierte sich Mohr vor seinem Fluchtversuch 1916 in zwei stattlichen Selbstportäts als aktiv und »selbststrahlend«. Eine auf 4. Oktober 1915 datierte Farbstiftzeichnung (► Abb. 6.18) untertitelte er mit »Jakob Mohr. Seine Allheiligkeit der König der Märtyrer, und Kaiser der Kultur. Erfinder, und Kultur, General. Weltmeister.« In diesen Selbstdarstellungen gehen von seinem Konterfei Strahlen aus. Er ist zu einem omnipotenten Medium geworden. Als Erfinder und Weltmeister tut er der Menschheit Gutes. In dem auf 2. Januar 1916 datierten Selbstbildnis (► Tafel 6.21) unterstreichen ein Eichenblatt-Ehrenkranz und eine ordensgeschmückte Uniform zusätzlich seine kriegsrelevanten Verdienste. Das Blatt widmete er dem »Hielfsarzt Dr. Wilhelm Möckel z.Zt. in der Heil u Pflegeanstalt bei Wiesloch zum Andenken, zur Reue u[nd] Besserung«[36]. Rückseitig beschrieb Mohr sein Konterfei als »Selbstporträt Seiner Herrlichkeit des Erfinder, Kultur, Detektiv, Ober, Groß, u General=Weltmeister's u Seiner Allheiligkeit des größten Märtyrer's, Kultur u Freiheitsbringers aller Zeiten, Seiner Majestät dem wirklichen Alleinzigen Ersten und letzten geistigen technischen u kulturrellen Eisernen Kaiser's u Königs u. Berherrscher's dieser Welt.«

► **Tafel 6.21 Selbstporträt**, 2.1.1916
Fettkreide, Feder in Tusche auf Zeichenkarton
51,3 × 37,2 cm
Inv.Nr. 626 recto (© Sammlung Prinzhorn)

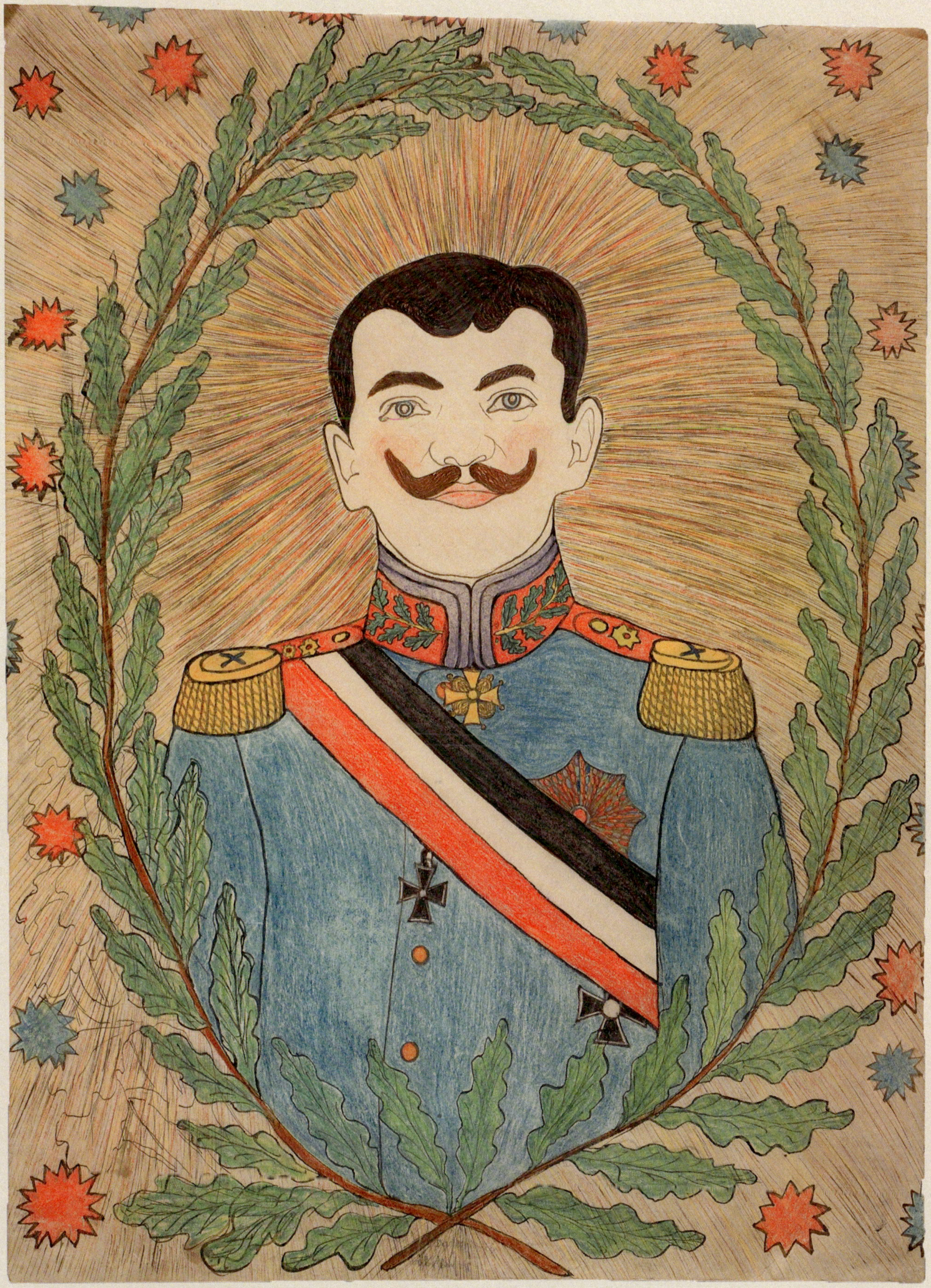

► **Tafel 6.21**

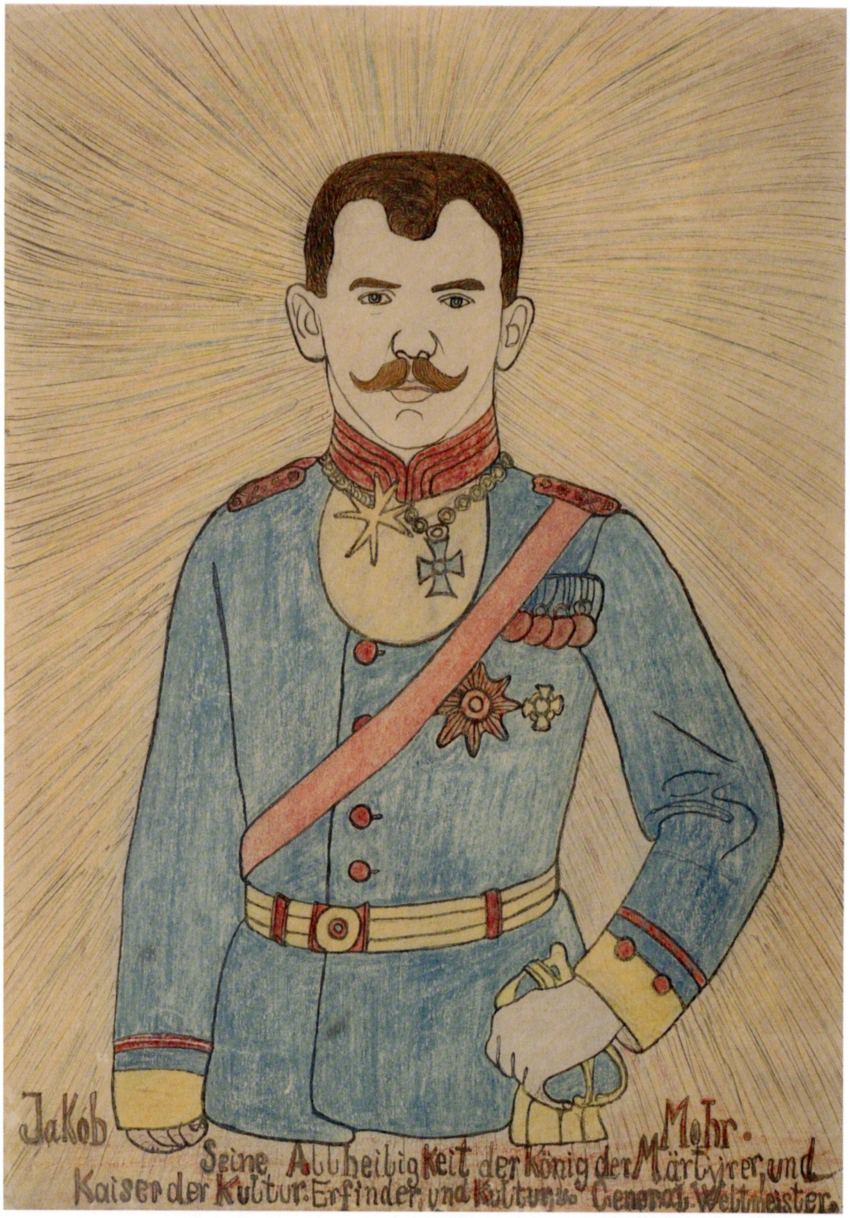

▶ **Abb. 6.18**

▶ **Abb. 6.18 »Seine Allheiligkeit der König der Märtyrer und Kaiser der Kultur«**, 4.10.1915
Bleistift, Fettkreide, Feder in Tusche auf Zeichenkarton
36,9 × 26,5 cm
Inv.Nr. 625 (© Sammlung Prinzhorn)

Mohr ist nicht mehr ein unter Fernbestrahlung leidendes, ohnmächtiges Opfer (die »Fernhypnose« thematisiert er ebenfalls auf der Rückseite seines Selbstporträts) – sondern er wird zum Star, zum »Held« und »Beherrscher dieser Welt«, dessen Ruhm und Stärke sternenhaft in den Kosmos strahlt. In der Wieslocher Krankenakte findet sich für den Zeitraum 1912/1913 ein Hinweis auf ein weiteres Selbstporträt mit Purpurmantel und Krone.

Mohr wurde noch während des Ersten Weltkriegs, im April 1917, entlassen. Es gelang ihm, als Kutscher Fuß zu fassen. 1924 eröffnete er ein Fahrradgeschäft und heiratete. Ein Jahr später wurde ein Sohn geboren. 1926 musste er sein Geschäft schließen. 1929 beantragte die Staatsanwaltschaft in Mannheim erfolglos Mohrs Entmündigung. Laut Aktenlage galt er wegen Betrugs und Mietwuchers als nicht geschäftsfähig. 1931 wurde Mohr Mitglied der NSDAP und SA. 1934 folgte wegen »confusen«, diskreditierenden Reden sein Ausschluss aus der Partei und er flüchtete nach Paris, wo er sich als Lumpensammler durchschlug. Zwischen 1936 und 1937 wurden in Mannheim alle Gerichtsverfahren gegen ihn eingestellt. Trotzdem kehrte er aus Furcht vor einer erneuten Internierung nicht mehr zu seiner Familie zurück. Nach Aussagen seiner Ehefrau starb Mohr im März 1940 in Paris.[37] (Zu Mohr s. auch ▶ Abb. 10.7).

Wilhelm Müller

(Neustrelitz 7.3.1881–20.7.1941 vermutlich NS-Tötungsanstalt Bernburg)
Student
Anstalten: Anstalt Domjüch Mecklenburg-Strelitz, Neustrelitz 1907–1918, vermutlich NS-Tötungsanstalt Bernburg 1941
Diagnose: Dementia praecox

Wilhelm Müller. »Caracter; gutmütig, menschenfreundlich, arglos, unheimlich …«

»… ich wolle nicht fortlaufen! Weil ich verlangen kann als gebildeter und gelehrter Mann, daß man mich entläßt. Darauf möchte ich warten. Bis dahin malen ein Ölbild; dann im Bett still liegen und abwarten, und neue Gedanken zu fassen und eine Heilung zu erwarten […]«[38]

Die große Hoffnung auf Heilung und Entlassung motivierte Wilhelm Müller, dieses Bild in Öl zu malen (▶ Tafel 6.22). Selbstbewusst füllte er das gesamte Format der Pappe mit der Darstellung seines Antlitzes aus. Das kräftig schwarze Haupthaar und der Vollbart umschließen sein Gesicht. Wendet sich Müller auch dem Betrachter en face zu, so nehmen doch die Augen hinter der Brille mit den runden Gläsern keinen Kontakt zu ihm auf, sondern blicken an ihm vorbei. Die Kopf- und Schulterpartien begrenzte der Maler zusätzlich durch einen aufgemalten braunen Bilderrahmen mit grüner Innenleiste. Durch diese optische Reduktion des Bildausschnitts potenzierte er effektvoll die kraftvolle Ausstrahlung der ernsten Gesichtszüge. Zu eng erscheint nun der Bilderrahmen für den markanten Kopf, den Müller in kräftig pastoser Malweise ausführt. Weißhöhungen setzen gekonnt Lichter, die die Hautpartien beleben und sie leuchten lassen. Auf der Rückseite eines anderen Blattes erläuterte Müller seine Malmethode: »Malen: 1. Nach der Zeichnung ist zunächst die Palette festzustellen und zwar möglichst reduziert auf eine geringe Skala; die einheitlich sein muß […] 2. ist zu beachten daß – nachdem die Stimmung gewählt ist – daß immer ein Grundton die Oberfläche beherrscht; dieser erfüllt die fläche zunächst & alles übrige sind Nuanzen die […] sich ihm ornamental unterordnen.«[39]

Doch welche Stimmung wählte Müller für seine Selbstdarstellung? Offenbar ging es ihm um das ruhige, würdige Aushalten eines als ungerecht empfundenen Aufenthaltes in der »Domjüch«. Klug wollte er trotz Internierung dennoch seine Lebenszeit nutzen. Als »gebildeter und gelehrter Mann« glaubte er an den Sieg von Gerechtigkeit und Vernunft.

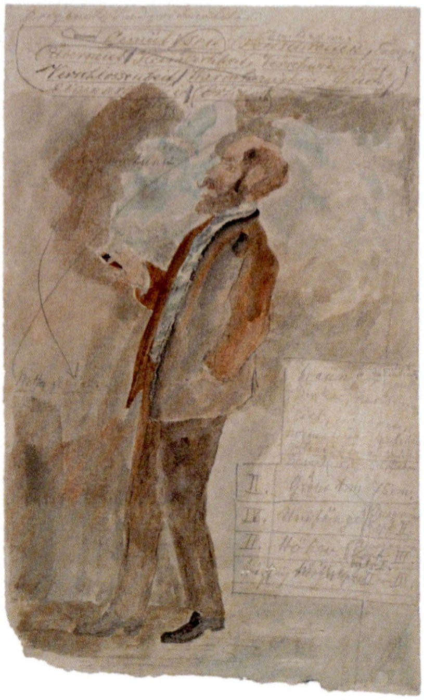

► **Abb. 6.19** Selbstbildnis mit Zigarre, vor 1918
Aquarell über Bleistift auf Papier
17,3 × 10,9 cm
Inv.Nr. 1099 recto (© Sammlung Prinzhorn)

Auf der Rückseite eines ganzfigurigen Selbstbildnisses mit Zigarre (► Abb. 6.19) schildert Müller seine Sicht auf sich selbst. Er beschreibt seine »ursprüngliche[n] Natur« als »zierlich, Zart, fein, mittelgross, leicht gebaut, individuell: braun«, im »Caracter; gutmütig, menschenfreundlich, arglos, unheimlich, Weigerung, aus dem Wege geen«, seine »Begabung« aber seien »Kunst, Philosophie«.

Wilhelm Müller wurde am 7. März 1881 in die Familie eines Archivregistrators in Mecklenburg-Strelitz geboren. Welches Leben er führte, und welche Umstände die Einweisung in die Anstalt auslösten, sind unbekannt. Lediglich die Datierungen seiner Bilder belegen, dass er von Juni 1907 bis 1918 in der Großherzoglichen Mecklenburg-Strelitzschen Landesirrenanstalt lebte (► Tafel 7.4).

Hier malte er meistens Landschaftsaquarelle, die den Ausblick aus seinem Zimmer auf den Domjüchsee zeigen. Sorgsam notierte er in Aufschriften seiner Bilder die Besonderheiten des Tages: Neben Wetter-, Tier- und Pflanzenbeobachtungen fließen auch die Stimmung der Jahres- und Tageszeiten ein. Prinzhorn erwähnte den Patientenkünstler in seinem Buch *Bildnerei der Geisteskranken*: »Ein Fall der Sammlung z.B. der in allen Künsten dilettierte, wiederholte an 40mal den Ausblick aus seinem Fenster in verschiedenen Beleuchtungen, meist auf Klosettpapier mit Aquarell, Bleistift und Tinte. Darin spiegelt sich, ohne jeden pathologischen verdächtigen Zug, das Ringen eines auf realistische Anschauung gestellten Dilettanten mit einem Motiv und seine Freude an Variationen über ein stoffliches Thema.«[40]

Über 100 Bilder beherbergt heute die Sammlung Prinzhorn von Müller, darunter befindet sich auch das einzige erhaltene Ölgemälde, sein Selbstporträt.[41]

Wilhelm Müllers weiteres Schicksal ist bis heute ungeklärt. Es ist möglich, dass auch er Opfer des nationalsozialistischen Tötungsprogramms T4 wurde.

► **Tafel 6.22 Selbstporträt**, vor 1918
Öl auf Pappe, 39,6 × 28,6 cm
Inv.Nr. 1159 (© Sammlung Prinzhorn)

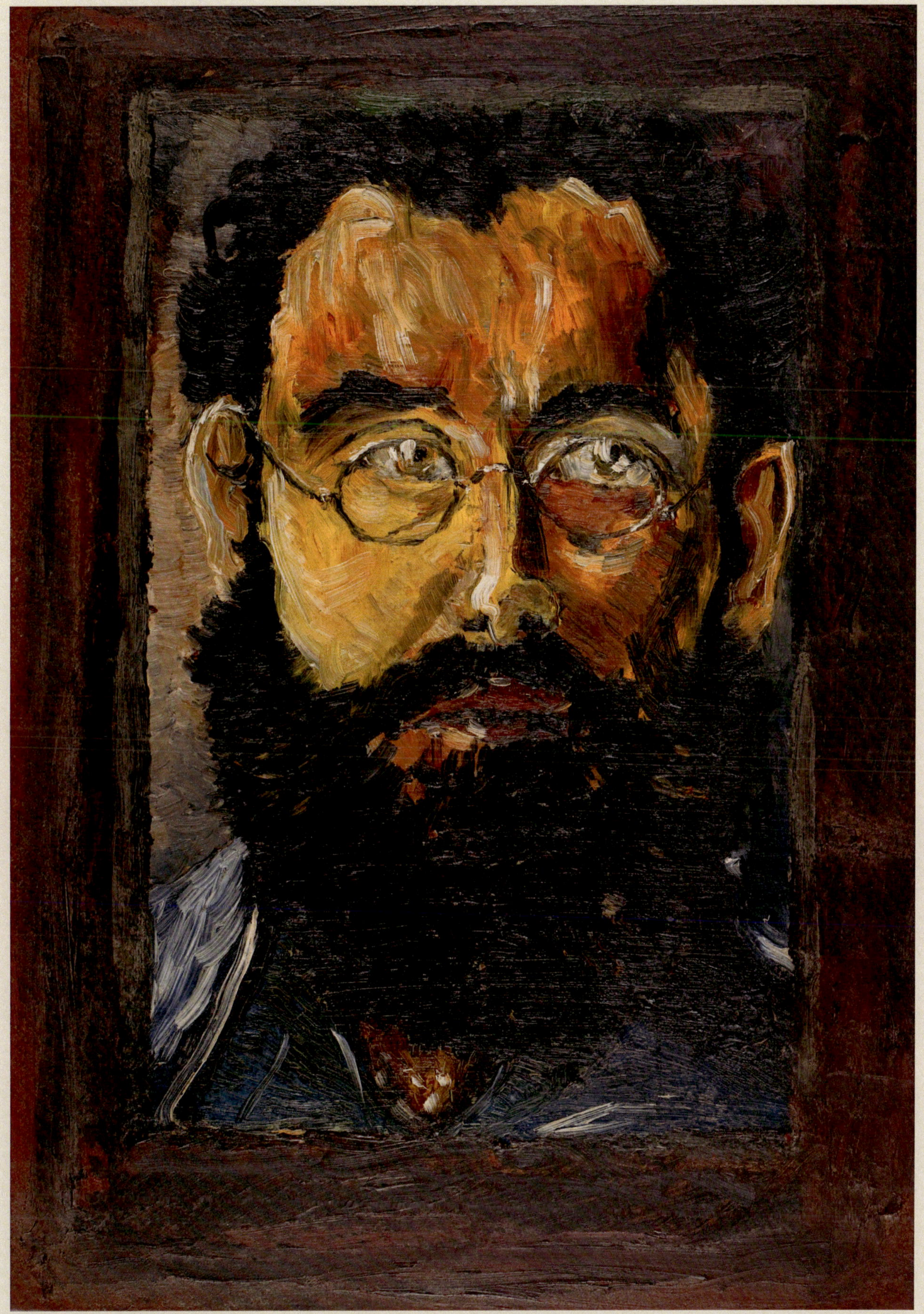

▸ Tafel 6.22

Josef Forster

(Regensburg 10.2.1878–25.6.1949 Regensburg)
Tapezierer, Dekorateur
Anstalt: Anstalt Karthaus-Prüll Regensburg 1916–1941
Diagnose: Schizophrenie

»Hat eine große Reihe von Selbstportraits geschaffen, die seinem künstlerischen Blick alle Ehre machen.«

Als Tapezierer und Dekorationsmaler, der sich schon früh für Kunst interessierte, kam Josef Forster Mitte Juli 1916 wegen Halluzinationen in die Regensburger Anstalt Karthaus-Prüll.[42] Der dortige Psychiater Dr. Adolf Vierzigmann (1878–1955), selbst Hobbymaler, förderte künstlerisch begabte Patienten und ermöglichte auch Forster, sich in einem eigenen »Atelier« als Maler und Sänger zu inszenieren. Besonders beeindruckend und von expressiver Kraft sind Porträts seiner Mitpatienten und seine Selbstbildnisse. Ein Eintrag in der Krankenakte vom 15. August 1919 lautet: »Beschäftigt sich seit einigen Wochen damit Personen der Anstalt zu porträtieren, zeigt dabei wirklich ein großes Geschick und künstlerischen Blick. In den letzten Wochen ist er auch dazu übergegangen, reichlich Kot bei seinen Malereien zu verwenden, so dass es in seiner Werkstätte oft sehr intensiv und unangenehm riecht; verwendet auch seinen Speichel dazu!«

Eine Notiz vom 3. September 1920 hält fest: »Hat eine große Reihe von Selbstportraits geschaffen, die seinem künstlerischen Blick alle Ehre machen. Ist selbst von seiner Kunst ganz begeistert vergleicht sich mit Rubens, Raffael, Rembrandt und behauptet, er sei nun schon weit über diese Meister hinausgewachsen.«

In der künstlerischen Beschäftigung mit sich selbst reflektierte Forster immer wieder die eigene Vielseitigkeit der Erscheinung. Einem Selbstporträt (► Tafel 6.23) gab er folgende Erklärung bei:

Selbstbildniß.
»So oft als ich mich Porträttire
sehe ich anders aus manchmal
wie ein Unschuldiges Kind e[t]c
dieses ist etwas särkastisch aus=
gefallen mit einem etwas
bitteren Zug um den Mund
das fast eine Änlichkeit mit
der Maske hat wenn
Franz v. Possart den Sylock im
Kaufmann von Vene[d]ig darstellt.«

► **Tafel 6.23** »**Selbstbildniß**«, nach 1916
Mischtechnik [auch Kot und Urin] auf Karton
39,7 × 28 cm
Inv.Nr. 4495 (© Sammlung Prinzhorn)

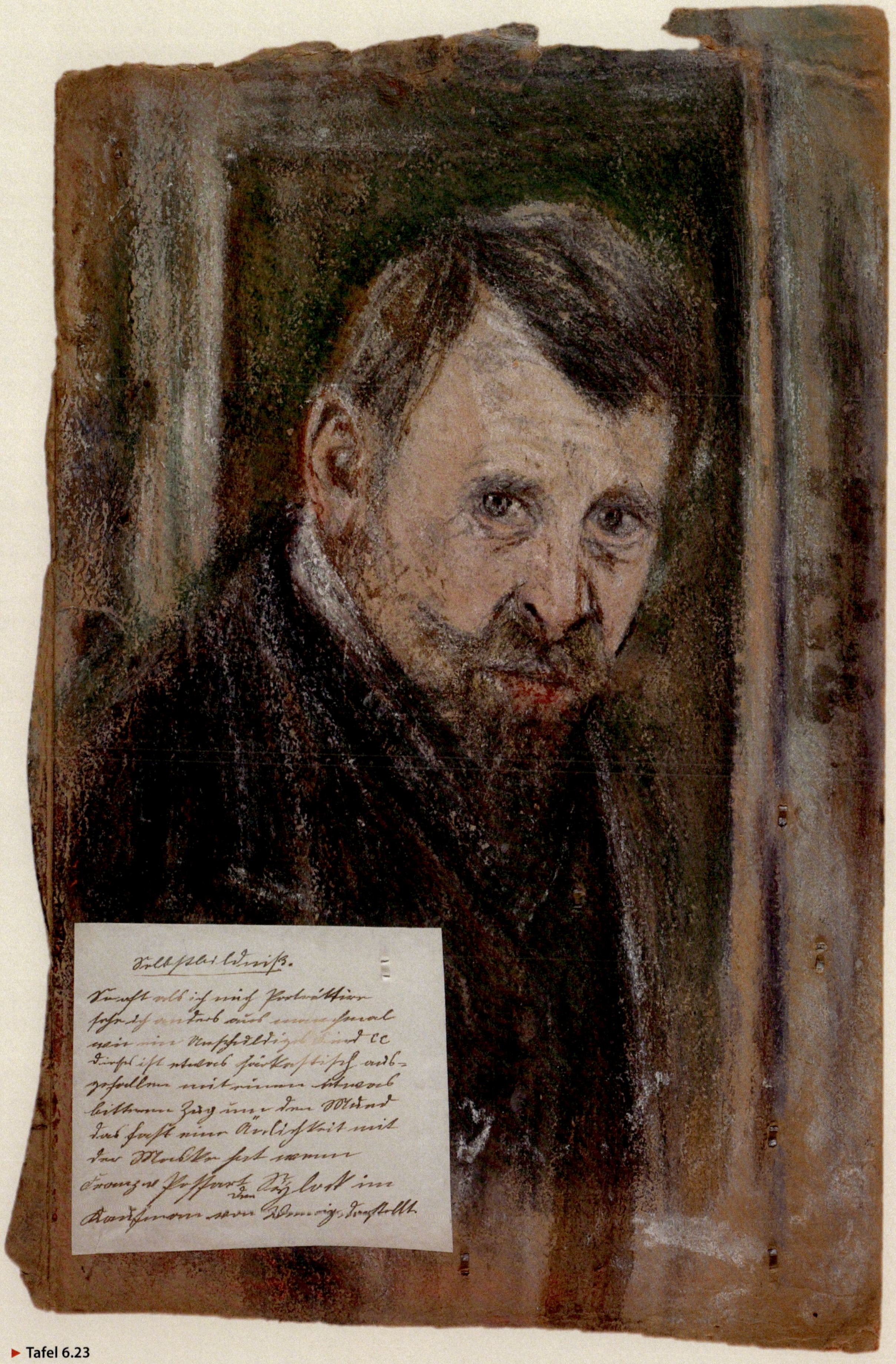

▶ Tafel 6.23

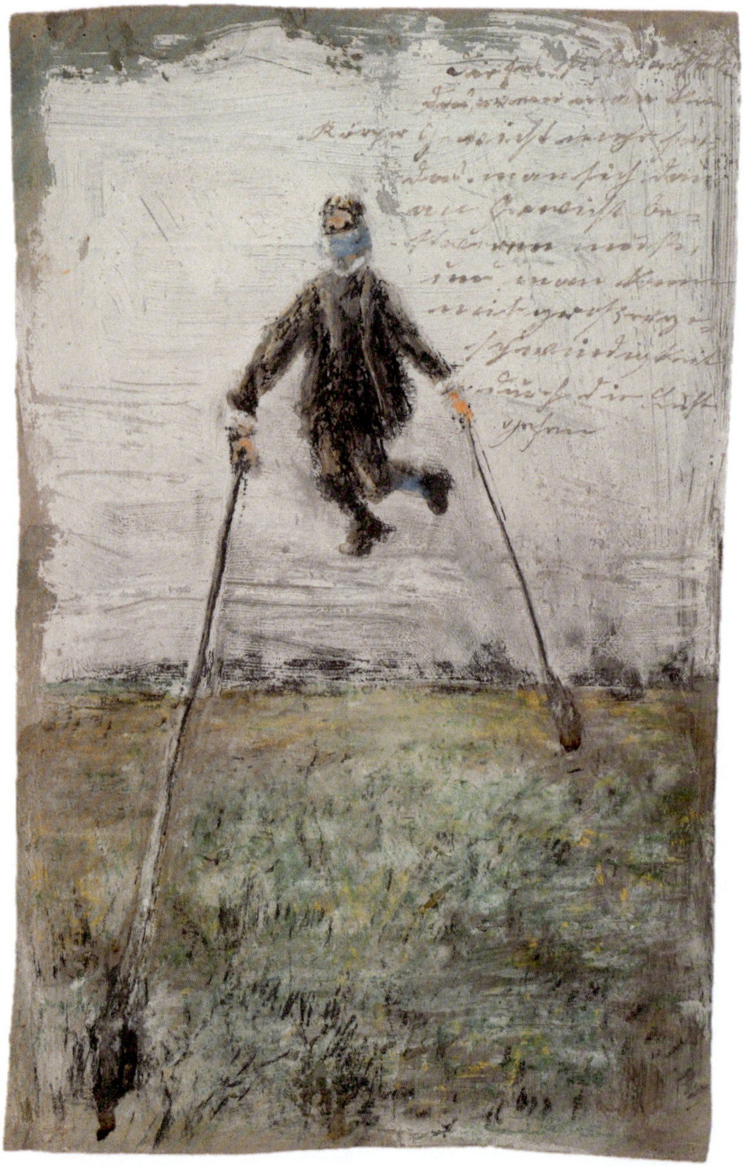

▶ **Abb. 6.20** Selbstporträt, 1916–1921 (Mischtechnik [auch Kot und Urin] auf Pappe 35,4 × 22,1 cm Inv.Nr. 4494 (© Sammlung Prinzhorn)

Der Schauspieler Ernst von Possart (1841–1921) war berühmt für seine Charakterrollen in Shakespeare-Stücken. Als Opernregisseur, Leiter und Generalintendant des Münchner Hoftheaters hatte er die Wagner-Festspiele gegründet, die mit ihrem Erfolg Bayreuth Konkurrenz machten. Dass sich Forster, der selbst gerne Wagner-Opern sang, nicht mit der negativ besetzten Außenseiterrolle des Juden Shylock, sondern mit dem vielseitig begabten Schauspieler Possart verglich, der in verschiedenen Rollen brillierte, verwundert nicht. Forster war selbst davon überzeugt, Meisterliches in allen Künsten zu leisten. Ein weiteres Selbstporträt zeigt ihn als Edelmenschen (▶ Abb. 6.20). Zu diesem konnte er seiner Überzeugung nach durch die Anwendung einer radikalen Diät werden: Indem er lediglich körpereigene Hervorbringungen wie Kot, Urin, Sperma und Nasenschleim zu sich nahm und seinem Körperkreislauf wiedereinspeiste, entwickele er sich zu einem autarken Perpetuum mobile. In diesem Zustand des Edelmenschentums glaubte er sich so leicht, dass er sich beschweren müsse, um nicht abzuheben. Dazu notierte er: »Dieses soll darstellen, das wenn man kein Körper Gewicht mehr hat, das man sich dann an Gewicht beschweren muß, und man kann mit großer geschwindigkeit durch die Luft gehen.«

Auf seinem Selbstporträt stellen Klumpen an Stangen die erwähnten Gewichte dar. Das blaue Tuch vor Mund und Nase sollte dazu dienen, den körpereigenen Schleim nicht zu verlieren. Der von seinen Mitpatienten gemiedene Koprophage Forster, der »stinkt wie ein Iltis«, wurde von seinem behandelnden Arzt Dr. Vierzigmann in seinem kreativen Schaffen sehr unterstützt und hochgeschätzt. In der Sammlung Vierzigmann des Regensburger Bezirksklinikums sind 16 Werke, darunter 4 Selbstbildnisse, 5 Porträts von Mitpatienten und ein Porträt von Dr. Vierzigmann erhalten. Die Sammlung Prinzhorn besitzt neben den beiden erwähnten Selbstporträts eine weitere Arbeit, die Forster im Bett mit einer Madonnenerscheinung zeigt.

Das Selbstporträt, das ihn als Künstler im kreativen »Flow« von der Erde abheben und über die Realität hinauswachsen zeigt, dient heute als Logo der Heidelberger Sammlung.

Forster wurde 1941 in die Obhut seiner Schwester entlassen und verstarb 71-jährig in Regensburg.

Paul Goesch

(Schwerin 30.8.1885–22.8.1940 NS-Tötungsanstalt Altes Zuchthaus Brandenburg)
Architekt, Kunstmaler
Anstalten: Privates Sanatorium »Dr. Lauensteins Heim« Hedemünden 1909, Sanatorium Rasemühle 1909, Anstalt Schwetz/[heute **Świecie, Polen**] 1917–1919, **Anstalt Göttingen** 1921–1934 mit Unterbrechungen, Anstalt Teupitz 1934–1940, NS-Tötungsanstalt Altes Zuchthaus Brandenburg 1940
Diagnosen: Dementia praecox, endogene Nervosität

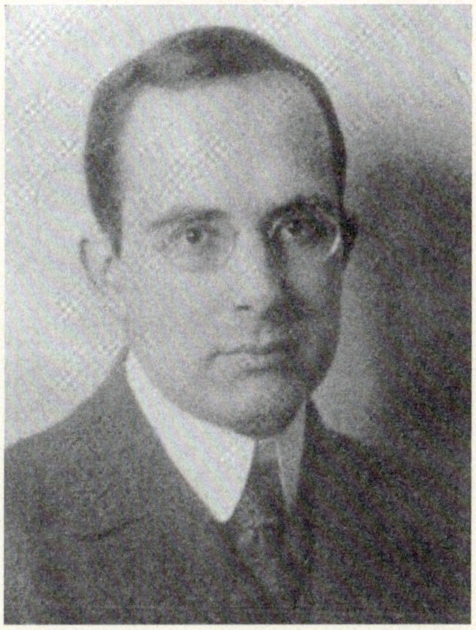

▸ Paul Goesch, um 1920
Foto: Privatbesitz (mit freundlicher Genehmigung)

Das Selbst im Kosmos

In der Fülle der Zeichnungen, die Paul Goesch seiner Familie hinterließ, befand sich auch dieses Selbstporträt (▸ Tafel 6.24). Durch eine private Schenkung kam es 2014 in die Sammlung Prinzhorn. Goesch zeichnete sich hier im März 1923, also mit 37 Jahren, in der Heil- und Pflegeanstalt Göttingen, in die er 2 Jahre zuvor aufgenommen worden war. Er wendet sich dem Betrachter offen und direkt zu. Ein dunkelblauer Hintergrund umfängt seinen in warmen Farbtönen ausgeführten, bildfüllenden Kopf und bringt ihn zum Leuchten. Kein Attribut lenkt von der Selbstdarstellung ab. Große dunkelbraune Augen fixieren den Betrachter und laden zum Zwiegespräch ein. Die weich geschwungenen Lider erinnern an exotische weibliche Schönheiten des Orients. Auf diesen Rhythmus der sanften Linien sind alle Details des Gesichts eingestimmt: Die Augenbrauen greifen die Bogenlinie der Oberlider auf. Selbst der Ansatz des kurzen braunen Haares wölbt sich in diesem Takt. Seine geschwungene Kontur führt über die Schläfenpartie zum Vollbart, aus dessen Dunkelbraun der intensiv gerötete Mund sinnlich aufleuchtet. Seine künstlerische Erfahrung offenbart Goesch in der gekonnt ausgeführten Augenpartie. Die verschieden großen Augen und Augenbrauen beseelen das Gesicht und verhindern, dass es trotz des unverwandten Blicks zu einer Maske erstarrt. Die Nase ist durch den helleren Farbauftrag fast unscheinbar. Ein kragenloses naturfarbenes Hemd umhüllt die schmalen Schultern und trägt die feine Signatur »G«. Der blaue Hintergrund und die leuchtend orangefarbene Fläche des Gesichts treten nicht nur in ein komplementäres Farbenspiel ein, sondern offenbaren auch das theoretische Programm, dem sich der Architekt verbunden fühlte. Seit 1912 Mitglied der Theosophischen Gesellschaft und seit 1913 Mitglied der Anthroposophischen Gesellschaft, war Paul Goesch mit den Gedanken von Rudolf Steiner vertraut. 1914 half er 2 Monate lang beim Bau des ersten Goetheanums in Dornach mit. Der Sohn eines Landgerichtsrats, geboren 1885 in Schwerin und aufgewachsen in Berlin, hatte von 1903 bis 1910 in Berlin, Karlsruhe und München Architektur studiert. Nach einer Anstellung im Staatsdienst in Kulm [heute Chełmno, Polen] von 1915 bis 1917 und einem ersten Anstaltsaufenthalt in Schwetz [heute Świecie, Polen] von 1917 bis 1919 kam er zurück nach Berlin. Dort mischte sich Goesch als Mitglied der Novembergruppe (gegründet 1918) und des Arbeitsrates für Kunst (gegründet 1919) in revolutionäre Projekte ein. Der Architekt Bruno Taut (1880–1938) erwählte ihn zum Mitglied der *Gläsernen Kette*, einer verschwiegenen Gemeinschaft expressionistischer Architekturvisionäre, die an transzendentale und kosmische Kräfte glaubten.[43] Sie beschworen in ihren Entwürfen und Texten Kristallines und Gläsernes und sahen in deren Transparenz das Potenzial, die Welt mit dem Kosmos zu verbinden. Damit griffen sie das mystische Denken der gotischen Baumeister auf und führten mittelalterliche Gestaltungsideen fort.

Goesch fühlte sich dieser Gruppe innig verbunden. Seine künstlerische Intention war stets auf das Ergründen seelischer Geheimnisse ausgerichtet. In seinem Selbstporträt symbolisiert das Blau des Hintergrundes den Himmel, aber auch die Psyche. Sein idealisiertes androgynes Antlitz entfaltet sich in diesem kosmischen Raum zu sakraler Würde. Die Schwiegermutter von Goeschs Bruder Fritz beschrieb den Künstler nach einem Besuch 1921 ganz ergriffen: »...denken Sie sich eine äußerst zarte, noch jugendliche Gestalt über Mittelgröße, vornüber gebeugt wie etwa ein Blumenstengel, die fast durchsichtigen feinen Züge des Gesichts aber unbeschattet (bis auf den Vollbart, der etwas unmotiviert und wie drangeklebt aussieht) und von innen heraus durchkommt [...] erleuchtet und erwärmt, ganz Reinheit, Wahrhaftigkeit, Zutrauliche Freundlichkeit, alles von wenig Worten, aber über einen fundus von Geist und Seele, wie er gewiß nicht gewöhnlich ist, der dann auch immer mal wieder ganz absichtslos durchschimmert.«[44] Möglicherweise ist das Selbstporträt sogar als Entwurf für ein farbiges Glasfenster zu verstehen. Dem Anstaltsalltag in Göttingen ist Goesch jedenfalls weit entrückt.

Paul Goesch hinterließ eine Fülle von Zeichnungen mit fantastischen architektonischen Entwürfen, mythologischen und märchenhaften Szenen, Masken und Heiligenbildern, die sich heute in Privatbesitz, in der Sammlung Prinzhorn und anderen Museen befinden.[45] Das Leben des sanftmütigen Fantasten wurde 1940 in den Gaskammern der nationalsozialistischen Tötungsanstalt Altes Zuchthaus in Brandenburg ausgelöscht.[46]

▸ **Tafel 6.24** »**Selbstbildnis**«, 14.3.1923
Wasserfarben über Bleistift auf Papier
20,9 × 16,4 cm
Inv.Nr. 1090/224 (2014)
(© Sammlung Prinzhorn)

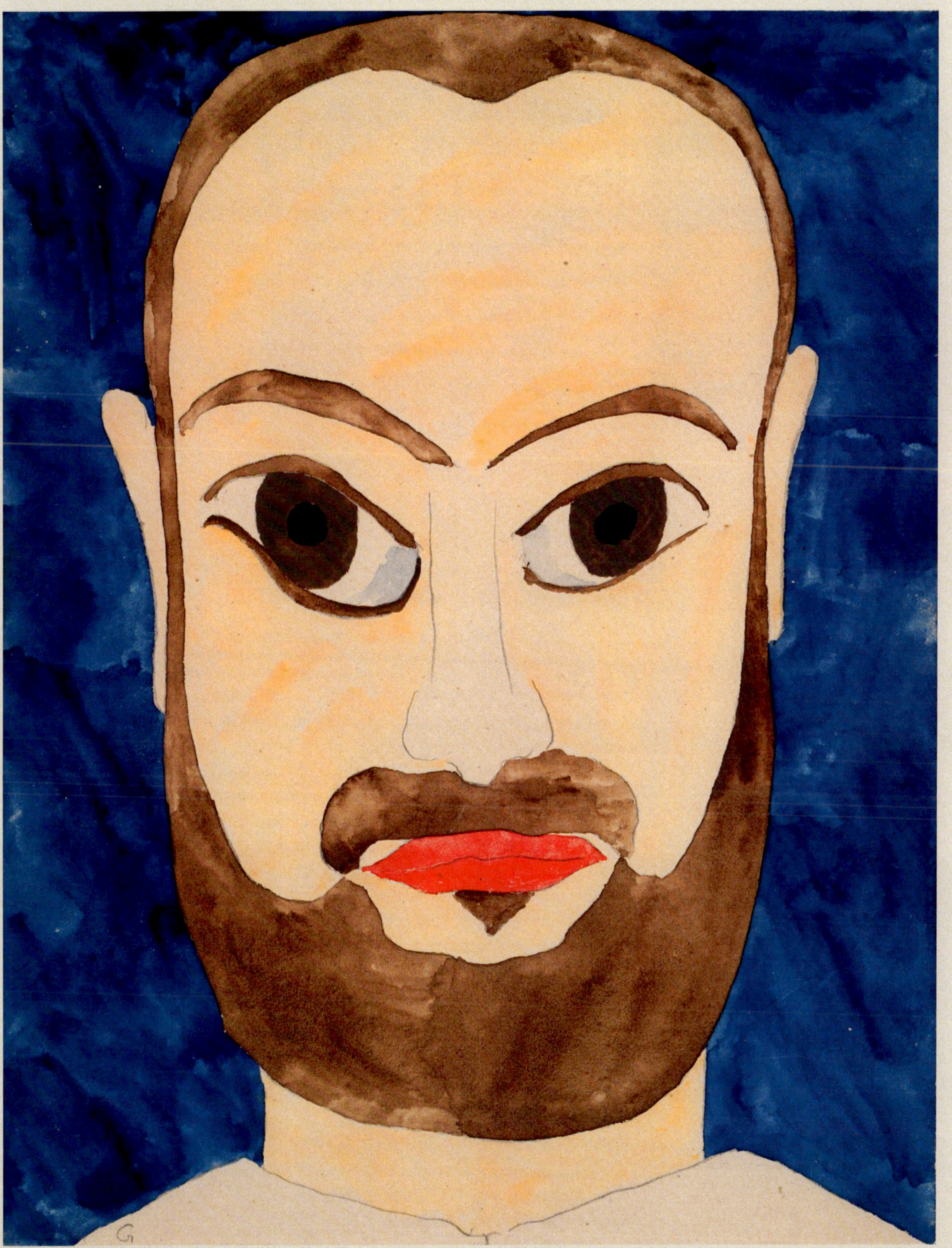

▶ Tafel 6.24

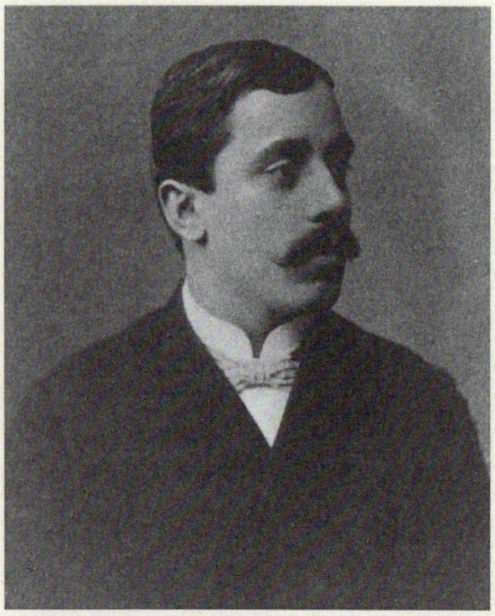

Franz Karl Bühler

Pseudonym bei Prinzhorn: Pohl
(Offenburg 28.8.1864–5.3.1940 NS-Tötungsanstalt Grafeneck)
Kunstschmied, Dozent
Anstalten: Anstalt Friedrichsberg Hamburg 1897,
Anstalt Breitenau Schaffhausen, Schweiz 1898,
Anstalt Illenau Achern 1898–1900,
Anstalt Emmendingen 1900–1940,
NS-Tötungsanstalt Grafeneck 1940
Diagnose: Schizophrenie

▶ Franz Karl Bühler, undatiert
Foto: Stadtarchiv Offenburg, V/38
(mit freundlicher Genehmigung)

»Alleinig Unvergeßlich«

Der seit 25. Mai 1898 in der Illenau untergebrachte Offenburger Kunstschlosser Franz Karl Bühler porträtierte alias »Dr. Bühler« seine Mitpatienten und war damit in seiner Vorstellung dem Ministerium des Großherzogtums Baden in Karlsruhe stets »zu Diensten«. Er vergab in einer Patientenstatistik fortlaufende Patientennummern, notierte biografische und berufliche Daten sowie physische und psychische Zustandsbeschreibungen der Anstaltsinsassen und hielt tagesaktuelle Besonderheiten fest (▶ Tafel 3.1–3.2). Genau ein Jahr nach seiner Verlegung, am 17. April 1901, lieferte er in Emmendingen einen Jahresbericht ab und listete die dortigen Patienten als »Personenconfrontationen« unter den laufenden Ziffern 533 bis 648 auf.

In zahlreichen Selbstporträts und in verschiedenen Maltechniken versuchte der Kunstschmied immer wieder, das eigene Sein neu zu ergründen. Das früheste in der Sammlung Prinzhorn erhaltene Selbstbildnis zeigt ihn im Alter von 34 Jahren, 4 Monate nach seiner Einlieferung in die Illenau, am 23. September 1898 (▶ Abb. 6.21). In einer zarten Bleistiftzeichnung blickt er den Betrachter frontal an. Am 16. Juli 1899 porträtierte er sich kontrastreich mit schwarzem Vollbart und freiem Oberkörper in Dreiviertelansicht (▶ Tafel 6.25). Am 29. November 1899 setzte er sein Selbstporträt auf die Rückseite einer seiner Illenauer Patientenlisten. Er unterzeichnete es mit 634, seiner eigenen »Patientennummer«, und widmete es »Hr. Direktor Dr. Müller S[c]haffhausen«. (▶ Tafel 5.12 recto) August Müller war von 1891 bis 1904 Leiter der Schweizer Irrenanstalt Breitenau bei Schaffhausen, in der Bühler vor seiner Verlegung in die Illenau von März bis Mai 1898 untergebracht war[47] (▶ Abb. 9.2). Ein letztes in der Illenau mit Bleistift gezeichnetes Selbstbildnis datiert auf den 1. Dezember 1900. Bühler widmete es »S[einem] L[ieben] Lehrer Herr Dir. Prof. Oskar Gref M[ün]ch[e]n.«[48]

Zwei undatierte Selbstporträts sind vermutlich um 1901 entstanden. Die aus Emmendingen erhaltenen Selbstbildnisse datieren vom 23. Januar 1904 bis zum 26./27. März 1919. Die rund 20 in der Sammlung Prinzhorn erhaltenen Selbstporträts erstrecken sich über einen Zeitraum von 21 Jahren. Immer wieder vergewisserte sich Bühler so seiner selbst. Eine besonders beeindruckende Farbkreidezeichnung übertitelte er am 24. April 1916 mit »Alleinig Unvergeßlich« (▶ Tafel 6.26). Sein Konterfei umgab er hier mit einem aureolenartigen Ehrenkranz, um den sich ein Bildkosmos von Figuren und Ornamenten entfaltet. Sein eigenes Abbild ließ er aus der kunsthand-

▶ **Tafel 6.25** »**Selbstporträt**«, 16.7.1899
Feder auf Papier
33 × 21 cm
Inv.Nr. 2875 (© Sammlung Prinzhorn)

▶ **Tafel 6.26** »**Alleinig Unvergeßlich**«, **[Selbstporträt]**, 24.4.1916
Kreide, Lavierungen auf Zeichenpapier
41,8 × 31,1 cm
Inv.Nr. 2965 (© Sammlung Prinzhorn)

▶ **Tafel 6.27** **Selbstporträt**, September 1918
Farbstifte, lavierte Kreide auf Zeichenpapier
27,7 × 18,9 cm
Inv.Nr. 2987 recto (© Sammlung Prinzhorn)

▶ **Tafel 6.28** »**Das selbst**«, 26.–27.3.1919
Kreide auf Aquarellpapier
17,4 × 12,9 cm
Inv.Nr. 3018 recto (© Sammlung Prinzhorn)

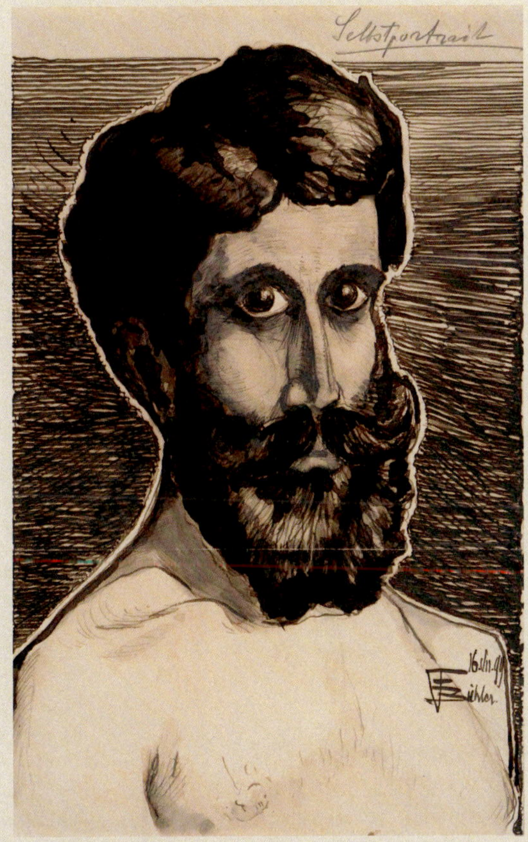

▶ **Tafel 6.25**

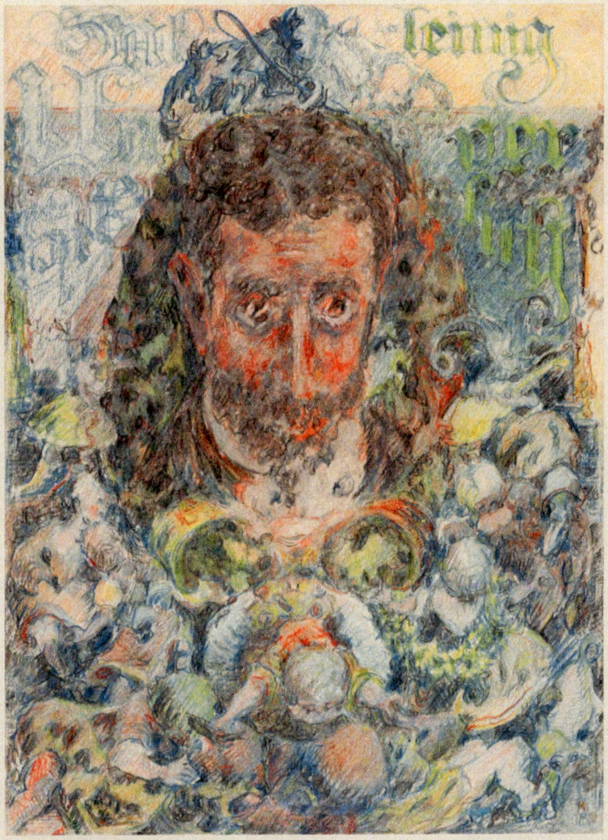

▶ **Tafel 6.26**

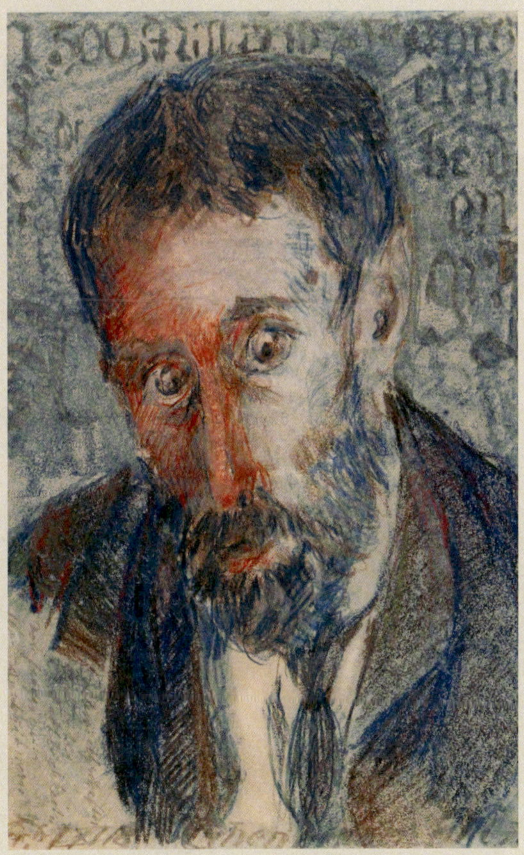

▶ **Tafel 6.27**

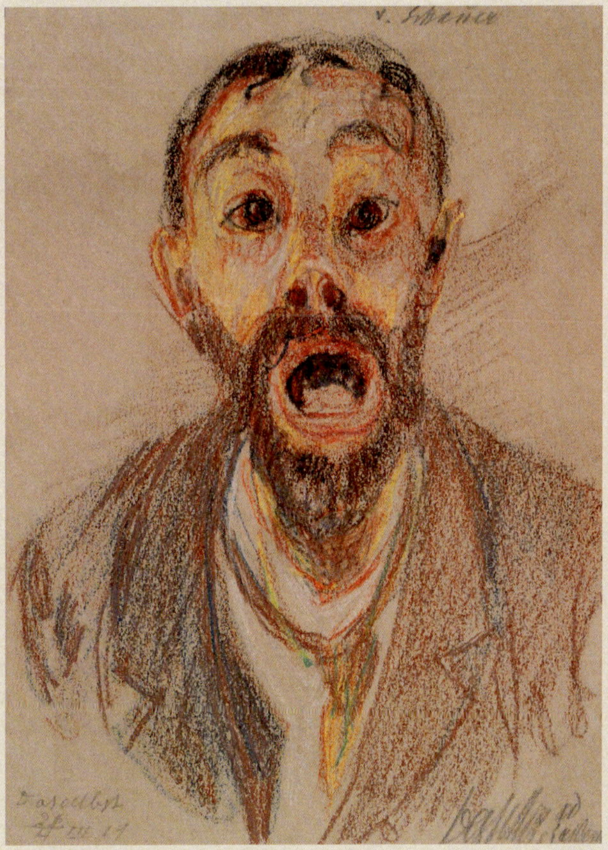

▶ **Tafel 6.28**

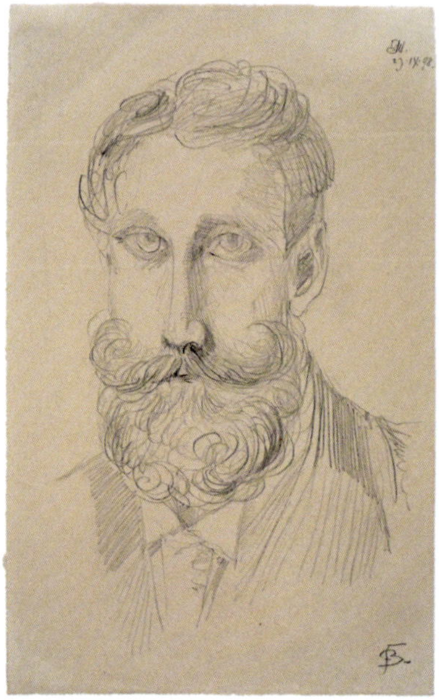

▶ **Abb. 6.21**

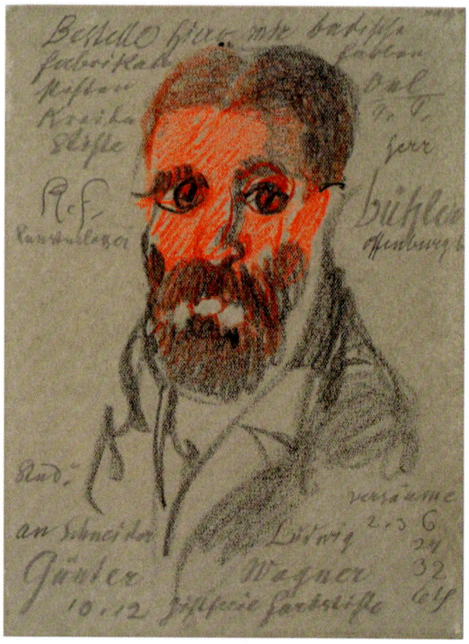

▶ **Abb. 6.22**

▶ **Abb. 6.21** Selbstporträt, 23.9.1898
Bleistift auf Papier
16,5 × 10,5 cm
Inv.Nr. 2874 (1982) (© Sammlung Prinzhorn)

▶ **Abb. 6.22** »**Bestelle hier mir […] Oel-Kreide Stifte**« [Selbstporträt], um 1919
Kreide auf Aquarellpapier; Text in Kopierstift und roter Kreide
17,1 × 13 cm
Inv.Nr. 3024 recto (© Sammlung Prinzhorn)

werklichen Bildsprache der Umgebung herauswachsen und verbildlichte somit seinen eigenen Werdegang vom Kunsthandwerker zum Künstler. Dieses selbstbewusste Bildnis darf als Emanzipation eines Kunstschaffenden gelesen werden, der sich qua Formensprache und Talent als »Alleinig« und »Unvergeßlich« definierte und zugleich gegen das Alleinsein und Vergessenwerden in der Anstalt anmalte. Im September 1918 entstand ein weiteres Selbstporträt mit Farbkreiden, das Hans Prinzhorn in seiner *Bildnerei der Geisteskranken* als Farbtafel publizierte (▶ Tafel 6.27). Der Arzt, der Bühler in der Emmendinger Anstalt 1920 besucht hatte[49], verglich das Werk in seiner Ausdrucksstärke mit einem späten Selbstbildnis van Goghs und erkannte darin »das bildnerische Selbstbekenntnis eines Künstlers«[50]. Indem er Bühler auf eine Stufe mit van Gogh stellte, zollte er dessen künstlerischer Entwicklung in der Anstalt höchste Anerkennung. Um 1919 entstand ein weiteres Künstler-Selbstporträt mit expressivem Inkarnat in roter Farbkreide (▶ Abb. 6.22). Das Porträt wird von einer schriftlichen Bestellung unterschiedlicher Malmaterialien umrahmt: »Bestelle hier mir badische Fabrikate Farben Stiften Oel-Kreide Stifte c/o Herr K. F. Bühler Kunstschlosser Offenburg.«

In der unteren Bildzeile findet sich neben zwei Namensangaben und einer Zahlenreihe der Zusatz »giftfreie Farbstifte«, der Bühlers Vergiftungsängsten geschuldet ist (▶ Kap. 5).

Ein letztes erhaltenes datiertes Bildnis entstand am 26./27. März 1919, von Bühler betitelt mit »das selbst« (▶ Tafel 6.28). Es zeigt ihn sichtlich gealtert im 55. Lebensjahr, mit schütteren Haupt- und Barthaaren, Mund und Augen weit aufgerissen zu einem stummen Schrei. Sein Anzug ist ihm zu groß geworden und sitzt nicht mehr, die Krawatte hängt lose und schief gebunden vom Hals. Äußerlichkeiten spielen in dieser Selbstbetrachtung keine Rolle mehr. Das einzige, was bleibt, scheint der Wunsch zu sein, nicht nur als Künstler, sondern als Mensch wahrgenommen zu werden und in Erinnerung zu bleiben: eine Vergewisserung des eigenen Selbst gegen das Vergessen. Bühler lebte noch weitere 21 Jahre in Emmendingen. Ob er in dieser Zeit immer noch zeichnete und malte, ist nicht bekannt. Nach 1920 sind weder Werke noch Informationen über ihn erhalten. Am 5. März 1940 wurde er im Alter von 75 Jahren in der NS-Tötungsanstalt Grafeneck ermordet.

Alois Dallmayr

(Burghausen 7.9.1883–30.8.1940 NS-Tötungsanstalt Schloss Hartheim Linz)
Kaufmann, Privatstudierender der Naturwissenschaften
Anstalten und Klinik: Privatanstalt »Dr. Gudden'sche Heilanstalt für Nerven- und Gemütskranke zu Pützchen« Bonn vor 1911, Psychiatrische Universitätsklinik München 1911,
Anstalt Eglfing München 1911–1913 und 1916–1940,
NS-Tötungsanstalt Schloss Hartheim Linz, Österreich 1940
Diagnose: Dementia praecox

»Irrenanstalts-Schrecken«

Mit »Dr. Dallmayr Spezial-Arzt für Psychiatrie. Dr. Kraepelinsches System durchgearbeitet Weibl. Ärztin. –« überschrieb Alois Dallmayr sein Selbstporträt als Frau, das sich dem Betrachter frontal zuwendet (► Tafel 6.29). Daneben setzte er die Textzeilen »§ 175. weiblich Homosexuelle Gottheit auf weiblicher Basis und nicht auf männl. Basis«. Der von 1872 bis 1994 gültige § 175 des deutschen Strafgesetzbuches stellte sexuelle Handlungen zwischen Personen männlichen Geschlechts unter Strafe. Wollte sich Dallmayr einer Bestrafung durch den »Schwulenparagrafen« entziehen, indem er sich als »weibliche Homosexuelle« outete?

Dallmayr trägt als Ärztin kinnlanges dunkles Haar, in der Mitte streng gescheitelt. Die voluminöse, dichte Haarpracht erinnert an eine Bärenfellmütze der englischen Leibgarde – aufgesetzt als Schutzhelm, der von äußeren Einflüssen abschirmt. Bildlich umgesetzt wird dies durch zahlreiche Textzeilen, die auf den Kopf der Ärztin einstürmen und diesen vollständig einrahmen. Dallmayr beschreibt in seinem Bildkommentar seine Aufgaben und Zuständigkeiten als Spezial-Arzt für Psychiatrie. Seine Kompetenz unterstreicht er mit Fachwissen. Das »Kraeplinsche System durchgearbeitet« heißt, er ist auf dem Stand der neuesten psychiatrischen Forschung von Emil Kraepelin. Dieser hatte 12 Jahre die Heidelberger Klinik geleitet und zahlreiche Neuerungen eingeführt, als er 1903 einen Ruf nach München annahm. Sein 1884 erschienenes *Lehrbuch der Psychiatrie* war weitverbreitet, zuvor hatte er im Bereich der Kriminologie gearbeitet. Spielt Dallmayr auf dieses Arbeitsgebiet an, wenn er am linken Bildrand notiert: »Spezial = Fach für kriminale Fälle«? Als Beispiele listet er »Sexual-Verkehr, Lustmörder, Detektiv-Tum, Ausbrecher–Königin« auf. Kraepelin hatte für eine Reform im Strafvollzug plädiert, die dem Psychiater mehr Mitspracherecht bei der gerichtlichen Straffestsetzung einräumen sollte. Als »Zauber-Suggestions Hellseherin« sieht Dallmayr »Religiöse Therapie« und »Sadistisch Masochistisches Flaggelantentum« als Behandlungsmöglichkeiten. Kraepelins Interesse für Gehirnforschung und experimentelle Psychologie schlägt sich womöglich in den Zeilen »Irrenanstalts-Schrecken und Pflege-Caroussel für Böse Atomme u. Moleküle« nieder. Denn in Reiz-Reaktions-Experimenten hatte der Psychiater die Wirkung von Arzneimitteln, Alkohol und Übermüdung auf die menschliche Psyche getestet. Seiner Ansicht nach sollte die Anstalt der »Volksgesundheit« dienen. Dallmayr, der (nach dem Vorbild

Tafel 6.29 Seite 218

► **Tafel 6.29 »Dr. Dallmayr. Spezial-Arzt für Psychiatrie«**, vor 1921
Bleistift auf Papier
21,8 × 34,1 cm
Inv.Nr. 2029a recto (© Sammlung Prinzhorn)

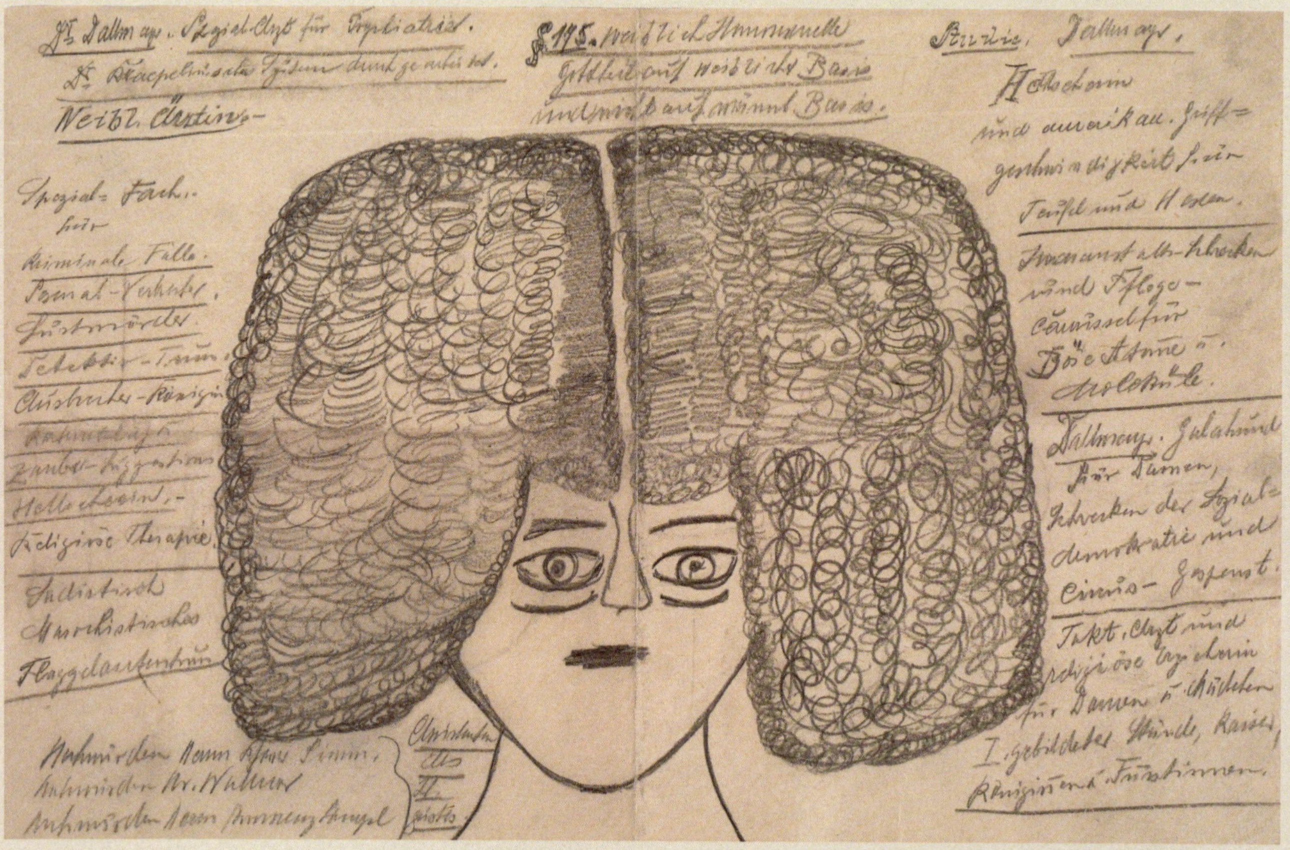

Inv.Nr. 2029a recto
[links]
»Dr. Dallmayr Spezial-Arzt für Psychiatrie.
Dr. Kraepelinsches System durchgearbeitet
Weibl. Ärztin. –

Spezial = Fach..
für
kriminale Fälle.
Sexual-Verkehr.
Lustmörder.
Detektiv-Tum.
Ausbrecher–Königin
Kartenschläger
Zauber-Suggestions
Hellseherin. –
Religiöse Therapie.
Sadistisch
Masochistisches
Flaggelantentum

Hochwürden Herrn Pfarrer Simon.
Hochwürden Dr. Wallner
Hochwürden Herrn Eminenz Simpl
Christentum des H. Geistes.

[Mitte oben]
§ 175. weiblich Homosexuelle
Gottheit auf weiblicher Basis
und nicht auf männl. Basis.

[rechts]
Studie. Dallmayr.
Hellseherin
und amerikan. Griff=
geschwindigkeit für
Teufel und Hexen.
Irrenanstalts-Schrecken
und Pflege-
Caroussel für
Böse Atomme u.
Moleküle.
Dallmayr. Galahund
für Damen,
Schrecken der Sozial=
demokratie und
Crisis-Gespenst.
Takt. Arzt und
religiöse Erzieherin
für Damen u. Mädchen
I. gebildeter Stände, Kaiser,
Königinnen u. Fürstinnen.«

Kraepelins?) plante, Klinikdirektor von Eglfing zu werden, sah sich als »Takt[voller?] Arzt und religiöse Erzieherin Für Damen u. Mädchen gebildeter Stände, Kaiser, Königinnen u. Fürstinnen«. So würde er als »Privatstudierender der Naturwissenschaften« ebenso wie Kraepelin der wissenschaftlichen Elite angehören, und hohes gesellschaftliches Ansehen wäre ihm gewiss. Er wäre nicht länger, wie auf seinem Blatt vermerkt, »Galahund Für Damen, Schrecken der Sozialdemokratie und Crisis-Gespenst«, sondern eine gegen Anfeindungen erhabene Gottheit in Weiß.

Zu Dallmayr s. auch ▶ Tafel 1.10–1.11, ▶ Tafel 3.13–3.14 und ▶ Tafel 10.10.

Fußnoten

1 Oskar Herzberg, »Erklärung über Erduntergang«, vor 1912, Inv.Nr. 3943.

2 Die Schriftstellerin Elise Polko verwendete dieses Zitat von August Richter aus einem Brief seiner Schwester Henriette Richter in einem Artikel, den sie in der Familienzeitschrift *Die Gartenlaube* publizierte. E[lise] P[olko], »Ein Atelier im Irrenhaus«, in: *Die Gartenlaube* 1867, Nr. 1, S. 14–16, hier S. 15.

3 Karl Kotschau, »August Richter«, in: *Wallraf-Richartz Jahrbuch* Bd. 1, Köln 1924, S. 151–157, hier S. 153.

4 Vgl. Hans Joachim Neidhardt, *Die Malerei der Romantik in Dresden*, Leipzig 1976, S. 246–247, hier S. 246.

5 Stadt- und Universitätsbibliothek Frankfurt/M., Handschriftensammlung, Nachl. K. Gutzkow, A2 II Nr. 2181, Brief Henriette Richter an Karl Gutzkow vom 16.10.1851, zitiert nach Boris Böhm, »›Hier nur ist der Himmel blau‹. Das Schicksal des Dresdner Malers August Richter (1801–1873)«, in: *Sonnenstein. Beiträge zur Geschichte des Sonnensteins und der Sächsischen Schweiz. Die Heilanstalt Sonnenstein und die sächsische Psychiatrie in der 1. Hälfte des 19. Jahrhunderts*, Heft 5, 2004, S. 91–115, hier S. 110.

6 Unter dem Aquarell zweier Männer steht mit Bleistift »v. Blücher« und »v. Helbig«, vgl. Inv. Nr. 4191 recto. Friedrich Wilhelm Bernhard von Blücher aus Breslau war 1856 bis zu seinem Tod 1861 Privatpatient Dr. Lessings auf dem Sonnenstein. Siehe dazu Boris Böhm, *Die Geschichte der Heil- und Pflegeanstalt Sonnenstein 1811–1939*, Pirna 2011, S. 44.

7 Polko 1867 (Anm. 2), S. 14.

8 Falls diese Datierung zuträfe, müsste das Porträt vor Richters Anstaltsaufenthalt entstanden sein, das heißt, er hätte als Akademieprofessor die Anstalt besucht, um das dortige Personal zu porträtieren. Und er hätte das Porträt in der Anstalt zurücklassen müssen, was unwahrscheinlich ist, aber sonst wäre es nicht mit dem übrigen Konvolut nach Heidelberg gelangt.

9 Zu Richter siehe auch Bettina Brand-Claussen, »August Richter. Ein Spätromantiker als Zeichner in der Anstalt Sonnenstein«, in: Ausst.Kat. *Künstler in der Irre*, hrsg. v. Bettina Brand-Claussen und Thomas Röske, Sammlung Prinzhorn, Heidelberg 2008, S. 22–45.

10 Die Reliefplatte von »Dr. Hans Gudden«, 1899 und das Reliefmedaillon »von Geheimrat Dr. Schuele«, 1903, sind abgebildet in: Ausst.Kat. *Künstlerbrüder Würtenberger. Karl Maximilian (1872–1933) und Ernst (1868–1934)*, Stadtmuseum Stockach 2010, S. 26, Abb. 11–12.

11 *Das vierzigjährige Dienstjubiläum von Herrn Geheimrat Dr. Schüle*, Illenau, den 4. Juli 1903.

12 Vgl. »Karl Maximilian Würtenberger (1872–1933)«, in: Ausst.Kat. *Keramikzentrum Konstanz. Jugendstil bis 50er Jahre*, Rosgartenmuseum Konstanz, Stuttgart 1997, S. 31–34, hier S. 31.

13 Vgl. die Patientenfotografien aus den Krankenakten von Ahorn, Astor, Hauck, Mohr, Paterna, Scherb, Schlumbrecht und Weil.

14 Bernhard Spinner (geb. 1888) war nach Angabe seiner Personalakte von 1906 bis 1914 in der Illenau beschäftigt. Ein Arzt namens »Malepreine« ist im Personalaktenverzeichnis des Staatsarchivs Freiburg nicht verzeichnet. Für die Auskünfte danken wir Walther Stodtmeister, Achern.

15 Laut *Chronik der Anstalt*, 26. April 1915, Nr. 143.

16 2010 widmete das Stadtmuseum Stockach den Künstlerbrüdern eine Ausstellung, die nicht nur den bekannten Maler Ernst Würtenberger, sondern auch den in Vergessenheit geratenen Bruder als Bildhauer würdigte (Anm. 10).

17 Ernst Jolowicz, »The work of Herzberg. Contribution to the symposion of Dr. Gaston Ferdière ›L'Art Schizophrenique‹ at the II. International Congress for Psychiatry Zuerich 1957«. Maschinenschriftliches Manuskript, *https://archive.org/details/ernstjolowicz*, abgerufen am 22.10.2016. Siehe auch Ernst Jolowicz, »Expressionismus und Psychiatrie«, in: *Das Kunstblatt* 4, Nr. 9 (September 1920), S. 273–276.

18 Prinzhorn 1922, S. 104.

19 Vgl. Alfred Kubin, »Die Kunst der Irren«, in: *Das Kunstblatt* 6, Nr. 5 (Mai 1922), S. 185–188, hier S. 186.

20 Ludwig Scholz, *Leitfaden für Irrenpfleger*, Halle 1900. Zitiert nach der 9. Auflage 1912, S. 93. Scholz (1868–1918) war Direktor der Irrenanstalten Obrawalde und Kosten nahe Bremen. Das Werk diente über Jahrzehnte als wertvolles Lehrbuch im Krankenpflegeunterricht. Scholz war bis zur 12. Auflage Herausgeber. Das Werk wurde fortgeführt; 1950 erschien die 26. Auflage, hrsg. v. L. Ziegelroth.

21 Ernst Jolowicz, »Oscar Herzberg. L'évolution et l'œuvre d'un fou«, in: Ausst.Kat. *Peintures d'un fou, l'art schizophrénique (documents de la folie créatrice)*, Galerie de la Pléiade, Paris [11.–30.1.] 1934, o. S.

22 Vgl. Ingrid von Beyme, »Anstaltskunst als ›wahre Avantgarde‹? Die Rezeption von ›Irrenkunst‹ durch die Surrealisten«, in: Ausst.Kat. *Surrealismus und Wahnsinn*, hrsg. v. Thomas Röske und Ingrid von Beyme, Sammlung Prinzhorn, Heidelberg 2009, S. 153–169, hier S. 157 und S. 159.

23 Siehe Albert Hammel, in: Ausst.Kat. *30 Jahre Künstlerbund Heilbronn*, Sommerausstellung 1979, S. 80.

24 Albert Hammel hatte an einer Ausstellung im Klostersaal Lauffen vom 29. Mai bis 13. Juni 1948 teilgenommen. Brief Hammels vom 25.8.1946 an den Verband bildender Künstler Stuttgart. Siehe HSTA Stuttgart Signatur Q 3/39 b Bü 373.

25 Siehe Hammel, Albert, in: Hans Vollmer, *Allgemeines Lexikon der bildenden Künstler des XX. Jahrhunderts*, Band 6. Nachträge H–Z, Leipzig 1962.

26 Krankenakte Minna Wilhelmine Köchler, Psychiatrische Universitätsklinik Heidelberg, Eintrag vom 29.4.1906, o. S.

27 Vgl. Thomas Röske, »›Wie die Anstalt sie haben möchte…‹ Selbstbilder in der Sammlung Prinzhorn«, in: *Bild und Eigensinn. Über Modalitäten der Anverwandlung von Bildern*, hrsg. v. Petra Leutner und Hans-Peter Niebuhr, Bielefeld 2006, S. 149–159, hier S. 155–156. Siehe auch Monika Ankele, *Alltag und Aneignung in Psychiatrien um 1900. Selbstzeugnisse von Frauen aus der Sammlung Prinzhorn*, Wien, Köln, Weimar 2009, S. 38–39.

28 Brief von Walter Waentig an Karl Wilmanns vom 4.2.1920, in: Krankenakte Minna Wilhelmine Waentig geb. Köchler, Anstalt Reichenau Konstanz, Staatsarchiv Freiburg B 822/2, 2695, o. S.

29 Brief von Karl Wilmanns an Herrn Klewe vom 5.2.1920, ebd.

30 Vgl. Maike Rotzoll, »Minna Köchler, verheiratete Waentig«, in: Ausst.Kat *Irre ist weiblich. Künstlerische Interventionen von Frauen in der Psychiatrie um 1900*, hrsg. v. Bettina Brand-Claussen und Viola Michley, Sammlung Prinzhorn, Heidelberg 2004, S. 257–258.

31 Vgl. Ankele 2009 (Anm. 27), S. 160–161.

32 Vgl. Röske 2006 (Anm. 27) S. 156–157.

33 Vgl. Doris Noell-Rumpeltes, »Maria Puth«, in: Ausst.Kat *Irre ist weiblich* 2004 (Anm. 30), S. 196–199.

34 Entmündigungsgutachten des Oberarztes Dr. Bornebusch, 20.5.1932, S. 3, in: Krankenakte Maria Puth, Anstalt Ansbach o. Sign., Staatsarchiv Nürnberg.

35 Krankenakte Puth (Anm. 34), darin Abschrift der Krankenakte der Privaten »Kuranstalt Dr. Ranke« Obersendling München, Staatsarchiv Nürnberg, Eintrag vom 22.3.1919, o. S.

36 Siehe Jakob Mohr, Inv.Nr. 626 verso. Wilhelm Möckel (1887–1954) wurde 1934 Anstaltsdirektor in Wiesloch.

37 Wir danken Doris Noell-Rumpeltes für Hinweise zu Mohrs Biografie seit 1931. Siehe dazu *Jakob Mohr. Kleine Monographien der Sammlung Prinzhorn*, Bd. 1, hrsg. v. Doris Noell-Rumpeltes und Thomas Röske, Heidelberg, Bielefeld 2018, S. 15.

38 Wilhelm Müller, »An Adolf Oberländer«, Bleistift über Aquarell, vor 1919, Inv.Nr. 1091 verso.

39 Ebd.

40 Prinzhorn 1922, S. 304.

41 Vgl. Monika Jagfeld, »›Ich spähte nach Leben und Treiben aus‹ – Zu den Naturstudien Wilhelm Müllers«, in: Ausst.Kat. *Künstler in der Irre* 2008, (Anm. 9), S. 152–165.

42 Vgl. Ausst.Kat *Durch die Luft gehen. Josef Forster, die Anstalt und die Kunst*,. hrsg. v. Thomas Röske und Doris Noell-Rumpeltes, Sammlung Prinzhorn, Heidelberg 2011. Im Katalog ist die Krankenakte Forsters abgedruckt.

43 Vgl. Sabine Hohnholz, »›bemerkenswert‹. Hans Prinzhorn, seine Sammlung und Paul Goesch«, in: Ausst.Kat. *Visionäre der Moderne, Paul Scheerbart, Bruno Taut und Paul Goesch*, Berlinische Galerie, Berlin 2016, S. 165–172.

44 Brief der Schwiegermutter von Goeschs Bruder Fritz, Elisabeth Katz, an den Direktor der Kunsthalle Mannheim, Fritz Wichert, vom 24.4.1921, Kunsthalle Mannheim, Schriftwechsel mit Künstlern, 1909–1938 »G«. Bestand Altakten, o. S.

45 Vgl. Ausst.Kat. *Paul Goesch 1885–1940. Zwischen Avantgarde und Anstalt*, hrsg. von Thomas Röske, Sammlung Prinzhorn, Heidelberg 2016.

46 Vgl. Sabine Hohnholz, »Paul Goesch – ›Die Farbe muss sich wohlfühlen im Pinsel‹«, in: Ausst.Kat. *Todesursache: Euthanasie. Verdeckte Morde in der NS-Zeit*, hrsg. v. Bettina Brand-Claussen, Thomas Röske, Maike Rotzoll, Sammlung Prinzhorn, Heidelberg, 2. erweiterte Aufl. 2012, S. 88–95 und Sabine Mechler (d.i. Hohnholz), »Paul Goesch – ›Schutz gegen Verfehlungen‹«, in: Ausst.Kat. *Künstler in der Irre* 2008 (Anm. 9), S. 202–213.

47 Nach seiner Heirat trug Müller den Doppelnamen Müller-Joos.

48 Franz Karl Bühler, Inv.Nr. 2890, datiert auf »1.XII.1900«. Um wen es sich dabei handelt, konnte nicht geklärt werden. Der Maler Franz Heinrich Gref (1872–1957) studierte an der Kunstakademie in München und später an der Kunstgewerbeschule in Karlsruhe, wo eine Begegnung mit Bühler möglich gewesen wäre, da Bühler ebenfalls an der Kunstgewerbeschule in Karlsruhe war.

49 Vgl. Prinzhorn 1922, S. 273. Prinzhorn erwähnt einen Anstaltsaufenthalt von 22 Jahren. Bühler wurde erstmals 1898 in die Breitenau eingewiesen (vgl. ▶ Tafel 5.12, Selbstporträt), d. h. Prinzhorns Besuch muss 1920 erfolgt sein.

50 Ebd. S. 286.

Arztrezeptionen zwischen Erlöser und Antichrist

»Warum macht ihr Gelerte=Schafsköpf einen Verrückten nicht gesund ihr Arschlöcher«

© Springer-Verlag GmbH Deutschland, ein Teil von Springer Nature 2018
I. von Beyme, S. Hohnholz, *Vergissmeinnicht – Psychiatriepatienten und Anstaltsleben um 1900*
https://doi.org/10.1007/978-3-662-55532-3_7

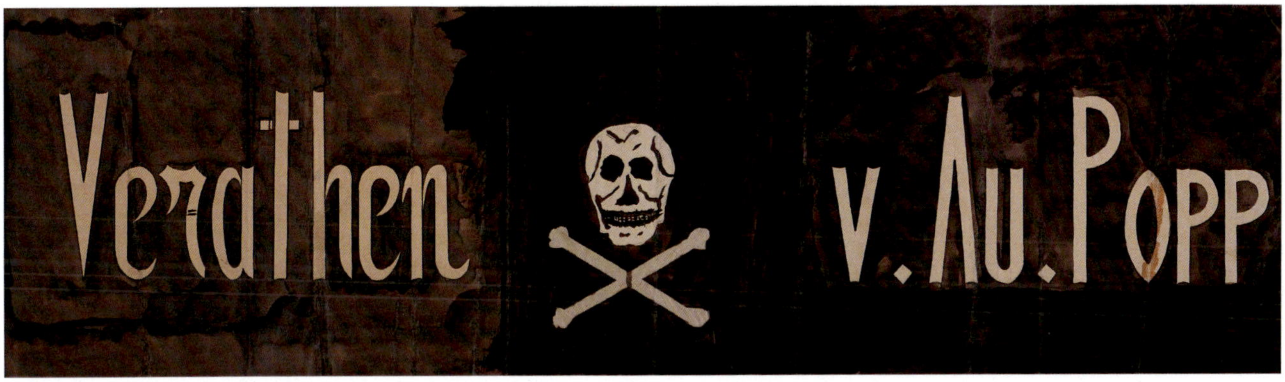

▶ **Abb. 7.1**

Ende des 19. Jahrhunderts entwickelte Emil Kraepelin (1856–1926) (▶ Abb. 7.2) die Grundlagen des noch heute gültigen Systems zur Klassifizierung psychischer Störungen.[1] Von ihm stammt der Begriff »Dementia praecox« (vorzeitige Verblödung), der 1911 von dem Schweizer Psychiater Eugen Bleuler (1857–1939) (▶ Abb. 7.3) durch »Schizophrenie« ersetzt wurde. Kraepelin leitete 12 Jahre lang die Heidelberger Klinik, bis er 1903 einem Ruf nach München folgte. Auf den Heidelberger Direktor stimmt Marie Eisele ein Loblied an, nicht ahnend, dass er die von ihr gefürchtete Verlegung nach Emmendingen veranlassen würde.

Anstaltsinsassen setzten sich in ihren Werken immer wieder mit den behandelnden Ärzten oder Klinikdirektoren auseinander.[2] In der Sammlung Prinzhorn sind Porträts von Kraepelins Nachfolgern erhalten: Franz Nissl (1860–1919, Direktor 1904–1918, ▶ Tafel 6.18 und ▶ Tafel 10.3) und Karl Wilmanns (1873–1945, Direktor 1918–1933). Letzterer taucht in einem Doppelporträt der Patientin Minna Köchler auf, die ihr Selbstbildnis mit dem Profil des Klinikleiters so verwob, dass sich ihre Köpfe überschneiden (▶ Tafel 6.19). Köchler blieb mit Wilmanns auch nach ihrer Entlassung eng verbunden, er war für sie zu einer wichtigen Vertrauensperson geworden.

▶ **Abb. 7.1** Franz Hamminger
»**Verathen v. Au. POPP**«, nach 1894
Bleistift, Pinsel in schwarzer Tinte auf Papier (collagiert)
10,6 × 30,1 cm
Inv.Nr. 2382 (© Sammlung Prinzhorn)

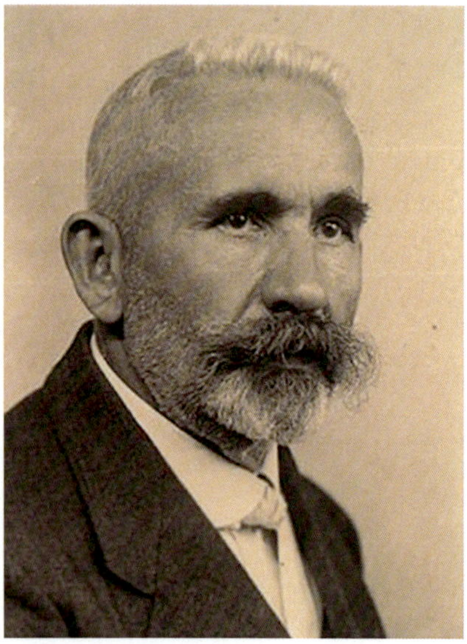

▶ **Abb. 7.2** Emil Kraepelin (1856–1926)

In der Sammlung Prinzhorn befinden sich auch Werke von Patienten, die sie explizit ihren behandelnden Ärzten widmeten, sei es, um nicht nur als ein Fall unter vielen wahrgenommen zu werden, sei es in dem Bemühen, der Arzt-Patient-Beziehung eine verbindlichere Note zu geben. Franz Karl Bühler widmete ein frühes Selbstportät Direktor August Müller (1859–1904), der die Schweizer Irrenanstalt Breitenau bei Schaffhausen von 1891 bis 1904 leitete (▶ Tafel 5.12 recto). Jakob Mohr versah ein Selbstportät rückseitig mit einer Widmung an den »Hielfsarzt Dr. Wilhelm Möckel z.Zt. in der Heil u Pflegeanstalt bei Wiesloch zum Andenken, zur Reue u Besserung«[3] (▶ Tafel 6.21). Wilhelm Möckel (1887–1954) wurde 1934 Anstaltsdirektor in Wiesloch.

Die nur als Miss G. bekannte Patientin stickte gleich zweisprachig »Vergiß mein nicht« und »Forget me not« in ein Herrentaschentuch, das wahrscheinlich als Geschenk für einen gewissen »Dr. Willführ« vorgesehen war (▶ Tafel 7.7). Das Umgarnen der Ärzte beherrschte Johanna Wintsch in besonderem Maße. Sie idealisierte in ihren Stickereien Ärzte als Götter und sich selbst als Gott-Mutter und Braut Gottes (▶ Tafel 7.2–7.4). Den als Sohn empfundenen jungen Assistenzarzt Oskar Edwin Pfister (1899–1990) konnte sie mit ihren symbolisch aufgeladenen Stickereien so beeindrucken, dass er ihre Entlassung befürwortete. Der Klinikleiter des Burghölzli, Eugen Bleuler, hingegen stand künstlerischen Arbeiten von Patienten eher kritisch gegenüber. Wintsch hatte er für unheilbar erklärt und in die Kantonale Pflegeanstalt Rheinau überwiesen. Sie verfluchte ihn daraufhin als cocainsüchtigen ›Co-Kain‹, der selbst eingesperrt werden sollte. Kein gutes Haar ließ auch Franz Hamminger an dem Neufriedenheimer Klinikdirektor Ernst Rehm (1840–1945), der sich als einer der ersten Münchner Ärzte mit Psychoanalyse beschäftigte. Er stellte ihn als Affen dar und diffamierte ihn als »Antichrist« (▶ Abb. 7.5). Die ihn einweisenden und Klinikärzte (▶ Abb. 7.1) wurden von Hamminger als »Teufelsknechte« und »Antichristendiener« beschimpft. Er wünschte ihnen den Tod, zeichnete Grabkreuze mit ihren Namen (▶ Abb. 7.4) und bildete sie auf Schmähpamphleten fledermausartig als gottlose Judasfiguren ab (▶ Tafel 7.1).

Josef Schlumbrecht wandte sich 1908 an Karl Wilmanns, der unter Franz Nissl Oberarzt in Heidelberg war, und forderte seine Rückversetzung in das Bruchsaler Gefängnis. Er fragte schimpfend »warum macht ihr Gelerte=Schafsköpf einen Verrückten nicht gesund ihr Arschlöcher« (▶ Tafel 7.5).

Männliche Insassen setzten eher auf Konfrontation und Protest. Denn ihnen fehlte auf ärztlicher Seite das weibliche Pendant, das sie hätten bezirzen können, um so ihre eigene Entlassung voranzutreiben. Anfang des 20. Jahrhunderts gab es im deutschsprachigen Raum kaum Psychiaterinnen. Die Schweiz hatte in der Ausbildung von Ärztinnen eine Vorreiterrolle, gefolgt vom Großherzogtum Baden, das als erstes deutsches Land seit 1900 Frauen ein gleichberechtigtes Universitätsstudium ermöglichte. Unter Max Fischer (1862–1940), von 1905 bis 1927 Anstaltsdirektor in Wiesloch, arbeiteten laut Jahresbericht 1909/1910 bereits zwei Ärztinnen.[4] Jakob Mohr widmete ein auf 4. Oktober 1915 datiertes Selbstporträt (▶ Abb. 6.18) der Wieslocher Ärztin Irene Wingendorf: »Verehrt an Fräul. Dr. von Wingendorf, von Mohr's Gnaden«, und bat darum, den Empfang seines Porträts und Schreibens zu bestätigen.[5] Kraepelin sprach sich 1909 in seinem *Lehrbuch der Psychiatrie* dafür aus, Ärztinnen an psychiatrischen Kliniken zu beschäftigen, denn das Erscheinen von Männern in der Frauenabteilung wirke stark erregend und die »körperlichen Untersuchungen, namentlich bei geschlechtlich erregten weiblichen Kranken, [seien] sehr viel zweckmäßiger durch weibliche Ärzte vorzunehmen«[6].

Eine der ersten Psychiaterinnen war dann auch Kraepelins Tochter, Toni Schmidt-Kraepelin, die ab 1914 als Ärztin in der Psychiatrischen Klinik München tätig war. Womöglich war sie dem Patienten Dallmayr während ihrer Ausbildung in der Münchner Universitätsklinik begegnet und diente ihm als Inspiration für sein Selbstporträt als »weibliche Ärztin«, die das Kraepelinsche System studiert hatte (▶ Tafel 6.29).

Der schlechte Eindruck, den Patienten von ihren Ärzten hatten, wurde von ärztlichen Kollegen zum Teil bestätigt und beruhte nicht immer nur auf einer wahnhaft falschen Einschätzung der Pfleglinge. So beschwerte sich Wilhelm Müller über den Psychiater Georg Lomer (1877–1957), der die Domjücher Anstalt dann tatsächlich nach einem Disziplinarverfahren verlassen musste (▶ Tafel 7.4). Der renommierte Leipziger Klinikleiter Paul Flechsig (1847–1929) war in den Augen seiner Ärzteschaft unfähig im Umgang mit Patienten. Er habe zwar »No-restraint« proklamiert, es aber nicht eingehalten (▶ Abb. 3.3). Es ergibt Sinn, dass der Leipziger Patient Paul Fahnert dem Klinikleiter seine Erfindung einer komfortableren Zwangsjacke persönlich vorstellen wollte, sich später über die mittelalterlichen Zustände in der als vorbildlich geltenden Universitätsklinik beklagte und fragte, wer »so etwas erlaubt« habe (▶ Tafel 3.15). In den folgenden sechs Patientenpositionen kommen drei Frauen und drei Männer zu Wort, deren Arztbild sich zwischen Idealisierung und Verteufelung bewegt.

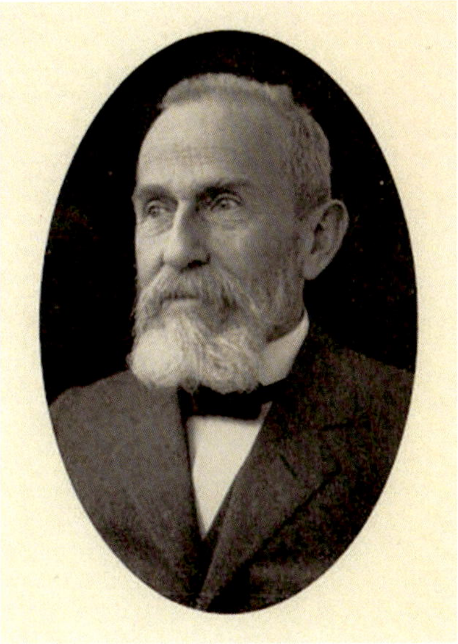

▶ **Abb. 7.3** Eugen Bleuler (1857–1939)

Franz Hamminger

(Regensburg 1848–10.11.1922 Anstalt Karthaus Prüll Regensburg)
Gutsbesitzer und Leutnant
Anstalten: Anstalt Karthaus-Prüll Regensburg 1878–1882
mit Unterbrechungen, 1922,
Privatanstalt Neufriedenheim München 1894–1895, 1899–1922
Diagnosen: manisch-depressiv, chronische Form
des manisch-melancholischen Irreseins

»Verflucht die Ärzte bei Himmel und Hölle«

Der 45-jährige Gutsbesitzer und Landwehr-Sekondeleutnant Franz Hamminger kam Mitte Oktober 1894 äußerst erregt in die Hofrat Rehm'sche Kuranstalt in Neufriedenheim bei München. Dr. Ernst Rehm hatte 1892 die Leitung der privaten Heil- und Pflegeanstalt für überwiegend wohlhabende Patienten übernommen. Es war bereits die 5. Aufnahme Hammingers. Von 1878 bis 1882 war er 4-mal für etwa ein halbes Jahr in die Regensburger Heilanstalt Karthaus-Prüll eingewiesen worden, u. a. wegen »tiefer Depression«, »krankhafter Aufregung« und »großer Gemütsschwankungen«. Der Patient unterstellte seiner Frau und seinem Schwager, ihn mithilfe gewisser Ärzte »unter Curatel«[7] gestellt und für geisteskrank erklärt zu haben, damit er vor Gericht nicht aussagen könne. Seine Münchner Krankenakte ist nicht erhalten, jedoch beschrieb der Psychiater Otto Rehm, der Hamminger in der Kuranstalt betreute, ausführlich seine Krankengeschichte von der ersten Aufnahme bis Januar 1919.[8] Daraus geht hervor, dass der Patient gleich in den ersten Tagen in Neufriedenheim einen Fluchtversuch unternommen hatte. Dem für die Einweisung verantwortlichen Arzt Dr. Wacker hatte Hamminger gedroht und ihn zu einem »Gottesurteil« herausgefordert: Denjenigen, der ein »Schurke und Schweinehund« sei, werde Gott innerhalb von 3 Tagen sterben lassen. Zudem schickte der Patient dem Arzt folgendes Gedicht in bayrischer Mundart:

»O liaber Wacker
Vise ma tenten macher
Siehst net den Abel
Du grüner Schnabel
Das Zeichen hast
Scho auf der Stirn
Damit Du woaßt
I hab a Hirn
O liaber Kain
Bald bist du mein
Mein liebes Teufelein
Es grüst Dich s' Jesulein.«[9]

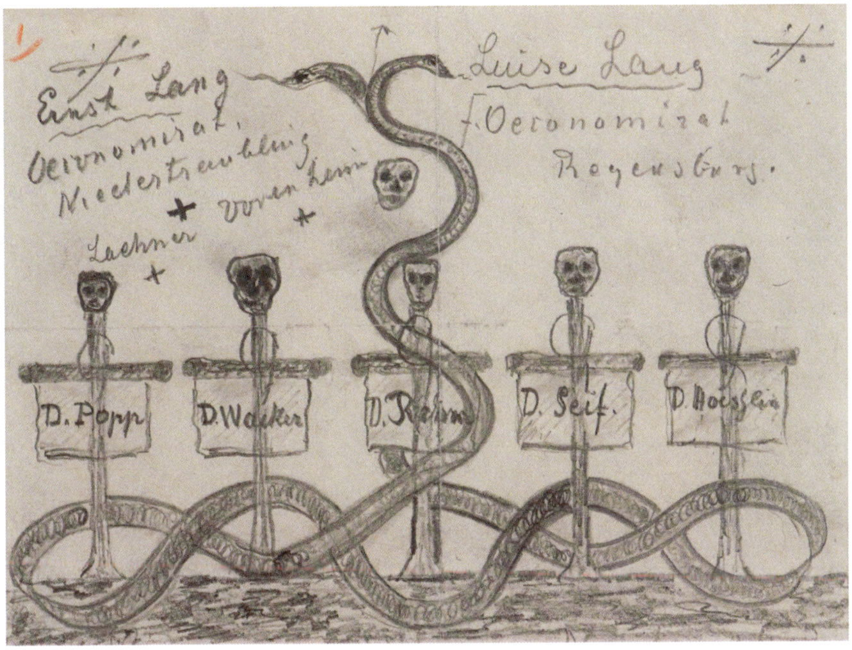

▶ **Abb. 7.4**

Während sich Hamminger laut Krankenakte mit dem Geist Gottes identifizierte, sah er in Ärzten nur inkompetente Komödianten und Teufel. Dr. Wacker trägt in Hammingers Gedicht als Fisimatentenmacher und Grünschnabel das Kainszeichen auf der Stirn und erkennt Abel nicht, seinen Patienten, der das eigentliche »Hirn« hat.

Den Anstaltsärzten und anderen Personen wünschte Hamminger den Tod, und er beschrieb, wie sie jämmerlich und »ohne Beicht« zu Tode kommen, bei lebendigem Leibe verfaulen oder an Brand sterben.[10] Eine in der Sammlung Prinzhorn erhaltene Zeichnung illustriert diese Verwünschungen (▶ Abb. 7.4). Für fünf Ärzte sind namentlich beschriftete Kreuze mit Totenschädeln aufgestellt: »D. Popp«, »D. Wacker«, »D. Rehm«, »D. Seif« und »D. Hoeßlin«. Am mittleren Direktorenkreuz von Rehm windet sich eine doppelköpfige Schlange wie an einem Äskulapstab empor, während ihr Leib die umstehenden Grabmale der Ärztekollegen in einer Doppelhelix umschlingt. Bei Dr. Popp handelt es sich um den in Regensburg praktizierenden Arzt August Popp, der Hamminger mehrfach in die Heilanstalt Karthaus-Prüll eingewiesen hatte. In der oberen Bildhälfte sind die Namen »Lachner« und »Vorenheim« mit Kreuz und Totenkopf versehen. Diese Todessymbolik bezieht sich auf den Direktor der Regensburger Anstalt Dr. Eugen Lachner und den dort tätigen Anstaltsarzt Dr. Vornheim. Hamminger nahm Lachner übel, dass dieser seine »Geisteskrankheitserklärung« unterzeichnet hatte, Vornheim hielt er für unzurechnungsfähig und gewissenlos.[11] Mit »Oeconomierat Ernst Lang« und dessen Frau »Luise« aus Niedertraubling bei Regensburg meinte Hamminger seine Schwester und den verhassten Schwager. Auf ihre Namen verweisen rechts und links züngelnd die zwei Köpfe der Schlange, sodass das Ehepaar in einer Art Verschwörung mit Direktor Rehm gelesen werden kann. Ernst Lang hatte sich zunächst für Hamminger eingesetzt, dann aber seine Entmündigung befürwortet, die 1895 erfolgte. Auch über seinen Schwager, den »vermeintlichen Freund« berichtete Hamminger, dass er ein »schauerhaftes Ende« genommen habe.[12]

Nach 5 Monaten wurde Hamminger Ende März 1895 »als gebessert entlassen«, nachdem er »sehr ruhig«, »leicht melancholisch« und »krankheitseinsichtig« geworden war. 4 Jahre später, Anfang März 1899, erfolgte die 6. Aufnahme. Otto Rehm beschreibt in seiner Fallstudie die Aufregung seines Patienten, die einen »mystischen Zug« habe: »Die Apokalypse, die Zahl 666, Judas und alles, was in Wort und Bild damit zusammenhängt, wird in allen Variationen verwertet, zu Gedichten, zum Schimpfen und Drohen, auch zur Ausschmückung seines Zimmers. […] Die Anstalt nennt er Abdeckerei der

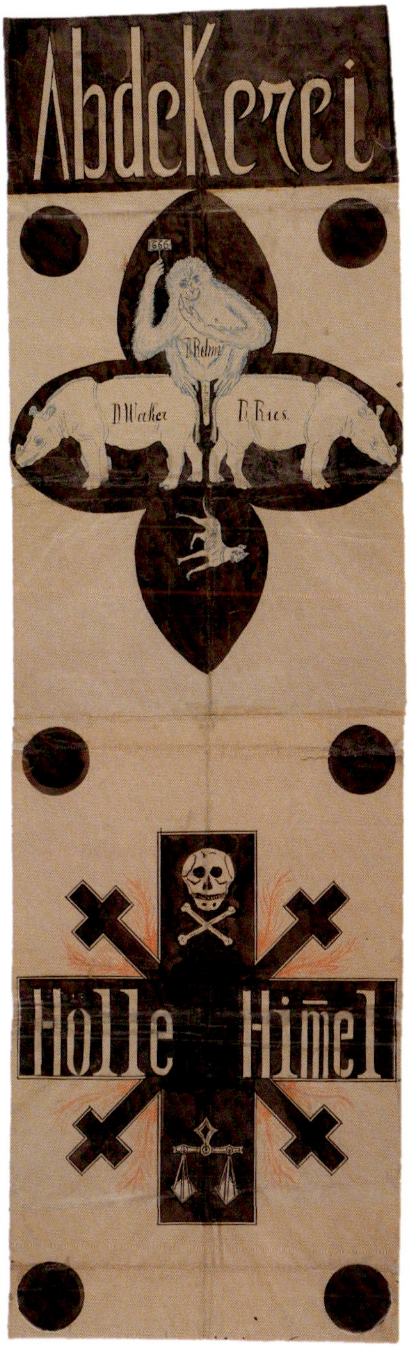

▶ **Abb. 7.5 »Abdekerei«**, nach 1894
Bleistift, schwarze Tinte, Farbstifte
auf Packpapier (collagiert), z. T. gepaust
136 × 42 cm
Inv.Nr. 2380 (© Sammlung Prinzhorn)

▶ **Abb. 7.4** Grabmale mit Schlangen, nach 1894
Bleistift auf Papier
11,8 × 16,4 cm
Inv.Nr. 2377 (© Sammlung Prinzhorn)

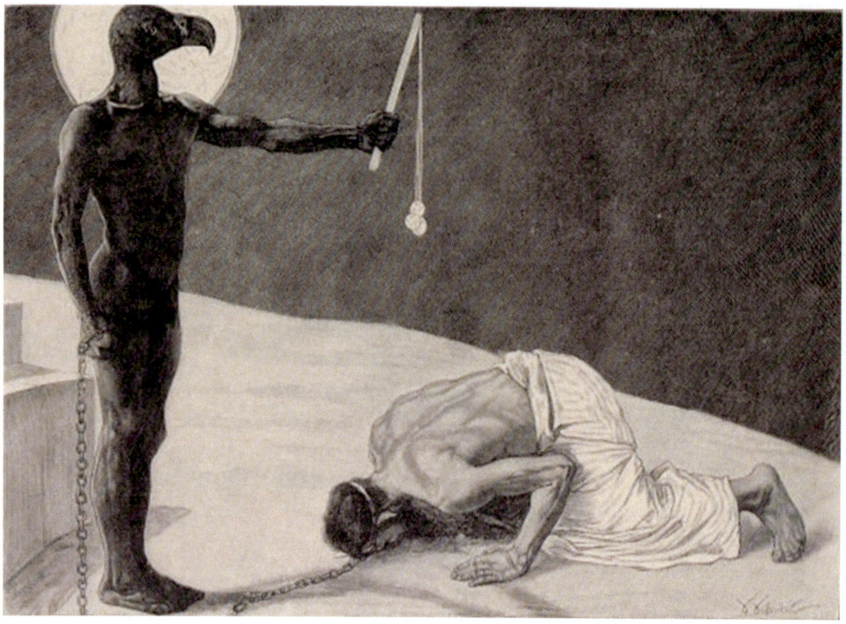

▶ Abb. 7.6

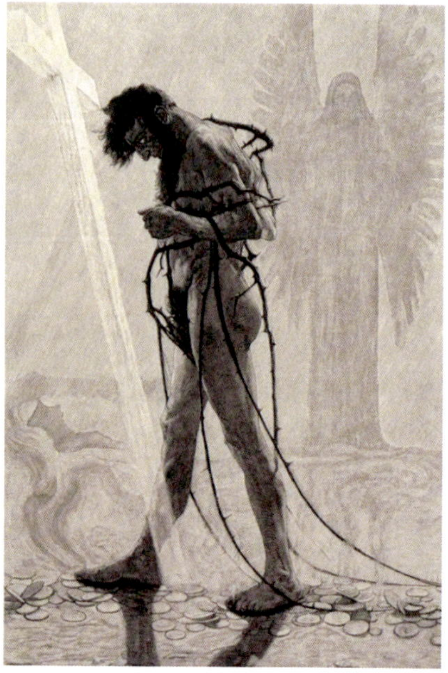

▶ Abb. 7.7

▶ **Abb. 7.6** Sascha Schneider, »**Der Mammon und sein Sklave**«, 1895, Holzstich, 32 × 24 cm, in: Mappe *Meisterwerke der Holzschneidekunst, Neue Folge, Heft 3: Zwölf Zeichnungen von Sascha Schneider*, Verlag J. J. Weber Leipzig 1896 (mit freundlicher Genehmigung)

▶ **Abb. 7.7** Sascha Schneider, »**Judas Ischariot**«, 1895, Holzstich, 24 × 32 cm, in: Mappe *Meisterwerke der Holzschneidekunst, Neue Folge, Heft 3: Zwölf Zeichnungen von Sascha Schneider*, Verlag J. J. Weber Leipzig 1896 (mit freundlicher Genehmigung)

▶ **Tafel 7.1** »**Judas. D.Aug. Popp. Antichrist. D.D. Rehm**«, nach 1896
Bleistift, Pinsel und Feder in schwarzer Tinte, Farbstifte auf Papier (collagiert)
37 × 63,7 cm
Inv.Nr. 2379 (© Sammlung Prinzhorn)

Unzucht oder Abdeckerei der Vorhölle, die Pfleger Schnallentreiber, die Ärzte Heuochsen oder Judas den Verräter, stellt sie in nicht ungeschickten Karikaturen dar. Selbstgefertigte Transparentbilder, die sich auf Gott, Hölle, Teufel in Verbindung mit seinen Henkersknechten, den Ärzten, beziehen, hängt er im Zimmer auf oder klebt sie ans Fenster«.[13]

Mehrere solcher Bilder und »Schmähblätter« Hammingers befinden sich in der Sammlung Prinzhorn. Eines trägt einen Totenkopf und die Inschrift »Verathen v. Au. POPP«[14] (▶ Abb. 7.1), dem der Insasse seine »ungerechte Einsperrung« vorwarf.

Später führte Hamminger aus, dass es gar keine Geisteskranken gäbe. Alle seien nur Besessene, die einen – wie er – von Gott, die anderen – Ärzte, die nicht mehr an Gott glaubten – vom Teufel. Wenn ihn jemand wie Direktor Rehm einen Narren nenne, so nenne er in ihm Gott einen Narren – »deshalb sei für ihn letzter[er] der Antichrist.«[15] Hamminger bezichtigte Rehm als »Direktor der Menschenabdeckerei, der Seelen-Engelmacherei in Neufriedenheim«[16]. Auf seiner Zeichnung »Abdekerei« (▶ Abb. 7.5) stellte er den Direktor als Affen auf dem Rücken zweier Nashörner dar, welche die Ärzte »D[oktor] Wa[c]ker« und »D[oktor] Ries« versinnbildlichen. Der Oberaffe »D. Rehm« hält ein Täfelchen mit der Satanszahl »666« in die Höhe, seinem Schwanz ist »Antichrist« eingeschrieben. Ein Hund bildet den unteren Abschluss der Tierkomposition, die mit einer vierblättrigen Kirchenfensterrosette, einem sogenannten Vierpass, unterlegt ist. Die Tiersymbolik spiegelt Hammingers Vorstellungen wider, dass ein Mensch, der nicht mehr an eine höhere Instanz glaube, zum Tier werde.[17] Der affige Direktor übt auf dem Rücken der Rhinozeros-Ärzte seine Herrschaft als »Luzifer« und »Höllensohn« aus, Pfleger bevölkern als »Höllenhunde«[18] die Anstalt. Der Direktor selbst ist der »Hund der Hunde«[19]. Die auf einem totenschädelbestückten Kreuz angebrachte Inschrift »Hölle – Himmel« nimmt am unteren Bildrand eine Verwünschung Hammingers auf, die auch in der Krankenakte Niederschlag fand: »verflucht die Ärzte bei Himmel und Hölle«[20].

Hammingers Schimpftiraden auf die Ärzte – allesamt seien sie »Teufelsknechte« und »Antichristendiener« – hielten an. Otto Rehm referiert einen Krankenakteneintrag vom 21. Juni 1906, wonach der Patient »in alter Weise über Ärzte und Pfleger« schimpfe und »vom Verrat Judas'« spreche. Hamminger gestaltete in einem großformatigen Blatt ein serielles Judas-Motiv: Acht Verräter schreiten auf einem steinigen Weg mit gesenkten Köpfen auf den am linken Bildrand platzierten ägyptischen falkenköpfigen Gott Horus zu (▶ Tafel 7.1). Zur Strafe ist ihr nackter Leib mit Stacheldraht umwickelt. Ein vor der Judas-Prozession aufgerichtetes rotes Kreuz verweist auf die Hinrichtung Jesu'

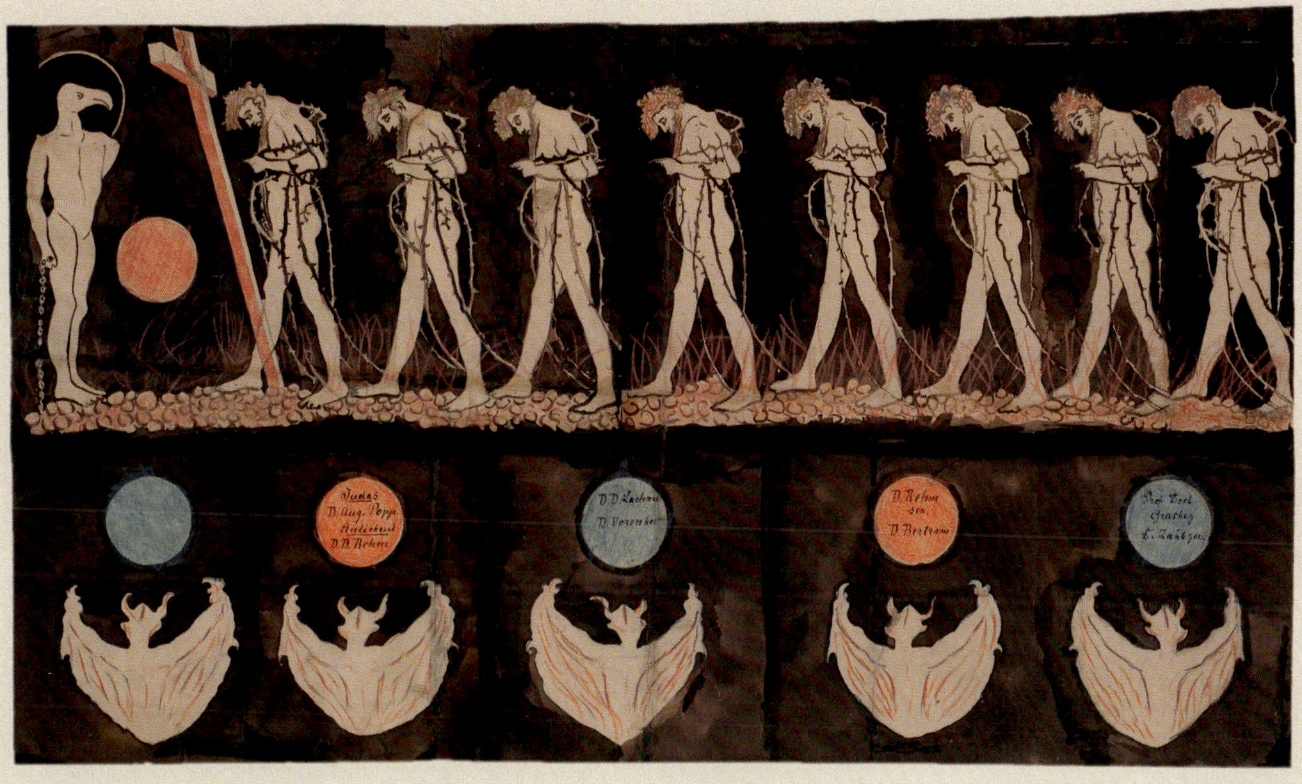
Judas
D. Aug. Poppe
Antichrist
D. D. Rehm
D. Rehm
sen.
D. Bertram
Prof. Doct.
Grashey

▶ **Tafel 7.1**

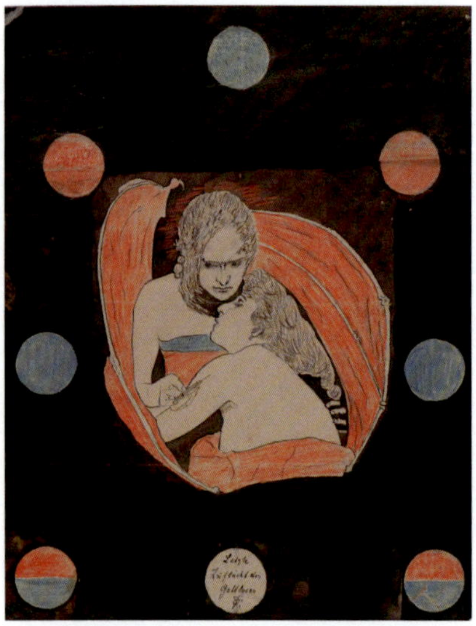

▶ **Abb. 7.8 »Letzte Zuflucht des Gottlosen«**, 21.9.1899
Bleistift, schwarzer Tinte, Kreide auf Papier (collagiert), z. T. gepaust
32,5 × 41,8 cm
Inv.Nr. 2381 (© Sammlung Prinzhorn)

(und somit auch Hammingers) und unterstreicht die Schuld der Ärzte. Den unteren Bildrand säumen fünf gehörnte, fledermausartige Teufelsfiguren in Rückenansicht, die ihre krallenbesetzten Umhänge flügelartig spreizen. Darüber fallen in einer Reihe blau und rot gefüllte Kreise als Monde und Sonnen ins Auge. Die Farbgebung des Blattes ist ansonsten auf die Farben Schwarz und Inkarnat reduziert. In vier der roten Sonnen- bzw. blauen Mond-Kreise sind jeweils zwei Namen von Judas-Verrätern eingeschrieben: »Judas D. Aug. Popp.« und »Antichrist. D.D. Rehm« bilden den Auftakt [bei letzterem handelt es sich vermutlich um Otto Rehm, nicht den Direktor Ernst Rehm, der als Senior separat aufgeführt wird]. Danach folgen »D.D Lachner« und »D. Vorenheim«, »D. Rehm sen.« sowie »D. Betram«. Im letzten Kreis sind »Prof. Doct Grasherz« und »D. Laubzer« ein Paar.

Als Vorlage für dieses Blatt diente offensichlich eine Judas-Zeichnung von Sascha Schneider (1870–1927), ab 1904 Professor an der Weimarer Kunstschule, dessen symbolistische Zeichnungen und Karl-May-Illustrationen populär waren. Hamminger kopierte nicht nur Schneiders »Judas Ischariot« von 1894 (▶ Abb. 7.7), sondern übernahm auch aus Schneiders »Der Mammon und sein Sklave« (1896) die vor einem leuchtenden Sonnenball stehende vogelköpfige Gestalt (▶ Abb. 7.6).[21] Demnach kann Hammingers Blatt nicht vor 1896 entstanden sein. Die achtfache Wiederholung des Judas-Motivs ist ein gekonnt eingesetztes künstlerisches Stilmittel. Die in Größe und Farbigkeit höchst originelle und bewusst plakative Darstellungsweise fordert Aufmerksamkeit und nimmt sowohl serielle Darstellungen der Pop-Art als auch die sogenannte *Appropriation Art* vorweg, die sich andere Kunstwerke kopierend aneignet.[22]

In der Krankenakte wurde immer wieder vermerkt, dass der Patient sehr viel male und mit seinen Malereien und »Pappereien« beschäftigt sei. Ein Eintrag vom 20. Juni 1905 weist darauf hin, dass seine Gemälde weniger als früher »Audruck seiner Anklagen« seien. Die in der Sammlung Prinzhorn erhaltenen Protest-Blätter sind bis auf eine Ausnahme undatiert und vermutlich in Hammingers früher Zeit in Neufriedenheim, zwischen 1894 und 1905, entstanden.

Ein von ihm auf den 21. September 1899 datiertes Blatt mit dem Titel »Letzte Zuflucht des Gottlosen« (▶ Abb. 7.8) ist stilistisch so gekonnt, dass es offenbar ebenfalls eine Kopie einer Vorlage ist. Es zeigt einen Arzt, der mit roten Fledermausflügeln eine weiblich-zart anmutende Gestalt umfasst und ihr eine (Morphium?-)Injektion in den Oberarm verabreicht. Mit geschlossenen Augen wirkt die feminine Gestalt abhängig und wehrlos. Die Rückseite ist beschriftet mit: »F Hamminger Durch einen ehrlosen Arzt geisteskrank erklärt. – Wer hat noch ein Gewissen der wird wissen was er zu thun sonst auf Wiedersehen vor Gottes Richterstuhl 21.IX. 99 F.«

Ob Hamminger in der Entstehungszeit des Blattes intravenös Morphium bekam, ist nicht dokumentiert – zwischen Juni 1899 und Februar 1900 fehlen in Rehms Ausführungen Verweise auf Krankenakteneinträge. Hamminger litt jedoch stark unter Schlafstörungen und bekam bereits in der Regensburger Zeit Morphiumpulver sowie zweimal wöchentlich, vermutlich intravenös, ein Hypnotikum[23]. Auch in Neufriedenheim gab man ihm täglich sein »Schlafpulver«.[24] Laut Krankenakte bestand im Januar 1919 immer noch Bedarf an Schlafmitteln.

Im Januar 1919 schloss Otto Rehm seine Fallanalyse von Franz Hamminger ab und reichte sie zusammen mit der des berühmt gewordenen Daniel Paul Schreber aus der Anstalt Pirna-Sonnenstein als Beitrag der *Zeitschrift für die gesamte Neurologie und Psychiatrie* ein. Bei Hamminger diagnostizierte er eine »chronische Form des manisch-melancholischen Irreseins.«[25] Der letzte Eintrag in der Neufriedenheimer Krankenakte vom 24. Oktober 1922 lautet: »ist immer noch viel beschäftigt mit seinen Basteleien, sein Zimmer sieht aus wie eine Werkstätte.«

Am Tag darauf wurde Hamminger nach 44 Jahren in die Regensburger Anstalt Karthaus-Prüll zurückverlegt. Laut Arztvermerk war der Patient mit seiner Verlegung einverstanden und »überzeugt, dass mit dem Augenblick, wo er Neufriedenehim verlasse, das göttliche Strafgericht beginne […]. Alle, welche ihn einen Narren genannt hätten, würden dafür büssen müssen und ihren Lohn empfangen.«

Hamminger verstarb 2 Wochen später im Alter von 73 Jahren. Seine Bild-Pamphlete in der Sammlung Prinzhorn zeugen von seinem vergeblichen Aufbegehren gegen die Ärzteschaft, deren »teuflische« Taten von Gott gerichtet werden.

Johanna Wintsch

(Warschau [heute Warszawa, Polen] 30.8.1871–10.11.1944
Privatanstalt »Céry« Lausanne, Schweiz)
Klavierlehrerin
Anstalten und Klinik: Privatanstalt »Céry« Lausanne, Schweiz 1917–1922, 1944
Psychiatrische Universitätsklinik Zürich (Burghölzli), Schweiz 1922
Anstalt Rheinau, Schweiz 1922–1925
Diagnose: paranoide Schizophrenie

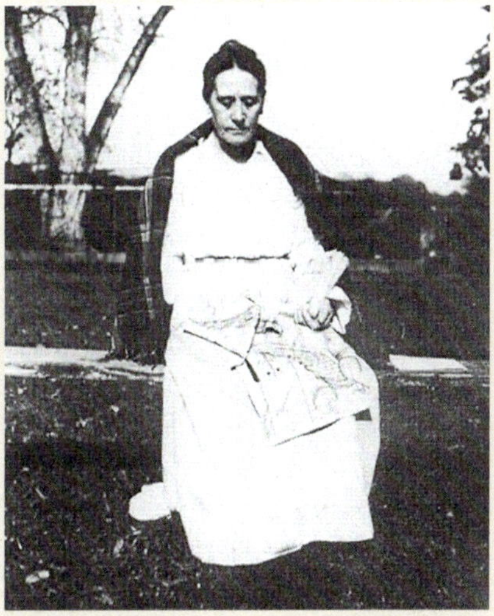

► Johanna Wintsch [Jeanne Natalie]
Foto: Garten der Anstalt Rheinau, StaZH KG Rheinau 5559, Gesundheitsdirektion Kanton Zürich. Fotograf: Oskar Edwin Pfister (mit freundlicher Genehmigung)

Götter in Weiß und Ärzte, die das Fegefeuer zu fürchten haben

Als Johanna Wintschs Vater 1885 in der Züricher Klinik Burghölzli an Paralyse verstarb, zog die Mutter mit Johanna und ihren beiden Brüdern nach Lausanne und arbeitete dort als Näherin. Um die Familie und das Studium der Brüder finanziell zu unterstützen, gab Johanna bereits mit 14 Jahren Klavierunterricht, verzichtete auf eine Heirat und kümmerte sich um die Mutter. 1917, mit 46 Jahren, begann sie Stimmen zu hören und in ihrer Mutter den Teufel zu sehen. Zornig und aufbegehrend wurde die bescheidene, hilfsbereite Tochter in eine Privatklinik und anschließend in die Lausanner Anstalt Céry gebracht. Nach ihrer Entlassung 1922 brach sie erneut zusammen und kam mit »religiösem Wahn« und »Verfolgungsideen« ins Burghölzli nach Zürich. Von dort wurde sie nach 4 Monaten als unheilbar in die kantonale Pflegeanstalt Rheinau überwiesen. Der junge Assistenzarzt Oskar Edwin Pfister (1899–1990), Sohn des Psychoanalytikers und Pfarrers Oskar Pfister, schätzte die von ihr mit Wort- und Klangassoziationen symbolisch aufgeladenen, kunstvoll verschlüsselten Stickbilder, die Wintsch mit 50 Jahren anzufertigen begann. Die »intensive bildliche Betätigung und Auseinandersetzung der Patientin mit ihren Wahninhalten« trug zu ihrer »Spontanheilung« (Pfister) wesentlich bei.[26] Nach dreijährigem Anstaltsaufenthalt befürwortete der Arzt 1925 ihre Entlassung. Wieder in Lausanne, lebte Wintsch bei ihrem Bruder und arbeitete als Klavier- und Sticklehrerin.

In ihren Stickereien hat sich Wintsch immer wieder auf einzelne Ärzte bezogen und die symbolische Bedeutung ihrer enigmatischen Kompositionen kommentiert. Einem Oberarzt im Burghölzli, Dr. Jacob Klaesi (1883–1980), widmete sie eine frühe Arbeit, zu der sich in der Sammlung Prinzhorn nur eine Entwurfszeichnung erhalten hat (► Tafel 7.2). In der Krankenakte ist Wintschs Erläuterung zu diesem Namenstuch vermerkt: »Der rote ›Zaun‹ um die Stickerei soll sagen, dass Herr Dr. Kläsi so große Liebe (rot) hat, dass er im Zaun (Burghölzi) bleibt, obschon er die Kraft hätte, sich herauszureissen«.[27]

In einer anderen Arbeit verstickte sie den Namen Dr. Gehry[28], wobei das G zugleich für Gott steht. »Dank den Doktoren, im Burghölzli«[29], drückt Wintsch vor allem gegenüber Dr. Jürg Zutt (1893–1980) aus, der ihre Rolle als Gott-Mutter gegenüber den

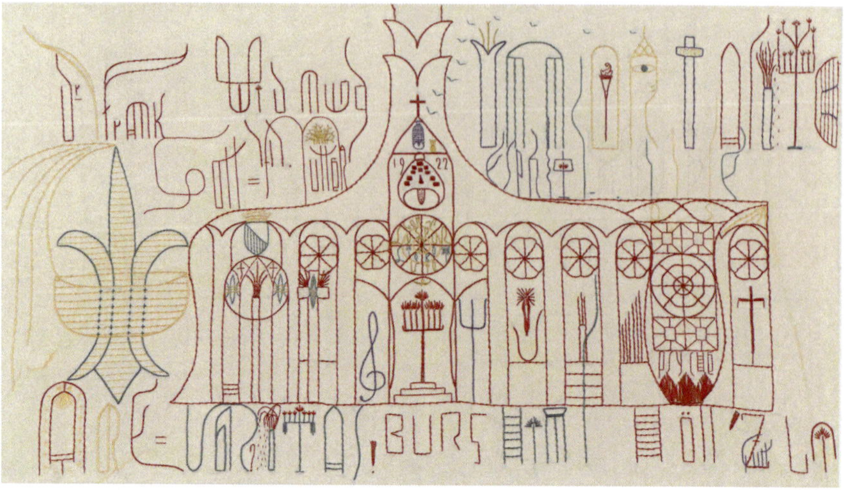

► **Abb. 7.9**

► **Abb. 7.9** »**Immortalité**« [**oder** »**Burghöll'zli**«], 1922
Stickerei auf Leinen, aufgezogen
38,1 × 67,8 cm
Psychiatrische Universitätsklinik Zürich, Inv. Nr. B 1688 (mit freundlicher Genehmigung)

► **Tafel 7.2** »**Dr Klaesi**«, Entwurf, 1922
Farbstifte, Deckfarben über Bleistift auf Zeichenpapier
19,3 × 24,1 cm
Inv.Nr. 6032 (© Sammlung Prinzhorn)

► **Tafel 7.3** »**Dr. Mayer-Grosz/Der alte Goth**«, 2.11.1923
Stickgarn auf einem Taschentuch (Leinenbatist)
34 × 33 × 0,2 cm
Inv.Nr. 6043 (© Sammlung Prinzhorn)

Göttern in Weiß anerkenne. »Maria ist das Sonnenweib und daher zugleich die Patientin, die im Burghölzli gemartert wird«.

Dr. Frank Widmund ließ sie unsterblich werden: Die ihm gewidmete, mit »IMMORTALITE« überschriebene Stickerei von 1922 stellt das Burghölzli als gotische Kathedrale dar (► Abb. 7.9). Im vorletzten der zehn mit Rosetten verzierten Kirchenfenster ist die Inschrift »PSYCHE« zu entziffern. Unterhalb der Kirchenarchitektur steht »BURG HIMML HÖLL'ZLI«, eingestickt, wobei »HÖLL« unterhalb von »PSYCHE« platziert ist. Über der Hölle lodern Flammen, die der »PSYCHE« einheizen. Die Z-Kapitale erweiterte Wintsch in kleinen Lettern mit dem Namen des Arztes Zutt. Die schützende »BURG HÖLZLI«, die sich zwischen Himmel und Hölle auftut, wird so zur »Burg ZuttLIs«.

Auf den 2. November 1923 datiert eine in der Sammlung Prinzhorn erhaltene Stickerei, die Dr. Mayer-Grosz gewidmet ist (► Tafel 7.3), beschriftet mit: »Der Alte Goth Lebe Ewige Liebe«, und signiert mit den Initialen J. N. für Jeanne Natalie. Eine weitere Stickerei zu einem Dr. Maier erläuterte Wintsch folgendermaßen: »Das violette ›Licht‹ zu unterst im A bedeutet die hohe Geistigkeit von Herrn Prof. Maier. Die 6 Querbalken des A bedeuten 6 Etappen durch das Fegefeuer (angedeutet durch rote Flammen), die zur Erlösung führen. […] I ist in Form einer Gabel, deren Spitzen durch einen Querstrich unschädlich gemacht wurden. Das will bedeuten, dass Herr Prof. Maier das Fegefeuer nicht mehr zu fürchten habe.«

Den Klinikleiter des Burghölzli, Prof. Eugen Bleuler (1857–1939), der sie für unheilbar erklärt hatte und aus dem Burghölzli in die Kantonale Pflegeanstalt Rheinau verlegen ließ, sah Johanna Wintsch hingegen als satanischen Geist Kains, als cocainsüchtigen ›Co-Kain‹, der eingesperrt gehört: »Et enfermez le Cocainomane: Bleuler Le Mann avec l'esprit de Cain«.

Bleuler, der selbst Kokainsüchtige im Burghölzli behandelte[30], erscheint somit als Komplize des Brudermörders Kain. Dass er die künstlerische Betätigung der Patienten eher mit Skepsis sah und sie zugunsten der Arbeitstherapie zu unterbinden suchte[31], war für Wintsch vermutlich Grund genug, den Direktor zu verurteilen. In der Rheinau hingegen umgarnte die Stickkünstlerin den jungen Dr. Pfister so überzeugend, dass er ihr die Freiheit schenkte. Sie hatte ihn als ihren Sohn empfunden und ihm über ein Dutzend, oft mit Vergissmeinnichtblüten verzierte Stickbilder geschenkt.

Johanna Wintsch sah sich als Künstlerin. Sie signierte ihre Textilkunst mit »J.N.«, »Lili« oder »Wintsch« und datierte die Mehrzahl ihrer 30 erhaltenen Stickereien. Ihre Werke befinden sich heute in der Sammlung Prinzhorn in Heidelberg, in der Collection de l'Art Brut in Lausanne, in der Psychiatrischen Universitätsklinik Zürich, dem früheren Burghölzli (darunter die Darstellung der BURG HIMML HÖLL'ZLI) und der Klinik Rheinau. Letztere besitzt ein mit Vergissmeinnicht übersätes Hochzeitstuch, das

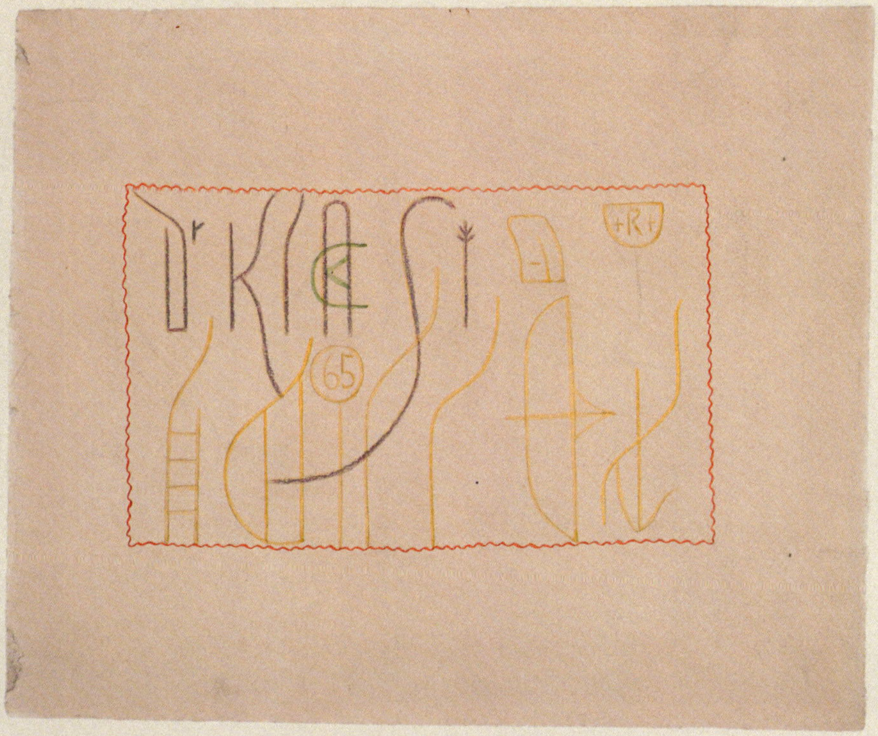

▶ **Tafel 7.2**

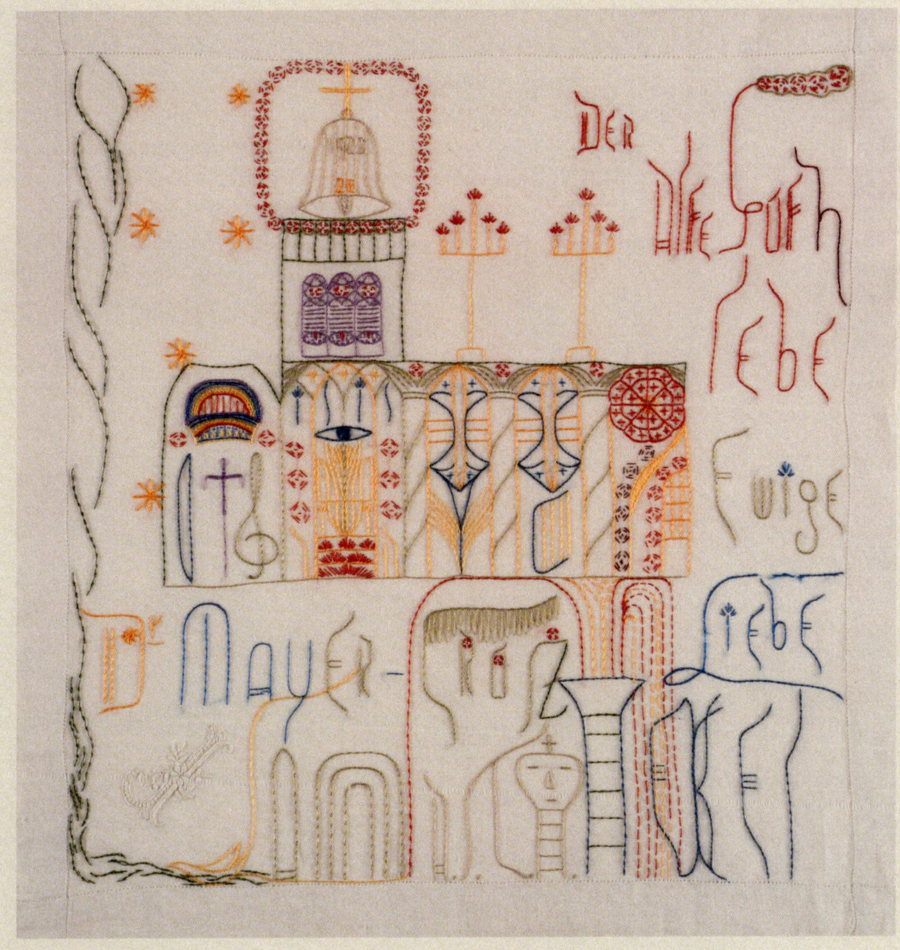

▶ **Tafel 7.3**

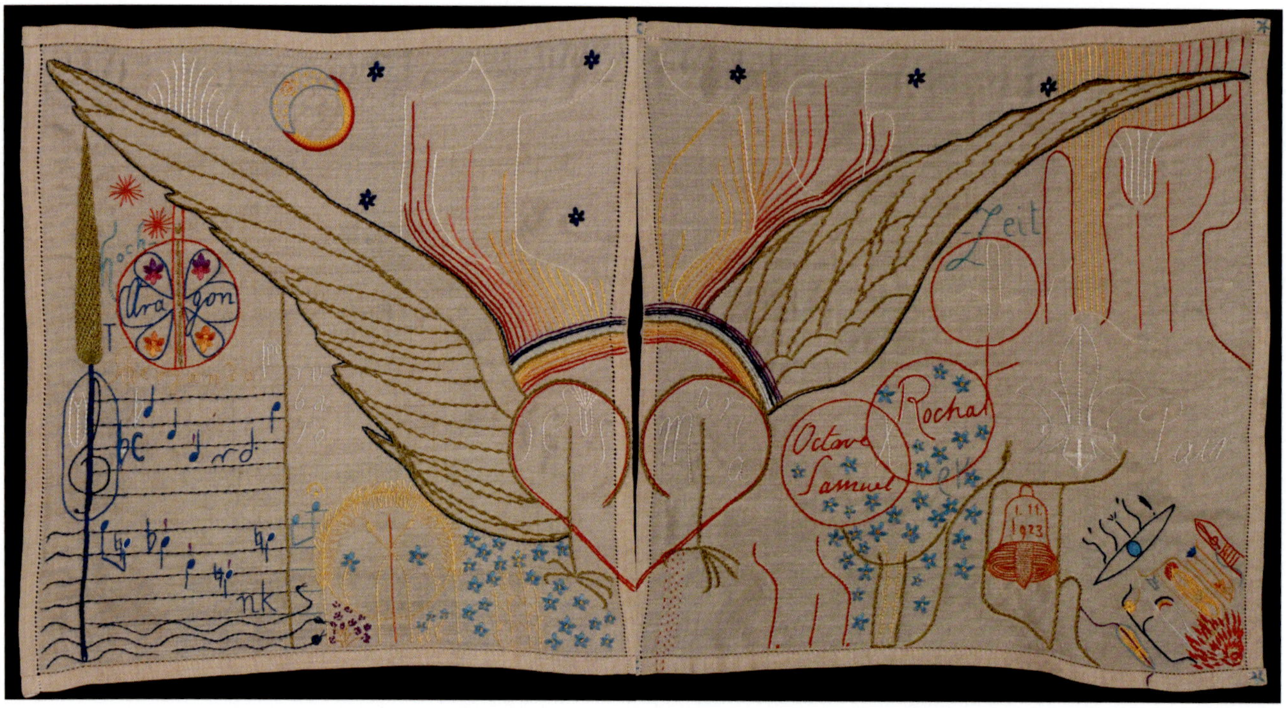

▶ **Abb. 7.10**

▶ **Abb. 7.10** »**Aragon**«, 1924
2 Tücher, Stickerei auf Seide
31 × 29 cm und 31 × 31 cm
Sammlung Rheinau, Inv.Nr. R 1517 u. R 1518
(mit freundlicher Genehmigung)

Wintsch aus Liebessehnsucht als Diptychon entworfen hatte (▶ Abb. 7.10). Die zwei zusammengehörigen Tücher tragen je eine Herzhälfte. Darin eingeschrieben sind die Namen »Jesus« und »Maria«. Nebeneinanderliegend ergeben die Tücher eine mystische »Hoch«-»Zeit«. Für Wintsch waren Ärzte oftmals Götter, erfüllt von »hoher Geistigkeit« und »Ewiger Liebe«, die sie in ihren Stickereien idealisierte und nach ihrem eigenen Bild gestaltete. Eine in der Sammlung Prinzhorn erhaltene Arbeit trägt den Titel »Der Gott der Braut«. Sah sich die unverheiratet gebliebene Wintsch kompensatorisch als Braut Gottes? War ihre Fäden spinnende Kommunikation ein magischer Akt, der die Ärzte mit ihr verstrickte und in ihre Vorstellungswelt hineinzog? Oder war der Versuch, mit den Psychiatern zarte Bande zu knüpfen, eine Strategie, mit der sie ihre Entlassung einfädelte?[32]

Wilhelm Müller

(Neustrelitz 7.3.1881–20.7.1941 vermutlich NS-Tötungsanstalt Bernburg)
Student
Anstalten: Anstalt Domjüch Mecklenburg-Strelitz, Neustrelitz 1907–1918, vermutlich NS-Tötungsanstalt Bernburg 1941
Diagnose: Dementia praecox

»Von Liebe und Güte, Verständnis und Behandlung kann ja in d. Anstalten gar nicht die Rede sein …«

Als Wilhelm Müller im Juni 1907 in die »Großherzogliche Mecklenburg-Strelitzsche Landesirrenanstalt« eingewiesen wurde, war die Einrichtung erst seit 5 Jahren in Betrieb. Mit ihrem Villen- oder Pavillonsystem ohne Mauern und vergitterte Fenster galt sie als moderne Anstalt. Die üblichen »Kurmethoden« wie Dauerbäder, Isolierung, Bettbehandlung und Schlafmittel kamen auch bei den rund 200 Patienten dieser Anstalt zur Anwendung. Als Wilhelm Müller sein Selbstporträt malte, bemühte er sich noch, sein Schicksal mit Geduld und würdiger Gelassenheit zu ertragen (▶ Tafel 6.22). Doch das in zarten Farben ausgeführte Aquarell »Dr. Lohmert untersucht Herrn Müllers Zähne« (▶ Tafel 7.4) erzählt von einer anderen Stimmung. Wilhelm Müller nutzte den Rest einer Grafik mit einer Rose, um darauf eine körperlich intime Begegnung mit dem Arzt Georg Lomer (1877–1957) festzuhalten. Noch im tänzelnden Laufen schiebt der junge Arzt dem schmerzgeplagten Müller fast seine ganze linke Hand in den Mund. Mit seiner Rechten hält er den Patienten am Oberarm fest. Müller, nur mit einem Nachthemd bekleidet und barfuß, beugt die Knie und den Rücken. Die grobe Untersuchung findet in einem Raum der Anstalt statt. Zwei Wärter in ihren Uniformen bewachen wie stramme Soldaten die Szene. Georg Lomer war offenbar kein Arzt, der die Privatsphäre seiner Patienten respektierte. Der unzufriedene Müller beschwerte sich deutlich auf der Rückseite der Zeichnung: »von Liebe und Güte, Verständnis und Behandlung kann ja in d. Anstalten gar nicht die Rede sein: ich bin grob gestossen und angefahren worden, habe mit der Zeit an Lädirung zugenommen Ärzte sind beim Volk unbeliebt, namentlich in kleinbürgerlichen Familien als hochmütig, kalt und stolz, nüchtern und eitel, unverträglich und strenge verhasst, – Die Wärter sind Landleute also Soldaten, die ihrer Originalität wegen, kein Gebildeter vertragen kann. – Die Kranken sind leidenschaftlich ausgeartet, grob und ordinär, eigensinnig und roh, oft hinterlistige Betrüger oder gefährliche Gauner, treten sogar als Macher und Ziecker bei den Ärzten u. Pflegern aus Schadenfreude od. verborgenen Motiven in Dienst. Immer hat man es mit einem dickfelligen, dummdreisten, und frechen Unikanerkram zu thun […].«[33]

Dieses Aquarell stellt mit Lomer eine problematische Person vor, die nachhaltig in die Geschichte der Anstalt eingriff. Der Arzt hatte den Direktor Carl Serger (1864–1913) wegen eines außerehelichen Verhältnisses der Ärztekammer gemeldet. Serger beging daraufhin Selbstmord. Im November 1913 besetzte dann Hermann Starke den Direktorenposten. Lomer jedoch musste nach einem Disziplinarverfahren Domjüch verlassen und durfte an keiner Anstalt des Landes mehr tätig sein.[34]

Während des Ersten Weltkriegs sank die Patientenzahl in der Domjüch drastisch. Die Anstalt wurde 1918 in ein Landeskrankenhaus umgewandelt. Das letzte Blatt von Müller datiert vom 19. Januar 1918. Zu dieser Zeit lebten in der Anstalt Domjüch noch 141 Männer und Frauen.[35]

▶ **Tafel 7.4** »**Dr. Lohmert untersucht Herrn Müllers Zähne**«, vor Mai 1914
Pinsel in Aquarell und Deckfarbe, Bleistift, Feder in Tinte auf Zeichenkarton
12 × 14,2 cm
Inv.Nr. 1112 recto (© Sammlung Prinzhorn)

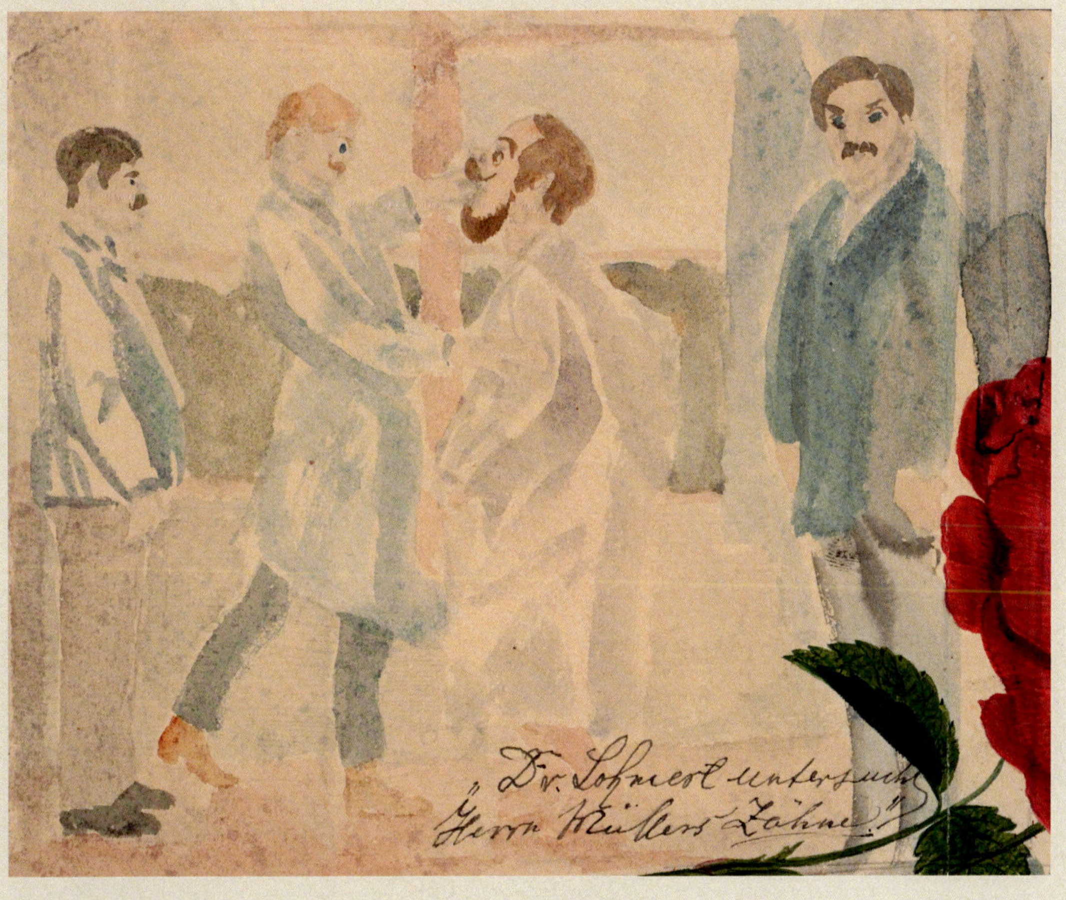

▶ **Tafel 7.4**

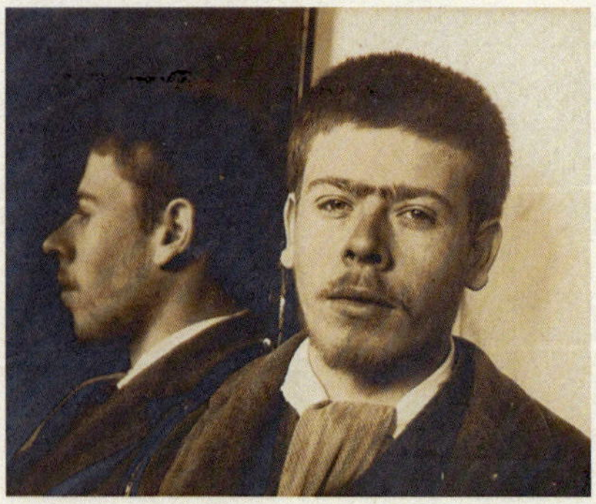

Josef Schlumbrecht

(Weilach 17.9.1887–?, bis 1932 in der Oberbayerischen Kreis-Heil- und Pflegeanstalt München nachweisbar)
Kutscher
Klinik und Anstalten: Irrenabteilung im Landesgefängnis Bruchsal 1905–1907,
Psychiatrische Universitätsklinik Heidelberg 1907–1908,
Anstalt Eglfing München 1908–1912,
Anstalt Haar München 1912–1916, Oberbayerische Kreis-Heil- und Pflegeanstalt München 1932
Diagnosen: Imbezillität, Haftpsychose, Dementia praecox, endogene Verstimmungen

► Josef Schlumbrecht, Dezember 1907
Foto: Krankenakte Psychiatrische Universitätsklinik Heidelberg
(mit freundlicher Genehmigung)

Bluthunde, Spitzbuben, Meuchelmörder, Hirnbrandige –»so jetzt der Schlumbrecht hat gesprochen«

Als jugendlicher Raubmörder war Josef Schlumbrecht 1905 zu 14 Jahren Haft im Bruchsaler Gefängnis verurteilt worden. Von Beginn an sei er »trotzig, frech, widersetztlich« gewesen und kam wegen Erregungszuständen und Vergiftungsideen noch im selben Jahr in die dortige Irrenabteilung. Zur Klärung der Diagnose des Gefängnisarztes (»Verblödungsprocess bei einem intellektuell und moralisch Schwachsinnigen«) wurde er im Dezember 1907 in die Psychiatrische Universitätsklinik Heidelberg eingewiesen. Dort vermutete man zusätzlich »endogene Verstimmungen« und eine »Dementia praecox«. In einem Gutachten vom Februar 1908 entschied Klinikchef Franz Nissl, dass der Verurteilte zum Strafvollzug unfähig sei. Deshalb verlegte man ihn 2 Monate später in die Heil- und Pflegeanstalt Eglfing bei München, wo der vagabundierende Jugendliche zuletzt polizeilich gemeldet gewesen war. Während seines Anstaltsaufenthaltes in Heidelberg hatte Schlumbrecht im Frühjahr ein Heft mit Zeichnungen und Texten gefüllt und mit »Mattias Kneisel Räuberhaupmann 1908« beschriftet. Offenbar sympathisierte er (oder identifizierte sich?) mit dem 1902 hingerichteten bayrischen Raubmörder Mathias Kneißl (1875–1902), der wie Robin Hood vom Volk verehrt wurde, weil er gegen die Obrigkeit rebellierte. Wie Schlumbrecht hatte er eine unbehütete, harte Jugend durchlebt und war früh straffällig geworden. Nach Nissls ärztlichem Gutachten konnte Schlumbrecht nicht mehr der Prozess gemacht werden. Der Arzt verwehrte seinem Patienten also den kriminellen Heldenstatus, den er sich wohl durch seine Identifizierung mit einem Räuberhauptmann erhofft hatte.

Auf den letzten Heftseiten wendet sich Schlumbrecht am 4. März 1908 an Karl Wilmanns, der unter Nissl Oberarzt in Heidelberg war, bevor er selbst Klinikleiter wurde (► Tafel 7.5). Der Insasse beteuert, dass er weder »Geisteskrank noch Geistesgestört« sei, und deshalb wieder dorthin wolle, wo er herkomme – ins Bruchsaler Gefängnis. Die Anstalt bezeichnet er als »Schlachthaus«, die Ärzte als »Spitzbuben«, »Meuchelmörder«, und »Bluthund[e]« und fragt schimpfend: »warum macht ihr Gelerte=Schafsköpf einen Verrückten nicht gesund ihr Arschlöcher«.

► **Tafel 7.5** Brief an: »**Wohlgeborner Herrn Willmanns**«, 4.3.1908
Bleistift auf Papier in einem Heft beschriftet mit »**Mattias Kneisel Räuberhaupmann 1908**«
21,2 × 16,8 cm
Inv.Nr. 2358/5 (1992) (© Sammlung Prinzhorn)

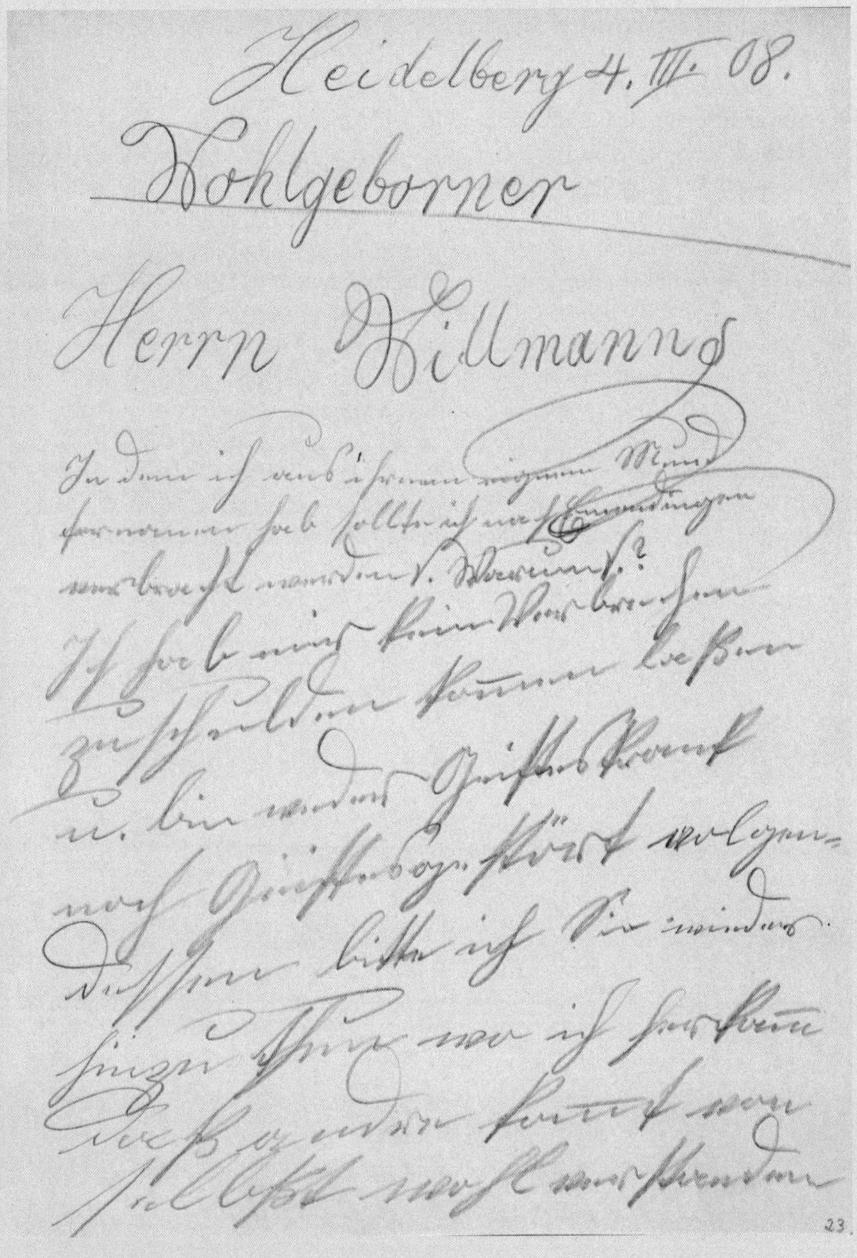

Inv.Nr. 2358/5 (1992)
[fol. 23 recto]
»Heidelberg 4.III.08.
Wohlgeborner
Herrn Willmanns
In dem ich aus ihrem eignen Mund
fernomen hab sollte ich nach Emmendingen
verbracht werden. Warum?
Ich hab mir kein Verbrechen
zu Schulden kommen laßen
u. bin weder Geisteskrank
noch Geistesgestört volgen=
dessen bitte ich Sie wieder
hinzu thun wo ich herkomm [ins Bruchsaler Gefängnis]
daß andere kommt von
selbßst wohlverstanden.

[fol. 24 recto]
Ich habe noch nimals jemanden etwas zu
Leid gehtan auf Bruchsaler ihr Gutachten
ist geschissen als wie das eure da heißt,
die ganze Zeit Sie sind in einer Nervenheil
Anstalt warum gibt man dann Leut nix
kscheits zu Fressen l. weihls nichts anders ist
als ein Schlachthaus ihr Spitzbuben
- Meuchelmörder -

► **Tafel 7.5**

[fol. 25 recto]
Habt ihr mich verstanden wenn nicht so legt mich
(unwersch) man kann mit Recht behaupten
man ist unter Bluthund
ihr bringt sonst nichts
zu stand als Gesunde Leut
die Freiheit behrauben u. gesunde Verrück zu machen
warum macht ihr Gelerte= Schafsköpf einen Verrückten
nicht gesund ihr Arschlöcher

[fol. 26 recto]
ihr Hirnbrandige
Nun ich will schweigen u. nichts mehr Sagen sonst heists gleich
ich bin Geistesgestört obwohl gar keine Spur dafon die red sein
kann. So jetzt
der Schlumbrecht hat gesprochen

[fol. 26 verso]
Schluß der Vorstellung
Ich u du wir sind so vrölich u. haben einander so lieb
1908«

Selbst 6 Jahre später bittet Schlumbrecht in einem Brief an die Anstaltsdirektion noch einmal inständig um die Überweisung in das Bruchsaler Gefängnis, wo er seine Strafe verbüßen wollte.[36]

In Eglfing und später in Haar (ebenfalls bei München) waren seine psychotischen Symptome abgeklungen, sodass man als Ursache eine Haftpsychose annahm. Als man Schlumbrecht für nicht mehr gefährlich hielt, wurde er 1916 mit Genehmigung der Polizei »versuchsweise gebessert« entlassen. Er kehrte nie mehr in die Anstalt zurück. Von einer Nachuntersuchung 1932 stammt der letzte Hinweis: »Hat geheiratet und Kinder. Seine Familie ist nicht über seine Straftat (Raubmord) informiert. Er schämt sich, fühlt sich unglücklich in die Sache hineingezogen und fürchtet die Entdeckung seitens der Familie.«

Für Schlumbrecht waren die Anstaltsärzte, die er so heftig beschimpft hatte, wohl lebenslang ein rotes Tuch geblieben: Zunächst verweigerten sie ihm durch die Diagnose der Unzurechnungsfähigkeit den Status eines berühmten Volkshelden. Nach seiner Entlassung stellten sie eine latente Bedrohung für seine »normale« Existenz dar. Denn durch das Bekanntwerden seiner Anstaltsaufenthalte wäre sicherlich auch die Ursache seiner Einweisung aufgeflogen. Schlumbrechts weiterer Lebensweg und ob es ihm letztlich gelungen war, seine Vergangenheit geheim zu halten, ist uns nicht bekannt.

Marie Barbara Eisele

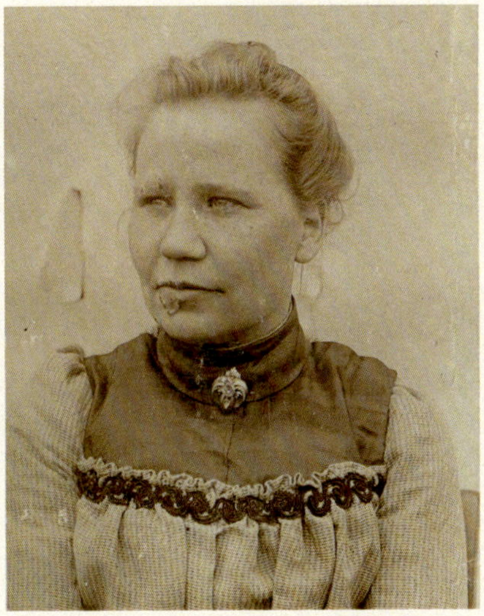

▶ Marie Barbara Eisele, März 1903
Foto: Krankenakte Anstalt Emmendingen, Staatsarchiv Freiburg E 120/1 Nr. 8088 (mit freundlicher Genehmigung)

(Unterbaldingen 6.12.1875–10.10.1903 Anstalt Emmendingen)
Dienstmagd, Fabrikarbeiterin, Aushilfe, Prostituierte
Klinik und Anstalt: Psychiatrische Universitätsklinik Heidelberg 1898, 1900, Anstalt Emmendingen 1900–1903
Diagnosen: Dementia praecox, moralische Idiotie, manische Erregung, degenerativer Schwachsinn, moralische Verkommenheit, degenerative Persönlichkeit

»Lebe Hoch unßer Herr Profeßor Krepelin«

Barbara Eisele wurde im Mai 1900 schon zum zweiten Mal aus dem Arbeitshaus Kislau in die Heidelberger Klinik überführt. Ihre uneheliche Geburt, aufgelöste Familienstrukturen, Armut und ihr unsteter Lebenswandel führten zu den Diagnosen: »Moralische Verkommenheit«, »moralische Idiotie«, »degenerative Persönlichkeit«. Nachdem die 25-Jährige aus dem Schwarzwald eine schwere Kindheit und Jugend überstanden hatte, brachte sie ihre Verurteilung wegen Prostitution für ein Jahr ins Arbeitshaus. In der Klinik stritt die Aufbrausende oft mit den Wärterinnen und behauptete später, sie sei von ihnen misshandelt worden.[37] Doch den Ärzten vertraute sie. Verehrend schrieb sie Briefe und Karten an »Tockter Gustav«[38] und »Mein[en] liebe[n] Robert!«[39] (▶ Tafel 1.13). Später erzählte sie kokettierend in der Anstalt Emmendingen von ihren »galanten Erlebnissen« mit jungen Ärzten.

Es bleibt unklar, was Barbara Eisele in der Klinik bewogen hat, fromme Gebetsblätter zu entwerfen. Sie fasste ihre Anbetung in andächtige Reime und illustrierte diese mit dem Baum des Lebens und dem Hahn, Symbol der Auferstehung. Fünf von ihnen befinden sich in der Sammlung Prinzhorn. Die Katholikin griff dabei die Tradition der Totenzettel (auch Sterbebilder genannt) auf. Sie folgte treu dem vertrauten Gestaltungskanon und schmückte die erste Seite mit einem religiösen Bildmotiv, das immer der Passion Christi gewidmet ist. Neben dem aufgeklebten Heiligenbildchen mit der Muttergottes (▶ Tafel 7.6) zeichnete sie ein schlichtes Passionskreuz, das sich über einem Sarg erhebt. Über dem Querbalken schweben Blüten- und Rosenkranz. Tröstend begleitet das »Lob Lied auf das Jesus Kind« die Todesnachricht. Auf der dritten Seite des Doppelblattes offenbart Eisele, wem dieser Totenzettel gewidmet ist. Klagend gedenkt sie ihrer »Pfleg=Eltern«, die sie als »Weiße« [Waise] im hoffnungslosen Leiden zurückließen. Zwischen diesen zwei Texten aber erhebt sich ein enthusiastisches »Lebe Hoch unßer Herr Profeßor Krepelin«.

Euphorisch feiert Eisele den Direktor der Klinik, Emil Kraepelin (1856–1926), als »Siegesheld«, ja als »König« und »Kaißer«, als ritterlichen, vaterländischen Kämpfer gegen den Erzfeind Frankreich. Mit einem artigen persönlichen Dank beschließt sie ihre Ode: »Auch die Marie Eisele bedankt sich für die Müh Wo sich der Erwirdige Herr Profeßor Kipt«.[40]

Die junge Frau räumte dem Klinikdirektor in dieser Familienanzeige und damit in ihrem Leben, den Platz des persönlichen Retters ein. Sie erhob ihn zu einer hochgeschätzten Person, vielleicht weil er entscheidend ihr weiteres Schicksal bestimmen konnte. Hoffnungsvoll vertraute sie ihm, dass er, wie Maria, Jesus und ihre Pflegeeltern, mehr in ihr sah als eine moralisch verkommene Sünderin. In dem illustrierten Textblatt verwob sie alle guten Mächte ihres Lebens. Vernichtend war die Enttäuschung, als sie erfuhr, dass Kraepelin ihre Verlegung in die Anstalt nach Emmendingen angeordnet hatte. Nur mit Mühe und sedierenden Medikamenten konnte sie nach einem Suizidversuch überstellt werden. 3 Jahre später starb sie am 10. Oktober 1903 an einer »Gehirnhaut und Gehirnentzündung« in Emmendingen.[41]

Inv.Nr. 1402 verso
»Lebe Hoch unßer Herr Profeßor Krepelin
Wer ist der große Siegesheld
der uns zu Schutz und Wehr
fürs Vaterland zog in das Feld
Mit Deutschlands ganze Heer
wer ist es der vom Vaterland
der schönst Dank empfing Vor Frankreichs
Haubtstad siegreich sted Und heim als Kaißer
king Du Edles Deutschland freue Dich
unßer König hoch und ritterlich der Herr
Profeßor ists. Wer hat für dich in blutiger
Schlacht Besiegt den ärgsten Feind ach
Wär hat dich groß und stark gemacht
und dich brüderlich geirt. Wer dein bester
Hort und Schutzt Wer geht für dich in Kampf
und Tod der ganzen Welt zu Trutz du
edles Deutschland freue dich dein König
hoch und Ritterlich ja sogar unßer
Hochgeehrter Herr Profeßor ist auch da
wo uns auch alle immer so Herzlich emfangt
Auch die Marie Eisele bedankt
sich für die Müh Wo sich der Erwirdige kipt
Herr Profeßor Kipt

Zur Erinnerung
Ich bin eine Weiße der
Frühling kehrt wider und
ales freuet sich aber ich blicke
Traurig nider auch kam Er
ja nicht für mich Was soll ich
armes Kind den Frühling Pracht
und Glanz den wenn ich Blumen
winde Ist es zum Totenkranz ach keine
Hand geleitet Mich heim ins Vaterhaus
Und keine Mutter breitet die Arme
nach mir aus ich sah meine Pfleg=
Eltern beide scheiden Mit inen schied
ihr Glück bei mir blieb nur das Leiden
In dieser Weld zurük O Himel gieb
mir wieder Was deine Liebe gab Blick
ich zur Erde nider So seh ich nur ihr
Grab! O jetzt dut mir aber der Gopf so weh
Leben alle Hoch meine Herren«

► **Tafel 7.6 »Loblied auf Prof. Kraepelin«,** um 1900
Bleistift auf Schreibpapier, collagiert
22 × 28,4 cm
Inv.Nr. 1402 recto und verso
(© Sammlung Prinzhorn)

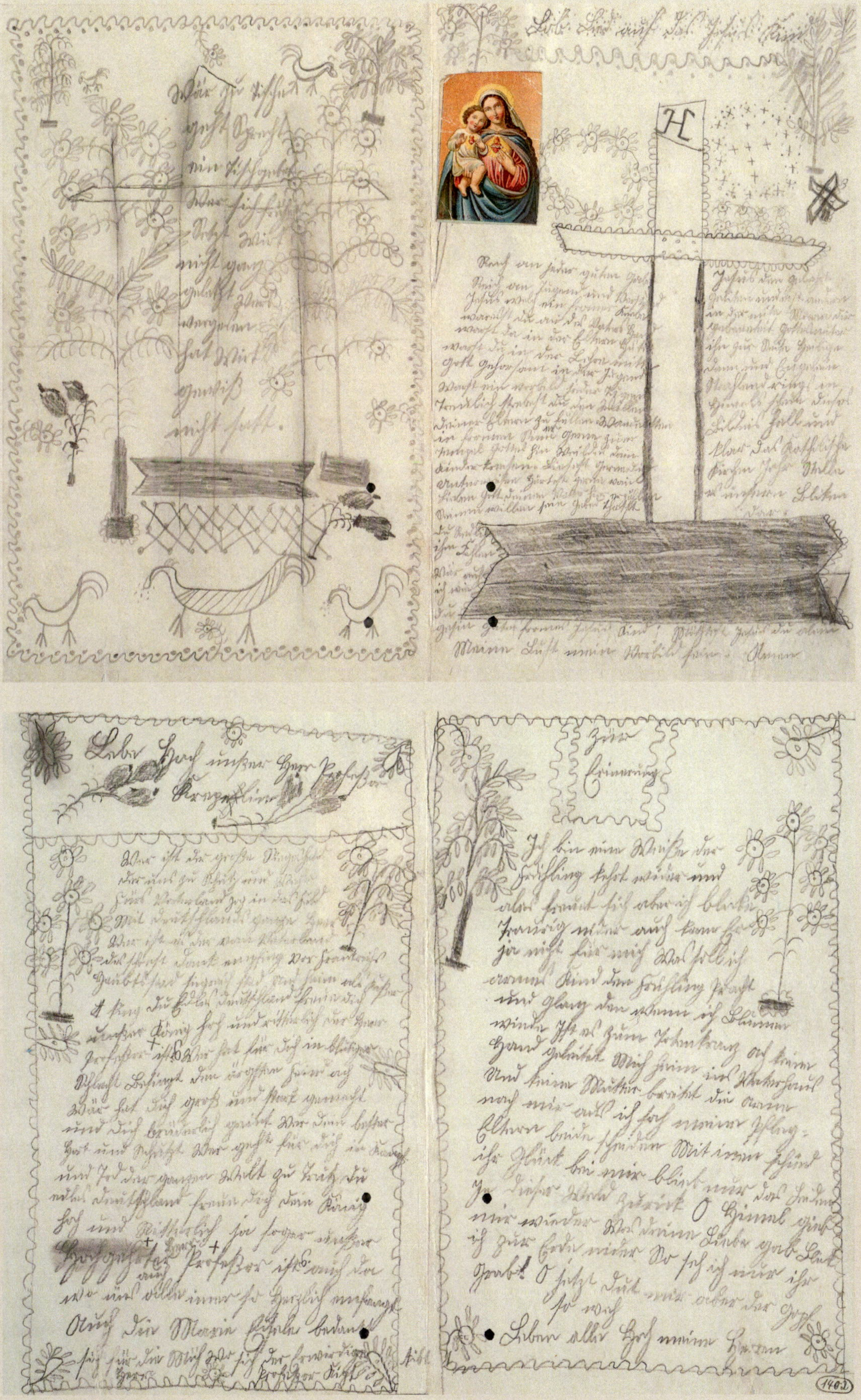

▶ **Tafel 7.6**

Miss G.

(Name, Lebensdaten und Anstalten unbekannt)
Diagnose: Dementia praecox

Anstaltstaschentuch für »Souvenir tears«

In der 8. »vollständig umgearbeiteten« Auflage seines Psychiatrie-Lehrbuchs publizierte Emil Kraepelin 1913 als »Beispiel für die eigenartigen Kunstwerke« der an Dementia praecox Erkrankten eine Farbabbildung von einem bestickten Anstaltstaschentuch. Damit wollte er einen »Verlust des Geschmacks in schreienden Farbenzusammenstellungen und absonderlichen Formen« belegen.[42] Von 1891 bis 1903 hatte Kraepelin (1856–1926) die Heidelberger Universitätsklinik geleitet und war dann einem Ruf nach München gefolgt, wo er Direktor der Universitäts-Nervenklinik wurde. Auf ihn geht die kleine Lehrsammlung zurück, die Prinzhorn 1919 in Heidelberg vorfand. Im dritten Band von Kraepelins Lehrbuch wird im Abbildungsverzeichnis auf das Taschentuch als »Einschaltbild« (S. 726) verwiesen: »Mit Seide besticktes Taschentuch (dementia praecox), der Heidelberger Klinik von Herrn Kollegen Ilberg überlassen.« (▶ Tafel 7.7)

Inv.Nr. 6053
»Dresden.
Vergiß mein nicht
Dr. W.
Souvenir tears
Nov. 16 1897
Forget me not
G.
Herr Dr. Willführ
from Miss G[rier]«

Georg Ilberg (1862–1946) war in Heidelberg von 1891 bis 1893 Kraepelins Assistent und anschließend bis 1902 Oberarzt in Pirna-Sonnenstein.[43] Das Taschentuch ist laut gestickter Datierung 1897 entstanden, das heißt, Ilberg hat es vermutlich zwischen 1897 und 1902 – während seiner Zeit in Pirna – an Kraepelin nach Heidelberg geschickt, bevor dieser die Universitätsklinik 1903 verließ. Das Taschentuch könnte zusammen mit Werken von August Richter (▶ Kap. 6), die auch um 1900 aus Pirna nach Heidelberg kamen, in Kraepelins »Ursammlung« eingegangen sein. Für Pirna bei Dresden als Entstehungsort würde sprechen, dass die Stickerin dort lebte oder interniert war, denn der Ort »Dresden« findet sich als Hinweis eingestickt auf dem Taschentuch. Sonst wissen wir über die Stickerin nichts. Sie ist nicht in dem von Prinzhorn erstellten Inventar verzeichnet. Im heutigen Sammlungsbestand wird sie als »Miss G.« geführt, denn der Anfangsbuchstabe G lässt sich von ihrer mit Nadel und Faden aufgebrachten Signatur als einziger mit Sicherheit entziffern. Ihre Stickerei widmete sie »Herr Dr. Willführ from Miss G[rier?]« In den vier Ecken des Taschentuchs verbarg

▶ Tafel 7.7 **»Vergiß mein nicht – Forget me not«**, 16.11.1897
Stickgarn auf einem Leinentaschentuch
37 × 36 cm
Inv.Nr. 6053 (© Sammlung Prinzhorn)

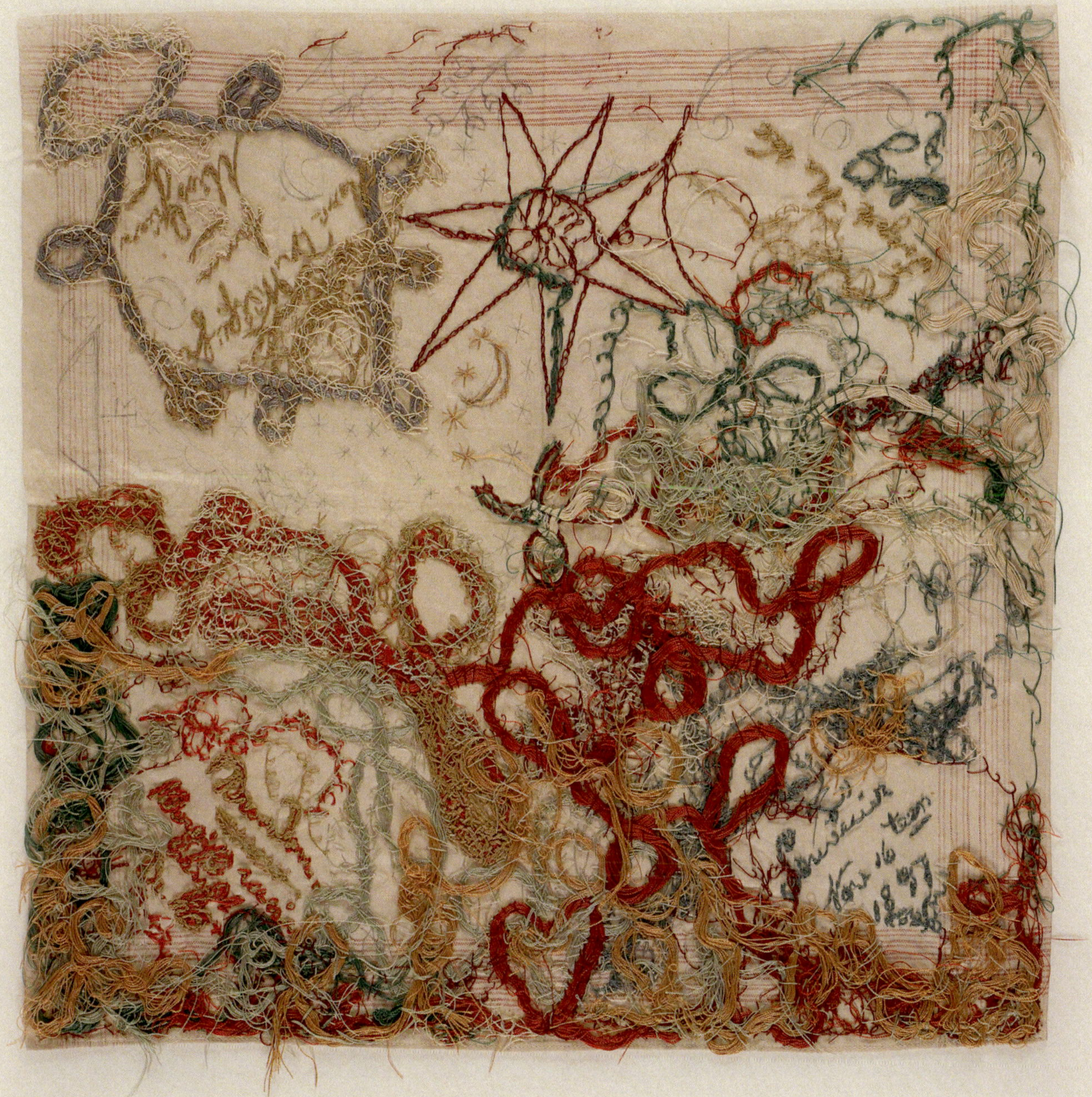

▶ **Tafel 7.7**

sie an Andenken gemahnende Wortstickereien in kartuschenartigen Verzierungen: »Dresden. Vergiß mein nicht Dr.W.« – »Forget me not G.«

Die Datierung auf den 16. November 1897 lässt sich in der Nähe eines mit einem dicken roten Fadenbündel geformten Herzens entziffern: »Souvenir tears Nov 16 1897«.

So umgarnt Miss G. ihren Dr. Willführ in der Hoffnung, dass er sie nicht vergessen möge. »Vergiß mein nicht – Forget me not«, bittet sie zweisprachig und tränkt und bestickt das Gedenktuch mit »Tränen der Erinnerung«. Dabei schießt Miss G. über ihr Ziel hinaus: Was als sorgfältige Stickerei geplant – Vorzeichnungen mit Bleistift bezeugen dies – und wohl als Geschenk für den Angebeteten gedacht war, lief aus dem Ruder. Ganze Fadenbündel und -knäuel überwuchern das Taschentuch in roten, grünen und ockerfarbenen Garnschlingen zu einem unübersichtlichen Dickicht. Miss G. stickte die Garnfäden nicht mehr einzeln ein, sondern nähte überschwänglich-verschwenderisch ganze Bündel auf. Zarte Blüten und zwei Segelschiffe, die als Vorstudien in Bleistift auf den rot eingewebten Randlinien schwimmen, werden von überbordenden Schlingornamenten und Bündelwellen bedrängt und blieben unvollendet. In der Binnenstuktur des Taschentuchs (Maße und Material legen ein Tuch für einen Mann nahe) sind eine Halbsonne und zahlreiche kleine Sterne unbearbeitet, während die Mondsichel des Firmaments ockergolden fertiggestickt ist. Die Ausgestaltung und Ausführung ist zunehmend leidenschaftlich und fordernd, ein laut schreiender Befehl des Herzens: Forget me not.

Ob es sich bei Dr. Willführ um einen Arzt aus dem Umfeld von Miss G. handelte, ließ sich nicht rekonstruieren.[44]

Fußnoten

1 ICD: International Statistical Classification of Diseases and Related Health Problems, heute ICD-10 Version 2016.
2 August Richter porträtierte Dr. Friedrich Hermann Lessing (Anstalt Pirna-Sonnenstein, ▶ Tafel 6.1), Karl Maximilian Würtenberger schuf eine Büste von Dr. Rudolf Bundschuh (Anstalt Illenau, ▶ Abb. 6.10).
3 Jakob Mohr, Inv.Nr. 626.
4 Vgl. Max Fischer, in: *Jahresberichte der Großherzoglichen Badischen Irren-Anstalten für die Jahre 1909 und 1910*, Karlsruhe 1911, S. 123.
5 Jakob Mohr, Inv.Nr. 625 verso. Es handelte sich um Dr. Irene Wingendorf, später verheiratete Kühl.
6 Emil Kraepelin, *Psychiatrie. Ein Lehrbuch für Studierende und Ärzte*, 8., vollständig umgearbeitete Auflage, Bd. I, Allgemeine Psychiatrie, Leipzig 1909, S. 600.
7 In der Regensburger Krankenakte erhaltener Brief Hammingers vom 23.6.1879 an eine nicht namentlich genannte Exzellenz. Hammingers Vater hatte für seinen Sohn die Vormundschaft übernommen und wird in der Krankenakte als Curator benannt.
8 O[tto] Rehm, »Fall H.[amminger] und Fall Schr.[eber] (Zugleich ein Beitrag zur Frage des persistierenden bzw. Residualwahns.)«, in: *Zeitschrift für die gesamte Neurologie und Psychiatrie* 47, 1919, S. 270–330, hier S. 270–294.
9 Ebd., S. 277, Eintrag in der Krankenakte vom 1.11.1894.
10 Ebd., S. 278, Eintrag vom 11.12.1894.
11 In der Krankenakte Regensburg sind Hammingers Briefe an Direktor Lachner vom 30.6.1879 und an Dr. Vornheim vom 21.6.1879 erhalten.
12 Rehm 1919 (Anm. 8), Eintrag vom 11.12.1894, S. 279.
13 Ebd., S. 279–280, Eintrag Juni 1899.
14 In der Krankenakte Regensburg befindet sich die von August Popp im September 1878 verfasste Krankengeschichte Hammingers.
15 Ebd., S. 284, Eintrag vom 12.1.1903.
16 Ebd., S. 280, Eintrag Februar 1900.
17 Ebd., S. 285, Eintrag vom 3.4.1904.
18 Ebd., S. 286, Eintrag vom 25.8.1905.
19 Ebd., S. 280, Eintrag Februar 1900.
20 Ebd., S. 288, Eintrag vom 26.6.1906.
21 Zu Hamminger und insbesondere zu seinen Vorlagen »Judas Ischariot« und »Der Anarchist« siehe Thomas Röske, »Franz Hamminger«, in: Ausst.Kat. *Durch die Luft gehen. Josef Forster, die Anstalt und die Kunst*, hrsg. v. Thomas Röske und Doris Noell-Rumpeltes, Sammlung Prinzhorn, Heidelberg 2011, S. 192–197, hier S. 192.
22 Zu Appropriation Art siehe ebd.
23 Rehm 1919 (Anm. 8), S. 272. Eine intravenöse Medikamentengabe erlaubt im Gegensatz zu Pulver eine genauere Dosierung.
24 Ebd., S. 290, Eintrag Dezember 1907 bis Januar 1908. Für den 1. März 1908 ist die tägliche Einnahme mittlerer Dosen von Veronal oder Trional im Wechsel vermerkt.
25 Ebd., S. 294.
26 O[skar] E[dwin] Pfister, »Stickereien einer chronisch paranoiden Anstaltspatientin«, in: *Psychopathologie und bildnerischer Ausdruck. Eine internationale ikonographische Sammlung*, 12. Serie, hrsg. v. Sandoz, Basel 1968, o. S., Tafel 9–11.
27 Krankenakte Burghölzli Nr. 15509, zit. nach Bettina Brand-Claussen, »Zünde deine Augen an. Gestickte Liebesarabesken von Johanna Wintsch«, in: Ausst.Kat. *Irre ist weiblich. Künstlerische Interventionen von Frauen in der Psychiatrie um 1900*, Sammlung Prinzhorn, Heidelberg 2004, S. 93–103, hier S. 94 und S. 102, Fußnote 18. Prof. Jakob Klaesi (1883–1980) führte 5 bis 12-tägige Schlafkuren als Behandlungsmethode der Schizophrenie ein. Er war Oberarzt unter Eugen Bleuler am Burghölzli in Zürich und seit 1933 Direktor der Psychiatrischen Universitätsklinik Waldau in Bern.
28 Karl Gehry (1881–1962) war seit 1908 Oberarzt und von 1931 bis 1943 Direktor der Pflegeanstalt Rheinau. Zu Gehry siehe auch Katrin Luchsinger, *Die Vergessenskurve. Werke aus psychiatrischen Kliniken in der Schweiz um 1900. Eine kulturanalytische Studie*, Zürich 2016, S. 312–325.
29 Krankenakte Burghölzli (Anm. 27).
30 Der österreichische Psychoanalytiker Otto Gross ließ sich von Bleuler im Burghölzli 1902 wegen seiner Kokainsucht behandeln. Siehe *https://de.wikipedia.org/wiki/Otto_Gross*, abgerufen am 8.6.2016.
31 Bleuler schreibt in seinem Handbuch der Psychiatrie 1911: » [Für] Fälle, in denen die Arbeitstherapie nicht anwendbar ist, [...] kann künstlerische Betätigung ein Notbehelf sein, der in einzelnen Fällen ganz gute Dienste leistet, doch wegen des mangelnden Zwanges zum Kontakt mit der Wirklichkeit überwacht werden muß.« Eugen Bleuler, *Dementia praecox oder die Gruppe der Schizophrenien, Handbuch der Psychiatrie*, hrsg. v. Prof. Dr. G. Aschaffenburg, Spezialteil 4, 1. Hälfte, Leipzig, Wien 1911, S. 386.
32 Zu Nathalie Wintsch siehe Bettina Brand-Claussen,, »Johanna Wintsch fädelt ihre Freiheit ein«, in: *Leben und Glauben*, Jhg. 80, 2005, S. 10–12 sowie dies.: »Der Ratz Ris hat die Ratte JNW gefangen«. Stickereien von Johanna Natalie Wintsch in der Anstalt Rheinau, in: Ausst.Kat. *Rosenstrumpf und dornencknie. Werke aus der Psychiatrischen Pflegeanstalt Rheinau 1867–1930*, hrsg. v. Katrin Luchsinger, Iris Blum, Jacqueline Fahrni und Monika Jagfeld, Zürich 2010, S. 57–62.
33 Wilhelm Müller, Inv.Nr. 1112 verso.
34 Vgl. Monika Jagfeld, »›Ich spähte nach Leben und Treiben aus‹ – Zu den Naturstudien Wilhelm Müllers«, in: Ausst.Kat. *Künstler in der Irre*, hrsg. v. Bettina Brand-Claussen und Thomas Röske, Sammlung Prinzhorn, Heidelberg 2008, S. 152–157.
35 *www.domjüchsee.eu*, abgerufen am 13.8.2016.
36 »An die Kgl. Direktion der Heil u. Pflege-anstalt-Haar. Betreff: Überweisung an die Strafanstalt Bruchsal-Baden«, Brief Josef Schlumbrechts vom 12. Juni 1914, Inv.Nr. 2358/12 (1992).
37 Krankenakte Marie Eisele, Anstalt Emmendingen Staatsarchiv Freiburg E 120/1 Nr. 8088, Eintrag vom 5.10.1900: »Die Ärzte und der Professor seien immer gut mit ihr gewesen, aber die Wärterinnen hätten sie oft mißhandelt und darüber sei sie immer wieder aufgeregt worden.«, S. 5.
38 Vermutlich Gustav Aschaffenburg (1866–1944), Arzt in der Psychiatrischen Universitätsklinik Heidelberg von 1891 bis 1901.
39 Vermutlich Robert Eugen Gaupp (1870–1953), Arzt in der Psychiatrischen Universitätsklinik Heidelberg um 1900 bis 1904.
40 Vgl. Bettina Brand-Claussen »Marie Eisele«, in: Ausst.Kat. *Irre ist weiblich* 2004 (Anm. 27), S. 212–213.
41 Zu Eisele vgl. Monika Ankele, *Alltag und Aneignung in Psychiatrien um 1900. Selbstzeugnisse von Frauen aus der Sammlung Prinzhorn*, Wien, Köln, Weimar 2009, S. 93–94.
42 Emil Kraepelin, *Psychiatrie. Ein Lehrbuch für Studierende und Ärzte*, 8. vollst. umgearb. Aufl., Bd. III, Klinische Psychiatrie II. Teil, Leipzig 1913, S. 726 mit Farbtafel. Zu Kraepelin siehe auch Bettina Brand-Claussen, »›Sciens nescieri‹. Max Klingers Philosoph und Emil Kraepelins diagnostisches Bildwissen«, in: *Wissen und Nicht-Wissen in der Klinik. Dynamiken der Psychiatrie um 1900*, hrsg. v. Martina Wernli, Bielefeld 2012, S. 143–169, hier S. 168. Zu Miss G. siehe auch Monika Jagfeld, in: Ausst.Kat. *Irre ist weiblich* 2004 (Anm. 27), S. 140.
43 Von 1902 bis 1910 war Ilberg stellvertretender Leiter der Anstalt Groß-Schweidnitz und ab 1910 Direktor der Anstalt Pirna-Sonnenstein bei Dresden. Zu Georg Illberg siehe Boris Böhm, *Die Geschichte der Heil- und Pflegeanstalt Sonnenstein 1811–1939*, Pirna 2011, S. 112–115 und S. 125–126.
44 Ein Arzt Dr. Willführ wird weder in Dresdner noch in deutschsprachigen Ärzteverzeichnissen erwähnt. Vgl. Volker Klimpel, *Dresdner Ärzte. Historisch-biographisches Lexikon*, Dresden 1998 und Alma Kreuter, *Deutschsprachige Neurologen und Psychiater. Ein biographisch-bibliographisches Lexikon von den Vorläufern bis zur Mitte des 20. Jahrhunderts*, 3 Bde., München 1995.

Erklärungen seelischer Nöte und Bewältigungsstrategien

»Herrn Dr. Printzhorn so sieht es in mir aus«

© Springer-Verlag GmbH Deutschland, ein Teil von Springer Nature 2018
I. von Beyme, S. Hohnholz, *Vergissmeinnicht – Psychiatriepatienten und Anstaltsleben um 1900*
https://doi.org/10.1007/978-3-662-55532-3_8

Manche Patienten thematisieren in ihren Werken ihr Erleben, das von anderen als krank beurteilt wird, und setzen sich auch mit der ärztlichen Diagnosestellung auseinander. Diese historischen Diagnosen sind heute kaum noch verifizierbar und müssen deshalb unter Vorbehalt gelesen werden. Wir erwähnen die uns bekannten Diagnosen der Patienten aus biografischem und kulturgeschichtlichem Interesse und nicht, um eine Korrelation zwischen Diagnose und Werk hervorzuheben.

Der in Krankenakten um 1900 noch häufig vorkommende Eintrag »Dementia praecox« wurde nach 1911 zunehmend durch den von Eugen Bleuler (1857–1939) (▶ Abb. 7.3) geprägten Begriff »Schizophrenie« abgelöst. Die Diagnosen der im Folgenden vorgestellten Patienten lauten je nach Zeitpunkt der Anamnese »Dementia praecox« oder »Schizophrenie«. »Dementia praecox« galt im Gegensatz zum »Manisch-depressiven Irresein« als unheilbar. Mit dem Begriff »Schizophrenie« wandelte sich auch diese Auffassung. Diagnosen wurden zudem revidiert oder mit Zusätzen versehen. In diesem Kapitel sind dies beispielsweise »psychopathische Persönlichkeit«, »hysterische Gefängnispsychose« oder »Alkoholismus«. Die gestellten Diagnosen werden zum Teil in den Erklärungsversuchen der Patienten aufgegriffen und kritisch reflektiert. So sah Fent die stupide Arbeit im Gefängnis als Auslöser für seine Gefängnispsychose: »Nicht schön ists, Peitschenschnur zu drehen [...] denn: der Verstand bleibt dabei stehen« (▶ Tafel 2.3).

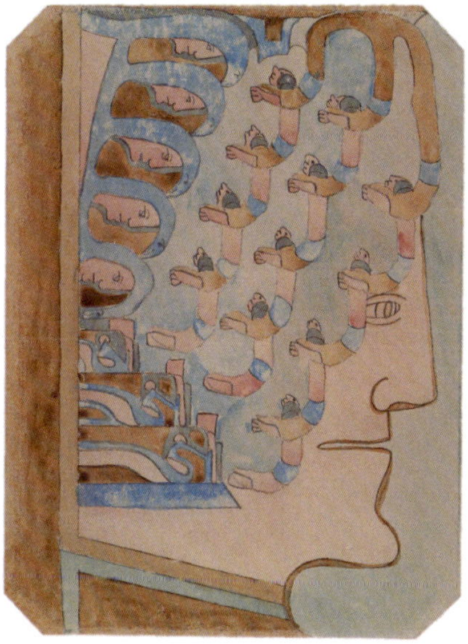

▶ **Abb. 8.1** August Klett (Pseudonym bei Prinzhorn: Klotz)
»**Blatt 20: Wurmlöcher**«, 27.3.1919
Bleistift, Wasserfarben auf Zeichenpapier
33,4 × 25 cm
Inv.Nr. 568 (© Sammlung Prinzhorn)

Von dem Heidelberger Patienten Erwin Starré ist keine Krankenakte erhalten, seine Werke wurden jedoch von Hans Prinzhorn mit dem Vermerk »manisch-depressiv (Hypomanie)« inventarisiert. Auf der Rückseite eines Karikaturblattes, das Starré dem Heidelberger Arzt Otto Ranke (1880–1917) widmete, findet sich sein eigener skeptischer Kommentar zur Diagnose: »Gekritzelt von Erwin Starré, der angeblich an ›Hypomanie‹ leidet«. Den Beweis, dass dies nicht der Fall ist, versucht Starré mit seiner Karikatur anzutreten (▶ Tafel 9.8). Auf dem zwei Tage später entstandenen Blatt dichtet Starré, es sähe »Leid; edel und schaal« aus, wenn man in sein Inneres leuchte (▶ Tafel 8.12).

Aufgrund nicht erhaltener Krankengeschichten oder anderweitiger Hinweise sind die Diagnosen der Patienten nicht immer bekannt – im Fall des Patienten Heintzen kennen wir nicht einmal den Vornamen. Heinzten reagierte auf die ärztliche Diagnose mit einer »Allegorie« seiner Krankheit. Er zeichnete ein dreiphasig gegliedertes Diagramm seines Leidensweges und kennzeichnete dabei mit einer roten Linie die »Grenze der Verantwortung« (▶ Tafel 8.1). Seinen Krankheitsverlauf erläuterte er mit

Beschriftungen und einem ausführlichen Text, der mit einem Appell an den Leser endet, sich nicht nur für die Krankheit des Autors, sondern für seine ganze Person zu interessieren (▶ Tafel 8.2).

Manche Patienten versuchten, die Ursache ihrer Erkrankung zu ergründen und nicht nur sich selbst, sondern auch den Ärzten ihr körperliches und seelisches Leid zu erklären. So nimmt Klara von der Heyd auf einem leeren Formblatt zur Krankengeschichte eine an Prinzhorn gerichtete Eigenanamnese vor und beschreibt, wie es in ihrem Innersten aussieht (▶ Tafel 8.9). August Klett bildet auf seinem »Wurmlöcher« betitelten Blatt einen Kopf ab, den Prinzhorn als »eine absurde Kombination aus Wurmleibern, Fingern mit Nägeln und Raupenköpfen«[1] beschreibt, die zugleich als Haare gedeutet werden können (▶ Abb. 8.1). Sind die physiognomisierten Fingerwürmer Gedanken, die sich durch sein Gehirn fressen?

Mit einer Reihe von hirnanatomischen Schnitten versucht Louis Umgelter den ursächlichen Kern von Gehirnparalyse, religiösem Wahn, Kleptomanie und Alkoholismus zu ergründen (▶ Tafel 8.5–8.8). Von letzterem war er laut Arztnotiz selbst betroffen. »Mein jetziges Befinden, die Ursachen und Äußerungen meiner Erkrankung« teilt uns Hugo Rennert in einem reich illustrierten Text mit. Er erklärt sein Stimmenhören mit der »Interferenzwirkung« verschiedener Strahlen und Wellen auf Nerven und Gehirn. Die Wirkmechanismen seiner Fremdbestimmung sah der Ingenieur u. a. in einer Kombination von Röntgen- und Spektralapparat begründet. Durch die Suche nach wissenschaftlichen Belegen stellte er zugleich seine eigenen geistigen Fähigkeiten unter Beweis (▶ Tafel 8.3).

Auch andere Patienten ziehen neueste wissenschaftliche Entdeckungen und Technologien jener Zeit als Erklärung und als Beweis dafür heran, dass sie einer äußeren Beeinflussung unterliegen und ihre Gedanken fremdgeneriert sind. Jakob Mohr glaubte der Manipulation eines »Fernsuggerirs« zu unterliegen und sah sich der elektrischen Strahlung eines Beeinflussungsapparates ausgesetzt. In psychiatrischen Kliniken werde von Ärzten und Wärtern eine krankmachende »Oszillatoriche Gewalthypnoße« angewendet, deren Wirkung sich mittels eines Galvanoskops und Hohlspiegels messen lasse (▶ Tafel 8.4). Auch Friedrich Fent kritisiert in Zeichnungen immer wieder »die Macht der hypnotischen Suggestion« (▶ Tafel 8.11 verso). Seine Reformgedanken, die er in Zeichnungen erläutert, lassen den Schluss zu: wenn die Gesellschaft ihre Moral reformierte, müssten ihn die Ärzte nicht mehr als geisteskrank betrachten.

Mit einem fiktiven »Gespräch über den Wahnsinn« analysierte Berthold Fuchs das Arzt-Patienten-Verhältnis und die Zuschreibung von Krankheit. Mit »Glaube, Liebe, Hoffnung« (▶ Tafel 8.10), Fantasiereisen oder einem »Himmelfahrtstraum« (▶ Tafel 8.11 recto) werden Bewältigungsstrategien für die eigene psychische Krise und Lebenslage entworfen. Letztlich sind alle in der Sammlung erhaltenen künstlerischen oder schriftlichen Arbeiten kreative Strategien für den Umgang mit eigenen Ausnahmeerfahrungen, der Diagnose einer psychischen Krankheit und dem Schicksal von Entmündigung, Eingesperrtsein und Stigmatisierung.

L. Heintzen

(Lebensdaten unbekannt)
Anstalt: Anstalt Düren 1919
Diagnose: unbekannt

»Ich bitte um Interesse, nicht nur für meine Krankheit, sondern auch für mein Gesunden«

Von L. Heintzen kennen wir weder Vornamen noch Lebensdaten oder Diagnose. In der Sammlung Prinzhorn ist von dem Patienten der Anstalt Düren eine Skizze aus dem Jahr 1919 erhalten, in der er seine Krankheit selbst zu beschreiben versuchte – obgleich ihm dieses Unterfangen unmöglich schien. Seine Darstellung betitelte er mit »Allegorie meiner Krankheit« (▶ Tafel 8.1). Römische Ziffern mit kurzen Bilderläuterungen strukturieren die Zeichnung. Zusätzlich zu den eingeschriebenen Erklärungen verfasste Heintzen eine ausführliche schriftliche Erläuterung (▶ Tafel 8.2), betonte aber, dass sein »Exposé kein Aufsatz über Psychose« sein solle. Seine Erkrankung verlief über 21 Jahre in drei Phasen (a–c), wobei er in der letzten und schlimmsten Stimmen hörte. Die erste Phase fiel in das Jahr 1898. Heintzen schildert den Verlauf seiner Krankheit bis zum »Status actualis« im Dezember 1919, in dem er seine »Denkfähigkeit« wiedererlangte. In die Phase des »Status actus« fällt seiner Schilderung nach eine »unglückliche Tat«, die er jedoch tabuisierte und nicht erläuterte. Als Sklave seiner »kranken Triebe« lotet er in seiner Erklärung die eigene »Grenze der Verantwortung« aus. Er macht prozentuale Angaben über »Leidenschaften«, die er auch »mystische Weichensteller« nennt und in der »Welt des homo sapiens« mit roten Fähnchen markierte. Bewegt man sich auf der vorbildlichen »Bahn der Auserwählten«, so besteht die Psyche laut Heintzen zu 20% aus Leidenschaften und zu 80% aus »Denkvermögen & Widerstandskraft«. In der »Sphäre des Durchschnittsmenschen« hat man bereits mit einem Anteil der Leidenschaften von 35% zu kämpfen. Seinen eigenen »Lebens- und Leidensweg« verortete er als rote Linie zwischen diesen zwei Bahnen und markierte sie mit einem Pfeil, der entlang des dunklen Felsens seiner Vergangenheit in den Abgrund führt und seinen ersten Absturz (a) kennzeichnet. Dann führt sein Weg vorbei an zwei Zwangsklauen, die »Angst (mystische)« und »Verfolgung« symbolisieren, und er gerät zwischen drei Magnete der Hölle, die sein »Doppelwesen« einer Zerreißprobe zwischen den drei Polen »Verzweiflung, Unruhe, Wirre Gedanken« –»Verbrechen + Laster jeglicher Art« –»Selbstmord und entgegengesetzte Geistesstörungen« aussetzen. Visualisiert werden diese negativen Kräfte durch zwei Masken –»Satan und sein Anhang«, deren vereinfachte Profile die Magnete wie Klammern zusammenhalten. Der Weg der Besserung führt wieder nach oben und als rote Bahn am rechten Bildrand vorbei an den »Sprachrohren des Jenseits«, durchbricht so schließlich »die Grenze der Verantwortung« – nur um den Kreislauf ein zweites und drittes Mal (b und c) zu durchlaufen. An den linken Bildrand setzte Heintzen als »Gesamtbild« seiner Krankheit ein kleines Dreieck mit der eingeschriebenen 7 im Inneren.

Am oberen rechten Bildrand weist eine Hand den Weg »Nach Golgatha«. Der Spruch »Mene Mene Tekel Upharsin« steht für das Rätsel Krankheit. Sah sich der Patient seinem Schicksal ebenso machtlos gegenüber wie der biblische König Belsazar? Oder verschafften ihm die Visualisierung des Verlaufes und der medizinisch-wissenschaftliche Erklärungsversuch das Gefühl, der Krankheit nicht gänzlich ausgeliefert zu sein und die Kontrolle über sein Schicksal zurückgewinnen zu können? Indem Heintzen seine Krankheitserfahrung detailliert analysiert, möchte er zumindest seine Intelligenz, sein Verantwortungsgefühl und sein Gesundungspotenzial unter Beweis stellen. Letztlich bittet er die Ärzte darum, sich für seine ganze Person und nicht nur für die kranken Anteile zu interessieren.[2]

Inv.Nr. 3122/1 [fol. 1 recto]
»Beschreibung meiner Krankheit – Erläuterungen zu der Skizze ›Allegorie meiner Krankheit‹.
Nichts wird mir wohl schwerer fallen, als die empfundenen Seelenqualen in ihrer marternden Größe wiederzugeben. – Ich will nun, mit Hinweis auf die hierzu gehörenden Skizze versuchen, in kurz gefaßten Erklärungen, Verständlichkeit in die Darstellung meiner Krankheit zu legen. In den letzten Jahren meiner Militärzeit erhielt ich wegen Ungehorsam (Unbewußt begangen, bitte um Aufklärung) Vier Wochen Strenger Arrest. Während dieser Arrestzeit nun, brach in mir ein vollständiger, innerer Wahnsinn aus, der äußerlich und in meinen Umgangsformen nicht sofort bemerkbar wurde, aber in meinem Inneren um so heftiger tobte, und mein Hirn vollständig umdrehte. Ich wurde, als diese 4 Wochen um waren, gerade vom Militär entlassen und fuhr unter Tränen nach Hause, weil mir das Leben schier unmöglich schien. Alles drehte sich in meinem Kopfe herum. – Es wurde dann zu Hause immer schlimmer. Meine Mutter, die ich sonst so innig liebte, mußte ich nun fürchten etc. Die Stunden wurden mir zu Wochen, die Wochen zu Jahre und immerfort diese Unruhe, dieser Drang in den Tod, die unbeschreiblichen seelischen Qualen, die Ideen-Verwirrung, diese Selbstvorwürfe etc. etc. in meiner Brust bzw. in meinem Kopfe. Ich ging, um mich kurz auszudrücken, nichts vorwärts, sondern immer tiefer und tiefer in mich und verfiel nach und nach in einen Zustand des Unglücklichseins, den ich garnicht beschreiben kann, – und den sich auch die menschliche Phantasie niemals in der wahren Größe vorstellen kann. – Schlaflosigkeit, Gram, Unruhe, Angst, Selbstvorwürfe, Sehnsucht nach unerreichbaren, absurden Dingen, auch nach vergangnes, – Drang in den Selbstmord und tausend und abertausend absurden Ideen, füllten mein Dasein mit Schrecken und Kummer, und in meinen Schläfen hämmerte es Tag und Nacht. Es ist ein so schmerzliches, unerträgliches, stets mit der größten Gewalt in den Selbstmord steuerndes Dasein, welches durchwirkt von [fol. 1verso] *Wahnideen, widersetzlichen Instinkttrieben, eine wahre Hölle ausmacht & völlige Anarchie im Innern des Menschen, bzw. in dessen Hirn hervorruft, so daß, eine Beschreibung wie gesagt, unmöglich ist. – Diesen geistigen Bankerott mußte ich 3 mal mit Intervallen von einigen Jahren durchkämpfen. Die völlige Anarchie meiner Sinne, der vollständige Zusammenbruch meiner geistigen Kräfte, machte meine Aufnahme ins Irrenhaus nötig. Der Zustand erreichte eine gewisse Tiefe und hob sich nach und nach wieder. Den Übergang, bzw. die Überschreitung der Grenze vom Krankheitsgebiet zur Gesundheit kann ich mir nicht vorstellen, dieses muß ein allmögliches Aufkeimen sein. – Weg XIII. – Wohl sehe ich jetzt in gesunden Tagen meine Krankheit, bzw. die dunklen Zeiten, die ich durchwandert habe. Diese kommen mir vor, als ob ich tatsächlich tote Zeiten, (vollständige Lähmung meines Geistes) durchlebt hätte; in denen nicht ich Herrscher meiner Gedanken und Handlungen war, sondern umgekehrt die Gedanken und Handlungen dominierend, mich zum Sklaven meiner kranken Triebe machten – Äußerlich, war ich für den Laien & ›Nicht-Psychiater‹ vielleicht nur ›Willensschwach‹ und etwas trübsinnig veranlagt, für den Sachkundigen und mich selbst jedoch ein sehr unglückliches Geschöpf und willenloses Werkzeug meiner eignen kranken Phantasie. In meiner Krankheit sehe ich mich und fühle ich mich als Doppelwesen. (Weil nicht durch Coitus erzeugt.) In Wirklichkeit bin ich eine Mißgeburt. – Um meine Darstellung nicht allzusehr auszudehnen, will ich hier kurz die Beschreibung der Skizze, Allegorie meiner Krankheit, zur besseren Verständigung folgen lassen.*

▶ **Tafel 8.1 »Allegorie meiner Krankheit«**, Dezember 1919
Bleistift, Feder auf Aktenpapier
33 × 41,5 cm
Inv.Nr. 3122 (© Sammlung Prinzhorn)

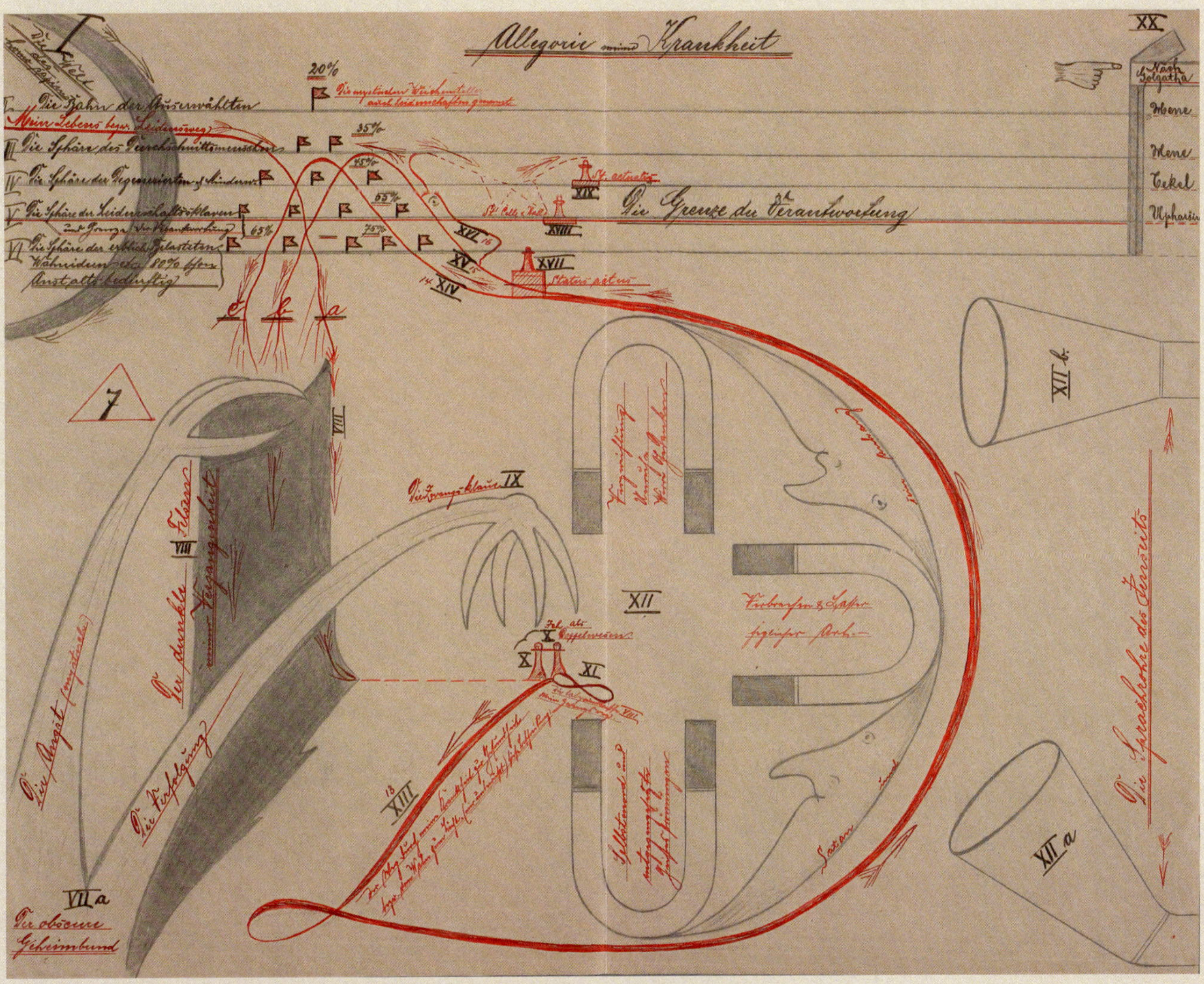
Allegorie Krankheit
XX.
Nach Golgatha
Mene
Mene
Tekel
Upharsin
Die Grenze der Verantwortung
20%
35%
65%
75%
7
XII
IX
VII a
XII a
XII b

▸ **Tafel 8.1**

I Ist die Welt in der wir alle geboren werden. (homo sapiens)
II Ist die Strafe, bzw. der Lebensweg der auserwählten Naturen, d.h. der reinen Naturen
III Ist die Bahn, bzw. der Lebensweg der Durchschnittsmenschen
Zwischen II und III ist der Ursprung meines eigenen Lebens & Leidensweges – als Mensch. – IV Ist schon der Lebensweg der Degenerierten & Minderwertigen; in diese Sphäre setze ich alle notorischen Verbrecher und Säufer etc. (Ich betone diese Sphäre, weil man mich mit Gewalt in sie drängen bzw. stellen wollte, auch bei meiner Verurteilung getan hat. – In diese Kategorie gehöre ich nicht. Ich beweise das, erstens durch meine Intelligenz und dadurch, daß ich als gesunder Mensch, das Gesetz der Verantwortlichkeit & der Sittlichkeit achte, und ein ausgeprägtes Pflichtgefühl habe. – Ich habe wohl als kranker Mensch, diese Sphäre durchwandern [fol. 2 recto] *müssen. […]*
V Ist der Weg der Leidenschaftssklaven, hier ist die freie Willensbestimmung schon gebrochen. […] Hier ist die Grenze der Verantwortung.
VI Ist der Lebensweg der erblich belasteten Menschen, die schon unter dem Drucke starker Wahnideen, Handlungen vollbringen, welche nur mit größter Nachsicht verurteilt werden dürfen. Idioten etc. etc. […] Ich trete hier den Ansichten & Behauptungen gewisser Psychiater aufs entschiedendste entgegen, die den Standpunkt vertreten, als gäbe es keine Grenze zwischen dem gesunden & kranken Geiste
7 Ist das Gesamtbild meiner Krankheit […] [fol. 2 verso]
VIIa ist der obscure Geheimbund, die furchtbare Angst, der Verfolgung. Angst vor kommenden Ereignissen, vor der Zukunft, vor dem Leben, vor mir selbst + vor dem mystischen Geheimbund. Ich habe, da man derartige Angstgefühle nicht recht wiedergeben kann, selbiges durch ein Kopfloses Monstrum dargestellt.
VIII Ist der dunkle Felsen meiner Vergangenheit. Es war mir unmöglich, mich selbst zu erkennen […] Ich glaubte viel mehr ich sei verwandelt, (Doppelmensch) ich sei ursprünglich ein anderer gewesen. […]
IX ergibt sich aus VIIa, es ist die Zwangsklaue, die Angst vor unbekannten Mächten & Ereignissen, der Zwang zu irgend einer Handlung, selbst wenn mein Inneres sich dagegen sträubte. [fol. 3 recto]
X Bin ich selbst, als Doppelwesen, ich stehe auf XI, dem kurzen acht (8) förmigen labyrinthischen Weg, der mich immer wieder auf dieselbe Stelle bringt. Hinter mir der Weg zur Vergangenheit ist nur noch in Abrissen und sehr unklar für mich zu erkennen. Vor mir die furchtbaren Magnete der Hölle (Inhalt losen) die mich mit aller Macht anziehen. Die beiden Masken sind der Satan & Comp. (Sitz des Geheimbundes) welche ihr Spiel mit mir treiben. Die Magnete bedeuten die furchtbaren Kräfte – Entfaltungen, des Lasters, des Selbstmordes, der Verzweiflung, des Verbrechens und aller widersinnigen Handlungen, die trotz meines Gegensträubens, so wuchtig auf mich einwirken, daß mein geringer Prozentsatz Denkvermögens - & Widerstandskraft ohnmächtig vergewaltigt wird. […]
XIII Ist der Weg meiner Besserung, der mich zurück führt in meine Lebensbahn, bzw. in meine Gesundheit. […] Auf diesem passierte ich XIIa die Sprachrohre des Jenseits. Ich habe tatsächlich, nicht als ich mich in dem furchtbaren Unglücklichsein meiner Krankheit befand, – sondern auf dem Wege der Besserung, – ein neues Stadium durchwandern müssen, wo ich unbekannte Stimmen, meistens Laute, Gemurmel, Namen etc. hörte und besonders telepathische Verbindungen mit allen möglichen Existenzen hatte, selbst mit Gott etc etc. Das furchtbare des Unglücklichseins, war dort nicht mehr vorhanden, es war also ein zweites Stadium meiner Krankheit.
[…] Der Weg XIII ist mir teilweise dunkel und nur der Sprung bzw. die Überschreitung der Grenze, vom Krankheitsgebiet auf diesen Weg, ist mir nicht mehr denkbar; weil ich mich während der Krankheit selbst nicht für krank halte, obschon ich zeitweise das Gefühl habe, als ob es mit mir nicht mehr stimmte, ich halte mich für verwandelt.
XIV + XV. Wir verfolgen den Weg XIII und kommen an XIV + XV wo ich die Grenze der Verantwortlichkeit wiederfinde. Hier bemerke ich nochmals, daß ich, wie schon erwähnt, diesen geistigen Zusammenbruch – drei mal – mit Intervallen habe ertragen müssen. – Eine leichtere Attacke hatte ich ja auch um Weihnachten 1917 verte [fol. 3 verso]
a ist also der erste Gang und Sturz in die Krankheit. Den Beginn der Krankheit empfinde ich genau, erst werde ich stark nervös und dann ist es mir als ob Stränge in meinem Kopf rissen und alles stürzt zusammen

► Tafel 8.2 Beschreibung meiner Krankheit – Erläuterungen zu der Skizze »Allegorie meiner Krankheit«
Dezember 1919
Feder auf Aktenpapier
33 × 41,5 cm
Inv.Nr. 3122/1 (© Sammlung Prinzhorn)

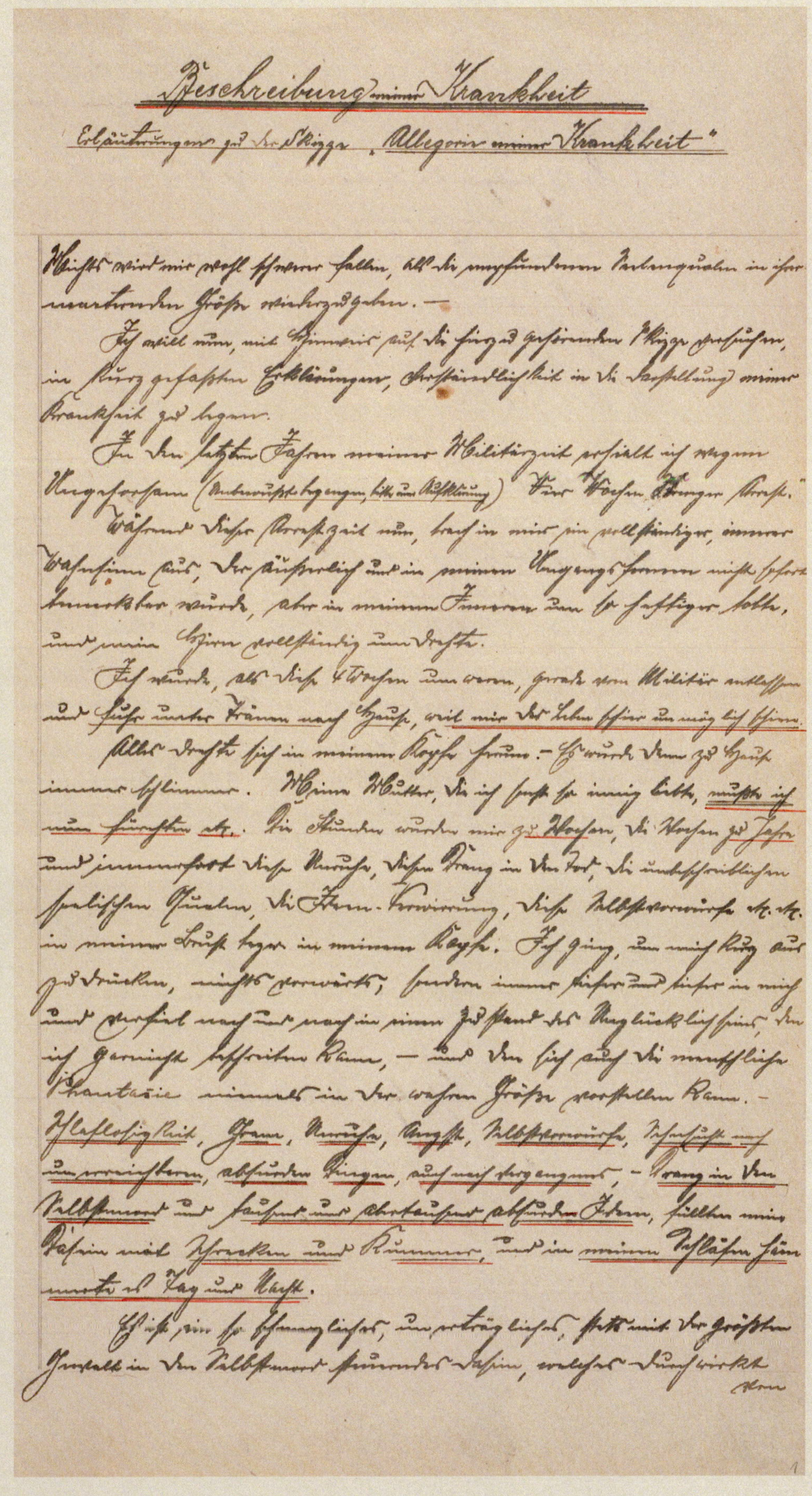

Beschreibung meiner Krankheit

Erläuterungen zu der Skizze „Allegorie meiner Krankheit"

Nichts wird mir wohl schwerer fallen, als die empfundenen Seelenqualen in ihrer marternden Größe wiederzugeben. –

Ich will nun, mit Hinweis auf die hierzu gehörende Skizze versuchen, in kurz gefaßten Erklärungen, Verständlichkeit in die Darstellung meiner Krankheit zu legen.

In den letzten Jahren meiner Militärzeit erhielt ich wegen Ungehorsam (Unbewußte Regungen, bitte um Aufklärung) „Vier Wochen Hunger Strafe."

Während dieser Strafzeit nun, brach in mir ein vollständiger, immer Wahnsinn aus, der äußerlich und in meinen Umgangsformen nicht sofort bemerkbar wurde, aber in meinem Inneren um so heftiger tobte, und mein Hirn vollständig umdrehte.

Ich wurde, als diese 4 Wochen um waren, gerade vom Militär entlassen und fuhr unter Tränen nach Hause, weil mir das Leben schier unmöglich schien.

Alles drehte sich in meinem Kopfe herum. – Es wurde dann zu Hause immer schlimmer. Meine Mutter, die ich sonst so innig liebte, mußte ich nun fürchten etc. Die Stunden wurden mir zu Wochen, die Wochen zu Jahren und immerfort diese Unruhe, dieser Drang in den Tod, die unbeschreiblichen seelischen Qualen, die Ideen-Verwirrung, diese Selbstvorwürfe etc. etc. in meiner Brust bezw. in meinem Kopfe. Ich ging, um mich klug auszudrücken, nichts vorwärts, sondern immer tiefer und tiefer in mich und verfiel nach und nach in einen Zustand der Unglückseligkeit, den ich garnicht beschreiben kann, – und den sich auch die menschliche Phantasie niemals in der wahren Größe vorstellen kann. –

Schlaflosigkeit, Gram, Unruhe, Angst, Selbstvorwürfe, Sehnsucht nach dem Unerreichbaren, absurden Dingen, auch nach Vergangenem, – Drang in den Selbstmord und tausend und abertausend absurde Ideen, füllten mein Wesen mit Schrecken und Kummer, und in meinen Schläfen hämmerte es Tag und Nacht.

Es ist ein so schmerzlicher, unerträglicher, stets mit der größten Gewalt in den Selbstmord treibender Wahn, welcher durchwirkt

dem

1

▶ Tafel 8.2

Nachdem die Krankheit ihren Zeitabschnitt in mir getobt hatte, ging ich auf dem Wege XIII wieder allmählich in meine ursprüngliche Bahn zurück, erreichte wieder ungefähr das Niveau meiner Gesundheit, dann stürzte ich zum zweiten male was mit b bezeichnet ist, in den Abgrund meiner Umnachtung. Mußte wieder die Periode und die Schrecknisse des Wahnsinns durchkämpfen und kam auf dem vorher benannten Weg XIII wieder in die Bahn meiner Gesundheit. Diesen zweiten Aufstieg benenne ich mit XV.
Ich durchwanderte wieder die einzelnen Sphären + erlangte nochmals ungefähr den Grad meiner Gesundheit zurück; mußte aber nochmals und zwar zum dritten Male, was mit c bezeichnet ist in den Abgrund hinab. Die Intervallen zwischen den einzelnen Krankheitsperioden betragen 3-4 Jahre. Diese 3te Krankheitsperiode war die schwerste von allen. Nachdem ich wie vorher, die Periode meiner Krankheit ertragen hatte, kam ich wieder auf den Weg XIII. (Stimmen hörte ich nur [bei] meinem letzten Werdegang.)
XVII Status-actus – Ist der Stand z.Zt. meiner unglücklichen Tat. In diesem Stadium habe ich meine unglückliche Tat begangen. Ich behalte mir vor, alles nähere hierüber mündlich zu erkären. […]
Von XVII führt mein Weg über ein maskiertes Gesicht XVI Dies stellt die von uns anerkannte Gottheit dar. Man muß mich hier nicht mißverstehen + glauben, ich wollte damit sagen, daß ich über das Antlitz Gottes gewandert bin; nein, ich will damit nur erklären, daß an dieser Schwelle etwas Geheimnisvolles in mir vorging, ich gab mich voll und ganz an den Willen einer übermenschlichen Macht hin. – Ich wanderte weiter den Weg auf XVI, durchschritt die einzelnen Sphären und gelangte, in die Bahn meiner Denkfähigkeit.
XIX Status actualis
XX ist die unsichtbare Hand, die wir alle im Leben fühlen aber nicht begreifen könne[n], sie weißt uns alle nach Golgatha hin, wo wir Rechenschaft ablegen müssen. Die in den einzelnen Sphären gezeichneten [Icon für gemaltes Fähnchen] bedeuten [fol. 4 recto] *die Leidenschaften […] Die der Mensch, je nach Beschaffenheit seines Intellektes, mit mehr oder wenigerem Prozentsatze, zu bekämpfen hat. – Angenommen der Mensch hat 100 % Willensbestimmung, dann wären bei den Auserwählten 20 %, dann 35 %, dann 45 %, dann 55 %, dann 65–75 % Leidenschaftstrieb im Gegensatz zur Willensstärke vorhanden. Bei den beiden letzteren, ist also die Willenskraft oder das eigene ›Ich‹ nicht mehr so stark wie der Trieb der Leidenschaften und Begierden. In diesen Sphären oder Lebensstadien ist der Mensch, Objekt bezw. Medium seiner Instinkte. Bezüglich meiner Gesundheit erkäre ich, daß ich noch nicht so ganz intakt bin, dies beweißt mir vor allem, das ewige andauernde Klingen im Kopf, die Schweinereisucht in mir, Organe + Därmen. und das Schwanken in meiner Gemütslage. Innerlich bin ich froh, daß das Gräßliche nicht mehr vorhanden ist. Seelenkämpfe muß ich noch führen bzw. ertragen. Ich pendele so zwischen den einzelnen Sphären. – siehe XIX*
Ich bitte um Interesse, nicht nur für meine Krankheit, sondern auch für mein Gesunden.
Düren, im Dezember 1919 L. Heintzen«

Hugo Rennert

(Lebensdaten unbekannt)
Bauführer
Anstalt: um 1902 in der **Anstalt Hildburghausen Meiningen** nachweisbar
Diagnose: Dementia praecox

»trepaniert und lithographiert«

Auf den 21. Januar 1902 datiert Hugo Rennert seinen Report »Mein jetziges Befinden, die Ursachen und Äußerungen meiner Erkrankung« (▶ Tafel 8.3). Dadurch ist er für diesen Zeitpunkt in der Landes-Heilanstalt Hildburghausen mit der Diagnose Dementia praecox nachweisbar. Seine Lebensdaten sind nicht bekannt, eine Krankenakte ist nicht erhalten. Aus seinem Bericht geht hervor, dass er aus Suhl in Thüringen stammte und in Berlin als »Bauführer« tätig war. Ende Februar 1901 habe er sich durch Witterung und »Werkstattsstrapazen« Ischias zugezogen und sei auf eigenen Antrag aus dem Staatsdienst ausgeschieden. In der Folge fand er keine Anstellung mehr und geriet in finanzielle Schwierigkeiten. Zu dieser Zeit beschäftigte er sich mit »Aquarellmalereien«. Im September/Oktober 1901 hörte er erstmals Stimmen. Er glaubte, Äußerungen von Bewohnern im Vorder- und Hinterhaus zu vernehmen, die seine Malerei kritisierten. Er war überzeugt, »daß diese Gehörwahrnehmungen wirklich vorhanden sind und auf irgendwelche Weise auf meine Centralnerven übertragen werden und wie in der Telegraphenempfangsstation zum Bewußtsein kommen, vielleicht auch ohne ausschließliche Beteiligung der Ohren, nämlich durch Vermittlung der Röntgenstrahlen. So wurden mir Wortbildungen übermittelt, deren Konstruktion mir sonst ganz ungeläufig und die ich im Laufe der Gespräche sonst nie angewandt habe.«

Rennerts Lebenssituation spitzte sich zu: Er sei vom Herrn Minister unter »Zuziehung der ersten Röntgenautoritäten« zum »hundsgemeinen Siphiliten« erklärt worden, zum »Tagedieb, infamen Herumtreiber u.s.w., der mit dem niedrigsten Volke verkehrt«. Um seine Ausweisung aus Berlin zu erreichen, seien ihm alle möglichen ehrenrührigen »Liebenswürdigkeiten« in die Schuhe geschoben worden, u. a. ein Mordversuch an seiner Wirtin, Onanie, Wilderei. Um seiner Verfolgung und der Vernichtung seiner Existenz zu entgehen, flüchtete Rennert aus Berlin, er fühlte sich unterwegs jedoch weiter beobachtet. Deshalb stieg er in Erfurt aus dem Zug, um über den Steigerwald nach Dietendorf zu wandern. Von dort aus wollte er weiter zu seinem Vater fahren. Er fiel jedoch »einem Waldhüter in die Hände«, der ihn der Polizei überstellte, weil er im Wald geraucht habe und vom Weg abgewichen sei. Wegen der erlittenen körperlichen Strapazen wurde er ins Krankenhaus nach Erfurt gebracht. Dort meinte er, mit »Cyankali vergiftet« zu werden und dass sein »Magen perforiert« sei. Nach 3 Wochen Aufenthalt sei er wegen »Gehörwahrnehmungen Tag und Nacht« in die Irrenanstalt gebracht worden. Auch schon früher habe er durch »viele auf das Gemüt wirkende Vorkommnisse« wie »Unglück und traurige Verhältnisse in der Familie, Mißerfolge im Berufe, Übervorteilungen, Überarbeitung« seine »leicht erregbaren Nerven überreizt«. Der »Kontrast des großstädtischen Lärmens und Jagens« habe auch zu seinem jetzigen Zustand beigetragen.

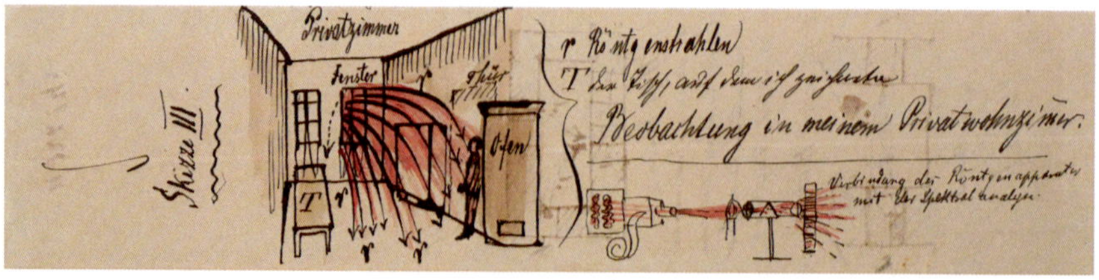

► Abb. 8.2

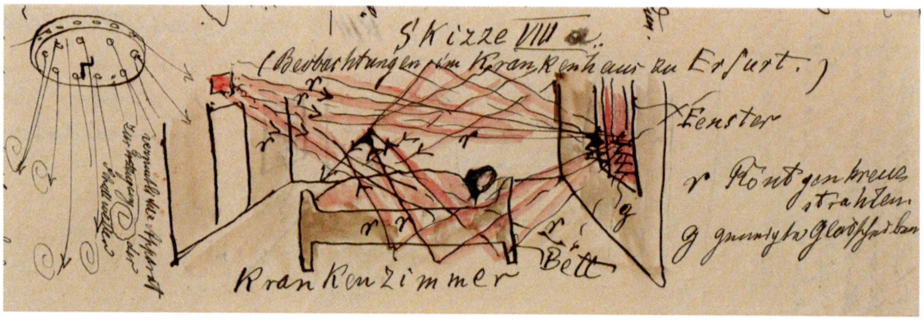

► Abb. 8.3

► **Abb. 8.2** Inv.Nr. 2760 fol. 1 verso Detail
»Skizze III. Privatzimmer Fenster Thür Ofen
r Röntgenstrahlen
T der Tisch, auf dem ich zeichnete
Beobachtung in meinem Privatwohnzimmer«
[Verbindung des Röntgenapparates mit der Spektralanalyse] (© Sammlung Prinzhorn)

► **Abb. 8.3** Inv.Nr. 2760 fol. 4 recto Detail
»Skizze VIII a
(Beobachtungen im Krankenhaus zu Erfurt.)
Krankenzimmer Bett Fenster
r Röntgenkreuzstrahlen.
g geneigte Glasscheiben«
[vermutlicher Apparat zur Erzeugung der Schallwellen] (© Sammlung Prinzhorn)

► **Tafel 8.3** **»Mein jetziges Befinden, die Ursachen und Äußerungen meiner Erkrankung.**
Skizze I.
Beobachtungen der Privatwohnung
Vorder-Haus
Hinterhaus
a. mein Schlafzimmer b. Beobachtungsstationen c. vermutlicher Gang der Röntgenstrahlung«, 21.1.1902
Feder in Tusche und Tinte, Bleistift, Wasserfarben auf Papier
33,1 × 21,1 cm
Inv.Nr. 2760 fol. 1 recto
(© Sammlung Prinzhorn)

Inv.Nr. 2760 [fol. 1 recto]
»Mein jetziges Befinden, die Ursachen und Äußerungen meiner Erkrankung

Der Appetit ist gut, jedenfalls gefördert durch die Regelmäßigkeit der Mahlzeiten. Auch war mir während meines Aufenthaltes im Krankenhause übermäßiger Genuß von Bier und Tabak versagt. Der Stuhlgang scheint derselbe wie der bisherige. Ein manchmal vorkommender Blutandrang nach dem Kopfe war, so lange ich mich besinnen kann, immer schon vorhanden namentlich bei Erregungen. Nach den Äußerungen, die ich dem Arzte gegenüber machte über eigentümliche Gehörwahrnehmungen, soll ich an einer Gehirnaffektion, (namentlich der grauen Rinde) leiden, wobei mir diese Laute von innen, vom Gehirn heraus, als wirklich vorhanden vorgetäuscht würden. Verschiedene Anzeigen aber lassen mich meine Ansicht aufrecht erhalten, daß diese Laute in Form von auf mich bezüglichen Konversationen, Drohungen, Verläumdungen, Hohn und Beschimpfungen wirklich außen vorhanden sind. Die Ursachen dieser Verfolgungen sind mir unbekannt, den vernommenen Worten nach wird mir aber vieles unberechtigter und unmotivierter Weise in die Schuhe geschoben. [fol. 1 verso]*: Von sonstigen Erkrankungen weiß ich meinem Befinden nach nichts. […]«*

In seinen Krankheitsbericht fügte Rennert erklärende Randskizzen ein, die seine Manipulation durch Röntgen- und Schallstrahlung und deren vermutlichen Gang in verschiedenen Räumen und Situationen darstellen. Skizze I (► Tafel 8.3) und V zeigen ihn im Schlafzimmer seiner Wohnung. In Skizze III (► Abb. 8.2) steht er am Ofen vor seinem Zeichentisch, daneben stellte er die »Verbindung des Röntgenapparates mit der Spektralanalyse« dar. »Skizze IV. (im Coupé IV. Classe)« gibt die ihn »verfolgenden Herren auf der Fahrt von Berlin nach Erfurt« und die vermutliche Richtung der Schall- oder Röntgenstrahlung wieder. In »Skizze VI (Beobachtung auf dem Steiger bei Erfurt)« dokumentierte Rennert, welchen Weg er im Steigerwald bis zu seiner Begegnung mit dem Waldhüter nahm, und verzeichnete »Schallrichtungen« im Gelände. Nr. VII gibt das »Polizeibureau« mit Röntgenstrahlen wieder, die ihn, auf der Pritsche liegend, durch zwei Fenster hindurch treffen. VIII a (► Abb. 8.3) erfasst »Beobachtungen im Krankenhaus zu Erfurt« und stellt einen »Apparat zur Erzeugung der Schallwellen« vor. In Skizze VIII b werden von Rennert »singende Röntgenstrahlen in wirbelnder Bewegung!« festgehalten. Nr. IX greift eine »Beobachtung auf dem Korridor im Krankenhaus

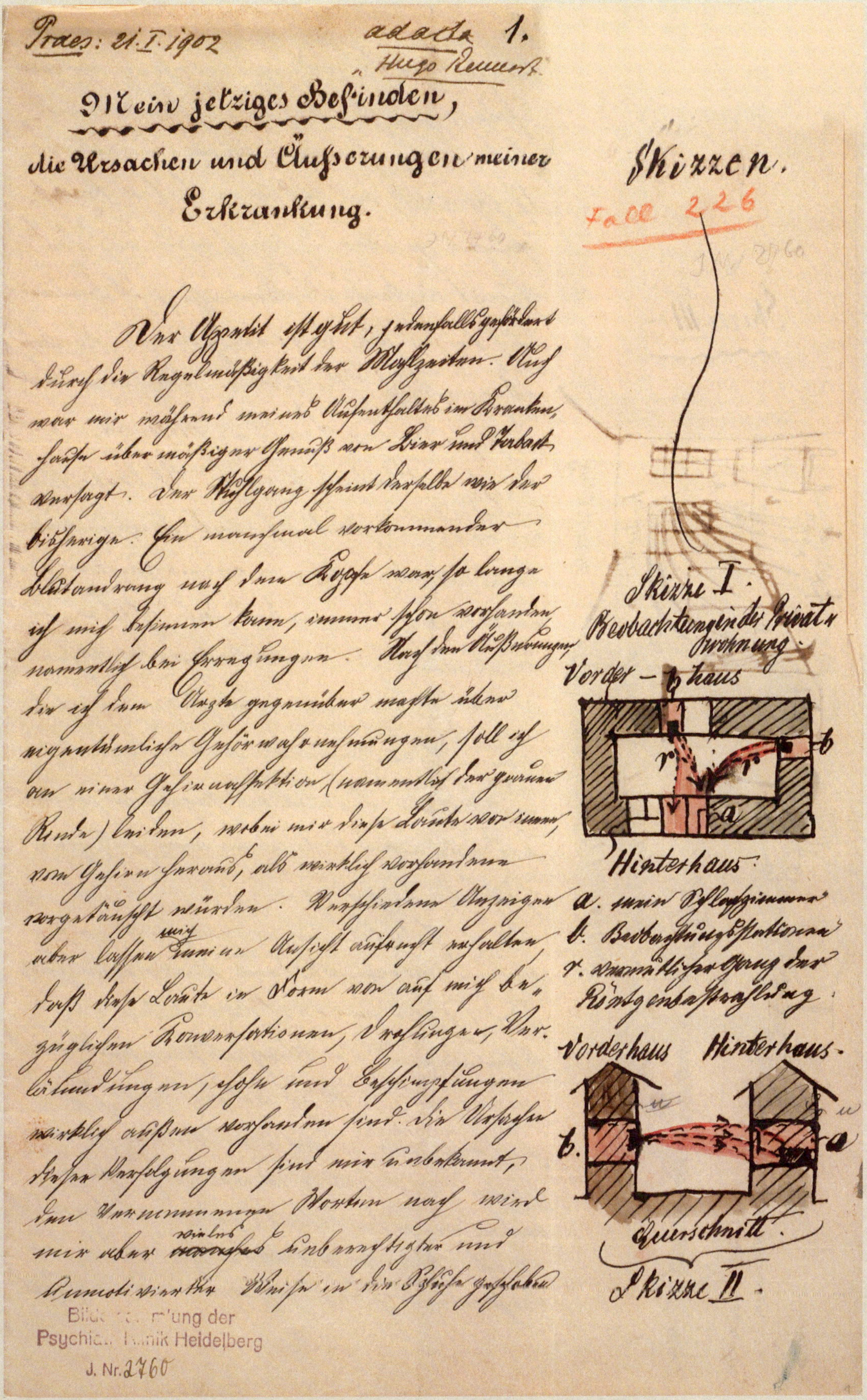

Praes: 21. I. 1902
ad acta 1.
Hugo Rennert
Mein jetziges Befinden,
die Ursachen und Äußerungen meiner Erkrankung.
Der Appetit ist gut, jedenfalls gefördert durch die Regelmäßigkeit der Mahlzeiten. Auch war mir während meines Aufenthaltes im Krankenhause über mäßiger Genuß von Bier und Tabak versagt. Der Stuhlgang scheint derselbe wie der bisherige. Ein manchmal vorkommender Blutandrang nach dem Kopfe war so lange ich mich besinnen kann, immer schon vorhanden namentlich bei Erregungen. Nach den Äußerungen die ich dem Arzte gegenüber machte über eigentümliche Gehörwahrnehmungen, soll ich an einer Gehirnaffektion (namentlich der grauen Rinde) leiden, wobei mir diese Laute vor, [illegible] vom Gehirn heraus, als wirklich vorhandene vorgetäuscht würden. Verschiedene Anzeichen aber lassen mich bei meiner Ansicht aufrecht erhalten daß diese Laute in Form von auf mich bezüglichen Konversationen, Drohungen, Verleumdungen, Schimpf und Beschimpfungen wirklich außen vorhanden sind. Die Ursache dieser Verfolgungen sind mir unbekannt, den vernommenen Worten nach wird mir aber vielerlei unberechtigter und [illegible] Weise in die Schuhe geschoben
Skizzen.
Fall 226
Skizze I.
Beobachtung in der Privatwohnung.
Vorder-haus
Hinterhaus
a. mein Schlafzimmer
b. Beobachtungsstationen
r. vermutlicher Gang der Röntgenbestrahlung.
Vorderhaus Hinterhaus
Querschnitt.
Skizze II.
Bildersammlung der Psychiatr. Klinik Heidelberg
J. Nr. 2760

▶ Tafel 8.3

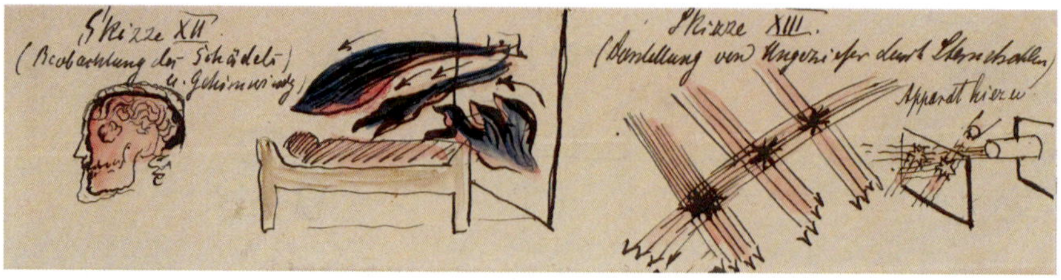

► Abb. 8.4

► **Abb. 8.4** Inv.Nr. 2760 fol. 6 verso Detail **»Skizze XII. (Beobachtung der Schädels u. Gehirnwindung)«** **»Skizze XIII. (Darstellung von Ungeziefer durch Sternstrahlen) Apparat hierzu«** (© Sammlung Prinzhorn)

zu Erfurt« auf, Skizze X ist die »Darstellung des Siphiliten durch Kreuzstrahlung«. Dabei erzielen »Interferenzstrahlen« eine »Interferenzwirkung« auf seinen Schädel. Die Beobachtung der »Schädels- u. Gehirnwindung« wird in XII weiter ausgeführt (► Abb. 8.4). Die vorherige Skizze XI zeigt den Bauführer in einer Droschke und stellt vermutlich seine Überführung nach Hildburghausen dar. Die letzte Skizze XIII (► Abb. 8.4) gibt einen Apparat zur »Darstellung von Ungeziefer durch Sternstrahlen« wieder. Der Nachweis von Ungeziefer könnte sich auf Rennerts »eigentümliche Gehörwahrnehmungen« beziehen, die ihn mit der Infektion verschiedener Krankheitserreger zu beunruhigen suchten. Für sein Stimmenhören gab er u. a. folgendes Beispiel: »Paßt mal auf, jetzt kommt die Siphilis – mach – mal auch zur Abwechslung – das Fleckfieber – das Wechselfieber – die Filzläuse – und andere Läuse. […] Ohne weiteres wird H[ugo]. R[ennert]. aus S[uhl] in Th[ürigen] trepaniert und lithographiert […] Selbstverständlich wird H. R., auf jede Weise, das Gehirn auseinander genommen und chemisch untersucht. – Keine Spur von Siphilis – […] H. R. bildet sich ein, daß er mit Röntgenstrahlen beleuchtet wird – (namentlich der Hinterkopf) – Das ärgert den jungen Mann […]«

Die gehörhalluzinatorische Unterstellung, er sei »ehrlos und siphilitisch krank« machte Rennert zu schaffen. Die ihm zur Last gelegten Vergehen wie Onanie und Syphilis verursachten vermutlich Schuldgefühle. Durch die Röntgendurchleuchtung glaubte er sein Innerstes nicht mehr verbergen zu können und fühlte sich durchschaut. Rennerts Erläuterungen sind ein Versuch, sein Stimmenhören mit der Einwirkung von spezifischen Strahlen und Wellen erzeugenden Beeinflussungsapparaten zu deuten. Er erlebte das »Gehörte« nicht als Produkt seiner Einbildung, sondern als fremdgeneriert, mit »Interferenzwirkung« auf Nerven und Gehirn.

Seine grafischen Illustrationen dienten u. a. der Sichtbarmachung der unsichtbaren X-Strahlung, für deren Entdeckung Wilhelm Conrad Röntgen 1901 der Nobelpreis verliehen wurde. Auf ihn scheint sich Heintzens Erwähnung der »ersten Röntgenautoritäten« zu beziehen. Dass der Patient für sich selbst eine »öffentliche Belobigung« für die Entdeckung der Kreuzstrahlung einforderte und zum »Dr. ing. ernannt werden« wollte, spricht für den wissenschaftlichen Anspruch, den er mit seiner Analyse unter Beweis stellen wollte. Vermutlich verfügte der staatlich angestellte Bauführer über Kenntnisse in Physik und Chemie. Laut Rennert war der ihn beeinflussende »Röntgenapparat« mit einem »Frauenhoferschen Spektralapparat«[3] kombiniert. Mithilfe der Spektralanalyse sind eindeutige Rückschlüsse auf die chemische Zusammensetzung von Substanzen möglich, da jedes chemische Element anhand spezifischer Spektrallinien in seinem Emissionsspektrum identifizierbar ist. Diese Strahlenemission bzw. Aufspaltung der Röntgenstrahlung stellte Rennert in Skizze III (► Abb. 8.2) dar. Er fühlte sich durch die Kombination von Röntgen- und Spektralapparat nicht nur durchleuchtet, sondern »auseinander genommen und chemisch untersucht« und manipuliert. Denn anders konnte er sich die von ihm gehörten Wortbildungen, die ihm ganz ungeläufig waren und die er nie angewandt hatte, nicht erklären.[4]

Jakob Mohr

(Mannheim 20.1.1884–1940 Paris)
Gärtnereigehilfe, Kutscher, Fahrrad- und Lumpenhändler
Klinik und Anstalt: Psychiatrische Universitätsklinik Heidelberg 1905, 1910, 1911–1912, Anstalt Wiesloch 1912–1917
Diagnosen: Dementia praecox paranoides, psychopathische Persönlichkeit

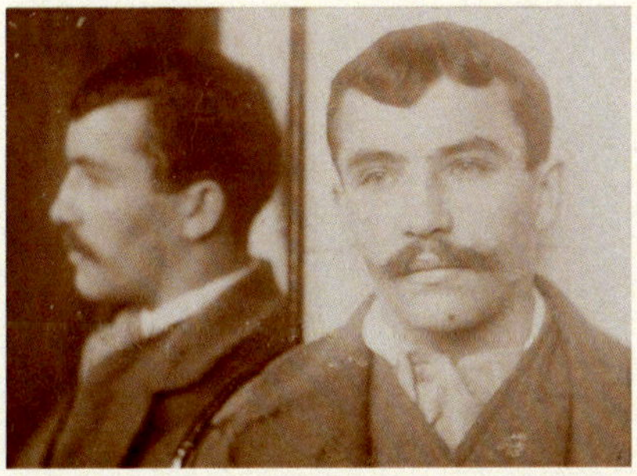

► Jakob Mohr, Februar 1910
Foto: Krankenakte Psychiatrische Universitätsklinik Heidelberg (mit freundlicher Genehmigung)

»Oszillatoriche Gewalthypnoße in psichiatrichen Klinigen allgemein Angewendet«

In seinem Blatt »Beweiße« (► Tafel 8.4), beidseitig beschriftet und mit zwei erläuternden Zeichnungen versehen, erklärt Jakob Mohr, wie seine Gedanken ununterbrochen beeinflusst werden. Die um 90 Grad gegeneinander versetzten Szenen zeigen jeweils einen »Fernhypnotiseur«, der Mohr in »Gewalthaft« mit einem kameraähnlichen Beeinflussungsapparat bestrahlt.

In der einen Szene sind zwei übereinanderliegende Räume dargestellt. Die Bestrahlung durch den Aggressor geht durch die Zimmerdecke hindurch und trifft Mohr im Bett liegend »unterhalb der Decke in der Wachabteilung […] von ganz kurzer nur wenige Meter weiter Entfernung […] mit Unabgeschwächtem Luftelektrichem Strohm«.

Zwischen dem positiv geladenen Sender und Mohr, der als negativ geladener Empfänger fungiert, entsteht ein Kreislauf: »solange der Fernwirkende Wellensender Plus durch die Luft possotiv auf mich Fernhypnotich- und Tellesuggestiv einwirkt«, so Mohr, »überfließen auch zugleich mit der Oszillatorich-Erdelektrichen Flourestion, oder Rückleitung zum Pluspohl, meine gesammte Fluoritelektriche-Neggative Gedankenwellen, durch die Abgestimmten oder Abgedämpften Wellen mitzurück, zum organisch Possotivelektrichen Pohl Plus, und vereinigen sich mit dessen Pluselektrichen Körper.«

Denselben Wellenkreislauf hatte Mohr auf einem anderen Blatt thematisiert, das ihn auf Vorder- und Rückseite als Strahlenopfer in seiner Zelle und vor Gericht zeigt. (► Tafel 4.3–4.4)

Die Gedankenwellen werden in Mohrs Gehirnkammern geleitet, wo die »fernübertragene Geistescintrüke« genauso in seinen »Bewußtsein's Geruchs, Geschmacks, Gefühls, u. Vorstellungskammern« ausgelöst werden. Mohr erscheint die Wirkung »wie beim Tellephongespräch – ganz genau so wiederholend« oder »wie bei einem Gramophon durch die Walze u. Stimmnadel, oder beim Kinomategraphen«. Die Suggestionen werden sowohl drahtlos aus allernächster Nähe als auch aus der Ferne »biß zu 6-10 Kilometern« übertragen. Als empfängliches Medium leitet er diese Wellen vom »Gehirn durch das Nervensystem abwärts zurück durch die Erdleitendung oder Refluorention, zum Plusorganichen Possotiven Gehirn, und Nervenpohl«.

Mohr will mittels Zeugen beweisen, »daß diese Oszillatoriche Gewalthypnoße in psichiatrichen Klinigen allgemein Angewendet wird«.

Sie würde krank machen, diene der Aussage-Erpressung und sei ein Betrugsversuch. Dass er »Neggativorganichelektrich-porrissirt« sei, könne ein Physiker mithilfe eines »Galvanoskops« und eines wellenauffangenden »Hohlspigels« messen. Ebenso »suggeriren« ihn, so Mohr, »einige Abteilungswärter wie auch alle Ärzte persöhnlich, wie früher Jastzkovsky beständig«, und er werde hier »nur als Hipnoticher Sklave benützt«. Seine »Fernhypnotische-Medische Empfindlichkeit« sei »keine Psichikrankheit«. Vielmehr sei der an ihm praktizierte »Ferngedankenraub« ein Verbrechen, eine von außen einwirkende, »unabwendbare Kraft, die nur zur Geistigen Gedankenzensur« wider seinen Willen angewendet werde.

Zur Veranschaulichung der Einpflanzung fremdbestimmter Gedanken verweist Mohr in seinem Blatt »Beweiße« auf neueste technische Erfindungen zur Fernübertragung von Klang und Licht (Telefon, Grammophon, Kinematograph). Wie Hugo Rennert versucht auch Jakob Mohr für den Beeinflussungsprozess eine wissenschaftliche Erklärung zu finden. Er macht elektrische Kreisläufe und Fluoreszenzphänomene für seine seelische Kondition verantwortlich. Den Psychiatern unterstellt er dabei Kumpanei mit den krankmachenden Aggressoren. Zu Jakob Mohr vgl. auch ▶ Tafel 6.21, ▶ Abb. 6.18 und ▶ Abb. 10.7.

▶ **Tafel 8.4** »**Beweiße**«, um 1910
Bleistift, Feder auf Aktenpapier
33 × 21 cm
Inv.Nr. 627/1 (1988) (© Sammlung Prinzhorn)

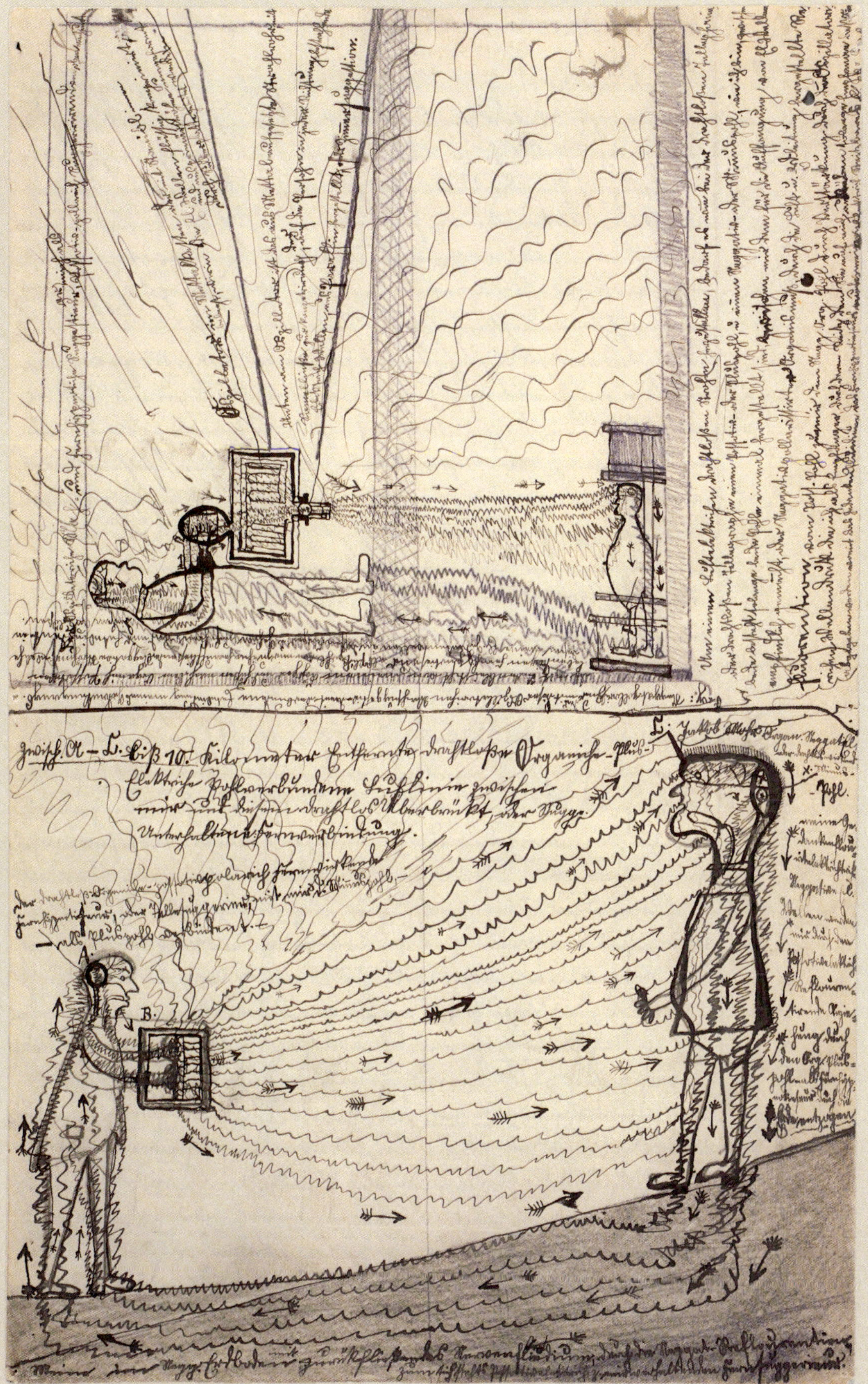

► Tafel 8.4

Louis Umgelter

(Lebensdaten unbekannt)
Anstalt: von 1906 bis 1914 in der **Privatanstalt »Herzoghöhe« Bayreuth** nachweisbar
Diagnosen: Dementia praecox, Alkoholismus

Inneres sichtbar machen

Am 22. Januar 1906 zeichnete Louis Umgelter vier Schädelschnitte (▶ Tafel 8.5–8.8). Diese Serie, die einem Anatomieatlas nachgeahmt ist, widmet sich der Frage: Wo sind »Kleptomanie«, »Religiöser Wahnsinn«, »Gehirnparalise« und »Allkohollismus« lokalisiert? Der »Hirnanatom« Umgelter verortete die vier »Krankheiten« im Zentrum des Denkorgans. Dieses Interesse an medizinischer Aufklärung teilte er mit der zeitgenössischen Anthropologie und Naturforschung.[5] Seit Entstehen des Faches Psychiatrie um 1800 wurden Geisteskrankheiten als Erkrankungen des Gehirns und der Nerven diskutiert. Um 1800 popularisierte besonders der Wiener Arzt Franz Joseph Gall (1758–1828) die Lokalisation von Hirnfunktionen. Er war überzeugt, dass die seelischen Vorgänge von körperlichen Vorgängen beeinflusst werden. Diese topologisch ausgerichtete Betrachtung, die Phrenologie, versuchte geistige Eigenschaften und Zustände spezifischen Hirnarealen, primär der Hirnrinde, zuzuordnen. Louis Umgelters erdachtes Beziehungssystem zwischen Schädel, Hirn, Nerven und Seele knüpft an diese Überlegungen an. Lassen seine seriellen und länglich verformten Schädelschnitte auch nicht auf ein detailliertes anatomisches Wissen schließen, so zeugen sie doch von Umgelters Anregung durch Fachliteratur.

In seinem konsequenten Zeichenschema wählte er für die Darstellung der knöchernen Körperteile das Grau des Bleistifts, für die durchbluteten Organe orangefarbige und für die Nervenstränge blaue Kreide. Bleistiftzeichen weisen außerdem auf die Hirnareale hin, die für das jeweilige Krankheitsbild bedeutsam sind. Überdies skizzierte Umgelter auf jedem Blatt separat neben dem Schädelschnitt das menschliche Auge und den Sehvorgang. Doch veranschaulichte er nicht nur die visuelle, sondern auch die olfaktorische und gustatorische Wahrnehmung. Im Inneren des Schädels demonstriert ein schmales braunes Band die Gerüche, die durch die Nase auf die Zunge strömen. Sie vereinigen sich dort mit dem Geschmack und werden als komplexer Sinneseindruck von den Nerven an das Rückenmark weitergeleitet. Eine intensive Wechselwirkung zwischen körperlichen und geistigen Vorgängen kann auf dem Blatt »Allkohollismus« (▶ Tafel 8.5) nachvollzogen werden. Der Alkohol aktiviert deutlich den Geruchs- und Geschmackssinn, wie die kräftig gezeichnete Zunge und der wirbelnde Luftstrom anzeigen. »Ruhezustand« und »Gehorsam« sind bei Alkoholismus offensichtlich beeinträchtigt, wie die über der Schädelzeichnung notierten Beischriften des Autors erklären. Der Ausgangspunkt seines diagnostischen Schemas ist stets das Willenszentrum, hier wie auf den weiteren drei Blättern.

Auf dem Blatt »Gehirnparalise« (▶ Tafel 8.6) erscheint der Stumpfsinn als das markante Krankheitssymptom. Die »Kleptomanie« (▶ Tafel 8.7) dagegen ist durch »Reizbarkeit«, »Trübsinn«, »Stumpfsinn« und »Augenschwächung« charakterisiert. Hier zeugt das dichte Gewirr der blauen Nervenstränge von einer hohen Hirnaktivität. Diese

▶ **Tafel 8.5** »**Allkohollismus**«, 22.1.1906
»**Willestark Ruhezustand Gehorsam**«
Bleistift, Wachskreide auf Karton
39 × 50,6 cm
Inv.Nr. 28389 (© Sammlung Prinzhorn)

▶ **Tafel 8.6** »**Gehirnparalise**«, 22.1.1906
»**Willeskr[aft] Stumpfsinn**«
Bleistift, Wachskreide auf Zeichenkarton
39,1 × 50,8 cm
Inv.Nr. 2837 (© Sammlung Prinzhorn)

▶ **Tafel 8.7** »**Kleptomanie**«, 22.1.1906
»**Willeskr[aft] Reizbarkeit Trübsinn Stumpfsinn Augenschwächung**«
Bleistift, Wachskreide auf Zeichenkarton
39,2 × 50,8 cm
Inv.Nr. 2835 (© Sammlung Prinzhorn)

▶ **Tafel 8.8** »**Religiöser Wahnsinn**«
22.1.1906
»**Willeskr[aft]**
I ser religiös
II auferwecken
III gesanglustig«
Bleistift, Wachskreide auf Karton
39 × 50,6 cm
Inv.Nr. 2836 (© Sammlung Prinzhorn)

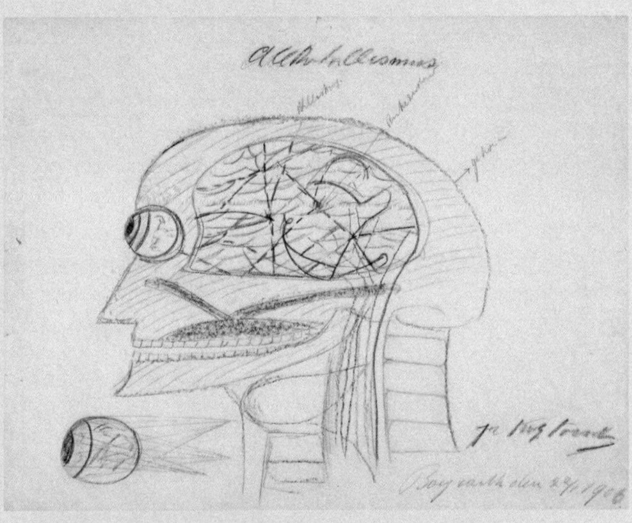

► Tafel 8.5

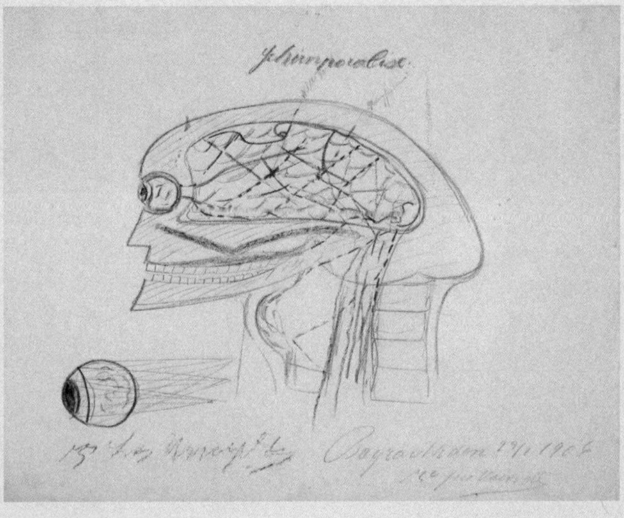

► Tafel 8.6

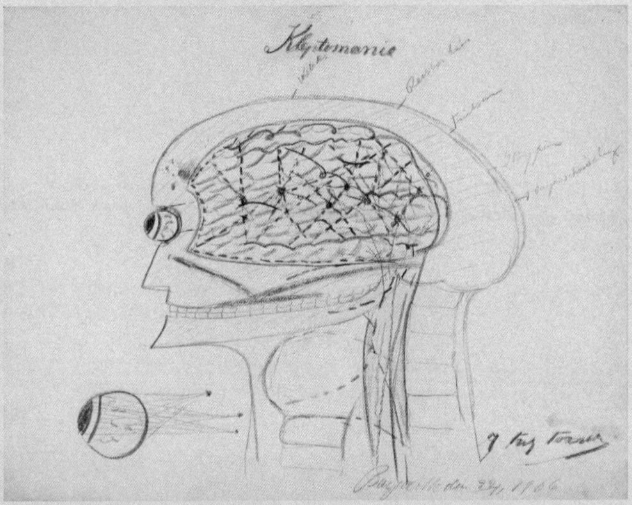

► Tafel 8.7

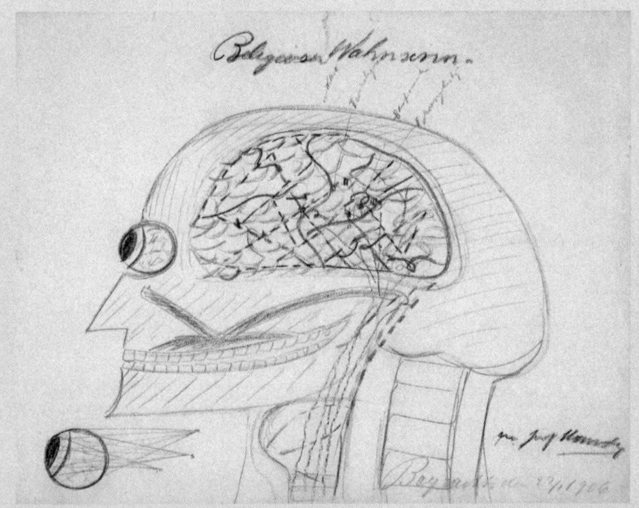

► Tafel 8.8

kennzeichnet auch den »Religiösen Wahnsinn« (► Tafel 8.8), den Umgelter mit »gesanglustig«, »auferwecken«, und »ser religiös« beschrieb.

Vielleicht beschäftigte sich Umgelter mit den Diagnosen, um eine rationale, wissenschaftliche Erklärung für seine Anstaltseinweisung zu finden. Immerhin wurde er wegen »Alkoholismus und Demetia praecox« in der privaten Heilanstalt »Herzoghöhe« in Bayreuth aufgenommen. Oder wollte er sich den Anstaltsärzten als kompetenter Kollege vorstellen und somit eine mögliche Entlassung oder zumindest eine Begegnung auf Augenhöhe bewirken? Ob dies gelungen ist, bleibt unbekannt. Von Louis Umgelter fehlen weitere biografische Angaben. Lediglich die Datierung seiner in der Sammlung Prinzhorn aufbewahrten Zeichnungen, von 1906 bis 1914, gibt den Zeitraum seines Anstaltsaufenthaltes an.

Klara von der Heyd

(Mannheim 4.12.1894–unbekannt)
Klinik: Psychiatrische Universitätsklinik Heidelberg 1919
Diagnose: manisch-depressiv

»und ich bin eine ganz verdrehte Schraube zu der der Schlüssel verloren gegegangen zu sein scheint«

Am 17. September 1919 schrieb die von Schmerzen geplagte 24-jährige Klara von der Heyd im Wachsaal der Heidelberger Klinik: »Herrn Dr. Prinzhorn So sieht es in mir aus« (► Tafel 8.9).

In der Mitte des Blattes steht sie selbst in einem gegürteten Kleid, dem Betrachter zugewendet, mit leicht ausgebreiteten Armen und macht deutlich: Das bin ich. Sie listete ihre Beschwerden auf: Schmerzen, Leiden, Schwellungen und Entzündungen. Ihre Klage ergänzte sie mit der Zeichnung eines menschlichen Körpers in Seitenansicht. Darin trug von der Heyd die Zonen des schmerzvollen Geschehens sichtbar ein. Besonders Kopf, Schulter, Genick und Herz sind betroffen. Sie notierte und skizzierte Symptome und Befunde wie bei einer Anamnese. Offenbar stellte sie sich auf die Denk- und Sichtweise eines Mediziners ein. Mit den dazwischen eingestreuten Blumen wie »Astern«, »Judenblume« [Löwenzahn], »Margeretha« [Margerite] und »Chrisantymiemum« [Chrysantheme] als »Medizienerliebchen« verwies sie vielleicht auf Möglichkeiten der Phytotherapie. Doch es sind nicht nur die körperlichen Übel, die von der Heyd zum Schreiben veranlassten. Es ist ein stilles Seufzen: »Wenn Nüsseln noch leben würde«, »Das wahre Glück!« Gemeint ist der ehemalige Klinikdirektor Franz Nissl (1860–1919). Er leitete die Heidelberger Klinik bis 1918. Hatte er sie zuvor behandelt? Hatte er sie besser verstanden als sein Nachfolger Karl Wilmanns (1873–1945)? Hoffte die junge Frau deshalb auf Hilfe von dessen jungem Assistenten Prinzhorn?

Über ihr Leben ist kaum etwas bekannt. Auf einem anderen Blatt reihte von der Heyd in einer Tabelle »Anfang-Ursache-Ergebnis« einige autobiografische Daten auf. Danach wäre sie als Folge eines »Ehebruchs der Mutter« am 4. Dezember 1894 in Mannheim geboren worden, als ein »Rachytes Kind«, das bald an Gelbsucht erkrankte.[6]

Die vier Textblätter, die heute von ihr erhalten sind, hat sie alle ähnlich ausgeführt. Sie bevorzugte halbierte Krankenblattformulare der Heidelberger Klinik. Ihre Mitteilungen und kleinen Skizzen setzte die Mannheimerin mit Bleistift schwungvoll in ständig wechselnder Richtung auf das Papier. Klara von der Heyd händigte dieses anamnestische Blatt »Herrn Dr. Prinzhorn zu Eigentum« aus und gab gleich zu: »und ich bin eine ganz verdrehte Schraube zu der der Schlüssel verloren gegegangen zu sein scheint«.[7]

Inv.Nr. 1796 recto
»Herrn Dr. Printzhorn
Zu Eigentum
So sieht es in mir aus
Nervenentzündungen
Arzt Mediziener
Schmerz
Schmerzen
überall Genick Chirurgen
Kehle Schulter
Schmerzen
Herz [Herminchen?]
Schmerz Kreuz
Schmerz Ischias
Schmerzen + Leiden
Gott schenke mir Geduld
Gelenkwasseraustritt
Gaudiamus der i Gattu
Mars La Tour
Fusserl
Aut auch sieche
Astern
Todgeweihte
Blüte
Segen!
Judenblume Margeretha Chrisantymiemum
Mediziener Liebchen Fürstenblüte
des
Orients

[seitliche Schrift, links]
Chonischer Athrytys - Gelenk Schwellungen
u.s.w. Entzündungen

[seitliche Schrift, links, gedreht]
Mehr weiss ich heut
nimmer morgen
wieder

[Mitte und rechts, seitlich gedreht]
und ich bin
eine ganz verdrehte Schraube
zu der der Schlüssel
verloren gegegangen
zu sein scheint«

► **Tafel 8.9** **»Herrn Dr. Printzhorn**
So sieht es in mir aus.«, 17.9.1919
Bleistift auf halbiertem Krankenblatt
33,2 × 21 cm
Inv.Nr. 1796 recto (© Sammlung Prinzhorn)

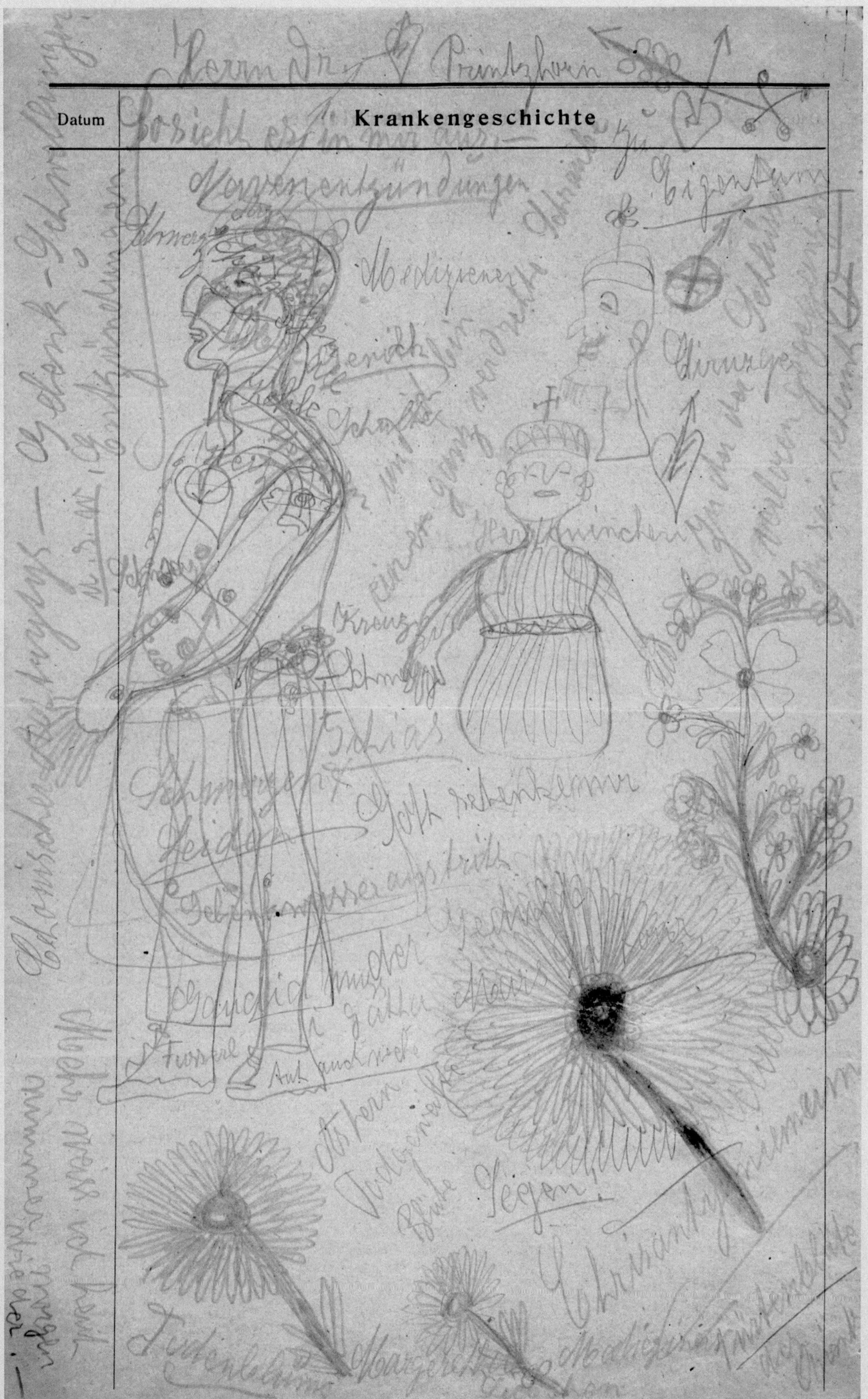
Herrn Dr. Prinzhorn
Datum
Krankengeschichte
Nervenentzündungen
Eigentum
Kreuz
Ischias
Segen!

► Tafel 8.9

Berthold Fuchs

(Lebensdaten unbekannt)
Klinik und Anstalt: Psychiatrische Universitätsklinik München 1922, Anstalt Eglfing München 1922
Diagnosen: Schizophrenie, Dementia praecox, Lues

»›Unheilbar?‹ darin liegt eine Unzulänglichkeit!« Ein Gespräch über den Wahnsinn

Der 1898 in Wiesbaden geborene Sohn eines »nervösen« Vaters und einer »hysterischen« Mutter war laut Krankenakte »immer schon eigenartig« und »schon früh geistig rege«, aber ein schwächliches, schwer erziehbares Kind, das es nur bis zur 5. Gymnasialklasse schaffte. Berthold Fuchs berichtete, er sei erfolglos als »Buchhandlungslehrling« und »Schauspieler« tätig gewesen, hielt sich aber »für etwas besonderes«, für ein »Goethe-Genie«, das diesen übertraf. Als 20-Jähriger hatte er sich eine Lues-Infektion zugezogen, die mit Quecksilber behandelt wurde. Darauf beruhte seine Vorstellung, sein Nervensystem sei durch eine Blutvergiftung zerrüttet. Vom 22. März bis 1. Mai 1922 war Fuchs Patient der Psychiatrischen Klinik München, bevor er nach fünfeinhalb Wochen mit der Diagnose »Dementia praecox« nach Eglfing überstellt wurde. Während seines kurzen Münchner Aufenthalts verfasste er einen szenischen Arzt-Patienten-Dialog mit dem Titel »Ein Gespräch über den Wahnsinn«. In seiner Krankenakte findet sich der Vermerk, dass er den ganzen Tag dichte und schreibe und eine »völlig verschmierte Schrift« habe. Die Maschinenabschrift des Textes über den Wahnsinn war vermutlich ärztlichem Interesse geschuldet.

In der Eingangsszene wird ein Patient von einer Schwester und einem Pfleger zur Eile angehalten und in den Hörsaal zur Untersuchung durch den Arzt geführt, der es ebenfalls eilig hat. Seine Diagnose lautet sehr schnell »geisteskrank« und »unheilbar«. Auf die Bitte des Patienten hin, Geisteskrankheit einmal zu definieren, droht ihm der Arzt mit dem Dauerbad. Nach Ansicht des Autors sind Patienten weder Material zum Ausschlachten noch Tiere, die man in Käfige stecken kann. Das Narrenhaus sei »das geistige Zuchthaus, wohin man die verdammt, die nicht vernünftig oder zu vernünftig sind.«

Fuchs, der sich laut Krankenakte als »stud. philos. (Hörer)« mit Fragen der Vernunft beschäftigt hatte, empfand sich für die Welt der Psychiatrie schlichtweg als zu vernünftig.

Inv. Nr. 6090 (1983)
maschinengeschriebenes Skript auf Papier

»Ein Gespräch über den Wahnsinn.

Schwester: Kleiden Sie sich an, der Arzt will sie sprechen!
Patient: Welcher Arzt?
Schw.: Der Arzt! (Zupft das Kleid zurecht.)
Pfleger: Nur zu, es pressiert!
Arzt: (tritt heraus u. lässt den Patienten in den Hörsaal.)
Pat.: Guten Morgen, Doktor!
Arzt: Guten Morgen, setzen Sie sich. Wie ergeht es Ihnen? Ist der Schwindel weg?
Pat.: Welcher Schwindel?
Arzt: Klagten Sie nicht über Schwindel?
Pat.: Sie meinen Merkur, das flüssige Silber? das den Körper durchström[t] wie metalliger Staub?
Arzt: Merkur? (lächelt, zupft sich am Bart) Was verstehen Sie davon?
Pat.: Was? Ich weiss es.
Arzt: (erregt) Ich verstehe mein Handwerk, nach meiner Methode sind Sie wohl anders krank!
Pat.: Wo?
Arzt: Meine Diagnose heisst ›geisteskrank‹!
Pat.: Warum? Ist der ›Geist‹ nic[h]t ein Atom? Kann er krank sein?
Arzt: Warum? Sie sind geisteskrank!
Pat.: Definieren Sie das bitte!
Arzt: (schweigt, blickt vor sich her, zupft am Bart)
Pat.: Ist nicht das Gehirn ein Apparat, eine Schale, ein Telegraph? Der durch den Blutdruck Gedanken gibt, die das Bewusstsein, diese Sinneneinheit, in sich aufnimmt?
Arzt: das verstehe ich nicht! Mehr Zusammenhang! Konkreter!
Pat.: Wann die Beziehung zu ihnen besser ist, Doktor!
Arzt: Ich werde Ihnen ein Dauerbad geben, dann wird sie besser sein!
Pat. Nein, wenn Sie zu mir die Berührung finden! Antasten ist nicht Berührung finden, (schwer) und Sie als Arzt?
Arzt: Sie trauen mir also keine Erfahrung zu?
Pat.: Der Arzt soll ein Führer sein, der dem Kranken die Binde vom Gesicht nimmt, dass er erkennt, was ist, was nicht ist! Das Gute ist natürlich, das Schlechte aber unnatürlich, und der Wahnsinn….
Arzt: Das verstehe ich nicht, das ist konfuses Zeug!
Pat.: Da werde ich verständiger sprechen, auch für Sie!
Arzt: Nur zu!
Pat.: Was halten Sie vom Wahnsinn?
Arzt: (lächelt) Es wäre schön, wenn man so intuitiv die Sterne herunterholen könnte, die da oben fest sitzen!
Pat.: Die Sterne –, wem sie nicht selbst zufallen, die Erkenntnisse, der fühlt sie nicht. Gefühl war eher wie Verstand! Idee ist aus Gefühl und Verstand!
Arzt: Hohle Phrasen! Binsenwahrheiten!
Pat.: Allen Respekt vor Ihrer Weisheit! Sprechen Sie vom Wahnsinn, bitte!
Arzt: Erzählen Sie! Sie wissen es ja besser. Wenn wir nach Ihren Theorien Men[s]chen behandeln wollten,…
Pat.: Sie haben die Erfahrung, ich die reine Idee.
Arzt: Also schiessen Sie los! (blickt auf die Uhr)
Pat.: (für sich) Das war eine Phrase! – – Es sind drei Arten von Charakteren: Choleriker, Melancholiker, Sanguiniker! Der erste streitet um die Welt, der zweite sieht nur eine graue Weite und bedauert sich, der dritte lebt im Feuer seiner stillen Ausgleichneigung.
Arzt: Untersuchen (wir) mal den Fall!

Pat.: Ist der Mensch ein Knochengerippe? Ist die Natur nicht das Element aller Elemente? Der Mensch ein Stück aus ihr? das sich selbst nicht kennt, das ein Alles will, darin ein Ganzes zu sein? und ein Nichts kann, weil es nicht über sich selbst wegspringen kann, so deutlich es auch von andern an ihm misst; aus sich selbst kann sich niemand herausstellen!
Arzt: Schneller, schneller!
Pat.: Sie wollen uns Richter sein, Sie wollen, dass wir von Ihren Fingerzeigen abhängen, wie Nero seinen Stab brach. Sie wollen das. Sie können das. Äskulap war ein andrer Arzt, Christus ein andrer! Dieser zeigte die Keule der Schuld an der Natur und erschlug die Schlange, mit der Sie liebäugeln!
Arzt (für sich) Ins Narrenhaus mit ihm! (laut) Sie müssen in eine Heilanstalt gehen!
Pat.: Um zwischen Gittern Ihre Begrenztheit zu bedauern, – Sie irren, es gibt ein Ges[e]tz, das liegt in den Guten. Die Guten sind die Mehrheit, die werden….
Arzt: Machen Sie Eingaben, Beschwerden, dieser Weg steht Ihnen offen!
Pat.: Steht er? – Der Arzt soll Optimist sein, mit pessimistischen Augeneindruck, nicht Pessimist! Die Kranken sind in seiner Hand, in seinem Schutz. Nicht Leichen sind zu sezieren, es sind Men[s]chen, lebendige Men[s]chen, die leiden und streiten, ringen und zwingen; kein Material, aus dem man das Beste hersucht, nicht Tiere, die man in Käfige stecken kann. Das Narrenhaus ist das geistige Zuchthaus, wohin man die verdammt, die nicht vernünftig oder zu vernünftig sind.
Arzt: Unheilbar!
Pat.: Unheilbar? Warum ist wer unheilbar? Weil er nicht zu überzeugen ist von dem, was Ihnen bequemt! ›Unheilbar?‹ dar[i]n liegt eine Unzulänglichkeit! Sie bezweifeln, weil Sie an sich selbst zweifeln! Gehen Sie über Einwände weg, die Sie nicht widerlegen können.
Arzt: Also nun etwas über die Familie! (für sich) Geheimnisse!«

Johann Baptist Kuhbandner

(Nürnberg 14.1.1871–?, bis 30.8.1920 in der Anstalt Erlangen nachweisbar)
Holzbildhauer, Maler
Anstalten: Anstalt Rheinau, Schweiz 1905–1906,
Anstalt Erlangen 1906–1920
Diagnose: Imbezillität

Glaube-Liebe-Hoffnung auf Genesung

Kuhbandner, unehelicher Sohn eines Bankiers, wuchs bis zum 10. Lebensjahr bei Verwandten im Fichtelgebirge auf und kam erst dann nach Erlangen zu seiner Mutter. Nach der Volksschule lernte er Holzbildhauerei und ging anschließend auf Wanderschaft. In Deutschland, Österreich und der Schweiz verkaufte er als Hausierer fromme Schriften und arbeitete als Marktschreier und Porträtzeichner. Bereits 33-mal wegen Diebstahls bestraft, hörte der 34-Jährige im Gefängnis Stimmen. Er glaubte, man wolle ihn vergiften, weshalb er 1905 zur Begutachtung in die Schweizer Anstalt Rheinau und anschließend nach Erlangen kam. Dort schrieb er Mitte April 1906 an den Klinikleiter Prof. Gustav Specht (1860–1940) und die Klinikärzte, dass es sein Herzenswunsch sei, Pfleger in der Erlanger Anstalt zu werden[8]. Später beschäftigte er sich viel mit Mundharmonikaspielen, Schreiben und Zeichnen und drängte immer wieder auf seine Entlassung, da er als reisender Künstler (Deklamator und Couplet-Dichter) Großes zu leisten vermöge. Eine Notiz in der Krankenakte vom 30. März 1918 lautet: »z. Zt. im Saal; zeichnet. Entwirft symbolische Blätter (Glaube, Liebe Hoffnung od. dergl.)« (► Tafel 8.10).[9]

Der Eintrag bezieht sich auf eine kompositorisch klar gegliederte Krankenbettszene: In der unteren Bildhälfte sitzt eine Schwester in schwarz-weißer Ordenstracht mit Gebetsbuch am Federbett eines verwundeten Soldaten. Ein Kruzifix hängt in der Mittelachse des Bildes an der Wand. Darüber setzte Kuhbandner in eine breite rote Banderole »Zum Angedenken«. In drei kirchenähnlichen Bogennischen eines Raums über dem Krankenzimmer platzierte er Symbole für »Glaube« (gelbes Eisernes Kreuz) –»Liebe« (rotes Herz) –»Hoffnung« (grüner Anker), wobei das in der Mittelachse platzierte Herz seine Nachbarsymbole an Größe und Bedeutung überragt und von einem Auge Gottes überhöht wird. Dem Arzt erläuterte Kuhbandner seinen »eigenen Entwurf« folgendermaßen: »jeder hat an den Krieg glauben müssen, der einigermassen gesund war – Vaterländischer Hilfsdienst. Liebe habe ich so geschrieben, weil das vorstellt, wie er im Lazarett war: die Lazarettschwestern sind ihm durch Liebesaufopferung entgegen gekommen. Hoffnung bedeutet, er hat Hoffnung auf Genesung, daß er wieder genesen tut.«

Kuhbandner lehnte sich mit seiner Bildidee an sogenannte Reservistenbilder an, die schon vor dem Ersten Weltkrieg als Erinnerung an Militärzeiten sehr verbreitet waren. In vorproduzierte, oft mit militärischen Szenen illustrierte Bilder wurde der Name des dienenden Soldaten, dessen Truppengattung und Regiment gesetzt und dessen Foto geklebt. Kuhbandner erklärte die Banderole »Zum Angedenken« so, dass dort die Kompanie und das Datum (»wann er wieder ganz frei war vom Krieg, vom Militär«) eingetragen werden könne. Das zentrale rote Herz gestaltete er besonders aufwändig und liebevoll: Es lässt sich wie ein Medaillon aufklappen, um innen Platz zu machen »für das Bild des Soldaten«. Außen trägt es die verblasste, kaum noch entzifferbare Aufschrift: »Für das Vaterland im Felde«. Während des Ersten Weltkriegs wandelte sich die Funktion der Reservistenbilder. Aus der Erinnerung an die Dienstzeit wurde häufig das viel aufwändiger gestaltete Andenken an einen gefallenen Soldaten. Kuhbandners Bildaussage bezieht sich hingegen nicht auf den Tod, sondern mit »Glaube Liebe Hoffnung« auf Genesung und Wiedereingliederung in die Gesellschaft – und sicherlich auch auf seine eigene. 2 Jahre nach Entstehung des Bildes wurde Kuhbandner nach insgesamt 15 Jahren Anstaltsaufenthalt in seinem 50. Lebensjahr in die Obhut eines Freundes nach Berlin entlassen. In seiner Krankenakte ist ein Brief von Direktor Gustav Specht (1860–1940) an seinen Kollegen Prinzhorn erhalten, datiert auf den 21. Januar 1920: »Anruhend erlaube ich mir Ihnen noch eine Anzahl von Bildern eines unserer Kranken zur beliebigen Auswahl zu übermitteln. Die Preise hat der schwachsinnig-paranoide Kranke auf jedem Blatt mit Bleistift beigesetzt. Wollen Sie nur selbst bestimmen, was Sie davon behalten und was Sie bezahlen wollen. Die vom Kranken zu den Bildern gegebenen Erläuterungen liegen bei.«

Am rechten Bildrand von »Glaube Liebe Hoffnung« findet sich Kuhbandners Vermerk »Preis 5 M«. Am 29. März 1920 erhielt Kuhbandner von Prof. Specht an die Berliner Adresse seines Freundes per Einschreiben 10 Mark von der Heidelberger Klinik für insgesamt acht in der Sammlung erhaltene Werke. Nicht gekaufte Bilder hatte er laut Schreiben vom 23. März zurückerhalten.

Kuhbandner kehrte seinem Freund Mitte April 1920 den Rücken und verdiente seinen Lebensunterhalt fortan, wie beabsichtigt, als fahrender Deklamator und Couplet-Dichter mit selbstgeschriebenen Gedichten und Schwänken. Nach dem 3. August 1920 verliert sich seine Spur.

► **Tafel 8.10** **»Glaube Liebe Hoffnung«**
30.3.1918
Bleistift und Deckfarbe auf Zeichenpapier, collagiert
35,5 × 36,5 cm
Inv.Nr. 1976 (© Sammlung Prinzhorn)

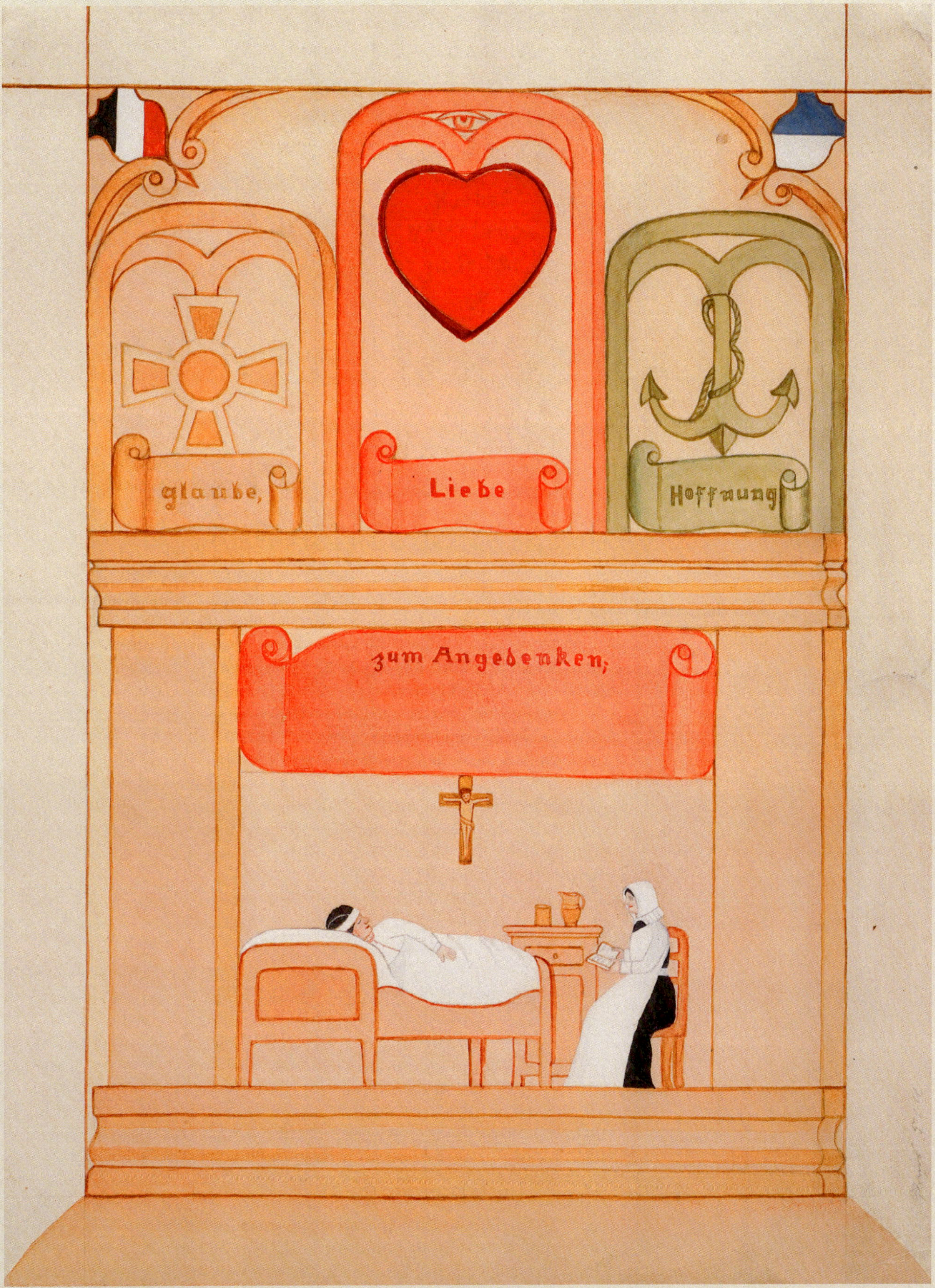

▶ **Tafel 8.10**

Friedrich Leonhard Fent

(Kempten 3.8.1867–19.6.1927 Anstalt St. Jürgen Asyl Bremen-Ellen)
Malermeister, Musterzeichner
Anstalt: St. Jürgen Asyl Bremen-Ellen 1908–1927
Diagnosen: hysterische Gefängnispsychose, Schizophrenie

»Audiatur et altera pars – es war Alles nur – ein Himmel-Fahrts-Traum im St. Jürgen-Asyl«

Die Geschichte seiner Einweisung in das St. Jürgen Asyl in Bremen-Ellen schilderte der Malermeister Fritz Fent in einer vierteiligen Bildergeschichte (► Tafel 2.1–2.4). Zum Himmelfahrtsfest am 5. Mai 1910 inszenierte er in einer Farbstiftzeichnung ironisierend seinen »Himmelfahrts-Traum im St. Jürgen-Asyl«. In einem »Reform-Bett« liegend – ein Schild am Fußende des Bettes weist ihn als »Fritz Fent, Maler« aus – wird er von einer nackten, großen weiblichen Engelsgestalt mit mächtigen Flügeln aus der Erd- in die blaue Himmelssphäre gehoben (► Tafel 8.11, vgl. auch ► Tafel 9.10).

In den Bildecken um die zentrale Himmelfahrtsszene herum positionierte Fent kleinere Einzeldarstellungen. Oben werden zwei weinrebenumrankte Trinkszenen im »Alt Münchner Geist« beschrieben: Links preist ein beleibter bayrischer Biertrinker (sein Bauch wird von einem Stützrad getragen) sowohl den Erfinder des Bierbrauens als auch den Gott des Weines: »Gambrinus – Bacchus – spenden ihre Gaben, mög' auch ›Humor‹ der göttliche – uns laben«.

Am unteren Bildrand platzierte Fent einen weiteren Trinkspruch: »Von langer Seefahrt krank & matt kam Noah auf Berg Ararat … damit er sich (?) – erhole – (?) – braut er die erste Bowle!!!«.

Den rauchenden Weintrinker in der Stube oben rechts bringt Fent mit dem Motto des Kirchenreformers Luther in Verbindung: »Den schönsten Wahlspruch in der Welt – hat ›Luther‹ uns gegeben! ›Wer nicht liebt: Wein – Weib & Gesang – Der bleibt ein Narr‹ Sein Leben lang!!! (Luther wußte nichts von Direktor Dr. A. Delbrück in Ellen.)«

Anton Delbrück war seit 1898 Klinikdirektor des St. Jürgen Asyls und ein Anhänger der Abstinenzbewegung, die Alkohol- und Nikotinkonsum als untugendhaft verurteilte und eine sozialmoralische Reform der Gesellschaft anstrebte. Die spöttischen Trinksprüche waren also gezielte Seitenhiebe gegen den Chef des Hauses. Fent dagegen, so ein Vermerk in der Krankenakte, trank vor seiner Einweisung gern und viel Bier. Aus seinem eigenen »Reform-Bett« hätte er weder Alkohol noch Frauen verbannt.

In den unteren Bildszenen geht es nicht um irdische Genüsse, sondern um Wissenschaftliches: In die Ecken links und rechts platzierte Fent Sterngucker, die den Lauf der Planeten und Sternbilder am blauem Firmament der Mittelszene ins Visier nehmen: Mars, Venus, Jungfrau und Löwe links, Jupiter, Saturn, Uranus, Merkur, Zwillinge, Wassermann und Schütze rechts. Das geht aus Fents astronomischen Kommentaren hervor, welche den Zeitpunkt der »Aufsteigung« der Gestirne und ihre »Sichtbarkeits-

► **Tafel 8.11** **»Ein Himmelfahrts-Traum im: »St. Jürgen-Asyl« / »Natur-Wahrheit allein ist meine Religion«**
5.5.1910
Feder, Farbstifte auf Aktenpapier
32,8 × 41,6 cm
Inv.Nr. 744 recto und verso
(© Sammlung Prinzhorn)

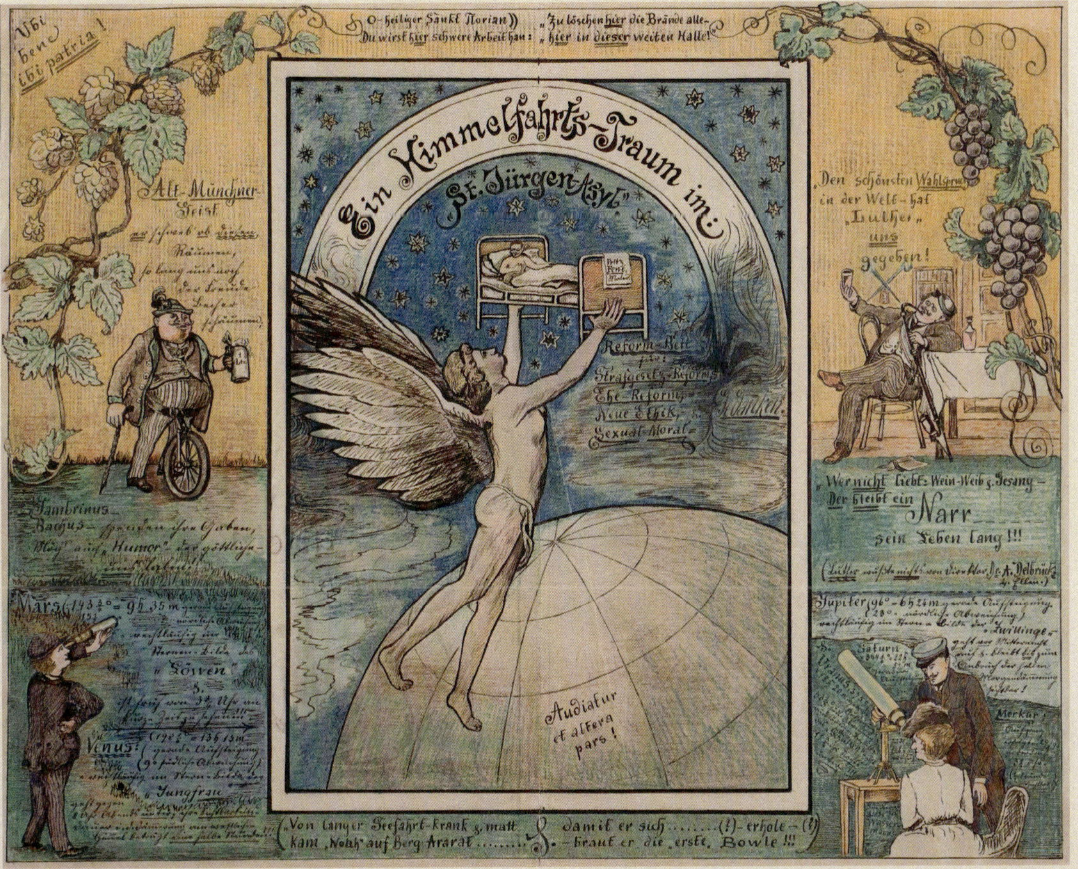
Ubi bene ibi patria!
O heiliger Sankt Florian!) Du wirst hier schwere Arbeit han:
„Zu löschen hier die Brände alle - hier in dieser weiten Halle!"
Ein Himmelfahrts-Traum im St. Jürgen-Asyl.
Reform-Bett
Audiatur et altera pars!
Alt-Münchner Geist
Gambrinus
Bacchus
Humor
Mars
Löwen
Venus
Jungfrau
„Den schönsten Wahlspruch in der Welt - hat Luther uns gegeben!
Wer nicht liebt: Wein-Weib u. Gesang - Der bleibt ein Narr sein Leben lang!!!
Jupiter
Saturn
Merkur
Von langer Seefahrt krank u. matt, kam Noah auf Berg Ararat ....
damit er sich ......(!) erhole - braut er die erste Bowle!!!

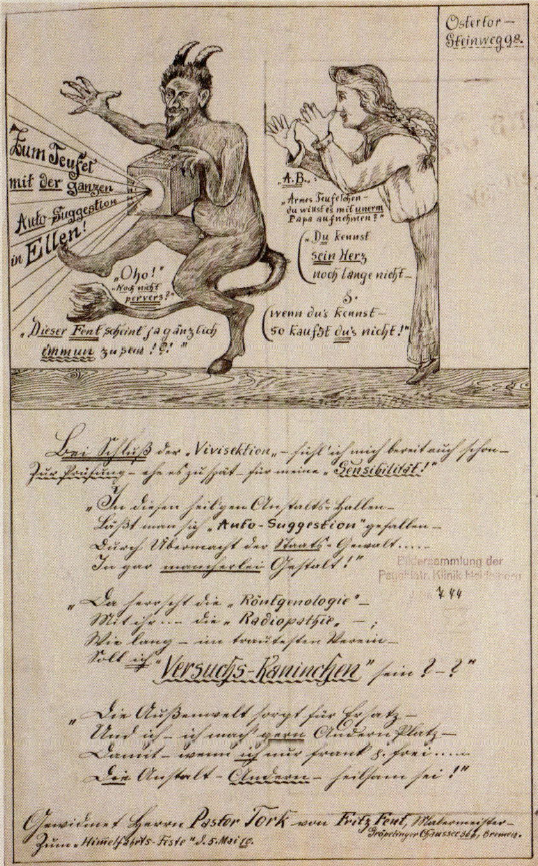
Osterfor-Steinwegge.
Zum Teufel mit der ganzen Auto-Suggestion in Ellen!
A.B.
„Oho!"
„Du kennst sein Herz noch lange nicht -
wenn du's kennst - so kaufst du's nicht!"
„Dieser Fent scheint ja gänzlich ..."
„Auto-Suggestion"
„Röntgenologie"
„Radiopathie"
„Versuchs-Kaninchen"
Poster Tork
Fritz Fent

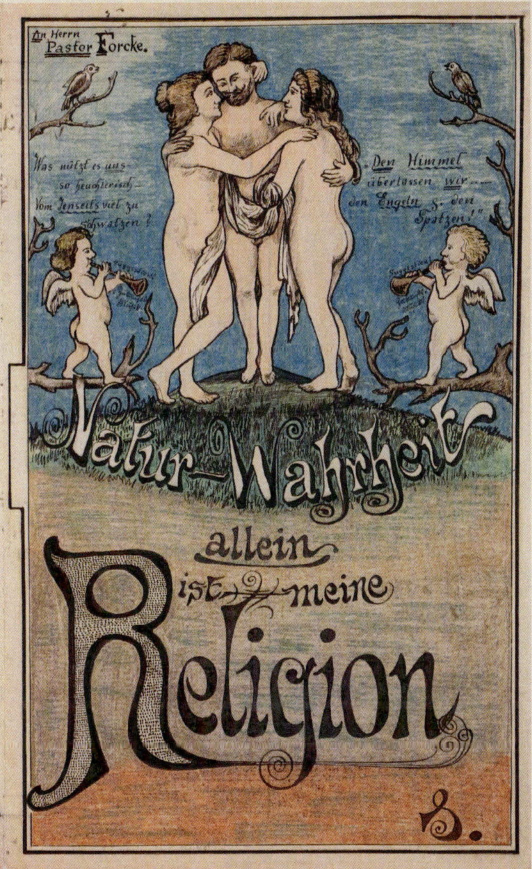
Dn Herrn Pastor Forcke.
Was nützt es uns - so sauersüss - vom Jenseits viel zu schwätzen!
„Den Himmel überlassen wir - den Engeln u. den Spatzen!"
Natur-Wahrheit allein ist meine Religion
S.

▶ Tafel 8.11

dauer« festhalten. Dass sich Fent eines »Himmels-Kalenders« und einer »Stern-Karte« bediente, geht aus dem Bildkommentar der auf den Vortag datierten Zeichnung »Ein moderner Münchhausen auf dem Mars« hervor. Darin beschreibt Fent alias Münchhausen, dass er seine »wissensbedürftige und durstige Seele« durch eine »Art Selbst-Hypnose« vom Körper löste und auf den Mars dirigierte, wo er naturwissenschaftlich begutachtete, was »in der Unendlichkeit herumkugelte«. Auf dem Mars entdeckte er einen »Höhe-Kur-Ort«, dessen »Haupt-Klinik« er »Elektro-Therapie« und »Radium-Emanation« zuschrieb. Das Ende der Reise seiner »Ikarius-Seele« ins All kommentierte Fent: »Doch: ich wachte auf – und – es war Alles nur – ein Himmel-Fahrts-Traum im St. Jürgen-Asyl v. 4/5-5. 1910«.[10]

»Über den Einfluß der Gestirne auf den menschlichen Körper« schrieb bereits der Wiener Arzt Franz Anton Mesmer. Spielt Fent auf diese magnetische Heilmethode an, die als Vorläufer der Hypnose gilt?[11] Oder ist die naturwissenschaftliche Sternbeobachtung eine Aufforderung, im Leben möglichst weit über den eigenen Horizont hinauszublicken?

Auf die Erdkugel, die sich unter Fents auffahrendem Himmelfahrtsbett abzeichnet, setzte der Dekorations- und Schildermaler den lateinischen Rechtsspruch »Audiatur et altera pars«: Man höre auch die andere Seite. Er fordert sein Recht auf Gegendarstellung bei dem ihm zur Last gelegten Sittlichkeitsdelikt an seiner Stieftochter Kathi.

Im »Reform-Bett« der Anstalt liegend, macht sich Fent eigene Gedanken über Moral: Als seiner Meinung nach unschuldig Internierter reflektiert er gemäß dem Zeitgeist der Lebensreform-Bewegung über eine Reform von Strafgesetz, Ehe, Ethik und Moral. In seinem »Vortrag in Wort und Bild über Mars-Erlebnisse« erklärt er, vermutlich wegen des Alters seiner Stieftochter, dass dort die »freie Liebe« […] ihre »›sexuelle‹ Berechtigung v[om] 15. Jahre an« habe. Das kann als implizites Eingeständnis seiner Tat gewertet werden. Fent träumt davon, aus seiner unglücklichen Lage erlöst, von einem Engel an einen besseren Ort (oder einen anderen Planeten?) gebracht zu werden, wo sein Handeln nicht verurteilt wird.

Die Rückseite des Blattes ist nicht minder bedeutungsaufgeladen und bezieht sich auf die Vorderseite. Auf der rechten Bildhälfte zitiert Fent in einer Aktszene ironisch das Motiv der drei Grazien: Sie zeigt den Maler selbst, der zwei Frauen im Arm hält. Gewidmet ist das Blatt dem evangelischen Anstaltsseelsorger Daniel Forck[12], den Fent zu »Pastor Forcke« (mit einer Anspielung auf eine Mistgabel?) verballhornt. An ihn richtet Fent die spöttische Frage: »Was nützt es uns so heuchlerisch – Vom Jenseits viel zu schwatzen?« Heinrich Heine zitierend fährt er fort: »Den Himmel überlassen wir… den Engeln & den Spatzen!« Vögel und musizierende Putti illustrieren dazu »Suggestion! = Zukunftsmusik«.

Die Nacktszene untertitelte Fent selbstbewusst mit seinen eigenen Reformgedanken: »Natur-Wahrheit allein ist meine Religion«.

Er zieht mit seiner Allegorie der freien Liebe gesellschaftliche Moralvorstellungen in Zweifel und kann in seinem Verhalten nichts Unsittliches oder Krankhaftes erkennen, das rechtfertigen würde, ihn ins Irrenhaus zu sperren.

Auf der linken Bildhälfte kritisiert Fent die manipulative Beeinflussung durch Autosuggestion oder Hypnose und sieht sich als »Versuchs-Kaninchen« der Anstalt. Er setzt sich selbst in Dialog mit dem Teufel, der ein »Röntgeninstrument« in Händen hält, und wünscht die »Auto-Suggestion in Ellen« zum Teufel.

Fents spitze Feder richtet sich nicht nur gegen die Anstaltsautoritäten Delbrück und Forck, sondern auch vehement gegen die strukturelle Gewalt suggestiver Behandlungsmethoden, denen er sich hilflos ausgeliefert sieht. Am 7. August 1910 trägt der Arzt in seine Krankenakte ein: »hat am Hals und Rücken Blutunterlaufene Stellen. Äußert dem Pfleger gegenüber, er habe sich dort gekniffen um die elektrischen Strahlen, die von dem Verwaltungsgebäude herüber geleitet wurden, abzuleiten und unschädlich zu machen.«

Auch in einer 1911 entstandenen Zeichnung machte Fent »Die Macht der hypnotischen Suggestion« zum Thema. Er sieht sich nackt und angekettet übermächtigen Strahlen ausgesetzt. Zu dieser Bildfindung inspirierte ihn eine Anzeige für das Lehrbuch »›Macht der Hypnose‹ vom berühmten Hypnotiseur Dr. med. Brown«[13].

Zahlreiche Einträge in der Krankenakte belegen, dass Fent bis kurz vor seinem Tod mit großem Einsatz an Bauplänen für alternative Reform- bzw. Kuranstalten arbeitete. 20.2.1912: »arbeitet an einem Grundriss – und Naturheil-Behandlungs-Sanatorium. Es sind dann gemeinschaftliche Wasser- und Luftbäder für beide Geschlechter vorgesehen etc.«

11.6.1920: »Ist noch andauernd mit seinen Plänen der Reform-Freiheit-Kolonie bei Kempten beschäftigt.«

Am 19. März 1927 ist vermerkt: »beschäftigt sich wie früher mit Zeichnen von Plänen von Wohlfahrtsanstalten, die er nach seiner Entlassung gründen will« (er hatte jahrelang immer wieder vergeblich seine Entlassung beantragt). Fent verstarb 3 Monate später im Alter von 59 Jahren im St. Jürgen Asyl, ohne seine Pläne für Anstalts- und Lebensreform in seiner bayrischen Heimatstadt Kempten umgesetzt zu haben.

Fent räsoniert, dass nach einer freiheitlich-ethischen Lebensreform der Missbrauchsvorwurf an seiner Stieftochter und damit der Grund für seine Einweisung im Sinne der freien Liebe gegenstandslos geworden wäre. Diese Reform konnte Fent nicht verwirklichen. Er versuchte jedoch, zur Reformierung von Anstalten beizutragen, und machte Verbesserungsvorschläge zu Aufenthaltsbedingungen und Behandlungsmethoden. Zumindest die Aussicht auf eine Veränderung im Kleinen bedeutete für ihn Hoffnung am Horizont.

Erwin Starré

(Ludwigshafen 6.9.1887–11.1.1913 Mannheim)
Kaufmann
Klinik: Psychiatrische Universitätsklinik Heidelberg 1908–1909, Anstalt Wiesloch 1909–unbekannt
Diagnosen: manisch-depressiv, Hypomanie

»wenn man in mein Inneres Tät leuchten«

»In die Fremde möcht' ich ziehen«, erträumt sich der 21-jährige Erwin Starré am 19. Januar 1909 und zeichnet einen stattlichen Passagierdampfer, der ihn »Balde, balde, Eh der Lenz kommt«, aus der psychiatrischen Klinik in Heidelberg »fort in ferne Lande ziehn« soll (► Tafel 8.12). Vermutlich arbeitete er vor seiner Einweisung in der Mannheimer Schiffs- u. Maschinenbau A.G.[14], und Schiffe waren für ihn naheliegende Vehikel, um sich aus Heidelberg fort in ein fernes Leben zu fantasieren: »Bin nun dem deutschen Heimatland In folg erlittnem Unverstand Leid; edel und schaal sah es Aus, wenn man in mein Inneres Tät leuchten«, beschreibt er in seinem Abschiedsgedicht, das er unterhalb der Zeichnung platzierte. Die jeweils in Zierschrift hervorgehobenen Kapitale tragen in vertikaler Leserichtung die Zusatzbotschaft »*JUBILATE GLORIAM AMEN*«.

Auf die Rückseite des Blattes schrieb Starré einen Tag später an seine Mutter, dass sie ihn am nächsten Tag abholen kommen solle, und drohte: »Länger als 6 Wochen bleibe ich in diesem Schweinestall nicht, das schwöre ich dir. Vielleicht tod, aber nicht lebendig.«

Aber Starré wurde nicht abgeholt. Anhand seiner datierten Briefe ist lediglich ein Aufenthalt vom 10. Dezember 1908 bis 26. Februar 1909 nachweisbar (► Tafel 9.8 und ► Tafel 10.3). In seinem letzten Brief deutet Starré seine Verlegung nach Wiesloch an. Aufgrund fehlender Krankenakten ist über sein weiteres Schicksal nichts bekannt.

In Gedanken zog es Starré immer wieder in fremde Länder, aus denen er Briefe nach Heidelberg sandte. Als »E. E. Staats-Minister von Palmona« (► Abb. 8.5) schrieb er an Herrn Edison Szapek in Heidelberg, genannt »Fürst von Palmyra«, und signierte seinen Brief mit seinem rückwärts gelesenen Nachnamen Erwin Errats, [= E.E.; Errats ist das Ananym von Starré]. Zum einen kann das als eine Aufforderung an den Leser verstanden werden, die Bedeutung der fingierten Korrespondenz zu erraten – Errat's! – zum anderen ist es eine gewitzte Anspielung auf *Errare humanum est*. Denn der Fürst von Palmyra lebt im »Fürstenreich Palmyra in H'berg Narrenhausen« – wo die Narren hausen.

Dass das Erratische durchaus wertvoll und wertschöpfend sein kann, macht Starré anhand einer Postkarte mit selbstentworfenen Briefmarken für das Fürstenreich Palmyra deutlich (► Tafel 8.13). Die Zeichnung angeblicher Fehldrucke von Jubiläumsbriefmarken versieht Starré mit dem Hinweis, dass statt eines Pfennigsymbols ₰ das Pfundsymbol ℔ verwendet wurde. Letzteres wurde von Starré bewusst als Irrtum inszeniert: handelt es sich doch nicht um eine Wert-, sondern um eine Gewichtsangabe, und deshalb – so mutmaßt Starré – »wurde vermutlich Palmin statt Palmyra geschrieben«. Welch gewitztes Fettnäpfchen: Der Name der berühmten syrischen Ruinenstadt

► **Tafel 8.12 »In die Fremde möcht' ich ziehen!«**, 19.–20.1.1909
Bleistift auf Zeichenpapier
28 × 17,9 cm
Inv.Nr. 1469 (© Sammlung Prinzhorn)

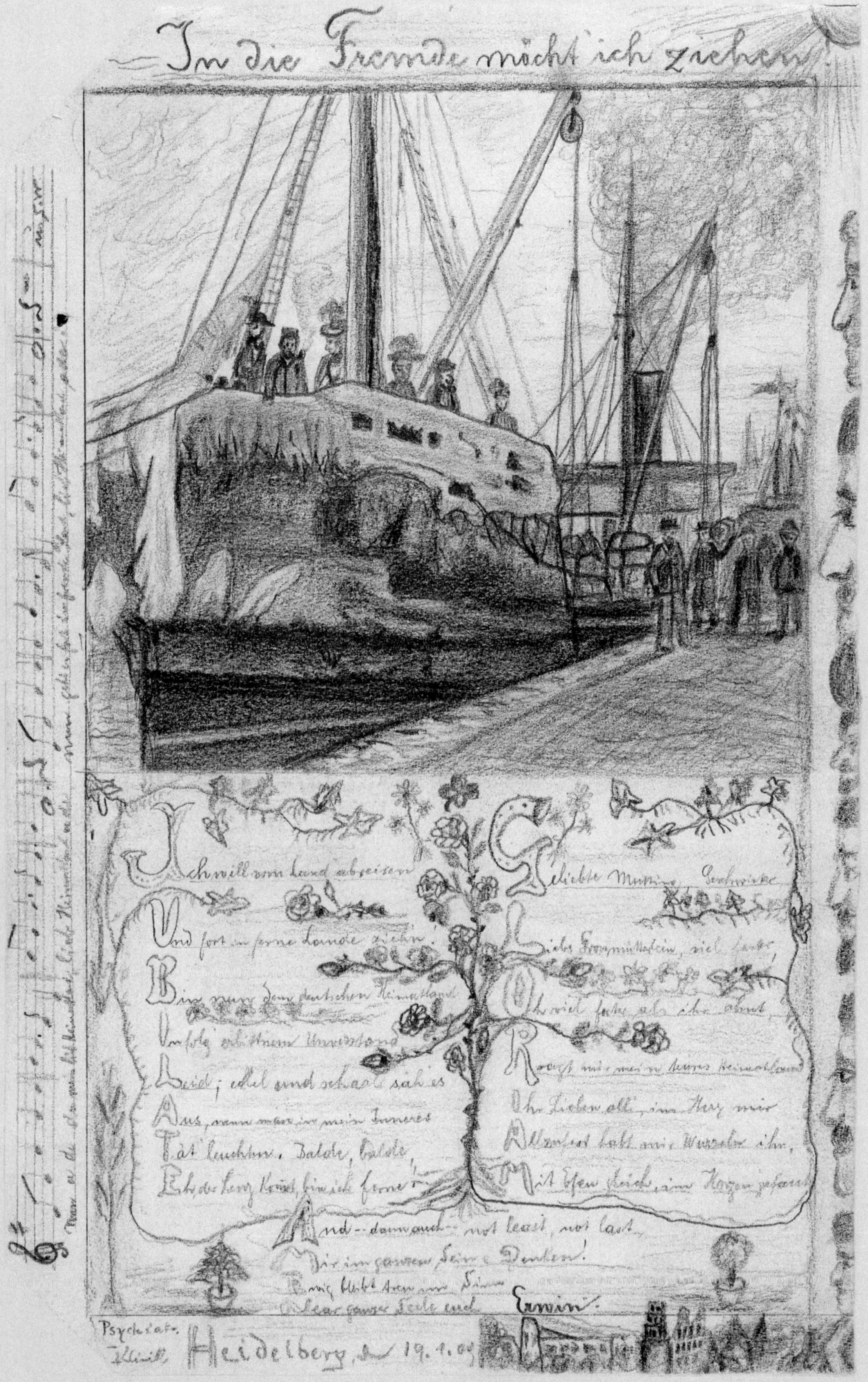

▶ Tafel 8.12

Palmyra wird durch Bratfett ersetzt. Die Jubiläumsmarke feiert nicht den Fürsten einer antiken Kulturstadt, sondern die Mannheimer Cocosbutter. Ihr Markenname wurde 1892 in Palmin umgeändert, um die pflanzliche Gewinnung zu betonen. So leicht kann man einen gewichtigen Fürsten auf die Palme bringen.

Irrtümer sind die Lieblinge der Philatelie, Sammler zahlen für Fehldrucke die höchsten Preise, das irrtümlich Abweichende ist geradezu die Voraussetzung für den Wert dieser Marken. »8 umstehende Nachahmungen« von »E[hr]w[ürdiger] Hoheit Marken« sendet Erwin Starré in seiner imaginierten Korrespondenz nach Heidelberg am 29. Januar 1909. In seinem Brief vom 13. Februar, ebenfalls an den Fürsten, »z. Zt. Narrenschindenau b. Heidelberg« (► Abb. 8.5) gerichtet, verkehrt Starré die Perspektive: Er versichert dem »Fürsten von & zu Palmona«, dass er in dessen Reich »tabula rasa« gemacht habe und dieser aus seinem »freiwillig erwählten« Aufenthalt wieder abreisen könne. Sein Volk sei in seinen »Geisteszustand« »vollkommen eingeweiht« und werde »Ew. Hoheit mit größtem & dem frenetischsten Jubel empfangen«. Starré scheint in verschiedene Rollen zu schlüpfen. Als »Untertänigster Diener« macht er für den Fürsten in der Narrenschindenau Heidelberg reinen Tisch und klärt das Volk auf, damit der Fürst in sein Reich Palmyra zurückkehren kann. Gleichzeitig identifiziert er sich vielleicht auch selbst mit der Rolle eines Herrschers, der von seiner Umgebung trotz seines Geisteszustands geschätzt und in seiner Heimat (die er verlassen hatte, weil sie ihm durch »erlittnem Unverstand Leid« geworden war) jubelnd empfangen wird. Im Tabula-rasa-Machen schwingt das Bedürfnis mit, einen neuen Anfang zu wagen. Die Bildmetapher wird vom Abwischen und Neubeschriften antiker Wachstafeln abgeleitet, wie sie auch aus dem antiken Palmyra überliefert sind. Gleichzeitig gesteht Starré mit der Umkehrung seines Namens in Errats das eigene Irren ein. Das Sich-Irren hat einen hohen Preis, wie die Fehldrucke auf symbolischer Ebene andeuten.

Die Vorstellung des Tabula-rasa-Machens in Palmyra wurde womöglich durch die Ausgrabungen in der antiken Stadt in jener Zeit angeregt: 1902 hatte eine vom Berliner Archäologen Otto Puchstein geleitete deutsche Expedition die Handelsstadt erforscht, die im 2. Jahrhundert nach Christus ihre Blüte erlebt und Welten miteinander verbunden hatte.[15] Ihre Herrlichkeit wurde in der Presse besungen. Für Starré war sie Symbol seines Wunsches, in eine andere, ferne Welt zu kommen.

Nach dem am 19./20. Januar 1909 illustrierte Gedicht »In die Fremde möcht' ich ziehen« entstand am 20. Januar ein weiteres Bildgedicht mit dem Titel »Vergissmeinnicht« (► Abb. 8.6). Vermutlich ist es nach einer Bildvorlage entstanden und an Starrés Mutter gerichtet, die er um Abholung am nächsten Tag bat. Der Zeichner porträtierte mit weicher Bleistiftschraffur eine sitzende feine Dame mit großem Hut, auf deren Schoß ein traurig blickender Hund den Kopf legt. In der Porträtmalerei ist ein Hund nicht nur treuer Begleiter, sondern zugleich Sinnbild für die Treue der Dargestellten. »Vergissmeinnicht« ist die Aufforderung des in die Fremde Ziehenden an die liebende Mutter, die er zurücklässt. Das Vergissmeinnicht beleuchtet »wie ein Stern so hell« Starré den Weg in das Land »Aufstrebender Freiheit«. Es ist sein »loveLight«, dem er »für Anteilnahme« dankt.

► **Tafel 8.13 Palmin-Briefmarken**, 29.1.1909
Bleistift, Farbstifte auf Zeichenpapier
7,8 × 16 cm
Inv.Nr. 1470 recto und verso
(© Sammlung Prinzhorn)

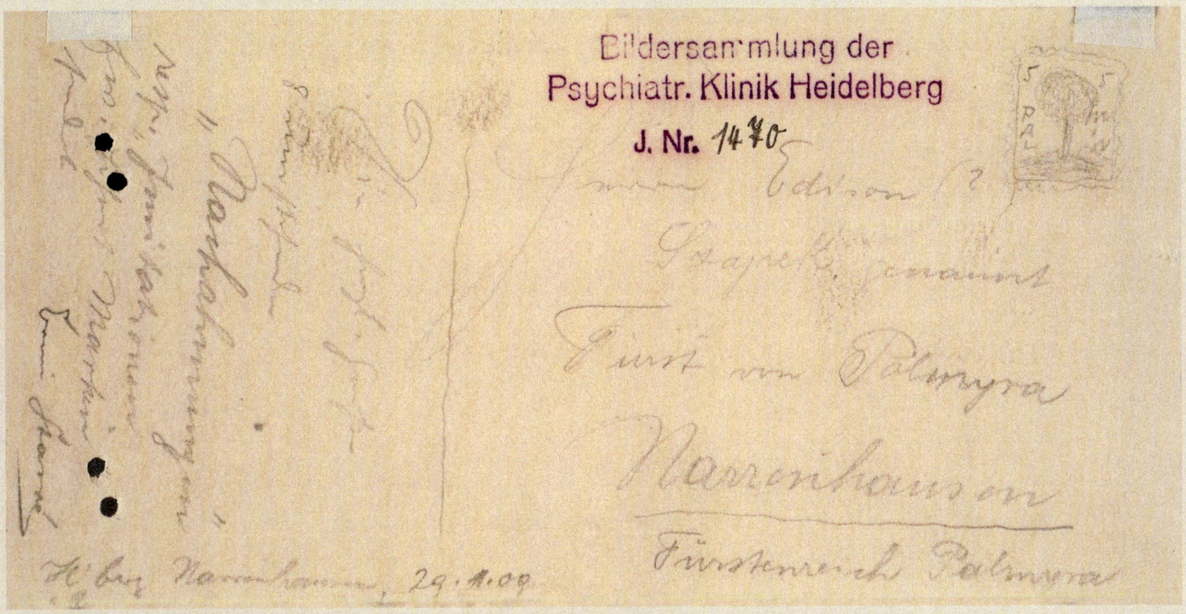

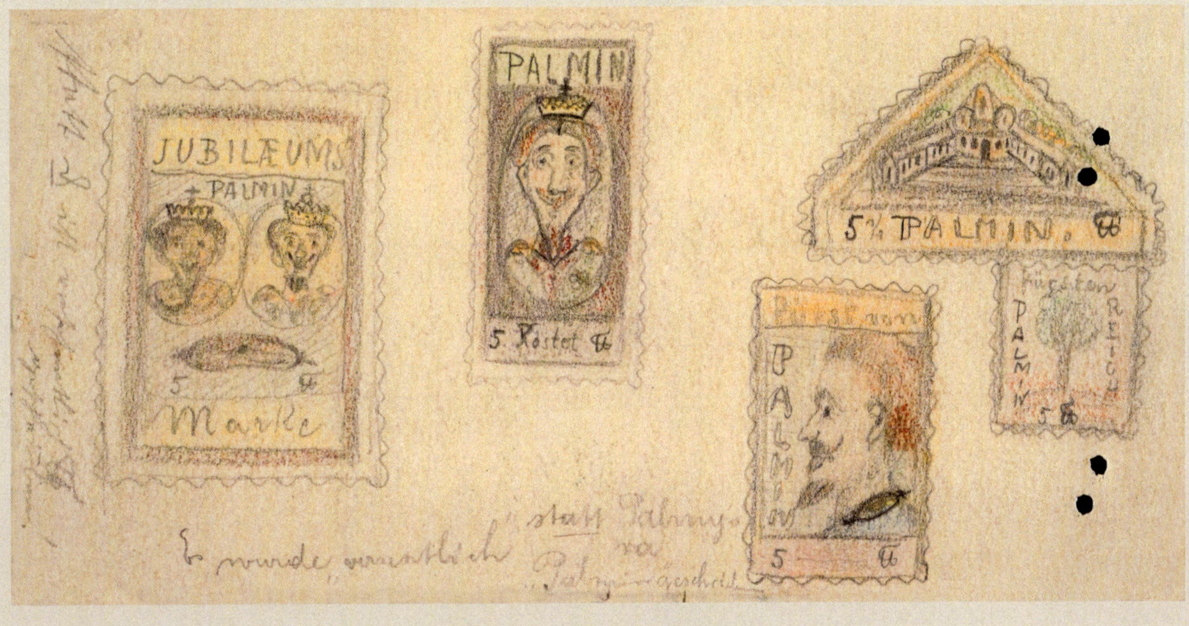

► **Tafel 8.13**

Inv.Nr. 1470 verso
[rechts]
»Herrn Edison (?)
Szapek genannt
Fürst von Palmyra
Narrenhausen
Fürstenreich Palmyra

Inv.Nr. 1470 verso
[links]
Die herzl. Grüße 8 umstehende
›Nachahmungen‹ resp. Imitationen
E[hr]w[ürdige] Hoheit Marken
sendet Erwin Starré
H'berg Narrenhausen 29.1.09

Inv.Nr. 1470 recto
[links]
Statt 𝔖 ist versehentlich 𝔗 geschrieben!
[unten]
Es wurde vermutlich statt Palmyra
Palmin geschrieben«

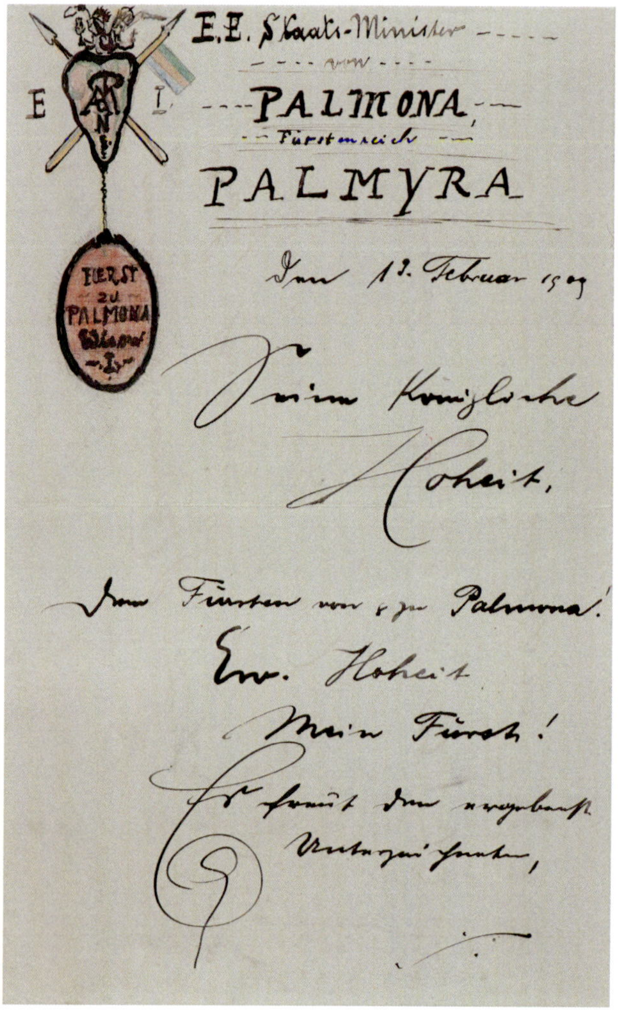

▶ **Abb. 8.5**

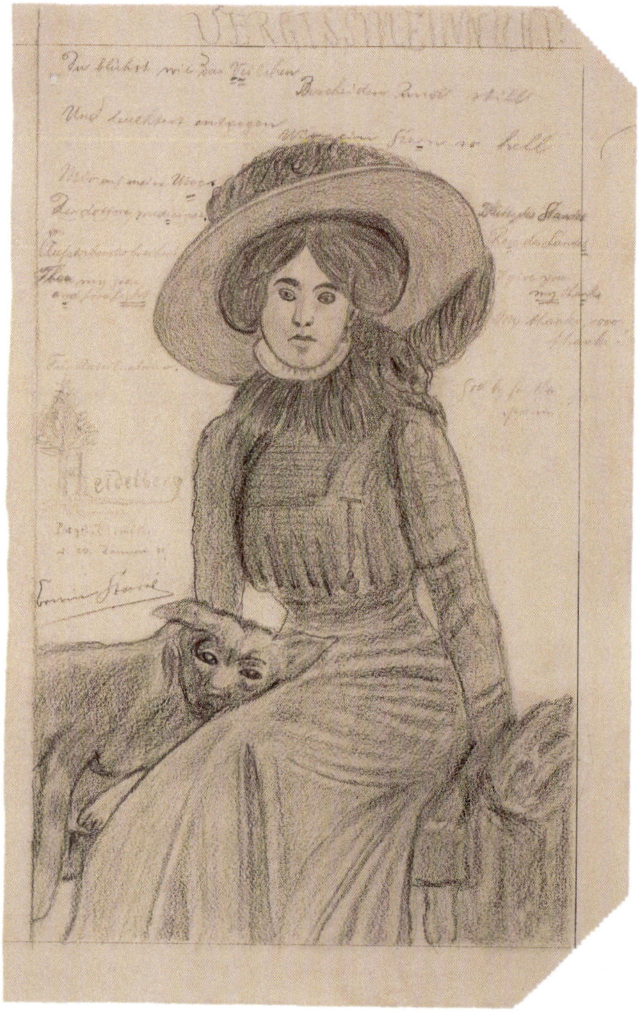

▶ **Abb. 8.6**

▶ **Abb. 8.5** Brief an den Fürsten von Palmona 13.2.1909
Feder in Tinte, Bleistift, Farbstifte auf Schreibpapier
22,2 × 14,3 cm
Inv.Nr. 1475 fol. 1 verso
(© Sammlung Prinzhorn)

▶ **Abb. 8.6** »**Vergissmeinnicht**«, 20.1.1909
Bleistift auf Zeichenpapier
28 × 17,8 cm
Inv.Nr. 1468 (© Sammlung Prinzhorn)

Inv.Nr. 1469 ▶ Tafel 8.12
»In die Fremde möcht' ich ziehen!

[links Noten]
Nun ade du mein lieb Heimatland, lieb Heimatland ade, nun geht es fort in fremdes Land, lieb Heimatland ade!

[Mitte links]
Ich *will vom Land abreisen*
Und *fort in ferne Lande ziehn!*
Bin *nun dem deutschen Heimatland*
In *folg erlittnem Unverstand*
Leid; *edel und schaal sah es*
Aus, *wenn man in mein Inneres*
Tät *leuchten. Balde, balde,*
Eh *der Lenz kommt, bin ich ferne!*

[Mitte rechts]
Geliebte Mutting, Geschwister
Liebs Grossmütterlein, viel fester,
Oh viel fester als ihr ahnt,
Ragt mir mein teures Heimatland
Ihr Lieben all', ins Herz mir
Allzu fest habt mir Wurzeln ihr,
Mit Efeu gleich, im Herzen gefasst.

[Mitte unten]
And – dann auch – not least, not last,
Mir im ganzen Sein & Denken!
Ewig bleibt treu im Sinn
Near ganzer Seele euch Erwin.
= JUBILATE GLORIAM AMEN
Psychiatr. Klinik Heidelberg, den
19.1.09«

[verso]
»Heidelberg, d. 20. Jan.09
Frau
Jul. Starré W[it]we
Mannheim Seckenheimerstr. 40
Hole mich morgen ab, sonst passiert etwas, dass du dein Lebtag bitter bereuen würdest.
Erwin
Länger als 6 Wochen bleibe ich in diesem Schweinestall nicht, das schwöre ich dir.
Vielleicht tod, aber nicht lebendig.
Du kannst mich Morgen früh um 10 Uhr ruhig abholen, ich habe mich hierüber orientiert.
Erwin«

Inv.Nr. 1475 ▶ Abb. 8.5
[fol. 1 recto]
»Adresse:
An S^e[ine] Hochwohlgeboren Herrn Edison II. genannt Szabek
z. Zt. Narrenschindenau b. Heidelberg Irrenklinik

[fol. 1 verso]
E. E. Staats-Minister von Palmona, Fürstenreich Palmyra den 13. Februar 1909
FUERST zu PALMONA Edison I
Seine königliche Hoheit, dem Fürsten von & zu Palmona!
E[hr]w[ürdige] Hoheit Mein Fürst!
Es freut den ergebenst Unterzeichneten,

[fol. 2 recto]
Ew. Hoheit alleruntertänigst mitzuteilen, daß es mir gelungen ist in
Ew. Hoheit Reiche tabula rasa zu machen, so daß es nun möglich ist, daß
Ew. Hoheit aus deren ›freiwillig erwählten‹ Aufenthalt wieder abreisen
können. Ew. Hoheit dürfen versichert sein, daß das Volk über den Geisteszustand
Ew. Hoheit vollkommen, bis in die tiefsten Schichten des Volkes
eingeweiht ist und Ew. Hoheit mit größtem & dem frenetischsten Jubel
empfangen
werde & daß sich Ew. Hoheit wieder am wohlsten bei Eurem
Volke fühlen werden.

[fol. 2 verso]
Das Haus der Abgeordneten sendet Euer Liebden die besten Wünsche & wird Ew. Hoheit mit der Regierung & dem Volke den schönsten Empfang bereiten, den sich ein Fürst wie Ew. Hoheit wünschen kann & zwar ein Willkommen von tiefgefühltem Dank & aus innerstem Herzen, dem sich anschließt mit einem Willkommen, der nach meinem Wunsche alle andern übertreffen möge.
Mit den herzl. Grüßen & glückliche Reise & Landung
E[hr]w[ürdige] Hoheit
untertänigster Diener
Erwin Errats
[Errats = Ananym von Starré]«

Inv.Nr. 1468 ► Abb. 8.6
»*Vergissmeinnicht*
Du blühst wie das Veilchen
Bescheiden und still
und leuchtest entgegen
wie ein Stern so hell
Mir auf meine Weges
der dottore medicinae
Blüte des Standes
Rose des Landes
Aufstrebender Freiheit
Thou my gode
and loveLight
I give you my thanks
My thanks, 1000
thanks!
God by for the [?] !
Für Anteilnahme.
Heidelberg Psych. Klinik
d. 20. Jänner 09
Erwin Starré«

Fußnoten

1 Prinzhorn 1922, S. 181.

2 Zu Heintzen siehe Ferenc Jádi, »Sich mit einer Allegorie der Wahrheit die Ehre geben. Heintzens Selbstauslegung seiner Wesensverwandlung«, in: Ausst.Kat. *Air Loom. Der Luft-Webstuhl und andere gefährliche Beeinflussungsapparate*, hrsg. v. Thomas Röske und Bettina Brand-Claussen, Sammlung Prinzhorn, Heidelberg 2006, S. 196–213, mit vollständiger Transkription von Heintzens Text.

3 Joseph Fraunhofer (1787–1826) hatte 1814 die nach ihm benannten Absorptionslinien im Spektrum der Sonne entdeckt.

4 Zu Rennert siehe ausführlich Monika Jagfeld, »Von dem Frauenhoferschen Spektralapparat, Röntgenstrahlen und der Interferenzwirkung. Zur Selbstdiganose Hugo Rennerts«, in: Ausst.Kat. *Air Loom 2006* (Anm. 2), S. 104–137, mit Abbildung und vollständiger Transkription von Rennerts Text.

5 Vgl. Heinz Schott, Rainer Tölle, *Geschichte der Psychiatrie. Krankheitslehren, Irrwege, Bahandlungsformen*, München 2006, S. 78–80.

6 Klara von der Heyd, Inv.Nr. 1794 verso.

7 Zu Heyd vgl. Monika Ankele, *Alltag und Aneignung in Psychiatrien um 1900. Selbstzeugnisse von Frauen aus der Sammlung Prinzhorn*, Wien, Köln, Weimar 2009, S. 11.

8 Johann Baptist Kuhbandner, »Hochwolgeboren! Herr Pfrofesor Specht und dessen herrn AssistenzÄrzten«, 18.4.1906, Inv.Nr. 1987/1 (1992).

9 Vgl. Ingrid von Beyme, »Glaube Liebe Hoffnung in Reserve«, in: Ausst.Kat. *Krieg und Wahnsinn. Kunst aus der zivilen Psychiatrie zu Militär und I. Weltkrieg, Werke der Sammlung Prinzhorn*, hrsg. v. Sabine Hohnholz, Thomas Röske und Maike Rotzoll, Sammlung Prinzhorn, Heidelberg 2014, S. 36–37 und S. 245–246.

10 Friedrich Fent, »Ein moderner Münchhausen auf dem Mars«, 4./5.–5. 1910, Inv.Nr. 749.

11 Zu Fent siehe ausführlich Achim Tischer, »Die Macht der hypnotischen Suggestion« sowie ders., »›Ein Himmelfahrtstraum im St.-Jürgen-Asyl‹. Friedrich Leonhart Fent (1867–1927)«, beides in: *Die Macht der hypnotischen Suggestion. Die Bremer Künstler der Prinzhorn-Sammlung*, hrsg. v. Achim Tischer, Bremen 1996, S. 31–37, hier S. 33 und S. 53–69.

12 Siehe ebd., S. 69, Fußnote 29.

13 Die Anzeige erschien u. a. in: *Jugend, Münchner illustrierte Wochenschrift für Kunst und Leben*, Heft 1 (1906), S. 16. Ferenc Jádi konnte nicht nur diese Anzeige als Vorlage für Fent nachweisen, sondern er fand in weiteren Publikationen Bildquellen, die Fent vermutlich inspiriert hatten, u. a. Betten-Werbung, Vorbilder für die Teufelsgestalt und die drei Grazien. Siehe Ferenc Jádi, »Intersubjektivität, Bildlichkeit und die Welt der Schizophrenen. Eine unversehens merkwürdige Bildergeschichte«, in: *WahnWeltBild. Die Sammlung Prinzhorn. Beiträge zur Museumseröffnung* (Heidelberger Jahrbücher 2002 XLVI), hrsg. v. Thomas Fuchs, Inge Jádi, Bettina Brand-Claussen und Christoph Mundt, Heidelberg 2002, S. 132–168.

14 In der Sammlung Prinzhorn ist ein Brief an den Beamten Friedrich Ruch bei der Schiff-Maschinenbau A. G. Mannheim, Werftstraße 24 erhalten, in dem Starré um einen Besuch bittet und mit »Besten Kolleg. Gruß« beendet. Siehe Inv.Nr. 1473.

15 Vgl. *Palmyra – Ergebnisse der Expeditionen von 1902 und 1917*, Berlin 1932, hrsg. v. Theodor Wiegand.

Aufbegehren mit Ironie, Karikatur, Spott

»z. Zt. Narrenschindenau b. Heidelberg Irrenklinik«

© Springer-Verlag GmbH Deutschland, ein Teil von Springer Nature 2018
I. von Beyme, S. Hohnholz, *Vergissmeinnicht – Psychiatriepatienten und Anstaltsleben um 1900*
https://doi.org/10.1007/978-3-662-55532-3_9

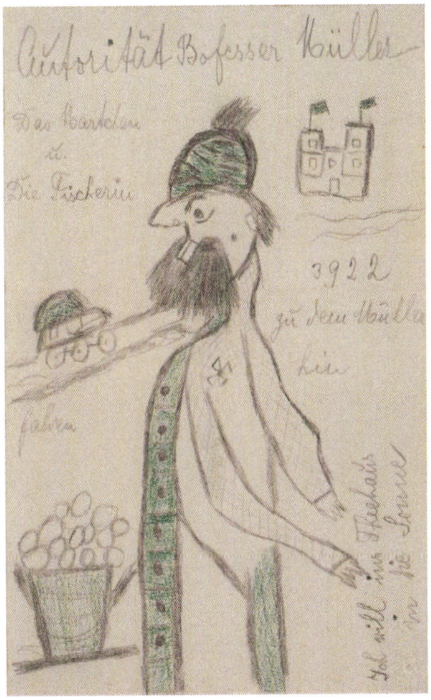

▶ **Abb. 9.1**

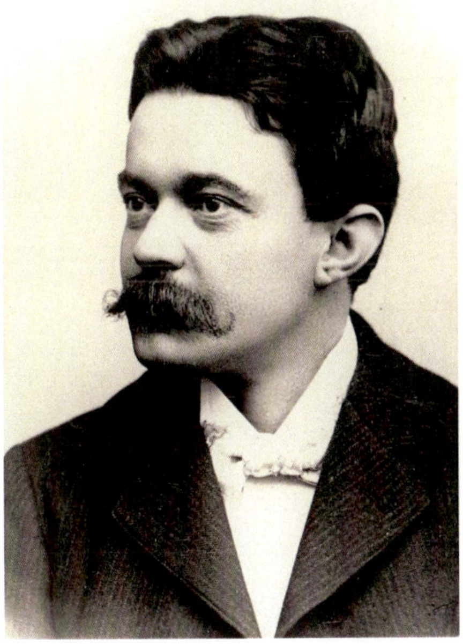

▶ **Abb. 9.2**

Humor ist, wenn man trotzdem lacht …? Der kontrovers diskutierten Frage, ob Humor bei Schizophrenen möglich ist und ob sie humorvolle oder ironische Hintergründe erfassen und selbst kreieren können, soll und kann in diesem Rahmen nicht nachgegangen werden.[1] In der Sammlung Prinzhorn gibt es zahlreiche Werke, die Sinn für Humor und Ironie erkennen lassen.[2] Unabhängig von Diagnosen möchten wir deshalb diese Werke selbst sprechen lassen, die den Anstaltsalltag von der Einweisung bis zur Entlassung kommentieren oder kritisieren.

Zeugt die naiv-kindliche Weise, mit der eine anonyme Zeichnerin aus der Kreuzlinger Privatklinik Bellevue den ordensgeschmückten Arzt mit Hasenzähnen, grüner Wollmütze und struppigem Bart darstellt, nur von darstellerischem Unvermögen, oder

▶ **Abb. 9.1** Anonym (Fall 412), weiblich
»**Autorität Bofessor Müller**«, vor 1921
Bleistift und Farbstifte auf Papier
24,8 × 15,5 cm
Inv.Nr. 4623 recto (© Sammlung Prinzhorn)

▶ **Abb. 9.2** August Müller(-Joos),
um 1900, Direktor der Anstalt Breitenau
in Schaffhausen, Schweiz
Foto: Stadtarchiv Schaffhausen
(mit freundlicher Genehmigung)

will sie die »Autorität Bofessor Müller« (▶ Abb. 9.1) bewusst untergraben? Der beigefügte Spruch: »Das Martchen und die Fischerin fahren zu dem Müller hin«, lässt eher letzteres vermuten. August Müller(-Joos) (1859–1904) war in der 1891 eröffneten Anstalt Breitenau bei Schaffhausen der einzige Arzt und bis zu seinem Tod 1904 Anstaltsdirektor (▶ Abb. 9.2). Vermutlich war die Patientin der Privatanstalt Bellevue dem Schaffhausener Direktor Müller bei einer ärztlichen Konsultation begegnet, möglicherweise vor einer Verlegung in die staatliche Schweizer Anstalt Breitenau.

Karl Graf Széchényi war Patient in der bei Wien gelegenen Privatanstalt Oberdöbling. In sieben Bildergeschichten, die alle mit dem ironischen Fazit: »Sie gehören zum Profeßor Obersteiner nach Oberdöbling«, enden, verarbeitet er seine eigene, juristisch unrechtmäßige Einweisung. In karikaturhaften, auf wenige Striche reduzierten Szenen schaut er dem Volk auf's Maul und gibt auf einen Streich sieben unterschiedliche Exempel, wie man schuldlos in die Mühle der Psychiatrie geraten kann (▶ Tafel 9.1).

Auch Friedrich Fent erinnert an seine »unschuldig erlittene Gefangenschaft«. Sein Jubiläumsblatt ist voller Sarkasmus »Herrn Oberpfleger Baule« gewidmet »in dankender Anerkennung der guten Pflege!!!!« (▶ Tafel 9.10) Die Omnipotenz eines Wärters wird auch von Julius Ahorn in drastischer Art und Weise ins Bild gesetzt. Der Patient rächt sich an seinem Schikaneur, indem er ihm bildlich die Kontrolle über sämtliche Körperflüssigkeiten entzieht (▶ Tafel 9.7).

Als Anschauungsmittel für »psychiatrische Studien am Lebenden« dienen Schriften von Max Junge. Er fordert die Psychiater, »Männer der Wissenschaft«, dazu auf, »ihre Aufgabe« zu lösen, und gibt ihnen Rätsel auf (▶ Tafel 9.11). Das kann ja heiter werden – ein Patient, der seine Ärzte gewitzt herausfordert und dabei seinen eigenen Geist herausstellt.

▶ **Abb. 9.3** Anonym (Fall 426)
Empfangsraum eines Anstaltsdirektors, vor 1920
Kopierstift auf liniertem Papier
20,8 × 30,8 cm
Inv.Nr. 4681 (© Sammlung Prinzhorn)

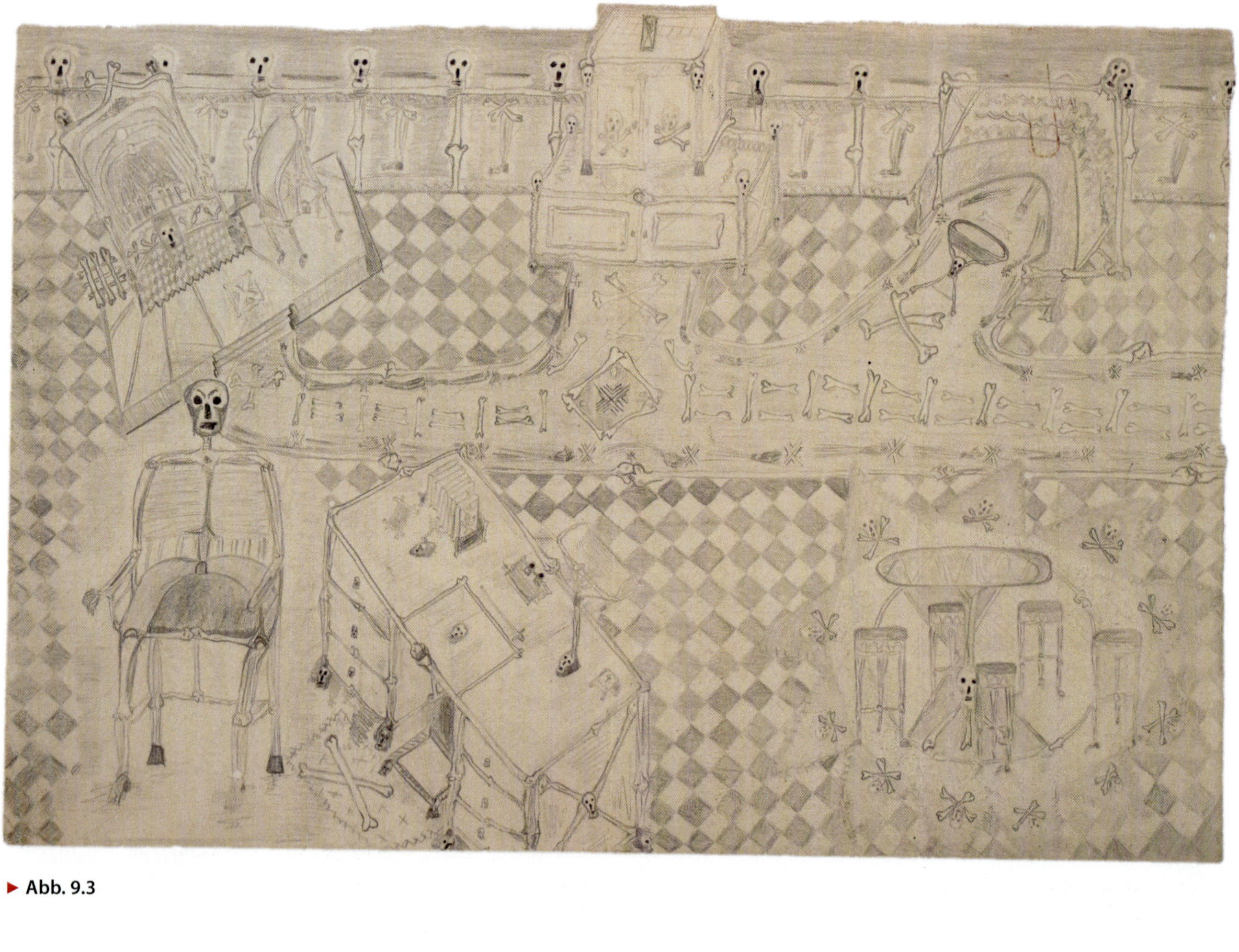

▶ **Abb. 9.3**

Paul Flegel machte seinem Namen alle Ehre und inszenierte ein groteskes »Sittengemälde«. Wie in der oft auf Theaterszenen oder Sprichwörtern basierenden holländischen Genremalerei versteckt Flegel einen moralisierenden Anspruch hinter einer Alltagsszene und zieht Behandlungsmethoden durch den Kakao (▶ Tafel 9.9).

Adam Ginand stellte in einer schattenrissartigen Personenaufreihung die Anstaltshierarchie an den Pranger und ließ dabei durchblicken, dass »Pfleglinge« auf der untersten Stufe stehen (▶ Tafel 9.2).

Beim Betrachten der Zeichnung des anonymen »Fall 426« (▶ Abb. 9.3) bleibt einem das Lachen im Hals stecken. Dargestellt ist ein menschenleeres Interieur, vermutlich handelt es sich um den Empfangsraum eines Klinikdirektors. Erst auf den zweiten Blick erfasst man die Bauelemente dieser makaberen Komposition: Sie besteht aus Menschenknochen und Totenschädeln, die wie Intarsien in das Zimmermobiliar eingefügt sind. Die Skelettbestandteile umzäunen den Raum und machen ihn zu einem Memento-mori-Gruselkabinett. Ein Chefsessel vor dem Schreibtisch besteht aus einem sitzenden Skelett, das nicht nur den Patienten, sondern auch den Klinikdirektor selbst an seine Endlichkeit zu gemahnen scheint. Wie die Fotografie eines Dösener Arztzimmers dokumentiert, konnte man auf dem Schreibtisch eines Psychiaters durchaus Utensilien wie einen Totenschädel finden (▶ Abb. 9.4). Vermutlich war dies nicht nur dem wissenschaftlichen Anspruch geschuldet. Wie der Heidelberger Klinikdirektor Christian Roller (1802–1887) beschrieb, sollte Neuankömmlingen, die ins »Ordinations- oder Direktionszimmer geführt« wurden, beim Erstkontakt je nach Situation »vorzugsweise Vertrauen oder eine gewisse Scheu eingeflößt werden.«[3]

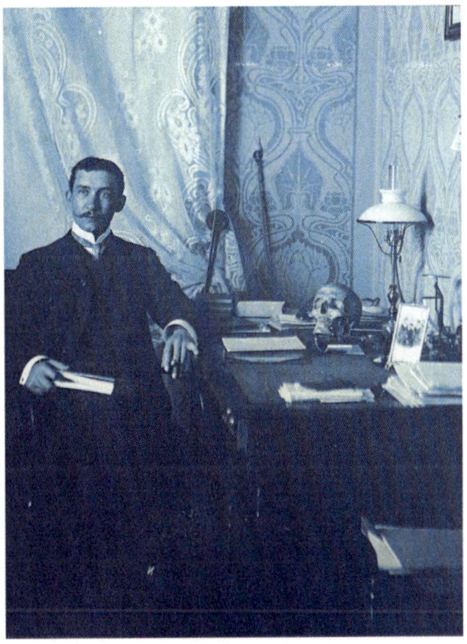

▶ **Abb. 9.4** Arztzimmer der Heil- und Pflegeanstalt Leipzig-Dösen, undatiert Stadtarchiv Leipzig, KHDö, Nr. 167, Bl. 6-2 (mit freundlicher Genehmigung)

Die Anstaltspatienten versuchten mit allen möglichen Mitteln gegen ihr Schicksal zu protestieren und gegen Anstaltsbedingungen aufzubegehren – auch mit Ironie, Karikatur und Spott. So gab Erwin Starré in einem Brief mit mokantem Ton an, er befände sich zurzeit in der »Narrenschindenau b. Heidelberg Irrenklinik« (▶ Abb. 8.5). Als wolle er auf die verkehrte Welt in der Anstalt aufmerksam machen, signierte mit seinem Nachnamen rückwärtsgeschrieben. Bloßer Zufall oder geistreiche Aufforderung an den Leser? –»Errats«!

Karikaturen spiegeln sowohl die Einstellung ihres Schöpfers als auch gesellschaftliche Positionen wider. Während Karikaturen über Irrenanstalten bekannt und erforscht sind, sind die von den Insassen der Anstalten selbst geschaffenen Karikaturen noch ein weitgehend unbearbeitetes Forschungsgebiet. Sie überraschen oftmals durch ihre originelle Übertragung in den Anstaltskontext, und ein kommunikatives Bedürfnis wird hier besonders deutlich. Wer Witze macht, denkt an ein Publikum.

Dr. phil. Karl Philipp Maria Graf Széchényi de Sárvár und Felsö-Vidék

(Ödenburg [heute Sopron, Ungarn] 8.5.1853–?, bis 31.3.1917 in der Privatanstalt »Heilanstalt für Nerven-Gemüts- und Geisteskranke« Oberdöbling Wien, Österreich nachweisbar)
Rittmeister, Dr. phil. (Jura)
Anstalten: Privatanstalt »Heilanstalt für Nerven- Gemüts- und Geisteskranke« zu Oberdöbling Wien, Österreich 1894–1917, vermutlich Privatanstalt Tulln, Österreich 1917
Diagnosen: Schizophrenie, Paranoia

Ein Graf »unter Kuratel«

Wie die Miniaturausgabe einer karikaturistischen Zeitschrift muten die vier Seiten des gefalteten Doppelblattes mit den sechs Illustrationen an. »Behufs Beobachtung« weiß Karl Graf Széchényi Bescheid und kennt die schlimmen Folgen, wenn man Fensterscheiben zerbricht (▶ Tafel 9.1), vor Metzgern davonläuft, sich beim Hotelier beschwert, wie ein Geck spaziert, Zigarren vertauscht, eine fremde Frau anspricht oder weinselig singt. Mit einem kleinen Katalog der Diagnosen, der »tobsüchtig«, »Verfolgungswahn«, »Paranoia«, »Wahnvorstellung«, »Säuferwahnsinn«, »Delirium tremens«, »Größenwahn, zerstreut, verwirrt und ganz einfach verrückt« umfasst, ordnet Széchényi sieben Alltagszenen dem psychiatrischen Begriffskanon zu. Sein wiederkehrender ironischer Schluss: »Sie gehören zum Profeßor Obersteiner nach Oberdöbling«, entsprach seiner eigenen bitteren Erfahrung. Er lebte von April 1894 bis März 1917 in der Oberdöblinger »Privatkrankenanstalt«. Der leitende Arzt, Heinrich Obersteiner jun. (1847–1922), trug in das Krankenblatt des Grafen »Paranoia« ein. Die verwickelte Geschichte seiner Einweisung ist gut bekannt, denn der Abkömmling des reichen und berühmten ungarischen Adelsgeschlechts Széchényi de Sárvár und Felsövidék war eine Person des öffentlichen Interesses, über deren Schicksal die Presse der Doppelmonarchie Österreich-Ungarn oft berichtete.

Der promovierte Jurist der Université Catholique de Louvain (Belgien) begann 1873 eine militärische Laufbahn. Als Offizier diente er in der königlich-ungarischen Leibgarde. 1886 entbrannte ein heftiger Familienstreit um das großväterliche Erbe. Karl Széchényi verzichtete auf seinen Offiziersrang, ließ sich in Ödenburg nieder und strengte mehrere Prozesse gegen seinen Vater an. Dieser beantragte, zunächst erfolglos, bei Gericht die Entmündigung des Sohnes. Er möge »unter Kuratel« gestellt werden wegen »Prozessierungswahn«. Provozierend zeigte sich Karl Széchényi in der Öffentlichkeit in schäbiger Kleidung und nichtstandesgemäßer Begleitung. Schimpfend und trinkend zog er durch die Wirtshäuser. Als er im April 1894 kühn drei Offiziere des Husarenregiments zum Duell herausforderte, handelte der Ödenburger General Gustav Plentzner von Scharneck (1842–1911).[4] Mit Zustimmung des Vaters, Kalman Széchényi, ließ der General »zum Schutze des Offizierskorps« den jungen Grafen in die private Anstalt von Heinrich Obersteiner nach Wien überführen.[5] Diese Einweisung war umstritten und wurde in der Presse heftig debattiert. Sogar der Reichstag in Budapest beschäftigte sich damit.[6] Zwei Psychiater beobachteten Széchényi auf Anweisung des

Gerichts 8 Tage lang in der Obersteinerschen Anstalt, um seinen Geisteszustand zu beurteilen.[7] Bereits im Juli 1894 wurde er entmündigt.[8] Überlistet wartete er unglücklich auf Hilfe. Wie sehr ihn die gewaltsame Einweisung erschütterte, offenbart ein Brief vom April 1894 an seinen Schwager Sándor: »Ich habe heute Nacht eine Art Schlaganfall erlitten. Ich bitte Dich, um Gottes willen, komme heraus nach Döbling un[d] besuche mich. Seien wir uns noch so feindlich entgegengestanden, schließlich sind wir Schwäger. Also bitte, komme hierher und möglichst bald.«[9]

In der Anstalt fürchtete Széchényi stets um sein Leben. Es quälte ihn die Angst vor Gift in Speisen, in der Haut, in seinen Strümpfen. Immer wieder protestierte er gegen seine Einweisung und gegen die Ärzte. Seine Todesängste versetzten ihn in den kommenden Jahren in so große Erregung, dass er oft isoliert wurde. Daneben hält die Krankenakte fest, dass er häufig schrieb, aber auch Vieles wieder vernichtete.[10] Ende des Jahres 1894 bekam er einen »humoristischen Kalender geschenkt«, der ihn amüsierte und sicherlich auch zu eigener Bildproduktion anregte.[11] Noch einige Jahre später, 1902, notierte Obersteiner: »Schreibt Unmengen [?] von Heften mit Aphorismen voll.«[12]

Leider sind nur vier der satirischen Blätter Széchényis erhalten geblieben, als Teil von Heinrich Obersteiners großzügigem Geschenk an die Heidelberger Bilder-

▶ **Abb. 9.5** *Fliegende Blätter* 71.1879, Nr.1776, S. 48
Universitätsbibliothek Heidelberg: G 5442-2 Folio RES (mit freundlicher Genehmigung)

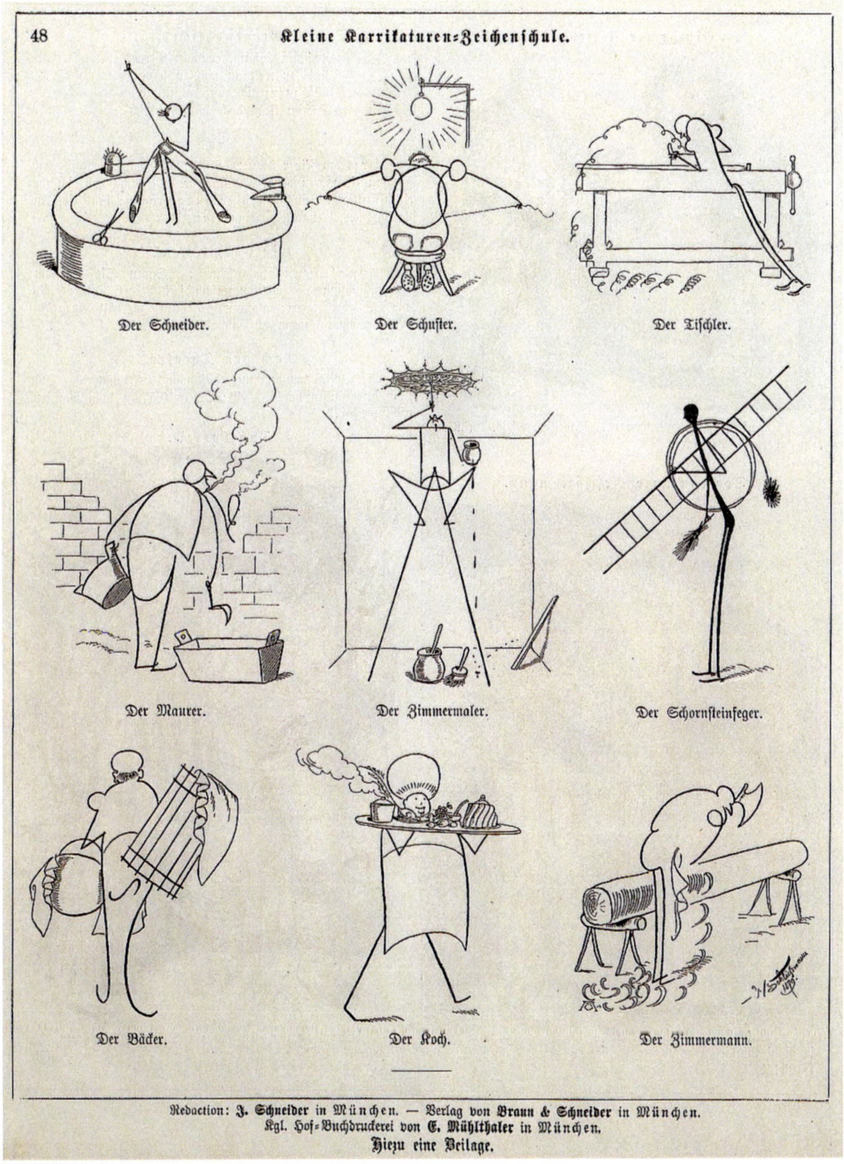

▶ **Abb. 9.5**

sammlung.[13] Vermutlich erschienen sie Obersteiner als typische Werke eines Paranoiden. Alle vier Werke sind witzige Bildergeschichten, die mit knappen Texten erläutert werden. Die Bleistiftzeichnungen wirken durch ihre abstrahierten Formen schlicht und konstruiert. Mit festem Strich, teilweise unter Verwendung eines Lineals, reduzierte Széchényi Figuren und Gegenstände auf ihre Umrisse und verzichtete auf Attribute. Die Kleidung der Akteure kommt ohne Details aus. Die Köpfe zieren oft nur Hüte, und die verknappte perspektivische Wiedergabe stellt keine Raumbezüge her. Vermutlich war Széchényi zu dieser Art der Zeichnung von der humoristischen Zeitschrift *Fliegende Blätter* angeregt, denn seine Bleistiftskizzen erinnern an die »kleine Karrikaturen-Zeichenschule«[sic!][14] des österreichischen Zeichners und Karikaturisten Hans Schliessmann (1852–1920) (▶ Abb. 9.5). Mit seiner bitter-satirischen Bildergeschichte »Sie gehören zum Profeßor Obersteiner nach Oberdöbling« klagte Széchényi seine unrechtmäßige Einweisung und die lebenslange Stigmatisierung durch psychiatrische Diagnosen an.

Der Graf verlor durch die Einweisung nicht nur den Kontakt zur Familie, sondern hatte auch die juristische Folgen zu tragen: Die Entmündigung schloss ihn aus der Erbfolge aus. Damit verlor er das Fideikommiss des Familienschlosses in Nagycenk [Ungarn]. Das Schloss gehört heute zum Weltkulturerbe.

Als die private Oberdöblinger Anstalt 1917 in eine Heilanstalt für Kopfverletzte und Nervenkranke umgewandelt wurde, übernahm angeblich die Private Anstalt Tulln an der Donau den »ungeheilten« Grafen Széchényi. Sein weiteres Schicksal ist unbekannt.

Inv.Nr. 3404
[fol. 1 recto]
»›Sie gehören zum Profeßor
Obersteiner nach Oberdöbling.‹
Beobachtender Psychiater: »Fensterscheiben
mit Staberl zerbrochen. Behufs Beobachtung,
ob Sie nicht tobsüchtig sind, gehören Sie zum
Profeßor Obersteiner nach Oberdöbling.‹
›Lauft vor Metzgern davon. Behufs Beobachtung,
ob nicht aus Verfolgungswahn, gehören Sie zum
Profeßor Obersteiner nach Oberdöbling‹

[fol. 1 verso]
›Herr Hotelier, um 80 Kreuzer so eine kleine Portion Schnitzeln.‹ ›Ja glauben Sie, ich werde Ihnen gleich ein panirtes Kalb um 80 Kreuzer serviren laßen? Sie leiden an Paranoia oder Wahnvorstellungen und gehören zum Profeßor Obersteiner nach Oberdöbling.‹

[fol. 2 recto]
›Schauns's den Giegerl an, der hält sich für schön, leidet an Größenwahn. Sie gehören zum Profeßor Obersteiner nach Oberdöbling.‹
›Der Mensch raucht meine Zigarre weiter und läßt die seinige, die viel größer und feiner ist stehen. Sie sind zerstreut, verwirrt. Sie gehören zum Profeßor Obersteiner nach Oberdöbling.‹

[fol. 2 verso]
›Mein Herr, wie kommen Sie dazu, meine Frau anzureden?‹
›Ich bitte um Entschuldigung, ich bin stark kurz sichtig und habe sie für die meine Gehalten.‹
›Oho, das könnte ein Jeder sagen. Sie sind ganz einfach verrückt und gehören zum Profeßor Obersteiner nach Oberdöbling.‹
›Was diese Studenten singen: edite bibite, etc… die leiden an delirium tremens oder Säuferwahnsinn. Sie gehören zum Profeßor Obersteiner nach Oberdöbling.‹«

▶ **Tafel 9.1** »**Sie gehören zum Profeßor/ Obersteiner nach Oberdöbling**«, vor 1918
Bleistift, Feder in schwarz auf Papier
21 × 17 cm
Inv.Nr. 3404 fol. 1 recto
(© Sammlung Prinzhorn)

„Sie gehören zum Professor Obersteiner nach Oberdöbling."

Beobachtender Psychiater: „Fensterscheiben mit Haberl zerbrochen. Behufs Beobachtung, ob Sie nicht tobsüchtig sind, gehören Sie zum Professor Obersteiner nach Oberdöbling."

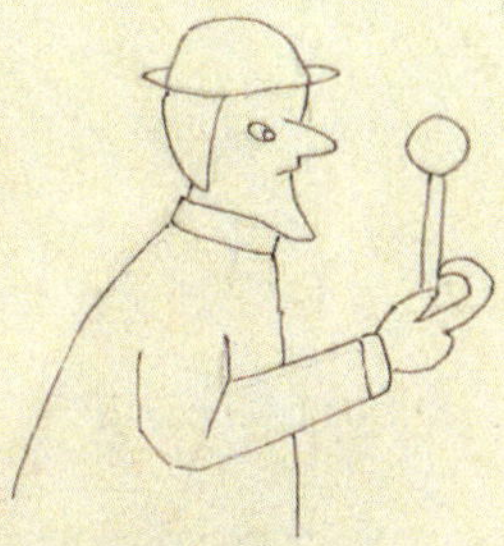

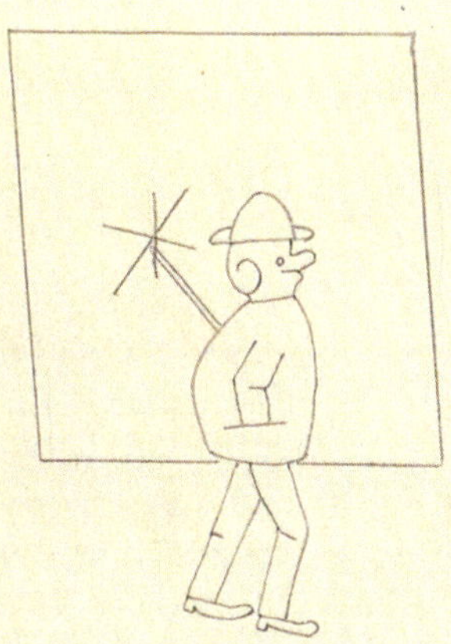

„Läuft vor Metzgern davon. Behufs Beobachtung, ob nicht aus Verfolgungswahn, gehören Sie zum Professor Obersteiner nach Oberdöbling"

▶ Tafel 9.1

Adam Ginand

(Albersweiler 14.4. 1853–19.1.1925 Anstalt Klingenmünster)
Bezirksbaumeister
Anstalten: Anstalt Homburg 1916,
Anstalt Klingenmünster 1916–1920, 1921, 1922–1925
Diagnose: chronische Manie

Die Anstaltshierarchie als Schattenspiel

Der aus dem pfälzischen Germersheim stammende Bezirksbaumeister Adam Ginand wurde 1916 mit 64 Jahren nach einer Irrfahrt mit dem Auto zunächst in die Heil- und Pflegeanstalt Homburg eingewiesen und später in die Anstalt Klingenmünster in seiner Heimatregion überführt. Bereits 1913 war es zu einer ersten psychischen Krise als Reaktion auf finanzielle Verluste gekommen, und nur wenige Monate nach Kriegsbeginn musste Ginand den Tod seines einzigen Sohnes verkraften, der 17-jährig gefallen war. Auf einem in der Anstalt Klingenmünster entstandenen Familienporträt (▶ Abb. 9.7) zeigt sich Ginand ordensgeschmückt als stattliches Familienoberhaupt mit seiner Ehefrau und seinen verbliebenen zwei Töchtern, aufgereiht nach Status und Größe.

Eine weitere Zeichnung scheint in ähnlicher Weise die Hierarchie in der Anstalt zu thematisieren. Am unteren Bildrand ist die Anstalt Klingenmünster zu erkennen, idyllisch eingebettet in die Landschaft der Pfalz (▶ Tafel 9.2 und ▶ Abb. 9.6). Das ganze

▶ **Abb. 9.6** Anstalt Klingenmünster, in: Bresler 1910, Bd. 1, S. 93

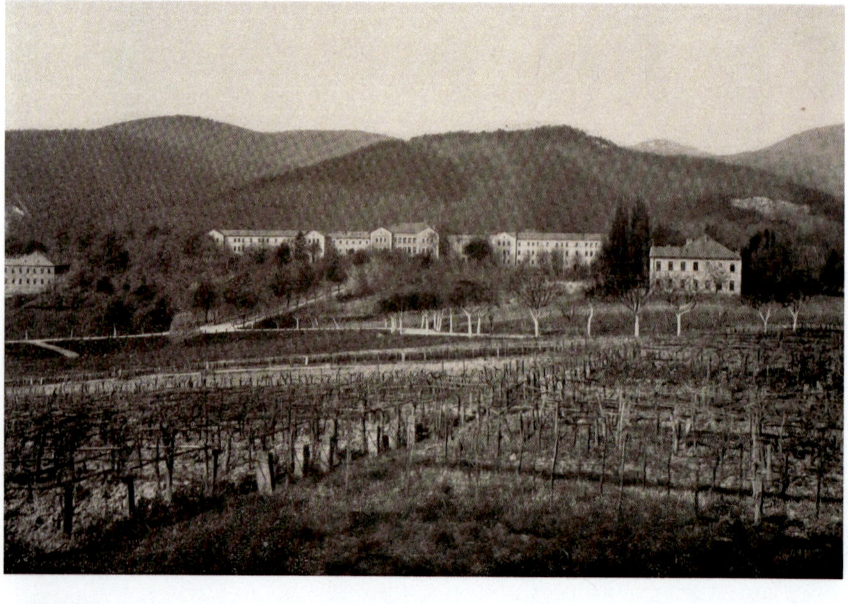

▶ **Abb. 9.6**

▶ **Tafel 9.2** »**Direktor – Oberarzt – Dr. Müller – Dr Schafter – Helfer – Langer – Alt – Müller – Jak.**« [Anstaltshierarchie in Klingenmünster], vor 1921
Bleistift auf Karton
22,9 × 30,5 cm
Inv.Nr. 2683 (© Sammlung Prinzhorn)

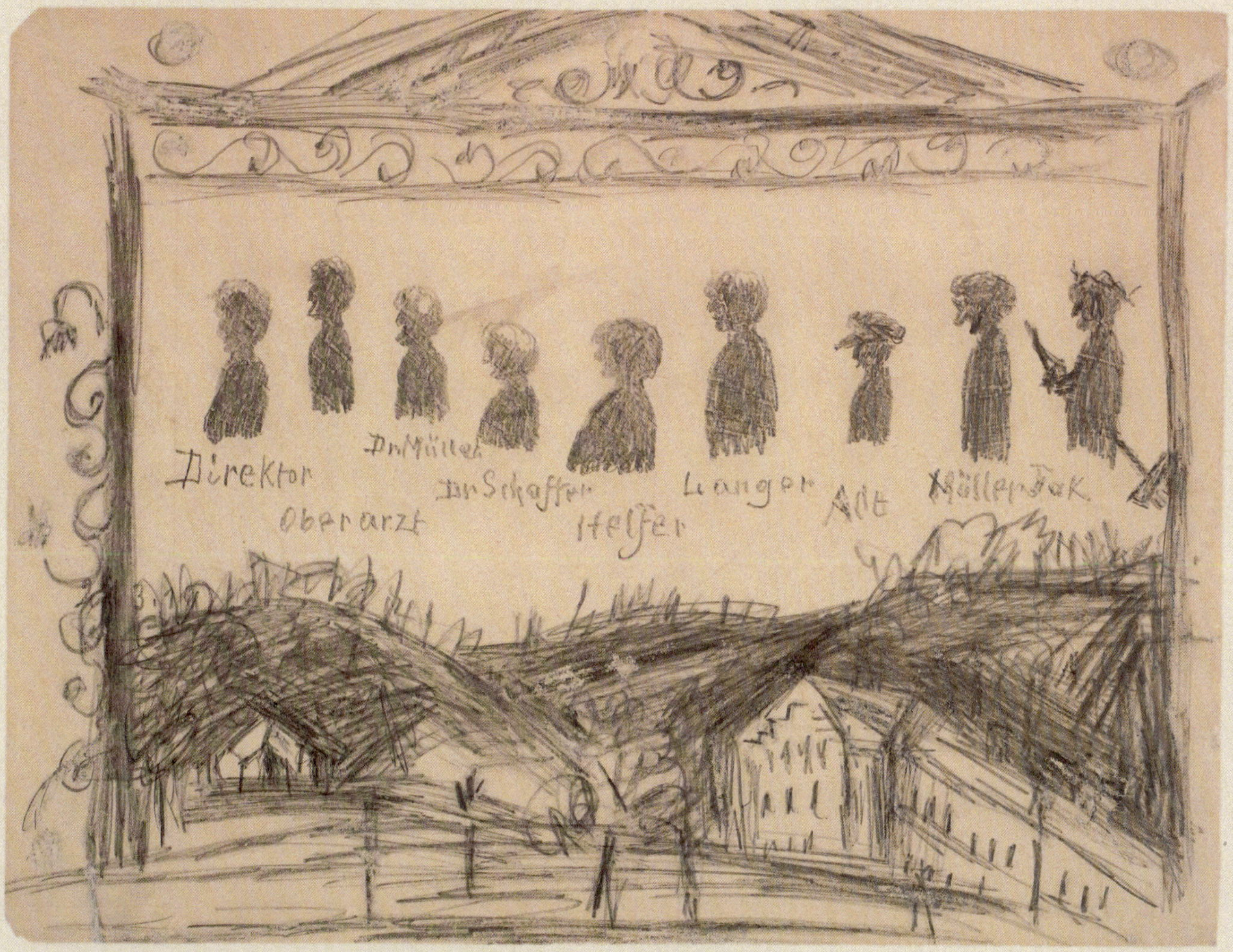

▸ **Tafel 9.2**

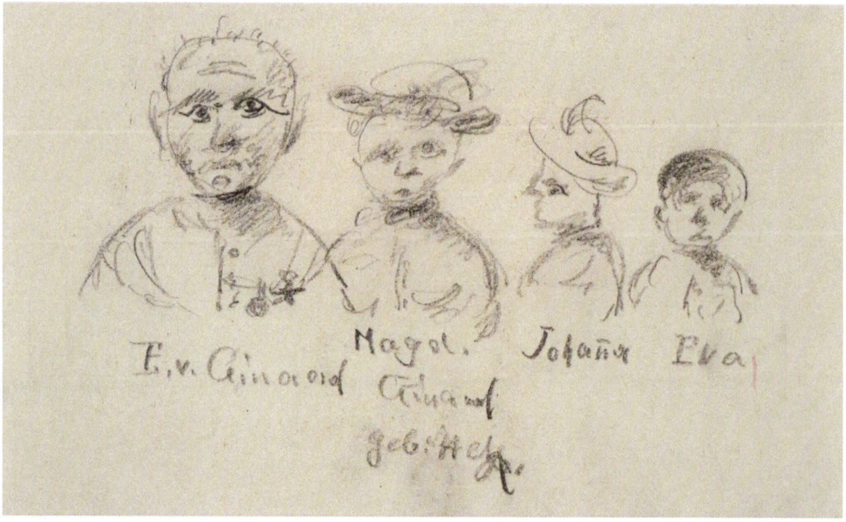

▶ **Abb. 9.7**

▶ **Abb. 9.7** Familie, vor 1921
Bleistift auf Zeichenkarton
16 × 21 cm
Inv.Nr. 2688 (© Sammlung Prinzhorn)

Blatt wird von einer bühnenbildähnlichen Architektur gerahmt, in der Ginand oben ein Schattenspiel inszeniert. Die Protagonisten sind scherenschnittartig in absteigender Hierarchie einer »Anstaltsfamilie« streng im Profil aneinandergereiht und mit Funktion oder Namen beschriftet. An erster Stelle der Silhouettenfolge rangiert, einem patriarchalischen Familienoberhaupt entsprechend, der »Direktor«, gefolgt vom »Oberarzt« und den Ärzten »Dr. Müller« und »Dr Schafter«. In der mittleren Bildachse ist ein »Helfer« plaziert, möglicherweise ein Pfleger. Danach folgen vermutlich die Patienten »Langer – Alt – Müller – Jak.« Die letzte Figur, der »Jak.«, steht auf unterster Stufe der Anstaltshierachie. Ihm sind eine kronenartige Kopfbedeckung und ein besenähnlicher Stab als Attribute beigegeben. Ist damit das Reinemachen gemeint, und bezieht es sich auf den Schlussakt der Inszenierung, einen symbolischen Kehraus der Anstaltsinsassen aus der Gesellschaft? Ist mit der Abkürzug »Jak.« ein Jeck mit Narrenstab und Narrenkrone gemeint? Der Ausdruck Jeck, Jäckel oder Jäcki für Narr[15] lässt sich auf den biblischen Namen Jakob (Fersenhalter) zurückführen, der seinem Bruder Esau das Erstgeburtsrecht abkaufte. Spielt Ginand auf diese biblische List, die Überlebensstrategie innerhalb hierarchischer Strukturen an? Anstaltsinsassen wollten nicht als untaugliche oder schwächste Glieder der Gesellschaft wahrgenommen werden. Viele bemühten sich während und trotz ihres Anstaltsaufenthaltes um gesellschaftliche Anerkennung. So legte Ginand nicht nur darauf Wert, sich in seinem Familienporträt als von der Gesellshaft geschätzer Kriegsveteran mit Auszeichnungen zu präsentieren, sondern stellte im Dezember 1924 bei der pfälzischen Regierung einen Antrag auf den Titel »Oberbaurat«. Sein Gesuch wurde abgelehnt: Der Bezirksbaumeister war seit 1919 nicht nur amtlich im Ruhestand, sondern mit der Diagnose »chronische Manie« auch entmündigt. Die für ihn unerträglichen Zustände spiegelten sich in Beschwerden über seine »Mißhandlung« in Klingenmünster wider, die er bereits im Jahr seiner Einweisung schriftlich dokumentierte. Fünf »Mißstände« listete er auf: »1.) Pfleglinge sind in den Augen der meisten Wärter eine Null. 2.) Wärter haben – nach ihrer Meinung – nur Rechte, aber keine Pflichten. 3.) Kranken- u. Speiseräume werden ausgekehrt ohne daß ein Fenster geöffnet wird.«

Das respekt- und rücksichtslose Auskehren ist also von Ginand nicht nur symbolisch, sondern auch wörtlich gemeint und floss in seine Darstellung der Anstaltshierarchie ein. Als letzten Punkt prangerte Ginand an, dass Wächter schlafen, rauchen und Pfleglinge belästigen.[16]

Ginand hatte mehrmals versucht, aus der Anstalt zu entkommen. Am 19. Januar 1925 machte der 70-Jährige seinen letzten Fluchtversuch. Mit größter Kraftanstrengung war es ihm gelungen, die Gitterfenster seiner Zelle auseinanderzubiegen. Um den Sprung aus neun Metern Höhe abzufedern, hatte er seine Matratze und Decken in die Tiefe geworfen. Vergeblich. Sein Befreiungsakt endete tödlich.

Lukas

(weitere Namen, Lebensdaten unbekannt)
Anstalt: um 1912 in der **Anstalt Düren** nachweisbar
Diagnose: unbekannt

»Polisson!« Französische Karikaturen in der Anstalt Düren

Der nur unter dem Namen »Lukas« geführte Patientenkünstler ist vor 1921 in der Provinzial-Heilanstalt Düren nachweisbar. Zwei Karikaturen, die in der Sammlung Prinzhorn aufbewahrt werden, erzählen von seiner Freude am Wort- und Bildwitz.

Die Szenen, die Lukas mit Bleistift auf grob berissene gelbliche Papierstücke zeichnete, entsprangen allerdings nicht komplett seiner Fantasie. Er entwickelte sie auf der Grundlage von grafischen Vorbildern, seltenen Karikaturen aus Frankreich, die um die Zeit des Deutsch-Französischen Krieges entstanden sind[17]. Es ist unwahrscheinlich, dass Lukas in der Anstalt Zugang zu bibliophilen Kostbarkeiten hatte. Vermutlich kannte er beide Vorlagen aus Zeitungen oder Journalen, die Besucher mitbrachten oder die in der Anstalt auslagen.

Für seine erste Karikatur »Wohin? Oberpfleger: ›Du Spitzbube!‹«, bezog sich Lukas auf eine Lithographie des französischen Karikaturisten Édouard Guillaumin, genannt Édouard Pépin (1842–1927) (► Tafel 9.3–9.4). Empört über die Niederlage der Franzosen gegen die Preußen im Deutsch-Französischen Krieg 1870–1871 erscheint Napoleon Bonaparte I. (1769–1821) aus der Vergangenheit. Strafend dreht er dem Schuldigen am Untergang des Second Empire, Napoleon III. (1808–1873), so kräftig am Ohr, dass dieser sich erschrocken nach seinem Peiniger umsieht und vor Schmerz in die Luft springt. Das Eiserne Kreuz, die Kriegsauszeichnung des preußischen Feindes, baumelt an seinem Gürtel und kennzeichnet ihn als Verräter. Der Tadel wird zum Titel: »Polisson!« (franz. Spitzbube).

Lukas versetzte die Szene vom Hoch- ins Querformat und in einen Raum der Dürener Anstalt. Ein Mann nähert sich der Zimmertür. Mit vielen Schlüsseln in der Tasche ist er sorgfältig darauf vorbereitet, dass Türen auf geschlossenen Anstaltsstationen keine Klinken haben und nur mit einem Spezialschlüssel zu öffnen sind. Doch das scharfe: »Wohin?« des Oberpflegers vereitelt den Ausbruchsplan und zerstört damit die Hoffnung auf Freiheit. Mit böser Lust packt ihn der Pfleger am Ohr. Der »Spitzbube« ist erwischt. Vor Schmerz und Schreck schraubt sich sein Körper in die Höhe. Statt des Ordens fliegen nun Schlüssel durch die Luft. Lukas ergänzte die Szene mit einer schwarzen Katze. Die Unglücksbringerin tritt mit ihrer synchronen Körperbewegung in eine ironische Interaktion mit dem Gescheiterten. Für die Ausstattung seines Oberpflegers übernahm Lukas Knopfe, Manteltaschen und -aufschlag von der Uniform Napoleons I. Die helle grafische Struktur in der Mitte des Zweispitzes animierte den Zeichner zu einer feinen ironischen Stichelei. Er verpasste dem Pfleger eine Frisur mit »Poposcheitel« und stellte ihn mit diesem Detail als überkorrekten deutschen Beamten bloß.

Seine zweite Karikatur, »Dr. F. Tränenausbruch«, pauste Lukas direkt von einer Grafik ab, wie der verwendete Kopierstift belegt[18] (► Tafel 9.5–9.6). Die zeitgenössische

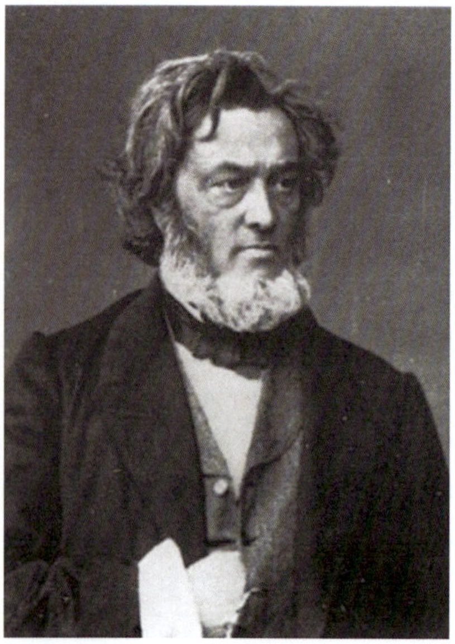

► **Abb. 9.8** Jules Favre, 1865

Karikatur zu Jules Claude Gabriel Favre (1809–1880), dem französischen Außenminister von 1870/71 (► Abb. 9.8), schuf Henri Boutet (1851–1919). Überreichlich fließen die Tränen in den großen Holzbottich: »Larmes de Ferrières« (franz. Tränen von Ferrières). Gemeint ist das Schloss Ferrières, das 1870 anlässlich der Belagerung von Paris das Hauptquartier des preußischen Königs, Bismarcks und Moltkes wurde. Im September 1870 scheiterte hier Favres Bemühen, mit Otto von Bismarck einen Friedensvertrag abzuschließen, ohne Paris den Deutschen übergeben zu müssen. Darauf verweist auch das weitere Attribut »Mouchoir de Ferrières« (franz. Taschentuch von Ferrières). Die »Serviette de Versailles« (franz. Handtuch von Versailles) spielt dagegen auf den »Vorfrieden von Versailles« an, der 1871 von Frankreich und dem Deutschen Reich geschlossen wurde.

Diese Zeichnung veränderte Lukas kaum. Er vergröberte die feinen grafischen Strukturen der Vorlage und pauste sogar die Signatur ab. Aber bei Lukas bricht nicht Favre in Tränen aus, sondern »Dr. F.«, der Anstaltsdirektor Friedrich Wilhelm Fabricius, der die Heil- und Pflegeanstalt Düren von 1897 bis 1917 leitete.[19] Hier ist keine charismatische Führungspersönlichkeit gezeichnet, denn ein weinender Direktor hat die Erwartung an einen dirigierenden ärztlichen Leiter verfehlt. Seinen Emotionen haltlos ausgeliefert, ist er weder für Personal noch für die Patienten eine vorbildliche Autorität.

Die kreative Leistung von Lukas lag nicht in der Erfindung der Bildmotive, sondern in der originellen Übersetzung von Inhalt und Form in seine Gedankenwelt. Er versetzte historische Persönlichkeiten der französischen Geschichte in eine Irrenanstalt der Rheinprovinz um 1900. Die Kaiser der Franzosen wandelte er zu Insasse und Pfleger. Aus dem unglücklichen Außenminister wurde der trübsinnige Anstaltsdirektor. Doch erst der demonstrative Bruch der Typografie mit seinem künstlerischen Vorbild vollendet die eigenwillige Rezeption. In den französischen Karikaturen überlassen runde, leichte Schriften, wie die Antiqua, manchmal auch Schreibschriften, dem Bildmotiv den Vorrang. Lukas kehrte dieses Verhältnis um. Die Titel erscheinen markant und überdeutlich. Mit Feder und schwarzer Tinte zeichnete er die Lettern. Durch den Wechsel zu einer scharf gebrochenen Schrift, eine Version der als typisch deutsch geltenden Frakturschrift, vollzog Lukas endgültig die »deutsche Übernahme« des französischen Gedankengutes. Diese subtile Lust am ironischen Wort- und Bildspiel verbindet auch die beiden Karikaturen. Lukas jonglierte mit den Bedeutungsvarianten des Wortes »Ausbruch« in seinem Anstaltsalltag. Diese Satire über Bildergrenzen hinweg ist ein kleines Kabinettstück.

► **Tafel 9.3** Edouard Guillaumin, **»Polisson!«** (Lausbub), um 1870/1871, in: Collection de caricatures et de charges pour servir à l'histoire de la guerre et de la révolution de 1870–1871, Bd. 1, S. 96
Universitätsbibliothek Heidelberg (mit freundlicher Genehmigung)

► **Tafel 9.4** **»Wohin? Oberpfleger: ›Du Spitzbube!‹«**, vor 1921
Bleistift und Feder in schwarzer Tusche auf Papier
16,2 × 20,9 cm
Inv.Nr. 3113 (© Sammlung Prinzhorn)

► **Tafel 9.5** Henri Boutet
»Mr. Jules Favre«, 1871
in: Collection de caricatures et de charges pour servir à l'histoire de la guerre et de la révolution de 1870–1871, Bd. 4, S. 62
Universitätsbibliothek Heidelberg
(mit freundlicher Genehmigung)

► **Tafel 9.6** **»Dr. F. Tränenausbruch«**, vor 1921
Bleistift, Kopierstift, Feder in schwarzer Tusche auf Papier
20,8 × 15,6 cm
Inv.Nr. 3112 (© Sammlung Prinzhorn)

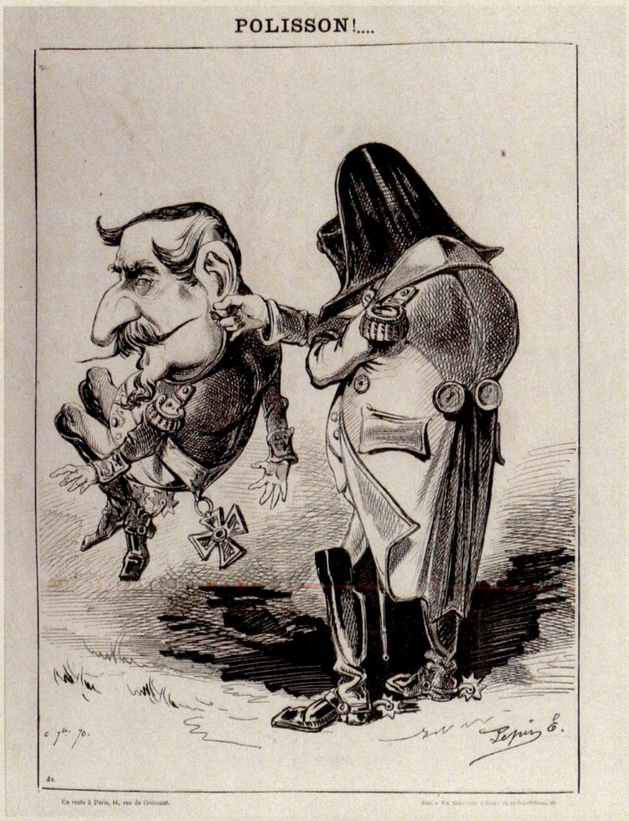

► Tafel 9.3

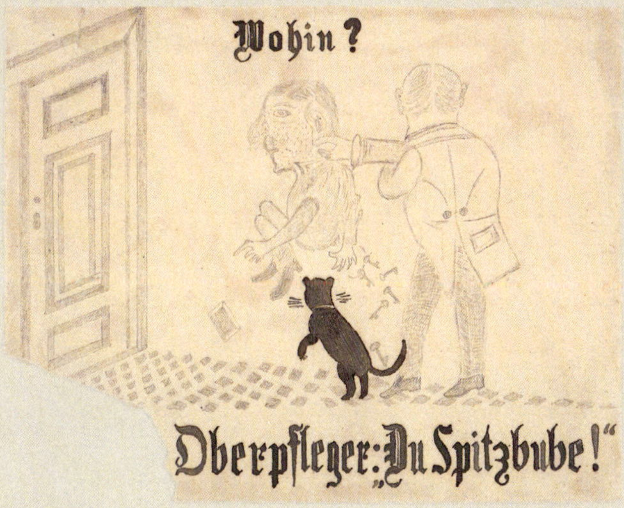

► Tafel 9.4

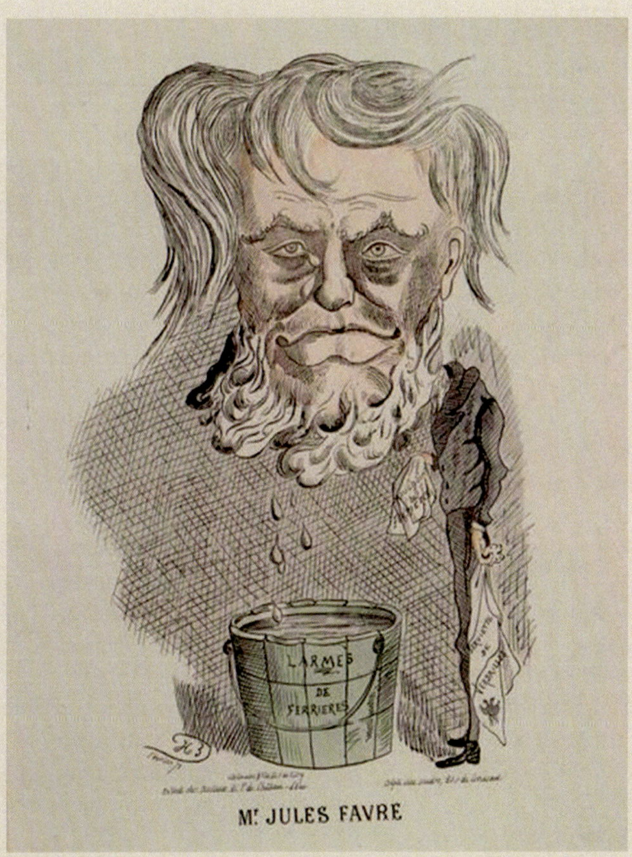

► Tafel 9.5

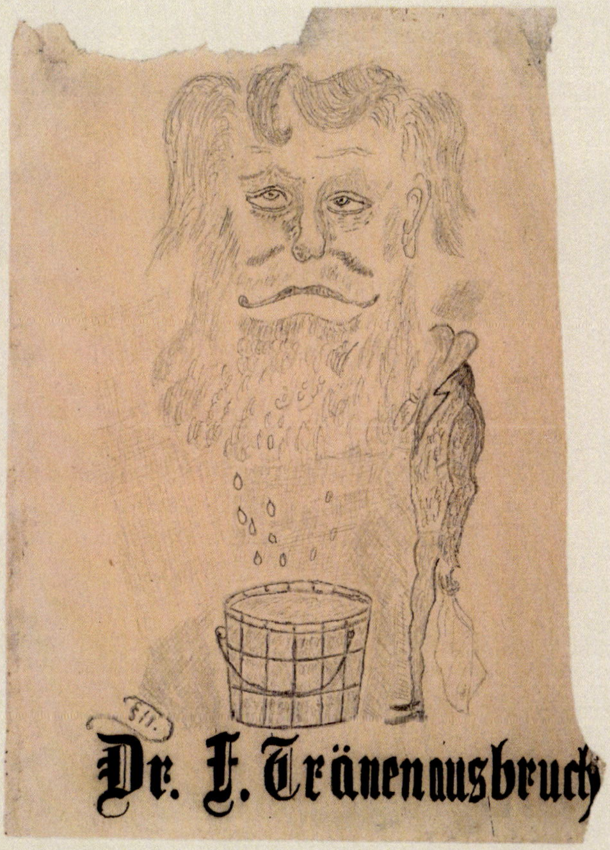

► Tafel 9.6

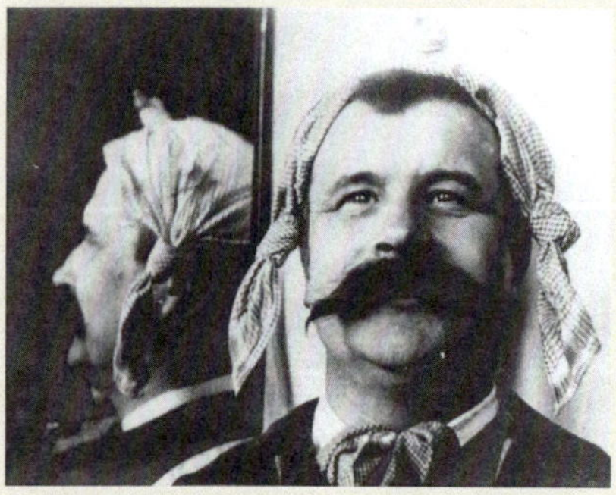

Julius Ferdinand Ahorn

(Mannheim 22.7.1864–?, bis 1907 in der Anstalt Pforzheim nachweisbar)
Kaufmann
Klinik und Anstalt: Psychiatrische Universitätsklinik Heidelberg 1906–1907, Anstalt Pforzheim 1907
Diagnose: progressive Paralyse

► Julius Ferdinand Ahorn, 1907
Foto: Krankenakte Psychiatrische Universitätsklinik Heidelberg (mit freundlicher Genehmigung)

»Sag doch ›Du‹ zu mir, du Kamel, ich bin doch dein ander!«

»In Zelle unterbracht 5 Tage und Nacht. Im dunklen Raum Hausdiener furchtbar dumm Schehl und krumm sieht nicht mehr.«

Am 8. November 1906, seinem zweiten Tag in der Irrenklinik Heidelberg, dichtete Julius Ahorn zur Melodie »Alt Heidelberg du feine, Du Stadt an Ehren reich«, eine ironische Version seiner Einweisung. Zuvor hatte er 5 Tage im Pfründnerhaus[20] zugebracht und sich dort über den Wärter geärgert. Der Hüter der Karzerzellen des »Schändenhauses«[21] erhält von Ahorn nicht nur das Prädikat »furchtbar dumm«, sondern wird auch deftig karikiert (► Tafel 9.7). Als die schwere Eisentür ins Schloss fällt und noch eine Katze erwischt, deren Blut nun auf den Boden tropft, spielt der Körper des Wärters plötzlich verrückt. Eine gewaltige Energie bringt seinen Leib zum Explodieren. Von der Druckwelle in die Luft gehoben, verliert er die Kontrolle über seine Körperöffnungen. Die Eruption elektrisiert auch die Haare, und aus seinem Kopf springt ein geflügelter ejakulierender Penis, der durch den Raum flattert. Das Strahlenbündel aus den Augen des Wärters und Geschosse aus Kotballen zertrümmern die Eisenstäbe der Zelle und öffnen den Weg zur Freiheit. Der Wärter verliert mit Bodenhaftung und Kontrolle nicht nur Sperma, Urin, Kot und Blechnapf, sondern auch seine Macht. Triumphierend erhebt sich Ahorn von seinem Lager. Mit der überschäumenden Dynamik seines raschen kräftigen Strichs hat sich der Zeichner aus der aussichtslosen Situation befreit. Dies war Ahorns kreativer Racheakt für eine Demütigung, die ihm im Pfründerhaus zugefügt worden war. Dort wollte er seinen Zellennachbarn besuchen, was ihm aber nicht gestattet wurde. So bohrte er ein Loch durch die angeblich drei Meter dicke Wand, um den nachbarlichen Kontakt herzustellen. Als der Wärter dies entdeckte und ihm befahl, es wieder zu schließen, musste er sich, so Ahorns Bericht, aus Schmutz und Urin den »Mörtel« anrühren. Doch er war auch wütend auf alle anderen, die zu seiner Einlieferung in die Irrenklinik beigetragen hatten und teilte verbal kräftig aus: »Eselvolk«, »Rindvieh«, »verrückt« und »dumm« sind für ihn nicht nur Richter, Polizei, Bürgermeister, sondern auch die Ärzte.

Der Zeichner und Dichter war der glücklose Kaufmann Julius Ahorn. Wie er das Geschäft des Vaters, das er 1889 übernahm, schon 1902 durch Konkurs verloren hatte,

► **Tafel 9.7 Wärter mit Schlüsselbund**, 1906–1907
Bleistift auf Papier
20,7 × 16,5 cm
Inv.Nr. 1481 (© Sammlung Prinzhorn)

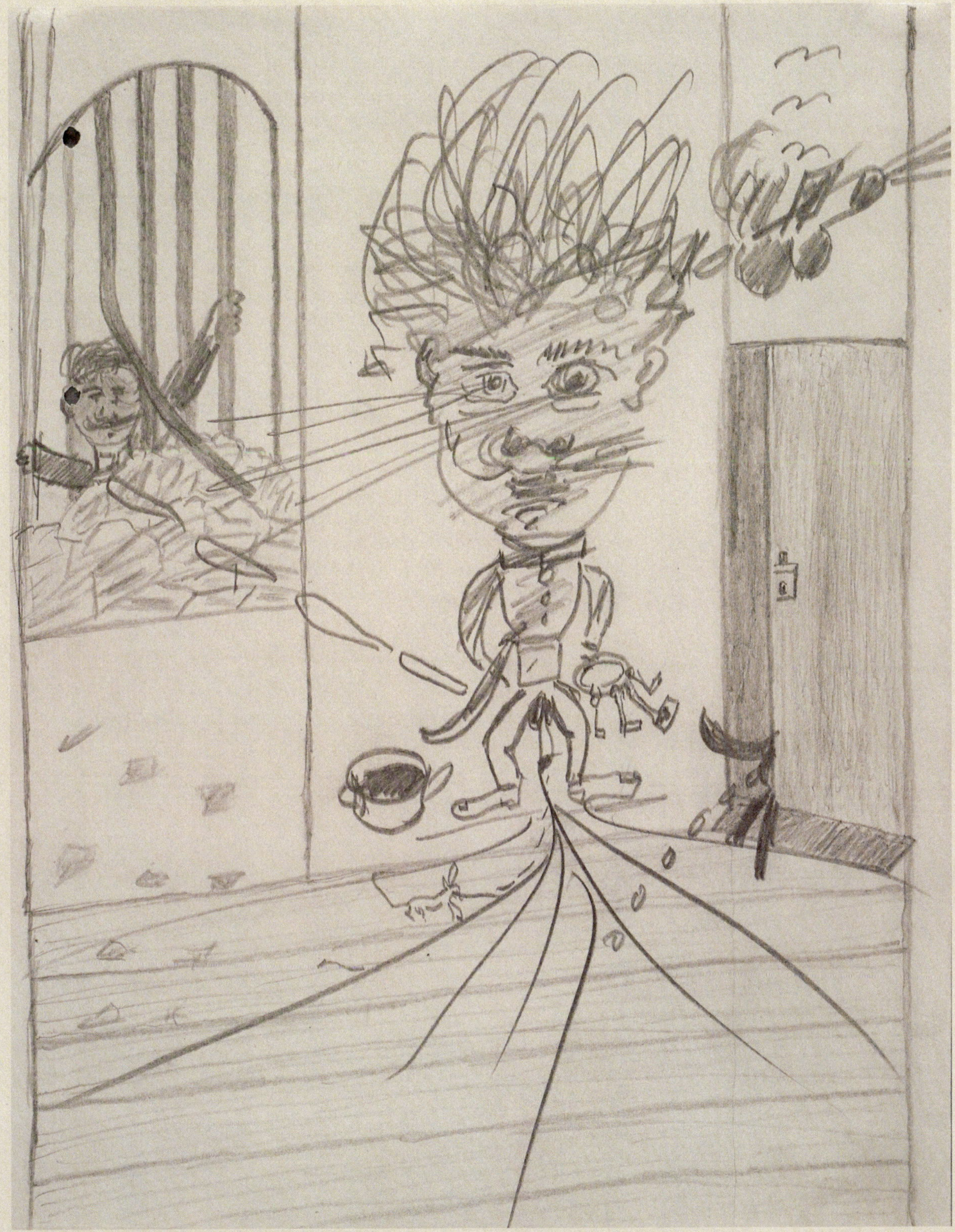

▶ **Tafel 9.7**

so gelangen auch seine zahlreichen weiteren geschäftlichen Unternehmungen nicht. Bald nachdem er 1903 nach Zürich gegangen war und dort das Blatt *Frauenzier* mit Preisrätsel und Stickvorlagen herausgab, musste er auch dieses schon wieder verkaufen. Sein Einstieg in das Geschäft des Schwagers in Mannheim missglückte. Die Geschäftsidee, als Händler mit einem Stickapparat herumzureisen, endete 1905 im Konkurs. Auch der Handel mit gemischten Waren rentierte sich nicht. Plötzlich begann Ahorn, Geld zu verschwenden, er wurde reizbar und gewalttätig. Als er im Oktober1906 wegen Erpressung und Beleidigung angezeigt wurde und ins Pfründnerhaus kam, erloschen alle beruflichen Chancen.

In der Klinik saß der korpulente 42-Jährige oft im Dauerbad oder wurde mit Hyoscin ruhiggestellt, da er viel zerstörte. Nachts weinte er vor Sehnsucht nach seinen drei Kindern. Listig wollte er seine geschiedene Ehefrau, die »Schlange« und »Giftmischerin«, täuschen. Ahorn bediente er sich der Autorität eines Klinikleiters und verfasste als »Chef. Arzt in der Irrenklinik« einen Brief an sie mit der Bitte um ein »Photographie-Album« der Kinder.[22]

Als Franz Nissl (1860–1919) seinen Patienten Ahorn in einer Vorlesung vorstellte, zeichnete der Kaufmann nicht nur Nissls Porträt an die Tafel, sondern küsste und liebkoste den Psychiater. Die Stimmung schlug um, als der Klinikdirektor seinen Probanden abwehrte und ihn mit »Sie« ansprach. Er wurde von Ahorn scharf zurechtgewiesen: »Sag doch ›Du‹ zu mir, du Kamel, ich bin doch dein ander!«

Ahorn war fest davon überzeugt, dass sie beide Söhne von Adam und Eva seien und somit als Brüder ein**ander** angehörten. Mit der Diagnose »progressive Paralyse« wurde Julius Ahorn im Januar 1907 zu den 500 anderen unheilbaren Insassen in die Anstalt Pforzheim überstellt. Über sein weiteres Leben ist nichts bekannt.

Inv.Nr. Ahorn 1483/5
[fol. 1 recto]
»alt Heidelberg
(Melodie: alt Heidelberg du feine.)
Heidelberg ein Häusermeer
Weil Geschäftswelt dann
keine Welterfahrung da
komt in hundertjahr
kaufte 2 Bilder
Fünfhundert Mark [?] K[reu]z[er]
Verkäuferin war [?]
sprang aufs Bezirksamt
Zeigt mich an
Ich sei verrückt
Bezirksamt gegen Eselvolk
Weil Verstand fehlt.
Die Folge war die Verhaftung folgte
Mittags um 4 ½ Uhr
Schutzmann packte mich
Sofort vors Strafgericht
Wo Rindvieh Urteil
sprach
Im Schändenhaus an
gelangt
Da Verwalter lacht.
Ahorn nicht verrückt
Polizei ist verrückt
In Zelle unterbracht
5 Tage und Nacht.
Im dunklen Raum
Hausdiener furchtbar dumm
Schehl und krumm
sieht nicht mehr.

[fol. 1 verso]
Ich kaufte weiter
Bei Schuster Leim
Ein paar Stiefelein
Kaum zu Haus
Standt Leim da
Heraus mit Stiefelgen
Der Jude Stern
Schuhgeschäft vis à vis Runing
Schickte ich Zehnmark
Ueberall erzählt ers
Unter den Kell[n]erinnen
Dieser Juden Schwengel
Ahorn muß vorausgezahlt
Dieser ausgefuchste Jude
Ein beschnittener Bube
An 5 Orten
So schön gemacht
bis Polizei gelackt
den Fang gemacht
5 Ärzte täglich
Fragen mich aus
bekommen nichts heraus
Giengen wieder fort
Verrückt Sie selbst. Wollte ich kaufen das Stachelhaus
Hauptstraße No. kostet ½ Million Anzahlung 150tausend Mark

[fol. 2 recto]
Wurde nichts draus Schlief mein Rausch In Zelle aus Irrenklinik komme ich Bezirksamt
ein Richterstück
Dummes Gesicht Bezirksamtmann Das der Esel Nicht gescheider war Kofnik guter
Freund Heidelberg gleiches Glück alle werden abgesetzt. Eine kalte Tusche Sohält
ein Jeder Vom Bürgermeister an Mit 3 Köpfen War ein Rindvieh Sind diese Herren
Großherzog sehr erstaunt War eine Schande für das Badenerland 3 große Esel Als
Bürgermeister da Nicht passiert in Hundert Jahren so Alles in's Loch Nur Ahorn bleibt
Alt Bürgermeister da Mit der hammelharck Geschicht ist gar Leb wohl Justitia
Gedichtet in der
Heidelberger Irrenklinik
Am 8. November 1906
Julius Ahorn«

Erwin Starré

(Ludwigshafen 6.9.1887–11.1.1913 Mannheim)
Kaufmann
Klinik: Psychiatrische Universitätsklinik Heidelberg 1908–1909,
Anstalt Wiesloch 1909–unbekannt
Diagnosen: manisch-depressiv, Hypomanie

»Gekritzelt von Erwin Starré – Der abgeblich an ›Hypomanie‹ leidet«

Zwei Tage bevor Erwin Starré sein Bildgedicht »in die Fremde möcht‹ ich ziehn« verfasste (▶ Tafel 8.12) zeichnete er Karikaturen zweier Mitpatienten (▶ Tafel 9.8). Sie sind in Dreiviertelansicht im Profil nach links gewendet und stehen vom Betrachter abgewandt in starren, unbeholfenen Posen nebeneinander. Die linke Gestalt mit Spitzbart ist beschriftet mit »Mister Georg, Josef von Neuhofen«. Sie trägt ein bis oben zugeknöpftes Gewand und hält die Arme vor dem Körper wie in einer Zwangsjacke verschränkt, ohne dass Hände aus den Ärmeln reichen. Diese Haltung steht wohl für die Zurückgezogenheit und Insichgekehrtheit des dargestellten Charakters. Die rechte Gestalt hält dagegen die verkürzt wirkenden Arme vor den Unterleib – fast so, als müsse sie sich dringend erleichtern oder habe ein anderes, sehr menschliches Bedürfnis. Daneben schrieb Starré »Karikatur from Monsieur Pflaum aus Rappenau geb. i. Dezbr. 85 im Irrenhaus d. 17.1.09«. Beide Figuren sind in einer angespannten, unnatürlichen Haltung wiedergegeben und haben dem Genre der Karikatur entsprechend übergroße Köpfe, jedoch keine übertrieben gezeichneten Gesichtszüge. Starré signierte und datierte beide Figurenstudien separat – ein Hinweis, dass er jede einzelne Skizze als gelungenes Werk wertschätzte. Die realistisch gezeichneten Köpfe könnten auch im direkten Gegenüber der Mitpatienten, als Studien nach der Natur entstanden sein und als Beleg für eine genaue Beobachtungsgabe dienen. Auf die Rückseite des Blattes schrieb der Zeichner ironisch: »Gekritzelt von Erwin Starré – Der abgeblich an ›Hypomanie‹ leidet – Psychiat. Klinik Heidelberg den 17.1.09 – Herrn Dr. Ranke gewidmet E. St.« Gemeint ist Otto Ranke (1880–1917), der seit 1907 als Assistent unter Nissl in Heidelberg tätig war.

Im Zusammenhang mit der Widmung fragt sich der Betrachter, wen Starré eigentlich mit »Monsieur Pflaum« meint. Vordergründig die rechte Gestalt, deren Name selbstredend auf eine »Pflaume« anspielt – im Volksmund die Bezeichnung für einen Versager, jemanden, der nicht die von ihm erwartete Leistung bringt. Die männlichen Gestalten wirken durch die ironische Anrede »Mr.« und »Monsieur« weltmännisch, werden aber durch die eingenommenen Körperposen karikaturtypisch verunglimpft. Nimmt Starré mit der selbstbezichtigenden Bemerkung, er habe das »gekritzelt«, die oft in Krankenakten dokumentierte Bezeichnung der Ärzte ironisch auf? Ist dies eine bewusste Selbstherabsetzung bzw. Selbstironisierung als Künstler, um zu beweisen, dass er durchaus in der Lage ist, sich und sein künstlerisches Talent ohne Selbstüberschätzung wahrzunehmen? Denn für Starré, der hier auf seine »angebliche« Diagnose

▶ **Tafel 9.8 »Mister Georg Josef – Karikatur from Monsieur Pflaum«/ »Gekritzelt von Erwin Starré der angeblich an ›Hypomanie‹ leidet Psychiat. Klinik Heidelberg den 17.1.09 Herrn Dr. Ranke gewidmet E. St.«**, 17.1.1909
Bleistift auf Zeichenpapier
17,7 × 28 cm
Inv.Nr. 1465 recto und verso
(© Sammlung Prinzhorn)

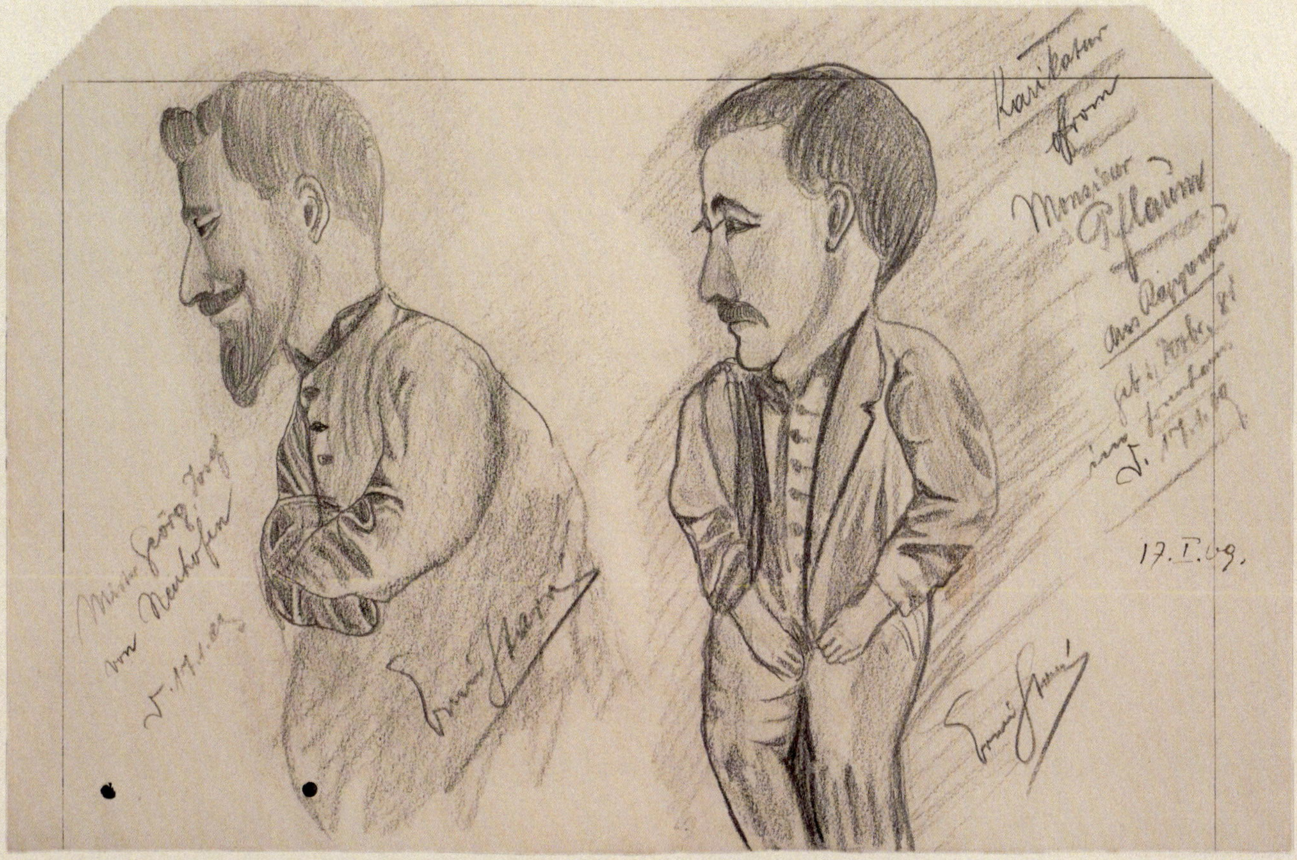

► Tafel 9.8

Hypomanie – eine abgeschwächte Form der Manie – anspielt, ist es relevant darzulegen, dass er gerade nicht an der für die Diagnose so charakteristischen Selbstüberschätzung leidet.

Wählt er deshalb die Karikatur als Stilmittel, um die Kategorie des Gekritzels zwar vordergründig zu bedienen, dann aber in der Genauigkeit der dargestellten Porträtköpfe sein eigentliches Können zu beweisen? Welche Bedeutung ergibt sich daraus für den Arzt, dem das Blatt gewidmet ist und der diesen Zusammenhang nicht erkennt?

Im Februar 1909 entstand eine weitere ironische Zeichnung, die vermutlich den Heidelberger Klinikdirektor Franz Nissl zeigt (► Tafel 10.3).

Paul Flegel

(1887–?, 1914 in der Anstalt Eberswalde nachweisbar)
Maler
Anstalten: Privatanstalt »Maison de Santé« Berlin-Schöneberg ohne Jahr, **Anstalt Eberswalde** um 1914
Diagnose: Schizophrenie

Ein Sittengemälde des Anstaltsalltags

Am 5. März 1914 wurde der 27-jährige Berliner Paul Flegel, von Beruf Maler, mit der Diagnose Schizophrenie in die Eberswalder Private Heilanstalt nordöstlich von Berlin eingewiesen. Zuvor war er in Berlin-Schöneberg in der Anstalt Maison de Santé untergebracht. Weitere Daten liegen hierzu nicht vor, eine Krankenakte ist nicht erhalten.

In seiner Zeichnung »Sittengemälde I. Aufzug« (▶ Tafel 9.9) nimmt Flegel die Zustände der Eberswalder Anstalt aufs Korn. Dazu schart er verschiedene Figuren um sein Bett, in dem er selbst als »Paul Flegel i. Zwangshaft« sitzt und auf die sich vor ihm abspielende Szenerie zeigt, als würde er vom Bett aus Regieanweisungen geben für den »I. Aufzug« eines Theaterstücks. Mitwirkende sind: »Ein Arzt« – »Ein Idiot« – »Ein Leib – I. Gefallener neben vielen«. Flegel könnte mit dem ersten Gefallenen auf den Beginn des Ersten Weltkriegs anspielen, die Datierung seines Blattes wäre dann frühestens auf August 1914 anzusetzen. Da zusätzlich »ein Phantom – Napoleon I.« eine Rolle spielt, »nach erfolgter Weihe dargestellt v. Flegel ohne Kostümzwang«, ist aber auch ein symbolischer Bezug auf eine Art Befreiungskrieg denkbar. Als weiterer Protagonist taucht am unteren Bildrand »Ein Feuerwehrmann – der Stadt Schoeneberg« auf. Mit dem »Schöneberger Bürger« ist Flegel selbst gemeint, der als Anstaltsinsasse auf sein Bürgerrecht pocht. Von »Misshandlungen« ist im Bildkommentar rechts die Rede, von »Schläge[n] m. Fäusten ins Gesicht Nachts« sowie einem »Schlag Durch Faust – in Magengegend nach – Geschichtl. Rückblick!« sowie »ins Gesicht u. Nacken im Lausepark« (ist der Lausepark, der volkstümliche Name für den Weddinger Coubière-Platz[23], eine Anspielung darauf, in einer Anstalt mit »lausigem« Renommé »geparkt« zu sein?) Flegel scheint mit seinen Hinweisen auf Misshandlungen und nächtliche Schläge daran gelegen zu sein, Gewalttätigkeiten in seiner »Zwangshaft« anzuklagen. Gegen diese kann auch das am Kopfende des Bettes platzierte Schutzengelchen nichts ausrichten. Das »Hinaus« mit Pfeil auf der Bettdecke zielt am »Idiot« vorbei in Richtung des danebenstehenden Arztes. Er hält ein Reinigungsklistier unter dem Arm, das bei »unreinen«, sich beschmutzenden oder mit Kot hantierenden Patienten zum Einsatz kam: Einen Irrigator (Flüssigkeitsbehälter für Einläufe), an dem ein Schlauch für das einzuführende Wasser befestigt ist (▶ Abb. 9.9). Auch ein Trichter ist dargestellt, der alternativ Verwendung fand.[24] Er steht auf Flegels Zeichnung in einem Eimer, der das überfließende Einlauf-Wasser auffängt. Zusätzlich trägt der Arzt eine Karaffe mit »Kakao« bei sich. Flegel spielt hier vermutlich auf die euphemistische Redewendung »jemanden durch den Kakao ziehen« an, wobei Kakao im Volksmund lautmalerisch umschreibt, worum es bei den von Patienten gefürchteten »Darmeingießungen« ging …

In seinen 70-seitigen »Memoiren eines Jugendlich Verbannten«[25], die nach seiner Aufnahme in Eberswalde vom 28. Juli bis 1. August 1914 als »Debüt« entstanden,

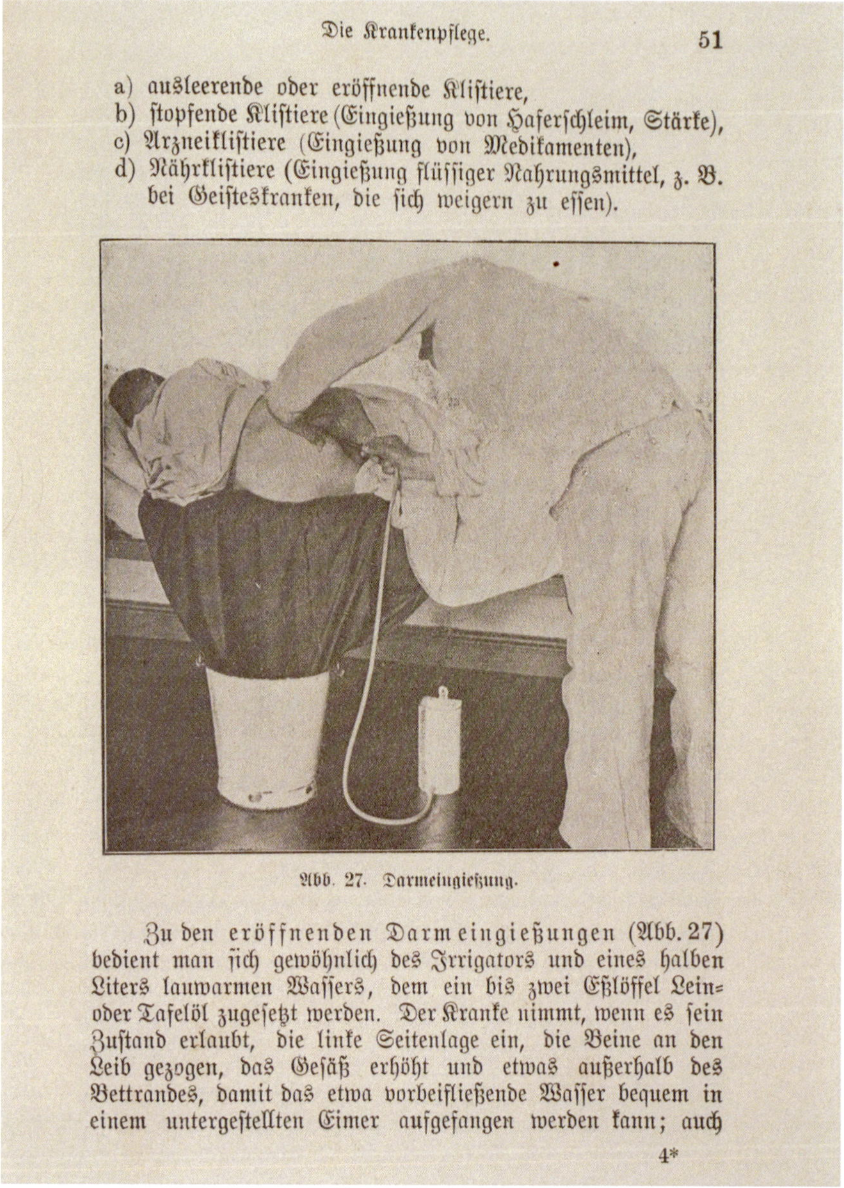

Die Krankenpflege. 51

a) ausleerende oder eröffnende Klistiere,
b) stopfende Klistiere (Eingießung von Haferschleim, Stärke),
c) Arzneiklistiere (Eingießung von Medikamenten),
d) Nährklistiere (Eingießung flüssiger Nahrungsmittel, z. B. bei Geisteskranken, die sich weigern zu essen).

Abb. 27. Darmeingießung.

Zu den eröffnenden Darmeingießungen (Abb. 27) bedient man sich gewöhnlich des Irrigators und eines halben Liters lauwarmen Wassers, dem ein bis zwei Eßlöffel Lein- oder Tafelöl zugesetzt werden. Der Kranke nimmt, wenn es sein Zustand erlaubt, die linke Seitenlage ein, die Beine an den Leib gezogen, das Gesäß erhöht und etwas außerhalb des Bettrandes, damit das etwa vorbeifließende Wasser bequem in einem untergestellten Eimer aufgefangen werden kann; auch

4*

▶ **Abb. 9.9**

▶ **Abb. 9.9** Wassereingießung mit Irrigator, in: Ludwig Scholz, *Leitfaden für Irrenpfleger*, Halle 1912, S. 51, Abb. 27 (mit freundlicher Genehmigung)

beschrieb Flegel seine Aufgabe als schaffender Künstler und Raumbildner als das »Schönste u. Höchste was deutsch u. französische Akademien lehrten modernisirt nach eigenem Emfinden« wiederzugeben. Er sieht die Aufgabe des Künstlers darin, das, »was des Menschen Herz beseelt«, zu gestalten. »Des Malers Hand wird gar oft in den Dienst von Dingen gestellt, die eigentlich durchaus nicht berufen sind, durch Gottesbegnadete Seher m. Palette u. Pinsel künstlerisch darzustellen. Die Kraft der Gestaltung dringt in die entferntesten Schlupfwinkel und es erübrigt sich das graue Elend nicht krass genug zur Darstellung gelangen zu lassen.«

Demnach kann Flegel das »graue Elend« seines Anstaltsaufenthaltes nur in einem Sittengemälde mit versteckten Hinweisen auf die unappetitliche Realität zum Ausdruck bringen. Auch in der aus der Sittenmalerei entwickelten holländischen Genremalerei wurden alltägliche Szenen wiedergegeben, hinter denen sich eine moralische oder allegorische Aussage verbarg. Die Alltagsszenen basierten oft auf der Visualisierung von Theaterstücken oder Sprichwörtern, wie es beispielsweise im Werk von Jan Steen (1626–1679) häufig zu finden ist. Flegel lehnt seine Kritik am sitten- und anstandslosen Anstaltsalltag an kunsthistorischer Tradition an – modernisiert nach eigenem Empfinden.

▶ **Tafel 9.9** **»Sittengemälde I. Aufzug«**, 1914
Bleistift auf Papier
31,7 × 23 cm
Inv.Nr. 1693 recto (© Sammlung Prinzhorn)

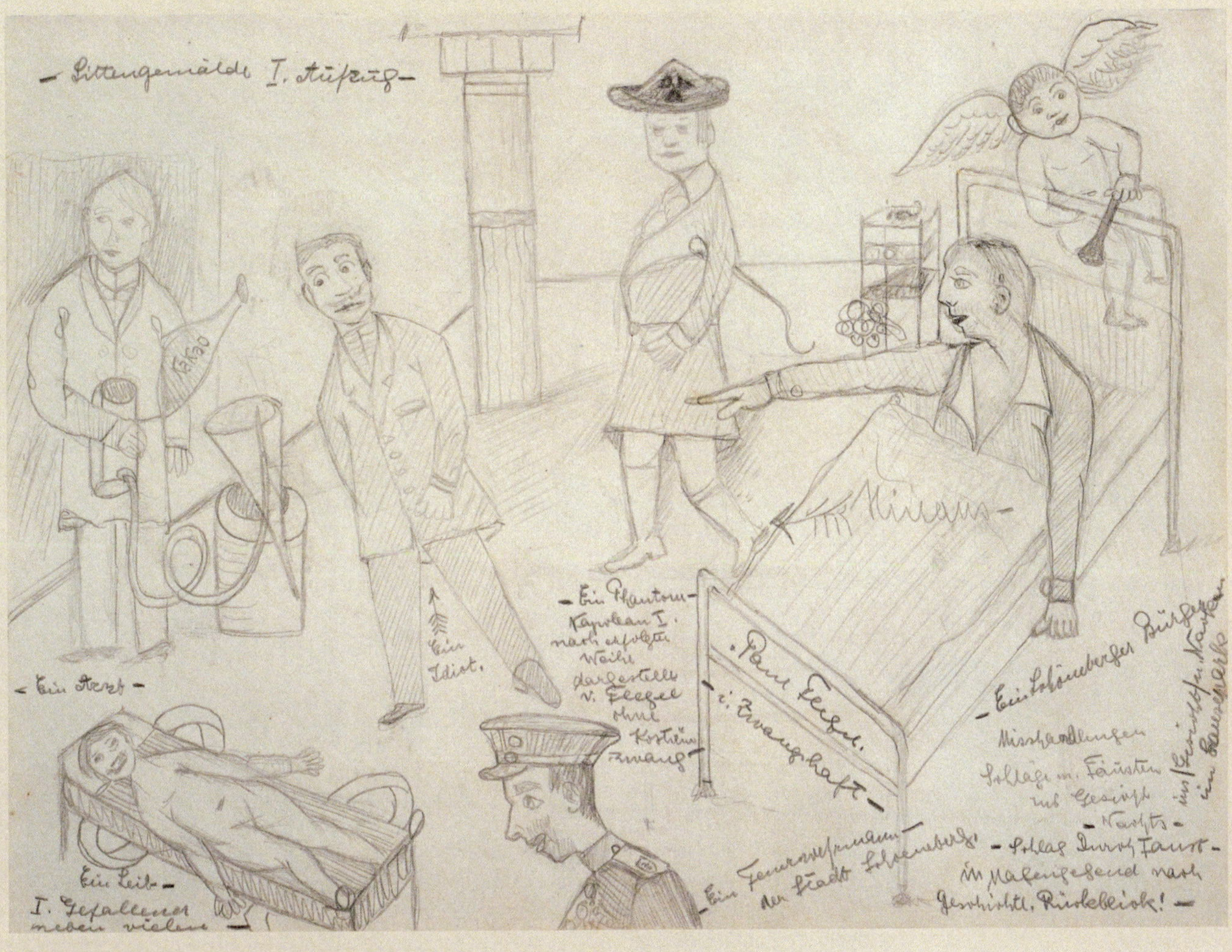
Sittengemälde I. Aufzug
Ein Arzt
Ein Idiot
Ein Phantom-Kaplan I. nach erfolgter Weihe dargestellt v. Flegel ohne Kostüm Zwang
Paul Flegel i. Zwangshaft
Mißhandlungen
Schläge m. Fäusten ins Gesicht
Nachts
Schlag durch Faust in Magengegend nach Geschichte. Rückblick!
Ein Feuerwehrmann der Stadt Schöneberg
Ein Leib
I. Gefallener neben vielen

▸ **Tafel 9.9**

Friedrich Leonhard Fent

(Kempten 3.8.1867–19.6.1927 Anstalt St. Jürgen Asyl Bremen-Ellen)
Malermeister, Musterzeichner
Anstalt: St. Jürgen Asyl Bremen-Ellen 1908–1927
Diagnosen: hysterische Gefängnispsychose, Schizophrenie

»Heute ist ein Jahr verflossen, seit ich die hohe Ehre genoß – in hiesige Anstalt wohlbehalten eingeliefert zu werden«

»Zur 1. Jahres-Feier im: ›Verwahrungshaus‹ des St. Jürgen-Asyl's, Ellen d. 13. Nov. 1910«, schrieb der Schildermaler Fent auf die große Banderole seines Jubiläumsblattes und platzierte auf einer Enzianschnapsflasche dazu »Ein herzliches ›Prosit‹!« (▸ Tafel 9.10).

Laut Krankenakte war er auf den Tag genau ein Jahr zuvor aus der Männerabteilung des St. Jürgen Asyls in das »Verwahrungshaus für verbrecherische Kranke« verlegt worden. Dieses hatte nicht nur vergitterte Fenster, sondern unterschied sich auch sonst wesentlich von den anderen Gebäuden des zehn Kilometer von Bremen entfernten Anstaltsgeländes im Dorf Ellen. Zum Beispiel durch zehn zusätzliche Isolierzimmer mit »gefängnisartigen festen Türen«.[26] »Der ›Klinik‹ wie – der ›Staatsanwaltschaft‹ der ganzen Verw[altung] & Pflegerschaft meine bestreservierten Glück-Wünsche!«, pinselte Fent in kalligrafischer Schönschrift auf das Blatt und fuhr ironisch fort: »In Erinnerung meiner ›unschuldig‹ erlittenen Gefangenschaft!!! Gewidmet: Herrn Oberpfleger Baule – in dankender Anerkennung der guten Pflege!!!!«

Dass man den Insassen des Verwahrungshauses besonders »gute Pflege« angedeihen ließ, liegt nahe. Eine Verlegung ins Verwahrungshaus drohte nicht nur kriminellen, sondern als Strafmaßnahme auch unkooperativen und arbeitsunwilligen Kranken, wie aus Fents Krankenakte hervorgeht. Auf dem Jubiläumsblatt stellt sich der Insasse in Narrenkostüm und -kappe dar, einem Polizisten in Uniform eine lange Nase zeigend. Mit dem Finger weist der Vertreter der Staatsgewalt anklagend auf den Narren Fent, kann aber nichts gegen ihn ausrichten, wie die zitierten Paragrafen »§§ 50–53« andeuten. Diese Paragrafen des Strafgesetzbuchs alter Fassung beziehen sich auf Gründe, welche Strafe ausschließen oder mildern. § 51 behandelt den Fall der »Zurechnungsunfähigkeit«: Eine strafbare Handlung liegt nicht vor, wenn der Täter »sich in einem Zustande von Bewußtlosigkeit oder krankhafter Störung der Geistesthätigkeit befand, durch welchen seine freie Willensbestimmung ausgeschlossen war.« § 52 ordnet Straflosigkeit für den Fall an, dass »der Täter durch unwiderstehliche Gewalt […] zu der Handlung genötigt worden ist«. § 53 behandelt Notwehr. Fent, der wegen eines Sittlichkeitsdelikts an seiner Stieftochter zu dreieinhalb Jahren Haft verurteilt worden war, wähnte sich unschuldig und unrechtmäßig verurteilt (▸ Tafel 2.2–2.4 und ▸ Tafel 8.11). Am Tag seiner Einweisung gab er laut Krankenakte an, dass er in Ellen

▸ **Tafel 9.10** **»Zur 1. Jahres-Feier im ›Verwahrungshaus‹ des St. Jürgen-Asyl's«**, 13.1.1910
Feder auf Zeichenkarton
28,9 × 36 cm
Inv.Nr. D 750/23 (1988)
(© Sammlung Prinzhorn)

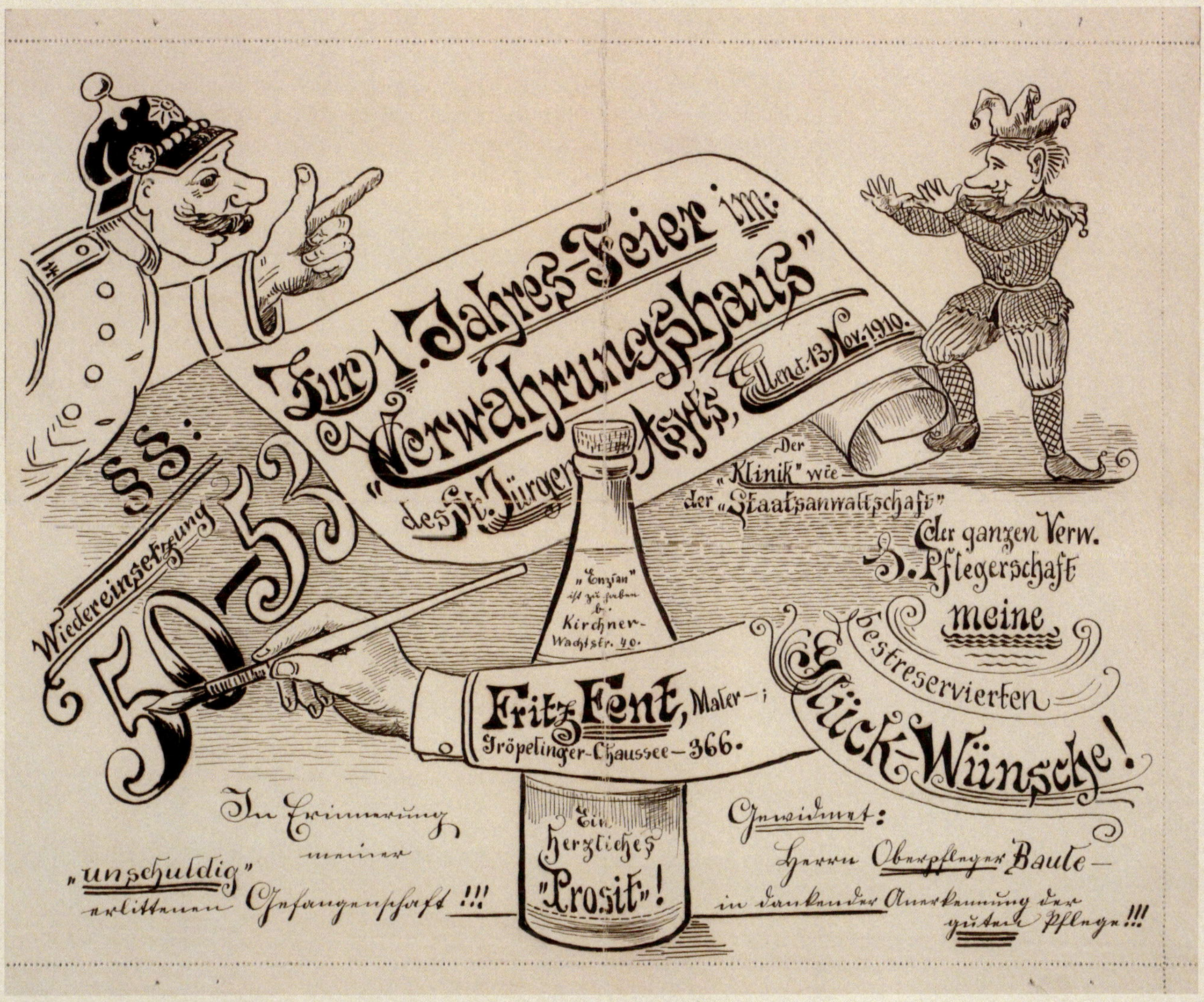
Zur 1. Jahres-Feier im: „Verwahrungshaus" des St. Jürgen Asyls, Ellen d. 13. Nov. 1910.
SS: 50–53
Wiedereinsetzung
Der „Klinik" wie der „Staatsanwaltschaft"
der ganzen Verw. u. Pflegerschaft meine bestreservierten Glück-Wünsche!
„Enzian" ist zu haben b. Kirchner-Wachtstr. 40.
Fritz Fent, Maler-i
Gröpelinger-Chaussee-366.
Ein herzliches „Prosit"!
In Erinnerung meiner „unschuldig" erlittenen Gefangenschaft !!!
Gewidmet: Herrn Oberpfleger Baute – in dankender Anerkennung der guten Pflege!!!

▶ Tafel 9.10

hypnotisiert worden sei und für seine Taten nicht verantwortlich gemacht werden könne, da er ja nicht gewusst habe, was er tat. Zu den Paragrafen notierte er zusätzlich das Wort »Wiedereinsetzung«. Dabei handelt es sich um eine Forderung, die er im Laufe seines Anstaltsaufenthaltes nach Ablauf seiner offiziellen Haftzeit mehrmals Klinik und Staatsanwaltschaft gegenüber erheben sollte. Am 15. September 1911 erbat er – seine Entlassung erwartend – im Amtsblatt die Veröffentlichung folgender »Bekanntmachung«: »Der – am 7. März 1908 – ›justizirrtümlich‹ auf Indizien-Beweise zu 3 Jahr & 6 Monaten verurteilte Malermeister Fritz Fent, Gröpelingen –, ist vom hiesigen Gericht ›freigesprochen‹. Nach § 50 der Wiedereinsetzung – ist sein Name aus den Straf-Registern gelöscht – & er mit der bis 1908 gesetzl. zuständigen Entschädigung seiner ›Familie‹ wie seinem ›Berufe‹ zurückgegeben. Durch diese Veröffentlichung ist seine Ehre hiermit wieder hergestellt.«

Bereits vor seiner Verlegung ins Verwahrungshaus listete Fent »zum 1. April 1909« in einem Brief an den Arzt Dr. Bolte penibel auf, wo und wie lange er das erste Jahr im St. Jürgen Asyl untergebracht war: »Heute ist ein Jahr verflossen, seit ich die hohe Ehre genoß – in hiesige Anstalt wohlbehalten eingeliefert zu werden. Nach erfolgter Diagnose des Herrn Dir. (auf einfachen Wahnsinn lautend – durchlebte ich mit großer Aufmerksamkeit – (je nach d. scheinbaren Symptomen –) folgende Glanz=Perjoden«.

Inv.Nr. 750/8 fol. 1 recto
[In Klammern entsprechende Angaben aus Fents Krankenakte]

»Im kleinen Wachsaal …	*= 2 Wochen,* [Einweisung 31.3.1908 Wachsaal IIIb]
Im Tages-Raum …	*= 4 Wochen,*
In Oslebshausen …	*= ½ Woche, (?)* [27.–29.5.1908: 2 Tage Strafanstalt Oslebshausen]
Im großen Wachsaal	*= ½ Woche,* [wird nach Wachsaal III verlegt]
Im Tages-Raum…..	*= 1 Woche,*
Im großen Wachsaal…..	*= 4 Wochen,*
Unten separat….	*= 2 Wochen,*
Oben separat….	*= 16 ½ Wochen* [1.8.1908 schläft und liegt oben im Separatzimmer]
Im Tages-Raum …..	*= 4 Wochen,*
In Zelle…..	*= 9 Wochen,*
Im Tages-Raum…..	*= 2 Wochen,*
In Zelle………	*= 7 Wochen.«*

– Suma = 52 ½ Wochen bis Sonnabend d. 3. April 09.

Fents Auflistung endet mit »Suma = 52 ½ Wochen bis Sonnabend d. 3. April 09«.

Er blieb bis zu seinem Tod am 19.6.1927 im St. Jürgen Asyl und wurde trotz abgelaufener Haftstrafe im Januar 1927 wieder »in's Verwahrungshaus zurückverlegt weil er jegliche Arbeit für die Anstalt ablehnt und bei jeder Visite auf den Arzt schimpft«.

Seine Entlassung und »Rehabitilierung« hatte er immer wieder in Schreiben an die Klinikdirektion, die Staatsanwaltschaft und das Landgericht eingefordert. Auch mit seinem an die Klinikverwaltung gerichteten Jubiläums-Karikaturblatt konnte er seine »›unschuldig‹ erlittene Gefangenschaft« nicht beenden.

Max Junge

(Lebensdaten unbekannt)
Anstalt: Anstalt Kloster Leubus [heute Lubiąż, Polen]
1918/1919
Diagnose: Dementia praecox

»Erkennt ihr den Irrtum in Psychiatrie«

Max Junge gibt Rätsel auf: Seine Lebensdaten sind nicht bekannt, eine Krankenakte ist nicht erhalten. Lediglich ein Aufenthalt in der Anstalt Kloster Leubus an der Oder in Niederschlesien (heute Lubiąż, ► Abb. 1.3), vermutlich zwischen Oktober 1917 und Dezember 1919, kann anhand von Datierungen seiner Briefe, Postkarten, Collagen, Papierkunstwerke und Zeichnungen nachgewiesen werden. In seinen Texten finden sich die Namen seiner Eltern: die Mutter Clara, geb. Lehmann; der Vater J. Karl. G. Junge, ein Seifensiedermeister aus Reichenbach in der Ober-Lausitz, Landkreis Görlitz, Schlesien. Im März 1918 richtete Max Junge ein Schreiben an seinen Sohn Paul, den er im Krieg in Frankreich wähnte, unsicher, ob dieser seine Briefe erhalten habe. Seine Ehefrau und weitere Familienmitglieder bleiben bis auf die Andeutung eines Bruders unerwähnt.

Junge könnte dem Dadaismus jener Jahre zugerechnet werden: Er entwarf enigmatische Text- und Bildcollagen, puzzelte mit Zeichen und Satzfragmenten, bastelte dreidimensionale Papierkunstwerke und operierte in und mit verschiedenen Bild- und Bedeutungsebenen. Sein »MATERIAL IN ALLEGORISCHEM SCHRIFTWERK«[27] sollte zum Beweis seiner »Denktätigkeit im Verschwiegenen« und als Anschauungsmittel für »psychiatrische Studien am Lebenden« dienen. Um sicherzugehen, dass die Psychiater seine Überlegungen zur Kenntnis nahmen, sandte er diese, wohl der Zensur bewusst, als »EXCEPTIONALBRIEF«[28] an die Mutter – aber »in Wirklichkeit für [...] Dr. Fünfstück, gleichsam [als] EINE MIKROSKOPISCHE DARSTELLUNG [...] DER GEDANKEN VON M.J.R« bestimmt. M.J.R kann als Personalpronomen, aber auch als Abkürzung der Namensinitialen Max Junge gelesen werden, mit einem königlichen Rex endend (Ein IMPERATOR REX findet sich einmal als Absendervermerk). Junge schrieb nicht nur dem dienstleitenden Oberarzt Dr. Fünfstück, sondern auch dem Anstaltsdirektor Sanitätsrat Dr. Alfred Linke (von 1919 bis zu seinem Tod 1928 Direktor in Leubus) und dessen Vorgänger Johannes Dinter (1862–1937), und führte Unterredungen mit dem Abteilungsarzt Dr. Flemming. Immer wieder lässt sich trotz des devot-höflichen Korrespondenztons Kritik an der Psychiatrie herauslesen. So erinnert der Patient den »scharfsinnigen Psychiater im öffentlichen Dienst, [sich] jederzeit der vollen Schwere aller VERANTWORTUNG bewusst [zu] bleiben«.

Die ihn behandelnden Psychiater stellte er auf die Probe und forderte sie als »Männer der Wissenschaft« in einem Silben-Schachrätsel (Rösselsprungrätsel) zur Lösung ihrer Aufgaben heraus (► Abb. 9.10). Falls einem der Ärzte die Entschlüsselung der Geheimbotschaft gelungen sein sollte (die Wortsilbenkombination folgt in der Regel dem Springer-Zug, ► Tafel 9.11), sah er sich u. a. mit der subversiven Frage: »ERKENNT IHR DEN IRRTUM IN PSYCHIATRIE« konfrontiert.[29]

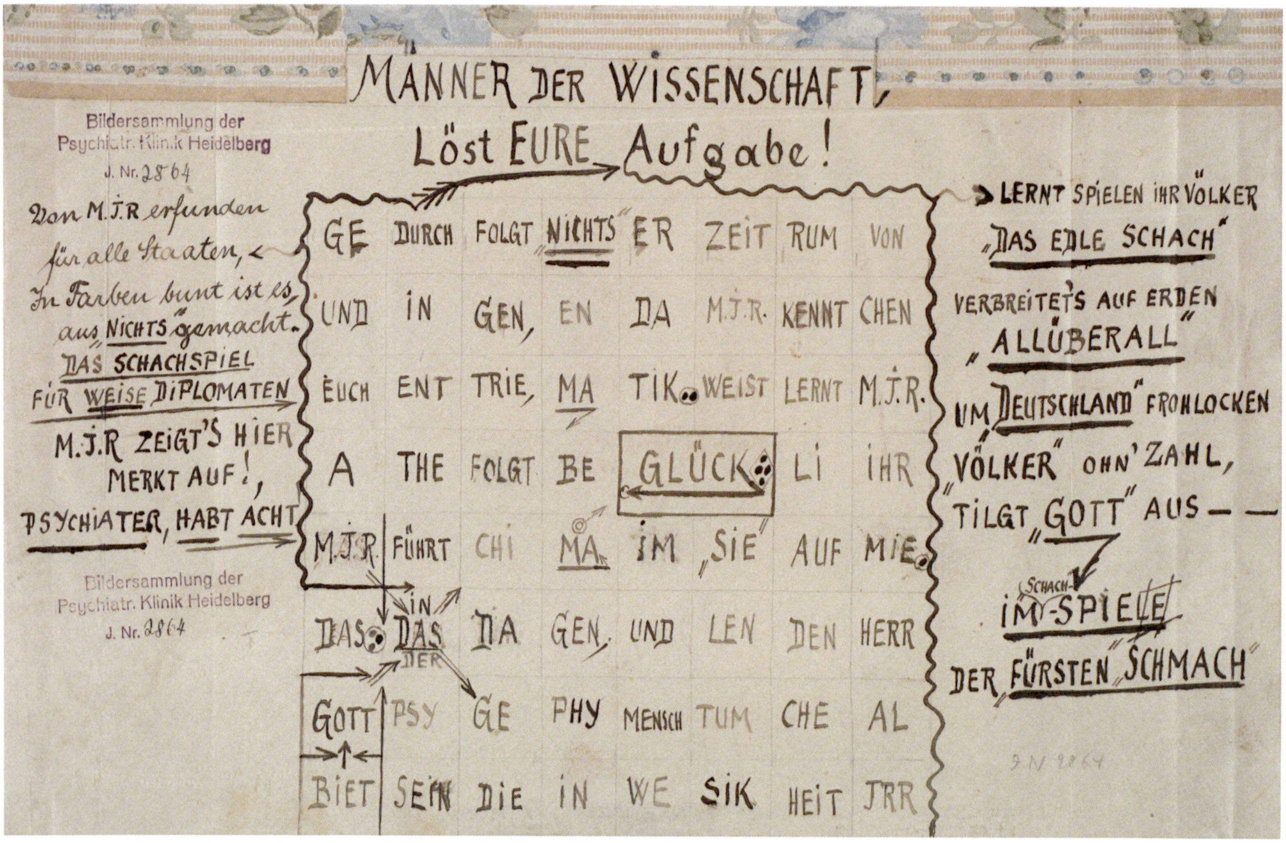

► **Abb. 9.10**

► **Abb. 9.10** **»Männer der Wissenschaft, Löst Eure Aufgabe!«**, 1918–1919
Feder in Schwarz, Bleistift auf Umschlag aus Aktenpapier u. Tapete
21 × 32,9 cm
Inv.Nr. 2864 (© Sammlung Prinzhorn)

Inv.Nr. 2864
»MÄNNER DER WISSENSCHAFT, Löst EURE Aufgabe!
Von M.J.R. erfunden für alle Staaten, In Farben bunt ist es, aus ›NICHTS‹ gemacht.
DAS SCHACHSPIEL FÜR WEISE DIPLOMATEN M.J.R. ZEIGT'S HIER
MERKT AUF! PSYCHIATER, HABT ACHT

LERNT SPIELEN IHR VÖLKER
›DAS EDLE SCHACH‹
VERBREITET'S AUF ERDEN
›ALLÜBERALL‹
UM ›DEUTSCHLAND‹ FROHLOCKEN
›VÖLKER‹ OHN' ZAHL
TILGT ›GOTT‹ AUS – –
IM ›SCHACH‹-SPIELE
DER ›FÜRSTEN‹ ›SCHMACH‹

Auflösung des Silben-Schachrätsels: Silbenreihenfolge 1–64:
»DURCH EUCH FOLGT M.J.R IN DAS GEBIET DER PHYSIK UND CHEMIE,
LERNT VON M.J.R NICHTS IN MATHEMATIK.
›SIE‹ BEWEIST IM DASEIN DAS GLÜCK.
ERKENNT IHR DEN IRRTUM IN PSYCHIATRIE
UND FOLGT DARUM MIR AUF ALLEN WEGEN,
FÜHRT GOTT DIE MENSCHHEIT HERRLICHEN ZEITEN ENTGEGEN«

Inv.Nr. 2857 recto
»›ALLES‹ IN EINER WOLKE VON M.J.R ›NICHTS‹ DER TOTE PUNKT IM OSTEREI.
ALLES IN RUHE
NICHTS IN BEWEGUNG
WO GOTT GEWOGEN UND ZU LEICHT BEFUNDEN!

► **Tafel 9.11** Detail aus **»Männer der Wissenschaft, Löst Eure Aufgabe!«** (► Abb. 9.10) (© Sammlung Prinzhorn)

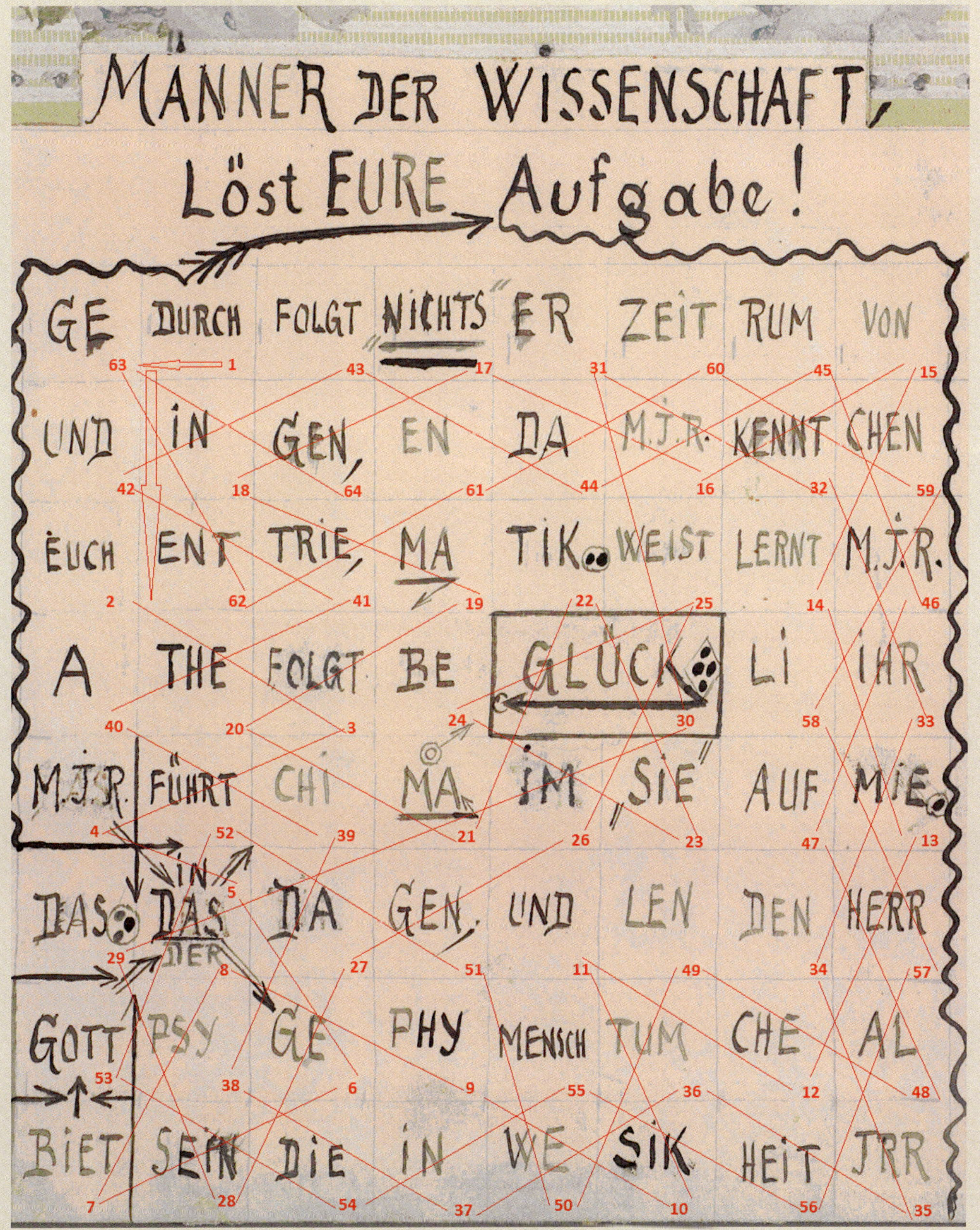
MANNER DER WISSENSCHAFT,
Löst EURE Aufgabe!
GE DURCH FOLGT NICHTS ER ZEIT RUM VON
UND IN GEN, EN DA M.J.R. KENNT CHEN
EUCH ENT TRIE, MA TIK WEIST LERNT M.J.R.
A THE FOLGT BE GLÜCK LI IHR
M.J.R. FÜHRT CHI MA IM SIE AUF MIE
DAS DAS DA GEN, UND LEN DEN HERR
GOTT PSY GE PHY MENSCH TUM CHE AL
BIET SEIN DIE IN WE SIK HEIT JRR

► **Tafel 9.11**

Inv.Nr. 2857 [recto, aufgeklappt]
Quid quid agis,
prudenter agas
et
respice finem
PSYCHIATER !
Wenn DU M.J.R Unrecht hast als MENSCH getan – mitnichten gräme Dich. – Doch klagt Dein ärztliches Gewissen SELBST Dich an; – spricht GOTT für mich, – dann vor M.J.R; – der in Person ICH SELBST ES BIN, – PSYCHIATER schäme Dich. – M.J.R. hegt, gleich GOTT und Dir im Leben geheim SEINE GEDANKEN. ICH DENKE; tu So ›NICHTS‹; will als MENSCH mit Menschen mich nicht zanken.
Ich schreibe, um ›NICHTS‹ für Dich, PSYCHIATER Dir selbst
fortan So ›NICHTS MEHR‹,
darum laß ich MEIN PAPIER auf der (letzten) GEGEN-SEITE leer. Durch ›ALLES‹ zeigt SEIN WISSEN M.J.R. –
ER zeigt dir ›NICHTS‹ IM RÄTSELKERN. Ich selbst ich bitt' ›IN NICHTS MEHR‹ DICH, bitt' ich:
›PSYCHIATER BLEIB M.J.R. FERN.‹
Ich unterzeichne diese Bitte mit meines Namens Schwunge, und zeichne mich Dir gegenüber,
Hochachtungsvoll
Max Junge
P.S. zum Schluss in ›NICHTS‹ sag ich
HIER DANK,
fühl' ich mich doch
IN NICHTS MEHR
krank.
HAB' ACHT! MERK DIR ALLES FÜR DEIN STUDIUM:
Tres facent collegium wend dich um
[Rand links unten]
Mai 31 Tage 1919.
DER MALMUNG-STOEF
DIE MALMUNGS ZEIT
[Rand links]
Wer FÜR SICH lebt, SELBST arm IST an irdischem GUT – zeig' SEINEN REICHTUM in BESITZ VON GEIST durch MUT.«

Auf einem anderen collagierten Blatt notierte Junge »PSYCHIATER BLEIB M.J.R. FERN.« und versteckte eine zusätzliche Warnung: Die Worte »WO GOTT GEWOGEN UND ZU LEICHT BEFUNDEN!« (▶ Abb. 9.11) spielen auf den unheilbringenden Menetekel-Spruch an, der dem prunksüchtigen König Belsazar auf seiner Palastwand erschienen war. Keiner seiner Gelehrten war imstande gewesen, ihn zu entschlüsseln, bis es schließlich dem Propheten Daniel gelang, die Worte als Ankündigung von Belsazars bevorstehendem Tod zu deuten. Der König, der den Zorn Gottes auf sich gezogen hatte, starb noch in derselben Nacht. Junge spricht hier als Prophet eine Drohung an die sich nicht gottgefällig verhaltenden Psychiater aus. Unterhalb der aufgefalteten Menetekel-Collage (▶ Tafel 9.12) ist eine weitere Botschaft verborgen: »Quidquid agis, prudenter agas et respice finem«: »Was auch immer du tust, tu es klug und bedenke die Folgen« (Äsop Fabel 78/Jesus Sirach 7,36).

Im unteren Bereich des Textblattes richtet Junge erneut das Wort an den Arzt: »PSYCHIATER! Wenn DU M.J.R Unrecht hast als MENSCH getan – mitnichten gräme Dich. – Doch klagt Dein Ärztliches Gewissen SELBST Dich an; – spricht GOTT für mich, – dann vor M.J.R; – der in Person ICH SELBST ES BIN, – PSYCHIATER schäme Dich. –«

Der Text schließt mit einem Reim, der seine Krankheit gewitzt in Frage stellt: »Ich unterzeichne diese Bitte mit meines Namens Schwunge, und zeichne mich dir gegenüber, Hochachtungsvoll Max Junge P.S. zum Schluss in ›NICHTS‹ sag ich HIER DANK, fühl' ich mich doch IN NICHTS MEHR krank.«

▶ **Tafel 9.12** »›**ALLES**‹ **IN EINER WOLKE VON M.J.R., PSYCHIATER BLEIB M.J.R FERN**«, Mai 1919
Papier- und Stoffcollage, Feder in Rot und Schwarz auf Papier
33 × 21,1 cm
Inv.Nr. 2857 recto (aufgeklappt)
(© Sammlung Prinzhorn)

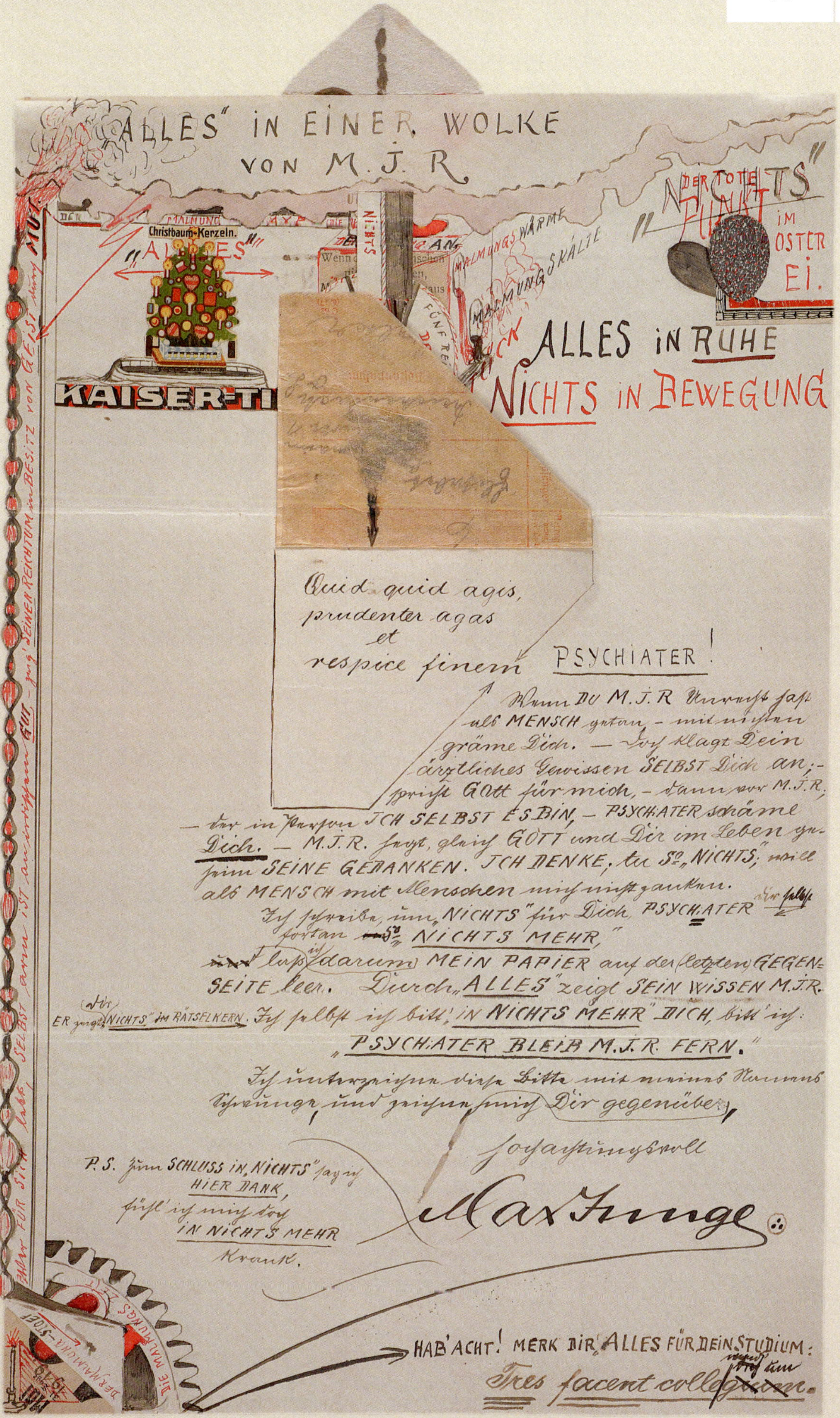
„ALLES" IN EINER WOLKE VON M.J.R

„NICHTS" DER TOTE PUNKT IM OSTER EI.

ALLES IN RUHE NICHTS IN BEWEGUNG

Quid quid agis, prudenter agas et respice finem

PSYCHIATER!

Wenn DU M.J.R Unrecht hast als MENSCH getan, – mit nichten gräme Dich. – Doch klagt Dein ärztliches Gewissen SELBST Dich an; – preist GOTT für mich, – dann vor M.J.R, – der in Person ICH SELBST ES BIN, – PSYCHIATER schäme Dich. – M.J.R. hegt, gleich GOTT und Dir im Leben [illegible] SEINE GEDANKEN. ICH DENKE, der So „NICHTS," will als MENSCH mit Menschen mich nicht zanken.

Ich schreibe, um „NICHTS" für Dich, PSYCHIATER fortan So „NICHTS MEHR," ich lass darum MEIN PAPIER auf der letzten GEGENSEITE leer. Durch „ALLES" zeigt SEIN WISSEN M.J.R. ER zeigt Dir „NICHTS" im RÄTSELKERN. Ich selbst ich bitt' „IN NICHTS MEHR" DICH, bitt' ich:

„PSYCHIATER BLEIB M.J.R. FERN."

Ich unterzeichne diese Bitte mit meines Namens Schwung, und zeichne mich Dir gegenüber,

Hochachtungsvoll

Max Runge

P.S. Zum SCHLUSS IN „NICHTS" sag ich HIER DANK, fühl' ich mich doch IN NICHTS MEHR krank.

HAB' ACHT! MERK DIR „ALLES FÜR DEIN STUDIUM: Tres faciunt collegium."

▸ Tafel 9.12

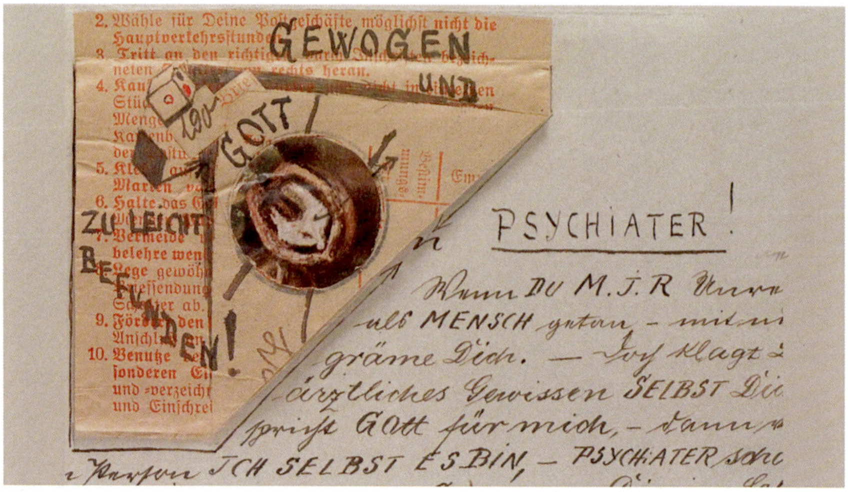

▶ Abb. 9.11

▶ **Abb. 9.11** »**WO GOTT GEWOGEN UND ZU LEICHT BEFUNDEN!**«
Detail aus »›**ALLES**‹ **IN EINER WOLKE, PSYCHIATER BLEIB M.J.R FERN**« ▶ Tafel 9.12
Inv.Nr. 2857 recto (© Sammlung Prinzhorn)

Junge suchte immer wieder den Dialog mit den Ärzten. Eine schwarz-weiße Fotopostkarte, die einen Jagdhund in der Landschaft zeigt (▶ Tafel 9.13), verwendete Junge für eine anspielungsreiche Foto-Text-Collage: Er schnitt die Vorderhälfte des Hundes heraus und gestaltete sie zeichnerisch um. Indem er in die Körpermitte des Hundes einen rot-weiß-gestreiften Zirkusreifen einsetzte, entsteht der Eindruck, der Hund sei im Begriff, durch den Reifen zu springen. Dazu brachte Junge folgende »E.G.O«-Botschaft an Psychiater handschriftlich am rechten Bildrand unter: »Wahren Sie die, um mich SELBST von M.J.R. streng gezogene GRENZE, denn E.R. geht mit PSYCHIATERN nicht HIN und HER, und macht mit IHNEN keine langen TÄNZE«.

Der Hinterleib des Hundes ist mit »MAX« signiert. Ist der Autor Max Junge »auf den Hund gekommen«? Mit seiner Bild-Text-Botschaft verwahrt er sich dagegen, wie ein dressiertes Tier nach der Pfeife der Psychiater zu tanzen und durch deren Reifen »HIN und HER« zu springen. Der Hund streckt mit einem lautmalerischen »BAEEH« die Zunge heraus, auf der Brust stolz seine »E.G.O«-Marke tragend. Auf den Reifen setzte Junge ein kurzes Buchstaben-Rätsel: Zwischen A und O – dem Anfang und dem unendlichen Omega des Reifens bzw. Kreislaufes –, spannte Junge die Notiz »DIE BRINGERIN« ein. Bringt sie, den Buchstaben »M« auf der Unterseite des Reifens apportierend, ein liebendes »A-M-O« hervor? In die Ohren des Hundes sind die Buchstaben »E« und »R« eingeschrieben. Liebt ER die von ihm selbst »streng gezogene Grenze«, die er durch rot-weiße Streifen warnend als »Absperrband« markiert und die ihn die Würde wahren lässt? Der Betrachter rätselt und findet am rechten oberen Bildrand das Wort »ROGATE«. Rogate (lat. betet/bittet) ist der fünfte Sonntag nach Ostern, auch Bittsonntag oder »Vocem jucunditatis« genannt: »Verkündet es jauchzend, damit man es hört!« (Jesaia 48, 20).

Auf der Rückseite der Postkarte findet sich eine genaue Datierung: »geschrieben zum 26./27. V 1919«. Das war Montag auf Dienstag nach dem Bittsonntag Rogate, der 1919 auf den 25. Mai fiel. Die »Bitt-Postkarte« adressiert »den Direktor der Prov. Irren Anstalt zu Städtel Leubus S. H. Sanitätsrat Herrn Dr. Linke in Kloster Leubus a/O.« In einem gestelzt und umständlich formulierten Text betont Junge die wissenschaftliche Ernsthaftigkeit seines Anliegens und bittet schließlich den Klinikdirektor, ihm eine »UNTERREDUNG OHNE OHRENZEUGEN« zu gewähren. Junge bittet nach Rogate um Gehör zu seinen Bedingungen: als Kommunikationsangebot und Zwiegespräch auf Augenhöhe.

Auch die philosophische Tiefe seiner Gedanken, in denen immer wieder paradox anmutende Formulierungen von »Alles« und »Nichts« auftauchen (Er sieht IN NICHTS ALLES und fühlt sich »IN NICHTS über ALLES informiert«) und Junges umfassende Bildung und Belesenheit, die er mit lateinischen Zitaten und »längstvergessenem Schul-Französisch« unter Beweis stellt, mag als Versuch verstanden werden, den Ärzten zu zeigen, dass sie es mit einem gleichwertigen, intelligenten Gesprächspartner zu tun haben.

▶ **Tafel 9.13** »**ROGATE**«, 1919
Collage, Feder in roter und blauer Tinte auf Papier
8,5 × 12 cm
Inv.Nr. 2861 (© Sammlung Prinzhorn)

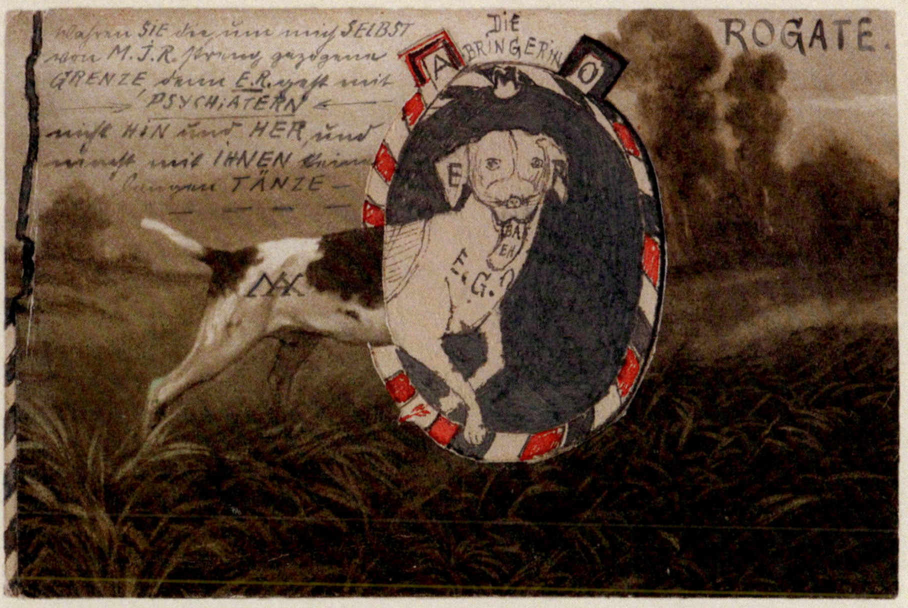
Wahren SIE die um mich SELBST
von M.J.R.
GRENZE denn E.R.
PSYCHIATERN
HIN und HER und
mit IHNEN
TÄNZE
DIE BRINGERIN
ROGATE.
E.G.

► **Tafel 9.13**

Stürmer

(Vorname unbekannt, ?–1908 Anstalt Eglfing München)
Anstalten: Anstalt Schloss Werneck ohne Jahr,
Anstalt Eglfing München bis 1908
Diagnose: Dementia praecox

»Stürmer 08 † gebildet Eglfing«

Der Anstaltsinsasse Stürmer mit der Diagnose »Dementia praecox (Schizophrenie)«[30] verstarb 1908 in der Heil- und Pflegeanstalt Eglfing bei München. Wir kennen weder seinen Vornamen noch biografische Daten. Eine Krankenakte ist nicht erhalten. Lediglich auf einer seiner Textcollagen findet sich die ärztliche Notiz »Stürmer 08 † gebildet Eglfing« (► Tafel 9.15). Vermutlich war Stürmer zuvor in der fränkischen Anstalt Werneck untergebracht. Auf diese nimmt er in seinen Texten in sarkastisch-satirischem Tonfall Bezug: »Hofceremonien in Werneck sind auch eine Transverirrung« (► Tafel 9.14 verso) oder: »Für unbefugten Missbrauch der Irrenanstalt Werneck, werden die Verwaltung derselben sowie der Landrat von Unterfranken nicht ermangeln, Dankadressen einzureichen soferne es noch nicht geschehen ist.« (► Tafel 9.15 recto).

Seine Bemerkung »27 Jahre lang Volksvergiftung – Genau 27 Jahre lang Entgiftungsarbeit; zusammen 54 Jahre« hat er mit der lateinischen Formel »Videant Consules!« abgeschlossen (► Tafel 9.14 verso).

Inv. Nr. 4087
[recto]
»Tempi passati.
Ganz recht – in's Irrenhaus gehörten Eure Thaten,
Weithin glanzvoll leuchtend, gerade wie Karfunkel.
Was bei diesen Künsten ich hatte mitzuraten,
Bleibt mir, wie Gottes Wege, unverstanden, Dunkel.

[verso]
Repeto: misericordia mea vobis permanet!
Links: 27 Jahre lang Volksvergiftung
Rechts: Genau 27 Jahre lang Entgiftungsarbeit; zusammen 54 Jahre.
Videant Consules!
Diogenes v. S. gieng einst am Tage mit der Laterne umher, um einen Menschen zu suchen; bei uns könnte er auf die Suche nach Männern gehen.
Das rechte Wort zur rechten Zeit Hätte Euch vom Alp befreit.
Hofceremonien in Werneck sind auch eine Transverirrung.«

► **Tafel 9.14** **»Tempi passati«/ »Repeto: misericordia mea vobis permanet!«**, vor 1909
Papiercollage und Feder in schwarzer Tinte auf braunem Packpapier
17,2 × 21,2 cm
Inv.Nr. 4087 recto und verso
(© Sammlung Prinzhorn)

Beziehen sich diese Jahresangaben womöglich auf Stürmers Anstaltsaufenthalte in Werneck und Eglfing? Spielt er mit Ver- und Entgiftung auf eine medikamentöse Behandlung an? Das von Stürmer zitierte lateinische Mahnwort lautet im Original vollständig »Videant consules, ne quid res publica detrimenti capiat.« –»Die Konsuln mögen darauf achten, dass der Staat keinen Schaden erleidet.«[31] Diese im alten Rom vom Senat ausgerufene Ermächtigung gab den beiden Konsuln im Notstand diktatorische Vollmacht.

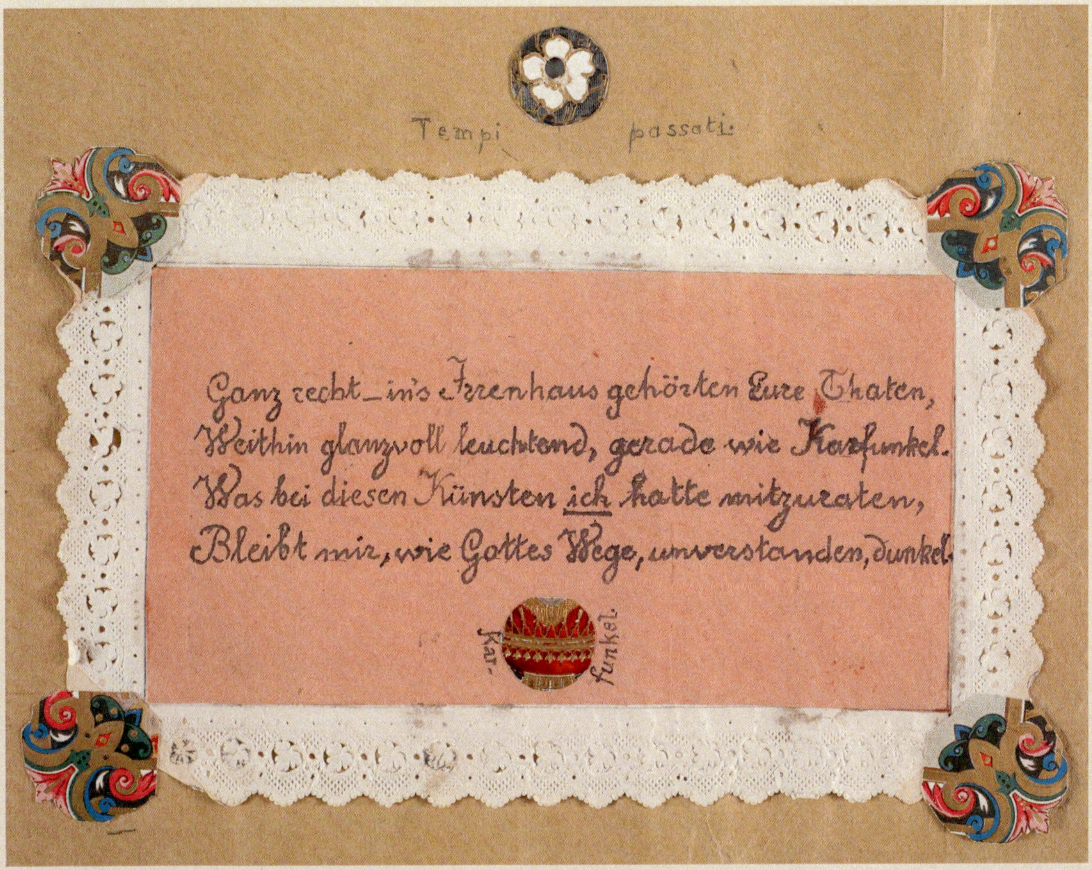
Tempi passati
Ganz recht – in's Irrenhaus gehörten Eure Thaten,
Weithin glanzvoll leuchtend, gerade wie Karfunkel.
Was bei diesen Künsten ich hatte mitzuraten,
Bleibt mir, wie Gottes Wege, unverstanden, dunkel.
Kar-funkel

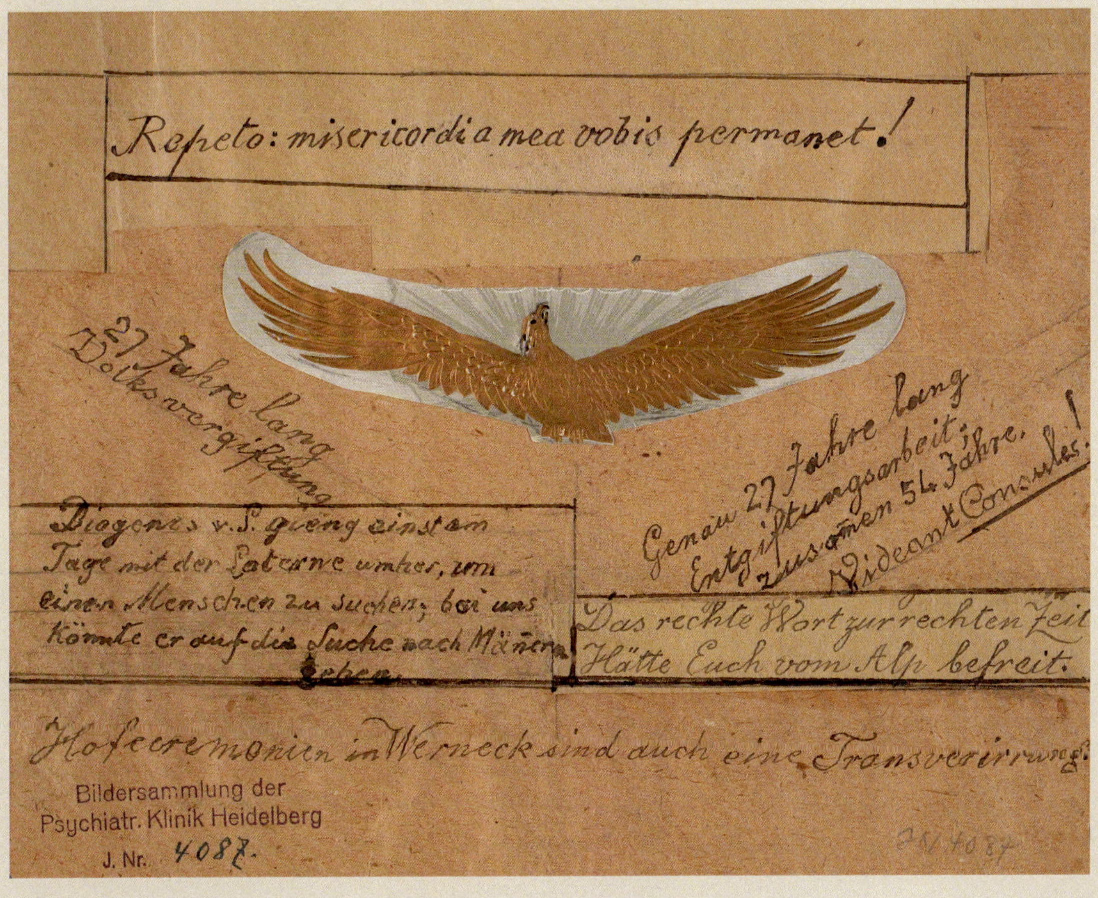
Repeto: misericordia mea vobis permanet!
27 Jahre lang Volksvergiftung
Genau 27 Jahre lang Entgiftungsarbeit; zusammen 54 Jahre.
Videant Consules!
Diogenes v. S. gieng einst am Tage mit der Laterne umher, um einen Menschen zu suchen; bei uns könnte er auf die Suche nach Männern gehen.
Das rechte Wort zur rechten Zeit
Hätte Euch vom Alp befreit.
Hofceremonien in Werneck sind auch eine Transverirrung.
Bildersammlung der
Psychiatr. Klinik Heidelberg
J. Nr. 4087.

▶ **Tafel 9.14**

Inv.Nr. 4088
[recto]
»1.) Für die in meinen verschiedenen Wohnungen ausgeübten Liebenswürdigkeiten, habe ich meinen Dank abgetragen. (intern.) Zahn um Zahn!
2.) Für die außerhalb meiner Behausungen nicht minder saftigen Leistungen fühlte ich mich gleichfalls verpflichtet, meinen Dankgefühlen Ausdruck zu geben. (extern.) Aug' um Auge! [Zahn um Zahn! und Aug' um Auge! Durch Striche verbunden und rechts außen beschriftet Nach der heilig. Schrift.]
3.) Für unbefugten Missbrauch der Irrenanstalt Werneck, werden die Verwaltung derselben sowie der Landrat von Unterfranken nicht ermangeln, Dankadressen einzureichen soferne es noch nicht geschehen ist.
Der freie Vogel und die Schlange der Lüge.
Die Lüge rächt sich an ihren Freunden.
Werft das Scheusal in die Wolfsschlucht!

[rechts unten]
SAMIEL zeigt den Weg
verte!

[verso]
Ihre Manen werden mich immer mahnen.
Umschrift: Ritterfaust mit dem Ehrenbanner

[links]
Rggs.Präsident Schilcher
in Landshut, dienstlich
u. ausserdienstl. notor.
ein sehr tüchtiger Mann,
war doch im richtigen
Fahrwasser, da er trotz
Unkengesangs sich nicht

[rechts]
irre machen ließ.
Er hatte ein richtigeres
Einsehen als der devote
Troß; er war eben
ein Mann, u. kein
Schranze.
Ich werde ihm ein re-
spectvolles Andenken
bewahren.

[im Rahmen]
Chacun est maître chez soi –
et la vie privée doit être
murée.
[Quoique toujours en vedette.]
[Jeder ist sein eigener Meister – und das Privatleben sollte geschützt sein. Auch wenn man sich als Star geriert.]
Nennt es Verschwörung, wenn Männer schwören, Männer sein zu wollen.«

► **Tafel 9.15 »Der freie Vogel und die Schlange der Lüge«/»Ihre Manen werden mich immer mahnen.«**, vor 1909
Papiercollage auf grauem Papier mit blau kaschiertem Rand, Feder in schwarzer Tinte
20,5 × 23,8 cm
Inv.Nr. 4088 recto und verso
(© Sammlung Prinzhorn)
Aufschrift von fremder Hand:
Stürmer 08 † gebildet Eglfing

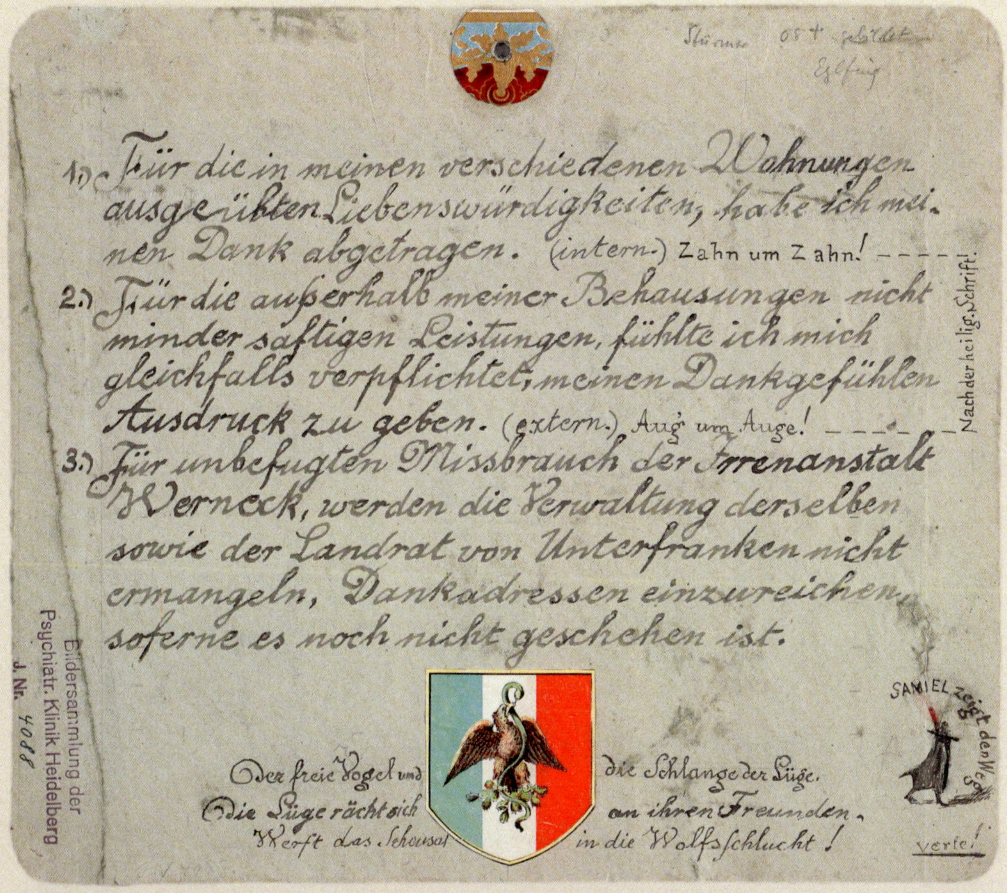

1.) Für die in meinen verschiedenen Wohnungen ausgeübten Liebenswürdigkeiten, habe ich meinen Dank abgetragen. (intern.) Zahn um Zahn! ----

2.) Für die außerhalb meiner Behausungen nicht minder saftigen Leistungen, fühlte ich mich gleichfalls verpflichtet, meinen Dankgefühlen Ausdruck zu geben. (extern.) Aug um Auge! ----

3.) Für unbefugten Missbrauch der Irrenanstalt Werneck, werden die Verwaltung derselben sowie der Landrat von Unterfranken nicht ermangeln, Dankadressen einzureichen, soferne es noch nicht geschehen ist.

Nach der heilig. Schrift!

Der freie Vogel und die Schlange der Lüge.
Die Lüge rächt sich an ihren Freunden.
Werft das Scheusal in die Wolfsschlucht!

SAMIEL zeigt den Weg
verte!

Bildersammlung der Psychiatr. Klinik Heidelberg J. Nr. 4088

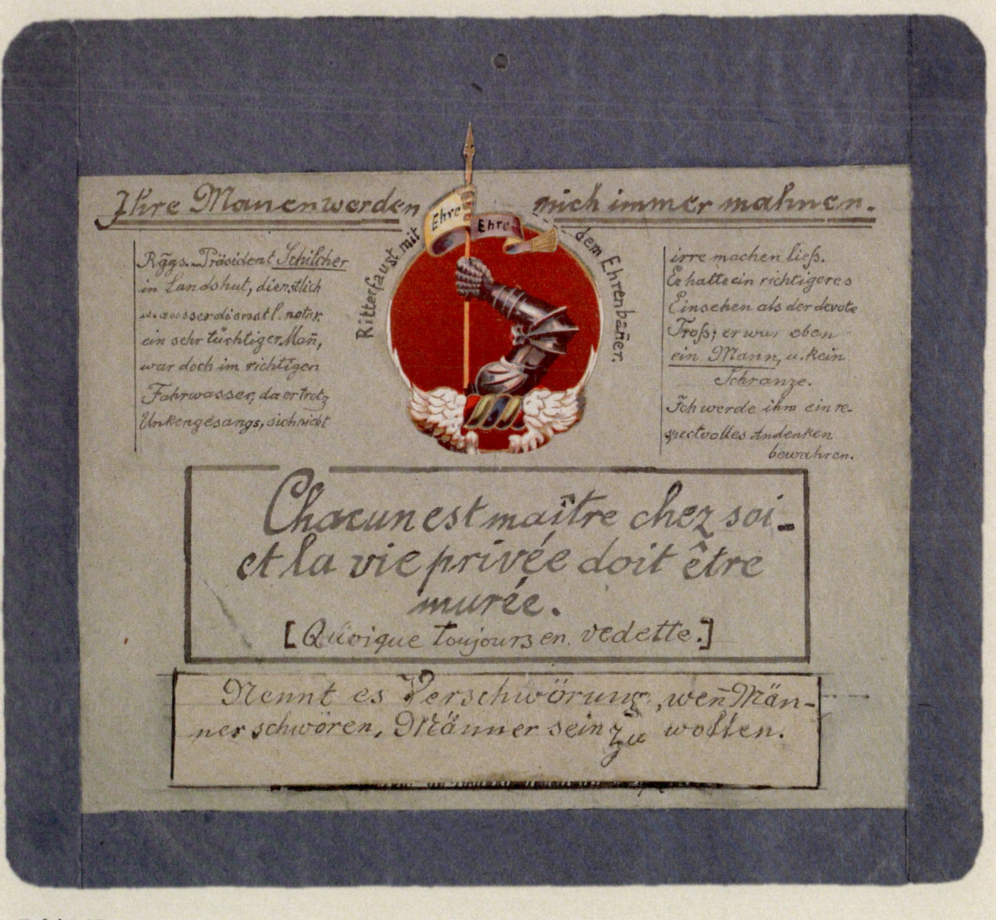

Ihre Manen werden mich immer mahnen.

Ritterfaust mit Ehre dem Ehrenbanner.

Ehre Ehre

Rggs.-Präsident Schilcher in Landshut, dienstlich u. ausserordentl. notir. ein sehr tüchtiger Mañ, war doch im richtigen Fahrwasser, da er trotz Unkengesangs, sich nicht irre machen ließ. Er hatte ein richtigeres Einsehen als der devote Troß; er war eben ein Mann, u. kein Schranze. Ich werde ihm ein respectvolles Andenken bewahren.

Chacun est maître chez soi et la vie privée doit être murée. [Quoique toujours en vedette.]

Nennt es Verschwörung, weñ Männer schwören, Männer sein zu wollen.

▸ Tafel 9.15

Unter anderem wurde das Verbot der Hinrichtung römischer Bürger aufgehoben. Setzt Stürmer etwa die Macht der Konsuln mit der von Psychiatern gleich? Auf der Vorderseite desselben Blattes reimt Stürmer über vergangene Zeiten – »Tempi passati« – einen Vierzeiler und verortet (historische?) Taten ins Irrenhaus: »Ganz recht – in's Irrenhaus gehörten Eure Thaten, Weithin glanzvoll leuchtend, gerade wie Karfunkel. Was bei diesen Künsten ich hatte mitzuraten, Bleibt mir, wie Gottes Wege, unverstanden, Dunkel.«

Sein eigenes Unverständnis verpackt er blumig dekoriert in einer Kartusche aus Tortenpapier. Auf der Rückseite dichtet er lapidar weiter: »Das rechte Wort zur rechten Zeit Hätte Euch vom Alp befreit.«

Mit der Übertitelung »Repeto: misericordia mea vobis permanet!« –»Ich versichere Euch: Mein Mitleid bleibt euch erhalten« – nimmt er eine distanzierte und leicht überlegene Haltung gegenüber der psychiatrischen Behandlung ein, der er sich unterzuordnen hatte. Unter dieses Motto klebte er einen goldenen Adler, der seine Schwingen über den Videant-Consules-Text ausbreitet. Ein goldener Adler war ein römisches Feldzeichen und schmückte als Ehreninsigne die Standarten römischer Legionen. Er kann als Symbol der Macht und des Kampfes gelesen werden.

Auf einem weiteren Blatt collagierte Stürmer erneut einen Adler, der auf einem Kaktus sitzt, eine sich windende Schlange mit Schnabel und Krallen haltend (▶ Tafel 9.15). Es handelt sich um das Bildmotiv der mexikanischen Nationalflagge, die auf den Gründungsmythos des Landes zurückgeht. Es ist ein archetypisches Bild, das antagonistische Pole wie Himmel und Erde oder Gut und Böse gegenüberstellt. Stürmer sieht Vogel und Schlange als Gegenspieler: Der Vogel ist frei, die Schlange Symbol des Teufels und der Lüge. Mit der Aufforderung, das Scheusal in die Wolfsschlucht zu werfen, spielt er auf die deutsche Nationaloper *Der Freischütz* an. Dort wird mit einigen Freikugeln ein Pakt mit dem Teufel Samiel geschmiedet. »SAMIEL zeigt den Weg«, schreibt Stürmer und fordert mit »verte!« den Leser zum Wenden des Blattes auf. Die Rückseite ist überschrieben mit »Ihre Manen werden mich immer mahnen«. Mit »Manen« spielt Stürmer auf Ahnen oder Geister von Toten an, die in der römischen Kaiserzeit mit Riten und Opfergaben besänftigt wurden.[32] Konnten die Totengeister nicht milde gestimmt werden, wurden sie zu bedrohlichen Gespenstern. Die Mahnung bezieht Stürmer also vermutlich auf die Unterlassung eines Opferritus oder einer Ehrerbietung.

Der Titel seiner Collage wird unterbrochen durch ein aufgeklebtes »Ehrenbanner«, das eine Ritterfaust in Rüstung hält. Es bezieht sich auf den Regierungspräsidenten Schilcher in Landshut, der als »sehr tüchtiger Mann […] trotz Unkengesangs sich nicht irre machen ließ«.

Der bayrische Verwaltungsbeamte Alois August Schilcher (1802–1877) hatte 1843 von Ludwig I. das Ritterkreuz, den Verdienstorden der Bayerischen Krone, erhalten und war somit »Ritter von Schilcher«. 1854 wurde er Regierungspräsident von Niederbayern. Wenn Stürmer dem Beamten Schilcher »ein respectvolles Andenken bewahren« wollte, ist es womöglich nach 1877, dem Todesjahr Schilchers, entstanden und als Ehrung seines Geistes zu verstehen.

Sehr prominent und zentral positioniert ist der von Stürmer verfasste Ausspruch »Chacun est maître chez soi – et la vie privée doit être murée.« – »Jeder ist Herr im eigenen Hause, und das Privatleben muss geschützt sein.«

Das französische murée ist hier jedoch doppeldeutig. Es verweist auf eine Mauer, die das Privatleben schützen sollte. In einer Anstalt, in der die Patienten durch die ärztliche Behandlung ständig Eingriffe in ihr Privatleben erdulden mussten, gibt es diesen Schutz nicht. Im Gegenteil, die Insassen sind hinter Anstaltsmauern unfreiwillig eingesperrt. Macht Stürmer für die Unbilden der Unfreiheit den niederbayrischen Regierungspräsidenten Schilcher verantwortlich, ähnlich wie den unterfränkischen Landrat für die Missstände in der Anstalt Werneck?

War dieses Gendenkblatt ironisch gemeint? Für Letzteres spricht, dass Stürmer mit den Worten schließt: »Nennt es Verschwörung, wenn Männer schwören, Männer sein zu wollen«.

Der »gebildete« Stürmer bewaffnete sich mit Wortwitz und Ironie, um mit Reimen sowie lateinischen und französischen Seitenhieben Ärzten und Politikern Paroli zu bieten. Wenn er derjenige ist, bei dem sich die Irrenanstalt für »Unbefugten Missbrauch« bedanken kann, heißt das nichts anderes, als dass er sich dort zu Unrecht aufhält.

August Claus

(Lebensdaten unbekannt)
Anstalt: Anstalt Wiesloch um 1916–1918
Diagnose: Psychopathie

»Proletarier u. Narren Schnallt man auf den Leichenkarren.«

Zu August Claus haben wir keine biografischen Daten, die Krankenakte ist verloren. Von Mai 1916 und April 1918 sind aus der Großherzoglichen Badischen Heil- und Pflegeanstalt Wiesloch einige datierte Zeichnungen und Texte von ihm erhalten. In einem Kurzreim beschrieb der mit »Psychopathie« diagnostizierte Insasse die Grobheit der Psychiater im Umgang mit Patienten:

»Der Vieh=Arzt
Er ist ein fester Süffel,
Verschlägt sein Weib zu Haus,
Und läßt dann seine Verstimmung
An kranken Ochsen aus.«[33]

»Fröliche Pfingsten!«, betitelte Claus bitterböse ein Blatt, das eine winkende Hand über einem Lattenzaun zeigt (▶ Tafel 9.16). Die zum Gruß gebeugte Hand ist dunkel behaart. Die Assoziation eines Affen im Gehege drängt sich auf. Erst auf den zweiten Blick entdeckt man einen hinter dem Lattenzaun verborgenen Menschen, eingezäunt wie ein Tier, ausgeschlossen vom menschlichen Leben, vom normalen Alltag. In der reduzierten Bildsprache liegt die Wirkmacht des Blattes. Fröhliche Pfingsten und andere frohe kirchliche Festtage, die für Claus wohl eine besondere Rolle spielten, gibt es nur für die anderen, jenseits der Absperrung. Eine Kommunikation von Mensch zu Mensch findet nicht statt.

Die Rückseite des Blattes trägt zwei Werbeanzeigen aus einer Zeitschrift. Unterhalb der Reklame kommentierte Claus handschriftlich: »= to Soph = [excuse the paper (the matter of paper)]«.

Ist Soph[ie?] die Adressatin seines Pfingstgrußes? Ist es ihm unangenehm, nichts Besseres als die Rückseite kommerzieller Werbung für die christliche Botschaft eines Pfingstgrußes zur Verfügung zu haben? Will er sich tatsächlich nur für die Art des Papiers oder eher für die anklagende Aussage der Zeichnung entschuldigen? Vielleicht Ist es kein Zufall, dass Claus als Bildträger eine Anzeige der Lebensmittelfirma »Phanko« und der Farbenfabrik »Berger & Wirth« verwendete, denn es könnte auch als Anspielung auf das gelesen werden, was er in der Anstalt am meisten vermisste – Nahrung für Körper und Geist. Sein gezeichneter ›Wink hinter dem Zaunpfahl‹ würde somit auch den indirekten Vorwurf enthalten, unwürdig eingesperrt zu sein. Von fremder Hand, vielleicht von einem Arzt, findet sich am oberen Bildrand die Notiz »unzufriedene«.

Auf Mai 1916 datiert das Blatt »Die Entlaßung« (▶ Tafel 9.17), die sich Claus nüchtern-drastisch so vorstellt, dass ein Insasse kaum eine Chance hat, die Anstalt

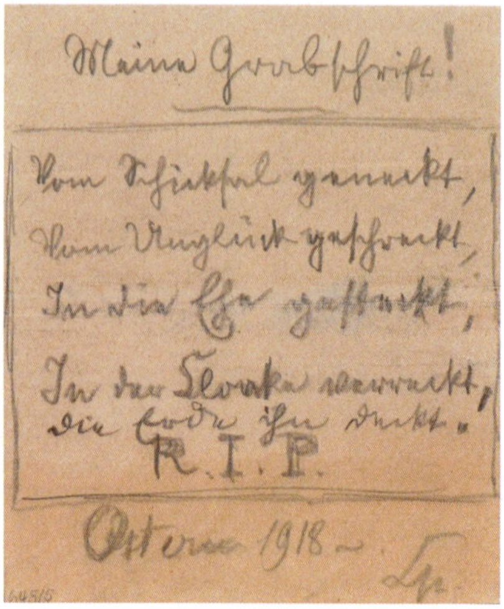

► **Abb. 9.12** »**Meine Grabschrift!**«, 1918
Bleistift auf Papier
11,9 × 10 cm
Inv.Nr. 646/5 verso (© Sammlung Prinzhorn)

wieder auf eigenen Beinen zu verlassen – wahrscheinlicher scheint ihm, dass er mit den »Füßen voran« hinausgetragen wird. Diese Assoziation entsteht beim Betrachten des Leichenkarrens, der von zwei Männern mit vereinten Kräften von rechts nach links aus dem Bild geschoben wird. Hinter ihnen tut sich ein bedrohlich dunkler Schatten auf, der den Tod erahnen lässt. Auf die Rückseite des Blattes zeichnete Claus einen Patienten im Krankenbett und reimte zu dessen kläglichem Lebensende:

»AUF LAFFETTEN von KANONEN
MÖGEN Fürstensärge thronen,-
Proletarier u. Narren
Schnallt man auf den Leichenkarren.«

Gedanken an den eigenen Tod, der in der Notzeit des Ersten Weltkriegs stärker denn je auf Patienten lastete, spiegeln sich auch in einem sarkastischen Gedicht, das Claus an Ostern 1918 niederschrieb. Am Tag der Auferstehung Christi formulierte Claus sein Lebensfazit in Form einer fiktiven »Grabschrift« (► Abb. 9.12). Diese fällt als traurige Bilanz aus, die auch durch die formelhafte Wendung »Er möge in Frieden ruhen« keinen Trost erhält.

Inv.Nr. 646/5 verso
»Meine Grabschrift!
Vom Schicksal geneckt,
Vom Unglück geschreckt,
In die Ehe gesteckt,
In der Cloake verreckt,
Die Erde ihn deckt.
R.I.P. [Requiescat in pace, Ruhe in Frieden]
Ostern 1918 – C«

► **Tafel 9.16 Fröliche Pfingsten!**,
um 1916–1918
Bleistift auf Reklamepapier
13,1 × 19,3 cm
Inv.Nr. 645 recto und verso (© Sammlung Prinzhorn)

Tafel 9.17 Seite 328

► **Tafel 9.17** »**Die Entlaßung**«, Mai 1916
Bleistift und Farbstifte auf Papier
9,4 × 14,4 cm
Inv.Nr. 646 recto und verso
(© Sammlung Prinzhorn)

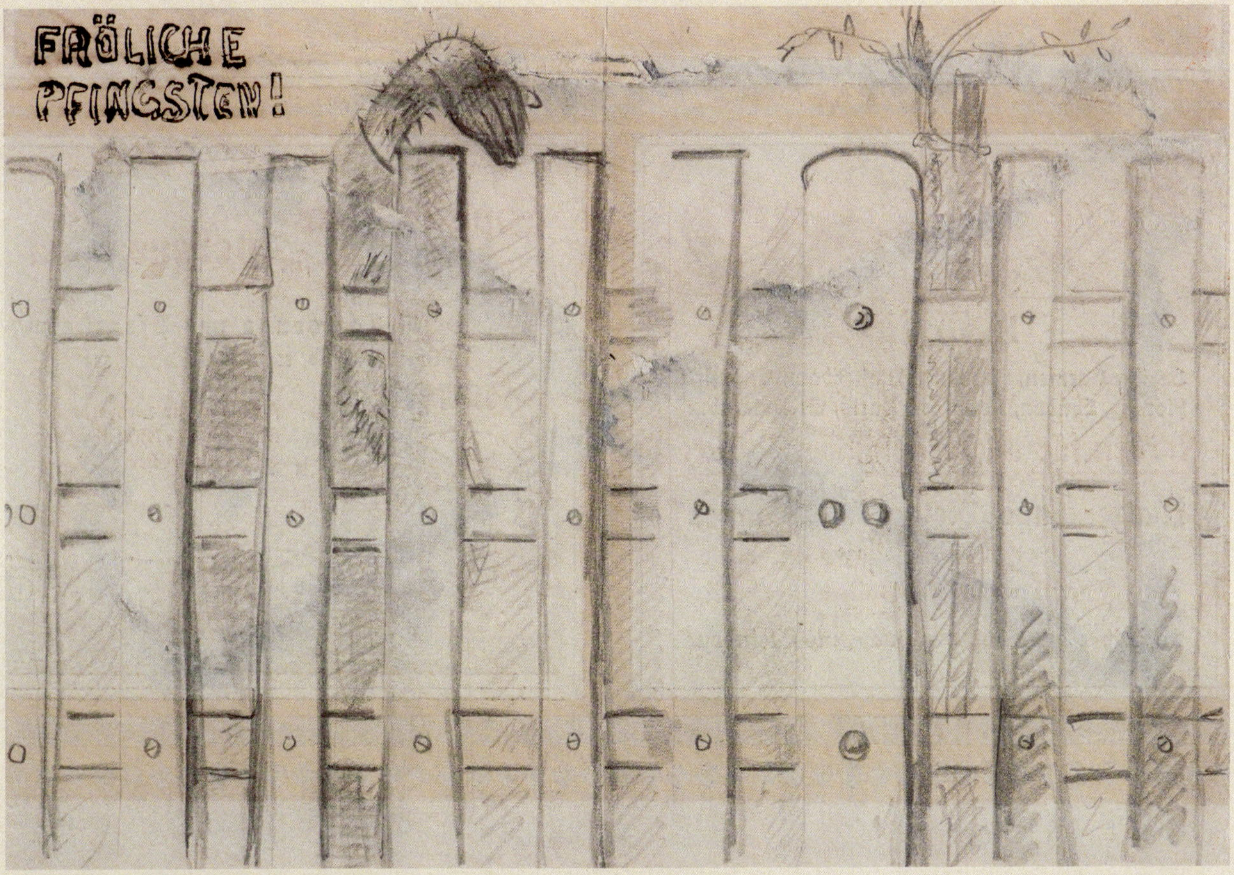
FRÖLICHE
PFINGSTEN!

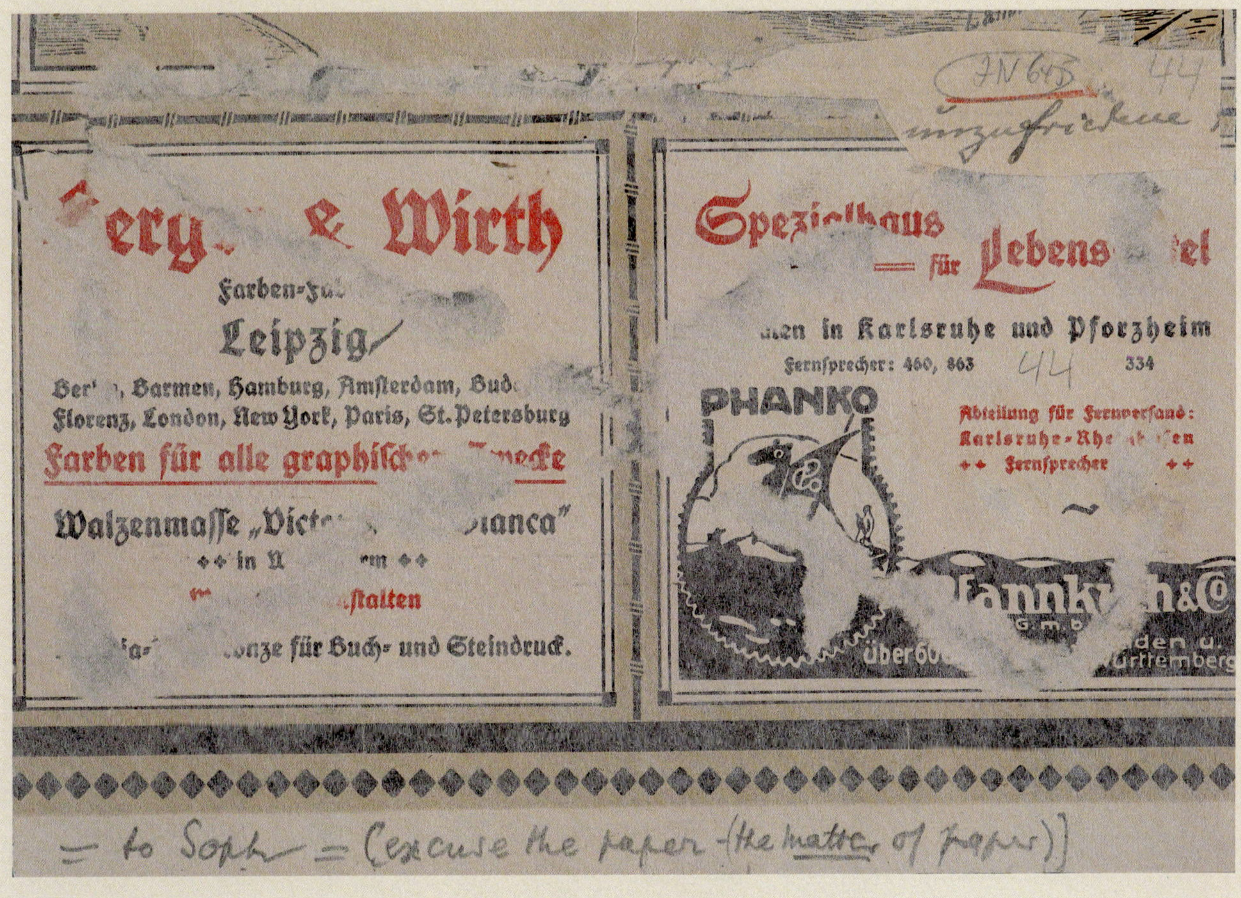
Wirth
Leipzig
Barmen, Hamburg, Amsterdam,
Florenz, London, New York, Paris, St. Petersburg
Farben für alle graphischen
Walzenmasse
für Buch- und Steindruck.
Spezialhaus
für Lebens
in Karlsruhe und Pforzheim
Fernsprecher: 460, 863 334
44
PHANKO
Abteilung für Fernversand:
Fernsprecher
44
= to Soph = (excuse the paper (the matter of paper))

▶ Tafel 9.16

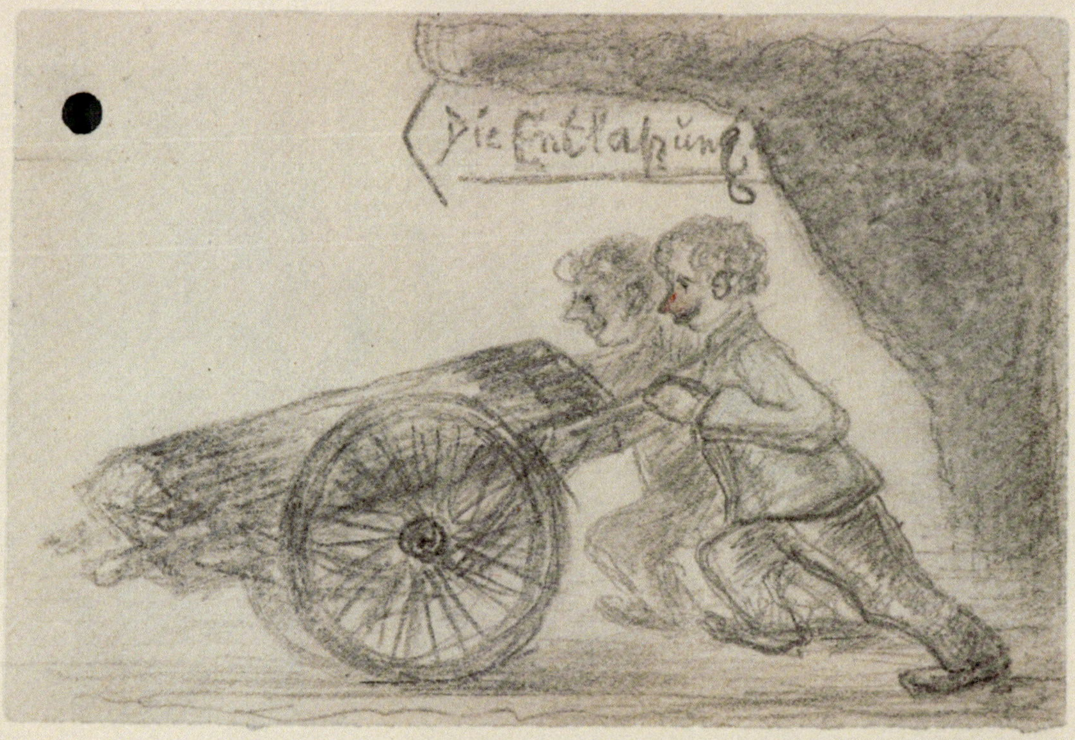
Die Entlastung

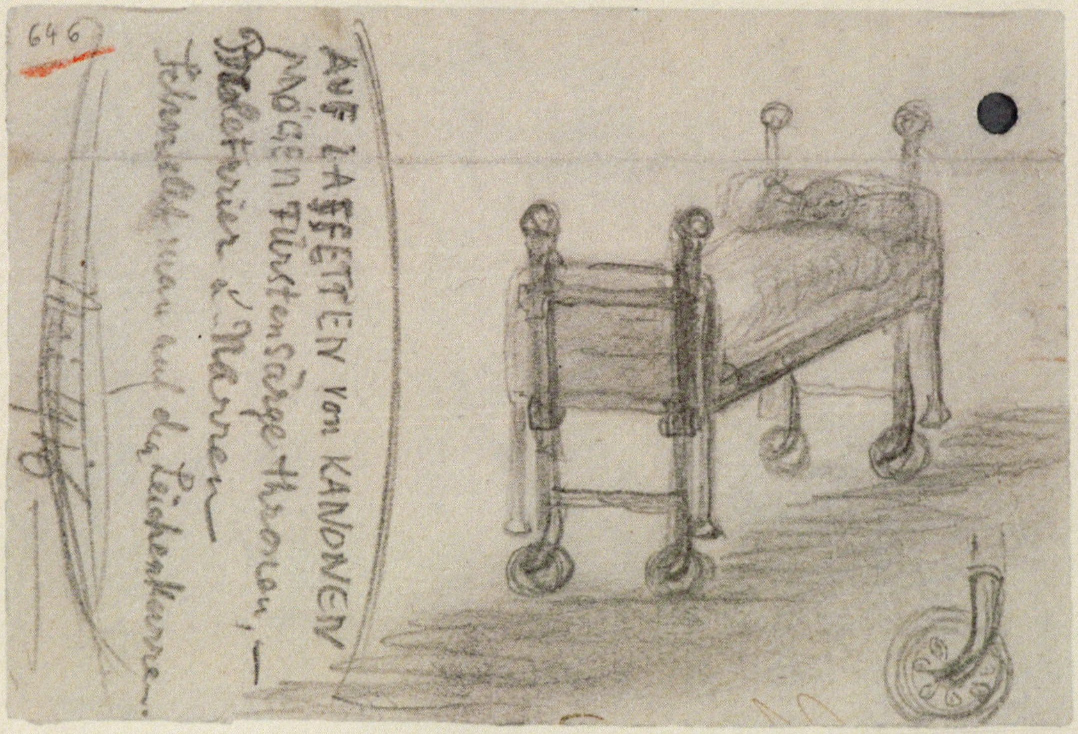
646
AUF LAFFETTEN von KANONEN
MÖGEN Fürstensärge thronen, –

▶ **Tafel 9.17**

Fußnoten

1 Es gibt mehrere Studien zu diesem Thema. Kilian Klügel, *Humorwahrnehmung und Veränderung des Humors bei psychischen Erkrankungen am Beispiel der Schizophrenie*, Diss. Universität Tübingen 2007, kommt zu dem Ergebnis, dass bei Schizophrenie-Erkrankten im Vergleich zur gesunden Allgemeinbevölkerung Humor weniger als Charaktereigenschaft vorhanden ist, sie jedoch Humor im Großen und Ganzen ebenso wahrnehmen können wie die gesunde Vergleichsgruppe.

2 Im Jahr 2016 konnte mithilfe des Mäzens Manfred Fuchs, der Kulturstiftung der Länder und der Stadt Heidelberg ein Konvolut von über 300 Zeichnungen von Erich Spiessbach (1901–1956) erworben werden, das aus dem Nachlass des Psychiaters Manfred in der Beeck stammt. Dem Arzt war der eigenwillige Humor seines Patienten aufgefallen, und er publizierte daraufhin die Studie *Wahnsinn, Ironie und tiefere Bedeutung*. Entworfen von Erich Spiessbach. Zusammengestellt von Manfred in der Beeck, Leverkusen 1966. Siehe auch Ausst. Kat. *»Der dreifach diplomierte Idiot«, Das Phänomen Erich Spießbach*, hrsg. v. der Stiftung Schloss Gotha, Gotha 2012.

3 Christian Friedrich Wilhelm Roller, *Die Irrenanstalt nach allen ihren Beziehungen*, Heidelberg 1831, Reprint 2010, S. 271. Das Zitat bezieht sich auf die Heidelberger Klinik.

4 *Neue Freie Presse, Morgenblatt*, Nr. 10644, 12.4.1894, S. 5–6.

5 *Pester Lloyd*, 8. Beilage, Nr. 254, 21.10.1894, S. 13.

6 *Pester Lloyd*, Ausgabe 21.4.1894, S. 11.

7 *Pester Lloyd*, 29.4.1894, S. 5.

8 *(Neuigkeits) Welt Blatt*, 21. Jahrg. Nr. 155, Ausgabe vom 10.7.1894, S. 3.

9 Brief vom 13.4.1894 an Schwager Alexander [Sándor] Oswald Markgraf von Pallavicini (1853–1933), Ehemann der Schwester Irma Gräfin Széchényi von Sálvár-Felsövidék (1855–1932), Privatbesitz.

10 Krankenakte Karl Széchényi, Anstalt Oberdöbling Wien, Eintrag vom 14.5.1894 und 15.11.1894. o. S.

11 Ebd., Eintrag vom 28.12.1894, o. S.

12 Wiener Stadt- und Landesarchiv, Bestand Krankenhaus Obersteinergasse 2.9.4.3., B6.5, Bd. 7, Pr. Nr. 1915, S. 12–13. und 4 eingelegte Zusatzblätter, hier Zusatzblatt 3.

13 Vgl. Anna Lehninger, »Ein Bilderbogen der Eitelkeit«, in: Ausst.Kat. *Krieg und Wahnsinn. Kunst aus der zivilen Psychiatrie zu Militär und I. Weltkrieg, Werke der Sammlung Prinzhorn*, hrsg. v. Sabine Hohnholz, Thomas Röske und Maike Rotzoll, Heidelberg 2014, S. 90–93 und S. 251.

14 *Fliegende Blätter*, 7.1.1879, Nr. 1776, S. 48, erschienen im Verlag Braun & Schneider München 1844–1928.

15 Siehe *https://de.wikipedia.org/wiki/Jeck*, abgerufen am 28.4. 2017.

16 Torsten Kappenberg, »Ritter von der traurigen Gestalt«, in: Ausst.Kat. *Krieg und Wahnsinn* 2014 (Anm. 13), S. 82–83 und S. 240.

17 Beide Lithografien gehören zu der seltenen »Collection de caricatures et de charges pour servir à l'histoire de la querre et de la révolution de 1870–1871«. Diese Kollektion umfasst neun großformatige Alben, in denen fast 2000 französische, deutsche und englische Karikaturen aus der Zeit des Deutsch-Französischen Krieges, der Pariser Kommune, der Belagerung von Paris gesammelt sind, die der Buchhändler Nicolaus Trübner (1817–1885) 1872 in London vertrieb. Weitere Exemplare befinden sich heute in der Universitätsbibliothek Heidelberg, in der Bibliothek der Universität Cambridge, der British Library, dem Victoria & Albert Museum in London, der Bodleian Library in Oxford, in den LSU Libraries in Baton Rouge (Louisiana), in der Minneapolis Central Library (Minnesota). Im 1. Band, der Karikaturen aus der Zeit des Deutsch-Französischen Krieges enthält, findet sich die Lithographie des französischen Karikaturisten Édouard Guillaumin, genannt Édouard Pépin (1842–1927): »Polisson«. Zum 4. Band mit den Zeichnungen, die die Zeit der Pariser Kommune sowie die politische Lage nach dem Zusammenbruch des Second Empire thematisieren, gehört die Lithografie »Mr. Jules Favre« von Henri Boutet (1851–1919). Angaben der Universitätsbibliothek Heidelberg: *http://www.ub.uni-heidelberg.de/helios/fachinfo/www/kunst/digilit/artjournals/collection_caricatures.html*, abgerufen am 8.9.2016. Als Einzelblatt vorhanden: Henri Boutet, »Mr. Jules Favre«, Signatur: Einbl. YC 2851m, Staatsbibliothek Berlin, Preußischer Kulturbesitz und im Germanischen Nationalmuseum Nürnberg, Grafische Sammlung. Als Einzelblatt vorhanden: Édouard Guillaumin, »Polisson«, Victoria and Albert Museum, London, Signatur: E.384-1962.

18 Freundlicher Hinweis von Benedikt Erenz an die Sammlung Prinzhorn, 19.7.2010.

19 Vgl. Ausst.Kat. *Moderne. Weltkrieg. Irrenhaus. 1900–1930*, hrsg. v. Renate Goldmann, Erhard Knauer, Eusebius Wirdeier, Essen 2014, Abb. o. Nr., S. 146.

20 Pfründnerhaus: Altenversorgungs- und Siechenhaus. Ahorn berichtet hier vom Pfründnerhaus in Heidelberg. Es befand sich von 1902 bis 1935 in der Plöck 24. Vgl. auch Jochen Goetze, »Das Reformierte Spital«, in: *Heidelberg – Jahrbuch zur Geschichte der Stadt 5/2000*, S. 25. Das Pfründnerhaus in Heidelberg hatte einen Karzer mit zwei Zellen.

21 Ebd.

22 Brief an die Ehefrau »Sehr geehrte Frau Ahorn«, 11.11.1906, Inv.Nr. 1483/6.

23 Zum Lauseplatz siehe *http://berlinbanal.blogspot.de/search/label*, abgerufen am 30.5.2016 und Gerhild Komander, *Der Wedding*, Berlin 2006, S. 88–89.

24 Siehe dazu Ludwig Scholz, *Leitfaden für Irrenpfleger*, Halle 1912, S. 92: »Gegen die Verunreinigung mit Kot wendet man Reinigungsklistiere (Wassereingießung mit Irrigator oder Trichter) an.«

25 Paul Flegel, »Debüt: Memoiren eines Jugendlich Verbannten!«, 28. Juli 1914 bis 1. Aug 1914, Zeichenheft, Inv.Nr. 1689.

26 Vgl. *Deutsche Heil- und Pflegeanstalten für Psychischkranke in Wort und Bild*, hrsg. v. Johannes Bresler, Halle 1912, Bd. 2, S. 78.

27 Max Junge, Inv.Nr. 2862 fol. 2 recto.

28 Max Junge, Inv.Nr. 2862 fol. 1 verso.

29 Die Entschlüsselung des Schachspiels verdanken wir Werner Albert Moritz, Heidelberg. Siehe dazu auch Tobias Feldmann und Thomas Röske, »›Männer der Wissenschaft, löst Eure Aufgabe!‹ Rätsel und Geheimschriften in der Sammlung Prinzhorn«, in: *Das Geheimnis. Psychologische, psychopathologische und künstlerische Ausdrucksformen im Spektrum zwischen Verheimlichen und Geheimnisvollem*, Schriftenreihe der DGPA, hrsg. v. Daniel Sollberger, Jobst Böning, Erik Boehlke und Gerhard Schindler, Berlin 2016, S. 241–256, hier S. 241–242.

30 Vermerk im historischen Inventar Prinzhorns.

31 Sallust: De coniuratione Catilinae, 29, 3.

32 Zu Manen siehe *Ausführliches Lexikon der griechischen und römischen Mythologie*, hrsg. v. Wilhelm Heinrich Roscher, Band 2.2, Leipzig 1897, Sp. 2316–2323.

33 August Claus, Inv.Nr. 646/4.

Bitten und Beschwerden

»Bitte! Bitte! Bitte! ...«

© Springer-Verlag GmbH Deutschland, ein Teil von Springer Nature 2018
I. von Beyme, S. Hohnholz, *Vergissmeinnicht – Psychiatriepatienten und Anstaltsleben um 1900*
https://doi.org/10.1007/978-3-662-55532-3_10

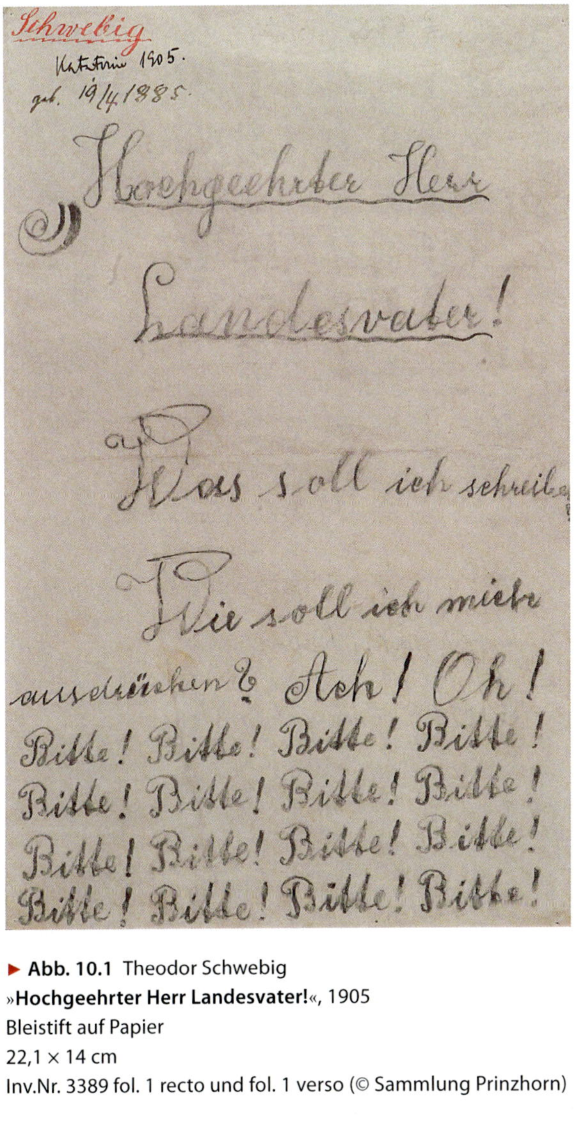
Schwebig
Katatonie 1905.
geb. 19/4 1885.
Hochgeehrter Herr
Landesvater!
Was soll ich schreiben?
Wie soll ich mich
ausdrücken? Ach! Oh!
Bitte! Bitte! Bitte! Bitte!
Bitte! Bitte! Bitte! Bitte!
Bitte! Bitte! Bitte! Bitte!
Bitte! Bitte! Bitte! Bitte!

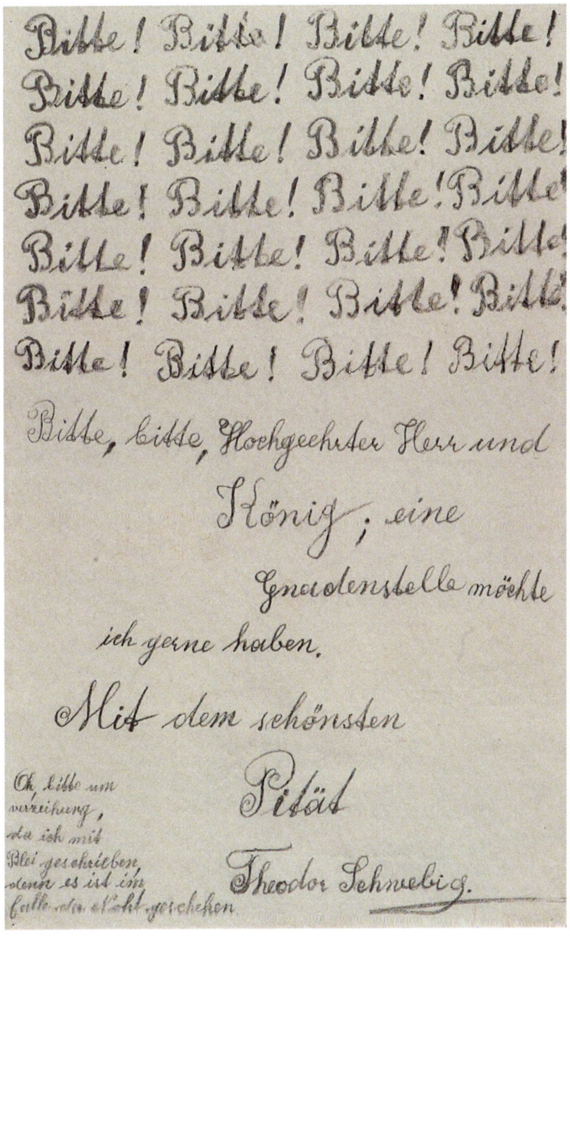
Bitte! Bitte! Bitte! Bitte!
Bitte! Bitte! Bitte! Bitte!
Bitte! Bitte! Bitte! Bitte!
Bitte! Bitte! Bitte! Bitte!
Bitte! Bitte! Bitte! Bitte!
Bitte! Bitte! Bitte! Bitte!
Bitte! Bitte! Bitte! Bitte!
Bitte, bitte, Hochgeehrter Herr und
König; eine
Gnadenstelle möchte
ich gerne haben.
Mit dem schönsten
Pitäd
Theodor Schwebig.
Oh, bitte um Verzeihung, da ich mit Blei geschrieben, denn es ist im Falle der Nacht geschehen

▶ **Abb. 10.1** Theodor Schwebig
»**Hochgeehrter Herr Landesvater!**«, 1905
Bleistift auf Papier
22,1 × 14 cm
Inv.Nr. 3389 fol. 1 recto und fol. 1 verso (© Sammlung Prinzhorn)

Die Sammlung Prinzhorn enthält über 1000 Schriftstücke, die Patienten in den Heil- und Pflegeanstalten, Kliniken und Sanatorien schrieben. Auf Einzelblättern oder in Heften und Büchern sind die Gedanken, Fantasien oder Lebensereignisse ihrer Autoren in Erzählungen, Gedichten oder Bildgeschichten festgehalten. Zuweilen sind Schreiben auch an die Direktion der Anstalt, die behandelnden Ärzte oder Angehörige gerichtet, um einen Dialog mit der Außenwelt anzustoßen bzw. aufrechtzuerhalten. Oftmals betonen die Schreibenden, dass sie nicht geisteskrank seien. Um möglichst »normal« zu wirken, hielten sie sich in übertriebenem Maße an Höflichkeitsformen und -floskeln. So schrieb beispielsweise Jakob Mohr an das Ärztliche Kollegium der Psychiatrischen Klinik in Heidelberg: »Ich bitte Sie verzeihen Sie mihr wenn ich meine Bitte mich als Normalen Menschen zu erklären wiederhole.« (▶ Abb. 10.7).

Die Anstaltsinsassen versuchten mit ihren Briefen ihre geistige Gesundheit unter Beweis zu stellen und die Adressaten für sich einzunehmen. Erinnerten sie mit ihren Grüßen und Botschaften zunächst an ihre bloße Existenz, rangen sie zugleich auch um erträglichere Lebensbedingungen wie die »Bitte um ein Stück Kuchen« (▶ Abb. 5.1), um bessere Lektüre (▶ Tafel 10.4) oder die allsonntägliche »Mutzpfeife voll Rauchtaback« (▶ Tafel 5.4) belegen. Die am häufigsten geäußerte Bitte ist die nach Entlassung, der oft die Sorge, vergessen zu werden, zugrunde liegt. So füllte der 19-jährige Philipp Scherb seine Hefte mit dem flehend wiederholten Wort »Vergissmeinnicht« und wünschte sich innigst, dass seine Eltern seinen Geburtstag nicht vergessen (▶ Abb. 1.24–1.25).

Der in den Briefen angeschlagene Tonfall schwankt zwischen devoten Bitten und wütenden Beschwerden. So schrieb der Tagelöhner Theodor Schwebig für seine Petition aus der Anstalt Grafenberg in Düsseldorf 46-mal sorgfältig das Wort »Bitte!«, um den damaligen »Landesvater«[1] zu bewegen, seinem bei der Gnadenstelle eingereichten Gesuch nachzukommen (▶ Abb. 10.1). Bei diesen zu den Landesgerichten der Rheinprovinz gehörenden Gnadenstellen durften Verurteilte um die Aussetzung, Milderung oder Umwandlung ihrer Strafe bitten. Offenbar fühlte sich Schwebig in der Anstalt als Gefangener, und nur noch ein mildtätiges »Gnade vor Recht« des Landesvaters schien dieses harte Schicksal abwenden zu können. Sein Gnadengesuch richtete der 20-Jährige ebenso an die »Hochgeehrte[n] Herrn der Regierung«, die er wissen lassen wollte, dass er nicht geisteskrank sei und »Selbsbeherrschung« habe, welche ihm die Gefängnisärzte bestätigt hätten. Er bat »gütigst« um eine Besserungschance und zweimal »ergebenst« um Verzeihung, dass er »mit Blei geschrieben« habe, denn es sei »im falle der Noth« geschehen. Auch die »Gehorsamste Bitte« (▶ Tafel 10.5) des Moritz Weil, der die »hochgeehrte Direction« ersuchte, ihn in »möglichst Thunlichster Bälde gefl[issentlich] entlassen zu wollen«, ist ein Beispiel für eine »untertänigste Bitte«, die bewirken sollte, die Freiheit wiederzuerlangen.

Mit den unzählige Male wiederholten Worten »Herzensschatz Komm« (▶ Tafel 10.1) formulierte 1909 die Hausfrau Emma Hauck bis zur Unleserlichkeit ihre flehende Bitte an den Ehemann, sie endlich aus der Anstalt abzuholen. Eine Stunde später schrieb sie erneut und wollte keine Minute länger bleiben. Ihre Briefe erreichten den Ehemann nie – sie wurden in der Heidelberger Krankenakte zurückgehalten und sind pars pro toto Zeugnis für die zahlreichen ungehört gebliebenen Bittschreiben der Anstaltsinsassen, die den beurteilenden Ärzten lediglich Dokumente von Unzurechnungsfähigkeit, fehlender Krankheitseinsicht oder Querulantentum zu sein schienen. Außer den Patientenbriefen, die im Deutschen Kaiserreich geschrieben wurden, finden sich in der Sammlung Prinzhorn auch Nachrichten aus der italienischen Anstalt Ceccano und der Anstalt Rheinau in der Schweiz. Ebenso wie der Arbeiter Cesare Ercoli: »Ich, Cesare Ercoli, bitte Euch, meine Familie, mich in die Freiheit zu entlassen, damit ich als ein Künstler die Arbeit wieder aufnehmen kann« (▶ Tafel 10.8), bat auch Elise Mahler im Kloster Rheinau um »Erlösung in die Heimat« (▶ Tafel 10.9).

Wilhelm Sonntag, Alois Dallmayr und Matthäus Seitz forderten hingegen selbstbewusst und zornig ihre Entlassung. Alois Dallmayr drohte sogar mit dem Niederbrennen der Münchner Anstalt, sollte er nicht entlassen werden (▶ Tafel 10.10). Der weitgereiste und welterfahrene Matthäus Seitz artikulierte gegenüber dem Anstaltsdirektor in Wiesloch deutlich und unerschrocken sein Verlangen nach einem »Weib« und forderte seine Entlassung (▶ Tafel 10.12). Es bleibt noch zu untersuchen, ob zwischen dem »unbequemen« Verhalten dieser drei Männer und ihrem Ende als Opfer des nationalsozialistischen Krankenmordes ein Zusammenhang bestand.

Einige der Patientenkünstler, die in diesem Buch vorgestellt werden, konnten nach der Entlassung wieder außerhalb der Anstalten oder Kliniken leben (Barbara Suckfüll, Albert Hammel, Johann Kuhbandner u. a.). Es gibt in der Sammlung Prinzhorn allerdings kaum Unterlagen, die den schwierigen Übergang vom stationären Aufenthalt zu einem selbstbestimmten Leben in Familie und Alltag dokumentieren. So ist der Brief des Dienstmädchens Anna Köhler, die zuvor verzweifelt um Entlassung aus der Heidelberger Klinik gebeten hatte, ein seltenes Selbstzeugnis von ihrem mühseligen Leben nach ihrem Klinikaufenthalt. Stigmatisiert und bitterarm bat sie demütig um eine Anstellung als Küchenhilfe – ausgerechnet an dem Ort, an dem ihr seinerzeit der Tod der einzige Ausweg aus ihrem Schicksal zu sein schien (▶ Tafel 10.6).

Die Entlassung, die Patienten niemals selbst einleiten konnten, wurde innerhalb der Rubrik »Abgang« in der Krankenakte vermerkt. Sie erfolgte, wenn der oder die Kranke als geheilt betrachtet wurde oder wenn der gesetzliche Vertreter die Entlassung forderte. Waren die Erkrankten von der Polizei eingeliefert worden, war auch für die Entlassung die Zustimmung der Ordnungshüter notwendig. Davon ausgenommen waren die Privatanstalten, die meistens in enger Abstimmung mit den Angehörigen eine Verlegung in eine andere Anstalt oder die Entlassung beschlossen. Außer dem Datum erfasste ein standardisiertes Vokabular den Entlassungsgrund: »geheilt«, »gebessert«, »ungeheilt«, »entwichen«, »verlegt« in andere Anstalten oder Heime. Nicht selten wurde aber die Anstalt aufgrund der Langzeitverwahrung und der schlechten Versorgung besonders in Kriegszeiten zur letzten Lebensstation vieler Frauen und Männer.

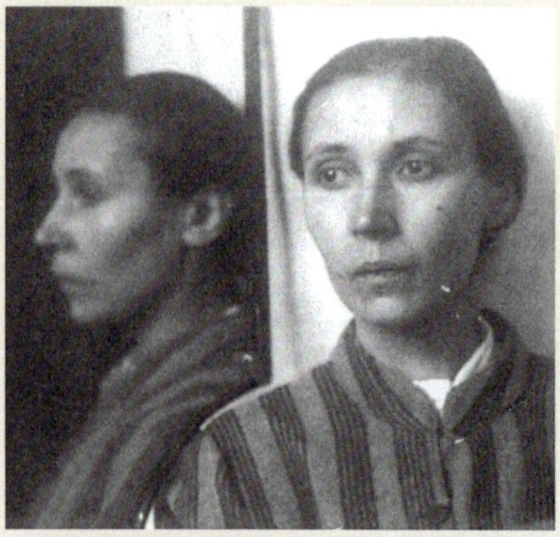

Emma Hauck

(Ellwangen 14.8.1878–1.4.1920 Anstalt Wiesloch)
Hausfrau, Verkäuferin im Familiengeschäft (Modewaren)
Klinik und Anstalt: Psychiatrische Universitätsklinik Heidelberg 1909, Anstalt Wiesloch: 1909–1920
Diagnose: Dementia praecox

▸ Emma Hauck, Februar 1909
Foto: Krankenakte Psychiatrische Universitätsklinik Heidelberg (mit freundlicher Genehmigung)

»Keine Minute bleibe ich mehr hier«

Von den Briefen Emma Haucks, die Hans Prinzhorn seiner Bildersammlung einfügte, wählte er einen als Beispiel für eine frühe Stufe in seinem Schema der Gestaltungstendenzen aus (▸ Tafel 10.1).[2]

In seinem Buch *Bildnerei der Geisteskranken* ordnete er ihn dem Begriffspaar »Ornament – Dekoration« zu. Durch diese Einordnung stand der Brief für mehr als bloßes Gekritzel: »Das Neue besteht darin, daß die Elemente nicht mehr gleichmäßig über die Fläche verteilt sind, sondern sich […] zu dunklen Punkten und Streifen ballen […].[3] Damit haben wir eine Ordnungstendenz in diesen Kritzeleien anerkannt und finden die grundlegenden Gestaltungsprinzipien: Reihung, regelmäßigen Wechsel, Symmetrie in ihnen bereits verkörpert.«[4]

Prinzhorn bemerkte allerdings nicht, dass er den Brief in der *Bildnerei der Geisteskranken* nicht nur auf dem Kopf stehend abbildete, sondern auch einem anderen Patientenkünstler zuordnete. Wahrscheinlich lag es daran, dass er die Verbindung zwischen Inhalt und Form der »Kritzeleien« nicht untersuchte und ausschließlich die grafischen Qualitäten des Blattes wahrnahm. Erst in den 1980er Jahren leitete der Fund weiterer 8 Briefe in Haucks Krankenakte eine neue Phase der Rezeption ein. Die größere Anzahl und die deutlich differierende Ausführung ihrer Briefe rückte nun die Biografie der Schreiberin in den Fokus. Als Emma Hauck im Februar 1909 in die Psychiatrische Klinik Heidelberg kam, war sie 31 Jahre alt, seit 4 Jahren verheiratet und hatte zwei Töchter geboren. Vor ihrer Ehe hatte sie im Modewarengeschäft der Mutter geholfen. Ihr Verhalten veränderte sich nach der Geburt der Kinder. Sie wurde als »scheu, zurückhaltend, mißtrauisch, widerspenstig u. störrisch« beschrieben. Körperlich fühlte sie sich nicht mehr wohl und vernachlässigte ihre Familie und den Haushalt. Im Dezember 1908 wollte sie lieber allein leben und fürchtete sich nicht nur vor Gift im Essen, sondern auch vor ihrem Mann. Sie vermutete, dass er ihr über einen Kuss seine Krankheiten übertragen hatte. Es folgte die Einweisung in die Heidelberger Klinik. In den Sommermonaten des Jahres 1909 wurde das Heimweh zur Qual, und Emma Hauck begann ihrem Ehemann Bittbriefe zu schreiben. In einigen ihrer Mitteilungen, die sie stets mit Bleistift schrieb, wiederholte sie beharrlich einzelne Wörter und Passagen. Aus diesen geschichteten Zeilen entstanden hermetische Kompositionen, die den einzelnen Buchstaben bis zur Unkenntlichkeit einschließen. Dichte graphitgraue Wortgewebe durch-

▸ **Tafel 10.1 Brief an den Ehemann**, 1909
Bleistift auf Papier
16 × 10,3 cm
Inv.Nr. 3621 (© Sammlung Prinzhorn)

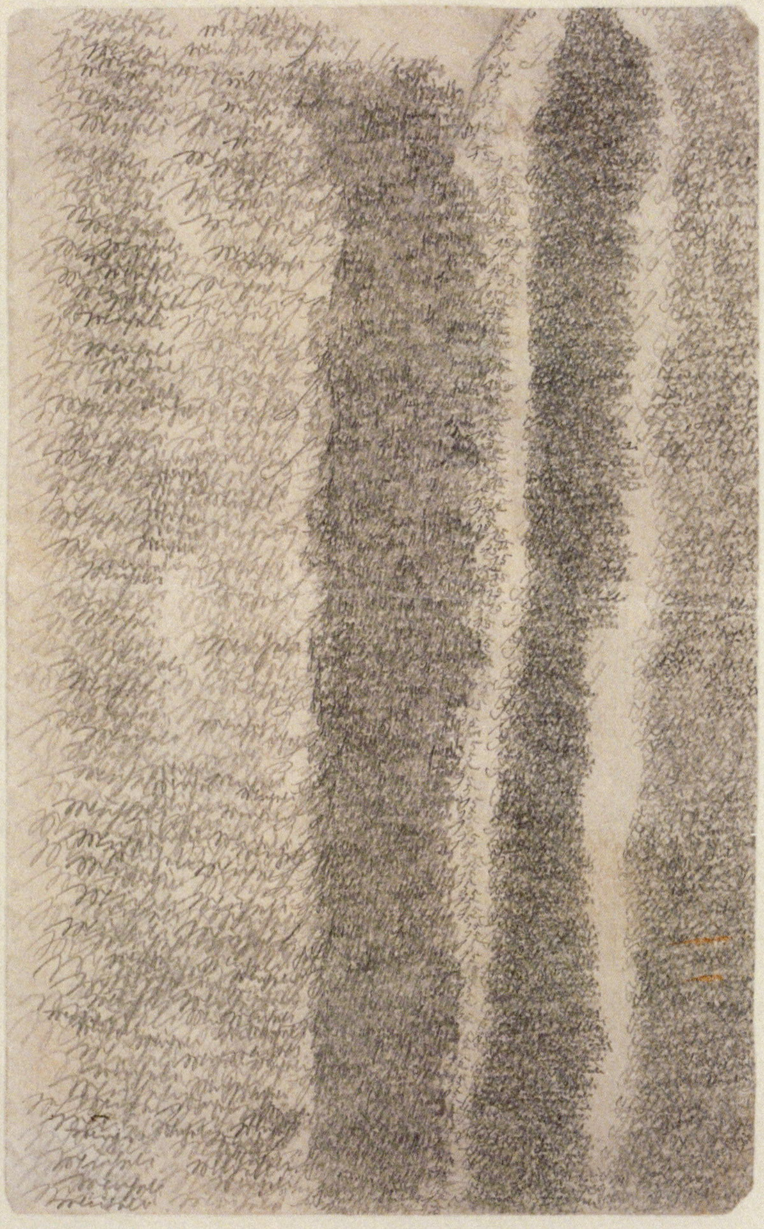

► **Tafel 10.1**

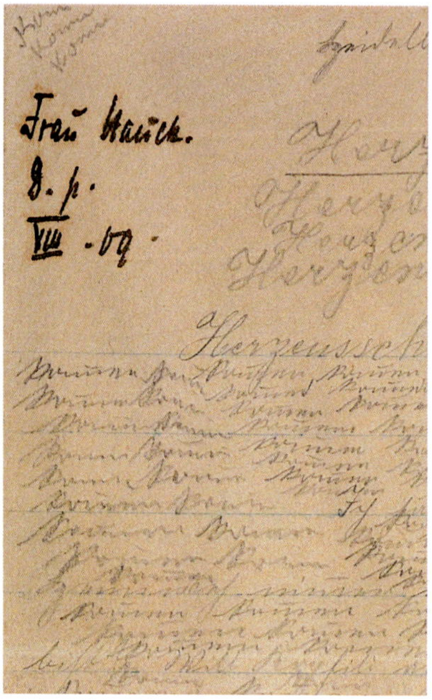

▶ **Abb. 10.2**

▶ **Abb. 10.2** »**Herzensschatz**«, [Brief an den Ehemann], 14.7.1909 von fremder Hand korrigiert auf 14.8.1909
Bleistift auf Papier
16,5 × 10,5 cm
Inv.Nr. 3622 fol. 1 recto
(© Sammlung Prinzhorn)

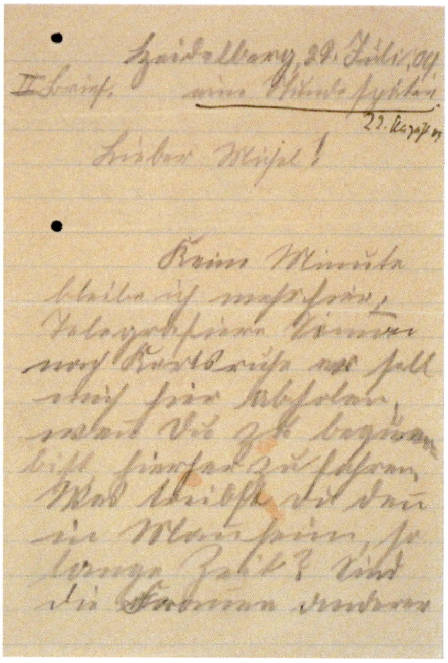

▶ **Abb. 10.3**

▶ **Abb. 10.3** »**Lieber Michel**«, [Brief an den Ehemann], 22.7.1909 von fremder Hand korrigiert auf 22.8.1909
Bleistift auf Papier, Feder in schwarzer Tinte
16,4 × 10,3 cm
Inv.Nr. 3622/9 (1988) fol. 1 recto
(© Sammlung Prinzhorn)

dringen einander und lösen dabei die Grenzen zwischen Schrift und Grafik auf (▶ Tafel 10.2). Andere Briefe, die Hauck in konventioneller Form verfasste, helfen beim Verständnis. Mit ihren Bitten »Komme sofort«, »mich küssen« und »komm« oder ihren zärtlich-verbalen Liebkosungen »Lieber Schatz« und »Herzensschatz/i« (▶ Abb. 10.2) umwarb sie den einst als bedrohlich empfundenen Partner und lockte mit Zärtlichkeit. Selbst nach den unheilvollen Küssen des Ehemannes sehnte sie sich nun. Flehentlich bat sie ihn, sie aus der Klinik nach Hause abzuholen. Dabei zählte jede Stunde und Minute: »II. Brief. eine Stunde später«, und »Keine Minute bleibe ich mehr hier«, schrieb sie[5] (▶ Abb. 10.3). Als ihr die Zeit in der Klinik zu lang wurde, schimpfte sie: »Was treibst Du den[n] in Manheim, so lange Zeit? Sind die Frauen anderer Männer auch nahezu 12 Wochen von zu Hause fort?«[6]

Inv.Nr. 3622 [fol. 1 recto]
»Heidelberg, 14. Juli 09 [von fremder Hand: August]
Komm Komme
Komm Kommen
Komm komen
Herzenschatz!
Herzensschatz!
Herzensschatz!
Herzenschatz
Herzensschatzi!
[…]«

Inv.Nr. 3622/9 (1988) [fol. 1 recto]
»Heidelberg, 22. Juli, 09. [von fremder Hand: August]
II. Brief. eine Stunde später
Lieber Michel!
Keine Minute bleibe ich mehr hier. Telegrafiere Simon nach Karlsruhe er soll mich hier abholen, wenn Du zu bequem bist, hierher zu fahren. Was treibst Du denn in Mannheim, so lange Zeit? Sind die Frauen anderer [fol. 1 verso] *Männer auch nahezu 12 Wochen von zu Hause fort? Sage mir mal welche? Wie geht es Sophie, wie geht es Julie?*
Viele Grüße
Emma«

Die intensive Ausführung der Briefe selbst lässt auf die vielen Stunden schließen, die Hauck damit verbracht haben muss.

Die verdichtete Niederschrift dieser Bittbriefe eröffnet dem Betrachter die seltene Gelegenheit, das inbrünstige Verlangen Emma Haucks nachzuempfinden. Der eigentliche Adressat, Michael Hauck, hat die Briefe seiner Frau aber nie erhalten, denn das Klinikpersonal legte die Schriftstücke zu den Krankenblattunterlagen. Für Emma Hauck sahen die Ärzte der Heidelberger Klinik keine Hoffnung auf Heilung. Ende August 1909 wurde sie daher mit der Diagnose »Dementia praecox« in die Anstalt Wiesloch überwiesen. 11 Jahre später starb sie dort mit 41 Jahren.[7]

▶ **Tafel 10.2** »**komm**«, [Brief an den Ehemann], 1909
Bleistift auf Aktenpapier
16,3 x 20,9 cm
Inv.Nr. 3622/5 (1986)
(© Sammlung Prinzhorn)

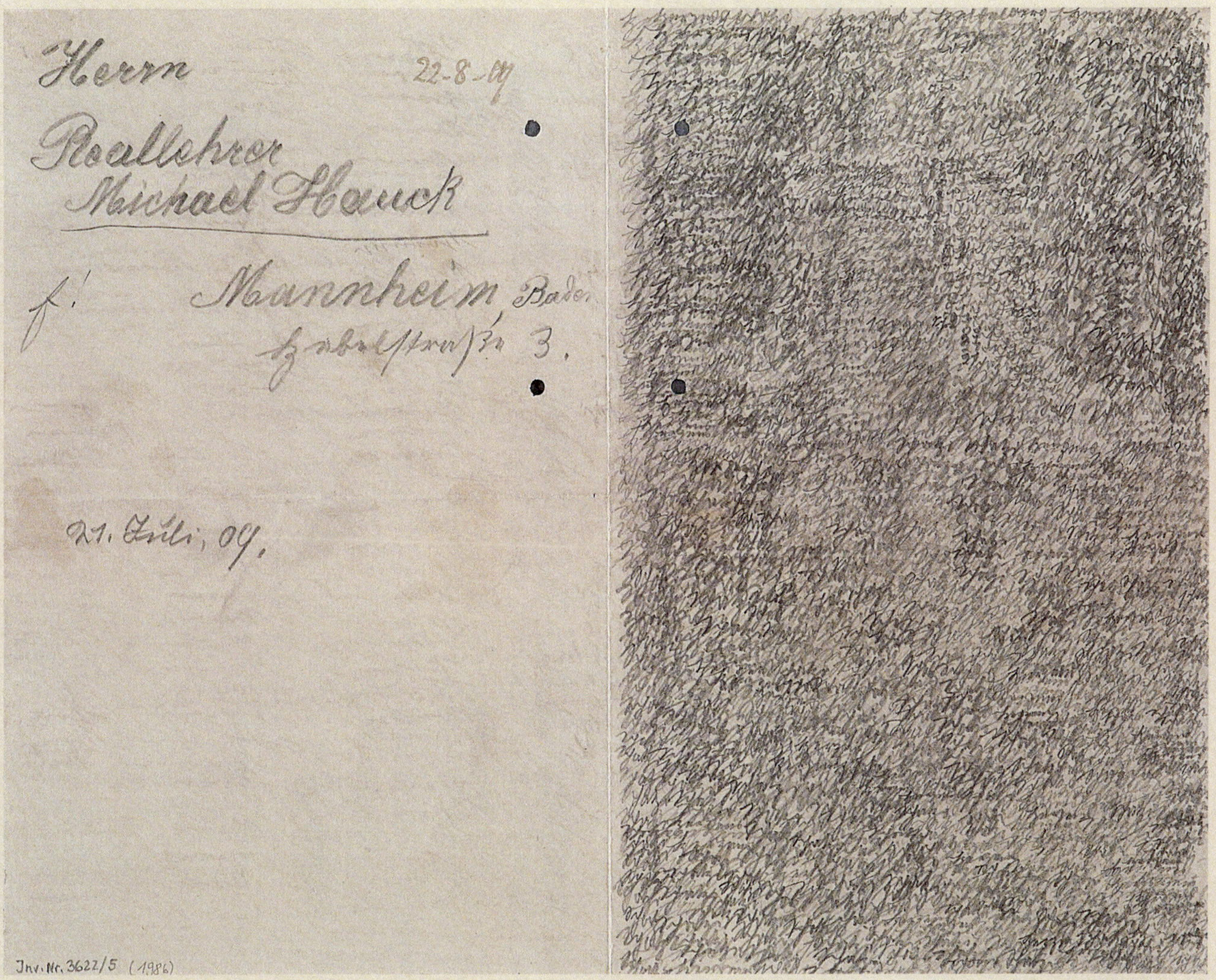

▸ **Tafel 10.2**

Erwin Starré

(Ludwigshafen 6.9.1887–11.1.1913 Mannheim)
Kaufmann
Klinik und Anstalt: Psychiatrische Universitätsklinik Heidelberg
1908–1909, Anstalt Wiesloch 1909–unbekannt
Diagnosen: manisch-depressiv, Hypomanie

»Glücklich ist, wer vergißt, was mal nicht zu ändern ist!«

Kurz nach seiner Einlieferung in die Heidelberger Klinik Anfang Dezember 1908 sandte der 21-jährige Erwin Starré eine handgeschriebene »Depesche« an seine verwitwete Mutter nach Mannheim: »Falls nicht bis heute Abend von hier weggeholt bin, werde bis morgen als Wahnsinniger, auf heiligstes Ehrenwort, die Sonne anstieren, oder schlage mir auf einem Pfosten die Schläfe ein. Entweder, oder! Erwin«[8]

»Eh der Lenz kommt«, schrieb Starré am 19. Januar 1909, wollte er aus der psychiatrischen Klinik in Heidelberg »fort in ferne Lande ziehn« (▶ Tafel 8.12). Auf der einen Tag später datierten Blattrückseite drohte er: »Hole mich morgen ab, sonst passiert etwas, dass du dein Lebtag bitter bereuen würdest.«

Inv.Nr. 1472 recto
»*Starré* [oben links] *Irrenhaus* [oben rechts mit Pfeil]

Liebe Mutting
Es ist wie zum Verzweifeln! Ich will ja
gerne hier sein, wenn ich wenigstens:
1. anständige Behandlung von Seiten
a. dem Arzt
b. Wärter, &
2. anständige Kost, nicht dieses
Schweinefressen hätte &
3. Unterhaltung (Violine, Schach, Bücher etc. & endlich,
4. wenn ich arbeiten könnte.
Dieses Parasiten-Dasein kann ich nicht mehr
länger ertragen, sonst mach ich & muß ich mein
Leben ein Ende zu nehmen, versuchen!
Seit 10 Tagen habe ich keinen Besuch
gehabt & dann habt Ihr mir so wenig zum Essen geschickt
Die ganzen Orangen, d. Gebäck, d. Nüsse sind schon lange
den Weg alles ›Fleisches‹ gegangen. Für Erneuerung
dieses Vorrates wäre ich Dir sehr dankbar.
Dann kannst Du ca. 30 Mark schicken,
damit ich Kost II. Klasse für 14 Tage bekommen kann
& anständige Behandlung! Diese Kost, respektive II. Klasse
kostet pro jour 5.- Mark. M. 2.50 trägt die Krankenkasse

▶ **Tafel 10.3 Brief an die Mutter mit Zeichnung des Heidelberger Schlosses,**
Februar 1909
Bleistift, Fettkreide auf Zeichenpapier
27,9 × 17,5 cm
Inv.Nr. 1472 (© Sammlung Prinzhorn)

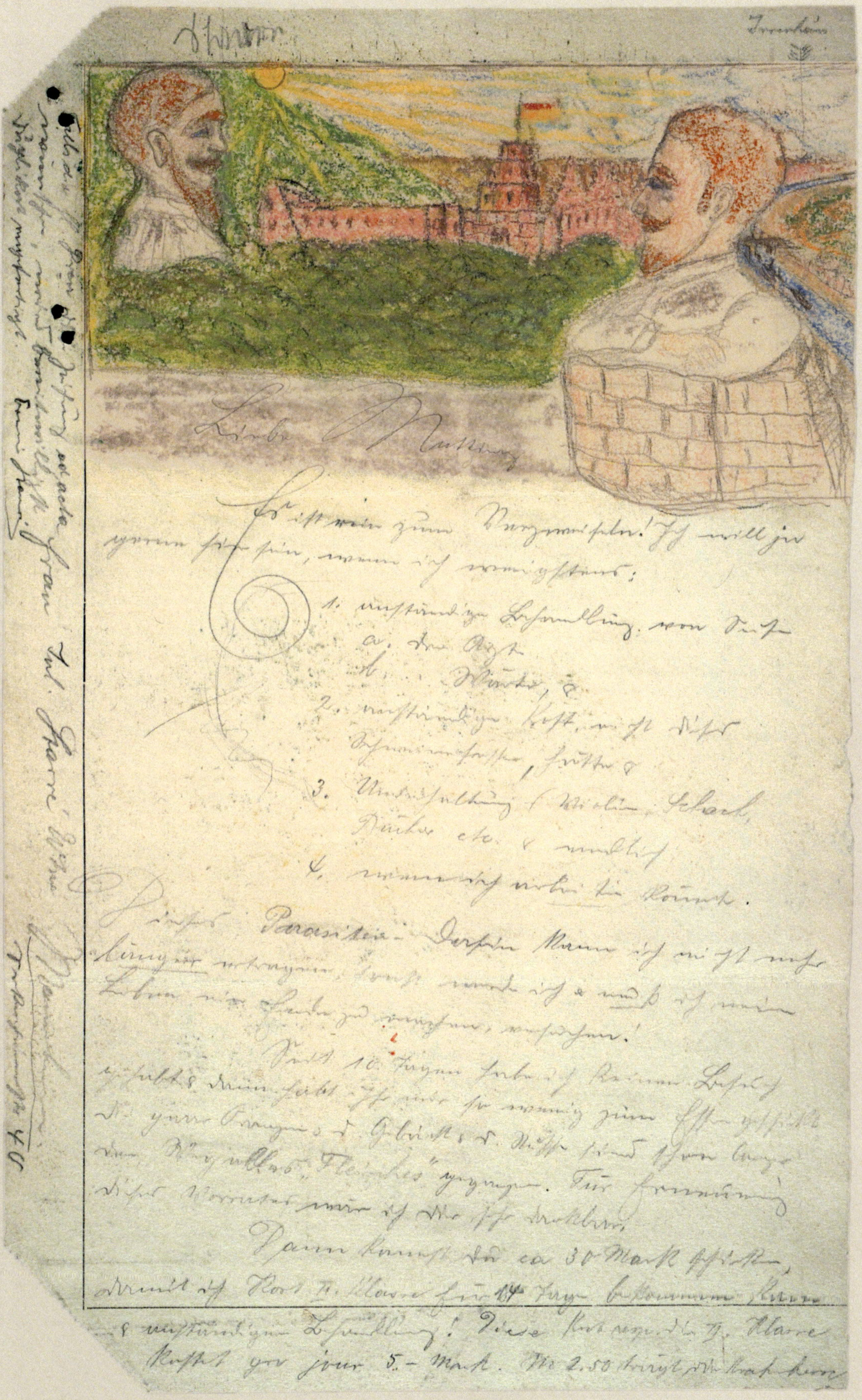

► Tafel 10.3

[verso]
& die andere Hälfte zahlst Du. Sind also für 1 Woche
M 17.50. Ist also nicht teuer & es ist für meine
›Besserung‹ von erheblicher Bedeutung, indem ich
dann mit meiner »Gesundung« Fortschritte mit Siebenmeilenstiefeln mache.[...]«

Am 1. Februar 1909 bittet Starré seine Mutter in einem weiteren Schreiben, die Verpflegung der zweiten Klasse zu bezahlen, da er »dieses für Idioten & Verrückte bestimmte Schweinefressen« nicht länger ertragen könne, das er seit zweieinhalb Monaten habe. Er hofft, »nicht mehr länger als 8 höchstens 14 Tage« bleiben zu müssen und äußert folgende Wünsche: »2 poröse Hemden. In den Anstalts Hemden schwitzt man des Nachts kolossal. Dann die gelben Sandalen 1 Haarbürste, 1 Kamm, 1 Flacon Brillantine Dann 2 Sanitas Brote [...] ca. 3 Dutzend Orangen & dann 1 kg Datteln.«[9]

In einem undatierten Brief bittet er erneut um die Aufstockung der Lebensmittelvorräte und um eine Verpflegung 2. Klasse. Er droht in seiner Verzweiflung erneut damit, sich das Leben zu nehmen, und meint, er könne »dieses Parasiten-Dasein« nicht mehr länger ertragen – und wenn, dann nur unter der Bedingung, dass er von Ärzten und Wärtern anständig behandelt würde, anständige Kost bekäme, genug Unterhaltung hätte (Violine, Schach, Bücher) und arbeiten könne.

Bei seiner Mutter hakt er nach, warum er »das Buch über das Bleistiftzeichnen«, Kants *Kritik der reinen Vernunft* und das Buch *L' art et le beau* nicht bekommen habe, auch Aquarellfarbe und Pinsel vermisse er. Und er rechne fest damit, dass sie beim nächsten Besuch eine »Schachtel Krokier Stifte« mitbringe. Bunte Krokierstifte[10] wurden beim Militär zum Zeichnen von Landkarten benutzt, und Soldaten schrieben oft ihre Postkarten damit. In seinem bleistiftgeschriebenen Brief an die Mutter skizzierte Starré auf dem Briefkopf mit Farbstiften die Heidelberger Landschaft (▶ Tafel 10.3). In das grüne Neckartal eingebettet liegt auf der linken Seite das Heidelberger Schloss. Am oberen rechten Bildrand verweist ein Pfeil auf das »Irrenhaus«, dessen Lage Starré topografisch korrekt einzeichnete. An den Bildrändern sind zwei bärtige Profilköpfe gegenübergestellt. Rechts ist eine Arztbüste im weißen Kittel und mit verschränkten Armen bis zur Brust in einen turmartigen Anstaltsbau eingemauert. Der Arzt fixiert im Habitus eines mächtigen Burgherrn einen Patienten am linken Bildrand. Handelt es sich um den Klinikdirektor Nissl, der Starré ins Visier nimmt? Der gebildete Kaufmann Starré, der seine Briefe oft mit französischen und englischen Einsprengseln versah, zitiert im Schreiben an seine Mutter eine Liedzeile aus der Strauss-Operette *Die Fledermaus*: »glücklich ist, wer vergißt, was mal nicht zu ändern ist!«

Im Originaltext der 1874 uraufgeführten Operette sagt der Gefängnisdirektor Frank im Anschluss an diese berühmt gewordene Liedzeile zu Alfred, der anstelle eines anderen fälschlich eingesperrt wurde: »Ich sehe, Sie fassen die Sache von der humoristischen Seite auf.«[11]

Auch Starré schreibt (als vermeintlich unrechtmäßig Eingesperrter) an seine Mutter: »trage die ganze Geschichte mit Humor & unter der Lyra und die Satire« und habe deshalb eine »bessere Auffassung, als die meisten!«[12]

Vielleicht stammt aus der *Fledermaus* auch Starrés ironische Bildidee des in seiner eigenen Institution eingekerkerten Klinikdirektors. Die bildliche Assoziation zwischen einem eingemauerten Klinik- und Gefängnisdirektor ist im dritten Akt zu finden, in dem der betrunkene Gefängniswärter zum Gefängnisdirektor sagt: »Herr Direktor, wir sind eingemauert«[13].

Starré vergleicht seine Situation mit Napoleons Verbannung auf die Insel St. Helena und mit Diogenes in der Tonne, doch sei er im Begriff, »diese Tonne ins Meer zu wälzen!« – Im Gegensatz zu Diogenes ist der Patient nicht mehr gewillt, seine Lebensumstände stoisch zu erdulden.

Am 26. Februar schrieb Starré einen von ihm selbst so bezeichneten »Hypomanischen Brief«[14] an seine Mutter, in dem er sich für ihren Besuch und ihre Sendung bedankte. Er berichtet, dass er nun gut und viel zu essen bekäme, seine Wünsche erfüllt würden (z. B. habe er einen Pinsel erhalten) und er in der Schreibstube arbeiten dürfe. Er setzte hinzu, dass er am Mittwoch in das Krankenhaus nach Wiesloch käme und unterzeichnete mit »Hypomanist/im? (der Schnörkel ist geisteskrank!)«[15]. Dass Starré seine Diagnose »Hypomanie« ironisierend infrage stellte, kommt auch in einer Karikatur zu Ausdruck, die er seinem Arzt widmete. (▶ Tafel 9.8). Falls Starrés Angaben zutreffen, wurde er am 3. März 1909 nach Wiesloch verlegt. Aufgrund fehlender Krankenakten ist über seinen Krankheitsverlauf nichts bekannt. Er verstarb 25-jährig in seinem Mannheimer Elternhaus.[16]

Wilhelm Carl Sonntag

(Regensburg 27.2.1871–1940 NS-Tötungsanstalt Grafeneck)
Dekorations-Schriftenmaler, Schreiner
Kliniken und Anstalten: Psychiatrische Universitätsklinik München 1918–1919,
Psychiatrische Universitätsklinik Heidelberg 1922, 1938,
Anstalt Kaufbeuren 1924, Anstalt Wiesloch 1938–1939,
Anstalt Rastatt 1939, Anstalt Zwiefalten 1939,
NS-Tötungsanstalt Grafeneck 1940
Diagnosen: nicht geisteskrank, haltlose, assoziale psychopathische Persönlichkeit mit Neigung zu gewalttätigen hysterischen Reaktionen, Psychopathie

Langeweile in der Bude

Anfang April 1922 schrieb Carl Wilhelm Sonntag an den Oberarzt der Psychiatrischen Klinik Heidelberg. Er eröffnet seinen sicher formulierten Brief (▶ Tafel 10.4) devot und beendet ihn vorwurfsvoll. Er meldete die Wegnahme einer Zeitschrift und den damit verbundenen Verlust einer seiner Handzeichnungen durch das Personal sowie die Langeweile in der »Bude«. Außerdem bat er dringend um eigene Seife, Kamm, Bartbürstchen und Bleistifte. Tatsächlich war Sonntag zum Zeitpunkt seiner Aufnahme nahezu vollständig besitzlos. Er trug wenig mehr als ein Cape. Seine Scham bedeckte lediglich ein schmales Taschentuch. Gewickelte Gamaschen dienten als Beinkleider, und Knöchelschoner täuschten ein Hemd vor. Furchtlos trat der 1871 in Regensburg geborene Sohn eines Briefträgers auf, denn Sonntag war kein »Hanswursten«, sondern bekennender Anarchist. Als Teilnehmer des Münchner Spartakusaufstands 1919 reagierte der Revolutionär empfindlich auf soziale Unterschiede. Kritisch registrierte er die Bevorzugung der Patienten der ersten Verpflegungsklasse und erhob deutlich seinen ebenbürtigen Anspruch auf »allerbeste Lektüre« sowie Zugang zur Bibliothek.

Auf der »Unruhigen-Abteilung« der Klinik versuchte er sich durch Lesen und »Nachzeichnen von etwas schmutzigen Bildern«[17] nicht nur von der Langeweile und seiner quälenden sexuellen »Natur« abzulenken, sondern stillte auch sein Bedürfnis nach anspruchsvoller Unterhaltung.

Inv.Nr. 4406/3 (1991) recto
»Sehr geehrter H. Oberarzt! Da ich nicht Zeit u Gelegenheit hatte, in Gegenwart der anderen Patienten mich Ihnen mit einer devoten Bitte zu nahen, so erlaube ich mir Die Freiheit, Ihnen ein paar Zeilen zu schreiben, mit Dem Hinzufügen, dass Sie es mir nicht übel nehmen werden. Ich möchte schier verzweifeln in dieser Bude vor lauter Langeweile, denn zeichnen kann man ja doch auch nicht den ganzen Tag, ich möchte auch bessere Lektüre haben, Damit der Geist Ablenkung erfährt. Ich weiß, dass hier eine Bibliothek vorhanden ist, und trotzalledem, und wenn ich hundertmale darum bitte, erhalte ich doch nichts passendes zu lesen, während die Patienten I. Klasse die allerbeste Lektüre erhalten. Ich hatte zwar ein [verso] *großes Buch (illust. Zeitschrift.), dasselbe nahm mir aber ein Wärter weg, ja hat denn ein Wärter nichts anderes zu*

▶ **Tafel 10.4 Brief an den Oberarzt mit der Bitte um Lektüre**, 1922
Feder in schwarzer Tinte auf Papier
20 × 12,8 cm
Inv.Nr. 4406/3 (1991)
(© Sammlung Prinzhorn)

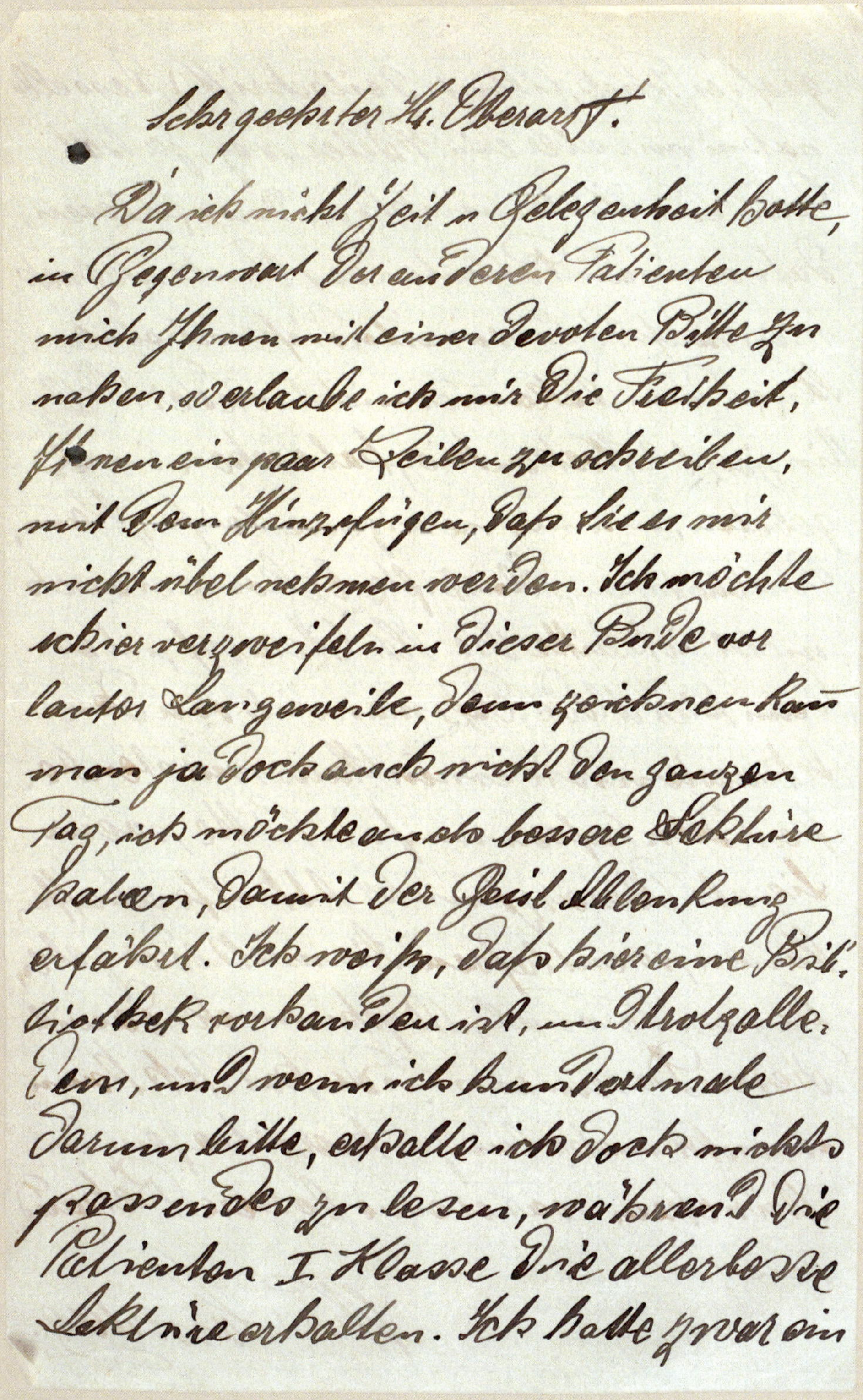
Sehr geehrter Hr. Oberarzt.

Da ich nicht Zeit u. Gelegenheit hatte, in Gegenwart der anderen Patienten mich Ihnen mit einer devoten Bitte zu nahen, so erlaube ich mir die Freiheit, Ihnen ein paar Zeilen zu schreiben, mit dem Hinzufügen, daß Sie es mir nicht übel nehmen werden. Ich möchte schier verzweifeln in dieser Bude vor lauter Langeweile, denn zeichnen kann man ja doch auch nicht den ganzen Tag, ich möchte auch bessere Lektüre haben, damit der Geist Ablenkung erfährt. Ich weiß, daß hier eine Bibliothek vorhanden ist, [illegible], und wenn ich hundertmale darum bitte, erhalte ich doch nichts Passendes zu lesen, während die Patienten I. Klasse die allerbeste Lektüre erhalten. Ich hatte zwar ein

► Tafel 10.4

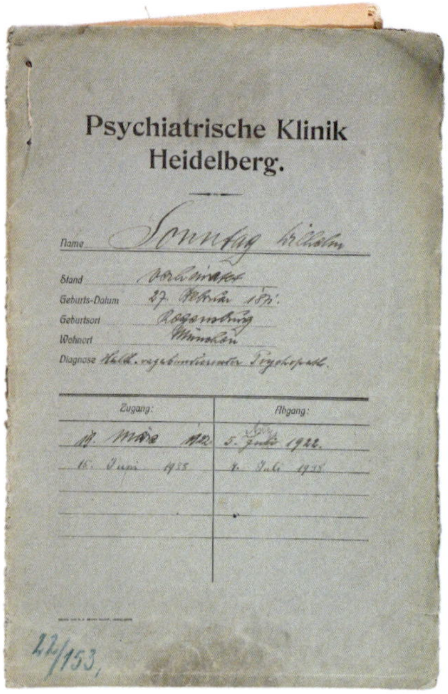

► **Abb. 10.4** Wilhelm Sonntag, Krankenakte Psychiatrische Klinik Heidelberg, Diagnose: »haltl[oser] vagabundierender Psychopath« (mit freundlicher Genehmigung)

lesen, dass er einem Patienten das Buch wegnehmen muss?! Es war überdieß noch eine Skizze darin, bekomm es nicht wieder. Ich bin jetzt 2 Wochen hier, habe schon 5 mal gebeten, um meine eigene Seife, Kamm, Bartbürstchen, Bleistifte, bekomme es auch nicht, ich bitte die Hr. Oberarzt, ist es denn hier Mode, dass man sich von den Schwestern wie einen Hanswursten behandeln laßen muß ?! Bitte, wenn Sie als Oberarzt nicht Abhülfe schaffen können, so entlaßen Sie mich oder geben Sie mir Veronal, Morphium etc. damit dieses Dasein ein Ende hat. Ich kann es nicht mehr länger hier ertragen, in München war es eine bessere Behandlung. W. Sonntag.«

Nach seiner Schreinerlehre war der Wissensdurstige unter verschiedenen Namen in Deutschland, Österreich, Italien, Frankreich und Holland umhergereist, denn »Land und Leute zu sehen, sei ihm immer unbeschreibliches Bedürfnis« gewesen.[18] Er heiratete eine Münchner Chansonnette und Schneiderin. Obwohl er Vater von vier Kindern wurde, wanderte er weiter und hielt sich als Tagelöhner in der Landwirtschaft über Wasser. Oft griffen ihn Gendarmen auf und brachten ihn in Arbeitshäuser und Gefängnisse. Immer häufiger geriet er in Zorn und zerschnitt dabei, so seine Angabe, über eintausend Betten in Herbergen, Krankenhäusern und Arbeitslagern. Diese Zerstörungswut war oft mit heftiger sexueller Lust verbunden. Sonntag hatte gelernt, diese Ausbrüche mit gefährlich hohen Dosen von Opiaten zu dämpfen. Nach einigen Suizidversuchen trug er das Risiko der Selbsttötung gelassen. Im März 1922 kam der Maler und Schreiner in die Heidelberger Psychiatrische Klinik, nachdem er im benachbarten Akademischen Krankenhaus lautstark und zornig Morphium und Veronal (Barbital) verlangt hatte.

Wenn Sonntag in seinem Brief missbilligend auf die bessere Behandlung in der Münchner Klinik verwies, so verdrängte er dabei, dass er auch dort sehr unzufrieden gewesen war, weil er kein gutes Buch zu lesen bekommen hatte[19] und ihm »Cyankali, Blausäure, Arsenik, Belladona, Cequatofana, etc od. doch wenigstens ein Glas Opium, od. Morphium« verweigert worden waren.[20]

Die Münchner Ärzte waren zu dem Schluss gekommen, dass Sonntag zwar eine »willensschwache, erregbare, gesellschaftsfeindliche psychopathische Persönlichkeit«, aber »nicht geisteskrank«[21] sei. »Es ist zuzugeben, daß er [sich] doch noch einige gute Züge bewahrt hat: Liebe zur Reinlichkeit, zu anständiger menschenwürdiger Unterbringung u. Verpflegung, zu geistiger Nahrung«.[22]

Im August 1922 gewährten die Heidelberger Ärzte die gewünschte Entlassung. Sie schickten Sonntag mit neuen Kleidern und Reisegeld in seine bayerische Heimat zurück. Fünf seiner Bleistiftzeichnungen übergaben die Ärzte der Bildersammlung von Hans Prinzhorn. Das Doppelporträt, der Entwurf eines Brunnens, eine mythologische und zwei erotische Szenen weisen ihn als talentierten Zeichner aus. Als künstlerische Vorlage dienten ihm offenbar Abbildungen aus Zeitschriften. 1980 konnte dieser Bestand um weitere Werke ergänzt werden, die in seiner Krankenakte (► Abb. 10.4) gefunden wurden. Darunter war auch eine selbstentworfene Karikatur von Karl Valentin als »Skelettgigerl« mit Regenschirm. Sonntag hatte den Ärzten erzählt, dass er als Zeichner für »Witzblätter« in München gearbeitet habe.

1938 kam der mittlerweile verwitwete 67-Jährige zum zweiten Mal in die Universitätsklinik Heidelberg. Diese überführte ihn noch im selben Jahr in die Anstalt Wiesloch. Nach kurzen Aufenthalten in den Anstalten Rastatt und Zwiefalten wurde Carl Wilhelm Sonntag für »lebensunwert« erklärt und in den Gaskammern der nationalsozialistischen Tötungsanstalt Grafeneck ermordet.[23]

Moritz Samuel Weil

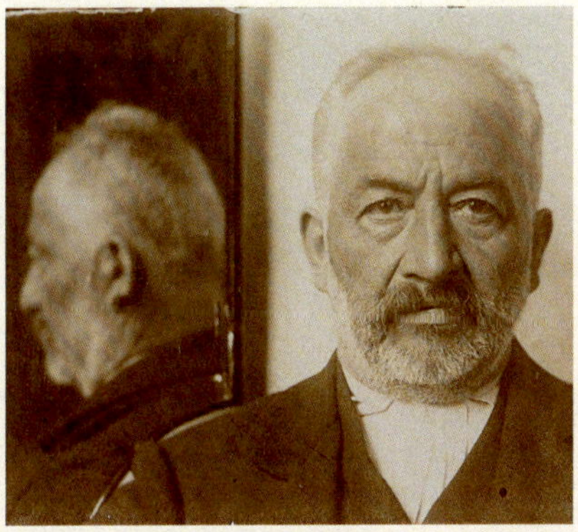

(Steinsfurt 28.8.1849–1923 Steinsfurt)
Bäckerlehre, Kaufmann
Anstalten und Klinik: Anstalt Illenau Achern1872–1873, **Psychiatrische Universitätsklinik Heidelberg** 1879–1880,1900, 1908, 1923, Anstalt Wiesloch 1880
Diagnosen: periodische Manie, hereditäres Irresein, manisch-depressiv

»Gehorsamste Bitte« eines Tobenden

▶ Moritz Weil, Mai 1908
Foto: Krankenakte Psychiatrische Universitätsklinik Heidelberg (mit freundlicher Genehmigung)

Wegen Gewalttätigkeit und Verschwendung wurde Moritz Weil im Februar 1879 von Gendarmen in die Heidelberger Anstalt eingeliefert (zur Biografie von Weil ▶ Kap. 3). Im Mehl- und Landesproducten-Handel seines Vaters, dessen Firma er zeitweise führte, hatte er »nutzlose Sachen« gekauft und »unverständige Geschäfte« gemacht. Er war mit jedermann in Streit geraten und gegen Freunde und Eltern gewalttätig geworden. In der Illenau, in der er von Oktober 1872 bis September 1873 bereits ein Jahr verbracht hatte, war er in der Tobabteilung untergebracht worden. Auch in Heidelberg neigte der Pflegling laut Krankenakte zu Gewalttätigkeiten gegen Mitpatienten und Wärter und wurde mehrfach auf die unruhige Abteilung oder in die Tobzelle verlegt. Am 3. Juni 1879 formulierte Weil an die Heidelberger Anstaltsdirektion die »Gehorsamste Bitte«, in »möglichst Thunlichster Bälde« entlassen zu werden (▶ Tafel 10.5). Als Begründung gab er an, es sei ihm Dank »des l[ieben] Herrn Professor Fürstners Hülfe (Klinikdirektor vor Kraepelin) […] nie wohler als Pfingst Sonntag« (1. Juni 1879) gewesen.[24] Durch besonders angepasste und unterwürfige Formulierungen – sämtliche »geehrten Herrn Ärzte« wurden von ihm abgekürzt mit »lieb« betitelt wie »der l[iebe] Herr Director« und »meines l[ieben] Herrn Doktors F. Hentschel« – versuchte er sich als gebessert und vorbildlich zu geben sowie deutlich zu machen, dass er wieder als Geschäftsmann arbeiten und in den Kreis seiner Familie zurückkehren könne. Seiner Bitte wurde nach einem Jahr Anstaltsaufenthalt entsprochen. 1882 heiratete er. Seine Frau Regine holte ihn auch nach weiteren Einweisungen in Heidelberg 1891, 1900 und 1908 immer wieder nach Hause. Im März 1900 wird in der Krankenakte vermerkt, der Patient sei nach seiner letzten Entlassung völlig gesund gewesen, habe dann draußen außergewöhnliche Geschäftigkeit – »Handelswut« – gezeigt und unterliege großen Stimmungswechseln. Am 30. März 1900 lautet der Eintrag: »Beteuerung seines absoluten Vertrauens in die Geschicklichkeit des ›lieben‹ Arztes u.s.w. schreibt im Tag durchschnittlich 4 Briefe. […] will Bouillon, Cigarren, seinen Spiegel haben, ein Extrazimmer, II. Cl[asse] Kost. Seine Geschäftsbücher soll man kommen lassen.«

Bei seinem letzten Aufenthalt 1923 war der 74-Jährige mit der Diagnose manisch-depressiv/periodische Manie trotz seiner Hinfälligkeit noch immer so erregt, dass die Ärzte sich keinen anderen Rat wussten, als ihn Dauerbädern auszusetzen und mit hohem Schlafmitteldosen ruhig zu stellen. Im August 1923 wird in einem Arztbrief an seine Tochter seine Bitte um Übersendung von Zigarren übermittelt, nach denen er großes Verlangen habe. Da die Kost der Klinik nicht sehr reichhaltig war, wurde ihr der Vorschlag unterbreitet, »einige Eier od. etwas Milch hierher zu schicken«, da ihr Vater öfter nach Zulage verlange. Seine Frau wollte ihn unter keinen Umständen in der Anstalt sterben lassen und holte ihn am 13. Dezember 1923 heim. Dort verstarb er kurze Zeit später.

In zahlreichen Briefen, die Weil tagtäglich an Ärzte, aber auch an seine Familie adressierte, bat er immer wieder darum, seinen Anstaltsalltag erträglicher zu machen. Er wünschte sich eine bessere Unterbringung oder Extrazuwendungen in der Verpflegung. Der Wunsch nach Entlassung überwog jedoch alles andere. Letztere versuchte der unruhige, zu Gewalt neigende Patient immer wieder mit devotem Tonfall und dem Superlativ »Gehorsamst« zu erreichen.

Inv.Nr. 1767/7 (1989)
»Gehorsamste Bitte
des
M. Weil z. z. Patient
hier Entlassung btrf.
Die hochgeehrte Direction
dahier, ersucht Unterzeichneter
in möglichst
Thunlichster Bälde
gefl[issentlich] entlassen zu wollen.
Es war mir just nur vorgänglich
des l[ieben] Herrn Professor Fürstners
Hülfe verdankend; nie wohler
als seit Pfingst Sonntag.
Ich fordere meine geehrten Herrn
Ärzte d. h. Hausärzte, als junger
Mann, von 29 Jahren 9 Monat alt
auf, ein Zeugniß beifügen
zu wollen, und die Anzeige,
nachdem der l[iebe] Herr Director
dieses Gesuch genehmigt;
an Wegl. Bez. Amt Sinsheim
absenden zu wollen; damit es mir
vergönnt sein wird;
mich wieder als junger Geschäfts-
mann im Kreiße meiner l[ieben] Familie
sehen lassen zu dürfen.
Nachträglich bitte um keinerlei
collegialischen Vorstellungen, auf
Wunsch meines l[ieben] Herrn Dok[t]ors
F. Hentschel.
Ergebenst zeichnet
der Patient 3 Cl.[asse]
M. Weil
Firma.
V. Weil Mehl + Prod.
sowie Commisions Geschäft Steinsfurt
Heidelberg.
Irrenklinik
den 3ten Juni
1879.«

► **Tafel 10.5** **»Gehorsamste Bitte des M. Weil«**, 3.6.1879
Tinte auf Papier
33,9 × 21,0 cm
Inv.Nr. 1767/7 (1989)
(© Sammlung Prinzhorn)

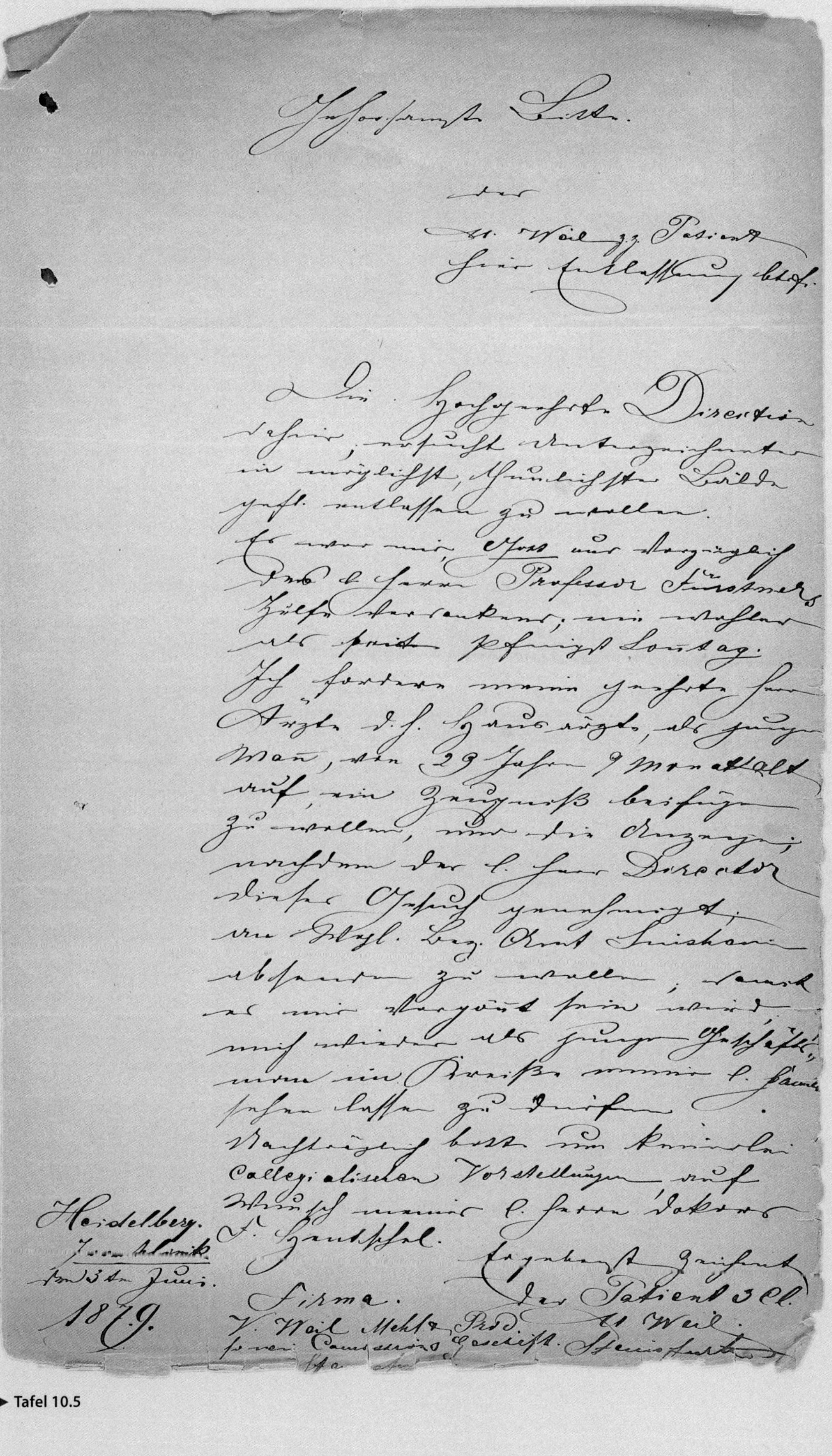

Hochverehrteste Bitte.

der

M. Weil z.z. Patient
hier Entlassung betr.

An die hochgeehrte Direction
dahier, ersucht Unterzeichneter
in möglichst, schnellster Bälde
geheilt entlassen zu wollen.
Es wäre mir, Orts nur Vergnügen
[illegible] d. Herrn Professor Fürstner's
Hülfe verdanken, um welchen
als spätestens künftigen Sonntag.
Ich fordere meinen geehrten Herrn
Arzte d.h. Herrn [illegible], als junger
Mann, von 29 Jahren 9 Monat alt
auf, ein Zeugniss beifügen
zu wollen, und die Anzeige,
nachdem der l. Herr Director
diese Gesuch genehmigt,
an Kgl. Bez. Amt Sinsheim
absenden zu wollen, wenn
es mir vergönnt sein wird
mich wieder als junger Geschäfts,
mann im Kreise meiner l. Familie
sehen lassen zu dürfen.
Nachträglich bitte um keinerlei
collegialischen Vorstellungen auf
Wunsch meines l. Herrn Doktors
F. Hauptthal.

Ergebenst zeichnet
der Patient 3 Cl.
M. Weil

Firma.
J. Weil Mehl & Prod. Geschäft.
feiner Commissions Geschäft. Steinsfurt

Heidelberg.
Irren-Klinik
den 3ten Juni.
1879.

Anna Louise Köhler, (verheiratete Kutschke)

(Mombach/Mainz 28.12.1882–?, bis 1915 in der Anstalt Großschweidnitz nachweisbar)
Näherin, Dienstmädchen
Klinik und Anstalt: Psychiatrische Universitätsklinik Heidelberg 1904–1905,
Anstalt Großschweidnitz 1915–unbekannt
Diagnosen: Dementia paranoia, Lues, Dementia praecox, chronische Psychose

Bitte um Entlassung und Bitte um eine Stelle

Seit April 1904 war die 21-jährige Anna Köhler in der Universitätsklink Heidelberg. Da sie sich gesund fühlte, wollte sie entlassen werden. Höflich bittend begründet sie traurig ihren Wunsch: »Für mich ist das Leben nur eine Leidens u Gefängnisqual, wo ich jetz gesund wieder bin, und demnach doch nicht in einer Irrenanstalt zuzubringen das nicht schlimm auftretende Unwohl zu Hause überstehen kann.« (▶ Tafel 10.6.)

Inv.Nr. 1730/7 (1991) recto
»Heidelberg, d. 8.7.04
Hochgeehrter Herr Dr. med. Nemitz.
auf mein Bittgesuch vom Gestrigen Tage erlaube ich mir höfl. nochmals ganz ergebens Ihnen bitten, und mich doch zu entlassen. Da Sie doch in keiner Beziehung Ursache dazu haben, mich noch länger hir zu halten.
Für mich ist das Leben nur eine Leidens u Gefängnisqual, wo ich jetz gesund wieder bin, und demnach doch nicht in einer IrrenAnstalt zuzubringen [verso] *das nicht schlimm auftretende Unwohl zu Hause überstehen kann.*
Hochgeehrter Herr Dr. med. ich bitte Sie doch herzl, entlassen Sie mich, denn ich Gräm u kränk mich sehr und bin den ganzen Tag über nur am weinen, das Essen erbrach ich wieder sofort.
Wenn ich über mein so Unschuldiges Dasein nachdenke stehen mir die Thränen in den Augen und kann nur ausrufen wäre ich Tod wo ich glücklicher lebte da wäre ich im Himmel und erfreute mich des Engeln Choren.
Zum letzten male bitte ich Sie gewähren Sie mir doch meine freiheit und Machen Sie mich doch zu keinem späteren Unglücklichen Menschen, bis jetz bin ich nur wegen der Klara hir, sie würde auch daran glauben u denken wie ich, wenn sie sieht daß ich den Kopf wie ihren, u Ihrer Ungütigkeit Herr Dr. med. durch setze. O, wäre ich nicht der Kaiserlichen Familie entsproßen, mein Tod kommt ja doch noch, ich will kein Gut weder Geld, als nur meine freiheit.
Zeichnet Hochachtend
Anna Köhler.«

▶ **Tafel 10.6** **»Hochgeehrter Herr Dr. med. Nemitz.«**, 8.7.1904
Feder in schwarzer Tinte auf liniertem Papier
22,2 × 14,1 cm
Inv.Nr. 1730/7 (1991)
(© Sammlung Prinzhorn)

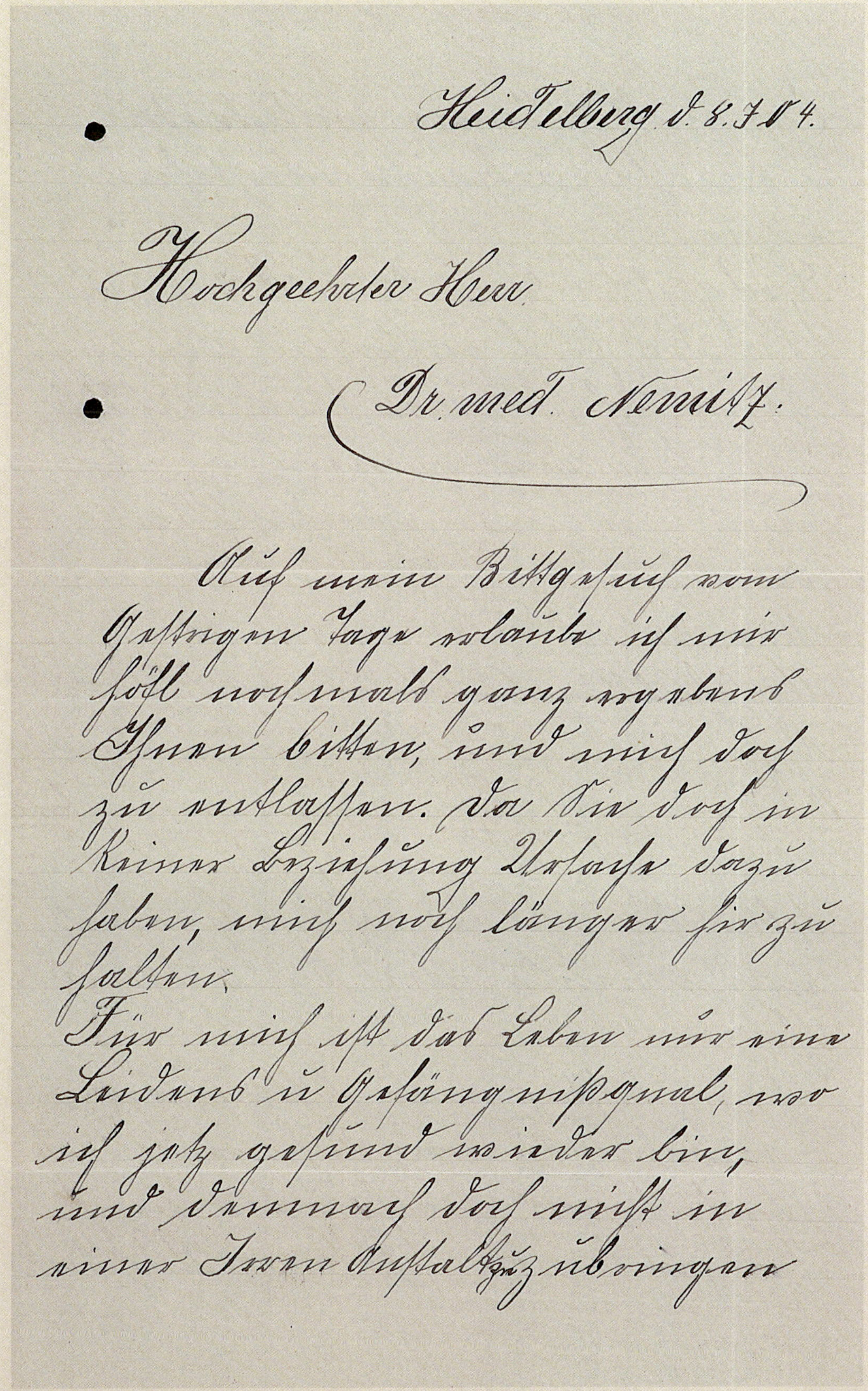

Heidelberg d. 8.7.04.

Hochgeehrter Herr

Dr. med. Nemitz.

Auf mein Bittgesuch vom Gestrigen Tage erlaube ich mir höfl nochmals ganz ergebens Ihnen bitten, und mich doch zu entlassen. da Sie doch in keiner Beziehung Ursache dazu haben, mich noch länger hier zu halten.

Für mich ist das Leben nur eine Leidens u. Gefängnisqual, wo ich jetz gesund wieder bin, und dennoch doch nicht in einer Irren Anstalt zu bringen

► **Tafel 10.6**

Inv.Nr. 1730/29 (1991) recto

»Gotha i Thür. d. 18 März. 1910.
Herrn Direktor
der Kgl. Univ. Irrenklinik.
Unterzeichnete erlaubt sich höfl, bei Ihnen anzufragen ob ich in der Univ. Irrenklinik eine Stelle als Spül u Küchenmädchen erhalten kann. ich war vor 6 Jahre dort als Patientin u dortselbst in den Küchen tätig war.
Meiner noch einiger Jahren dauernden Krankheit konnte ich keine Stelle bekleiden, demnach war ich zu Hause bei meinen Eltern, die Arbeit dort hat mir sehr gut gefallen ich möchte gern eine derartige Stelle haben.
Bin 27 Jahre alt. Tochter ordentlicher Eltern, bestättige Ihnen frdl, daß ich

[verso]

nicht gut hören kann, ich weiß genau daß bei dem Spülarbeiten u sonstige Häusliche Arbeiten kein gutes Gehör entspricht. Da ich die Verhältnisse dort kenne so habe ich mich vertrauungsvoll an Sie gewendet, ob sie mich auf der Stationsküche oder Hauptkochküche einstellen, werde mich beidersseits gern bereit erklären, ich Refl[ektiere] nur auf eine dauernde Stellung sowie Rücksicht nehmend des nicht gutem Gehör.
Mein Vater ist 73 Jahre alt und verdient wenig da ich täglich Beschäftigung aushalten kann, hir in Gotha kann ich keine Stelle bekommen. Zum Nähen nehmen sie nur 14–18 Jährige junge Mädchen.
B[itte] W[enden]
Sollten Sie Herr Professor Nissel sein, so freue ich mich Ihnen Begrüßen zu können. Sie wissen ja was mir fehlte u mein Gehör von Blutverstockung hervorgerufen ist, ich fühle mich ja bedeutend wohler u leichter innerlich, möchte auch zu gerne bei reele u Rechtschaffene Vorgesetzten.
Wenn momentan nichts frei ist. bitte ich Sie wenn eine Stelle frei wird mir's mitteilen zu wollen,
Sollten Sie geneigt sein auf mich zu Refl[ektieren.] so bitte ich um Antwort.
Und zeichent sich
Achtungsvoll
Anna Köhler
Gotha. i Thür.
Kindleberstr. 13,
I. Etag.
Wenn ich bei Ihnen eintreten kann so ersuche ich Sie mit der Bitte mir den Monatlichen Lohn mitzuteilen.
D[ie] O[bere]
Anna Köhler«

Die Tochter eines Schmieds hatte nach ihrer Schulzeit in Hagen zunächst in einer Korsettfabrik und anschließend als Dienstmädchen in Braunschweig gearbeitet. Als die Mutter starb, gab sie ihre Stelle als Näherin in Frankfurt auf und übernahm die hauswirtschaftlichen Aufgaben im Haus ihres Vaters. Im Jahr 1904 verhielt sie sich sonderbar. Bald sang, bald tanzte sie. Als sie begann, verwirrt zu sprechen, wurde sie in die Heidelberger Universitätsklinik aufgenommen. Im November 1904 erfüllte die Klinik ihren und ihres Vaters Wunsch: Sie wurde nach Hause entlassen. Doch dort brachen alte Konflikte wieder auf, und sie sprang zum Fenster hinaus. Bereits nach 10 Tagen wurde sie wieder eingeliefert und blieb nun bis zum März 1905. Nach ihrer Entlassung wurde sie unberechenbar. Schnell geriet sie in Wut, warf Möbelstücke um, rang sogar ihren Vater zu Boden und trank viel Alkohol. 5 Jahre später, im März 1910, meldete sie sich bei Klinikdirektor Franz Nissl noch einmal mit einem Bittbrief (► Tafel 10.7). Gern hätte sie eine Stelle als »Spül und Küchenmädchen« in der Küche der Klinik. Sie berief sich dabei auf ihre Erfahrung, die sie als helfende Patientin dort schon gemacht hatte. Vermutlich wurde ihre Bewerbung abschlägig beschieden. Ihre soziale Not war groß, denn es war ihr nicht gelungen, eine sichere Existenz aufzubauen. Dem standen nicht

► **Tafel 10.7** **»Herrn Direktor der Kgl. Univ. Irrenklinik«**, 18.3.1910
Feder in schwarzer Tinte auf Papier
22,5 × 14,2 cm
Inv.Nr. 1730/29 (1991)
(© Sammlung Prinzhorn)

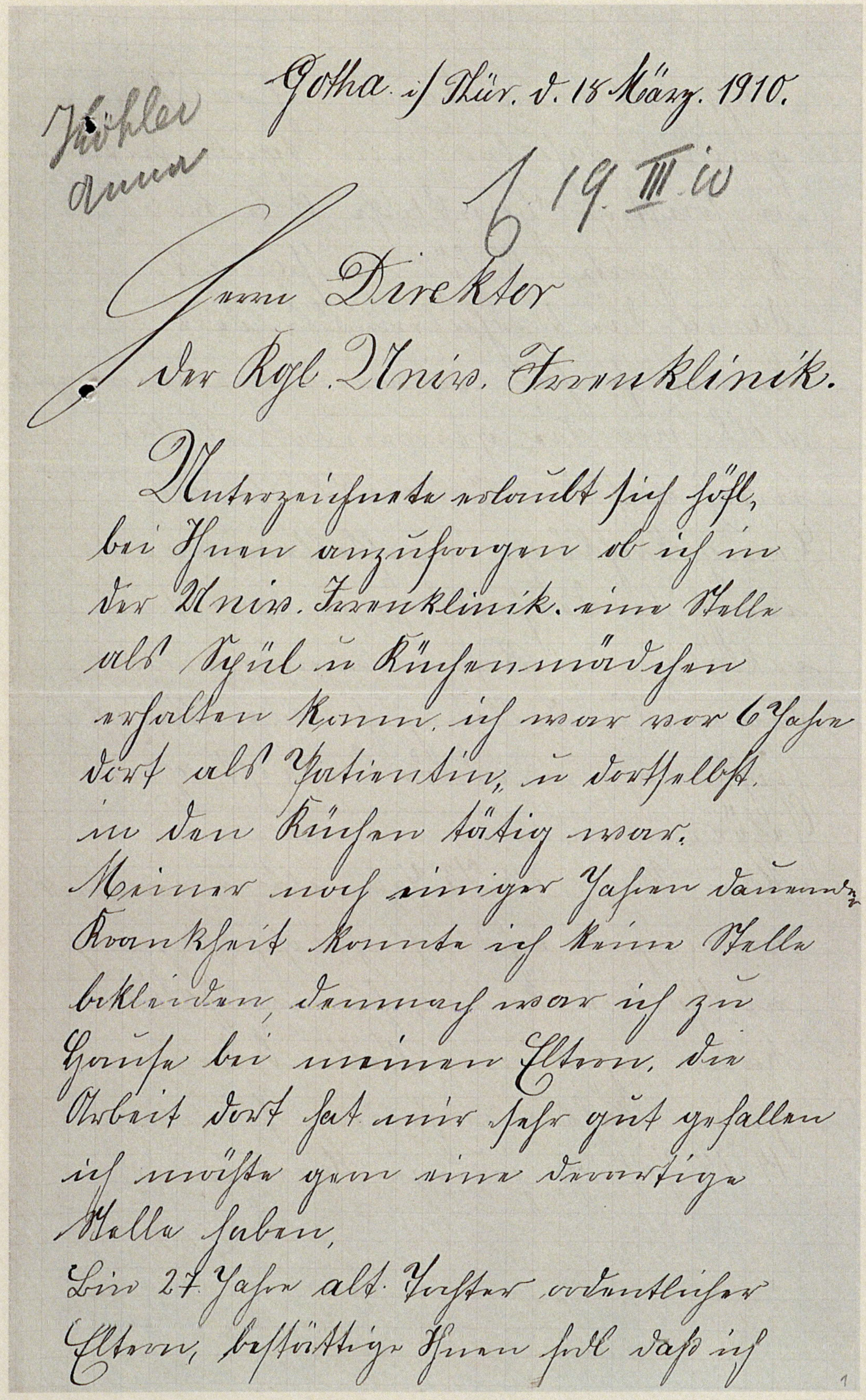

Köhler
Anna

Gotha i/Thür. d. 18 März. 1910.

b 19. III. 10

Herrn Direktor
der Kgl. Univ. Frauenklinik.

Unterzeichnete erlaubt sich höfl. bei Ihnen anzufragen ob ich in der Univ. Frauenklinik. eine Stelle als Spül u Küchenmädchen erhalten kann, ich war vor 6 Jahre dort als Patientin, u dortselbst. in den Küchen tätig war. Meiner noch einiger Jahren dauernde Krankheit konnte ich keine Stelle bekleiden, dannach war ich zu Hause bei meinen Eltern, die Arbeit dort hat mir sehr gut gefallen ich möchte gern eine derartige Stelle haben,
Bin 27 Jahr alt. Tochter ordentlicher Eltern, bestättige Ihnen höfl daß ich

1

▶ Tafel 10.7

nur ihre psychische Empfindsamkeit im Wege, sondern auch die Folgen einer schweren Nasenoperation, die sie mit 12 Jahren erlitten hatte. Ihr Gesicht war von Narben entstellt und die Nase zur Sattelnase deformiert. Doch am meisten beeinträchtigte sie der fast vollständige Gehörverlust.

Im Juni 1914 heiratete Anna Louise Köhler in Großpostwitz Ernst Kutschke. Bald wurde er Soldat an der Front.[25] Im Oktober 1915 wurde Anna Kutschke in die Anstalt Großschweidnitz gebracht, die sie am 4. Dezember 1915 wieder verlassen konnte. Ob ihr Mann aus dem Krieg zurückkehrte und wie ihr weiteres Leben verlief, ist unbekannt.

Bat Köhler während ihres verordneten Klinikaufenthaltes noch sehnsüchtig um Freiheit, empfand sie es als unbegründet und kränkend, aus dem Erwerbsleben und dem familiären Alltag herausgerissen zu sein, so kehrte sich 5 Jahre später dieses Verhältnis um. Die im Alltag gescheiterte Frau empfand die Psychiatrische Klinik nun offenbar nicht mehr als Gefängnis, sondern als Schutzraum. Zwar wollte sie nicht als Patientin zurückkehren, aber doch als eine dem Direktor und dem Küchenpersonal vertraute Arbeiterin. Hier sah sie möglicherweise ihre einzige Chance, eine Arbeit für eine bescheidene Existenz zu finden.

Cesare Ercoli

(Rom 25.6.1854–?, bis 1920 in der Anstalt Ceccano, Italien nachweisbar)
Anstalt: Anstalt Ceccano, Italien um 1920
Diagnosen: Mania chronica, sekundäre Demenz

»Ecco il vero Ritratto – del Bravo Artista Ercoli Cesare«

Cesare Ercoli wurde am 25. Juni 1854 im Viertel Trastevere in Rom geboren. Diese Angabe findet sich auf einer Zeichnung, die sein Porträt als skulptierte Büste zeigt (▶ Tafel 10.8). Sein Selbstbildnis als Künstler umschrieb Ercoli mit genauen autobiografischen Daten: wo er geboren und getauft wurde, dass er von Beruf Marmor-, Kohlearbeiter und Kutscher sei, in welcher Straße seine Familie und die seines Neffen leben und wo sein Bruder ein Kohlegeschäft betreibe.

Mit seinem »Egodenkmal« identifizierte und verifizierte er sich selbst: »Ecco il vero Ritratto« –»das ist das wahre Porträt von Cesare Ercoli« – so beginnt seine autobiografische (Auf-)Zeichnung. Dabei fällt auf, dass es ihm bei seinem Selbstporträt in erster Linie nicht um eine realistische physiognomische Wiedergabe ging. Sein Kopf ist stark vereinfacht im Profil wiedergegeben, lediglich zwei Brustwarzen markieren den Oberkörper. Eine viel größere Rolle spielte die »Ego-Aufsockelung« mit Denkmalcharakter. Es ist der Sockel, den Ercoli mit großer Liebe zum Detail und komplexem Profil darstellte und mit »Arte Lavoro Roma« beschriftete. Der Sockel symbolisiert seine künstlerische Profession und Fähigkeit und macht seine Person erst erinnerungs- und denkmalwürdig. Die Selbstdarstellung Ercolis ist die Bildseite einer Postkarte, die auf der Rückseite an seine Familie adressiert ist. Er bittet um eine schnelle und persönliche Antwort und gibt an, dass nun 16 Jahre und 59 Tage vergangen seien, seit er in die Nervenheilanstalt gekommen sei, nur weil er auf den Straßen Roms gebettelt habe. Er sei jedoch geistig vollkommen gesund und in der Lage, seine Freiheit als ehrlicher Bürger zu genießen sowie in seiner Kunst und mit dem Talent, welches er als Künstler besäße, zu arbeiten: »Ich, Cesare Ercoli, bitte Euch, meine Familie, mich in die Freiheit zu entlassen, damit ich als ein Künstler die Arbeit wieder aufnehmen kann.«

1920 wurde Ercolis Zeichnung, zusammen mit einem Foto, das eine von ihm gestaltete kleine männliche Kopfbüste aus Ton zeigt, aus der Anstalt Ceccano (100 km südwestlich von Rom) mit der Diagnoseangabe »Mania chronica« nach Heidelberg geschickt. Über Cesare Ercolis weiteres Schicksal ist nichts bekannt.

Inv.Nr. 3871 recto Übersetzung

»Das ist das wahre Portrait von Ercoli Cesare, geboren
in Trastevere am 25. Juni 1854, getauft in der Pfarrgemeinde
von Santa Dorotea in Trastevere, geboren in der Vicolo
del Cinque Nr. 1, erster Stock.
Mit drei Handwerksberufen: Marmor-, Kohlearbeiter und Kutscher.
Meine Familie lebt in der Via della Scala Nr. 77 in Trastevere.
Die Familie meines Neffen Alessandro Ercoli lebt in der
Via dei Cappellarie Nr. 5, wo mein Bruder Augustavo Ercoli ein Kohlegeschäft
betreibt. Ich, Cesare Ercoli, bitte Euch, meine Familie, mich in die Freiheit zu
entlassen, damit ich als ein Künstler die Arbeit wieder aufnehmen kann.

[verso]

Postkarte an
Ercoli
Cesares Familie
Bitte antwortet persönlich,
Ich warte auf eine schnelle Antwort von Euch.
Ich bitte Euch um die hässliche Wahrheit,
meine Familie. Ich bin in der Lage frei zu sein
und auch wieder zu arbeiten,
da ich vollkommen klar in meinen Gedanken bin
und auch in der Lage bin, mich auszudrücken.
Ich werde auch in der Lage sein, mich durch meine Arbeit selbst zu versorgen.
Bitte antwortet mir unverzüglich und persönlich.
Denn aus diesem Grund schreibe ich diese Nachricht an Euch, meine Familie.
Ich bin vollkommen Gesund und ich
schätze mich glücklich wieder nach
Hause zu kommen, dorthin wo ich
Cesare Ercoli, geboren bin.
Es sind 16 Jahre und 59 Tage vergangen,
seitdem ich in einer Nervenheilanstalt bin,
nur weil ich auf den Straßen Roms gebettelt habe,
aber ich bin Geistig vollkommen gesund
und ich werde in der Lage sein in Rom zu arbeiten,
meine Freiheit als ein ehrlicher Bürger zu genießen
und Geld zu verdienen mit meiner Kunst und der Arbeit in meinen Berufen,
die ich als Künstler habe.
Cesare Ercoli.«

► **Tafel 10.8** **»Arte Lavoro Roma«**, vor 1921
Bleistift auf Papier
22,2 × 16 cm
Inv.Nr. 3871 (© Sammlung Prinzhorn)

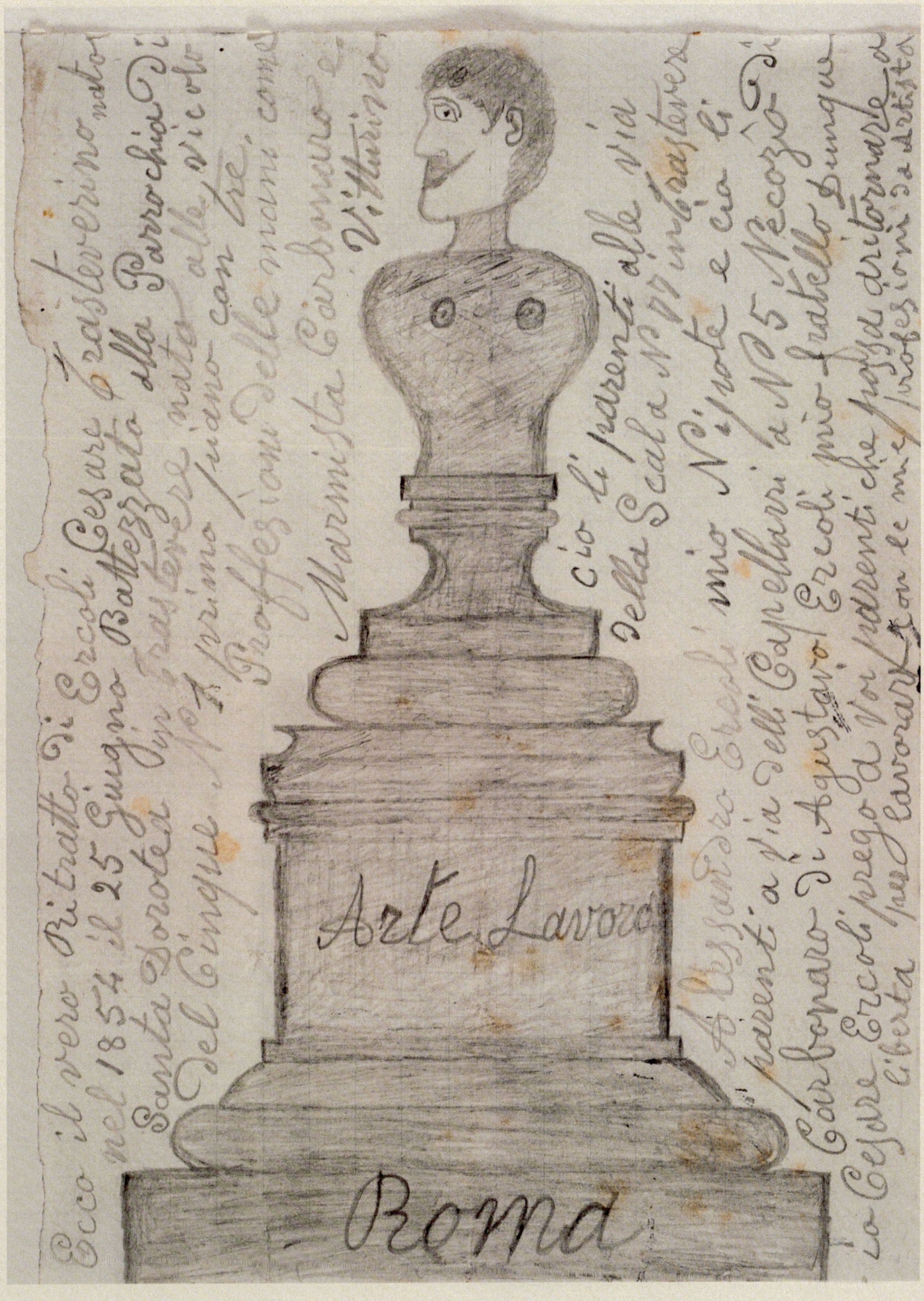

▶ Tafel 10.8

Elise Mahler

(Unterstrass, Schweiz 16.4.1862–30.9.1945 Anstalt Rheinau, Schweiz)
Schneiderin
Klinik und Anstalt: Psychiatrische Universitätsklinik Zürich Burghölzli, Schweiz mehrfach o. Jahr, vermutlich auch im März 1893,
Anstalt Rheinau, Schweiz 1918–1945
Diagnosen: Dementia praecox, paranoide Schizophrenie

»Drohung! Sofort Änderung – die Wärter u. Wärterinnen u. Kostleute quälen mich mörderisch …«

»Heil dir Helvetia« – mit diesem Segen für die Schweiz begrüßte Elise Mahler feierlich das Jahr 1923 in der Anstalt Rheinau (► Abb. 10.5). Das Zitat aus der damaligen Nationalhymne *Rufst du, mein Vaterland*[26] ist für Mahler nicht nur eine freundliche »Neujahrsgratulation«, sondern Ausdruck innigster Verbundenheit mit ihrer Heimat. Sicherlich war auch der selbstgefertigte hohe Kopfschmuck, mit dem sich die 56-Jährige in der Anstalt ausstaffierte, eine Reminiszenz an einen Trachtenhut und Ausdruck von Nationalstolz.[27] Während ihrer 27 Anstaltsjahre schuf Mahler aus Verpackungen von Bohnerwachs, Stahlspänen oder unbedruckten Pappen, die sie in der Anstalt fand, ungewöhnliche Objekte. Sie schnitt die Kartons in organisch fließende Formen und verwandelte sie in zweidimensionale Vasen, Blumensträuße, Tiere oder Schmuckblätter. Mit Bleistift, angefeuchtetem Kopierstift, Wasserfarben und pastelltonigen Farbstiften zeichnete die Schneiderin individuell interpretierte Elemente der schweizerischen Volkskunst wie abstrakte Ornamente, Blüten, Blätter und Beeren auf den braunen Karton und hielt damit die Erinnerungen an ihre Heimat wach. Manche ihrer Pappobjekte hängte sie an dünnen Fäden ins Zimmer oder vielleicht sogar an ihre Kleider. Der Begriff »Heimat« gewann für Mahler eine existenzielle Bedeutung. Die Sehnsucht nach einem Leben in familiärer Geborgenheit, eingebunden in die Traditionen der Schweiz, wird in ihren Werken immer wieder deutlich. Den Verlust dieser Heimat klagte sie mit bitteren Worten an. Ein beeindruckendes Zeugnis ihrer Verlorenheit in der riesigen Anstalt ist die ausgeschnittene Zeichnung eines Pokals mit reich verzierter Kuppa und der Widmung »Fr. Grossman«.[28] In die Mitte der symmetrischen Komposition schrieb sie ihren Wunsch: »Bitte Erlösung in die Heimat« (► Tafel 10.9). Darunter stickte sie unmissverständlich zwei Schweizer Kreuze. Auf der Rückseite wird aus der Bitte ein flehender Hilferuf: »Meinen Lohn. Famili Mahler von Unterstraß – Zürich ist ersucht um Gottes-willen die Elise Mahler aus diesem Hause zu erretten denn diese Mörderei, Leidensqualen sind unermeßlich und gar nicht mein Heimatort. Menschen sind schlechter als Thiere!«

Doch Elise Mahler war bereits seit September 1916 entmündigt. Eine eigene Familie hatte sie nie gegründet, sie war umsorgt von ihren Geschwistern und deren Kindern.

► **Tafel 10.9** **»Bitte Erlösung in die Heimat«**, [Schreiben an den Sohn], vor 1921
Blei-, Farbstift und Kopierstift auf brauner Pappe; ein u. angenähter Bindfaden
15,6 × 15 cm
Inv.Nr. 4439 recto (© Sammlung Prinzhorn)

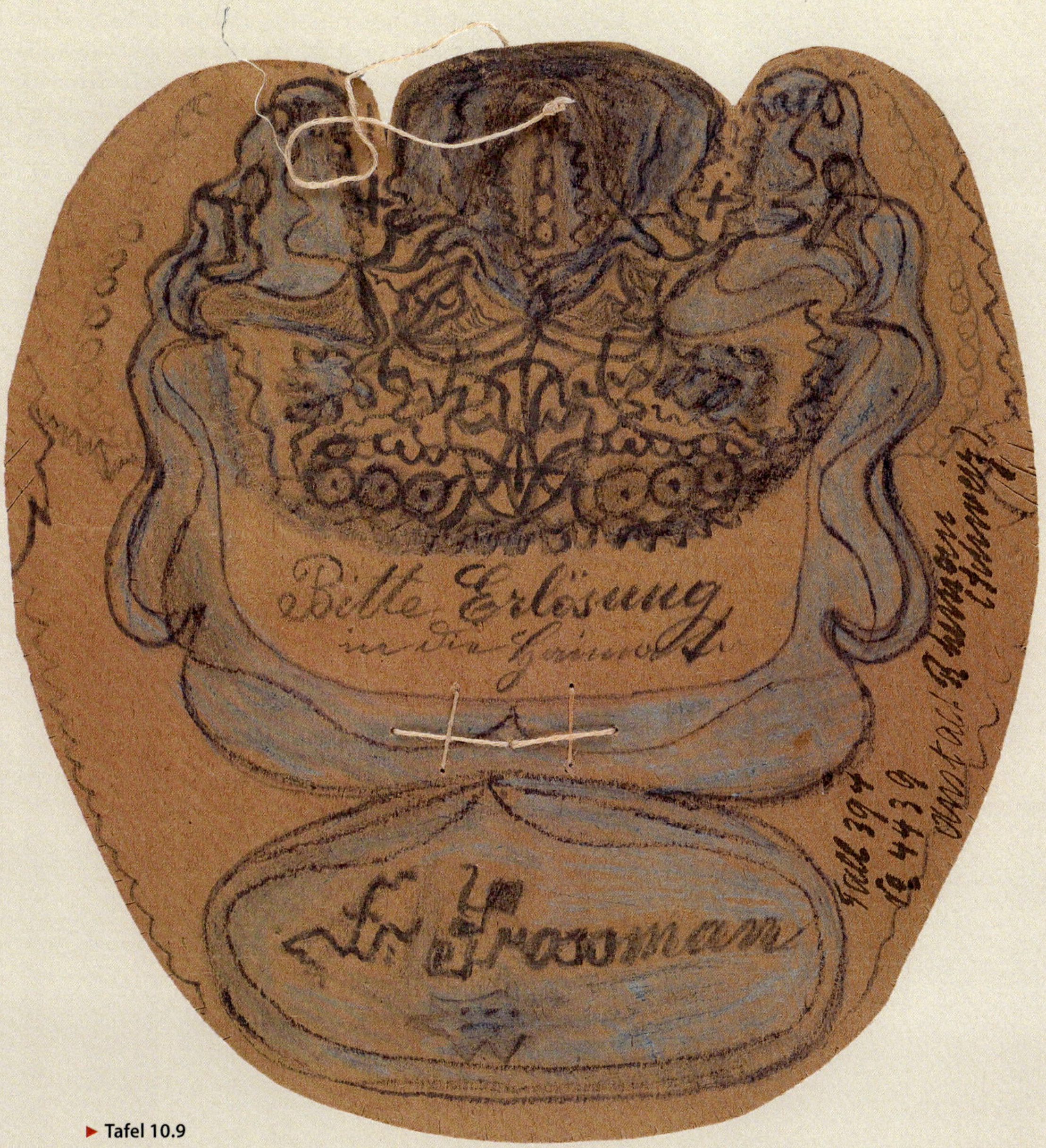

► Tafel 10.9

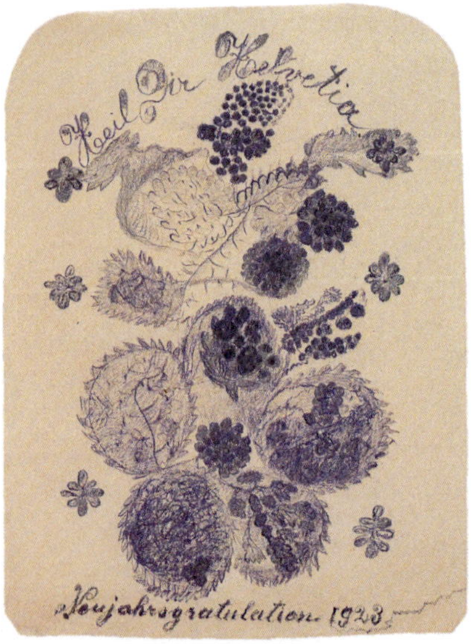

► **Abb. 10.5** »**Heil Dir Helvetia**«, 1923
Kopierstift [z. T. genässt] auf Papier
27,8 × 21,3 cm
Inv.Nr. 4413 (© Sammlung Prinzhorn)

Wie bedrohlich und ekelerregend sie die Zustände in der Anstalt wahrnahm, berichtet ihr Beschwerdebrief an die Direktion: »Es kann nicht länger so bestehn mit der Personen, derer Verfügung mit all den Leuten, es sei zu Tische mit der Eßwaren, die fast nur wie den Säuen servirt werden u. daß die Leute sollen fett sein zum Gespöt der Wärterinen. Diese Aufwärterinnen wollen nur sich sauber u. schön kleiden daß schön scheinen vor den Herren, aber würden den Leuten die grausigsten Eßen geben, wens nur an Stellen sein könen hier, es hat gar kranke Weiber hier, die nie Mund waschen, und die dan oft schmiren an dem Eßen Löfeln u. Schüßeln, u, von solchen Kranken sollte Ich Mich krank erbrechen, was Ich schon mangsmal gesehn, daß die Wärterinen von ekeln-haften eßen nehmen und Andern geben u. die grausigen Schöpflöffel u. Gablen [?] nicht gesund sind. Austritt verlange Mein Lohn verlange von dieser Mörder hütte.«

Wie die Ärzte auf Mahlers Beschwerden und Bitten reagierten, ist nicht überliefert. Sie notierten wenig über die ledige Schneiderin aus Unterstraß, die aus der Anstalt »Burghölzli« in Zürich in die Anstalt am Bodensee kam und dort bis zu ihrem Tod 1945 blieb.[29] Nach dem Ersten Weltkrieg lebten bis zu 1200 als »unheilbar« diagnostizierte Männer und Frauen in den zwei Anstalten »Alt«- und »Neu-Rheinau«.[30] Den wenigen Ärzten blieb kaum Zeit für Einträge in die Krankenakten. Ihr ärztliches Urteil über Mahlers Zeichnungen und Stickereien war abwertend: »skurril und verschroben«.[31] Dennoch entschied sich der Anstaltsdirektor Friedrich Ris (1867–1931), 36 ihrer Bilder und Texte der Heidelberger Bildersammlung zu schenken. Mahlers Werke, auch ihre »Bitte Erlösung in die Heimat«, verließen in einer Postsendung die Schweiz und verloren damit ihren eigentlichen Adressaten. Selbst ihre »Drohung! Sofort Änderung – die Wärter u. Wärterinnen u. Kostleute quälen mich mörderisch.«[32] war für Hans Prinzhorn nur noch als originelles Artefakt beachtenswert.

Alois Dallmayr

(Burghausen 7.9.1883–30.8.1940 NS-Tötungsanstalt Schloss Hartheim Linz)
Kaufmann, Privatstudierender der Naturwissenschaften
Anstalten und Klinik: Privatanstalt »Dr. Gudden'sche Heilanstalt für Nerven- und Gemütskranke zu Pützchen« Bonn vor 1911, Psychiatrische Universitätsklinik München 1911,
Anstalt Eglfing München 1911–1913 und 1916–1940,
NS-Tötungsanstalt Schloss Hartheim Linz, Österreich 1940
Diagnose: Dementia praecox

Das § 51-Ultimatum

Alois Dallmayr, der laut eigenen Angaben auf der »Sterbeabteilung« im Erdgeschoss des Hauses 19 für Unruhige in Eglfing bei München untergebracht war (▶ Tafel 1.10), droht dem Klinikleiter »Herrn Obermedizinalrat Dr. Vocke« auf einem großformatigen Briefblatt zum letzten Mal: »Wer nicht hören will, muss fühlen.« Der Anstaltsinsasse forderte vehement seine Freilassung, auch im Namen von »Frau Justizrat Dallmayr« und »Herrn Pfarrer Simon«, und stellte dem Direktor ein Ultimatum: »Wenn ich bis heute Mittag nicht entlassen bin, brenne ich Ihre Anstalt in Trümmer u. Schutthaufen nieder.«

Bei »Frau Justizrat« handelt es sich um seine Mutter Maria, Witwe des königlichen Justizrats und Notars Josef Dallmayr. Vor seiner Einweisung lebte Dallmayr mit ihr zusammen in München. Auf einem Blatt, das sein Elternhaus in der Kobellstraße 11 darstellt, vermerkte er: »Der Sohn hat die Mutter verlassen und kommt nicht mehr nach Haus.«

Der Anstaltspfarrer Simon, der öfter in Dallmayrs Texten auftaucht, scheint nicht nur Dallmayrs tadelloses Verhalten zu bezeugen, sondern auch Dallmayrs göttlichen Geist zu symbolisieren. Dallmayr, der angefangen hatte, in der Kirche den Segen zu erteilen und Ansprachen zu halten, bezeichnete sich immer wieder als »Geist der Wahrheit« oder »Gott« und wollte mit »Hochwürden« angesprochen werden. Vielleicht spielte für ihn beim Empfinden der eigenen Heiligkeit auch eine Rolle, dass er der Sohn von Eltern namens Maria und Josef war. Er sah seine Internierung als Prüfung Gottes an und war davon überzeugt, dass sich die Ärzte in ihm täuschten. Sich selbst betrachtete er nicht als geisteskrank oder unzurechnungsfähig. Der Eglfinger Klinikdirektor Dr. Vocke, der mit der »bösen Spritze« zu kurieren versuchte, (▶ Tafel 3.13) sollte sich den Paragraphen 51 (der sich auf Zurechnungsunfähigkeit einer Person bezieht) aus dem Kopf schlagen, drohte Dallmayr, sonst schlüge er ihm »auf Haus 5 den § 51 aus dem Kopf« (▶ Tafel 10.10). Wie im Haus 19 unruhige Männer 1. und 2. Klasse, waren im Haus 5 unruhige, überwachungsbedürftige Patienten aller Klassen untergebracht. Dort befand sich die Wachstation, die dem Insassen mit strengen Sicherheitsvorkehrungen ein besonderer Dorn im Auge gewesen sein muss, bevor er als Unruhiger in das Haus 19 verlegt worden war. In einem anderen Drohblatt drehte Dallmayr den Spieß einfach um und behauptete, dass nicht er unter Kontrolle stünde, sondern der »Staat unter der Fuchtel und Macht eines Geisteskranken, der Gott ist.« Seine eigene Ohnmacht verwandelte er in die »Furcht Eglfings vor Dallmayr«. Wieder verortete er sich im Erdgeschoss des Hauses 19: »Dallmayr auf 19 E, eine Abteilung, in der sich der Staat bemächtigen will, auf Dallmayr ängstlich einzuwirken. Die Macht Dallmayrs als öffentlicher Gewaltakt der Geister-Trainierung durch spiritistische Allmacht.«

Ob er damit auf spiritistische Sitzungen anspielte, an denen die Münchner »gute Gesellschaft« im Haus des Vorsitzenden der »Psychologischen Gesellschaft« und Pionier der Parapsychologie, Freiherr Albert von Schrenck-Notzing, mit Interesse teilnahm?[33] Oder auf dessen »Kritische Studie über die Gefahren der Suggestivbehandlung«, in der er zu dem Schluss kam, dass die therapeutische Suggestivbehandlung bei fachgerechter Anwendung nicht schädlich sei?[34] Der öffentlichen Gewalt und Allmacht der nationalsozialistischen Ärzte konnte sich Dallmayr nicht mehr entziehen. Er wurde 1940 in der NS-Tötungsanstalt Hartheim bei Linz ermordet.

Inv.Nr. 2029t
»An Herrn Obermedizinalrat Dr. Vocke.
Ich habe Ihnen durch den Besuch
von Frau Justizrat Dallmayr am
Dienstag sagen lassen, dass ich mich in
der Freiheit tadellos führen werde
u. sage Ihnen dies im Namen von Herrn
Pfarrer Simon Heute zum letzten Male.
Wer nicht hören will, muss fühlen. –
Kommt heute wieder ein Besuch, wird er
rücksichtslos unbarmherzig abgewiesen
u. hinausgewiesen. Wenn ich bis heute Mittag
nicht entlassen bin, brenne ich Ihre
Anstalt in Trümmer u. Schutthaufen
nieder. Wenn sie sich Ihren § 51 nicht bald
aus dem Kopf schlagen, schlage ich Ihnen auf
Haus 5 den § 51 aus dem Kopf.
Alois Dallmayr.«

▶ **Tafel 10.10** **»An Herrn Obermedizinal Dr. Vocke«**, vor 1921
Bleistift auf Papier
42,2 × 32,9 cm
Inv.Nr. 2029t (© Sammlung Prinzhorn)

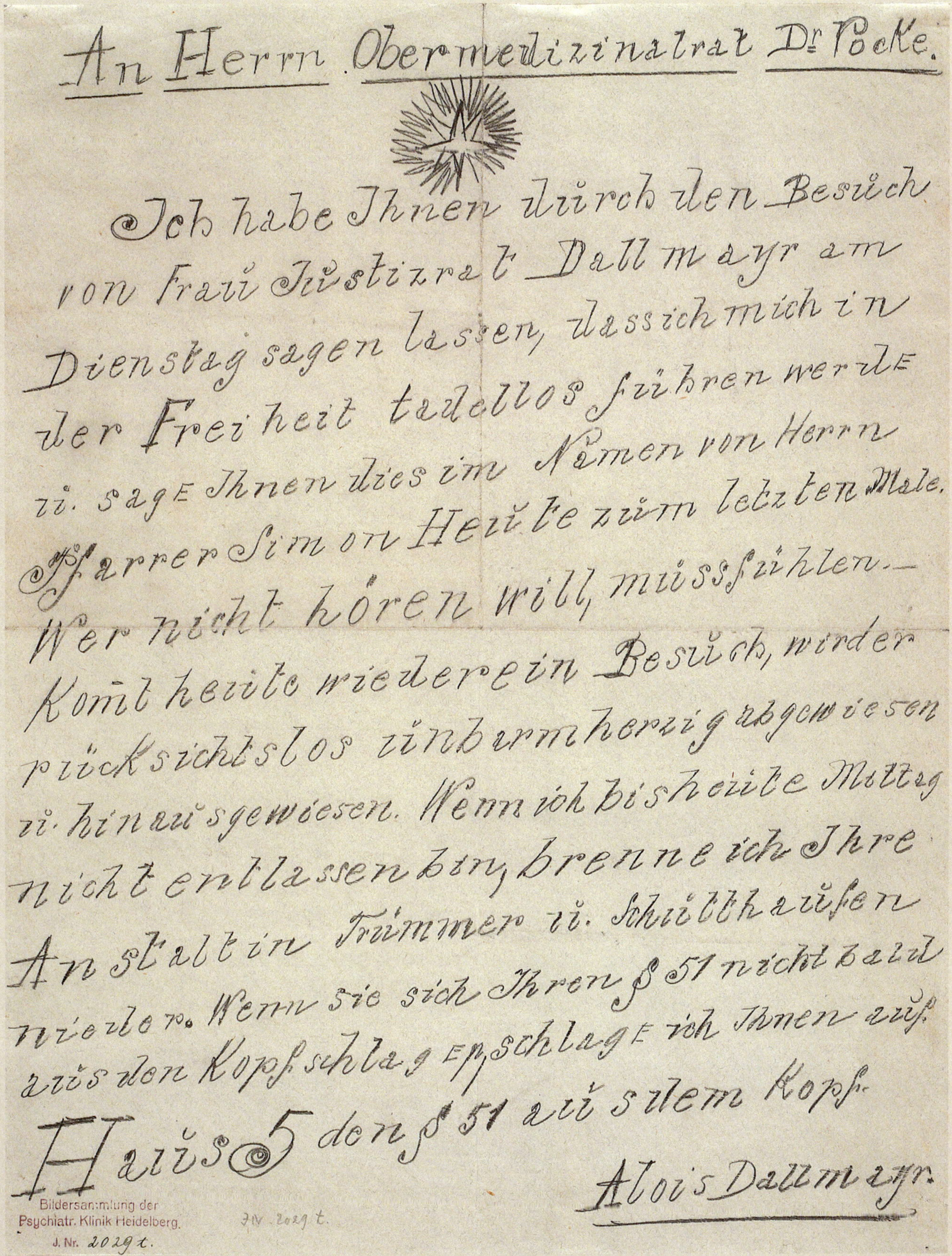

An Herrn Obermedizinalrat Dr. Pocke.

Ich habe Ihnen dürch den Besüch
von Fraü Jüstizrat Dallmayr am
Dienstag sagen lassen, dass ich mich in
der Freiheit tadellos führen werde
ü. sage Ihnen dies im Namen von Herrn
Pfarrer Simon Heüte züm letzten Male.
Wer nicht hören will, muss fühlen. –
Komt heüte wieder ein Besüch, wird er
rücksichtslos ünbarmherzig abgewiesen
ü. hinaüsgewiesen. Wenn ich bis heüte Mittag
nicht entlassen bin, brenne ich Ihre
Anstalt in Trümmer ü. Schütthaüfen
nieder. Wenn Sie sich Ihren § 51 nicht bald
aüs den Kopf schlagen, schlage ich Ihnen aüf
Haüs 5 den § 51 aüs dem Kopf.

Alois Dallmayr.

Bildersammlung der Psychiatr. Klinik Heidelberg. J. Nr. 2029 t.
Inv. 2029 t.

► **Tafel 10.10**

Matthäus Lorenz Seitz

(Öschelbronn 13.6.1877–29.2.1940 NS-Tötungsanstalt Grafeneck)
Fremdenlegionär, Blechschmied, Tagelöhner
Anstalten und Klinik: Anstalt Pforzheim 1921,
Psychiatrische Universitätsklinik Heidelberg 1921,
Anstalt Wiesloch 1921–1940, NS-Tötungsanstalt Grafeneck 1940
Diagnose: Schizophrenie

»Bitte schön Herr Doktor«

Matthäus Lorenz Seitz, unehelich geboren, hat seine Eltern nie gekannt. Seine Mutter, Christine Reich, war Magd bei seinem Vater und starb kurz nach seiner Geburt. Er wurde bis zu seinem 7. Lebensjahr im Haus der väterlichen Großeltern Lang aufgezogen. Seine Halbschwester und deren Ehemann wurden seine Pflegeeltern, deren Namen Seitz er annahm. Er selbst nannte in wichtigen Schriftstücken immer alle seine drei Namen (»Mein Name ist Seitz, früher Reich u. Lang genannt«). Nach einer abgebrochenen Goldschmiedelehre war Seitz 5 Jahre bei der französischen Fremdenlegion. Als Blechschmied ging er auf Wanderschaft und setze schließlich nach Algerien über. Auf seinen abenteuerlichen Reisen, so berichtete Seitz später, nahm er Arabisch-Unterricht, trat zum mohammedanischen Glauben über und fand Aufnahme bei einem Pascha im indischen Hyderabad. Als er auf seinem Weg nach Ceylon englisches Kolonialgebiet erreichte, wurde er verhaftet und blieb während des Krieges wegen seiner schlechten Augen im Hospital. 1920 sei er in die Heimat entlassen worden. Anfang Juli 1921 wurde der 44-Jährige vom Armenamt der Stadt Pforzheim in die Psychiatrische Klinik der Universität Heidelberg eingewiesen, laut Krankenakte wegen »unkorrigierbarer« religiöser und erotischer Wahnideen. Seine abenteuerliche Lebensgeschichte veranlasste den damaligen Klinikleiter Karl Wilmanns, ihn in einer Vorlesung den Heidelberger Studenten persönlich vorzustellen. So trug Seitz noch einmal ohne inhaltliche Widersprüche zu früheren Schilderungen souverän seinen Reisebericht vor. Auf Aufforderung schrieb er arabische Worte an die Tafel, sprach die erste Sure des Korans und den Gebetsruf der Mohammedaner. Der hinzugezogene Orientalist Prof. Julius Ruska (1867–1949) bescheinigte ihm dabei ein sehr gutes, fast dialektfreies Arabisch.[35]

Im Oktober 1921 kam Seitz in die Heil- und Pflegeanstalt Wiesloch. Eine der Personalakte beigefügte Besucherliste blieb leer. Dennoch war Seitz der Kontakt zur Außenwelt äußerst wichtig. So fertigte er bereits in der Heidelberger Klinik Visitenkarten an, die eine Besuchserlaubnis ausstellten. Besonders wünschte er sich Umgang mit Frauen: Eine Visitenkarte mit der Adresse »Psy. od. Irrenklinik Voßstraße 4 Heidelberg« berechtigte den Inhaber der Karte, ihm »Besuch abzustatten« mit den Zusatz: »kan mich auch ausliefern Zweck Heirat« (► Abb. 10.6). Auf einer weiteren Visitenkarte stellte Seitz auf der Vorderseite als »Bild im Bild« eine Visitenkarte dar. Sie wird von einer Hand überreicht, von blauen Vergissmeinnichtblüten umrankt (► Tafel 10.11). In die gezeichnete Visitenkarte setzte Seitz die Anfangszeile »Name Herrn Dr.« Darunter ergänzte er auf der eigentlichen Visitenkarte, sozusagen auf der ersten Bild-

► **Tafel 10.11** Überreichen einer Visitenkarte mit Vergissmeinnichtblüten **»Name Herrn Dr. Reich. gen. Lang. Seitz. Heidelberg Klinik Vosstr.4«**
Bleistift und Wasserfarben auf Papier
6,2 × 10 cm
Inv.Nr.4400/9 (1988) recto und verso
(© Sammlung Prinzhorn)

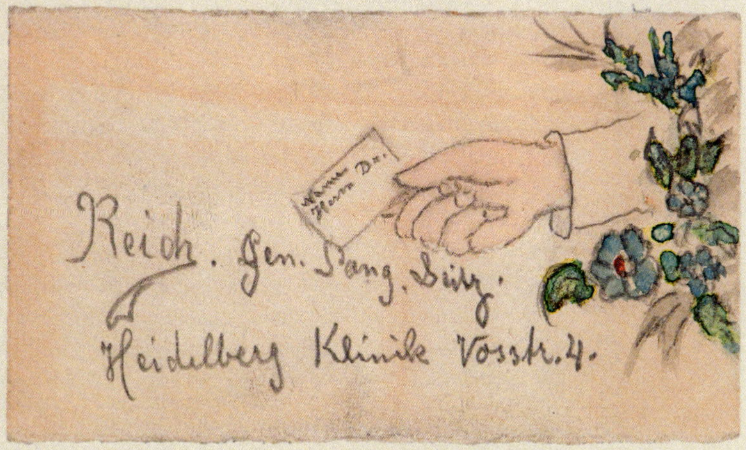

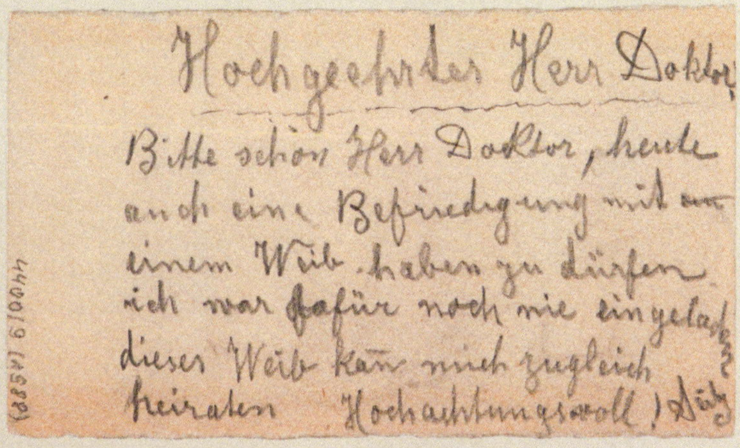

▶ Tafel 10.11

Inv.Nr.4400/9 (1988) recto
*»Name Herrn Dr.
Reich. gen. Lang. Seitz.
Heidelberg Klinik Vosstr.4«*
[verso]
*»Hochgeehrter Herr Doktor,
Bitte schön Herr Doktor, heute
auch eine Befriedigung mit
einem Weib haben zu dürfen
ich war dafür noch nie eingeladen
dieses Weib kann mich zugleich
heiraten
Hochachtungsvoll! Seitz«*

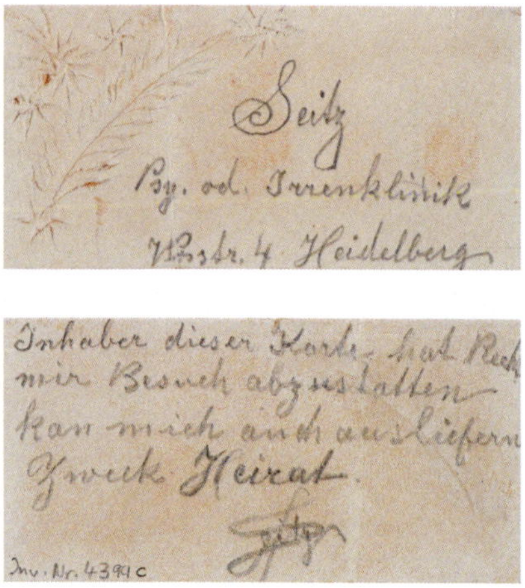

▶ **Abb. 10.6** Visitenkarte »**Seitz, Psy. od. Irrenklinik Voßstrs. 4 Heidelberg**« verso: »**Inhaber dieser Karte hat Recht mir Besuch abzustatten kan mich auch ausliefern Zweck Heirat. Seitz**«, 1921
Bleistift auf Fragment einer Glückwunschkarte
4 × 7,9 cm
Inv.Nr. 4399c recto und verso
(© Sammlung Prinzhorn)

ebene, seine Eigennamen: »Reich. Gen. Lang. Seitz. Heidelberg Klinik Vosstr.4«. Rückseitig platzierte Seitz eine Bitte an den »Hochgeehrten Herr Doktor«: »war dafür noch nie eingeladen dieses Weib kann mich zugleich heiraten Hochachtungsvoll! Seitz«

In einem Beschwerdebrief (▶ Tafel 10.12) beklagte der Patient, dass er schon »von 1914 bis jetzt ohne Weib« sei und er den »sog. Schwestern kein Kriegsgefangener zu sein« bräuchte. Er bittet den Arzt um nichts anderes, als seine zwischenmenschlichen und auch sexuellen Bedürfnisse zu respektieren.

Seitz, der seine »sofortige Entlassung« verlangte, blieb die letzten zwei Jahrzehnte seines Lebens in der Anstalt Wiesloch interniert. Aus dieser Zeit sind für seine Person nur verwaltungstechnische Details überliefert – zuletzt seine »Entlassung« am 29. Februar 1940. Tatsächlich handelt es sich dabei jedoch um seine Verlegung in die NS-Tötungsanstalt Grafeneck. Seitz wurde dort noch am selben Tag ermordet.[36]

Inv.Nr. 4400/7 (1988)
[fol. 1 recto]
»Beschwerde
Mein Name ist Seitz, früher Reich u. Lang genannt
ich verlange, die Schwestern u. Wärter gerichtlich
anzuzeigen u. zwar nach dem Reich oder Landesgesetz
nach Statuten u. Parkraven § § zu verurteilen.
1. Wegen Urkundefälschung mit Diebstahl von
hier Psy. oder Irrenklinik untergebrachte Kranken.
Die Schwestern u. Wärter hatten mir ein Postpaket
geöffnet, halb geplündert, aber zuerst bei Empfang, von diesen
Postpakets, hatten Sie mit meinen Namen unterschrieben
wiederholt haben Sie mir Briefe etc. unterschlagen
erstens von Familie Correll. Pleisweiler, bei
Bergzabern, Wappenschmiede Pfalz, zweitens von
meiner Familie Briefe u. Besuch unterschlagen
um ja nicht ficken zu können, ich wahr
schon von 1914 bis jetzt ohne Weib u diese
Raubmörder nebst den Portier's halber, hatte
ich wieder kein Weib bekommen und betroten
mich mit dem Tote inden Sie sagten, der Seitz bekommt
eimal ein Weib für ½ Stunde u. dann muss Er sein
Leben dafür lassen, dan nehmen wir's Messer
u. ziehen Ihm den Strumpf vom Segel
mir machens dem Seitz gerade wie wiers allen
andern gemacht haben […]

[fol. 4 verso]
[…] Seid welcher Zeit komandieren die Schwestern mehr als die Herren Ärzte?
Ärztliche Bedingungen – Aufträge u. s. w. sollen auch Gehorsamst von
den Schwestern befolgt – bedient werden, und wesshalb komandieren mich
die sog. Schwestern bei Tag schlafen zu gehn. 1tens bin kein Verückter u.
kein Fürchterlicher 2.tens bin bei voller Gesundheit, 3.tens, habe Stellung
und habe auch Wohlhabende Geschwister wo ich auch Unterkunft habe, also
brauch ich den sog. Schwestern kein Kriegsgefangener zu sein, verlange
sofortige Entlassung, welchen Grund liegt vor, dass ich noch im Klinik
verweile.
Seitz«

▶ **Tafel 10.12** »**Beschwerde**«, 1921
Bleistift auf liniertem Papier in einem Heft, fadengeheftet
20,7 × 16,5 cm
Inv.Nr. 4400/7 (1988)
(© Sammlung Prinzhorn)

Ein Heft von 4 Blätter erhalten.

Beschwerde

Mein Name ist Seitz, früher Reich u. Lang genannt
ich verlange, die Schwestern u. Wärter gerichtlich
anzuzeigen u. ~~zwar~~ nach dem Reich oder Landesgesetz
nach Statuten u. Parkrafen §§. zu verurteilen:
1. Wegen Urkundefälschung mit Diebstahl von
hier Psy. oder Irrenklinik untergebrachte Kranken.
Die Schwestern u. Wärter hatten mir ein Postpaket
geöffnet, halb geplündert, aber zuerst bei Empfang von diesem
Postpakets, hatten Sie mit meinen Namen unterschrieben
wiederholt, haben Sie mir Briefe etc. unterschlagen
erstens von Familie Carrell, Pleisweiler, Bei
Bergzabern, Wappenschmiede Pfalz, zweitens von
meiner Familie Briefe u. Besuch unterschlagen
um ja nicht ficken zu können, ich wahr
schon von 1914 bis jetzt ohne Weib u. diese
Raubmörder nebst den Portier's halber hatte
ich wieder keine Weib bekommen und betroten
mich mit dem Tote inden Sie sagten, der Seitz bekomt
einmal ein Weib für ½ Stunde u. dan muss Er sein
Leben dafür lassen, dan nehmen wir's Messer
u. ziehen Ihm den ~~Strumpf~~ Strumpf vom Segel
wir machens dem Seitz gerade wie wirs allen
andern gemacht haben, unterm Stiegenhaus wird

► Tafel 10.12

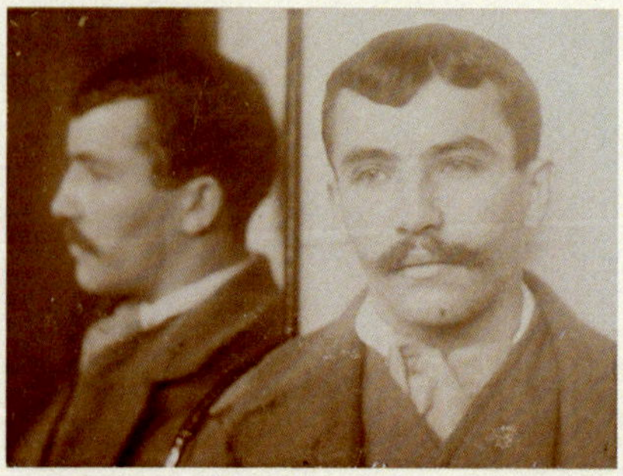

Jakob Mohr

(Mannheim 20.1.1884–1940 Paris)
Gärtnereigehilfe, Kutscher, Fahrrad- und Lumpenhändler
Klinik und Anstalt: Psychiatrische Universitätsklinik Heidelberg 1905, 1910, 1911–1912, Anstalt Wiesloch 1912–1917
Diagnosen: Dementia praecox paranoides, psychopathologische Persönlichkeit

▸ Jakob Mohr, Februar 1910
Foto: Krankenakte Psychiatrische Universitätsklinik Heidelberg (mit freundlicher Genehmigung)

»Bitte
An das Ärtzliche Kollegium in der Psichatrichen Klinig Hier.
Meine geehrten Herren Doktor
Ich bitte Sie verzeihen Sie mihr wenn,
ich meine Bitte mich als Normalen Menschen zuerklären wiederhole, da ich trotzdem, daß ich schon 8 Tage nicht mehr im freien war, u nicht im geringsten über geistige dunkelheit klagen kann. Dieses schreibe ich ihnen nur deshalb nocheinmal, daß Sie sehen daß es mein Wille, u überzeugter Wille ist.
Es grüßt Sie mit vorzüglicher Hochachtung
Jakob Mohr.«

Zu Jakob Mohr s. auch ▸ Tafel 4.3–4.4, ▸ Abb. 6.18, ▸ Tafel 6.21 und ▸ Tafel 8.4.

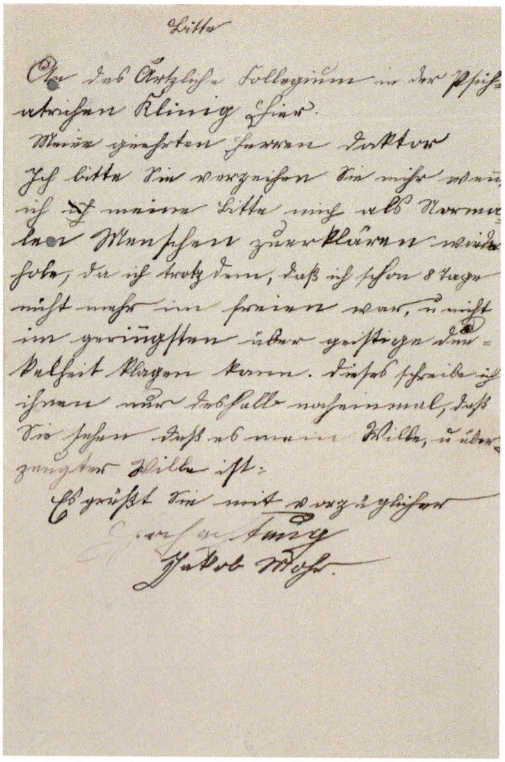

▸ **Abb. 10.7 »Bitte«**
zwischen 1905 und 1912
Feder in Tinte auf Papier
22,2 × 14,2 cm
Inv.Nr. 627/24 (1988)

▸ **Abb. 10.7**

Fußnoten

1 Gemeint ist der Landeshauptmann der Rheinprovinz Ludwig von Renvers (1855–1936).

2 Vgl. Monika Jagfeld, »Emma Hauck, geb Nusser (Nuser?)«, in: Ausst.Kat. *Irre ist weiblich. Künstlerische Interventionen von Frauen in der Psychiatrie um 1900*, hrsg. v. Bettina Brand-Claussen und Viola Michely, Sammlung Prinzhorn, Heidelberg 2004, S. 256.

3 Prinzhorn 1922, S. 61.

4 Ebd., S. 61–62.

5 Emma Hauck, Inv.Nr. 3622/9 (1988) fol. 1 recto.

6 Emma Hauck, Inv.Nr. 3622/9 (1988).

7 Zu Hauck vgl. Monika Ankele, *Alltag und Aneignung in Psychiatrien um 1900. Selbstzeugnisse von Frauen aus der Sammlung Prinzhorn*, Wien, Köln, Weimar 2009, S. 135.

8 Die Depesche an seine Mutter ist von fremder Hand auf XII/08 datiert, siehe Inv. Nr. 1476/4. Der früheste Nachweis von Starrés Klinikaufenthalt in Heidelberg durch einen datierten Brief fällt auf den 10.12.1908, siehe Inv.Nr. 1461.

9 Erwin Starré, Inv.Nr. 1471.

10 Unter »Krokieren« (von franz. croquer, skizzieren) versteht man das Anfertigen von Geländeskizzen nach Schrittmaß und einfachen Freihand-Instrumenten, militärische »Krokis« sind Planzeichnungen mit Buntstiften. Siehe dazu P. Kahle, *Die Aufzeichnung des Geländes beim Krokieren für geographische und technische Zwecke*, Berlin 1896, S. 1–5.

11 Johann Strauß, *Die Fledermaus*. Operette in Drei Aufzügen, Libretto von Carl Haffner und Richard Genée, siehe *http://www.operone.de/libretto/straflde.html*, abgerufen am 9.2.2017.

12 Erwin Starré, Inv.Nr. 1471 verso.

13 Da es sich beim Gefängniswärter Frosch um eine Sprechrolle handelt, ist sie nicht im ursprünglichen Libretto, das nur Gesangstexte enthält, publiziert. Die Rolle des Gefängniswärters Frosch wurde erst nach der Uraufführung der Fledermaus entwickelt und danach in zahlreichen Varianten mit großer Regiefreiheit umgesetzt. Ob z. B. im Mannheimer Theater genau dieser Wortlaut gespielt wurde, lässt sich nicht genau nachweisen, ist aber zumindest in einer ähnlichen Variante sehr wahrscheinlich. Dieses Zitat gehört heute zu den beliebtesten Pointen der Fledermaus. Für diese Hinweise danken wir Prof. Norbert Linke, Borken Westfalen/Universität Duisburg, und Ralph Braun, Deutsche Johann Strauss Gesellschaft Coburg.

14 Erwin Starré, »Hypomanischer Brief«, 26.2.1909, Inv.Nr. 1459.

15 Ebd.

16 Sterberegister-Eintrag Nr. 87 (1913) vom Standesamt Mannheim im Stadtarchiv Mannheim.

17 Krankenakte Wilhelm Sonntag, Psychiatrische Klinik Heidelberg Nr. 22/153, S. 20.

18 Abschrift Krankenakte Wilhelm Sonntag, Psychiatrische Universitätsklinik München, Eintrag vom 11.7.1919, S. 17, in: Krankenakte Sonntag Heidelberg (Anm. 17).

19 Ebd., Eintrag vom 2.7.1919, S. 15.

20 Ebd., Eintrag vom 13.1.1919, S. 7.

21 Ebd., Eintrag vom 13.1.1919, S. 13.

22 Ebd., Eintrag vom 13.1.1919, S. 11.

23 So[n]ntag, Wilhelm, o. f. Wohnsitz (Hdb.), Kostenträger: Landesfürsorgeverband Baden, Nachweis: Generallandesarchiv Karlsruhe, Signatur: GLA, Abt. 463, 1984/1, Nr. 6, Pflegeanstalt Rastatt. Wir danken Thomas Stöckle, Leiter der Gedenkstätte Grafeneck, für den freundlichen Hinweis.

24 Carl Ludwig Fürstner (1848–1906) war von 1878 bis 1890 Leiter der neu erbauten Großherzoglich Badischen Universitäts-Irrenklinik Heidelberg.

25 Vgl. Christoph Bartz-Hisgen, »Eine Soldatin«, in: Ausst.Kat. *Krieg und Wahnsinn. Kunst aus der zivilen Psychiatrie zu Militär und I. Weltkrieg. Werke der Sammlung Prinzhorn*, hrsg. v. Sabine Hohnholz, Thomas Röske und Maike Rotzoll, Heidelberg 2014, S. 64–65 und S. 245.

26 »Rufst du, mein Vaterland, Sieh uns mit Herz und Hand, All dir geweiht, Heil dir, Helvetia!«, Nationalhymne der Schweiz von 1811 bis 1961.

27 Mahler trug »phantastisch mit Stickereien verzierte Hauben«, Krankenakte Elise Mahler, Anstalt Rheinau, Eintrag vom 21.2.1924, StaZH, Nr. 4735. Vgl. Katrin Luchsinger, *Die Vergessenheitskurve*, Zürich 2016, S. 247. Siehe ebenso Katrin Luchsinger, »Elise Mahler«, in: Ausst.Kat. *Irre ist weiblich* 2004 (Anm. 2), S. 124–125.

28 Die Identität dieser Person ist ungeklärt.

29 Es existieren nur wenige Angaben aus der Krankenakte der Psychiatrischen Klinik Rheinau, ZH, Schweiz, Archiv Sammlung Prinzhorn.
Weitere biografische Angaben von Katrin Luchsinger an die Sammlung Prinzhorn vom 7.12.2008: Mahler ist im Bürgerbuch von Unterstrass 1846–1875, Stadtarchiv Zürich VIII.E.44 nachweisbar.

30 Vgl. *www.kulturgueter.ch*, abgerufen am 2.8.2016.

31 Krankenakte Elise Mahler, Anstalt Rheinau, o. S.

32 Elise Mahler, Inv.Nr. 4436.

33 Vgl. Edition Emil Kraepelin. *Kraepelin in München* I: 1903–1914, hrsg. v. Wolfgang Burgmair, Eric J. Engstrom und Matthias M. Weber, München 2006, S. 35.

34 Albert von Schrenck-Notzing, *Der Hypnotismus im Münchener Krankenhause (links der Isar). Eine kritische Studie über die Gefahren der Suggestivbehandlung*, Leipzig 1894.

35 Krankenakte Lorenz Matthias Seitz, Psychiatrische Klinik Heidelberg 21/308, Bericht »Exploration bei dem Orientalisten Prof. Ruska«, undatiert, S. 19.

36 Zu Seitz siehe auch Bernd Koschorreck, »Matthäus Lorenz Seitz – ›Mit anderen gewandert?‹ ›Immer allein‹«, in: Ausst.Kat. *Todesursache: Euthanasie, Verdeckte Morde in der NS-Zeit*, hrsg. v. Bettina Brand-Claussen, Thomas Röske und Maike Rotzoll, Sammlung Prinzhorn, Heidelberg 2. erweiterte Auflage 2012, S. 146–153.

Anhang

© Springer-Verlag GmbH Deutschland, ein Teil von Springer Nature 2018
I. von Beyme, S. Hohnholz, *Vergissmeinnicht – Psychiatriepatienten und Anstaltsleben um 1900*
https://doi.org/10.1007/978-3-662-55532-3

Liste der Anstalten und Privatpersonen, die Werke in die Heidelberger Bildersammlung gaben

Der heutige historische Bestand der Sammlung Prinzhorn bis 1945 wurde nicht ausschließlich von Hans Prinzhorn zusammengetragen. Bereits vor seiner Sammeltätigkeit 1919 bis 1921 existierte in der Psychiatrischen Universitätsklinik Heidelberg eine kleine Bildersammlung, die von Emil Kraepelin (1891 bis 1903 Klinikleiter in Heidelberg) angelegt und von Karl Wilmanns weitergeführt wurde. Welche Bilder zu dieser Ursprungssammlung gehörten, lässt sich heute nur aus Sekundärquellen wie historischen Publikationen nachweisen. In diesem Buch werden aus der »Ursammlung« die Werke von Marie Lieb (Heidelberg) und Miss G. (Dresden?) vorgestellt.

Nachdem Hans Prinzhorn 1921 die Heidelberger Klinik verließ, betreute der Arzt Hans-Walter Gruhle (1880–1958) die Bildersammlung weiter, hielt Vorträge und organisierte Ausstellungen. Auch in dieser Periode trafen vereinzelt noch weitere Bilder ein. Da Prinzhorns Inventarisierungssystem nicht mehr konsequent weitergeführt wurde, lassen sich bei manchen Werken Autor und Entstehungsort der Werke heute nicht mehr bestimmen.

Seit den 1980er Jahren schenkten Psychiatrische Kliniken der Sammlung Prinzhorn über 1000 Texte, Briefe und Bilder aus ihren historischen Krankenakten.

Die Anstalten, denen Hans Prinzhorn für ihre kooperative Zusammenarbeit in seinem Buch *Bildnerei der Geisteskranken* dankte, werden in der folgenden Liste mit einer kursiven Setzung kenntlich gemacht. Die Anstalten, aus denen wir Werke in diesem Buch besprechen, sind fett markiert und mit den jeweiligen Künstlernamen versehen.

Wir erinnern an folgende Patientenkünstler, die Opfer der NS-Psychiatrie wurden:

- Tötungsanstalt Grafeneck: Ernst Bernhardt (1940), Franz Karl Bühler (1940), Josef Heinrich Grebing (1940), Matthäus Lorenz Seitz (1940), Wilhelm Sonntag (1940).
- Tötungsanstalt Altes Zuchthaus Brandenburg: Paul Goesch (1940).
- Tötungsanstalt Hadamar: Gustav Sievers (1941).
- Tötungsanstalt Schloss Hartheim bei Linz: Alois Dallmayr (1940).
- Tötungsanstalt Bernburg: vermutlich Wilhelm Müller (1941).
- Josef Schneller starb an der Folge des Hungers 1943 in der Anstalt Eglfing bei München, Maria Puth wurde 1934 zwangssterilisiert.

Anstalten

Achern, Anstalt Illenau:
Franz Karl Bühler, Hans Hauser, Andreas Thomé, Wilhelmine Voll, Karl Maximilian Würtenberger
Aquila, Anstalt Aquila, Italien
Bayreuth, Anstalt Bayreuth
Bayreuth, Privatanstalt »Herzoghöhe« Bayreuth: Louis Umgelter
Bendorf, Privatanstalt Dr. Albrecht Erlenmeyer
Berlin-Buch, Anstalt Buch: Hedwig Wilms
Berlin-Lichtenberg, Anstalt Herzberge
Berlin-Schöneberg, Privatanstalt »Maison de Santé«

Berlin-Wittenau, Anstalt Dalldorf
Berlin-Zehlendorf, Privatanstalt Schweizerhof
Bern, Heilanstalt Waldau, Schweiz
Bernburg, Anstalt Bernburg
Bonn, Privatanstalt »Dr. Hertzsche Kuranstalt«
Bonn-Pützchen, Privatanstalt »Dr. Gudden'sche Heilanstalt für Nerven- und Gemütskranke«
Bremen-Ellen, St. Jürgen Asyl: Friedrich Leonhard Fent
Ceccano, Anstalt Ceccano, Italien: Cesare Ercoli
Colditz, Anstalt Zschadraß
Düren, Anstalt Düren: L. Heintzen, Lukas
Düsseldorf, Anstalt Grafenberg: Theodor Schwebig
Eberswalde, Anstalt Eberswalde: Heinrich Hermann Mebes, Paul Flegel
Emmendingen, *Anstalt Emmendingen*: Franz Karl Bühler
Erlangen, Anstalt Erlangen: Johann Baptist Kuhbandner
Esslingen, Privatanstalt Kennenburg
Freiburg, Psychiatrische Universitätsklinik Freiburg
Göppingen, Privatanstalt »Christophsbad« Göppingen
Görlitz, Privatanstalt »Dr. Kahlbaums Heilanstalt für Nerven- und Gemütskranke«
Göttingen, Anstalt Göttingen: Paul Goesch
Göttingen, Verwahrungshaus Göttingen: Gustav Sievers
Graz, Anstalt Feldhof, Steiermark, Österreich
Haina, Anstalt Kloster Haina: Konrad Zeuner
Halle, Psychiatrische Universitätsklinik Halle
Hamburg, Anstalt Langenhorn
Heidelberg, Psychiatrische Universitätsklinik Heidelberg:
Julius Ferdinand Ahorn, Thomas Jakob Astor, Heinrich Becker, Ernst Bernhardt, Marie Barbara Eisele, Johann Friedrich, Albert Hammel, Emma Hauck, Klara von der Heyd, Wilhelmine Minna Köchler, Anna Louise Köhler, Louis Leutz, Anna Marie Lieb, Jakob Mohr, Hermann Gustav Otto Paterna, Alexander Reichenbach, Philipp Johann Scherb, Josef Schlumbrecht, Wilhelm Carl Sonntag, Erwin Starré, Moritz Samuel Weil, Karl Adam Zimmermann
Heppenheim, Anstalt Heppenheim
Herisau, Anstalt Herisau, Schweiz
Kaufbeuren, Anstalt Kaufbeuren Irsee
Kislau, Arbeitshaus Schloss Kislau
Klingenmünster, Anstalt Klingenmünster: Adam Ginand
Köln, Anstalt Lindenburg
Konstanz, Anstalt Reichenau: Helene Maisch
Kreuzlingen, Privatanstalt »Sanatorium Bellevue«, Schweiz: Anonym Fall 412
Langenhagen, Anstalt Langenhagen: Friedrich Schaper
Leipzig, Anstalt Dösen: Paul Fahnert, Elisabeth Faulhaber
Leipzig, Psychiatrische und Nervenklinik der Universität Leipzig: Oskar Herzberg
Lemgo, Anstalt Lindenhaus
Leubus, Anstalt Kloster Leubus [heute Lubiąż, Polen]: Max Junge
Lima, Anstalt Asilo Colonia de Magdalena, Lima, Peru
Lippstadt, Anstalt Eickelborn
Lübeck, Anstalt Strecknitz
Lüneburg, Anstalt Lüneburg
Macerata, Anstalt Macerata, Italien
Mannheim, Landesgefängnis Mannheim
Marburg, Anstalt Marburg
Meiningen, Anstalt Hildburghausen: Hugo Rennert
Merzig, Anstalt Merzig
Mühlhausen, Anstalt Pfafferode: Paul Wilhelm Kluß
München, Private »Kuranstalt Dr. Ranke« Obersendling: Maria Hermine MathildePuth
München, Private Anstalt Neufriedenheim: Alfons Frenkl, Franz Hamminger
München, Psychiatrische Universitätsklinik München: Berthold Fuchs

München-Eglfing, Anstalt Eglfing: Alois Dallmayr, Joseph Schneller, Stürmer
München-Haar, Anstalt Haar
Münsingen, Anstalt Münsingen, Schweiz
Neckargemünd, Privatanstalt »Kurhaus für Nerven- und Gemütskranke«
Neustrelitz, Anstalt Domjüch Mecklenburg-Strelitz: Wilhelm Müller
Paris, unbekannte Anstalt, Frankreich
Pforzheim, Anstalt Pforzheim
Pirna, Anstalt Schloss Sonnenstein: Clara Marie Lucie Maquet, August Richter
Marin, »Maison de Santé de Préfargier«, Schweiz
Rastenburg, [heute Kętrzyn, Polen], Anstalt Rastenburg
Ravensburg, Anstalt Kloster Weißenau
Regensburg, Anstalt Kloster Karthaus-Prüll: Josef Forster, Franz Joseph Kleber
Remscheid, Evangelische Anstalt Tannenhof bei Lüttringhausen: Albert Oberhof
Rheinau, Anstalt Kloster Rheinau, Schweiz: Elise Mahler, Johanna Wintsch
Rom, Psychiatrische Universitätsklinik Rom, Italien
Rostock, Anstalt Gehlsheim
Rottweil, Privatanstalt St. Vincenz Rottenmünster
Schaffhausen, Anstalt Breitenau, Schweiz
Schussenried, Anstalt Schussenried
Schwetz [heute **Świecie, Polen]**, *Anstalt Schwetz*
Sigmaringen, Anstalt Sigmaringen
Sorau [heute Żary, Polen], Anstalt Sorau
Stettin [heute Szczecin, Polen], Privatanstalt Kückenmühle
Stuttgart, Irrenabteilung des Bürgerhospitals der Stadt Stuttgart
Tokio, Anstalt Tokio, Japan
Tübingen, Psychiatrische Universitätsklinik Tübingen: Karl Baumann
Ueckermünde, Anstalt Ueckermünde
Untergöltzsch, Anstalt Untergöltzsch
Weinsberg, Anstalt Weinsberg: August Klett
Wermsdorf, Anstalt Hubertusburg: August Johann Klose, Agnes Emma Richter
Werneck, Anstalt Schloss Werneck: Barbara Suckfüll
Wien, Privatanstalt für Nerven- Gemüts- und Geisteskranke Oberdöbling Wien, Österreich: Frau A., Dr. phil. Karl Philipp Maria Graf Széchényi de Sárvár und Felsö-Videk
Wien, Psychiatrische Universitätsklinik Wien, Österreich
Wiesloch, Anstalt Wiesloch: August Claus, Josef Heinrich Grebing , Peter Mikolajewski, Matthäus Lorenz Seitz
Wil, Anstalt Wil, Schweiz
Würzburg, Psychiatrische Universitätsklinik Würzburg
Zürich, Psychiatrische Universitätsklinik Zürich (Burghölzi), Schweiz
Zwiefalten, Anstalt Zwiefalten

Von Privatpersonen angekauft, geschenkt oder getauscht

- Badenweiler, Privatpraxis Prof. Albert Fraenkel
- Frankfurt, Dr. Hahn
- Hamburg, Dr. Jakob
- Hamburg, Hans Kahns
- Hannover, Herbert von Garvens, Galerie von Gravens
- Heidelberg, Dr. Hilffert
- Kaufbeuren, Kloster Irsee, Prof. Zades
- Langenhagen, Dr. Renné
- Paris, Dr. A. Marie
- Paris, Ladislaw Szesci
- Stadtroda, Dr. Felix Jung
- Wien, Erwin Stransky
- Wien, Paul Schilder
- Wien, Wilhelm Stekl
- Zürich, Oskar Pfister
- Zwickledt, Alfred Kubin
- Wiesloch, Dr. W. K. Müller

Diagnoseverzeichnis

A

Alkoholismus 247, 248, 262, 264

C

chronische Form des manisch-melancholischen Irreseins 224, 228
chronische Manie 294, 296
chronische Psychose 348
chronische Schizophrenie 185
cirkuläres Irresein 114
Coma epilepticum 82, 84

D

Debilität wegen Alkoholmissbrauch 55
degenerative Persönlichkeit 33, 239
degenerativer Schwachsinn 33, 34, 239
Dementia paranoia 348
Dementia paranoides 10, 120
Dementia postepileptica 82
Dementia praecox 4, 25, 29, 33, 40, 52, 62, 88, 95, 99, 108, 138, 144, 146, 149, 152, 155, 158, 161, 169, 192, 194, 205, 211, 217, 221, 233, 236, 239, 242, 247, 255, 262, 264, 268, 313, 320, 334, 336, 348, 356, 359
Dementia praecox paranoides 111, 202, 259, 366
Depression 195

E

einfache Seelenstörung 29, 99, 149
endogene Nervosität 211
endogene Verstimmungen 236
Epilepsie 82, 99
Epilepsie mit Seelenstörung 123
epileptische Anfälle 99
epileptischer Blödsinn 82
epileptischer Wandertrieb 123

G

geisteskrank auf epileptischer Basis 105
geistige Behinderung 123
gemeingefährlich 4, 152, 154
Gonorrhoe 170

H

Haftpsychose 236
haltloser vagabundierender Psychopath 344
Hebephrenie 126, 189
heitere Erregung mit kurzen Depressionen 79, 198
hereditäres Irresein 91, 345
Hypomanie 247, 278, 304, 306, 338, 341
hysterische Gefängnispsychose 47, 247, 274, 310
hysterische Seelenstörung 149

I

imbeciler Psychopath 55, 56
Imbezillität 40, 236, 271

K

Katatonie 40, 85, 117

L

Lues 268, 348

M

Mania chronica 353
Manie 79, 99, 198, 306
manisch-depressiv 40, 79, 91, 198, 224, 247, 265, 278, 304, 338, 345
manisch-depressives Irresein 79, 99, 114, 117, 129, 132, 134, 195, 198, 247
manische Erregung 33, 239
Marasmus senilis (Altersschwäche) 17, 18
menstruelle Psychose 149
moralische Idiotie 33, 34, 239
moralische Verkommenheit 33, 239

N

nicht geisteskrank, haltlose, assoziale psychopathische Persönlichkeit mit Neigung zu gewalttätigen hysterischen Reaktionen 342

P

Paralyse 229
Paranoia 4, 52, 144, 290
Paranoia auf syphilitischer Basis 120
Paranoia querulans 58
paranoide Form der Schizophrenie 138
paranoide Schizophrenie 229, 356
Paraphrenie 152
periodische Manie 91, 114, 180, 345
periodischer Irrsinn 114
Pfropfhebephrenie 40
primaeres Irresein in Form von Melancholia cum stupor 29
progressive Paralyse 99, 300, 302
Psychopathie 325, 342
psychopathische Persönlichkeit 247, 259
psychopathische Persönlichkeit mit epileptischen und hysterischen Zügen 36
psychopathologische Persönlichkeit 111, 123, 202, 366

S

schizophrener Endzustand 129
Schizophrener Endzustand mit hebephrenen und paranoiden Zügen 20
Schizophrenie 4, 10, 17, 20, 47, 52, 71, 85, 144, 164, 208, 214, 221, 247, 268, 274, 290, 307, 310, 320, 362
Schizophrenie manierierte Form 138
sekundäre Demenz 353
senile Manie 185
Syphilis 258

V

vorzeitige Verblödung 138

Z

zirkuläres Irresein 180

Personenverzeichnis

A

Ahorn, Julius Ferdinand VI, 288, 300
Alt 296
Anders, Günther 186
Anonym (Fall 412), weiblich 287
Anonym (Fall 426) X, 288
Aschaffenburg, Gustav 33, 43,102, 239, 245
Astor, Thomas Jakob 36
August III., König 59

B

Bantzer, Carl 10
Basler 166
Baule, Oberpfleger 288, 310
Baumann, Karl 137, 161
Becker, Heinrich VI, 124, 126, 130, 132, 189, 192
Bellotto gen. Canaletto, Bernado 10
Berghover, Frl. 90
Bernhardt, Ernst 128, 129, 132, 192, 370
Bertha, Wärterin 153
Betram, Arzt 228
Bismarck von, Otto 298
Bitzinger, Arzt 112
Bleiler, Wärter 112
Bleuler, Eugen 221, 222, 230, 247
Böcklin, Arnold 108, 182, 192
Bohnert 168
Bolte, Arzt 312
Bonhoeffer, Karl 192
Borchward, Frau 90
Böß, Arzt 112
Boutet, Herni Edourad 298
Braun 168
Brown 277
Bühler, Franz Karl IX, X, 67, 71, 136, 164, 173, 182, 214, 222, 370
Bühler, Wärter 93
Bumke, Oswald 65, 100
Bundschuh, Rudolf 175, 184
Burckhardt, Leutnant 170
Burkhard, Patient 168
Busch, Wilhelm 74

C

Claus, August 325
Conolly, John 65, 78
Cornelius, Peter von 176

D

Dallmayr, Alois IX, 2, 25, 69, 95, 175, 217, 223, 332, 359, 370
Dallmayr, Josef 359
Dallmayr, Maria 359
Daniel 186
Darwin, Charles 6
Delbrück, Anton 50, 69, 274
Diel, Arzt 92, 93
Dinter, Johannes 313
Diogenes von Sinope 340

E

Ebert, Friedrich 144
Eckel, Arzt 112
Eisele, Marie Barbara 33, 221, 239
Epp 168
Ercoli, Cesare VI, 332, 353
Erhard, Wärter 93

F

Fabricius, Friedrich Wilhelm 298
Fahnert, Paul 65, 99, 223
Faulhaber, Elisabeth VI, IX, 68, 88, 137, 155
Fautz 168
Favre, Jules Claude Gabriel 298
Felder 168
Fendrich, Alois 164
Fendrich, Ernst 164
Fendrich, Katharina 164
Fendrich, Marie 164
Fendrich, Wilhelm 164
Fent, Friedrich Leonhard 46, 47, 66, 69, 247, 248, 274, 288, 310
Feser 168
Fidus (Hugo Höppener) 110, 192
Fischer, Karl 164
Fischer, Max 112, 138, 222
Flechsig, Paul 58, 65, 99, 223
Flegel, Paul 289, 307
Flemming, Arzt 313
Fliedner, Arzt 112
Forck, Daniel 276
Forel, August 195
Förster, Arzt 112
Forster, Josef X, 208
Frank, Arzt 168
Fraß, Arzt 168
Frau A., Fall 284 1, 3
Fraunhofer, Joseph von 258
Frenkl, Alfons 46, 62
Friedrich, Johann 104, 123, 128, 130, 132, 192
Fuchs, Berthold VI, 248, 268
Fuchs II, Wärter 112
Fuchs I, Wärter 112
Fünfstück, Arzt 313
Funke 66
Fürstner, Carl Ludwig 345, 346

G

Gaber 168
Gäkel, Arzt 112
Gasser 168
Gaupp, Robert Eugen 33, 239
Gehry, Karl 229
Genzel, Karl X
Georg, Josef 304
Gerich, Arzt 112
Ginand, Adam 289, 294
Glon, Wärter 112
G., Miss 222, 242
Goesch, Paul IX, X, 173, 211, 370
Goethe, Johann Wolfgang von 74, 76
Gogh, Vincent van 73, 216
Görman 166
Grasherz, Arzt 228
Grebing, Heinrich Josef VI, IX, 136, 138, 370
Gref, Oskar 214
Grévy, Jules 17
Griesinger, Wilhelm 2
Gropius, Martin 2
Grossman 356
Grössner, Ludwig 122
Gruhle, Hans Walter 112
Gudden, Hans 182
Guillaumin, Édouard (genannt Édouard Pépin) 297
Gussow, Karl 10
Gutzkow, Karl 176

H

Hamburger 112
Hammel, Albert Ernst IV, 104, 108, 173, 192, 333
Hamminger, Franz IX, 110, 221, 222, 224
Hauck, Emma 332, 334
Hauck, Michael 336
Hauser, Hans VI, 67, 74, 76, 168
Hegar, Arzt 112
Heine, Heinrich 276
Heintzen, L. 247, 249
Henikstein, Adam Adalbert von 3

Hensel 165, 166, 168
Hentschel, F., Arzt 345, 346
Herlikofer 168
Herner, Wärter 93
Herzberg, Oskar VI, IX, X, 173, 185
Heyd von der, Klara 248, 265
Himel 168
Hoeßlin, Arzt 225
Hoffner, Arzt 112
Höflin 168
Hofman 168
Hölzel, Adolf 108, 192
Huhn 173, 178

I

Ilberg, Georg 176,
Ilberg, Goerg 242

J

Jasdörfer, Arzt 112
Jaskowsky, Michael, Wärter 112
Jaszowsky, Michael, Wärter 93
Joggerst 168
Jolowicz, Ernst X, 185
Junge, geb. Lehmann, Clara 313
Junge, Karl G. 313
Junge, Max 288, 313
Junge, Paul 313

K

Kälble 73
Kant, Immanuel 6, 340
Kaulser, Dr. 59
Kiefer, Wärter 112
Klaesi, Jacob 229
Kleber, Franz Joseph VI, 2, 29
Klee, Paul 185
Klett, August IX, 136, 137, 158, 169, 173, 175, 247, 248
Klose, August Johann 46, 58, 65, 68
Kluß, Paul Wilhelm VI, 120
Kneißl, Mattias 236
Koch 166, 168
Köchler (verheiratete Wenting), Wilhelmine Minna VI, 174, 195, 221
Kochunsel 168
Koch von, Arzt 169
Köhler (verheiratete Kutschke), Anna Louise 333, 348
Kormann, Nikolaus 91, 93
Kraepelin, Emil 48, 68, 85, 92, 93, 114, 175, 192, 217, 221, 222, 239, 242, 345, 370
Krämpel, Wärter 112
Krüger, Wärter 112
Kubin, Alfred 185
Kübler, V. von 168
Kuenzer 71
Kugler 112
Kuhbandner, Johann Baptist 271, 333
Kurz, Wärter 93
Kutschke, Ernst 352

L

Lachner, Eugen 225, 228
Langer 296
Lang, Ernst 225
Lang, Luise 225
Lang, Matthäus Lorenz 364
Lasch 168
Laubzer, Arzt 228
Lebœuf, Edmond 29
Lehman 168
Lehmann, Georg 88
Leo XIII, Papst 86
Lessing, Friedrich Hermann 173, 178
Leutz, Louis 45, 132
Lewie, Arzt 112
Lieb (geb. Eigenmann), Anna Marie VI, 104, 114
Linke, Alfred 313, 318
Lomer, Georg 223, 233
Lorenz 168
Ludwig I., König 324
Lukas VI, 297
Luther, Martin 274
Lutz, Patient 168
Lutz, Wärter 112

M

Mahler, Elise 332, 356
Maier, Arzt 230
Maisch, Helene 135, 137
Malepreine, Arzt 182
Maquet, Clara Marie Lucie 2, 10
Matthäi, Friedrich 176
Mayer-Grosz, Arzt 230
May, Karl 228
Mayr, Arzt 96
Mebes, Heinrich Hermann IX, 2, 20
Merk 165
Merk, V. 168
Mesmer, Franz Anton 276
Michelangelo 129
Mikolajewski, Peter 46, 55
Mitschke, Karl 139
Möckel, Wilhelm 202, 222
Mohr, Jakob 104, 111, 174, 202, 222, 248, 259, 332, 366
Moltke von, Helmuth Karl Bernhard 298
Mond 168
Müller, Arzt 296
Müller-Joos, August 214, 222, 287
Müller, Wilhelm IX, 205, 223, 233, 370
Münkler, Herfried 130

N

Napoleon Bonaparte, Kaiser 297, 340
Napoleon III., Kaiser 297
Nemitz, Arzt 348
Nissl, Franz 112, 117, 175, 192, 221, 222, 236, 265, 302, 304, 306, 340, 350
Nitka, Arzt 112
Nitsche, Hermann Paul 12
Nolde, Emil 160

O

Oberhof, Albert 46
Obersteiner jun., Heinrich 3, 288, 290
Oertel, Wärter 112
Offenburg 166
Oster, Arzt 168

P

Pallavicini, Alexander [Sándor] Oswald Markgraf von 291
Paterna, Hermann Gustav Otto 117
Pfister, Oskar 229
Pfister, Oskar Edwin X, 222, 229, 230
Pflaum aus Rappenau 304
Pienitz, Ernst Gottlob 178
Plentzner von Scharneck, Gustav 290
Polko, Elise 178
Popp, August, Arzt 221, 225
Possart, Ernst von 210
Prinzhorn, Hans V, VI, IX, X, 3, 7, 17, 48, 73, 85, 146, 154, 160, 169, 185, 206, 216, 247, 265, 272, 334, 358
Probst 164, 166, 168
Puchstein, Otto 280
Puth, Maria Hermine Mathilde VI, 68, 79, 174, 198, 370

Q

Quentin, Friedrich 18

R

Raffael (Raffaello Sanzio da Urbino) 208
Ranke, Karl 79, 198
Ranke, Otto 112, 247, 304
Raue 178
Rehm, Ernst 222, 224, 226, 228
Rehm, Otto 224, 225, 226, 228
Reich, Christine 362
Reichenbach, Alexander 104, 105
Reichenbach, Andreas 106
Reichenbach (bei Bühler) 168
Reichenbach, Franziska 106
Reich, Matthäus Lorenz 362
Rembrandt 208
Rennert, Hugo 248, 255, 260
Rheinek 168
Richter, Agnes Emma 137, 146
Richter, August X, 173, 176, 242
Richter, Henriette 176
Riegler 168
Ries, Arzt 226
Ris, Friedrich 358
Roller, Christian Friedrich Wilhelm 2, 13, 76, 78, 91, 289
Röntgen, Wilhelm Conrad 258
Roth, Fr., Wärter 93
Rubens, Peter Paul 208
Rübner, Wärter 112
Ruch, Friedrich 278
Rüdin, Ernst 92, 93

Runge, Philipp Otto 108, 192
Ruska, Julius 362

S

Schafter, Arzt 296
Scherb, Philipp Johann 40, 137, 332
Schilcher, Alois August 322, 324
Schilder, Paul 185
Schlanker 168
Schliessmann, Hans 292
Schlumbrecht, Josef 222, 236
Schmidt-Kraepelin, Toni 223
Schmitt II, Wärter 112
Schneider, Mathias 91, 93
Schneider, Mathias, Oberwärter 112
Schneider, Sascha 108, 192, 228
Schneller, Joseph 68, 85, 370
Schnorr von Carolsfeld, Eduard 80
Scholz, Ludwig 186
Schönstein, Anna 68
Schreber, Daniel Paul 228
Schreck, Arthur 74, 75
Schrenck-Notzing von, Albert 360
Schröder, Arzt 105, 106
Schücher, Frl. 90
Schüle, Heinrich 78, 165, 168, 182, 184
Schuler, Wärter 93
Schultheis[s], Arzt 42, 112
Schultze, Ernst 52
Schulze 112
Schwaab, Rudolf 30
Schwebig, Theodor 331, 332
Schwitt, Wärter 112
Seif, Arzt 225
Seiler 168
Seitz, Matthäus Lorenz 332, 362, 370
Serger, Carl 234
Siegler, Wärter 93
Sievers, Johann Wilhelm Gustav IX, X, 3, 4, 46, 52, 65, 68, 137, 144, 370
Siglitz, Arzt 112
Simon, Pfarrer 218, 359
Snell, Otto 52
Sonntag, Wilhelm Carl IV, 332, 342, 370
Specht, Gustav 271
Spiessbach, Erich 287
Spinner, Bernhard 182
Starré, Erwin 103, 247, 278, 289, 304, 338
Steen, Jan 308
Steiner, Rudolf 211
Stern, Wärter 93
Stolzenburg, Ernst 6, 144
Storz 168
Störzenbach 42
Straub, Wärter 112
Strauss, Johann 340
Strohbach, Frau 90
Stüber 168
Stürmer 320
Suckfüll, Barbara 137, 152, 333
Széchényi de Sárvár und Felsö-Videk, Kalman 290
Széchényi de Sárvár und Felsö-Videk, Karl Philipp Maria Graf VI, IX, 288, 290

T

Thieme 173, 178
Thoma, Ernst 184
Thoma, Hans 182
Thomé, Andreas VI, 2, 13, 67, 76
Trapp 168
Tritschler 166

U

Umgelter, Louis 248, 262

V

Valentin, Karl 344
Vierzigmann, Adolf IX, 208
Vocke, Friedrich 86, 95, 359, 360
Vollmer 166, 168
Voll, Wilhelmine 14
Voltaire 6
Volz, Hermann 182
Vornheim, Arzt 225, 228

W

Wacker, Arzt 224, 225
Waentig, Walter 196
Wagner von Jauregg, Julius 139
Wallner 218
Wanner 168
Weber, Ludwig Wilhelm 6, 144
Weil, Moritz Samuel VI, 69, 91, 332, 345
Weil, Regine 92, 93, 345
Werlin, Arzt 112
Werner 168
Wernz, Wärter 112
Wetzel, Arzt 112
Weygandt, Wilhelm 65, 69, 114
Widmund, Frank 230
Wilkowsky 168
Willführ, Dr. 222, 242
Wilmanns, Karl V, 17, 112, 140, 174, 195, 221, 222, 236, 237, 265, 362, 370
Wilms, Gustav 149
Wilms, Hedwig 46, 137, 149
Wingendorf (verheiratete Kühl), Irene 222
Winkler 73
Wintsch, Johanna X, 222, 229
Wolf, Wärter 112
Wunsch, Karl 166, 168, 182
Würtenberger, Ernst 180
Würtenberger, Karl Maximilian VI, X, 173, 180

Z

Zeilmann, Wärter 112
Zeuner, Konrad IX, 2, 17
Ziermann, Carl 92
Zimmermann, Karl Adam VI, 68, 82
Zink, Wärter 92, 93
Zutt, Jürg 229

FSC
www.fsc.org
MIX
Papier | Fördert gute Waldnutzung
FSC® C083411

Kolibri 360 GmbH
Ferdinand-Jühlke-Straße 7
99095 Erfurt, Deutschland
produktsicherheit@kolibri360.de